高等医学院校康复治疗学专业教材

The Technology of Therapeutic Exercises

运动疗法技术学

（第二版）

● 纪树荣　主编

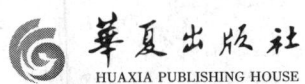

图书在版编目(CIP)数据

运动疗法技术学/纪树荣主编. —2 版. —北京:华夏出版社,2011.8(2024.8 重印)
高等医学院校康复治疗学专业教材
ISBN 978-7-5080-6562-5

Ⅰ.①运… Ⅱ.①纪… Ⅲ.①运动疗法－高等学校－教材 Ⅳ.①R455

中国版本图书馆 CIP 数据核字(2011)第 133375 号

运动疗法技术学

纪树荣　主编

出版发行	华夏出版社有限公司	
	(北京市东直门外香河园北里 4 号　邮编:100028)	
经　　销	新华书店	
印　　刷	三河市少明印务有限公司	
装　　订	三河市少明印务有限公司	
版　　次	2011 年 8 月北京第 2 版	
	2024 年 8 月北京第 17 次印刷	
开　　本	787×1092　1/16 开	
印　　张	39.25	
字　　数	955 千字	
定　　价	75.00 元	

本版图书凡有印刷、装订错误,可及时向我社发行部调换

高等医学院校康复治疗学专业教材（第二版）组织委员会与编写委员会名单

组织委员会

顾　　　问　吕兆丰
主 任 委 员　李建军
常务副主任　董　浩　线福华
副主任委员　王晓民　高文柱　张　通　梁万年　励建安
委　　　员　李义庭　付　丽　张凤仁　杨祖福　陆学一
　　　　　　　马小蕊　刘　祯　李洪霞

编写委员会

学术顾问　卓大宏　周士枋　南登昆　吴宗耀
主　　审　纪树荣　王宁华
主　　编　李建军
副 主 编　董　浩　张　通　张凤仁
编　　委（以姓氏笔画为序）
　　　　　　江钟立　刘克敏　刘　璇　纪树荣　华桂茹
　　　　　　朱　平　乔志恒　李建军　李胜利　陈立嘉
　　　　　　陈小梅　陈之罡　张　琦　金　宁　赵辉三
　　　　　　恽晓平　贺丹军　桑德春　敖丽娟　付克礼

办公室主任　杨祖福　　**副主任**　李洪霞

《运动疗法技术学》(第二版)编委会名单

主　编　纪树荣　首都医科大学康复医学院
副主编　黄永禧　北京大学第一医院
　　　　　黄东锋　中山医科大学附属第一医院
编　委(以姓氏笔画为序)
　　　　　王玉龙　深圳市第二人民医院
　　　　　兰　月　中山医科大学附属第一医院
　　　　　丛　芳　首都医科大学康复医学院
　　　　　叶超群　中国人民解放军北京军区总医院
　　　　　纪树荣　首都医科大学康复医学院
　　　　　乔志恒　首都医科大学康复医学院
　　　　　刘建军　首都医科大学康复医学院
　　　　　刘建华　首都医科大学康复医学院
　　　　　刘惠林　首都医科大学康复医学院
　　　　　李玉明　卫生部北京医院
　　　　　张　琦　首都医科大学康复医学院
　　　　　陆廷仁　上海交通大学瑞金医院
　　　　　陆华宝　首都医科大学康复医学院
　　　　　陈正宏　中山医科大学附属第一医院
　　　　　陈　巍　首都医科大学康复医学院
　　　　　陈少贞　中山医科大学附属第一医院
　　　　　郑飞雪　首都医科大学康复医学院
　　　　　胡春英　首都医科大学康复医学院
　　　　　顾　新　卫生部北京医院
　　　　　桑德春　首都医科大学康复医学院
　　　　　徐　军　中国人民解放军总医院
　　　　　徐基民　首都医科大学康复医学院
　　　　　黄永禧　北京大学第一医院
　　　　　黄东锋　中山医科大学附属第一医院
　　　　　常　华　首都医科大学康复医学院
　　　　　常冬梅　首都医科大学康复医学院
　　　　　霍　速　首都医科大学宣武医院

高等医学院校康复治疗学专业教材
再版序言

高等医学院校康复治疗学专业教材第一版是由首都医科大学康复医学院和南京医科大学第一临床学院联合组织编写的，一大批具有丰富临床和教学经验、有高度责任感、有开创精神的老教授和康复医学工作者参与了教材的创建工作。本套教材填补了我国这一领域的空白，满足了教与学的需求，为推动康复治疗学专业快速发展做出了巨大贡献。

经过自2002年以来的各届学生使用后，根据教学反馈信息、康复医学的发展趋势和教育教学改革的要求，首都医科大学康复医学院组织在临床、教学、科研、医疗第一线的中青年教授、学者，尤其以康复治疗学专业一线的专家为主，继承和发扬老一辈的优良传统，借鉴国内外康复医学教育教学的经验和成果，对本套教材进行修订和改编，力争使修订后的第二版教材瞄准未来康复医学发展方向，参照国际PT和OT教育标准，以培养高素质康复治疗专业人才为目标，以满足教与学的需求为基本点，在阐述康复治疗学理论知识和专业技能的同时，紧密结合临床实践，加强了教材建设改革和创新的力度，形成了具有中国特色的康复治疗学专业教材体系。

二版教材的修订和编写特点如下：

● 在对教师和学生广泛与深入调研的基础上，总结和汲取了第一版教材的编写经验和成果，尤其对一些不足之处进行了大量的修改和完善，充分体现了教材的科学性、权威性与创新性，并考虑其在全国范围的代表性与在本土的适用性。

● 第二版教材坚持了"三基（基本理论、基本知识、基本技能）、五性（思想性、科学性、启发性、先进性、适用性）"和"三特定（特定对象、特定要求、特定限制）"的原则，以"三基"为重心、以临床应用为重点、以创新能力为培养目标，在继承和发扬第一版教材优点的基础上，保留经典且注重知识的更新，删除了陈旧内容，增补了新理论、新知识和新技术。

● 第二版教材的内容抓住了关键，突出了重点，展示了学科发展和教育教学改革的最新成果，体现了培养高素质康复治疗学专业人才的目的。因其层次分明，逻辑性强，结构严谨，图文并茂，并且做到了五个准确——论点准确、概念准确、名词术语和单位符号准确、语言文字准确、数据准确，且材料来源可靠，所以属于现阶段的精品教材。

● 第二版教材共计19种，根据康复治疗学专业的要求，新增《职业关联活动学》1种。

1.《康复医学导论》由李建军教授主编,主要介绍康复与康复医学的基本概念、基础理论知识、康复医学的基本方法、康复医疗服务体系、康复专业人员教育和培养,以及残疾人康复事业等相关问题,是学习康复医学的入门教材。

2.《人体发育学》由江钟立教授主编,是国内第一部以新的视角论述人体发育与康复治疗理论的专著。

3.《运动学》由刘克敏主任医师和敖丽娟教授主编,是康复治疗理论的基础教材,内容包括:生物力学、正常人体运动学、运动障碍学、运动生理学、运动生化学、运动心理学。

4.《物理疗法与作业疗法概论》由桑德春主任医师主编,主要介绍物理疗法和作业疗法的发生、发展过程,与之有关的基本概念、基本理论、基本特点,以及学习、运用的基本方法。

5.《康复疗法评定学》由恽晓平教授主编,全书系统介绍康复评定学概念及理论、相关基础知识、评定原理、评定所需仪器设备和方法,以及临床结果分析,理论与临床操作相结合,兼顾学科新进展,是国内外首部,也是唯一一部全面、详尽论述康复评定理论与实践的专业著作。

6.《运动疗法技术学》由纪树荣教授主编,是国内第一部运动疗法技术学专著,详细介绍运动疗法技术的基本理论、常用的各种治疗技术及其在实际工作中的应用方法。

7.《临床运动疗法学》由张琦副教授主编,根据国际上运动疗法发展的新理念,结合国内运动疗法及其临床应用编写而成,是国内目前内容最全面的临床运动疗法学教材。

8.《文体疗法学》由金宁主任技师主编,主要介绍利用体育、娱乐项目对患者进行治疗的方法,是PT和OT的补充和延伸,也是国内第一部文体康复治疗的专著。

9.《理疗学》由乔志恒教授和华桂茹教授主编,内容包括物理疗法概论、各种电疗法、光疗法(含激光)、超声疗法、磁场疗法、温热疗法、水疗法和生物反馈疗法等。

10.《基础作业学》由陈立嘉主任医师主编,主要介绍现代作业疗法的基本理论、基本技术和基本方法,也是第一部此领域的专著。

11.《临床作业疗法学》由陈小梅主编,国内和日本多位具有丰富作业疗法教学和临床治疗经验的专家共同撰写,涵盖了作业疗法的基本理论、评定和治疗方法等内容,并系统地介绍了脑卒中、脊髓损伤、周围神经损伤、骨科及精神障碍等不同疾患的康复特点和作业治疗方法,内容全面,具有很强的实用性。

12.《日常生活技能与环境改造》由刘璇副主任技师主编,是我国国内有关残疾人日常生活动作训练,以及患者住房和周围环境的无障碍改造的第一部专著。

13.《康复心理学》由贺丹军主任医师主编,从残疾人的角度入手,论述其心理特征及康复治疗手段对康复对象心理的影响,将心理治疗的理论和技术运用于心理康复,是国内第一部康复心理学方面的专著。

14.《假肢与矫形器学》由赵辉三主任医师主编,内容包括:与假肢装配有关的截肢,截肢者康复的新观念、新方法,常用假肢、矫形器及其他残疾人辅具的品种特点、临床应用和装配适合性检验方法。

15.《中国传统康复治疗学》由陈之罡主任医师主编,内容主要包括中国传统医学的基本理论、基本知识,以及在临床中常用且比较成熟的中国传统康复治疗方法。

16.《言语治疗学》由李胜利教授主编,借鉴国际言语康复的现代理论和技术,结合国内言语康复的实践经验编写而成,是国内第一部内容最全面的言语治疗学教材。

17.《物理疗法与作业疗法研究》由刘克敏主任医师主编,是国内第一部指导PT、OT专业人员进行临床研究的教材,侧重于基本概念和实例分析,实用性强。

18.《社区康复学》由付克礼研究员主编,是PT、OT合用的教材,分上、中、下三篇。上篇主要介绍社区康复的最新理论、在社区开展的实践活动和社区康复管理知识;中篇主要介绍社区实用的物理疗法技术和常见病残的物理治疗方法;下篇主要介绍社区实用的作业疗法技术和常见病残的作业治疗方法。

19.《职业关联活动学》由吴葵主编,主要介绍恢复和提高残疾人职业能力的理论和实践方法。

在本套教材的修订编写过程中,各位编写者都本着精益求精、求实创新的原则,力争达到精品教材的水准。但是,由于编写时间有限,加之出自多人之手,难免出现不当之处,欢迎广大读者提出宝贵的意见和建议,以便三版时修订。

本套教材的编写得到日本国际协力事业团(JICA)的大力支持,谨致谢忱。

高等医学院校
康复治疗学专业教材编委会
2011年6月

《运动疗法技术学》
再版前言

　　本书第一版问世后，读者反映该书知识交待清晰，层次条理分明，易学易用，现经有关部门评选、审核，予以修订再版。

　　我国震惊世界的汶川大地震、玉树地震、舟曲泥石流等灾害，造成了极大的破坏，许多伤残患者急需救治，对医疗卫生工作，特别是康复医疗服务，提出了迫切的要求，必须使救助、医疗、康复结成一体，成为一个系统工程。灾后国家投巨资在四川省建立了现代化的康复机构，其他城市也相继建立了一些康复机构，为伤病员服务。这些客观条件有力地促进了康复医学的发展。

　　《运动疗法技术学》是为从事康复医学提供重要技术手段的教材。多年来，全国许多院校和有关读者应用了本书，积累了丰富的经验，并提出了诸多建设性意见。我们归纳了广大师生和读者反馈回来的宝贵意见，对第一版内容作了修订，删除了某些较陈旧的内容，增添了一些较新的技术，如减重步行训练、强制性运动疗法等，尤其联系了大脑可塑性理论、反馈技术、情景互动技术等对康复训练的影响。为增加学习实用性，本次修订还在每章前增加了"本章重点要求"，在章后增加了"思考题"。

　　本书是应实际教学和临床康复工作之需重新编写而成的，作者群体集合了全国较有影响的高等医学院校和康复机构中具有丰富教学及临床经验的知名专家。多数编者具有国外学习的经历，在本次修订过程中尽量做到与国际上的最新理论和最新技术接轨，使得本教材的读者对象由医学院校康复治疗学专业的学员，扩展到了所有康复医学临床工作者。

　　对于本书的面世，除各位作者的辛劳之外，还应感谢首都医科大学、中国康复研究中心各级领导的关怀和支持，感谢在编写过程中所有给予无私帮助的各界人士。

　　由于康复医学在我国起步较晚，也由于作者水平所限，不足之处请各位读者不吝指正。

纪树荣
2011 年 6 月

目 录

第一章 绪论 ……………………………………………………………………… (1)
  第一节 概述 …………………………………………………………………… (1)
    一、基本概念 ………………………………………………………………… (1)
    二、发展简史 ………………………………………………………………… (2)
    三、目的及其技术分类 ……………………………………………………… (4)
    四、应用范围 ………………………………………………………………… (5)
    五、禁忌证 …………………………………………………………………… (8)
    六、实施原则 ………………………………………………………………… (9)
    七、常用运动方法 …………………………………………………………… (9)
    八、常用器材和设备 ………………………………………………………… (11)
    九、运动疗法与循证医学 …………………………………………………… (16)
  第二节 运动功能评定 ………………………………………………………… (17)
    一、概述 ……………………………………………………………………… (17)
    二、躯体外观情况检查 ……………………………………………………… (18)
    三、关节活动度评定 ………………………………………………………… (19)
    四、肌力评定 ………………………………………………………………… (22)
    五、痉挛的评定 ……………………………………………………………… (30)
    六、上肢及手功能评定 ……………………………………………………… (31)
    七、平衡功能的评定 ………………………………………………………… (35)
    八、协调性的评定 …………………………………………………………… (40)
    九、步态分析 ………………………………………………………………… (43)
    十、运动疗法中日常生活活动能力和功能独立性评定 ………………… (47)

第二章 常规运动疗法技术 ……………………………………………………… (53)
  第一节 维持与改善关节活动范围的训练 …………………………………… (53)
    一、基本概念 ………………………………………………………………… (53)
    二、影响关节活动范围受限的因素 ………………………………………… (54)
    三、训练方法 ………………………………………………………………… (55)
    四、适应证与禁忌证 ………………………………………………………… (67)

五、临床应用……………………………………………………………………… (67)
第二节　关节松动技术……………………………………………………………… (70)
　　一、概述…………………………………………………………………………… (70)
　　二、周围关节松动技术…………………………………………………………… (76)
　　三、脊柱松动技术………………………………………………………………… (92)
第三节　增强肌力和肌肉耐力的训练……………………………………………… (97)
　　一、基本概念……………………………………………………………………… (97)
　　二、肌力下降的原因……………………………………………………………… (98)
　　三、增强肌力和耐力训练的基本原理…………………………………………… (98)
　　四、训练方法……………………………………………………………………… (100)
　　五、训练注意事项………………………………………………………………… (105)
　　六、临床应用……………………………………………………………………… (108)
第四节　恢复平衡能力训练………………………………………………………… (112)
　　一、基本概念……………………………………………………………………… (112)
　　二、平衡功能障碍的原因………………………………………………………… (113)
　　三、训练原则……………………………………………………………………… (113)
　　四、训练方法……………………………………………………………………… (114)
　　五、适应证和禁忌证……………………………………………………………… (118)
　　六、临床应用……………………………………………………………………… (119)
第五节　协调性功能训练…………………………………………………………… (124)
　　一、运动控制的神经生理学基础………………………………………………… (124)
　　二、运动神经系统和中枢神经系统的训练效果………………………………… (131)
　　三、运动控制功能的障碍………………………………………………………… (132)
　　四、协调功能障碍的分类………………………………………………………… (134)
　　五、协调功能障碍的表现………………………………………………………… (134)
　　六、协调性训练…………………………………………………………………… (134)
　　七、影响协调训练效果的因素…………………………………………………… (138)
第六节　体位摆放、身体移动及站立步行功能训练……………………………… (139)
　　一、体位摆放、翻身及坐位移动训练…………………………………………… (139)
　　二、移乘训练……………………………………………………………………… (150)
　　三、轮椅操作训练………………………………………………………………… (153)
　　四、拐杖和助行器的使用及恢复步行能力训练………………………………… (155)
第七节　心脏功能训练……………………………………………………………… (161)
　　一、运动对心血管系统的影响…………………………………………………… (161)
　　二、常见导致心功能减退的因素………………………………………………… (163)
　　三、心脏功能评定………………………………………………………………… (164)
　　四、心脏功能训练的基本方法…………………………………………………… (170)

第八节 呼吸运动及排痰能力训练 (178)
- 一、概述 (178)
- 二、呼吸系统检查和功能评定 (184)
- 三、呼吸训练 (189)
- 四、胸腔松动练习 (193)
- 五、咳嗽 (195)
- 六、体位引流 (197)

第九节 水中运动疗法 (201)
- 一、概述 (201)
- 二、水中运动的分类 (207)
- 三、设备与用具 (207)
- 四、训练内容 (208)
- 五、注意事项 (213)
- 六、临床应用 (214)

第十节 医疗体操 (219)
- 一、概述 (219)
- 二、姿势矫正体操 (219)
- 三、肌肉放松训练 (234)
- 四、体力恢复训练 (242)

第三章 脊柱牵引疗法 (254)

第一节 概述 (254)
- 一、定义及发展简史 (254)
- 二、脊柱牵引的生理效应及其影响因素 (257)
- 三、脊柱牵引的分类 (260)
- 四、脊柱牵引装置 (266)
- 五、适应证和禁忌证 (270)
- 六、脊柱牵引研究进展 (273)

第二节 颈椎牵引技术 (274)
- 一、颈椎牵引生理效应 (274)
- 二、常用颈椎牵引方法 (277)
- 三、注意事项 (282)
- 四、不良反应及其预防 (282)

第三节 腰椎牵引技术 (283)
- 一、腰椎牵引生理效应 (283)
- 二、常用腰椎牵引方法 (284)
- 三、注意事项 (288)
- 四、不良反应及其预防 (289)

附：关节功能牵引 (289)
- 一、关节活动范围受限 (289)
- 二、关节功能牵引实验研究结果 (290)
- 三、关节功能牵引基本方法 (290)
- 四、注意事项 (290)

第四章 神经生理学疗法 (296)

第一节 Bobath 疗法 (296)
- 一、概述 (296)
- 二、治疗原则 (297)
- 三、常用治疗技术 (297)
- 四、临床应用 (304)

第二节 Brunnstrom 疗法 (330)
- 一、概述 (330)
- 二、成人偏瘫患者的运动模式 (331)
- 三、评定方法 (334)
- 四、治疗技术及临床应用 (336)

第三节 神经肌肉本体感觉促进疗法 (347)
- 一、概述 (347)
- 二、本体感觉促进技术 (349)
- 三、运动模式 (355)
- 四、临床应用 (387)

第四节 Rood 疗法 (390)
- 一、概述 (390)
- 二、基础理论 (390)
- 三、治疗技术及临床应用 (395)

第五节 Vojta 疗法 (403)
- 一、概述 (403)
- 二、理论基础 (404)
- 三、Vojta 姿势反射 (412)
- 四、中枢性协调障碍 (421)
- 五、治疗技术 (421)
- 六、临床应用 (429)

第五章 运动再学习疗法 (433)

第一节 概述 (433)

第二节 基本原理 (435)
- 一、脑损伤后功能恢复 (435)
- 二、上运动神经元损害综合征 (435)

三、限制不必要的肌肉运动 ………………………………………………………… (437)
　　四、反馈对运动控制的重要性 ……………………………………………………… (437)
　　五、调整重心 ………………………………………………………………………… (437)
　　六、训练要点 ………………………………………………………………………… (438)
　　七、创造恢复和学习的环境 ………………………………………………………… (438)
　第三节　治疗技术及临床应用 ………………………………………………………… (441)
　　一、上肢功能训练 …………………………………………………………………… (441)
　　二、口面部功能训练 ………………………………………………………………… (453)
　　三、从仰卧到床边坐起的训练 ……………………………………………………… (457)
　　四、坐位平衡训练 …………………………………………………………………… (459)
　　五、站起与坐下训练 ………………………………………………………………… (462)
　　六、站立平衡训练 …………………………………………………………………… (465)
　　七、行走训练 ………………………………………………………………………… (472)

第六章　引导式教育 ……………………………………………………………………… (483)
　第一节　概述 …………………………………………………………………………… (483)
　第二节　基本理念 ……………………………………………………………………… (484)
　　一、功能失效、功能生效及引导式教育的目标 …………………………………… (484)
　　二、性格 ……………………………………………………………………………… (485)
　　三、学习理论及其应用 ……………………………………………………………… (486)
　　四、动作学习理论 …………………………………………………………………… (489)
　第三节　引导式教育实践 ……………………………………………………………… (491)
　　一、评定 ……………………………………………………………………………… (491)
　　二、应用的器具 ……………………………………………………………………… (492)
　　三、教育小组 ………………………………………………………………………… (497)
　　四、节律性意向 ……………………………………………………………………… (498)
　　五、引导员 …………………………………………………………………………… (499)
　　六、诱发技巧 ………………………………………………………………………… (500)
　　七、每日活动常规 …………………………………………………………………… (505)
　　八、习作程序 ………………………………………………………………………… (505)

第七章　按摩疗法 ………………………………………………………………………… (510)
　第一节　概述 …………………………………………………………………………… (510)
　　一、按摩疗法简史 …………………………………………………………………… (510)
　　二、按摩疗法的作用 ………………………………………………………………… (511)
　　三、适应证和禁忌证 ………………………………………………………………… (513)
　　四、提高临床疗效的方法 …………………………………………………………… (514)
　　五、学习按摩的态度和要求 ………………………………………………………… (515)

第二节 按摩手法 (516)
一、手法的种类、操作及临床应用 (516)
二、按摩手法的要求 (529)
三、按摩手法的练习 (529)
四、各种手法的应用 (530)
五、按摩时的体位 (531)
六、按摩介质和热敷 (531)

第三节 按摩疗法的临床应用 (533)
一、软组织损伤 (533)
二、颈椎病 (543)
三、落枕 (546)
四、腰背下肢痛 (547)
五、头痛 (551)
六、偏瘫 (552)
七、脊髓损伤 (553)
八、脑瘫 (554)
九、先天性肌斜颈 (555)
十、类风湿性关节炎 (556)

第八章 麦肯基力学诊断治疗方法 (559)
第一节 概述 (559)
一、概念与定义 (559)
二、理论基础 (559)

第二节 诊断方法 (565)
一、病史采集 (565)
二、体格检查 (566)
三、三大综合征 (568)
四、向心化现象 (569)

第三节 治疗原则 (569)
一、姿势综合征的治疗原则 (569)
二、功能不良综合征的治疗原则 (570)
三、移位综合征的治疗原则 (571)

第四节 颈椎的治疗技术 (571)
一、坐位后缩(治疗技术1) (571)
二、坐位后缩加伸展(治疗技术2) (572)
三、卧位后缩加伸展(治疗技术3) (573)
四、手法牵引下后缩加伸展和旋转(治疗技术4) (574)
五、伸展松动术(治疗技术5) (575)

六、后缩加侧屈(治疗技术6) ……………………………………………… (575)
　　七、侧屈松动术和手法(治疗技术7) …………………………………… (575)
　　八、后缩加旋转(治疗技术8) …………………………………………… (577)
　　九、旋转松动术和手法(治疗技术9) …………………………………… (577)
　　十、屈曲颈椎(治疗技术10) ……………………………………………… (578)
　　十一、屈曲松动术(治疗技术11) ………………………………………… (579)
　第五节　胸椎的治疗技术 ……………………………………………………… (579)
　　一、直坐屈曲(治疗技术1) ……………………………………………… (579)
　　二、卧位伸展(治疗技术2) ……………………………………………… (580)
　　三、伸展松动术和手法(治疗技术3) …………………………………… (580)
　　四、直坐旋转(治疗技术4) ……………………………………………… (580)
　　五、伸展位旋转松动术和手法(治疗技术5) …………………………… (580)
　第六节　腰椎的治疗技术 ……………………………………………………… (581)
　　一、俯卧位放松(治疗技术1) …………………………………………… (581)
　　二、俯卧位伸展(治疗技术2) …………………………………………… (581)
　　三、俯卧位重复伸展(治疗技术3) ……………………………………… (581)
　　四、俯卧位伸展加压(治疗技术4) ……………………………………… (582)
　　五、俯卧位持续伸展(治疗技术5) ……………………………………… (582)
　　六、站立位伸展(治疗技术6) …………………………………………… (582)
　　七、伸展松动术(治疗技术7) …………………………………………… (583)
　　八、伸展松动加猛力手法(治疗技术8) ………………………………… (583)
　　九、伸展位旋转松动术(治疗技术9) …………………………………… (583)
　　十、伸展位旋转松动加猛力手法(治疗技术10) ………………………… (583)
　　十一、侧屈旋转手法(治疗技术11) ……………………………………… (584)
　　十二、侧屈旋转加猛力手法(治疗技术12) ……………………………… (584)
　　十三、卧位屈曲(治疗技术13) …………………………………………… (585)
　　十四、站立位屈曲(治疗技术14) ………………………………………… (585)
　　十五、抬腿站立位屈曲(治疗技术15) …………………………………… (585)
　　十六、侧方偏移的手法矫正(治疗技术16) ……………………………… (585)
　　十七、侧方偏移的自我矫正(治疗技术17) ……………………………… (585)
　第七节　麦肯基方法的禁忌证 ………………………………………………… (586)
　　一、绝对禁忌证 …………………………………………………………… (586)
　　二、相对禁忌证 …………………………………………………………… (587)
第九章　运动疗法技术新进展 ……………………………………………………… (589)
　第一节　强制性运动疗法 ……………………………………………………… (589)
　　一、概述 …………………………………………………………………… (589)
　　二、强制性运动疗法技术特点 …………………………………………… (590)

三、强制性运动疗法应用 …………………………………………………… (591)
四、强制性运动疗法研究进展 ……………………………………………… (592)
五、强制性运动疗法的局限性 ……………………………………………… (593)
第二节 减重步行运动训练 ……………………………………………………… (594)
一、概述 ……………………………………………………………………… (594)
二、减重步行训练设备 ……………………………………………………… (597)
三、评定指标 ………………………………………………………………… (598)
四、训练方法 ………………………………………………………………… (599)
五、临床应用 ………………………………………………………………… (600)
第三节 运动想象疗法 …………………………………………………………… (604)
一、概述 ……………………………………………………………………… (604)
二、运动想象疗法的实施 …………………………………………………… (606)
三、运动想象能力的评定 …………………………………………………… (607)
四、临床应用研究 …………………………………………………………… (608)

第一章 绪 论

> **学习目标**
> 1. 熟悉运动疗法定义、目的、技术分类、应用范围、禁忌证、工作原则。
> 2. 了解运动疗法发展简史、运动疗法常用器材和设备、运动疗法与循证医学的关系。
> 3. 掌握常用运动疗法的评定技术,包括:肌力评定、痉挛评定、关节活动度评定、上肢及手功能评定、步态分析、平衡功能的评定、协调性的评定、运动疗法中日常生活活动能力和功能独立性的评定等。

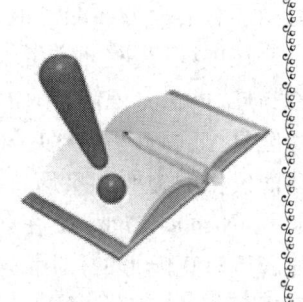

第一节 概 述

一、基本概念

应用力、电、光、声、水和温度等物理学因素来治疗疾患的方法叫作物理疗法(physical therapy,PT)。其中以徒手以及应用器械进行运动训练来治疗伤、病、残患者,恢复或改善功能障碍的方法(主要利用物理学中的力学因素)称为运动疗法(kinesiotherapy,therapeutic exercise 或 movement therapy),是物理疗法的主要部分。运动疗法是患者应用各种运动来治疗肢体功能障碍、矫正异常运动姿势的方法,是一种重要的康复治疗手段。在实施运动疗法的过程中,所应用的各种方法和技术,即为运动疗法技术。运动疗法技术随着康复医学基础理论研究的深入和神经生理学的引入,已经获得了极大的丰富和发展,形成了针对各种运动功能障碍性疾患(如偏瘫、脑瘫、截瘫等)的独具特色的治疗技术体系。在物理疗法中利用电、光、声、水、温度等各种物理学因素治疗疾病,促进患者康复的疗法,常常被称为理疗。

运动疗法和理疗同属物理疗法,但各有不同的侧重点。国际上在通常的物理治疗康复工作中,运动疗法占绝大比重,故国外往往把物理疗法等同于运动疗法。运动疗法技术多为主动性的康复治疗技术,即在治疗师的指导和监督下,由患者主动地进行运动治疗活动,如各种运动训练、行走功能训练、轮椅使用训练等;而理疗技术则被视为被动性的康复治疗技术,由治疗师被动施加电、光、声、磁、冷热等不需患者主动活动的治疗。曾有一种观点认为应当放弃被动的物理治疗技术,这种看法是不全面的,因被动的物理治疗在临床上已被证明是一种确实有效的治疗方法。患者局部疼痛时应用温热、电光疗处理是适宜的;当肢体瘫痪不能活动时,被动活动和按摩是必要的;当局部感染或有创面时,应用紫外线、超短波治疗是行之有效的。因此,正确的观点应是,不论是主动的还是被动的治疗技术,只要对患者康复有益,都应适时地采用。

二、发展简史

在古代,人们就已认识到运动对维持身心健康和防治疾病的重要价值。公元前 2000 多年前,古埃及的文字中就记载了体育训练可以配合医术治疗疾病;公元前 4 世纪,古希腊 Hippocrates 在著作中谈到利用矿泉、日光、海水及运动可以防病健身、延缓衰老、保持健康;运动还有治疗方面的价值,可应用的手段有散步、骑马、格斗、呼吸体操等。

在中世纪,欧洲学者 Avicenna 提出,"人们通过适当的劳作和活动,如在适当的时间内运动一样,可强身健体,从而免除了药师和医师的光顾"。许多国家的学者也多有著述,倡导运动健身疗病。17 世纪英国国王亨利四世的御医 Duchesen 指出,"运动可治疗许多因缺乏运动而发生的虚弱和疾病,而且运动能增强体质,强化对刺激的反应性,增强神经、关节的功能"。Nicolas Andry 更在《orthopedic》一书中指出,运动治疗有助于预防小儿畸形的发生,并能起到矫正畸形的作用,这个观点已与现代康复观点相同。Tissot 建议运动疗法应作为外科医生工作的一部分,同时应要求患者避免长期卧床,以防止并发症的发生。在治疗偏瘫患者时,强调"应促进所有残存功能的运用,促进、唤醒已减弱或被抑制的大脑功能"。John Hunter 提出"肌肉的运动对疾病和外伤的治疗有重要价值,与被动运动相比,按患者自己意志进行的主动运动更有意义"。

1813 年瑞典在斯德哥尔摩设立了"中央体操研究所"研究运动疗法,Ling 教授将体操训练尽量规范化,提出了"等长运动、离心性运动、向心性运动"等名词术语。由 Ling 开发的训练体操传播到美国和全欧洲,但 Ling 的体操偏重实际经验较多,缺乏科学依据,因此受到其他学者的质疑。在这一时期,美国的 Zander 开设了 Medico(Mechanical 研究所)机构,设置了许多运动装置,推动了运动疗法中利用器械训练的工作;费城的 Mckenzie 将运动训练引入临床医学中加以应用;波士顿大学的 Sargent college 将运动疗法作为课程纳入教育中,直至今日仍进行着物理疗法学、作业疗法学和体育运动的专业教育课程。在 19 世纪后期,许多专家将运动疗法应用到了偏瘫、截瘫、骨关节疾病等方面。

进入 20 世纪后,运动疗法获得了较快的发展。1904 年 Klapp 开始应用运动疗法矫治小儿脊柱侧弯。1907 年运动疗法被引入小儿麻痹后遗症瘫痪肢体的训练中,波士顿 Lovett 和他的助手 Wright 提出了徒手肌力检查法,后经许多专家多年实践和研讨,至 1946 年基本确定了徒手肌力检查法(Daniels's MMT),并延用至今。美国的 Lowman1924 年研制了用于在水中训练肢体麻痹患儿的水池。1928 年芝加哥的 Henry Pope 进而让 Carl Hubbard 制作了能让患者整个躯体进入池中进行水中治疗的水槽,后人称之为"Hubbard 浴槽"。于同一时期,Hanson 对小儿麻痹患儿开始了水中运动训练,并提出水中运动可借助浮力减轻重力影响,有助于瘫痪肢体功能的训练,提高能力水平。Olive Guthrie Smith 和 Sir Athur Porritt 推荐,利用悬带装置和吊带拉起肢体消除重力影响,这使肌力低下者可获得较好的训练效果。

随着第一次世界大战的爆发,交战国的军医院中针对伤病员进行恢复伤残肢体功能的运动训练获得重视,发展很快。1917 年美国在陆军中设立了为战伤者服务的 physical reconstruction aides(即早期的物理治疗师)。Goldthwait 写了《essentials of body mechanics》一书,该书成为运动疗法师的教科书而被广泛应用。1920 年,Mc Millan 于大学医学部开设了物理疗法课程,并且担任主任,成为美国最早的物理疗法教师。

第二次世界大战时期,芝加哥陆军医院的 Thomas DeLorme 提出了增强股四头肌肌力的渐增抵抗运动肌力增强训练法(progressive resistive exercise,PRE),治疗膝关节术后股四头肌无力获满意效果。后来,许多学者又做了后续研究报告,在 DeLorme 的理论基础上提出了许多新方法,尤其是 Muller 和 Mardale 提出了与 Delorme 等张运动训练不同的等长运动增强肌力的训练方法。在 1950 年前后,以人体解剖学、生理学为基础理论的关节活动疗法、肌力增强疗法、牵张疗法、耐力增强疗法等是运动疗法技术研究的主要方向。

以上所述运动疗法技术所针对的患者主要是肢体外伤、战伤、小儿麻痹等各种骨关节伤病及周围神经瘫痪性疾病。在 1940 年左右人们发现,对偏瘫、脑瘫等中枢性神经功能障碍的患者,现实的运动疗法理论及技术是不适用的,从而促进了神经生理学的研究与运动疗法的结合。1940 年 Temple Fay 开始应用神经反射机制治疗患者,Fiorentino、Doman 随后将这一技术用于治疗脑瘫患儿。1946 年左右,Herman Kabat 提出了通过手法训练引起运动单位最大限度的兴奋,改善运动功能的 PNF(proprioceptive neuromuscular facilitation)技术,即为神经肌肉本体促进技术。也是在这一时期,英国的 Bobath 夫妇将抑制患者的原始反射、促进正常反应的方法应用于偏瘫和脑瘫的治疗。1951 年 Brunnstrom 通过对大量偏瘫患者的临床观察,提出了偏瘫患者病程变化的 6 阶段看法,并提出了相应的运动疗法治疗手段。1940~1954 年期间,Rood 提出了感觉输入对运动反应的重要作用,强调对神经固有感受器和外感受器进行刺激可引发运动功能改善。1954 年以后,德国 Vojta 提出对小儿中枢神经性运动功能障碍施行反射性运动模式训练,通过不断的反复刺激,促进反射运动变成主动运动,从而促进患儿的运动功能发育。1980 年,澳大利亚的 Carr 和 Shepherd 提出运动再学习疗法(motor relearning program,MRP),强调对偏瘫患者的肢体加强训练,使之重新恢复运动功能,这一疗法取得了良好的效果。从 20 世纪 40 年代开始至 60 年代,以神经生理学及神经发育学为特色的运动疗法获得了极大的发展,而且延续至今。

近年来,随着运动解剖学、运动学,尤其是运动生理学及神经生物学的发展,运动疗法亦在不断发展,运动疗法技术得到了进一步的提高。

我国传统医学对世界医学发展有很大的贡献。运动疗法在我国有悠久的历史,世界公认我国古代武术中的功夫是物理疗法中运动疗法的先驱。中医按摩、推拿历史悠久,是人类最早防病治病的疗法,与针灸、导引、气功同为人体功能康复治疗的重要手段。我国第一部医书——战国时期的《黄帝内经·素问》中详细记载了利用导引(呼吸体操)、按跷、浸发汗(水疗)、药熨(热疗)、攻达(针灸)等治疗疾病的方法。湖南马王堆出土文物导引图证实了秦汉之际,我国即已应用导引方法治病健体。东汉三国时期的华佗在继承古代导引的基础上,模仿虎、鹿、熊、猿、鸟等五种动物的动作,编制了《五禽戏》,成为我国最早的运动体操,对促进患者身体的康复和保健起到了重要的作用。至隋、唐时期,巢元方的《诸病源候论》、孙思邈的《备急千金要方》等均对气功、按摩、导引等有相关的论述。到了宋金元明时期,对按摩、导引、体育疗法等记述更多,促进了这些技术的发展和充实,如宋代整理的《正统道藏》对上述技术资料记载很多,明代王惟中在《针灸资生经》中介绍了偏瘫患者的针灸疗法,所用穴位为百会、囟会、风池、肩髃、曲池、合谷、环跳、风市、三里、绝骨等。到了清代，康熙年间《古今图书集成·医部全录》中对许多疾病都列出了康复疗法，如对瘫痪患者，可使用针灸与导引，经过治疗之后，"远年近日瘫痪之证，无不应验"，虚劳患者经过灸法、按摩与练习气功之后，可以"起死还生"。

1949年中华人民共和国成立之后，传统医学和我国其他卫生事业一样获得了飞速发展。尤其在改革开放以后，现代康复医学被引入我国，国家派出了许多专家及学者赴国外考察、留学，把先进的康复医学理论及技术带回国内，促进了中国康复医学事业的发展，其中运动疗法技术就是康复医学中最具活力的专业之一。1983年卫生部批准筹建了"中国康复医学研究会"，1984年12月召开全国首届康复医学学术讨论会。1984年8月出版了我国第一部康复医学专著《康复医学》。1986年2月《中国康复医学杂志》公开发行。在国家的大力扶植下，我国的康复医学事业获得了飞快的发展，但正如1984年出版的《康复医学》一书所述，我国有些类似康复中心的机构（包括医院、疗养院），对伤残病人、慢性病人、老年病人采用了某些康复医疗的手段，然而就现代康复医院的概念讲，还不完善，需要在现有的基础上逐年充实、提高，使之逐步成为一个"专业系统"。"康复医学是一门新兴学科，有些同志对其研究的对象、具体方法，康复与疗养、理疗的联系和区别等等问题，都比较生疏，甚至有的同志还有误解。因此，我们要采取多种办法，加强对康复医学知识的宣传，在医学教育中要有康复医学的有关课程，更希望有条件的医学院校，积极培养康复医学人才。"在探索建设我国康复医学的过程中，要学习国外的先进经验，但更要重视发挥我国中医药学的优势，努力在实践中探索我国康复医学的新路子，为我国的康复事业做出贡献。

（纪树荣　陈　巍　胡春英）

三、目的及其技术分类

（一）目的

康复医学是功能医学，运动疗法是康复医学重要的治疗技术之一。运动疗法的总目标是通过运动的方法，治疗患者的功能障碍，提高个人的活动能力，增强患者的社会参与的适应性，改善患者的生活质量。为了达到治疗目的，治疗师在工作过程中与患者建立良好的交流、信赖关系十分重要，应注意在训练中鼓励患者，提高其训练欲望和主动训练的积极性，这常常更能提高治疗效果。为使者积极配合，在训练前应对患者有充分的交代，尽量让患者了解治疗的目的、方法和预期的结果。治疗过程中应适时地让患者感受到治疗的效果和自己的进步，增加成功感，提高治疗的信心和主动性；也可在成组训练时，把功能水平相近的患者编成一个组，尝试在治疗过程中发挥竞争意识，互帮互学，提高训练成绩。

运动疗法的具体目的可包括以下诸方面：

1. 牵张短缩的肌肉、肌腱、关节囊及其他软组织，扩大关节活动度。
2. 增强肌肉的肌力和肌肉活动的耐力。
3. 抑制肌肉的异常张力，使肌肉松弛，缓解其紧张度。
4. 针对患者的功能障碍，如脑卒中后的肢体偏瘫，对瘫痪肢体施行运动功能的再学习训练，改善神经肌肉的功能。
5. 训练患者改善异常的运动模式。

6. 克服患者的运动功能障碍,提高患者身体移动和站立行走的功能。

7. 对平衡功能和运动协调性障碍的患者,施行提高平衡性和协调性功能的训练。

8. 提高患者日常生活活动能力的运动动作训练。

9. 针对不同伤病或为健身需要进行各种体操训练。

10. 通过运动治疗,增进患者的体力,改善全身功能状态。

11. 通过运动疗法的活动刺激,改善心脏、肺脏等内脏器官的功能。

12. 通过运动训练,预防或治疗各种临床并发症,如褥疮、肌肉痉挛、关节挛缩、骨质疏松等。

（二）技术分类

从临床实用出发,运动疗法技术主要可分为以下几大类:

1. **常规运动疗法技术** 主要包括:①维持关节活动度的运动疗法。②增强肌力的运动疗法。③增强肌肉耐力的运动疗法。④增强肌肉协调能力的运动疗法。⑤恢复平衡功能的运动疗法。⑥恢复步行功能的运动疗法。⑦增强心肺功能的运动疗法。

2. **神经生理学疗法**(neurophysiological therapy,NPT) NPT 是主要针对治疗中枢神经损伤引起的运动功能障碍的治疗方法,包括:①Bobath 疗法。②Brunnstrom 疗法。③本体感神经肌肉促进疗法(PNF)。④Rood 疗法等。

3. **运动再学习法**(MRP)。

4. **其他** 另有一些运动疗法技术也较常用,如水中运动、医疗体操、牵引疗法、按摩疗法、麦肯基疗法等,可根据具体条件选择应用。

四、应用范围

作为运动疗法技术服务对象,适用疾病的范围大致可包括:中枢神经系统疾病、骨科疾病、内脏器官疾病(如呼吸、循环、代谢疾病等)、肌肉系统疾病、体育外伤后功能障碍、其他疾病等。具体分述如下:

（一）神经系统疾病

1. **脑卒中**(stroke) 运动疗法治疗脑卒中的目的是为了促进偏瘫(hemiplegia)侧肢体运动功能的恢复,改善和提高转移动作的能力,预防及治疗废用综合征和并发症。治疗中应尽量避免异常运动模式,促进正常运动模式的恢复,调动患者的积极性,给予患者心理支持,提高患者的生活自理(ADL)能力等。

2. **颅脑外伤**(traumatic brain injury,TBI) 脑外伤后瘫痪属中枢神经性运动功能障碍。运动疗法主要针对肢体偏瘫运动功能障碍进行治疗,具体处理基本同脑卒中。根据脑外伤发病机制的不同,会呈现出多种多样的功能障碍表现,如运动功能障碍、认知功能障碍、语言功能障碍等等,在实施运动疗法时,有必要与其他专业配合,采用综合性的康复治疗措施。

3. **脑肿瘤术后** 脑肿瘤手术后可能出现中枢神经性肢体瘫痪(偏瘫多见),根据临床需要可以配合运动疗法,治疗以脑卒中偏瘫的运动治疗原则为基础,方法基本相同。

4. **小儿脑瘫**(cerebral palsy,CP) 小儿脑瘫早期治疗效果较好。治疗时应针对患儿的整体情况,制定治疗计划,按小儿运动发育规律,结合功能性活动进行训练。训练最好利用玩具,在游戏中进行,使小儿易于接受,提高训练效果。治疗中应利用各种反射的正常化,引出正常的运动模式和姿势,逐渐让患儿获得正常的运动功能。

5. **脊髓损伤**(spina cord injury,SCI) SCI 依脊髓损伤平面高低的不同,可有严重程度不同的肢体瘫痪表现,形成截瘫或四肢瘫。运动疗法的目的在于促进瘫痪肢体功能的恢复或代偿,使患者能重新掌握移动身体活动,提高 ADL 能力,同时预防废用综合征及各种并发症,促进患者早日回归家庭和社会生活。

6. 周围神经疾患(peripheral neuropathy)　周围神经可因压迫、炎症、中毒、缺血、营养缺乏、代谢障碍、外伤等多种原因引起疾病和损伤,造成功能障碍。由炎症引起的神经损伤常称神经炎;由外伤引起的神经损伤常称周围神经损伤(peripheral nerve injury)。周围神经疾患主要表现为:肢体运动障碍、感觉异常、反射异常、自主神经功能障碍等,并常常伴有浮肿、挛缩等并发症。针对周围神经疾患,临床治疗办法主要有药物、手术及康复治疗等。从运动疗法出发,康复治疗的目的主要在于减轻疼痛,预防与解除肌肉肌腱挛缩、关节挛缩,防止肌肉萎缩,增强肌力,恢复运动及感觉功能,提高患者的生活和工作能力。

7. 帕金森病(Parkinson's disease,PD)　这类患者临床上主要表现为震颤、肌肉强直、行走动作不协调、语言构音障碍、表情呆板呈面具脸、自主神经功能紊乱、心理障碍等。运动疗法应与临床治疗相配合,防止运动功能障碍加重,尽量让患者多做适宜的肢体活动,改善其运动功能,防止废用综合征发生,提高 ADL 能力。

8. 急性感染性多发性神经根炎(acute infection polyneuritis,Guillain-Barre syndrome)　此病是一种神经脱髓鞘疾病,急性发病,肢体瘫痪往往始于下肢,然后逐渐上升。患者常述渐进性无力、某些感觉障碍,有的病例病后遗有乏力或瘫痪,但多不遗留感觉障碍。本病多采用综合治疗方法。运动疗法可从以下方面入手:早期良好体位的摆放;防止肌肉萎缩及关节挛缩;对呼吸肌受累患者帮行呼吸训练及排痰;应用矫形器;施行维持及增大关节活动的训练,克服肌肉短缩的训练和渐进性站立、行走功能恢复性训练。

9. 脊髓灰质炎(poliomyelitis)　脊髓灰质炎又称小儿麻痹症,是由病毒引起的传染病,病变主要在脊髓的前角运动细胞。临床主要表现为弛缓性肢体瘫痪。运动疗法康复重点主要在于:早期注意肢体良好位置摆放,防止肢体畸形发生;防止肌肉萎缩;促进瘫痪恢复。恢复期和后遗症期重点在于:增强肌肉力量;防止肌肉萎缩、软组织挛缩、关节挛缩;应用矫形器;预防肢体畸形;提高肢体活动能力;配合临床手术治疗进行运动功能训练;提高日常生活及工作能力。

10. 多发性硬化症(multiple sclerosis,MS)　此病是一种青壮年多发的中枢神经系统脱髓鞘疾病。临床主要表现为运动和感觉功能障碍、脑神经和言语功能障碍及神经症状。运动疗法重点在于配合临床药物治疗进行运动功能训练:维持和改善关节活动度;缓解肌肉痉挛;平衡和协调性训练,站立行走训练等。

(二)骨科疾病

1. 骨折(fracture)和脱位(dislocation)　骨折、脱位后治疗目的是使骨折端正确对位或复位,使其尽快愈合,促进其后的功能恢复。临床上针对骨折、脱位的治疗原则是复位、固定和功能锻炼。运动疗法的要点在于配合临床治疗同时训练患者达到以下目的:保持骨折对位稳定,促进骨折愈合;防止及消除肢体肿胀;恢复关节活动;防止肌肉萎缩,增强肌力;恢复肢体活动功能。

2. 截肢与假肢(amputation and prosthesis)　因为肢体的严重创伤、炎症、恶性肿瘤、各种原因的肢体坏死、先天畸形等诸多因素可造成患者截肢,造成肢体运动功能障碍,装配假肢是一项重要的康复措施,可以代偿截肢造成的肢体功能障碍。运动疗法对截肢患者的治疗包括：配合临床治疗，防止截肢断端肿胀；防止关节挛缩，维持及增大关节活动范围，为装配使用假肢创造条件；增强残端肌力；训练患者使用假肢。

3. 关节炎（arthritis） 此病是临床上较为常见的疾患，常伴有关节疼痛和渐进性的功能障碍。通常分为两大类：炎性关节炎如类风湿关节炎（rheumatoid arthritis，RA）、强直性脊柱炎（ankylosing spondylitis，AS）等；非炎性关节炎如骨关节炎（osteoarthritis，OA）等。运动疗法可配合临床治疗加以应用，治疗技术主要用于：缓解疼痛；增强关节周围的肌力；维持或增大关节活动范围；提高 ADL 能力。

4. 肩周炎（adhesive capsulitis） 此病又叫冻结肩（frozen shoulder）、肩关节周围炎（periarthritis of shoulder）、粘连性肩关节囊炎、五十肩等。发病原因是肩关节周围肌肉、肌腱、滑囊及关节囊的慢性损伤性炎症。急性期肩部疼痛剧烈，缓解期肩关节活动受限及肩周肌肉萎缩。肩周炎在临床上采取综合疗法，如药物、局部封闭、针灸、推拿、理疗等。运动疗法也是重要的治疗措施之一。急性期应以止痛为主；缓解期应以保持关节活动为主，可采用主动运动、放松摆动运动、滑轮运动等训练。

5. 颈椎病（cervical spondylopathy） 颈椎病是由于颈脊神经、颈髓、椎动脉和交感神经受到刺激或压迫而出现一系列症状的综合征，可分多种类型。其中以神经根型为最多见，约占 50%～60%，患者主要表现为颈肩痛、上肢放散痛及颈部活动受限等。临床治疗可采用药物、颈椎牵引、理疗、手术等。运动疗法可作为综合治疗手段之一，可做颈部活动训练、增强颈部肌力训练、改善体位活动、应用颈托等。

6. 腰椎间盘突出症（herniation of lumbar disc，HLD） 下腰痛是临床常见的病患，而其中最主要的疾病是腰椎间盘突出症。这是一种因腰椎间盘变性，纤维环破裂，椎间盘髓核突出，刺激或压迫了神经根、马尾神经而引起的以腰痛、腿部放射痛为主要表现的综合征。此病的临床治疗方法很多，如卧床制动、药物应用、骨盆牵引、理疗、推拿、封闭、髓核化学溶解、激光治疗、手术等。运动疗法作为综合疗法之一可进行以下治疗：腰背肌、腹肌训练；治疗体操；应用围腰；合理的运动姿势及腰痛防治教育和训练等。

7. 全髋、膝人工关节置换（total hip replacement，THR and total knee replacement，TKR） 全髋、膝人工关节置换手术是治疗髋膝关节疾患、重建关节功能的重要手术疗法，但手术后关节功能是否能够顺利恢复，运动疗法的应用则是关键所在。运动疗法所要做的主要工作是：配合手术医生制定训练计划；按训练程序循序渐进地训练患肢活动，如床上活动、坐位练习、患肢早期承重站立练习、步行练习、踏车练习、ADL 肢体活动练习、行走中的正确步态练习等。

（三）内脏器官疾病

1. 急性心肌梗死（acute myocardial infarction，AMI） 急性心肌梗死可引起患者心前区疼痛、呼吸困难、疲乏软弱、脑部缺血和一系列左右心功能不全的症状，是一种临床上较为常见的疾病。近年来开展扩冠支架、搭桥术等治疗后，即使患者迅速改善症状，但心功能仍不同程度地受到损害，术后康复治疗已成为常规治疗之一。运动疗法可以作为全面治疗当中的一项重要内容，改善患者的心脏功能，减少死亡率和再发率，提高患者的生活能力和社会参与能力。

2. 慢性阻塞性肺疾病（chronic obstructive pulmonary diseases，COPD） 慢性阻塞性肺疾病指以肺气肿、慢性气管炎为代表的一系列以慢性呼吸道阻塞、呼吸气流减少为特征的呼吸道疾病。除临床治疗以外,运动疗法在 COPD 的康复治疗中有重要价值,运动疗法要做的工作主要有对患者的呼吸训练、协助患者咳嗽、排痰的训练、体力增强训练、防止卧床综合征的训练等。

3. 糖尿病(diabetes mellitus) 糖尿病是以血糖升高为特征的疾病。治疗重点主要是控制血糖水平,控制危险因素,保护及恢复运动和身体活动能力。运动疗法在糖尿病康复治疗中有重要价值:有利于糖代谢,可降低血糖;促进血中脂质的利用,改善患者的血脂代谢;改善中枢神经的调节功能,加强体内新陈代谢功能,减轻精神紧张及焦虑,消除抑郁状态;改善心功能;预防并发症等。

4. 高血压病(hypertension) 高血压病是以动脉压升高为特征,后期可伴有心、脑、肾并发症的全身性疾病。高血压病康复治疗的目的主要是:协助降低和平稳血压;减轻危险因素、防止心脑血管并发症;减少单纯药物降压的副作用,提高生活质量。运动疗法用来配合临床治疗,多采用步行、慢跑、骑自行车、体操等方式。

5. 胸腔疾病术后 即心肺术后康复,包括:心脏移植、肺叶切除、食管术后等。胸腔疾病术后康复治疗的主要目的有:改善心肺功能、提高呼吸和咳痰能力等。

(四)肌肉系统疾病

主要指肌营养不良(myodystrophia),临床上患者表现为进行性肌萎缩和肌力下降。运动疗法重点在于:控制关节挛缩及变形的加重;保护并合理利用患者的肌力和关节活动范围;训练患者的身体移动、起立及生活活动能力;加强心肺功能管理;预防并发症;尽量提高综合的生活能力。

(五)体育外伤后功能障碍及其他障碍

1. 体育外伤后功能障碍 运动疗法的目的在于:促进损伤组织尽快恢复;减轻疼痛;促进运动功能恢复;防止关节活动受限及关节挛缩;防止肌肉萎缩;合理使用矫形器等。总之是要保证运动功能的恢复,防止并发症及后遗症的出现。

2. 烧伤(burn) 运动疗法的主要目的在于:预防瘢痕形成;防止关节挛缩及肢体畸形;保护肌肉力量;维持关节活动度;恢复日常生活活动能力。

五、禁忌证

对需要选用运动疗法的患者要注意进行身体检查,有如下禁忌证存在时,不宜施行运动疗法技术操作:

1. 处于疾病的急性期或亚急性期,病情不稳定。
2. 有明确的急性炎症存在,如体温超过 38℃,白细胞计数明显升高等。
3. 全身情况不佳、脏器功能失代偿期,如:
(1)脉搏加快,安静时脉搏大于 100 次/分。
(2)血压明显升高,临床症状明显,舒张压高于 120mmHg(16kPa),或出现低血压休克。
(3)有明显心力衰竭表现:呼吸困难、全身浮肿、胸水、腹水等。
(4)严重心律失常。
(5)安静时有心绞痛发作。
4. 休克、神志不清或有明显精神症状、不合作。
5. 运动治疗过程中有可能发生严重并发症,如动脉瘤破裂等。

6. 有大出血倾向。
7. 运动器官损伤未作妥善处理。
8. 身体衰弱，难以承受训练。
9. 患有静脉血栓，运动有可能使血栓脱落。
10. 癌症有明显转移倾向。
11. 剧烈疼痛，运动后加重。

六、实施原则

1. 运动治疗的方案要目的明确，重点突出。
2. 制订治疗方案时，应根据患者情况个别对待，明确运动强度。实施治疗时应循序渐进。循序渐进的内容包括运动强度由小渐大、运动时间由短渐长、动作内容由简渐繁，使患者逐步适应，并在不断适应的过程中得到提高。任何情况的突然加大运动量，都有造成功能损害的可能。
3. 在编制整个治疗动作程序时，要防止运动过分集中在某一部位，以免产生疲劳。因此，运动训练既要重点突出，又要与全身运动相结合。
4. 治疗活动内容要有新鲜感，能调动患者主动训练的积极性。
5. 按疗程需要坚持长期训练，不可随意间断，以免影响治疗效果。有些运动疗法要坚持数周、数月，甚至数年，才能使治疗效果逐步积累，显现出来。
6. 应密切观察病情，看是否有不良反应，是否已达到治疗要求，对不能达到要求的要查明原因。对患者要定期复查，以观察有无改善；对功能改善不明显者，也应查找原因，调整治疗措施。运动治疗中注意观察的内容可包括以下方面：
    （1）训练运动量不应过大，训练次日应无疲劳感。
    （2）训练过程中应密切观察患者反应，如有头晕、眼花、心悸气短等应暂停训练。
    （3）训练时动作应轻柔，防止产生剧烈疼痛。
    （4）防止损伤皮肤，预防褥疮发生。
    （5）肢体活动训练应手法准确、轻柔、注意病理骨折等并发症的发生。
    （6）站立行走训练应有保护，防止跌倒。
    （7）训练中应结合心理交流，取得患者的合作。
7. 做好各种记录，定期总结。
8. 治疗前应把治疗内容向患者讲解清楚，争取患者主动配合。对需要应用的器械要说明操作要点和注意事项，以免训练不得法，甚至造成损伤。在需要以体操形式进行训练时，既要讲清要点，还需有正确的示范动作，示范要面对面进行。
9. 医务人员应态度和蔼，声音亲切清晰，语调坚定，以增进患者的信心。应多用关心鼓励的语言，给予具体的帮助，切勿滥加指责、批评。
10. 要重点注意新患者和病情较重患者，可新老患者成组搭配，互相帮助。
11. 训练场所要光线充足、整洁，各种器械安放有序，用后要归还原位，并随时检查维修。

七、常用运动方法

在运动疗法技术的使用过程中，所应用的基本活动种类有：被动活动、主动辅助活动、主动活动、抗阻活动和牵引活动。

1. 被动活动（passive movement） 这是由治疗师徒手或借助器械对患者进行的治疗活动，患者不做主动活动。在某些情况下，亦可由患者健侧肢体对瘫痪和无力肢体加以协助，进行被动活动。

被动活动多适用于肢体肌肉瘫痪或肌力极弱的情况，这时患者不能用自己的力量进行关节活动，只有第三者帮助被动活动关节才能维持关节的正常活动范围，预防关节挛缩和变形的发生。

其作用主要在于：预防软组织挛缩和形成粘连，恢复软组织弹性；保持肌肉休息状态时的长度及牵拉缩短的肌肉；刺激肢体屈伸反射；施加本体感刺激；为主动运动的发生做准备。

2. 主动辅助活动（active assistive movement） 简称助力活动（assistive movement），这种活动是在治疗师帮助或借助器械的情况下，由患者通过自己主动的肌肉收缩来完成的运动训练。通常是由治疗师托住患者肢体近端或用滑车重锤悬吊起肢体的远端，抵消肢体本身重量或地心的吸引，使患者能进行主动的肢体活动。

这种活动适用于患者肢体肌肉已能开始收缩，但力量尚不足以抵抗肢体的自重或对抗地心引力的情况。

其作用主要在于：增强肌力和改善肢体功能。这种运动是介乎主动运动和被动运动之间的一种运动，是从被动运动向主动运动过渡的一种形式。随着肌力的增长，逐渐减少助力的力（重）量。

3. 主动活动（active movement） 这是在既不施加外来辅助，也不给予阻力的情况下，由患者主动完成的动作，是运动疗法中主要的活动方式。

此种活动主要适用于患者肌肉力量较弱，能够移动肢体的自重或抵抗地心引力进行运动，但尚不能对抗任何额外阻力的情况。

其作用主要在于：增强肌力、改善肢体功能，并且通过全身主动运动达到改善心肺功能和全身状况的目的。

4. 抗阻活动（resistive movement） 这是在治疗师用手或利用器械对人体施加阻力的情况下，由患者主动地进行抗阻力的活动。

这种活动主要适用于患者肌肉力量不但能够移动肢体的自重或能抗地心引力进行运动，而且还能够对抗其他阻力的情况。

其作用主要在于增强肌力。

5. 牵张运动（stretching exercise） 这是用被动或主动的方法，对身体局部进行强力牵张的活动。被动牵张时，牵引力由治疗师或器械提供；主动牵张时，牵引力由拮抗肌群的收缩来提供。

这种运动主要适用于软组织病变所致的关节挛缩，以及治疗组织的压迫性疾患，缓解疼痛。也可针对某些肌群，为提高其收缩能力，在收缩该肌前，先进行牵张。

其作用主要在于：恢复或缓解因软组织弹性丧失而引起的肢体活动范围受限，通过牵拉减轻对某些局部组织的压迫。

（纪树荣　常　华　丛　芳）

八、常用器材和设备

在开展运动疗法技术工作时,常常需要应用某些器械和设备进行评定及训练,现将常用的器械和设备作简单介绍。

(一)训练用器械

1. 肋木 是靠墙壁安装的、具有一组横杆的框架(图1-1-1)。肋木多为木制。训练时患者双手抓握肋木,或把身体固定于肋木上进行训练,主要用于:

(1)矫正异常姿势,防止异常姿势的发展,如用于偏瘫、脊柱侧弯、帕金森病等姿势不良的患者。

(2)患者抓住肋木进行身体上下活动,利用体重进行肌力及耐力增强训练。

(3)关节活动受限的患者可利用肋木做增大关节活动度训练,如肩周炎、关节炎、关节外伤患者可做上肢逐渐上升或下降的抓握肋木训练以增大关节活动度,利用肋木固定做肢体摆动活动、下蹲活动等。

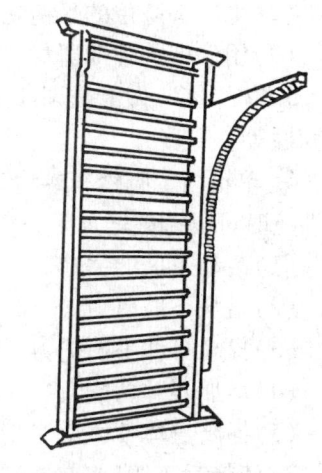

图1-1-1 肋木

2. 训练床(台) 是供患者坐、卧其上进行各种康复训练的床(类似一张双人床),长为180~200cm、宽为120~160cm、高为45cm。训练床主要用于:

(1)患者的卧位、坐位动作训练,如截瘫、偏瘫等四肢活动障碍的患者可在床上做翻身、坐起、左右及前后移动、爬行、床与轮椅之间的转移等训练。

(2)进行坐位及手膝位的平衡训练。

(3)在训练床上对患者进行一对一的被动徒手训练。

(4)可以放于悬吊架下与悬吊架配合应用。

3. 悬吊架 多为天井式万能牵引器。它是一个金属网状框架,悬吊固定于墙边,人可以在悬网下进行训练(图1-1-2),训练时可将挂钩、滑轮挂于网上,同时挂上可以滑动的绳索,将肢体悬吊起来,消除重力影响,通过改变躯体位置达到训练不同肢体关节的目的。悬吊架主要用于:

(1)肌力增强训练:如肢体肌力 MMT 2级时可把肢体悬吊起来,去除重力影响,进行水平方向的训练活动;当肌力在 MMT 4~5级时,可于绳索上悬挂重物,增加阻力,做肢体的抗阻运动训练。

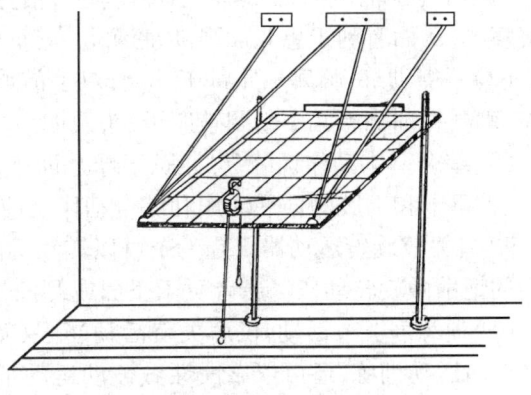

图1-1-2 悬吊架

(2)增大关节活动度训练:利用调节悬挂重锤的重量来牵张关节周围的挛缩组织。

(3)松弛训练:用悬吊带、悬吊弹簧把患者全身悬吊起来,可做松弛训练。

(4)需要时也可做颈椎牵引治疗。

4. 运动垫　又称体操垫,是供患者坐卧其上进行多种康复训练的垫子。运动垫和训练床在用法上有许多相似之处,可以在一定程度上互相替代使用。运动垫可用于：

(1) 卧位、坐位动作训练：如用于脑瘫、偏瘫、截瘫、关节疾患等四肢活动不便的患者坐卧位动作训练。

(2) 坐位手膝位的平衡功能训练、爬行训练。

(3) 用作训练辅助器材：如可与肋木配合使用,用作跌倒的防护垫等。

5. 体操棒　做上肢训练用,患者可持体操棒做体操活动,增大关节活动度,增强身体的柔韧性等。

6. 单轮固定脚踏车或功率自行车　是位置固定的踏车,患者可骑此车做下肢功能训练,在训练时可以调整增加阻力负荷,也可以记录里程。此踏车可用于：

(1) 活动下肢的关节。

(2) 增强下肢肌力。

(3) 提高身体平衡能力。

(4) 增加心肺功能。

(5) 提高身体整体功能。

7. 姿势矫正镜(姿势镜)　是供患者对身体异常姿势进行矫正训练的大镜子,可以映照全身。有的固定在墙壁上,有的带有脚轮可以移动,应用时可放于平行杠前后或肋木前后,配合训练使用。它的用途在于：

(1) 为异常姿势患者提供镜像反馈,由患者自己观察步态、姿势等异常情况,主动加以纠正。

(2) 配合控制不随意运动,做提高平衡能力训练。

(3) 帮助面部神经麻痹患者进行表情肌训练。

8. 训练球　又称巴氏球,是充气或实心的大直径圆球,用法较多,尤在脑瘫患儿功能训练时应用为多。它主要用于：

(1) 肌肉松弛训练：脑瘫患儿趴于球上,治疗师轻轻摇动球体,可以降低患儿的肌张力,缓解痉挛,从而有利于患儿加强随意运动。

(2) 平衡训练：脑瘫患儿趴于球上,双手前伸,治疗师双手握住患儿小腿,同时轻轻滚动球体,刺激并训练患儿不断调整躯干、头及四肢的平衡以加强平衡功能。

(3) 综合基本动作训练：患儿趴于球上训练,可以促进抬头控制、躯干挺伸,刺激躯干旋转,改善躯干和上肢的伸展动作和综合动作反应能力。

9. 肩关节旋转运动器　是一个可以转动的圆轮或转臂,固定于墙上或架子上,患者手握一端的把手做旋转动作。患者可于正面或侧面站立进行训练。其用途在于：

(1) 训练肩关节活动：供肩关节活动受限(如肩周炎、肩外伤)患者,进行肩关节的随意主动旋转运动训练,还可依靠惯性做被动运动训练；增加阻力做抗阻运动训练,可以预防及改善肩关节挛缩。训练器可以调节高度和把手的距离以适应患者的身高及臂长。

(2) 通过调整主轴阻尼,使患者做不同阻尼下的抗阻力主动运动,从而进行相关肌肉的肌力增强及耐力训练。

10. 前臂内外旋运动器　是一种训练前臂内旋、外旋运动的装置。患者可以握住装置的把手做前臂旋转动作,从而增加前臂旋转的关节活动度；通过调整主轴阻尼,还可以使患者做不同阻尼下的抗阻力主动运动,训练相关肌肉的肌力和耐力。

11. **腕关节屈伸运动器** 是一种训练腕关节屈伸功能的装置。患者可以握住装置的把手做腕关节屈伸动作,从而训练腕关节屈伸的关节活动度;通过增加阻力还可以做抗阻运动,增加腕关节屈伸的肌力和耐力。

12. **哑铃** 由1～10kg若干个重量不等的哑铃构成一个哑铃组,供实际训练中选择应用,可用于肌力增强训练。

13. **砂袋** 训练用砂袋是装有铁砂、具有固定重量的条形袋子,两端带有尼龙搭扣,可固定于肢体上作为负荷供患者进行增强肌肉力量的训练,砂袋系列一般为0.5kg、1kg、1.5kg、2kg、2.5kg、3kg、4kg等规格。

14. **弹簧拉力器** 是日常用于训练扩胸及上肢肌力的装置。若固定一端,也可做上臂增强肌力训练。

15. **股四头肌训练器** 是一种训练大腿股四头肌的坐椅式装置,可用固定带固定患者身体于座子上,受训关节如膝关节可自由活动,小腿胫前有一横挡作为阻挡,横挡与一有轴杠杆相连,杠杆另一侧可施加负荷重锤,作为伸小腿的阻力,以做增强股四头肌肌力的训练,同时也可做增大关节活动度的训练。杠杆是可以调节变动的,如把杠杆调节向上方,患者可以用手拉动杠杆,进行上肢的抗阻运动训练。

16. **平行杠** 是供患者在进行站立、步行等训练时,用手扶住以支撑体重的康复训练器械,类似于学生体育运动时应用的双杠,但较矮,可根据训练需要调节杠的高低和宽度。其用途在于:

(1)站立训练:帮助已完成坐位平衡训练的患者,继续训练立位平衡和直立感觉,提高站立功能。

(2)步行训练:用于所有步行功能障碍者。练习步行时,手扶木杠,可以帮助下肢支撑体重,保证身体稳定,或减轻下肢负重。在拄拐杖步行的前期,为防止跌倒,可以让患者先通过平行杠练习行走。

(3)肌力训练:利用平行杠做身体上举运动,可以训练拄拐杖步行所需要的背阔肌、上肢伸肌肌力;也可用于步行所需臀中肌、腰方肌肌力的训练。

(4)关节活动度训练:下肢骨折、偏瘫等患者,用健足登在10cm高的台上,手握住平行杠,前后左右摆动患侧下肢,做保持或增大髋关节活动度的训练。

(5)训练辅助:与平衡板、内收矫正板、内翻矫正板、外翻矫正板等配合使用,在相应的训练中起辅助作用。

17. **助行架(器)** 是含有四条立柱的框架,带有扶手。患者可把持此助行架,稳定身体,练习行走。有的助行架由轻便的铝合金制成,可折叠,便于携带。也有的助行架前脚装有轮子,可推动前进,后脚装有橡皮垫,可起安全保护作用,以免速度过快,地面太滑,造成跌倒。各种带轮子的助行架又叫学步车。

18. **阶梯** 是训练患者步行功能的多级台阶装置,类似楼梯。阶梯的每阶高度可根据患者步行功能的不同而加以选择,一般在8～20cm之间。阶梯两侧装有扶手,以供患者扶持。阶梯主要用于训练患者的步行能力。患者把持阶梯扶手或柱拐可进行上下台阶的站立及步行训练。

19. **训练用倾斜床** 又称起立床、倾斜台。是一张电动或手动的平板床,患者卧于床上,固定好身体,启动开关,患者可由平卧位逐步转动立起,达到站立位。倾斜床可固定于0°~90°之间的任一倾斜位置。其用途在于:

(1)站立训练:对刚刚开始立起训练的重症患者如偏瘫、截瘫患者,利用倾斜床做渐进适应性站立训练。这些患者经过长期卧床之后,不能从卧坐位一下子突变到站立位,需要首先用倾斜床开始适宜角度的斜位站立训练,通过逐步增大倾斜角度,使患者的身体逐渐适应重心的升高,同时还可以防止直立性低血压反应的发生。

(2)防止卧床综合征:对长期卧床不能站立的患者进行斜床站立训练,可以预防因为不能站立行走而发生的并发症——卧床综合征(又称制动综合征或废用综合征),如骨质疏松、关节挛缩、肢体畸形、深静脉血栓形成、心肺功能低下等。

20. 治疗师坐凳　又称PT凳,是治疗师在训练患者时坐位操作用的小凳子,高度与训练台相适应(约35cm),凳下有万向轮,可以向各个方向灵活移动,以适应治疗师辅助训练患者。如治疗师面对患者坐于其前方凳上,手扶患者膝部或骨盆,辅助患者做向前步行训练,这时治疗师坐凳自然后退以配合训练的进行。

21. 平衡板　是一块结实的平板,平板下一面固定于半圆球上,患者站或坐于平板上主动晃动,用以训练平衡功能。平衡功能有障碍的患者(如偏瘫、脑瘫患者)可坐或站于平衡板上,被动晃动平衡板,患者努力保持重心位置,不致倾倒,达到掌握平衡能力的目的。平衡板可以由患者独自一人使用,也可以由治疗师和患者二人使用,治疗师可以保护患者并在训练中加以指导。平衡板常与平行杠配合使用,平行杠起辅助支撑和防护的作用。

22. 踝关节矫正板　是不同角度的楔形木板,也有可调节角度的金属板,根据需要变换角度。对踝关节挛缩变形的患者,如马蹄足、内翻足、外翻足,可在固定患者站立位后,在足下放置矫正板,逐渐纠正畸形,使脚放平。如纠正内翻足,矫正板由足底外侧放入,内低外高;如矫正外翻足,矫正板由足底内侧放入,外低内高;如矫正马蹄足,矫正板由足底足尖侧放入,足跟低足尖高。

23. 楔形垫　是外形呈楔状的垫子,内充泡沫塑料(海绵),外覆皮革面料。楔形垫用途在于:

(1)卧位功能训练:脑瘫患儿俯卧于楔形垫上,双上肢及头部位于垫外,可训练患儿抬头及头部控制能力;用肘部或双手支撑垫外地面,可训练双上肢负重及支撑能力。

(2)患儿横躺在楔形垫斜面上,可以辅助患儿做躯干旋转功能训练。

(3)楔形垫放于躯干或肢体下方,使肢体悬空,再利用重力或外加重物进行髋关节或膝关节的增大关节活动度训练。

(4)患者可以依托楔形垫进行坐位训练。

24. 实用步行训练装置　是一套以训练下肢实用步行动作为主的器械,该器械是一组木箱,也可为其他材料(图1-1-3)。这些木箱体具有不同的形状,模拟在实际步行中可能遇到的斜面、台阶以及不同的障碍物,根据训练的需要这些木箱可以做不同的组合。这组装置的用途在于:

(1)步行训练:可对患者进行实用步行动作训练,包括上下斜坡、上下台阶、跨沟等。大小台阶(木箱)按顺序放置在平行杠之间,也可以做初步的阶梯步行训练。

(2)综合基本动作训练:使用轮椅的患者可以在此装置上训练驱动轮椅上下斜坡、上下台阶。

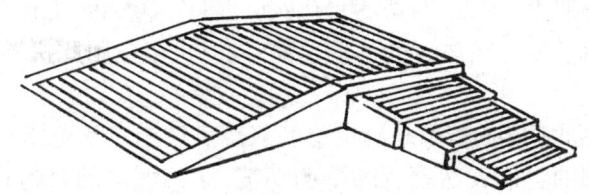

图1-1-3 实用步行训练装置

（3）训练患者增加关节活动度和肌力：把小台阶放置在平行杠之间，让患者踩着台阶上下，使身体抬起或落下，从而可以训练躯干肌和下肢肌的肌力；如果用健足站在小台阶上，手扶平行杠，前后方向摆动患侧下肢，则可以做髋关节活动训练。

25. 支撑器 支撑器是一种供患者在床上或训练台上用手支撑以抬起身体的小支架（图1-1-4）。支架上端有把手，下端是一个平面，把平面端放于床上，患者双手各把持一个支撑器，可在床上抬起身体，训练上肢的支撑能力。支撑器用途在于：训练上肢支撑能力，增强肌力，以便今后完成在床上的坐位身体移动，撑起身体，做床与轮椅之间的身体转移，还能持拐行走。

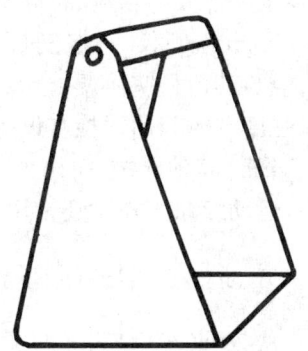

图1-1-4 支撑器

26. 牵引用器材 牵引用器材有多种。
（1）颈椎牵引器：用于颈椎病的治疗。
（2）腰椎牵引器：用于腰椎间盘突出症的治疗。
（3）关节功能牵引器：用于四肢相应疾病的治疗。
（4）手指关节功能牵引器：适用于掌指、指间等关节的牵引治疗。

27. 水中运动设备 借用水的物理特性训练患者时所应用的设备。包括：
（1）水中运动训练池：类似一种小游泳池，患者更换泳衣下水训练，可进行主动及被动的各种运动，也可游泳。水中可放置肋木、平行杠、训练台等各种适当的训练器材。
（2）各种浴槽：如气泡浴槽、涡流浴槽、哈巴特（Hubbard）浴槽等，治疗师可在槽边辅助患者训练。
（3）配合训练用品：如游泳圈、泳衣、救生衣、充气塑料球等。

28. 跑台 又称活动平板，用于行走及跑步运动训练。常用的跑台有两种：一种是运动训练用的跑台，器材本身无动力，靠患者在跑台上行走的动力使胶皮带滚动，跑台皮带滚动速度与患者的运动速度和能力成正比，从而可以训练患者提高行走速度和耐力。临床上常用的另一种跑台是电动的，既可用于行走运动训练，又可进行某些方面的行走功能评定。电动跑台能够变换（设定）步行速度和倾斜度，从而可设定训练的运动负荷量，可以用来训练患者的步行能力、矫正步态、提高耐力等。在训练的同时，也可以得到机器显示的数据，从而达到一定的评定目的。

（二）评定设备

运动疗法需要量化以评定患者的功能状态，量化功能状态指标又可以提供可靠的科学依据，指导运动治疗的进行。常用的评定设备举例如下：

1. 等速运动评定仪 如Cybex等速测定仪。该机器可使患者的测试部位产生等速运动,准确地测得肌肉的肌力、耐力、做功、关节活动度等许多参数;可使肌肉、关节等的各项运动指标量化,从而可科学地评定患者的运动功能;同时也可应用此机器对患者施行运动功能训练。

2. 负重平衡评定训练仪　是用来测定患者双足负重能力及身体平衡功能的仪器。可通过图像、数值及曲线图的量化表达患者的平衡功能,达到评定的目的;同时还可以用此仪器进行患者双足负重及身体平衡功能的训练。通过显示器的图像反馈,指导患者主动克服功能障碍,可取得明显效果。

3. 心肺功能测定仪器　如活动平板、心电图、呼吸功能检测仪、呼吸代谢测定仪等。可根据工作需要配置,来测定冠心病、阻塞性肺疾患等各类患者的心肺功能情况。

4. 步态分析装置　应用此仪器通过测定患者的步态情况,分析各种参数,从而评定患者的运动功能障碍情况,指导临床康复治疗。此仪器既能用于评定,又能用于训练。

5. 电诊断仪　神经肌肉电诊断在运动治疗中价值很大,但因仪器较昂贵,是否独立配置,应与其他科室协调,全盘考虑,避免重复购置。常用的仪器有肌电图仪、诱发电位测定仪、强度-时间曲线检查仪等。

(三) 其他器械

运动疗法工作中还常用一些其他器械,如握力计、背肌测力计、关节测角计(量角尺)等。

九、运动疗法与循证医学

从20世纪后期,尤其是进入21世纪后,在医学界普遍开始强调循证医学(evidence-based medicine,EBM)。因为随着人类社会的发展,医学也在不断发展、变化着。经验总结是不断发展的临床医学的一个重要特征,但是社会的发展又向单纯的经验主义提出了挑战,要求任何的治疗决定,任何的经验结论,都必须有科学可靠的证据。因此,要求医疗实践必须以明确的科学依据为基础,医疗决定和治疗方法必须从确凿的可信证据中产生,这也就是要求完成从单纯经验医学向循证医学的转变。循证医学观念的应用得到了各方面的支持,除了在临床医学工作中大力提倡之外,近年来逐渐被引入医疗经济和医疗政策方面,提出了循证健康服务(evidence-based health care,EBHC)的概念,这个概念在医疗服务性评价方面,包含了费用效果分析,用多方面证据去分析医疗服务的经济效益和社会效益等。为实现循证理念,要求设计科学合理、样本量大并设置随机对照,是前瞻性而不是回顾性的,要求多中心进行观察等。

运动疗法技术是康复治疗技术中最重要的手段之一,是通过对患者的各种运动训练来取得治疗效果的,治疗技术的采纳和治疗效果的判断,根据经验来决定的成分很大,所以,今后对运动疗法来说,采用循证医学的观念来指导工作尤为重要。在治疗前运动疗法技术的选用、在治疗之后工作的总结都必须要有确凿的科学依据。也就是说,在选择治疗技术时,对患者功能障碍要有准确的科学分析,对功能障碍产生的基础理论(如生理、解剖、生物力学等)要分析明白,应用技术要有针对性。在治疗后总结患者的治疗效果时,要应用公认的、客观的评定标准(如ADL的Barthel指数、FIM等);要保证工作的科学性强,如信度、效度要好,即所应用的方法要有可重复性,要与已知有效方法的治疗效果一致,治疗患者要有对照组,治疗结果要有统计学检验等等。总之,要确实证明这一效果产生的唯一原因就是运动疗法训练带来的,而排除其他各种因素的影响。

(一)训练前应能回答的问题

1. 患者的功能障碍是什么？病理改变基础是什么？
2. 患者的功能障碍是运动疗法适应证吗？
3. 根据此患者情况,运动疗法有效吗？
4. 如有效,根据此患者情况,采用什么种类运动疗法为好？理论根据是什么？
5. 根据此患者情况,采用的运动疗法应如何一步步实施、操作(如手法、运动量、时间、频率等)？可能遇到什么情况？如何解决？

(二)训练后的评定方法

在检查运动疗法效果时,应如上述,用公认的评定标准来评定;对工作结果要进行信度、效度检验;要对结果进行统计学检验;对效果的产生要有科学的分析,要有基础理论的合理解释和支持。

(纪树荣　常　华　叶超群)

第二节　运动功能评定

运动功能评定是运动治疗的基础,没有评定就无法规划实施运动疗法技术和评价治疗效果。通过运动功能评定去客观、准确地评定功能障碍的性质、部位、范围、程度,即找出问题点,并估计其发展、预后和转归,决定康复目标,制定出切实可行的康复治疗措施。

一、概述

(一)评定分期

1. 初期评定　在患者入院初期完成。目的是全面了解患者功能状况和障碍程度、致残原因、康复潜力,据此确定康复目标和制定康复治疗计划。
2. 中期评定　在康复治疗中期进行。目的是经过康复治疗后,评定患者总的功能情况,有无康复效果,分析其原因,并据此调整康复治疗计划。中期评定可进行多次。
3. 后期评定　在康复治疗结束时进行。目的是经过康复治疗后,评定患者总的功能状况,评价康复治疗的效果,提出重返家庭和社会或做进一步康复治疗的建议。

(二)评定内容

一般包括:关节活动功能评定、肌肉功能评定、步态分析、痉挛与弛缓的评定、协调与平衡的评定、姿势反射与原始反射的评定、日常生活活动能力的评定、上下肢穿戴假肢或矫形器的功能评定、穿戴脊柱矫形器的评定等。

(三)评定应当作出的判断

1. 患者主要的运动功能障碍和种类　通过评定可了解患者的功能障碍是什么,问题点在哪里(如:关节活动受限、肌力低下、运动模式异常等),从而有针对性地决定采取何种康复治疗措施。
2. 患者功能障碍程度　对于患者功能障碍不仅应了解其种类,还应判断其程度。患者功能障碍的严重程度,常以其独立的受损程度为标准。一般按独立程度分为4级:

(1)完全独立。

(2) 大部分独立(小部分依赖),需少量帮助。
(3) 大部分依赖(小部分独立),需大量帮助。
(4) 完全依赖。

3. 确定康复治疗目标 对患者功能障碍的种类、严重程度和主要功能障碍有了正确、全面的了解以后,治疗的重点即可明确。通过康复治疗和训练,可确定预期使患者的功能障碍恢复到何种水平,这种水平即是治疗需要达到的目标。治疗目标应有明确的指标,最基本的指标是患者生活自理能力的恢复水平,其次是对家庭及社会的适应能力恢复程度等。治疗目标又可分为:

(1) 近期目标:是康复治疗初步阶段的目标。
(2) 中期目标:是康复治疗过程中,分阶段应达到的目标。
(3) 出院目标:是患者治疗结束时应达到的目标。
(4) 远期目标:是患者出院后回归家庭和社会后所能达到的水平。

4. 决定运动治疗措施的先后顺序 最后根据功能障碍的主次,对康复治疗的先后顺序做出合理的安排。影响患者生活自理能力最严重的问题和患者感到最痛苦和最迫切希望解决的问题应优先考虑。

二、躯体外观情况检查

(一) 一般检查

一般检查是对康复患者全身状况的概括性观察。这种检查方法以视诊为主,但当视诊不能满意地达到检查目的时,可配合使用触诊。一般检查内容主要包括体温、呼吸、脉搏、血压、发育与营养、意识状态、面容表情、体位姿势、步态、皮肤、淋巴结等。

对康复患者应做全身检查,脱去外面衣裤,充分暴露受检部位。在良好光线之下察看肢体畸形的部位和程度,患者静态姿势有无异常,肌肉有无萎缩,肢体力线有无改变等等;然后检查患者动态情况,尤其注意上下肢活动与功能情况:让其从坐位站起,单腿站立,上下肢做各方向主动运动、行走等,观察其姿势、步态及患肢承重情况;同时也应注意脊柱有无侧弯,骨盆有无倾斜等情况,如有则应记录。

(二) 肢体长度及周径测量

患者常有肢体瘫痪、肌肉萎缩,同时由于肢体的废用,血液循环能力下降,患肢供血量减少,造成患肢纤细和短缩。肌肉瘫痪越严重,患肢萎缩也就越明显。为了判定肢体萎缩和短缩的有无、程度轻重以及治疗后肢体长度改善的情况,需要对肢体的长度和周径加以测量。

1. 肢体长度的测量 肢体长度的测量可分为上肢长度的测量和下肢长度的测量,一般以下肢长度的测量为常用。测量时可使用无伸缩性的皮尺,以骨性标志为定点进行测量。

(1) 下肢长度的测量:下肢长度有真性长度和假性长度之分。假性长度指从脐孔到内踝间的距离。假性长度的测量方法在临床上并不常用,常使用的方法是下肢真性长度的测量。真性长度的测量方法是用皮尺测量髂前上棘通过髌骨中点至内踝的距离。可以测量整个下肢长度,也可以分段测量大腿长度和小腿长度。大腿长度是指髂前上棘至膝关节内侧间隙的距离。小腿长度是指膝关节内侧间隙至内踝的距离。

在临床上为了更精确,有时也采用 X 线拍片的方法来测量肢体的长度。方法是用一个长的带有金属刻度的尺超过下肢的全长,放于双下肢的中央同时摄片,然后在 X 线片上测量尺的刻度,即可测得下肢的全长度以及股骨或胫骨的长度。

(2)上肢长度的测量:上肢全长度的测量方法是测量肩峰至中指尖端的距离。如上肢不能完全伸直,也可分段测量上臂及前臂的长度。上臂长度指肩峰至肱骨外髁的距离。前臂长度指尺骨鹰嘴至尺骨茎突的距离。

2. 肢体周径的测量　测量肢体周径必须选择两侧肢体相对应的部位。为了解肌肉萎缩的情况,以测量肌腹部位为佳。测量时用皮尺环绕肢体已确定的部位1周,记取肢体周径的长度。患肢与健肢均应测量,以便对比,标记测量的日期,以作康复治疗前后疗效的对照。下肢测量常用的是大腿周径(取髌骨上方10cm处)与小腿周径(取髌骨下方10cm处)。

三、关节活动度评定

关节活动度又称关节活动范围(range of motion,ROM),是指关节运动时所通过的运动弧。许多病理因素可使关节运动范围发生改变,因此检测ROM是评定运动系统功能状态的最基本、最重要的手段之一。

(一)测量工具

1. 测角计　测角计又称量角器,是临床上最常用的测量关节角度用器械。测角计由金属或塑料制成,有多种类型,但其构造基本相同。测角计有两臂,一个为移动臂,标有指针,另一个为固定臂,附有刻度盘,两臂于一端以活动轴固定,轴为测角计中心。

2. 方盘测角计　方盘测角计是一正方形的中央有圆形分角刻度的刻度盘,由木质、金属或塑料制成。刻度盘的刻度在相当于把手一端为0°,向左右沿周围各为180°,刻度盘中心为轴,置一可旋转的重锤指针,后方固定有把手,把手与刻度上的0°~180°连线平行,指针由于重心在下而始终指向上方,当方盘把手与地面垂直时,指针指于0°位。

应用时采取适当体位,被测两端肢体处于同一平面上,固定一端肢体于水平或垂直位,然后将方盘测角计一边紧贴另一端肢体,使测角计一边与肢体长轴平行,方盘随被测肢体活动而一起活动,因重力关系,方盘指针重锤始终与地面垂直,这时指针与测角计一边(即相当于肢体长轴)的夹角即显示为刻度盘上的角度,也即该肢体的关节活动度数。方盘测角计法的优点在于:①不必触摸关节的骨性标志以确定测角的轴心。②操作简便。③正确使用误差较小。④适用于脊柱等难以使用普通测角计的部位。

(二)测量方法及主要关节的正常活动度

1. 上肢主要关节活动度测量　见表1-2-1。

表1-2-1　上肢主要关节活动度测量

关节	运动	受检体位	测角计放置方法			正常值
			轴心	固定臂	移动臂	
肩	屈、伸	坐或立位,臂置于体侧,肘伸直	肩峰	与腋中线平行	与肱骨纵轴平行	屈0°~180°伸0°~50°
	外展	坐和站位,臂置于体侧,肘伸直	肩峰	与身体中线平行	同上	0°~180°
	内、外旋	仰卧,肩外展90°,肘屈90°	鹰嘴	与腋中线平行	与前臂纵轴平行	各0°~90°

(续表)

关节	运动	受检体位	测角计放置方法			正常值
			轴心	固定臂	移动臂	
肘	屈、伸	仰卧或坐或立位,臂取解剖位	肱骨外上髁	与肱骨纵轴平行	与桡骨纵轴平行	0°~150°
桡尺	旋前、旋后	坐位,上臂置于体侧,肘屈90°,前臂中立位	尺骨茎突	与地面垂直	腕关节背面（测旋前）或掌面（测旋后）	各0°~90°
腕	屈、伸	坐或站位,前臂完全旋前	尺骨茎突	与前臂纵轴平行	与第二掌骨纵轴平行	屈0°~90° 伸0°~70°
	尺桡侧偏移（尺桡侧外展）	坐位,屈肘,前臂旋前,腕中立位	腕背侧中点	前臂背侧中线	第三掌骨纵轴	桡偏0°~25° 尺偏0°~55°

2. 手部关节活动度测量　手部掌指关节及指间关节的关节活动度可用指关节量角器来测量。指关节量角器由两个半圆金属或塑料片制成,在圆心处以轴固定,轴为量角器的轴心。底片上刻有0°~180°标记,测量时底片与被测指关节近端指节贴紧,轴心与被测关节对准,上片贴紧移动的远端指节并随其一起移动,此时在转动的上片与底片的夹角间可显示刻度,该刻度即为被测关节的关节活动度。测量方法及关节活动度正常值见表1-2-2。

表1-2-2　手部关节活动度测量

关节	运动	受检体位	测角计放置方法			正常值
			轴心	固定臂	移动臂	
掌指	屈伸	坐位,腕中立位	近侧指骨近端	与掌骨平行	与近侧指骨平行	伸0°~20° 屈0°~90°（拇指0°~30°）
指间	屈伸	同上	远侧指骨近端	与近侧指骨平行	与远侧指骨平行	近指间0°~100° 远指间0°~80°
拇指腕掌	内收外展	同上	腕掌关节	与示指平行	与拇指平行	0°~60°

3. 下肢主要关节活动度测量　见表1-2-3。

表1-2-3　下肢主要关节活动度测量

关节	运动	受检体位	测角计放置方法			正常值
			轴心	固定臂	移动臂	
髋	屈	仰卧或侧卧,对侧下肢伸直	股骨大转子	与身体纵轴平行	与股骨纵轴平行	0°~125°
	伸	侧卧,被测下肢在上	同上	同上	同上	0°~15°
	内收、外展	仰卧	髂前上棘	左右髂前上棘连线的垂直线	髂前上棘至髌骨中心的连线	各0°~45°

（续表）

关节	运动	受检体位	测角计放置方法			正常值
			轴心	固定臂	移动臂	
膝	内旋、外旋	仰卧,两小腿于床缘外下垂	髌骨下端	与地面垂直	与胫骨纵轴平行	各0°~45°
	屈、伸	俯卧、侧卧或坐在椅子边缘	股骨外踝	与股骨纵轴平行	与胫骨纵轴平行	屈0°~150°伸0°
踝	背屈、跖屈	仰卧,踝处于中立位	腓骨纵轴线与足外缘交叉处	与腓骨纵轴平行	与第5跖骨纵轴平行	背屈0°~20°跖屈0°~45°
	内翻、外翻	俯卧,足位床缘外	踝后方两踝中点	小腿后纵轴	轴心与足跟中点连线	内翻0°~35°外翻0°~25°

4. 脊柱关节活动度测量 见表1-2-4。

表1-2-4 脊柱关节活动度测量

关节	运动	受检体位	测角计放置方法			正常值
			轴心	固定臂	移动臂	
颈部	前屈	坐或立位,在侧方测量	肩峰	平行前额面中心线	头顶与耳孔连线	0°~60°
	后伸	同上	同上	同上	同上	0°~50°
	左、右旋	坐或仰卧,于头顶测量	头顶后方	头顶中心矢状面	鼻梁与枕骨结节的连线	各0°~70°
	左、右侧屈	坐或立位,于后方测量	第7颈椎棘突	第7颈椎与第5腰椎棘突的连线	头顶中心与第7颈椎棘突的连线	各0°~50°
胸腰部	前屈	坐位或立位	第5腰椎棘突	通过第5腰椎棘突的垂线	第7颈椎与第5腰椎棘突连线	0°~45°
	后伸	同上	同上	同上	同上	0°~30°
	左、右旋	坐位,臀部固定	两肩胛部连线与正坐位后背平面的交点	活动前的后背平面	两肩胛骨切线	0°~40°
	左、右侧屈	坐位或立位	第5腰椎棘突	两侧髂嵴连线中点的垂线	第7颈椎与第5腰椎棘突的连线	各0°~50°

(三)测量注意事项

1. 必须严格操作,最好由专人进行,以提高准确性。
2. 关节活动度有一定正常差异,宜做左右对比检查。
3. 不宜在关节活动锻炼之后检查。

4. 临床上应同时检查主动和被动两种关节活动度。关节的主动与被动活动范围明显不一致时,提示神经肌肉方面存在问题,如肌肉瘫痪。应将主动及被动关节活动度分别记录,以供临床参考。评价关节本身活动范围时,应以关节被动活动度为准。

5. 检查者应熟悉各关节解剖和正常活动范围,熟练掌握测定技术,以求取得较精确的结果。

6. 检查前对患者讲明目的及方法,以使患者充分合作。

7. 检查时患者应充分暴露受检部位,保持舒适体位,测量时不得移动,以免代偿性活动影响检查结果。

8. 使用双臂测角计时,测角计轴心必须与关节活动轴心一致,两臂与关节两端肢体长轴平行。肢体活动时,轴心及两臂不得偏移。

9. 记录检查结果应写明关节活动的起、止度数。如记录肘关节屈伸活动 70°~120°,说明肘关节伸可达 70°,屈可达 120°;又如记录为 0°~50°,说明肘伸可达 0°,而屈可达 50°。虽然二者活动范围均为 50°,但因起止度数不同,二者的关节功能截然不同,因此临床上的诊断和决策也完全不同。

四、肌力评定

肌力检查是运动疗法中常用的评定技术。肌力是指肌肉收缩的力量,肌力检查是测定受试者在主动运动时肌肉或肌群的收缩力量,藉以评定肌肉的功能状态。

肌力检查在肌肉、骨骼、神经系统,尤其是周围神经系统病变中尤为重要。肌力测定的主要目的是:判断有无肌力下降及肌力下降的程度与范围,为制定治疗训练计划提供依据;定期检查神经肌肉病变的恢复程度和速度,以检验治疗训练的效果。

(一)手法肌力检查

手法肌力检查(manual muscle test,MMT)是一种不借助任何器材,仅靠检查者徒手对受试者进行肌力测定的方法,这种方法简便、易行,在临床中得到广泛的应用。

1. MMT 方法及结果

(1)方法:施行 MMT 时,应让受试者采取标准受试体位,对受试肌肉做标准的测试动作,观察该肌肉完成受试动作的能力,必要时由测试者用手施加阻力或助力,判断该肌肉的收缩力。

(2)结果及记录的一般标准:将测定肌肉的力量分为 0、1、2、3、4、5 级。每级的指标依据受试肌肉收缩时所产生的活动、带动的关节活动范围、抵抗重力和阻力的情况而定。

0 级:受试肌肉无收缩。代表符号为 zero,O。评定结果为:全瘫,肌力为正常肌力 0%。

1 级:肌肉有收缩,但不能使关节活动。代表符号为 trace,T。评定结果为:微有收缩,肌力为正常肌力的 10%。

2 级:肌肉收缩能使肢体在去除重力条件下做关节全范围活动。代表符号为 poor,P。评定结果为:差,肌力为正常肌力的 25%。

3 级:肌肉收缩能使肢体抵抗重力做关节全范围活动,但不能抵抗外加阻力。代表符号为 fair,F。评定结果为:尚可,肌力为正常肌力的 50%。

4 级:肌肉收缩能使肢体抵抗重力和部分外加阻力。代表符号为 good,G。评定结果为:良好,肌力为正常肌力的 75%。

5级:肌肉收缩能使肢体活动抵抗重力及充分抵抗外加阻力。代表符号为 normal,N。评定结果为:正常,肌力为正常肌力的100%。

(3)结果及记录的详细标准:在实际工作中上述的肌力6级评定法有时显得粗略,此时可使用更详细的13级标准。

0级:无肌肉收缩,完全瘫痪。

1级:有轻度肌肉收缩,但不产生关节活动。

2⁻级:不抗重力时,有关节的起始动作。

2级:不抗重力时,有完全的关节活动范围。

2⁺级:抗重力时关节活动范围小于50%。

3⁻级:抗重力时关节活动范围大于50%,小于100%。

3级:抗重力时,有完全的关节活动范围。

3⁺级:抗重力、抗最小阻力时有完全的关节活动范围。

4⁻级:抗中度阻力,关节活动范围大于50%,小于100%。

4级:抗中度阻力,有完全的关节活动范围。

4⁺级:抗中度阻力有完全的关节活动范围,活动末期可抗较大阻力。

5⁻级:抗最大阻力时,关节活动范围大于50%,小于100%。

5级:抗最大阻力时有完全关节活动范围。

2. 主要肌肉力量的手法检查

(1)上肢主要肌肉力量的检查方法:见表1-2-5。

表1-2-5 上肢主要肌肉力量的手法检查

肌肉	检查方法与评定		
	1级	2级	3、4、5级
三角肌前部 喙肱肌	仰或坐,尝试屈曲肩关节时可触及三角肌前部收缩	向对侧侧卧,受检上肢放于滑板上,肩可主动屈曲	坐位,肩内旋,屈肘,掌心向下,肩屈曲,阻力加于上臂远端
三角肌后部 大圆肌 背阔肌	俯卧,尝试后伸肩关节时可触及大圆肌、背阔肌收缩	向对侧侧卧,受检上肢放于滑板上,肩可主动伸展	俯卧,肩伸展30°~40°,阻力加于上臂远端
三角肌中部 冈上肌	仰卧,尝试肩外展时可触及三角肌收缩	仰卧,上肢放于滑板上,肩可主动外展	坐位,屈肘,肩外展至90°,阻力加于上臂远端
冈下肌 小圆肌	俯卧,上肢在床缘外下垂,试图肩外旋时在肩胛骨外缘可触及肌肉收缩	俯卧,肩可主动外旋	俯卧,肩外展90°、屈肘,前臂在床缘外下垂,肩外旋,阻力加于前臂远端
肩胛下肌 大圆肌 胸大肌 背阔肌	俯卧,上肢在床缘外下垂,试图肩关节内旋时在腋窝前、后壁可触及肌肉收缩	俯卧,肩可主动内旋	俯卧,肩外展90°、屈肘,前臂在床缘外下垂,肩内旋,阻力加于前臂远端

(续表)

肌　肉	检查方法与评定		
	1 级	2 级	3、4、5 级
肱二头肌 肱肌 肱桡肌	坐位,肩外展,上臂放于滑板上,试图屈曲肘关节时可触及相应肌肉收缩	位置同左,肘关节可主动屈曲	坐位,上肢下垂,屈曲肘关节,阻力加于前臂远端 测肱二头肌前臂旋后位 测肱肌前臂旋前位 测肱桡肌前臂中立位
肱三头肌 肘肌	坐位,肩外展,屈肘,上肢放滑板上,试图伸肘时可触及肱三头肌活动	体位同左,肘关节可主动伸展	俯卧,肩外展,屈肘,前臂在床缘外下垂,伸肘关节,阻力加于前臂远端
旋后肌 肱二头肌	俯卧,肩外展,前臂在床缘外下垂,试图前臂旋后时可于前臂上端桡侧触及肌肉收缩	体位同左,前臂可主动旋后	坐位,屈肘90°,前臂旋前位,做旋后动作,握住腕部施加反方向阻力
旋前圆肌 旋前方肌	俯卧,肩外展,前臂在床缘外下垂,试图前臂旋前时在肘关节下、腕上可触及肌肉收缩	体位同左,前臂可主动旋前	坐位,屈肘90°,前臂旋后位,做旋前动作,握住腕部施加反方向阻力
尺侧屈腕肌	向同侧侧卧或坐位,试图做腕掌侧屈及尺侧偏时可触及其肌腱活动	体位同左,腕可掌屈及尺侧偏	体位同左,屈肘,腕向掌侧屈及尺侧偏,阻力加于小鱼际
桡侧屈腕肌	坐位,屈肘,前臂中立位放于滑板上,试图腕关节屈曲及桡侧偏时可触及其肌腱活动	体位同左,腕可掌屈及桡侧偏	体位同左,去掉滑板腕向掌侧屈并向桡侧偏,阻力加于大鱼际
尺侧伸腕肌	坐位,屈肘,前臂中立位放于滑板上,试图腕背伸及尺侧偏时可触及肌腱活动	体位同左,腕可背伸及尺侧偏	体位同左,去掉滑板,腕背伸并向尺侧偏,阻力加于掌背尺侧
桡侧腕长、短伸肌	坐位,屈肘,前臂中立位放于滑板上,试图腕背伸及桡侧偏时可触及肌腱活动	体位同左,腕可背伸及桡侧偏	体位同左,去掉滑板,腕背伸并向桡侧偏
指总伸肌	坐位,试图伸掌指关节时可触及掌背的肌腱活动	坐位,前臂中立位,手掌垂直时掌指关节可主动伸展	伸掌指关节并维持指间关节屈曲,阻力加于手指近节背侧
指浅屈肌	坐位,屈近端指间关节时在手指近节掌侧可触及肌腱活动	有一定的近端指间关节活动	屈曲近端指间关节,阻力加于手指中节掌侧
指深屈肌	屈远端指间关节时在手指中节掌侧可触及肌腱活动	有一定的远端指间关节屈曲活动	固定近端指间关节,屈远端指间关节,阻力加于手指末节指腹

(续表)

肌 肉	检查方法与评定		
	1 级	2 级	3、4、5 级
拇收肌	内收拇指时于1、2掌骨间可触及肌肉活动	有一定的拇内收动作	拇指伸直,从外侧位内收,阻力加于拇指尺侧
拇长、短展肌	外展拇指时于桡骨茎突远端可触及肌腱活动	有一定的拇外展动作	拇指伸直,从内收位外展,阻力加于第一掌骨桡侧
拇短屈肌	屈拇指时于第一掌骨掌侧可触及肌肉活动	有一定的拇指屈曲动作	手心向上,拇指掌指关节屈曲,阻力加于拇指近节掌侧
拇短伸肌	伸拇指时于第一掌骨背侧可触及肌肉活动	有一定的拇指伸直动作	手心向下,拇指掌指关节伸展,阻力加于拇指近节背侧
拇长屈肌	屈拇指时于拇指近节掌侧可触及肌腱活动	有一定的拇指屈曲动作	手心向上,固定拇近节,阻力加于拇指远节指腹
拇长伸肌	伸拇指时于拇指近节背侧可触及肌腱活动	有一定的拇指指间关节伸展动作	手心向下,固定拇指近节,伸指间关节,阻力加于拇指远节背侧

(2)下肢主要肌肉力量的检查方法:见表1-2-6。

表1-2-6 下肢主要肌肉力量的手法检查

肌 肉	检查方法与评定		
	1 级	2 级	3、4、5 级
髂腰肌	仰卧,试图屈髋时于腹股沟上缘可触及肌活动	向同侧侧卧,托住对侧下肢,可主动屈髋	坐位或仰卧,小腿垂于床缘外,屈髋,阻力加于大腿远端前面
臀大肌 腘绳肌	俯卧,试图伸髋时于臀部及坐骨结节下方可触及肌活动	向同侧侧卧,托住对侧下肢,可主动伸髋	俯卧,屈膝(测臀大肌)或伸膝(测腘绳肌),伸髋10°~15°,阻力加于大腿远端后面
内收大、长、短肌 股薄肌 耻骨肌	仰卧,分腿30°,试图髋内收时于股内侧部可触及肌活动	同左,下肢放滑板上可主动内收髋	向同侧侧卧,两腿伸直,托住对侧下肢,髋内收,阻力加于大腿远端内侧
臀中、小肌 阔筋膜张肌	仰卧,试图髋外展时于大转子上方或大腿外侧可触及肌活动	同左,下肢放滑板上可主动外展髋	向对侧侧卧,测臀中、小肌时屈膝,髋外展,阻力加于大腿远端外侧;测阔筋膜张肌时伸膝,髋外展,操作同前

(续表)

肌　肉	检查方法与评定		
	1 级	2 级	3、4、5 级
股方肌 梨状肌 臀大肌 上、下孖肌 闭孔内、外肌	仰卧,腿伸直,试图髋外旋时于大转子上方可触及肌活动	同左,可主动外旋髋	仰卧,小腿在床缘外下垂,髋外旋,阻力加于小腿下端内侧
臀小肌 阔筋膜张肌	仰卧,腿伸直,试图髋内旋时大转子上方可触及肌活动	同左,可主动内旋髋	仰卧,小腿在床缘外下垂,髋内旋,阻力加于小腿下端外侧
腘绳肌	俯卧,试图屈膝时于腘窝两侧可触及肌腱活动	向同侧侧卧,托住对侧下肢,可主动屈膝	俯卧,膝从伸直位屈曲,阻力加于小腿下端后面
股四头肌	仰卧,试图伸膝时可触及髌韧带活动	向同侧侧卧,托住对侧下肢,可主动伸膝	仰卧,小腿在床缘外下垂,伸膝,阻力加于小腿下端前面
腓肠肌 比目鱼肌	侧卧,试图踝跖屈时可触及跟腱活动	同左,踝可主动跖屈	俯卧,膝伸直（测腓肠肌）或膝屈曲（测比目鱼肌）,踝跖屈,阻力加于足跟
胫前肌	仰卧,试图踝背屈及足内翻时可触及肌腱活动	侧卧,可主动踝背屈、足内翻	坐位,小腿下垂,踝背屈并足内翻,阻力加于足背内缘
胫后肌	仰卧,试图足内翻及跖屈时于内踝后方可触及肌腱活动	同左,可主动跖屈踝、足内翻	向同侧侧卧,足在床缘外,足内翻并踝跖屈,阻力加于足内缘
腓骨长、短肌	仰卧,试图足外翻时于外踝后方可触及肌腱活动	同左,可主动踝跖屈、足外翻	向对侧侧卧,使跖屈的足外翻,阻力加于足外缘
趾长、短屈肌	屈趾时于趾近节跖面可触及肌腱活动	有主动屈趾活动	仰卧,屈趾,阻力加于足趾近节跖面
趾长、短伸肌	仰卧,伸趾时于足背可触及肌腱活动	同左,有主动伸趾活动	同左,伸足趾,阻力加于足趾近节背侧
踇长伸肌	坐位,伸踇趾时于踇趾近节背侧可触及肌腱活动	同左,有主动伸踇趾活动	同左,固定踇趾近节,伸踇趾,阻力加于踇趾近节背侧

(3)躯干主要肌肉力量的检查方法：见表1-2-7。

表1-2-7 躯干主要肌肉力量的手法检查

肌肉	检查方法与评定		
	1级	2级	3、4、5级
斜方肌 菱形肌	坐位,臂外展放桌上,试图使肩胛骨内收时可触及肌收缩	同左,使肩胛骨主动内收时可见运动	俯卧,两臂稍抬起,使肩胛骨内收,阻力为将肩胛骨向外推
斜方肌下部	俯卧,一臂前伸内旋,试图使肩胛骨内收及下移时可触及斜方肌下部收缩	同左,可见有肩胛骨内收及下移运动	同左,肩胛骨内收及下移,阻力为将肩胛骨下角向上外推
斜方肌上部 肩胛提肌	俯卧,试图耸肩时可触及斜方肌上部收缩	同左,能主动耸肩	坐位,两臂垂于体侧,耸肩,向下压的阻力加于肩锁关节上方
前锯肌	坐位,一臂向前放桌上,上臂前伸时在肩胛骨内缘可触及肌收缩	同左,上臂前伸时可见肩胛骨活动	坐位,上臂前平举屈肘,上臂向前移动,肘不伸,向后推的阻力加于肘部

	1级	2级	3级	4级	5级
斜角肌 颈长肌 头长肌 胸锁乳突肌	仰卧,屈颈时可触及胸锁乳突肌收缩	侧卧,托住头部时可屈颈	仰卧,能抬头,不能抗阻力	同左,能抗中等阻力	同左,抬头屈颈,能抗加于额部的较大阻力
斜方肌 颈部骶棘肌	俯卧,抬头时可触及斜方肌活动	侧卧,托住头部时可仰头	俯卧,能抬头,不能抗阻力	同左,能抗中等阻力	同左,抬头时能抗加于枕部的较大阻力
腹直肌	仰卧,抬头时可触及上腹部腹肌紧张	仰卧,能屈颈抬头	仰卧,髋及膝屈,能抬起头及肩胛部	同左,双手前平举坐起	同左,双手抱头后能坐起
骶棘肌	俯卧,抬头时可触及其收缩	俯卧位能抬头	俯卧,胸以上在床缘外下垂30°,固定下肢,能抬起上身,不能抗阻	同左,能抗中等阻力	同左,能抗较大阻力
腹内斜肌 腹外斜肌	坐位,试图转体时可触及腹外斜肌收缩	同左,双臂下垂,能大幅度转体	仰卧,能旋转上体至一肩离床	仰卧,屈腿,固定下肢,双手前平举能坐起并转体	同左,双手抱颈后能坐起同时向一侧转体

3. MMT的注意事项　MMT时应尽量排除主观性、片面性以及一些不利的干扰因素,并应遵循以下的原则：

(1)选定适合的测试时机,在运动后、疲劳时或饱餐后不宜做MMT检查。

(2)测试前向患者详细说明,使受试者充分理解并积极合作,并可做简单的预试动作。

(3)采取正确的测试姿势,对3级以下不能抗重力者,测试时应将被测肢体置于除重体位,如在被测肢体下垫以滑板等,以减少肢体活动时的阻力。

(4)测试时应做左右两侧对比,尤其在 4 级和 5 级肌力难以鉴别时,更应做健侧对比观察。

(5)测试动作应标准化,方向正确,近端肢体应固定于适当姿位,防止替代动作。

(6)若受检肌肉伴有痉挛或挛缩,应做标记,痉挛以 S(spasm)表示,挛缩以 C(contracture)表示。严重者可标记 SS 或 CC。

(7)中枢神经系统疾病所致的痉挛性瘫痪不宜做 MMT 检查,否则结果不准确。

(8)对 4 级以上肌力的受检肌肉,在检查时所施加的阻力应为持续性,且施加力的方向要与肌肉用力方向相反。

(9)肌力检查时应注意患者的禁忌证,如持续的等长收缩可使血压升高,持续憋气使劲,可加重心脏负担,故对明显的高血压和心脏疾病患者应忌用这种检查。

(二)器械检查

在肌力超过 3 级时,为了进一步较准确地定量评定,可利用专门器械做肌力测试,常用的器械有握力计、捏力计、拉力计以及等速测力仪等等。评定内容包括:

1. 握力 以握力计来测定手的握力大小,握力计有多种型号,但用法和测得结果基本一致。测试时上肢在体侧自然下垂,调整好握力计,测试 2~3 次,取最大值。握力的大小以握力指数评定。

$$握力指数 = 握力(kg)/体重(kg) \times 100\%$$

握力指数正常值为大于 50。

2. 捏力 使用捏力计测定拇指与其他手指间的捏力大小。检测时调整好捏力计,用拇指和另外一手指的指腹捏压捏力计的两臂,即可从捏力计上得出读数。其正常值约为握力的 30% 左右。

3. 背肌力 使用拉力计测定背肌力的大小。测定时,调整好拉力计,将把手调到膝盖高度,受试者双足固定拉力计,两膝伸直弯腰,双手握住拉力计把手,然后用力伸直躯干上提把手,此时在拉力计上即可读得数值。背肌力以拉力指数来评定。

$$拉力指数 = 拉力(kg)/体重(kg) \times 100\%$$

拉力指数正常值为男 105~200,女 100~150。此法易使腰背痛患者病情加重,故此类患者应禁用。

4. 四肢肌力 在拟测定肌肉(多为参与同一运动的肌群运动)的标准姿势下,通过钢丝绳及滑轮拉动固定的测力计,即可在测力计上测得该组肌肉的等张肌力。

5. 等速运动评定 等速运动是在整个运动过程中速度保持不变的一种肌肉收缩运动方式。等速运动肌力评定是用等速运动的方法对肌肉运动功能进行动态的评定。这种肌力评定通过等速运动测力仪进行。测试时受测肢体带动仪器的杠杆做大幅度往复运动。因其是以关节为轴心的环形运动,故其运动速度是角速度,运动速度由操作者通过仪器预先设定,受试者肌肉用力不能使受测肢体运动加速,只能使肌肉张力增高,输出力矩增加,从而促进肌肉力量的增强。检测时肌肉最大限度收缩,仪器给予相应阻力,肌肉收缩力量越大阻力越大,肌力小则阻力小,故可以测出肌肉的最大肌力及关节活动在不同角度时的肌力。

(1)等速运动测定仪:

1)构成及功能:等速运动测定仪的基本结构主要由 5 大部分构成。①等速动力仪:该部分是电动非液压等速装置,是等速运动仪的核心部分。②速度选择(控制)器:该部分用以控制、选择不同的速度,使之适应不同要求的测试和训练。③双导记录器:该部分直接与动力仪相连,记录输入端的力矩与位置信号,能同时记录一个关节两个对抗肌群在通过全关节范围的不同角度时的相应力矩情况。④数据记录处理机:为该系统的指令部分,通过内存程序范围来选择适当的测试形式;同时还能自动地记录测试情况,并对结果进行处理,快速、精确地评定受测肌群的运动功能。⑤测试椅及各种配件:测试椅在检测时用来固定下肢使其保持标准受测体位。对于上肢和躯干肌的测定,还有不同的配件。

2)测定操作要求:①等速运动测定仪采用计算机控制,程序固定,操作简单,但应由专门人员负责,以保证检查结果准确。②测试前进行仪器的校准,采用主动运动模式测试时要求被测肌肉肌力应在 MMT 3 级以上。③测试前被检查者应进行一定强度的热身准备活动,如被测关节在检查前可做 3 次全力收缩活动,这样有助于患者熟悉操作程序,并使受检关节肌肉充分发挥作用,测得数值较准确。④检查时应遵循先健侧、后患侧的原则,这样一方面可以用健侧为对照提供参考数据,另外也使患者熟悉检查的步骤和要求,使患肢受测时充分发挥力量,减少误差。

(2)等速运动检查的禁忌证:

1)绝对禁忌证:①严重疼痛。②关节活动极度受限。③严重的关节积液或滑膜炎。④软组织伤后刚刚愈合。⑤骨关节不稳定。⑥关节急性扭伤或拉伤。

2)相对禁忌证:①疼痛。②关节活动受限。③亚急性或慢性扭伤或拉伤。④心血管疾病。对相对禁忌证患者进行检测时应密切观察,注意患者反应,防止加重损伤或出现意外,发现不良反应及时停止并加以处理。

(3)等速运动检查方法:

1)摆放受检者标准体位,固定非受检部位。

2)检查前向受检者讲明检测方法,并让其练习体会,做准备活动 5~10 分钟,以提高对仪器的适应能力。

3)设定检查速度:一般慢速为小于 90°,中速为 90°~180°,快速为大于 180°。

4)开通打印机。

5)开机测试(测试前开机预热 5~10 分钟)。

6)测试中应不断给患者以口头鼓励。

7)测试结束。

8)分析测试结果。

(4)等速运动测定的参数:

1)峰力矩:是力矩曲线的最高点,是受检肌肉的最大力矩。单位是牛顿米或英尺磅。

2)最佳用力角度:产生峰力矩时相应的关节角度叫做最佳用力角度,即在关节活动曲线上相对于峰力矩那一点的关节角度值。

3)到达峰力矩的时间:从肌肉开始收缩至到达峰力矩所用的时间,单位是秒,是反映肌肉爆发力的客观指标之一。

4)力矩加速能力(爆发力):是力矩头 1/8 秒所做的功的大小,以力矩曲线头 1/8 秒所包绕的面积来测量,此值越大,表示爆发力越强。

5)峰力矩与体重比:以峰力矩与体重的百分比来表示,该值更能反映肌肉的功能状况,使不同个体间具有可比性。

6)肌肉做功量:受测肌肉在一次全关节活动范围内收缩所做的功,单位为焦耳,检测时可做多次，取最大值。

7）耐力比：反映肌肉连续重复收缩时的耐力指标。测定时，可让肌肉多次重复连续收缩，计算耐力比。

耐力比 = 最后20%收缩的峰力矩平均值 ÷ 最初20%收缩的峰力矩平均值 × 100%

此比值越大，说明耐力越好。

8）拮抗肌力矩比：原动肌与拮抗肌力矩之比。该值反映拮抗肌之间的平衡状况，在康复治疗过程中，除应恢复肌力的绝对值之外，还应重建拮抗肌力矩比，以达到使肌肉关节运动协调、防止再受损伤的目的。

9）关节活动范围：受测关节活动所经过的角度。关节活动范围是肌肉力量和关节活动能力的重要指标。

10）重力效应力矩：受测肢体自然落下时测得的力矩，反映肢体自重对测量结果的影响。单位是牛顿米或英尺磅。

五、痉挛的评定

痉挛是上运动神经元性疾患常见的表现，许多疾病如脑血管病、脊髓损伤、脑性瘫痪、多发性硬化等疾病都可以引起痉挛。所谓痉挛是指以速度依赖性的张力牵张反射（肌张力）增强，伴随牵张反射兴奋性增高所致的腱反射亢进为特征的一种运动障碍，被认为是上运动神经元综合征（upper motor neuron syndrome）的一部分。痉挛的机制目前仍不十分明确，一般认为与牵张反射增强有关。严重的痉挛往往造成病人运动障碍、日常生活不便和护理困难等一系列问题，因此痉挛的评定和治疗受到了人们极大的关注。

痉挛的评定方法较多，归纳起来分为主观的和客观的评定方法两大类。以下简介常用的评定方法：

（一）主观评定方法

主观评定方法是通过观察和手法检查来判定痉挛程度的方法，不需要任何辅助仪器帮助。此类方法简便易行，临床较为常用。

1. Ashworth 法和修改的 Ashworth 法　此方法是目前最为常用的被国际公认的痉挛评定方法，尤其修改的 Ashworth 方法较为实用。

（1）Ashworth 法：此方法根据患者关节进行被动活动时所遇到的阻力大小定级。

0级：无肌张力升高。

1级：肌张力稍高，活动肢体时有"卡住"感。

2级：肌张力明显升高，但被动活动肢体容易。

3级：肌张力显著升高，被动活动困难。

4级：受累肢体僵硬于屈曲或伸展位（外展或内收位）。

（2）修改的 Ashworth 法：

0级：无肌张力升高。

1级：肌张力稍高，被动伸屈肢体时有"卡住"或突然释放感，或在 ROM 的最后出现很小的阻力。

1^+ 级：肌张力稍高，被动屈伸肢体时有"卡住"感，并在小于后 1/2 ROM 内一直伴有很小的阻力。

2级:肌张力明显升高,在大于1/2 ROM 内有阻力,但被动活动容易。
3级:肌张力显著升高,被动活动困难。
4级:受累肢体僵硬于屈曲或伸展位。
2. Penn 评分法　这是通过记录痉挛发作的频率来判定痉挛轻重的方法。
0级:无肌张力增高。
1级:刺激可诱发肢体轻度肌张力增高。
2级:偶尔出现痉挛,每小时少于1次。
3级:经常出现痉挛,每小时多于1次。
4级:频繁出现痉挛,每小时多于10次。
3. 踝阵挛法　引发患者的踝阵挛,以阵挛持续的时间判定痉挛程度的轻重,因不够准确,应用较少。
0级:无踝阵挛。
1级:踝阵挛持续时间1~4秒。
2级:踝阵挛持续时间5~9秒。
3级:踝阵挛持续时间10~14秒。
4级:踝阵挛持续时间超过15秒。

(二)客观评定方法

应用仪器做客观评定可以克服主观因素对评定的影响,使结果更为可靠,但是痉挛的表现形式多样(屈曲痉挛、伸展痉挛、内收痉挛等),影响因素多(温度、活动、体位变化、情绪、并发症等),因此量化较为困难。

可应用的办法有神经生理学如肌电图检查的方法,此方法因与临床表现相关性较差而很少应用。另有摆动试验的方法,使受试的肢体自然下降,在重力及惯性作用下摆动,根据痉挛对肢体摆动的影响情况而判定痉挛的程度。还有被动牵张的方法,用仪器带动肢体做被动关节活动,记录活动过程中的阻力矩,关节角度等来表达痉挛的程度。也有作者介绍应用等速运动测试仪与摆动试验相结合的方法来测定痉挛程度较为理想,因为该方法有摆动曲线及量化参数作为判定痉挛的标准。因客观评定方法均需要一定的仪器设备,故临床应用受到一定限制。

(纪树荣　丛　芳　叶超群)

六、上肢及手功能评定

上肢及手的功能在人日常生活及工作中起着重要的作用,许多疾患在发病后出现上肢及手的功能障碍,例如脑卒中患者发病后半侧肢体运动功能障碍,尤其上肢和手的运动功能障碍,极大地影响了患者日常生活。为判断患者上肢和手的功能障碍情况及其程度,为康复训练提供依据,并为训练过程中判断康复治疗效果提供标准,临床上必须采用公认的、有效的康复评定方法,对上肢及手的功能加以评定。上肢运动功能评定的方法较多,有些是专门针对上肢的检查方法,而有些则是在患者整体成套运动功能检查中,专用于检查上肢运动功能的部分项目。尽管各自有些不同,但就上肢运动功能而言,这些检查方法和量表,均能反映出受测上肢的运动功能,具有临床实用价值。

(一) Brunnstrom 评定

1. **功能评分** Brunnstrom 评定方法包括躯干、四肢、步态等多项内容,在上肢及手功能评定方面又包括许多项目,每一项目分为 5 个功能等级(0~4 分),以分数来表示患者上肢及手的功能情况。等级划分方法如下:0 分为无关节运动;1 分为受检关节运动达到正常活动范围的 1/4;2 分为受检关节运动达到正常活动范围的 2/4;3 分为受检关节运动达到正常活动范围的 3/4;4 分为受检关节运动达到正常活动的全范围。

2. **上肢功能等级评定项目** 上肢感觉运动功能评定共包括 6 级,在评定时的具体内容为:
(1)共同运动出现之前软瘫(有/无)、联合反应(伸/屈)。
(2)痉挛。
(3)出现共同运动:①伸展模式有肩胛骨前伸,肩内收、内旋,肘伸直,前臂旋前。②屈曲模式有肩胛骨回缩、上提,肩后伸、外展、外旋,肘屈,前臂旋后。
(4)脱离共同运动:手触摸腰骶部;肘伸直、上肢前屈至水平位;屈肘 90°前臂旋前、旋后。
(5)相对独立或分离运动:上肢外展至水平位;上肢前屈、肘伸直位前臂旋前、旋后;上肢肘伸直位上举过头。
(6)运动协调近于正常。

3. **手运动感觉功能等级评定项目** 手运动感觉功能评级也分 6 级。
(1)无任何运动。
(2)被动运动觉(前臂旋前,健侧/患侧):腕部、手指、拇指。
(3)一般感觉(健侧/患侧):手掌、指间。
(4)腕和手指运动:伸腕(前臂旋前)、伸指(前臂旋前)、屈腕(前臂中立位)、整体运动(前臂中立位)。
(5)手的抓握(腕中立位):侧捏及放开、对指及放开、指尖捏及放开、握柱状体及放开。
(6)手部其他活动:腕尺偏、腕桡偏、腕环绕、单指屈伸、手指内收、手指外展、拇指环转。

(二) FMA 评定

FMA 评定即为简式 Fugl-Meyer 评定(Fugl-Meyer assessment),此方法实际上是 BRSS(Brunnstrom's recovery stages of stroke)的细化和数量化。此量表对上肢功能评定可分为 10 大项 33 小项,每项最高得分为 2 分,上肢共 66 分;下肢 7 大项 17 小项,共得分 34 分;上下肢总共 100 分。此量表的评分方法细微。上肢大关节评定包括:肩、肘、腕关节的屈肌伸肌协同运动,腕关节稳定性,有无反射亢进等;小关节评定包括:手的抓握、手指侧捏、对指捏等运动方式,且包括协调能力和速度的评定。此方法反映上肢功能较为全面。评分方法为对每项检查内容根据完成情况分别评为 0、1、2 分,最高分为 2 分。例如,检查上肢协同运动肩内收、内旋时,完全不能进行记 0 分,部分完成记 1 分,无停顿充分完成记 2 分。又如检查手指对捏,完全不能做记 0 分,捏力微弱记 1 分,能抵抗相当大的阻力记 2 分等。FMA 检查后,可依据积分判定上肢运动功能障碍的严重程度。运动积分所表达的临床意义是:Ⅰ级为严重运动障碍,积分为总分的 50% 以下;Ⅱ级为明显运动障碍,积分为总分的 50%~84%;Ⅲ级为中度运动障碍,积分为总分的 85%~95%;Ⅳ级为轻度运动障碍,积分为总分的 96% 以上。

(三) 简易上肢功能评定(STEF)

简易上肢功能评定(simple test for evaluating hand function,STEF)是由日本学者金子翼提出的。此方法是通过手的取物过程,包括手指屈、伸、手抓、握、拇指对掌、捏夹等各种动作来完成全套检查测试的。全套检测共分10项活动,依次为:拿大球、拿中球、拿大方块、拿中方块、拿木圆片、拿小方块、拿人造革片、拿金属片、拿小球、拿金属小棍。检查要采取标准动作,物品从一处拿起,经过标准距离,放在指定位置(图1-2-1)。从动作开始到结束,同时记录时间,根据完成动作的时间长短来获取分数,每项分数为0~10分,最高为10分。花费时间越短,得分越高。每项检查限定时间为30秒,即在30秒内仍不能完成该动作得0分。

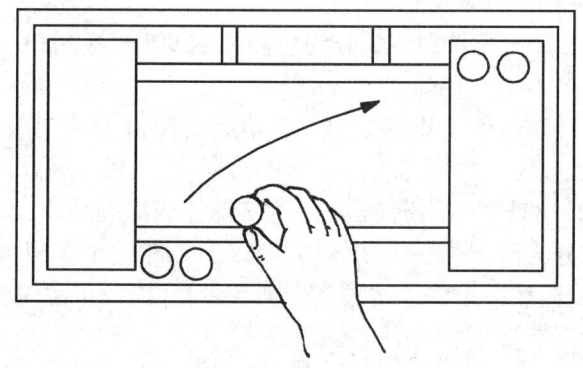

图1-2-1　STEF检查示意图

STEF量表检查10项操作动作,通过此项检查,可以判断患者上肢及手运动受限的程度。检查结果不仅有准确的得分,而且还可以对检查过程中上肢每个关节的活动、手抓握动作、躯干和下肢的姿势、平衡状态、非检查侧的反应以及患者表情等进行细致的观察,从而分析、判断上肢活动受限的原因、部位等。在临床中常常通过得分结果对患者的治疗、训练、用药前后、自助具和支具配带等的不同时期进行对照,观察疗效,此方法较为简单实用。

正常人各年龄组参考得分(总分)如下:18~39岁得99分;40~54岁得96分;55~64岁得94分;65~74岁得83分;75~84岁得75分。

(四)Lindmark评定

Lindmark运动功能评定亦是成套的综合评定运动功能的方法,它是在FMA基础上修订而成的,包括7方面内容:主动运动、快速轮替运动、体位转移及行走、平衡功能、感觉、被动运动、疼痛等。其中主动运动能力检查对检查上肢运动功能尤为重要。

1. 评定内容

(1)上肢:坐在椅上或床边进行评定。内容包括:①屈肘,前臂旋后,用手接触嘴唇。②肩外展,屈肘,前臂旋前,用手摸后颈部。③肩前屈180°,伸肘。④肩外展180°,伸肘。⑤手摸对侧膝关节外侧,肩内收、内旋、伸肘,前臂旋前。⑥前臂旋后。⑦前臂旋前。⑧屈肘,手背放在同侧腰部。

(2)腕部:内容有:①背伸。②掌屈。③环绕。

(3)手部:内容有:①五指屈曲。②五指伸展。③拇指与食指尖相对。④勾握:掌指关节伸直,指尖关节屈曲,手指勾握一木棒。⑤拇侧捏:拇指伸直内收和食指之间夹一张纸。⑥捏握:拇指和食指捏握一支钢笔。⑦圆柱抓握:虎口分开,拇指和食指握住一茶杯。⑧球形抓握:五指分开握住一个网球。

2. 评分标准　评定时应将患侧、健侧同时进行评分,记录分数并自身对照。评分每项为0~3分,最高分数为3分。上肢评定内容8项,单侧最高共计得分24分;腕部3项,单侧最高共计得分9分;手部8项,单侧最高共计得分24分。上肢主动运动能力合计最高得分:单侧为57分,双侧为114分。

(1) 上肢主动运动能力评分标准:0分为无运动;1分为中等努力才能完成动作,或动作笨拙、不协调,或关节活动度小于正常1/2,且需要运动的关节并未全部参与活动;2分为中等以下努力即可完成动作,动作不十分协调,关节活动虽然大于正常范围1/2,但未达到全范围;3分为顺利完成动作。

(2) 前臂旋前、旋后评分标准:1~2分为患臂屈肘90°时检测;3分为患肩前屈45°伸肘时检测。

(3) 腕部活动评分标准:1~2分为患肢肘部需要支撑;3分为患肢肘部不需要支撑,并能伸直。

(4) 手部功能中4~8项的评分标准:0分为不能完成抓握动作;1分为能完成抓握动作,但不能抗轻微阻力;2分为能握住一个物体达5秒,但不能抗中等阻力,或抓握不协调、不标准;3分为抓握正常,能握住一个物体抗较大阻力5秒,并能像正常人一样松开手。

(五) 偏瘫手功能评定

1. 检测动作　受检测手的动作共有5项,分别为:
(1) 健手在患手的帮助下剪开信封。
(2) 患手拿钱包,健手从钱包中取出硬币。
(3) 患手撑伞。
(4) 患手为健手剪指甲。
(5) 患手系衬衫袖口的纽扣。

2. 检查方法
(1) 在用剪子剪信封时患手能固定信封(图1-2-2):信封放在桌子上,把患手放到信封上固定信封,然后健手用剪刀剪开信封(不要提示)。

判定:能与不能。

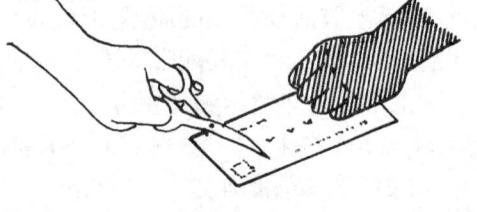

图1-2-2　剪开信封

(2) 从钱包里取出硬币(图1-2-3):患手悬空拿着钱包(不许放在支持物上),用健手拉开钱包拉链取出硬币,再合上拉链。

判定:能与不能。

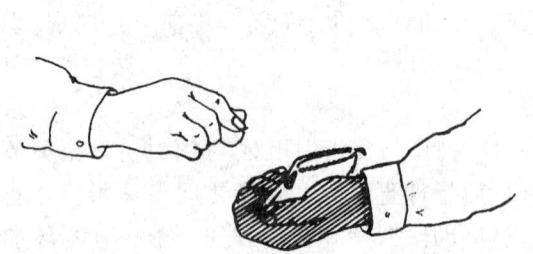

图1-2-3　从钱包里取出硬币

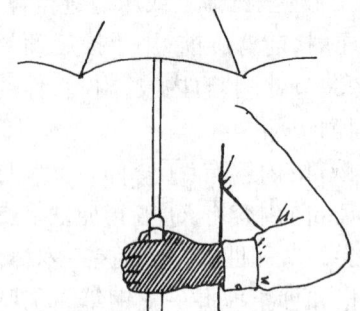

图1-2-4　撑伞

(3) 撑伞(图1-2-4):患手拿伞支在空中,不许扛在肩上,保持连续10秒以上垂直支撑(站位、坐位均可)。

判定:能与不能。

(4)剪健手指甲(图1-2-5):患手拿大号指甲刀给健手剪指甲。

判定:能与不能。

(5)系健侧袖口扣子(图1-2-6):用患手系健侧袖口的扣子(女患者也用男衬衣)。

判定:能与不能。

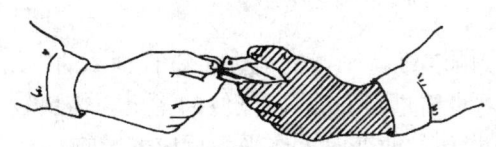

图1-2-5　剪健手指甲

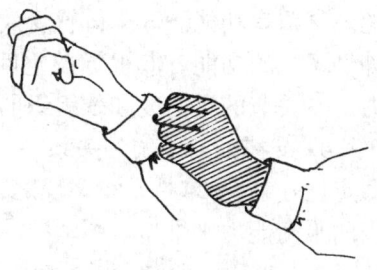

图1-2-6　系健侧袖口扣子

3. 手功能分级　根据检测结果可将手功能分为6级:①实用手A。②实用手B。③辅助手A。④辅助手B。⑤辅助手C。⑥废用手(表1-2-8)。

表1-2-8　手功能分级

分级	完成动作项目数	功能水平
0	0	废用手
1	1	辅助手C
2	2	辅助手B
3	3	辅助手A
4	4	实用手B
5	5	实用手A

七、平衡功能的评定

(一)定义

平衡是指人体所处的一种稳定状态以及不论处在何种位置,当运动或受外力作用时,能自动地调整并维持姿势的能力,即当人体重心垂线偏离稳定的支撑面时,能立即通过主动的或反射性的活动使重心垂线返回到稳定的支撑面内的能力。

(二)原理

1. 正常平衡功能的依据　人体具有能保持身体位置稳定的能力即稳定力,可使身体在最小的摆动下保持姿势,在随意运动中能调整姿势,能安全有效地对外来干扰作出反应,即动态稳定性。例如,在中风患者中,这三大因素皆有可能受损而导致平衡失调。当人身体失去平衡时,身体会自然发生平衡反应,例如,身体往相反方向倾倒,将上肢或下肢伸展或踏出一步,以恢复平衡,防止跌倒,这些复杂的反应是由中枢神经和肌肉及骨骼系统控制的。

2. 平衡的分类　平衡可分为静态平衡和动态平衡。

(1)静态平衡:是指人体对某一静态姿势的控制能力,主要依赖于肌肉的等长收缩及关节两侧肌肉协同收缩来完成,如手膝位的跪立训练。

（2）动态平衡:在外力作用于人体时,人体需要不断调整自己的姿势来维持新的平衡,主要依赖于肌肉的等张收缩来完成,如平衡板上的站立训练。

3. 影响平衡能力的条件　日常生活动作的完成,很大部分都要依赖于静态平衡和动态平衡的维持能力。静态平衡是动态平衡的基础,没有静态平衡的稳定,就没有动态平衡的发展。好的平衡能力,需要有下列条件的存在,损伤以下任一条件,都会影响平衡能力:①视觉。②前庭功能。③本体感受效率。④触觉的输入和敏感度,尤其是手部和足部。⑤中枢神经系统的功能。⑥视觉及空间感知能力。⑦主动肌与拮抗肌的协调动作。⑧肌力与耐力。⑨关节的灵活度和软组织的柔韧度。

4. 支撑面与平衡的关系　支撑面的改变直接影响着维持平衡的能力。支撑面大,体位稳定性好,容易维持平衡。反之,随着支撑面的变小,身体重心的提高,体位的稳定就需要较强的平衡能力来维持。图1-2-7为不同体位下支撑面的改变对人体平衡反应的影响。

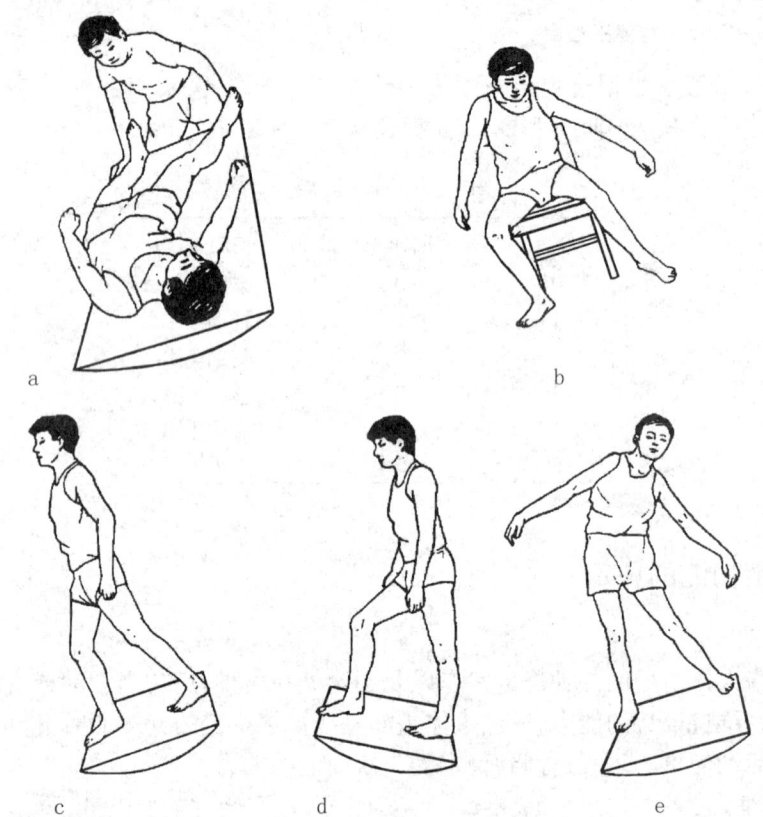

图1-2-7　不同体位下支撑面改变对人体平衡反应的影响
a. 仰卧位时侧方倾斜;b. 坐位时侧方倾斜;c 和 d. 站立位时前后倾斜;e. 站立位时侧方倾斜。

5. 平衡反应的特点　维持正常平衡能力的生理基础是身体的平衡反应,主要包括仰卧位和俯卧位时的倾斜反应、坐位时头颈及上肢的保护性伸展反应和立位时下肢移动及跳跃反应。平衡反应使人体在任何体位时均能维持平衡状态,它是一种自主的反应,受大脑皮质的控制,属于高级水平的发育性反应。当人体突然受到外界刺激引起重心变化时,四肢和躯干会出现一种自主运动,以恢复重心到原有稳定状态。例如,当患者坐位或立位时突然被推,全身平衡状态会发生变化,此时会不自主地伸出上肢或移动下肢以恢复原来的平衡状态。当患者能在稳定的平面上完成平衡反应时,再让其站到可移动的平面上,通过身体移动或倾斜可引出平衡反应,例如平衡板上的平衡训练。

(三)评定方法

平衡能力的评定是运动功能评定的重要组成部分。治疗师需要评定及了解患者失去平衡的原因,再加以训练才会有较好的效果,所以客观的平衡评定是十分重要的。一般分为徒手评定和仪器评定。

1. 徒手评定　平衡的临床评定方法较多,常用的有以下几种:

(1)观察法:

1)静态平衡:①睁眼保持坐位,闭眼保持坐位。②睁眼保持立位,闭眼保持立位。③双足并行站立,足跟碰足尖双足站立。④单脚交替支撑站立。

2)动态平衡:①保持坐位、立位时,推动患者让其头颈上肢躯干在移动的情况下保持平衡。②足跟碰足尖走直线,走标记物。③侧方走,倒退走,走圆圈。

(2)测试法:

1)静态平衡:①单腿站立,另腿悬于一侧,双手叉腰保持10秒,另侧下肢再重复相同动作。此方法可测试患者的直立平衡能力。②患者用健腿站立,将另腿放置于健腿的内侧膝关节部位,双手交叉放在腰部,指示患者闭眼,然后将负重腿的足跟抬起离开地面并尽可能长时间保持此体位不动。治疗师应准确记录下患者保持的时间,以记录评定情况。③患者一足立于棍上(尺寸:3cm×3cm×32cm),可与棍的纵轴方向交叉,也可与棍的纵轴方向一致,测试患者是否能保持此体位。

2)动态平衡:①让患者在九个相同长度和高度但宽度不同的平衡木上(从16~1cm)行走,首先在较宽的平衡木上行走,再进展至最窄的。要求患者双手叉腰,以足跟抬起足尖着地的方式行走。②指示患者向侧方固定地点跳跃,然后弯腰移动地上物体,让患者保持此体位最少5秒钟。此测试可检查患者的跳跃能力和落地的准确性及躯干的平衡能力。

(3)Fugl-Meyer平衡反应测试:此方法是由瑞典医生Fugl-Meyer等人在Brunnstrom评定基础上发展而来的。常用于测试上运动神经元性功能障碍的偏瘫患者,具体评分标准如下(表1-2-9):

表1-2-9　Fugl-Meyer平衡功能测试

内　容	评分标准
支持坐位	0分:不能保持平衡
	1分:能保持平衡,但不超过5分钟
	2分:能保持平衡,超过5分钟
健侧展翅反应	0分:被推动时,无肩外展及伸肘
	1分:健肢有不完全反应
	2分:健肢有正常反应
患侧展翅反应	0分:被推动时,患肢无外展及伸肘
	1分:患肢有不完全反应
	2分:患肢有正常反应

（续表）

内容	评分标准
支持站立	0分：不能站立 1分：完全在他人帮助下站立 2分：1人帮助站立1分钟
无支持站立	0分：不能站立 1分：站立少于1分钟或身体摇摆 2分：站立平衡多于1分钟
健肢站立	0分：维持平衡少于1~2秒 1分：维持平衡4~9秒 2分：维持平衡多于9秒
患肢站立	0分：维持平衡少于1~2秒 1分：维持平衡4~9秒 2分：维持平衡多于9秒

（4）Lindmark 平衡反应测试：此方法是由瑞典学者 Birgitta Lindmark 在 Fugl–Meyer 方法上修订而成的，1988年发表，方法更为实用（表1-2-10）。

表1-2-10 Lindmark 平衡功能测试

内容	评分标准
自己坐	0分：不能坐 1分：稍许帮助（如一只手）即可坐 2分：独自坐超过10秒 3分：独自坐超过5分钟
保护性反应——病人闭上眼睛，由左侧向右侧推，再由右侧向左侧推	0分：无反应 1分：反应很小 2分：反应缓慢，动作笨拙 3分：正常反应
在帮助下站立	0分：不能站立 1分：在2个人全力帮助下才能站立 2分：在1个人中度帮助下能够站立 3分：稍许帮助（如一只手）即可站立
独自站立	0分：不能站立 1分：能站立10秒，或重心明显偏向一侧下肢 2分：能站立1分钟，或站立时稍不对称 3分：能站立1分钟以上，上肢能在肩水平以上活动
单腿站立（左腿、右腿）	0分：不能站立 1分：能站立，不超过5秒 2分：能站立，超过5秒 3分：能站立，超过10秒 可能最高得分：15分

（5）Semans 平衡评定标准：关于平衡障碍严重程度的分级，还可参考 Semans 标准进行评定（表1-2-11）。

表 1-2-11 Semans 标准平衡障碍严重程度分级

级别	特 征
V	能单足站立
IV	能单膝跪立
III	双足前后交叉站立时,身体重心能从后足移向前足
II-3	能双足站立
II-2	能双膝跪立
II-1	能手膝位跪立
I	能在伸直下肢的情况下坐稳
0	伸直下肢时不能坐

(6) MAS 平衡功能评测:MAS(motor assessment scale)运动功能评测法是由澳大利亚学者 Carr 和 Shepherd 提出的运动功能检测方法,总评分 48 分。其中有关平衡功能测定 12 分,具体方法介绍如下:

1)坐位平衡:

1 分:在支撑下保持坐位平衡(治疗者给予患者帮助)。

2 分:无支撑下保持坐位平衡 10 秒钟(患者不抓握任何物体,膝足并拢,端坐位双足平放在地上)。

3 分:无支撑下保持坐位平衡,身体前倾,体重均匀分布(头部正直,挺胸,重心在髋关节前,体重分布在双侧下肢)。

4 分:无支撑下保持坐位平衡,并能向后转动头部及躯干(双足并拢平放在地上,手放在膝上,不接触身体)。

5 分:无支撑下保持坐位平衡,并能身体向前,手摸地面,然后回到坐位平衡(双足平放在地上,手不抓任何物体,保持下肢不动,必要时可支撑患侧上肢,手接触至少足前 10cm 的地面)。

6 分:无支撑坐在椅上,向侧方弯腰,手摸地面,然后回到坐位平衡(双足平放在地上,不抓握任何物体,保持下肢不动,必要时可支撑患侧上肢)。

2)坐位→站立位:

1 分:在治疗者帮助下站起来。

2 分:借助辅助具站起来,但体重分布不均,需要用手支撑。

3 分:自己站起来,体重分布均匀,不需要用手支撑。

4 分:自己站起来,体重分布均匀,并能保持髋、膝伸直 5 秒钟。

5 分:自己站起来,体重分布均匀,髋、膝完全伸直,然后再坐下。

6 分:10 秒钟内,不需任何帮助,自己站起、坐下 3 次(体重分布均匀)。

2. 利用仪器的平衡功能评定

(1)力学平板:如电脑化平衡仪。它主要分析患者的重心位置和肢体受力点的匀称度,重心转移能力及对重心扰乱的反应。

(2)人体活动分析系统:利用一些反光物质指示器放置于各关节上作为参考点,并用电脑化录像系统捕捉患者行走时各关节的活动情景,分析健肢与患肢的活动差别,再加以训练。

(3) 平衡姿势图：平衡静态姿势图是利用计算机控制的重心平衡仪，测定与平衡相关的姿势图的 5 种参数(轨迹长度、轨迹总面积、平均摆速、前后摆速、左右摆速)。

八、协调性的评定

(一) 概念

正常的随意运动需要若干肌肉的共同协作完成，当主动肌收缩时，必有拮抗肌的松弛、固定肌的支持固定和协同肌的协同收缩，才能准确地完成一个动作。肌肉之间的这种配合叫作协调运动功能。主要表现为：能产生平滑的、准确的、有控制的运动，同时这种协调还必须要有适当的速度、距离、方向、节奏和肌力来配合进行。不协调的运动是指笨拙的、不平衡的和不准确的运动。

(二) 协调性的病理特点

1. 运动协调障碍的概念 协调运动的产生需要有功能完整的深感觉，前庭、小脑和锥体外系的参与。其中小脑对协调运动起着重要的作用，每当大脑皮质发出随意运动的命令时，小脑便产生了制动作用。当大脑和小脑发生病变时，四肢协调动作和行走时的身体平衡发生障碍，此种协调功能障碍又称为共济失调。

2. 协调障碍的主要分类 根据中枢神经的不同病变部位分为：小脑共济失调、基底节共济失调、脊髓后索共济失调 3 种。

(1) 小脑共济失调：小脑的主要功能是维持身体的平衡、调节肌张力和调节随意运动。因小脑病变部位的不同可出现不同类型的小脑共济失调。症状以四肢与躯干失调为主，四肢和躯干不能灵活、顺利、准确地完成动作。患者对运动的速度、距离、力量不能准确估计，以致发生辨距不良、动作不稳，行走时两脚分开较宽、步态不规则、稳定性差，称蹒跚步态。

(2) 基底节共济失调：此类病变的患者主要是肌张力发生改变和随意运动功能障碍，表现为：震颤、肌张力过高或低下、随意运动减少或不自主运动增多。

(3) 脊髓后索共济失调：脊髓后索病变造成深感觉障碍，此类患者不能辨别肢体的位置和运动方向，行走时动作粗大，迈步不知远近，落地不知深浅，抬足过高，跨步宽大，踏地加重，而且需要视觉补偿，总看着地走路，闭目或在暗处步行易跌倒。

3. 不随意运动 是由随意肌不由自主地收缩所发出的一些无目的的异常动作。主要表现如下：

(1) 震颤：两组拮抗肌交替收缩所引起的一种肢体摆动动作。

(2) 舞蹈样运动：肢体的一种快速的、不规则的、无目的的不对称运动。

(3) 手足徐动：临床常见，主要表现为手指或足趾的一种缓慢持续、伸展扭曲动作，可重复出现且较有规则。

(4) 手足抽搐：

1) 上肢：腕部屈曲，手指伸展，掌指关节屈曲，拇指内收靠近掌心并与小指相对，称为"助产士手"。

2) 下肢：踝关节与趾关节皆呈屈曲状。

(5) 摸空症：表现为上肢以肘、腕、手关节为主的一种无意识摸索动作。

(三) 协调性的评定方法

1. 观察日常生活动作 协调功能正常的依据为：运动排列的多样性；具有良好的平衡反

应能力;当固定身体的某一部位时,具有能使身体的其他部位完成平滑、顺畅运动的能力。观察患者在各种体位和姿势下的启动和停止动作是否准确、运动是否平滑顺畅、有否震颤。如让患者从俯卧位翻身至仰卧位,或从俯卧位起身至侧坐位,然后进展至四点跪位、双膝跪位、单膝跪位、立位等。

2. 临床常用的检查方法

(1)指鼻试验/对指试验:患者坐位或立位,肩关节外展90°,伸肘,指示患者用食指尖触及自己的鼻尖或对侧食指的指尖,闭眼情况下不能完成,为感觉性共济失调,无论是闭眼还是睁眼均不能完成,为小脑性共济失调。初时,由于患者的稳定性较差,可让患者在稳定的体位,也就是肩部在完全支撑的体位下进行检查,若患者表现为过分震颤或准确性差,表明近端关节缺乏稳定性。待稳定性稍加强,便可变换体位,减少肩部的支撑再进行检查。

(2)跟膝胫试验:患者仰卧位,抬起一侧下肢,将足跟放在对侧下肢的髌骨上,再沿着胫骨前缘向下移动。感觉性共济失调障碍的患者表现为足跟难以找到膝盖。

(3)闭目难立征(Romberg征):双足并拢站立,双足足跟碰足尖站立或单足交替支撑站立。伴感觉障碍的患者,表现出站立不稳和震颤明显加重。

(4)肢体放置:治疗师让患者将双上肢前屈90°并保持,或让患者将膝伸展并保持。

(5)旋前旋后试验:患者坐位,双手放在大腿上,指示患者快速旋转前臂。小脑性共济失调患者表现出协调性、准确性差。

3. 上下肢协调性测试的方法　见表1-2-12。

表1-2-12　上下肢协调性试验

1. 记录一定时间内连续完成某一单纯动作的次数或完成一定次数所需的时间 　(1)上肢:①按动计数器,计30秒内所按动的次数,或计按动20次所需的时间 　　　　　②1分钟内能抓取盒中玻璃球数或抓取10个所需的时间 　　　　　③1分钟内在穿孔板上能竖起小棒的数目(总数10根)或立起10根小棒所需的时间 　(2)下肢:①闭眼,足尖靠拢能站立的时间 　　　　　②睁眼,单脚能站立的时间 　　　　　③睁眼,步行10m的时间(前进、后退、横行) 　　　　　④闭眼,步行5m的时间(前进、后退、横行) 2. 观察进行复杂动作时的失误次数或完成动作的方法 　(1)上肢:①在复杂的图形上用铅笔在其空隙中画线 　　　　　②反复做对患者来说是复杂的动作,观察其正确度 　　　　　③高高叠起积木 　(2)下肢:①以50～100cm距离立起瓶子,令绕瓶子步行,计算被碰倒的瓶数 　　　　　②在宽为20cm的步行线内,睁眼步行,计算足出线的次数

4. 躯干和下肢协调性障碍的评定　这是上田氏平衡反应试验,此平衡反应试验也可用于躯干和下肢协调性障碍的评价(表1-2-13)。

表1-2-13 上田氏协调平衡反应试验

项　目	1分(分数)	只供参考不判分
翻身	能	能或不能抓住某固定物
坐起	能	能或不能抓住某固定物
保持坐位	稳定	不能或一推即不稳
保持手膝位	稳定	一推即不稳
手膝位	做以下动作	不能
举起患侧手	3秒以上能	不能或3秒以下能
抬起患侧足	3秒以上能	不能或3秒以下能
举起健侧手	3秒以上能	不能或3秒以下能
抬起健侧足	3秒以上能	不能或3秒以下能
抬起患侧手及患侧足	3秒以上能	不能或3秒以下能
抬起患侧手及健侧足	3秒以上能	不能或3秒以下能
抬起健侧手及患侧足	3秒以上能	不能或3秒以下能
抬起健侧手及健侧足	3秒以上能	不能或3秒以下能
由椅坐位起立	能	能或不能抓住某固定物
取跪立位	能	能或不能抓住某固定物
保持跪立位	稳定	不能或一推即不稳
膝行	能	能或不能抓住某固定物
跪立位　将一侧膝抬起	患肢能	患肢能或不能抓住某固定物
	健肢能	健肢能或不能抓住某固定物
保持一侧跪位	患肢稳定	患肢不能或一推即不稳
	健肢稳定	健肢不能或一推即不稳
由一侧跪位起立	患肢能	患肢不能
	健肢能	健肢不能
保持立位	能	不能
单腿站立	患侧能(　秒)	患侧不能
	健侧能(　秒)	健侧不能
单腿跳	健侧能	健侧不能
	患侧能	患侧不能
共计		

注：以总分数评定。

(四) 适应证

以上各种协调性测定方法，常用于神经系统和运动系统伤病患者，尤其是中枢神经系统病损患者需系统地进行协调的评定。

（张　琦　纪树荣）

九、步态分析

行走是人的重要功能之一,步态是人行走功能的表现形式。人的行走功能如何,常常可以通过人的步态分析来进行评定。

步态分析是康复评定的组成部分,对于因神经系统或运动系统伤病而影响到行走能力的患者,均应进行步态分析(gait analysis)以揭示有无异常步态以及步态异常的性质和程度,为进行行走功能评定和矫治异常步态提供必要的依据。通过复查对比,也有助于观察康复医疗措施的效果,以便及时调整治疗和训练方案。

步态分析可根据工作条件和需要采用合适的方法,并根据病情和需要,结合进行其他必要的检查,包括神经系统检查,各肌群肌力和肌张力检查,关节活动度测量,下肢长度测量,脊柱和骨盆状态检查等等。对各种检查结果做综合分析,将有助于说明步态异常的性质、类型、原因并确定合适的矫治方案。

(一)步态的基本情况

正常行走时,从一腿迈向前以足跟着地时起,至该腿足跟重新着地止,为一个步行周期(gait cycle)。在每个步行周期中,该侧下肢要经历的站立时相(stance phase)和摆动时相(swing phase),分别占整个周期的60%与40%,每个时相又可细分为几部分。

站立时相(站立期,也称支撑期)从足跟着地起,经历全足放平、足跟离地、膝部屈曲、足跟离地等过程。站立时相可细分为:开始着地(initial contact),为支撑足任何部分最先与地面接触的瞬间;承重反应期(loading response),为一侧足跟着地后到对侧足离地时,实为双足同时在地面上的时期;站立中期(mid-stance),系指从对侧足离地后至身体正好在站立足支撑面上的阶段;站立末期(terminal stance),系指站立中期后至足跟离地或对侧足开始触地前的阶段;摆动前期(preswing),系指从足跟离地至足趾离地的阶段。摆动时相可细分为:摆动初期(initial swing),为摆动腿从离地后至膝关节屈曲达最大幅度的阶段;摆动中期(mid-swing),为摆动腿继续向前摆动至胫骨与地面垂直的阶段;摆动末期(terminal swing),为摆动腿胫骨与地面垂直后至足再次开始触地之前的阶段。

由于行走时一腿足趾离地之前,另一足跟已着地,因此存在双足同时触地的瞬间,称双足支撑期,每次约占整个周期的11%左右,如没有双侧支撑,反而出现双足腾空即为跑步。

步态评定常用以下几个参数:

1. 步频(cadence) 指每分钟的行动步数,成人约110~120步/分,快步可到140步/分。
2. 步长(步幅)(step length) 指一步移动的距离,一足足跟着地处至对侧足跟着地处之间的距离,与步频、身高等因素有关,一般男性为70~75cm。
3. 跨步长(stride length) 即同一腿足跟着地处至再次足跟着地处之间的距离。
4. 步宽 指双足足中线之间的宽度。
5. 足角或趾偏外角度 即足跟中点到第二趾之连线与前进方向之间的夹角。
6. 步速 每秒行走的距离。

(二)行走时肌肉与关节的活动

人的行走能力从婴幼儿时期即开始获得,并通过不断实践而逐步完善。整个行走模式是复杂的协调运动。在正常行走过程中,身体各部分按一定顺序移动,相关肌肉则有节奏地收缩与松弛,每组肌群参与的程度取决于步伐的步长与高度、行走速度以及行走的环境。

在每个步行周期中,骨盆需经历向前旋再向后旋各4°~5°,即8°~10°的旋转和5°的骨盆倾斜过程,在站立中期和摆动中期转回到中间位。髋关节经历屈曲约30°左右,再逐渐伸直并达到后伸10°左右,然后又逐渐屈曲的过程。膝关节经历从完全伸直,逐渐屈曲约15°,到再次伸直,然后屈曲达30°~60°的反复屈伸过程。踝关节经历从中立位跖屈约15°左右,然后恢复中立位,再次跖屈约20°左右的反复屈伸过程。此外,股骨须经历内外旋共约8°的过程,胫骨经历内外旋共约9°的过程,加上骨盆旋转8°,整个下肢轴经历内外旋共约25°的过程。其中内旋始于足趾离地时,至站立中期初(步行周期的15°~20°段)内旋达到峰值,然后开始外旋,直到蹬离期末,此时外旋速度明显加快,尤其是胫骨。人体重心点通常位于第二骶椎前约1cm处,此点在进行中也经历沿正弦曲线垂直移动约5cm和向侧方移动约5cm的移动过程。

正常行走需要下肢各肌群交替参与工作,尤其需要股四头肌和臀大肌有足够的力量伸膝伸髋来承重,以完成站立时相;需要腘绳肌有足够的力量来控制伸膝速度,并与股四头肌协调工作,以完成摆动时相;还需要踝背伸肌收缩,使摆动腿的足跟先着地,而不致足趾先触碰地面。除下肢肌肉外,躯干伸肌、侧屈肌和旋转肌需要参与承重腿的转换和骨盆的运动,躯干上段和头部的旋转肌需要参与行走活动以保持面向前方。上肢的正常摆动也是行走中不可缺少的部分。

步行时以上活动的正常变异构成个人的步态特点。因病理因素使变异超出一定范围即构成异常步态。一旦熟悉了正常步态的构成及常见病理步态的基本特征后,就可以通过观察患者步行来进行步态评定。

(三)步态的能量消耗和行走效率

行走的效率可以用推动身体经过一定的距离所消耗的能量来表达,在正常人以舒适的速度,即约每小时4.5~5km的速度步行时,单位距离耗能最少,此时肌电活动也最少。消耗的能量约为0.8cal/(m·kg)。任何疾病干扰,行走时此值均可显著增高。某些疾病的步态能量增高大致如下:偏瘫增高65%,截瘫增高2~4倍,膝上截肢单侧增60%~70%,双侧增1倍。

人以非舒适速度步行,如过快过慢,也均增加能量的消耗。快速行走的能量消耗快速增加;但行走过慢不但不能减少能量消耗,反而要消耗更多能量以稳定身体而又不增加向前推进的距离。

在设计矫形器与假肢时,应当认识到当给人体增加重量时要增多代谢的需求,但代谢增加多少,取决于负荷放在何处。如将相当于体重17%的重物放在躯干上,代谢需求只增加3%;而将相同负荷放在足上时,则代谢消耗将增加31%之多。因此,下肢矫形器的重量不同,可产生明显差异。另外,矫形器或假肢对人体重心移动路径的影响也是很重要的,因为这对能量消耗的影响作用很大,原因在于重心路径的任何改变都意味着整个人体重量被上提或下沉达相当的程度,代谢需求也随之发生相应改变。

(四)常见的病理步态

1. 肢体不等长　可出现短腿步态,如一腿短缩超过3cm,患肢在行走支撑时可见同侧骨盆及肩下沉,故又称斜肩步,摆动时相有代偿性足下垂。

2. 关节强直步态　下肢各关节挛缩强直时可发生异常步态。如髋关节屈曲挛缩时引起代偿性骨盆前倾,腰椎过伸,步幅缩短。膝屈曲挛缩30°以上时可出现短腿步态。膝伸直挛缩时,摆动时相下肢外展或同侧骨盆上提,以防止足趾拖地。踝趾挛缩时足跟不能着地,摆动时相以增加髋及膝屈曲度来代偿,状如跨栏,故称跨栏步。此时患肢支撑期常有过度伸直,要引起膝反屈。

3. **关节不稳步态** 如双侧先天髋脱位步行时左右摇晃如鸭步。

4. **疼痛步态** 当各种原因引起患肢负重疼痛时,患者尽量缩短患肢的支撑期,使对侧摆动腿呈跳跃式快速前进,步幅缩短,又称短促步。

5. **肌肉软弱步态**

(1)胫前肌步态:胫前肌无力时足下垂,摆动期增加髋及膝屈曲度以防足趾拖地,形成跨栏步。

(2)小腿三头肌步态:小腿三头肌软弱时支撑后期患侧髋下垂,身体向前推进减慢。

(3)股四头肌步态:当股四头肌无力时,在患侧支撑期不能主动维持稳定的伸膝,或患者使身体前倾,让重力线在膝前方通过,从而使膝被动伸直,此时髋微屈可加强臀肌及股后肌群的张力,使股骨下端后摆,帮助被动伸膝。在支撑早期利用膝的持续过伸作为一种代偿性稳定机制常导致膝反屈,如同时有伸髋肌无力,则患者需用手按压大腿使膝伸直。

(4)臀大肌步态:伸髋肌软弱时,患者常使躯干用力后仰,使重力线通过髋关节后方以维持被动伸髋,并控制躯干的惯性向前运动,形成仰胸凸肚的姿态。

(5)臀中肌步态:髋外展肌软弱时不能维持髋的侧向稳定,故患者在支撑期使上体向侧弯,使重力线在髋关节外侧通过,以便依靠内收肌来维持稳定,同时防止对侧髋部下沉,并带动对侧下肢提起及摆动。两侧髋外展肌肉受损,步行时双下肢左右摇摆,状如鸭子,又称鸭步。

6. **肌痉挛步态** 因肌张力过高引起,如:

(1)偏瘫步态:常有患足下垂、内翻,下肢外旋或内旋,膝不能放松屈曲。为了避免足部拖地,摆动期常使患肢沿弧线往外侧回旋向前,又称回旋步。上臂常呈屈曲内收。

(2)剪刀步:又称交叉步。多见于脑瘫及高位截瘫患者,因内收肌痉挛,步行时两髋内收,两下肢交叉,不能步行,或双膝互相摩擦跳跃,步态不稳。

7. **其他中枢神经系统受损步态**

(1)小脑性共济失调时,步行摆晃不稳定,状如醉汉,故称酩酊步态。

(2)帕金森病或基底节病变时,步态短而快,有阵发性加速,不能随意立停或转向,手臂摆动缩小或停止,称前冲步态或慌张步态。

8. **奇异步态** 不能用已知步态解释者应考虑是否为癔症性步态,其特点是动作表现不一贯,有时用更慢更费力的方式完成步行动作,与肌力检查不一致。

(五)步态分析的方法

1. **目测分析法** 此类方法系由医务人员目测,观察病人行走,然后根据所得印象或按照一定观察项目评定,从而作出步态分析结论。结论性质属于定性分析,不能计量。

采用目测法的医务人员,须熟知正常步行周期及有关肌肉关节活动的特点:正常行走需要神经肌肉系统完好,髋膝踝活动度正常,双下肢等长。当患者的神经肌肉骨骼系统受到损害时,会影响正常步行模式,而表现为速度减慢,协调不良,节律性较差,动作不对称,重心的移动过程不平衡等。

采用目测法检查时,让病人以自然的姿势和平常的速度步行来回数次,观察步行时全身姿势是否协调。各运动时相中,下肢各关节姿位和活动幅度是否正常。骨盆的运动、重心的转换和上肢摆动是否协调和对称,行走的速度是否均匀等。然后让病人按不同要求继续步行,分别做加快速度和减慢速度的行走,并做立停、拐弯、转身、上下坡或上下楼梯与台阶、绕过障碍物、缓慢踏步或单足站立等动作。有时还要让病人闭眼步行,这样可使轻度的步态异常表现得较为明显。须用手杖或拐杖行走者,由于助行器可以掩盖很多异常步态,因此,除进行持拐或持杖行走的步态检查外,还应在可能情况下放下助行器,观察徒步行走的步态。

2. 定量分析法 此类方法以借助器械或设备来观察行走步态,得出量化的记录资料为其特点。定量步态分析法观察内容大致如下:

(1)时间距离参数:测定时间参数一般是令病人在规定距离的走道上行走,用秒表计时,行走距离通常不少于10m。测定距离参数可采用足印法,用滑石粉或墨水使病人在行走时双足能在规定走道上或白纸上留下足印。测定距离至少6m,每侧足不少于3个连续足印。另外,在测试距离两端以外应各留有2m左右的空间,作为开始进入行走活动及使行走活动逐渐停下来的缓冲距离。

时间参数和距离参数记录项目可用前述的跨步长、步幅、步宽、足角、步速和步频等。

(2)运动学参数:通常采用影像学方法以观察行走时的运动轨迹,常用高速连续摄影或录像的方法以记录行走运动的全过程。用特制的分析影像设备和计算机系统进行分析,也可将发光体或反光体在受试者体表作出标记点,然后在照片上分析各点的运动轨迹变化。

为测量行走时各关节角度变化情况,多采用电子量角器,将其固定在膝、髋、踝等下肢关节,必要时固定在上肢肩关节上,以获得关节屈伸或其他轴位上运动的角度。

(3)力学参数:常采用测力板或测力台进行测定。病人在台板上面走过时,通过台板下面所装的压力传感器和相应接受、放大及记录装置,可以得出地面反应力或外力的数据,所记录到的压力曲线中的压力峰值即为最大垂直力,并可换算成体重的百分数以便于对比。这种垂直力曲线也可用于分析步行周期,计算出每侧腿站立时相和摆动时相以及双腿支撑期在步行周期中所占百分比和时间的数据。

(4)步行周期参数:采用足踏微动开关记录下步行周期曲线以进行推算。可在病人鞋底的足跟、足掌和足尖处分别装上微动开关,行走过程中分别在足跟着地、全足放平和足趾离地前相继通断,通过栓在腰上的发射信号装置,连于接受记录装置(肌电图仪或微机)而得出步行周期曲线,藉此可以推算出整个步行周期时间,以及站立时相、摆动时相、单腿支撑期、双腿支撑期分别在步行周期中所占百分数。

(5)肌电活动参数:采用动态肌电图方法进行分析,一般使用表面电极以利于行走活动,通过分析与行走功能相关的下肢各肌群在行走时的放电情况,可以推算出相应肌肉肌电幅度,结合足踏开关,还可确定放电出现在步行周期的部位,以及了解各肌群之间协同或拮抗工作的情况。

(6)能量代谢参数:通常采用密封的面罩测量行走中氧和二氧化碳含量的变化,以推算出耗氧量数值,并换算成单位时间或单位距离的能量消耗数据,包括每千克体重每分钟所需卡数[cal/(min·kg)]与每千克体重每米所需卡数[cal/(m·kg)],以作为评定行走时能量消耗的依据。

(7)其他:上述基本步态分析方法已渐被新的技术步态分析技术所取代,如:自动实时光标跟踪运动学分析;三维运动自身分析步态测定等。

十、运动疗法中日常生活活动能力和功能独立性评定

日常生活活动(activity of daily living,ADL)是指人们为维持独立生活而每天必须反复进行的、最基本的一系列身体动作,即进行衣、食、住、行、个人卫生等的基本活动。日常生活活动能力评定是康复的重要组成部分。

日常生活活动能力是一种综合能力,它对于每个人都是非常重要的,在正常人这种能力极为普通,无需作任何特殊努力即可具备,但对于患者则往往需要经过反复的甚至是艰苦的训练才有可能获得。患者由于 ADL 不能自理或大部分不能自理,给生活带来了极大的不便和痛苦,可造成心理压抑,丧失自尊心,产生对他人的依赖,直接影响其生活质量。

(一)日常生活活动能力评定的分级

日常生活活动能力(ADL)的分级就是对患者的独立生活能力、功能残损状况定出度量标准,它是评价患者日常生活基本功能的定量及定性的指标。不同的级别能够可靠地表明不同的功能水平及残疾程度;而级别的变化又可以敏感地反映功能的改善或退化,表明治疗效果。判断标准是以患者的自理程度为中心,结合动作完成的质量、速度、安全性、持久性等因素,以及环境条件、辅助器具应用等情况进行分级的。

常用的分级标准有:三级评定(完全自理、部分需人帮助、完全需人帮助);四级评定(正常、少部分需人帮助、大部分需人帮助、完全需人帮助);五级评定(完全自理、需人监督、需人帮助、需人搬动、不能活动)。

日常生活活动能力分级的组织和设计方式有许多种,以下介绍几种分级法:

1. 修改的 Barthel 指数分级法　Barthel 指数分级法是 1965 年美国 Barthel 提出的,较为常用,1987 年进行了修订,修订后的 Barthel 指数(modified Barthel index,MBI)见表 1-2-14。

表 1-2-14　Barthel ADL 指数

项目	分类和评分
大便	0 = 失禁
	5 = 偶尔失禁(每周 <1 次)
	10 = 能控制
小便	0 = 失禁
	5 = 偶尔失禁(每 24 小时 <1 次,每周 >1 次)
	10 = 控制
修饰	0 = 需帮助
	5 = 独立洗脸、梳头、刷牙、剃须
用厕	0 = 依赖别人
	5 = 需部分帮助
	10 = 自理

(续表)

项 目	分 类 和 评 分
进食	0 = 依赖别人
	5 = 需部分帮助(切面包、抹黄油)*
	10 = 全面自理
转移(床←→椅)	0 = 完全依赖别人,不能坐
	5 = 需大量帮助(2人),能坐
	10 = 需少量帮助(1人)或指导
	15 = 自理
活动(步行)	0 = 不能动
	5 = 在轮椅上独立行动
	10 = 需1人帮助步行(体力或语言指导)
	15 = 独立步行(可用辅助器)
穿衣	0 = 依赖
	5 = 需一半帮助
	10 = 自理(系、解纽扣,关、开拉锁和穿脱鞋袜等)
上楼梯	0 = 不能
	5 = 需帮助(体力或语言指导)
	10 = 自理
洗澡	0 = 依赖
	5 = 自理

*相当于夹菜、盛饭。
(引自缪鸿石:《脑卒中的康复评定和治疗》,1996)

评出分数后,可按以下标准评定其 ADL 能力的缺陷程度:0～20 分为极严重功能缺陷;25～45 分为严重功能缺陷;50～70 分为中度功能缺陷;75～95 分为轻度功能缺陷;100 分为 ADL 自理。

Barthel 分级是通过对进食、洗澡、修饰、穿衣、控制大便、控制小便、用厕、床椅转移、平地行走及上下楼 10 项日常生活活动的独立程度打分的方法来区分等级的。记分为 0～100 分。100 分表示患者基本的日常生活活动能力良好,不需他人帮助,能够控制大小便,能自己进食、穿衣、床椅转移、洗澡、行走到至少一个街区,可以上下楼。0 分表示功能很差,没有独立能力,全部日常生活皆需帮助。

Barthel 指数分级是测定 ADL 的有效方法,可以敏感地反映出病情的变化,即功能的进展,适于做疗效观察及预后判定的手段。

2. 功能独立性评定(functional independence measure, FIM) FIM 是 1983 年美国物理医学与康复医学会提出的医学康复统一数据系统中的重要内容,它不仅评定了躯体功能,而且还评定了言语、认知和社会功能。已经在美国等多国及我国应用。

(1) FIM 的评定内容:FIM 的评定内容见表 1-2-15,一共有 18 项,其中躯体功能 13 项(1～13)、言语功能 2 项(14、15)、社会功能 1 项(16)、认知功能 2 项(17、18)。评分采用 7 分制。

表 1-2-15　FIM 记录表

项　目	评　分	
	入　院	出　院
Ⅰ. 自理活动		
1. 进食	_____	_____
2. 梳洗修饰	_____	_____
3. 沐浴	_____	_____
4. 穿上身衣服	_____	_____
5. 穿下身衣服	_____	_____
6. 上厕所	_____	_____
Ⅱ. 括约肌控制		
7. 膀胱管理	_____	_____
8. 大肠管理	_____	_____
Ⅲ. 转移		
9. 床、椅、轮椅	_____	_____
10. 坐厕	_____	_____
11. 浴盆、淋浴室	_____	_____
Ⅳ. 行进		
12. 步行/轮椅*	步行_____ 轮椅_____ 两者_____	步行_____ 轮椅_____ 两者_____
13. 上下楼梯	_____	_____
运动类评分合计	_____	_____
Ⅴ. 交流		
14. 理解*	听_____ 视_____ 两者_____	听_____ 视_____ 两者_____
15. 表达*	言语_____ 非言语_____ 两者_____	言语_____ 非言语_____ 两者_____
Ⅵ. 社会认知		
16. 社会交往	_____	_____
17. 解决问题	_____	_____
18. 记忆	_____	_____
认知类评分合计:	_____	_____
总计:	_____	_____

　　*此处不评分,仅在所用方式上打√,如为步行,在步行的横线上打√。

　　(引自缪鸿石:《脑卒中的康复评定和治疗》,1996)

（2）FIM 的评分标准:FIM 的评分采用 7 分制,其功能等级和评分标准如表 1-2-16。

表 1-2-16　FIM 中的功能水平及评分标准

功　能　水　平	评　分
1. 独立:活动中不需另一人给予帮助(无帮助者)	
(1)完全独立:构成活动的所有作业均能规范地、安全地完成,不需辅助设备或用品,并在合理的时间内完成	7分
(2)有条件的独立:具有一个或多个下述的情况:活动中需要辅助设备;活动需要比正常长的时间,或有安全方面的顾虑	6分
2. 依赖:为了进行活动,病人需由另一个人给予监护或身体上的帮助,或者是不能进行活动	
(1)有条件的依赖:病人自己付出 50% 或更多的努力,他所需的辅助水平如下:	
1)监护或准备:病人所需的帮助不多于备用(紧急时用)、提示或哄劝,帮助者与病人没有身体接触,或者帮助者仅仅需帮他准备必需用品,或帮他戴上矫形器	5分
2)最小量的接触身体的辅助:病人所需的帮助不多于轻触,他自己能付出 75% 或更多的努力	4分
3)中度的辅助:病人所需的帮助超出轻触或他付出的努力仅为 50% ~75%	3分
(2)完全依赖:病人付出的努力≤25%,需要最大量的和完全的辅助,或者活动根本就不能进行,需辅助的水平又分为:	
1)最大量的帮助:病人付出的努力 <50%,但至少有 25%	2分
2)完全辅助:病人付出的努力 <25%	1分

(3)FIM 的功能独立分级:FIM 评分最少为 18 分,最高为 126 分,根据评分情况,可作下面的分级。

126 分:完全独立。

108~125 分:基本上独立。

90~107 分:极轻度依赖或有条件的独立。

72~89 分:轻度依赖。

54~71 分:中度依赖。

36~53 分:重度依赖。

19~35 分:极重度依赖。

18 分:完全依赖。

前 2 级可列为独立;最后 3 级可列为完全依赖;中间 3 级可列为有条件的依赖。

(二)日常生活活动能力的评定方法

日常生活活动能力的评定不像关节活动度和肌力等检查,后者仅仅牵涉到解剖学和功能解剖学方面纯医学范畴的检测,ADL 评定方法是对患者综合能力的评定。在评定前,应了解患者身体功能方面的各项因素,如肌力、关节活动度、协调性、感觉和平衡等,以确定患者 ADL 残存的能力和不足,以及是否需要专门的设备辅助;另外,还应评定其感知和认知功能,以了解其学习 ADL 的能力(如脑卒中患者)。评定结果有可能受环境和主观意念及其他社会心理因素的影响,在评定时应对这些因素给予充分的考虑。由于每一项 ADL 均由一系列动作组成,评定时必须找出影响该项活动完成的具体环节,并加以分析。

日常生活活动能力的评定方法包括评定的客观观察和记录两部分。

1. 评定方法

(1) 直接观察法:由评定者亲自观察患者进行具体 ADL 活动。评定时由评定者向病人发出动作指令,嘱其依指令去做,根据其实际动作能力进行评定及记录。最好能在患者日常进行这些活动的环境和时间里作评定。如评定进食在患者吃饭时间进行。还可将每一项日常生活活动分解成一系列简单的基本动作,按步骤完成进行评定。若因某种原因(如肌力弱或运动协调性低下)不能达到要求,可采用相应的补偿方法,如矫形器、自助具或针对其原因进行相应训练后完成。对于能直接观察的动作不要只是采取询问的方式了解能做什么不能做什么及完成的程度,而要做到客观观察,避免主观判断,以确保评定结果的准确可靠。

(2) 间接评定法:对一些不便直接观察的项目,通过询问的方式进行了解和评定,如穿脱紧身衣裤、控制大小便等。

(3) 日常生活评定室:在有条件的医院、诊所及康复训练机构,ADL 室既是进行评定的场所,又是直接开展 ADL 训练的训练室。因此,房间设置应尽量接近实际生活环境,如有盥洗室、厕所,并备有部分相应的生活用具,如床、椅、水龙头等,要合理摆放,便于患者操作使用。

2. 评定记录 对 ADL 测定结果必须做客观的记录。记录要简明可靠,为了评定康复疗效及功能进展情况,应在记录中注明评定日期及评定者姓名,以便在不同时期进行比较。可以根据确定的 ADL 分级法自行设计记录表格,将评定结果记录下来。

(纪树荣 常 华 胡春英)

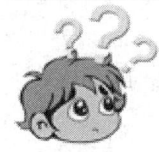

思考题

1. 什么是物理疗法?什么是运动疗法?
2. 理疗与运动疗法关系如何?
3. 运动疗法工作目的是什么?
4. 运动疗法中常用的运动方法有哪些?
5. 运动疗法如何分类?
6. 运动疗法的应用范围如何?
7. 运动疗法的禁忌证。
8. 运动疗法技术工作的原则。
9. 运动疗法与循证医学的关系。
10. 运动疗法评定的特点。
11. 关节活动度评定标准和实施。
12. 肌力评定标准和实施。
13. 痉挛评定标准和实施。
14. 上肢及手功能评定标准和实施。
15. 平衡功能评定标准和实施。
16. 协调性评定标准和实施。
17. 步态分析评定标准和实施。
18. 运动疗法中日常生活活动能力和功能独立性评定。

参考文献

1. 纪树荣,主编. 康复医学. 北京:高等教育出版社,2004
2. 纪树荣,主编. 康复疗法学. 北京:华夏出版社,2004
3. 缪鸿石,主编. 康复医学理论与实践. 上海:上海科技出版社,2000
4. 南登昆,主编. 康复医学. 第4版. 北京:人民卫生出版社,2008
5. 乔志恒,范维铭,主编. 物理治疗学全书. 北京:科学技术文献出版社,2001
6. 卓大宏,主编. 中国康复医学. 第2版. 北京:华夏出版社,2003
7. 周天健,主编. 康复技术全书. 北京:北京出版社,1989
8. 克鲁逊,主编. 南登昆等,编译. 克氏康复医学. 湖南科学技术出版社,1990
9. Braddom RL. Physical Medicine and Rehabilitation. 2nd ed. Philadelphia, W. B. Saunders Co. ,2000
10. Delisa JA, Gans BM. Rehabilitation medicine Principles and Practice. 3rd ed. Philadelphia:Lippincott Publishers,1998
11. Delisa JA, Gans BM. Rehabilitation medicine Principles and Practice. 4rd ed. Philadelphia, New York:Lippincott Raven,2005
12. Erwin GG, Stanley JM, Joan EE, et al. Physiological Basis of Rehabilitation Medicine. 3 rd ed. Boston:Butterworth – Heinemann, 2001
13. Grabois M, Garrison SJ and Hart KA, et al. Physical Medicine and Rehabilitation:The complete Approach. Cambridge, MA, Blackwell Science, 2000
14. Patricia A. Downie Cash's textbook of neurology for physiotherapists. London, Boston, 1986
15. Pittler MH, Errnst EE. Evidensce – based PM&R? (letter to the editor) Arch Phys Med Rehabil 1997, 78:1281
16. Sackett DL. Evidensce – based medicine:what it is and what it isn't . Br Med J 1996, 312:71 – 72
17. Saunders H ed. Evaluation treatment and prevention of musculoskeletal disorders. Minneapolis:Viking, 1985
18. 奈良勳,監修. 吉尾雅春,編集. 運動療法学総論. 東京:医学書院,2001
19. 津山直一. 標准リハビリテッヨソ医学. 東京:医学書院,1986
20. 細田多穗,柳澤鍵. 理学療法ハンドブック. 東京:協同医書出版社,2000
21. 上田敏,等. リハビリテーショソ基礎医学. 日本医学院,1986

第二章 常规运动疗法技术

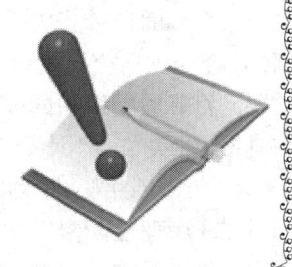

学习目标
1. 熟悉各种常用的运动疗法技术。
2. 掌握维持与改善关节活动范围的训练、关节松动术、增强肌力和肌肉耐力训练、恢复平衡能力训练、协调性功能训练、体位摆放和身体移动及站立步行功能训练。
3. 了解心脏功能训练、呼吸运动及排痰能力训练、水中运动、医疗体操等。

运动疗法是徒手或借助器械,利用力学原理来预防和治疗疾病,防治患者运动功能障碍的方法。可分为常规运动疗法、神经生理学疗法和运动再学习疗法等。

常规运动疗法技术一般包括增强肌力的训练、增强肌肉耐力的训练、维持与改善关节活动范围的训练和恢复协调、平衡能力的训练等。有人将其范围扩大,把常用的恢复步行能力、体位转换、心肺功能训练、医疗体操等各种运动训练也纳入此范畴之内。牵引疗法及按摩疗法原应属于本章,但因在方法和作用机制方面有独特之处,所以本书分别另辟为章进行介绍。

第一节 维持与改善关节活动范围的训练

一、基本概念

关节活动范围训练,是指利用各种方法以维持和恢复因组织粘连或肌痉挛等多种因素引起的各种关节功能障碍的运动疗法技术。关节活动范围是指关节运动时所通过的轨迹,主要沿着三个相互垂直的运动轴进行,包括前屈—后伸、内收—外展、内旋—外旋等等。例如,肩、髋关节具有3个活动轴,即在额状轴做屈伸运动,在矢状轴做外展和内收运动,在纵轴做内旋和外旋运动。肘关节包括两个关节:肱尺关节和尺桡关节具有两个活动轴,一是在额状轴进行屈伸运动,另一为在纵轴进行前臂的旋前和旋后。正常各关节的屈伸或旋转均有一定的角度范围,此范围就是关节的活动度;各关节都有其正常活动范围,也就是关节活动度的正常值(参见第一章第二节)。这些正常值根据个体、性别、年龄、职业、人种、运动史而有所不同。

二、影响关节活动范围受限的因素

(一) 正常的生理性因素

限制关节活动范围的生理因素主要包括:骨性限制、软组织的限制、韧带的限制和肌肉的张力以及失神经支配等。

1. 拮抗肌的肌张力　如髋关节的外展动作受到内收肌张力的限制,使它不能过度外展;同样,髋屈肌会限制髋部的伸展动作。又如,在膝关节伸展位进行屈髋将受到腘绳肌的限制。

2. 软组织相接触　如髋膝关节屈曲与胸腹部相接触影响髋膝关节的过度屈曲。

3. 关节的韧带张力　关节韧带强,则活动的幅度就小,例如髋伸展受髋部韧带的限制,伸膝时会受到前交叉韧带、侧副韧带等的限制。

4. 关节周围组织的弹性情况　关节囊薄而松弛,关节的活动度较大,如盂肱关节与胸锁关节同属轴关节,但因关节囊松紧不同而关节活动度不同,前者较为灵活。

5. 骨组织的限制　如伸展肘关节时,会因关节形态而有骨与骨的接触,限制肘过伸。

(二) 病理性因素

1. 关节周围软组织挛缩　关节囊外软组织挛缩可导致关节活动受限,影响关节的主动、被动运动范围。临床上,由于关节长期制动、卧床、创伤、烫伤等造成肌肉皮肤短缩,形成瘢痕而导致挛缩。

2. 神经性肌肉挛缩　主要包括3种:反射性挛缩、痉挛性挛缩、失神经支配性挛缩。

(1) 反射性挛缩:为了减少疼痛,长时间将肢体置于某一种强制体位造成的挛缩。

(2) 痉挛性挛缩:中枢神经系统原因所致的痉挛性疾患,因肌张力亢进造成的挛缩为痉挛性挛缩。例如关节的主动肌进行运动时,因拮抗肌不能放松而将限制关节的运动范围。

(3) 失神经支配性挛缩:因末梢神经疾患,肌肉失神经支配所致的弛缓性瘫痪造成的挛缩。由于肌张力低下,患者身体在抗重力、阻力的情况下不能完成某种动作,因此将影响关节的主动运动,不能达到全关节的活动范围。

3. 粘连组织的形成　发生于关节内、关节周围软组织的粘连以及引起该关节活动的主要肌肉的粘连。例如,关节组织受损伤后,大量的浆液纤维组织渗出,局部出现胶原纤维,导致粘连形成,又因为疼痛,关节活动少、不充分,使韧带、肌腱等被胶液粘在一起,一旦形成组织粘连,将影响关节的运动范围。同样,关节的周围组织烧伤、烫伤后形成的瘢痕也将与皮下软组织粘连,降低关节的活动范围,影响关节的主动、被动运动。因此,应在不加重患者的损伤及不引起难以忍受的疼痛的条件下,尽早做轻柔的关节被动或主动活动,维持关节周围组织的灵活性,防止粘连的发生,以缩短功能恢复的时间,增大关节活动范围。

4. 关节内异物　例如关节外伤后,关节腔内纤维软骨撕裂,使关节内产生异物,造成关节活动受限。

5. 关节疾患　例如类风湿性关节炎、关节僵硬、异位骨化、骨性关节炎等,也将影响关节的活动范围。

6. 疼痛/保护性肌痉挛　关节损伤后,由于疼痛或为了防止进一步的损伤而常常限制关节局部的活动,疼痛还常引发保护性痉挛,其后会出现继发性粘连和挛缩。这将影响关节的主动运动,偶尔也会影响被动运动。

7. 关节长时间制动后　关节周围的结缔组织是由网硬蛋白和胶原组成的,这是一种疏松的网状组织,关节损伤后制动将使胶原纤维和网硬蛋白沉积,形成致密的网状结构。受伤后的关节固定两个星期后就会导致结缔组织纤维融合,导致关节运动功能受限。例如肩关节受损后,如不固定,18天内就能恢复,如固定1星期,则需52天才能恢复,如固定2星期,需121天才能恢复,如固定3星期,则需300天才能恢复。因此,应在不使损伤、疼痛加重的情况下,尽早进行关节的被动活动。

三、训练方法

维持关节活动范围的训练是以维持正常或现存关节活动范围和防止关节挛缩、变形为目的。训练时无需肌肉主动收缩参与运动,而是借助他人、器械或自我肢体辅助来完成的一种训练方法。

(一)防止关节周围软组织挛缩造成的关节功能障碍

患者肢体损伤制动后,在短期内就可能引起关节的挛缩和变形。因此,在患者卧床期间,就要认真考虑预防关节挛缩的发生。常用的方法有:

1. 保持肢体良好的体位　参见本章第六节。
2. 体位转换　如翻身、坐起等,可防止关节挛缩,保持关节活动度。参见本章第六节。
3. 被动运动

(1)目的:通过适当的关节被动运动,可保持肌肉的生理长度和张力,保持关节的正常活动范围。被动活动对恢复关节正常活动范围有较大的帮助,是维护关节正常形态和功能不可缺少的方法之一,特别适合于有轻度关节粘连或肌痉挛的患者。对于肌肉瘫痪的患者,在神经功能恢复前应及早进行关节的被动运动,可以达到维持关节正常活动范围的目的。

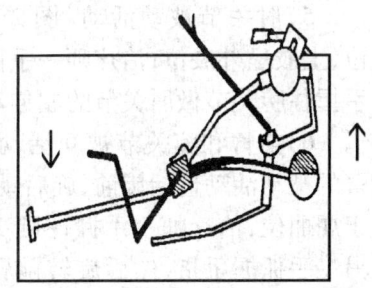

图2-1-1　躯干被动活动,使肩和骨盆向相反方向旋转

(2)训练方法:

1)躯干被动活动(图2-1-1):患者仰卧位,患侧下肢膝屈曲,治疗师一手固定患者的一侧肩关节,另一只手放在患侧骨盆部位,使肩和骨盆向相反的方向旋转并停留数秒钟,以达到充分牵拉患侧躯干的作用。

2)肩关节屈曲被动活动(图2-1-2):患者仰卧位,治疗师一手握住患者肘关节上方,另一只手握住腕关节处,然后慢慢把患者上肢沿矢状面向上高举过头。

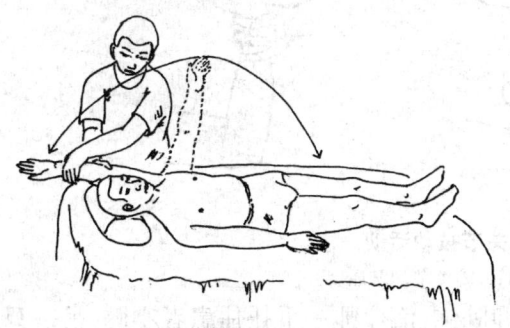

图2-1-2　肩关节屈曲被动活动

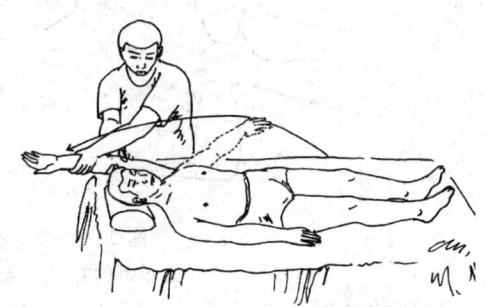

图2-1-3　肩关节外展被动活动

3）肩关节外展被动活动（图2-1-3）：患者仰卧位，治疗师一手握住患者肘关节上方，另一只手握住腕关节处，然后慢慢把患者上肢沿额状面向上高举过头，但当患者上肢被动移到外展90°时，要注意将上肢外旋后再继续移动直至接近患者同侧耳部。

4）肩关节内外旋被动活动（图2-1-4）：患者仰卧位，肩关节外展90°伴肘关节屈曲，治疗师一手固定肘关节，另一只手握住患者的腕关节，以肘关节为轴，将上肢向内、向外方向旋转。

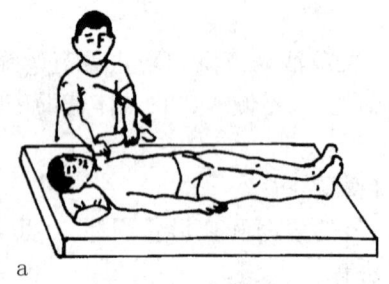 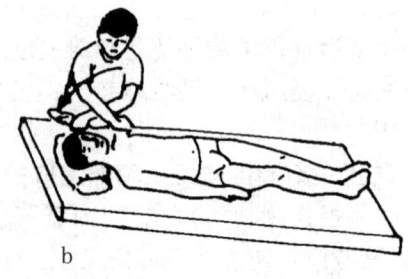

图2-1-4　肩关节内外旋被动活动
a.肩关节内旋的训练方法；b.肩关节外旋的训练方法。

5）肘关节被动活动（图2-1-5）：患者仰卧位，上肢呈外展位，治疗师一手固定肘关节，另一只手握住腕关节做肘关节的屈伸动作。

6）前臂和腕关节被动活动（图2-1-6）：前臂的被动活动包括旋前、旋后动作。患者肘关节处于屈曲位，治疗师一手握住腕关节上方进行固定，另一手抓握手指，然后旋转前臂，做旋前旋后的动作。腕关节的被动活动方法与肘关节的方法相似，但治疗师手的握法稍有不同，其一手握住腕关节的上方，另一只手握住腕关节的下方，做腕关节的屈曲伸展动作。

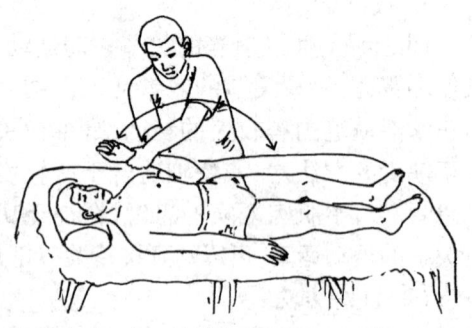

图2-1-5　肘关节被动活动

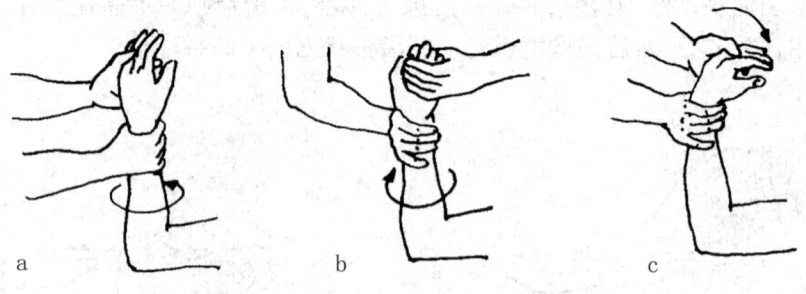

图2-1-6　前臂和腕关节被动活动
a.前臂的旋前；b.前臂的旋后；c.腕关节的掌屈。

7）髋关节屈曲被动活动（图2-1-7）：患者仰卧位，治疗师一手托住患者小腿，另一只手托住患者足跟，双手将患者大腿沿矢状面向上弯曲，使大腿前部尽量接近患者腹部。

8）髋关节伸展被动活动（图2-1-8）：患者俯卧位，治疗师一手抓握踝关节上方，另一只手从下方抓住膝关节前部,并用前臂托住患者小腿和膝关节,用力向上方抬,被动伸展患者的髋部。

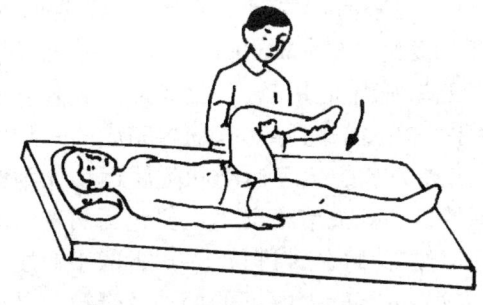

图2-1-7 髋关节屈曲被动活动

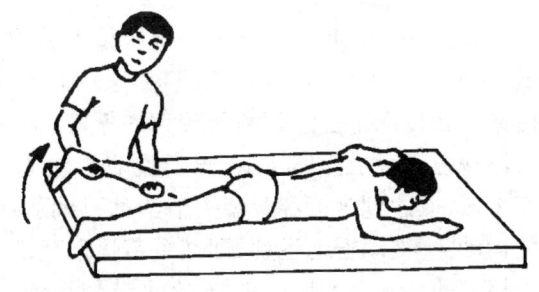

图2-1-8 髋关节伸展被动活动

9)髋关节外展被动活动(图2-1-9):患者仰卧位,治疗师一手放在膝关节下方,另一只手握住患者踝关节上方,将下肢沿额状面方向移动,一直达到全关节活动范围。

10)踝关节背屈被动活动(图2-1-10):患者仰卧位,治疗师一手固定踝关节上方,另一只手握住患者的足后跟,前臂贴住患者脚掌及外侧,用力向上方拉动。

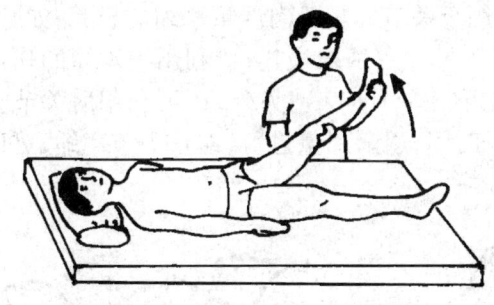

图2-1-9 髋关节外展被动活动

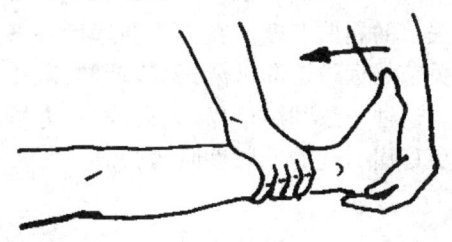

图2-1-10 踝关节背屈被动活动

(3)注意事项:

1)对于因伤病而暂时不能活动的关节,要尽早在不引起病情、疼痛加重的情况下进行关节的被动活动,活动范围应尽可能接近正常最大限度。

2)关节活动范围的维持训练应包括身体的各个关节;每个关节应进行全方位范围的活动(如:肘关节屈曲、伸展;肩关节屈曲、伸展、内收、外展、外旋和内旋等)。

3)固定关节的近端,被动活动远端;活动时动作要缓慢、均匀;每次各方向活动分别进行3~5遍。

4)必须熟练掌握关节解剖学结构、关节的运动方向、运动平面及各个关节活动范围的正常值等。

5)每次活动只针对一个关节,固定的位置应尽量接近关节的中心部位。

6)对于跨越两个关节的肌群,应在完成逐个关节的活动后,再对该肌群进行牵张。

7)对于那些活动受限的关节或长期处于内收、屈曲位的关节,要多做被动牵拉运动,如牵拉跟腱维持踝关节的背屈活动、对屈曲的肘关节做伸展活动等。

8)患者的体位应舒适,被固定的部位要稳定、牢固。

9)关节被动活动之前,要对患者做好解释工作,以得到患者的合作。

10）在运动某一关节时，要给予该关节一定的牵拉力，这样可减轻关节面之间的摩擦力，使操作容易进行，并能保护关节，防止关节面挤压。

4. 关节松动术　关节松动术（joint mobilization）可用来治疗关节功能障碍，如疼痛、受限，这是一种实用、有效的手法操作技术。澳大利亚的麦特兰德（Maitland）对此技术的发展贡献很大，故也称为"麦特兰德"手法。此方法发展较快，临床应用较广，已经形成了独立的体系。此技术是治疗师利用较大的振幅、低速度的手法在关节的可动范围内完成的一种针对性很强的手法操作技术，属于被动运动范畴。常选择关节的生理运动和附属运动作为治疗手段，以达到维持和改善关节活动范围、缓解疼痛的目的。关节松动术主要包括两种类型的运动：①被动振动运动，即在关节运动范围内的任何位置，每分钟进行2~3下的小幅度或大幅度的振动。②持续牵拉，在关节的活动范围终末端，进行轻微幅度的振动及牵拉。具体操作手法参见本章第二节。

（二）防止神经肌肉性挛缩造成的关节活动障碍

1. 利用等长运动、主动运动等方法扩大关节的活动范围

（1）等长运动：利用等长运动的方法维持并逐步扩大关节的活动范围，在骨关节疾病或术后的早期，可用石膏固定使挛缩的肌肉处于伸展状态。

1）绞木棒石膏法（quengel method）：此方法适用于关节周围肌肉严重挛缩的患者，如膝、肘关节的屈曲挛缩。在关节的远近端各缠绕石膏绷带并用两根绳连接，利用绞木棒的作用使关节的远端逐渐远离，关节渐伸，减少关节屈曲（图2-1-11）；另外，还可利用肘关节支具。这种方法利用疼痛阈值以下的力量，经过较长时间，逐渐加量进行，纠正关节挛缩，可以避免疼痛引起的反射性肌紧张。

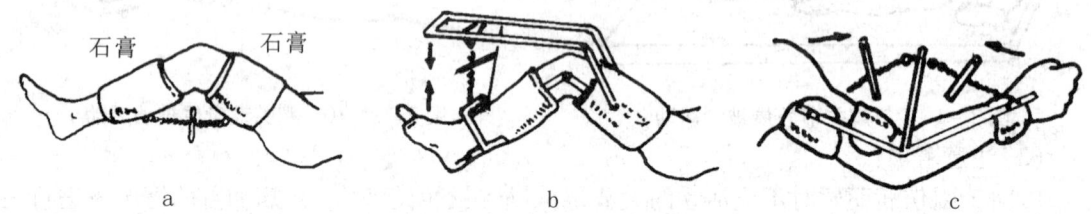

图2-1-11　绞木棒石膏法
a.扩大膝关节屈曲角度的方法；b.扩大膝关节伸展角度的方法；c.扩大肘关节屈曲角度的方法。

2）石膏绷带更换法（图2-1-12a）：把挛缩的关节矫正至患者可忍耐的程度后缠绕石膏绷带，硬固后将石膏托锯成前后两片并缠上绷带固定，这样便于除去石膏托后进行其他的热敷等温热疗法。每周更换石膏绷带以增加矫正的度数，扩大关节的活动范围。

3）衬垫补加法（图2-1-12b）：石膏固定的方法同前，开始时，把衬垫放在关节的屈曲侧，过一段时间后将衬垫移到伸展侧，外缠绷带，利用持续的矫正力逐渐扩大关节的角度。

（2）主动运动：主动运动在运动疗法技术中应用最为广泛，对于神经性痉挛或挛缩可使用放松训练及主动的关节活动训练等方法扩大关节的活动范围。

1）放松训练：

目的：放松训练不仅可用于减轻痉挛，增加关节的活动范围，也可用在增强肌力训练或其他运动疗法之后，以消除肢体的疲劳感。肌张力常受意识的影响，对肌张力升高的患者，关节活动范围受到限制，若采取一定的放松训练，能较好地增大关节运动范围。

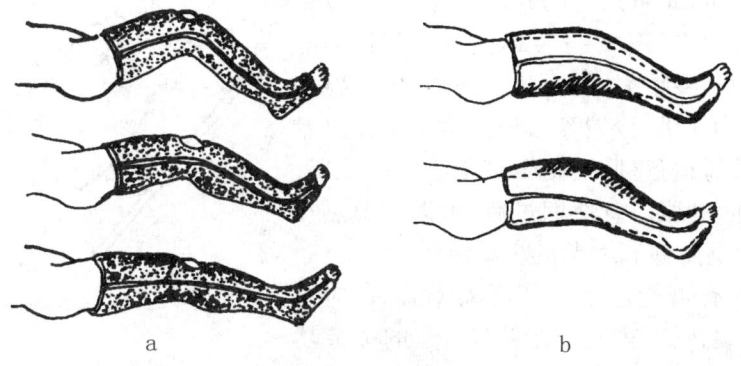

图 2-1-12 石膏绷带治疗法
a.更换方法;b.衬垫补加法。

训练方法:放松时,除要求治疗师有一定的技巧外,还要使患者明确放松的含义和作用,增强患者的自信心,使其较好地配合治疗师完成训练,提高放松效果。放松训练时的体位以卧位和坐位多见(参见本章第十节)。临床常用的方法有对比法(contrast method)、交替法(reciprocal method)和暗示法(suggestive method)。①对比法:是根据肌肉强力兴奋收缩后将使同一肌肉产生相同程度放松的原理进行的一类放松训练。此方法从肢体的远端开始训练,然后再到肢体的近端;先从一侧肢体放松开始再到另侧肢体放松,按顺序进行。如指示患者用力握拳后放松、用力屈肘后放松、用力外展肩关节后放松等训练。做此训练时最好配合深呼吸同时进行,即肢体用力时要吸气,肢体放松时要呼气。但对于明显肺部疾病及高血压患者不能用此方法。②交替法:是根据主动肌强力收缩后导致拮抗肌松弛的原理进行的一类训练方法。例如,偏瘫患者上肢屈肌过分紧张,治疗师通过使其肘关节伸肌用力收缩来缓解屈肌的紧张,而使之放松。③暗示法:此方法要求在特定的环境下进行,如房间温暖、通气良好、光线柔和,治疗师要用平静和缓的语调指导患者,使其把注意力集中在需要放松的部位,先想象此肢体"非常沉重"并重复数次,直至该部位显示为放松。

2)徒手体操或利用设备的训练:

目的:主动运动还包括各种徒手体操或借助简单设备,如体操棒、肋木等增进关节活动范围。徒手体操是增进关节活动范围最常用的方法。

训练方法:肩关节由于长期固定而导致的运动功能受限,可采用太极拳中"云手"的方法,患者弓箭步站立位,用健手和前臂托住患侧肘部,随着身体重心前后移动做肩关节的画圈运动。当手指功能有障碍时,指示患者主动屈伸各指间关节,治疗师可帮助患侧手指屈伸。对于肘关节的屈伸障碍,有时也可借用一些简单的设备,如利用固定在墙上的肩肘关节旋转器或墙壁拉力器进行训练;对于手指功能有障碍的患者,可使用分指板、橡筋网等。对于膝关节功能障碍的患者,可利用固定的自行车、可调节坡度的跑台等进行改善关节活动范围的训练。

2. 被动运动 防止肌肉松弛无力,维持关节的活动范围和伸展性。训练方法如前所述。

3. 体位变换 防止肌肉废用性萎缩,维持关节的活动范围和肢体的伸展灵活性。体位转换方法如上所述。

(三)防止软组织粘连形成的关节活动障碍

为防止损伤后软组织粘连,常用 RICE 法进行处理,即休息(rest)、冰敷(ice)、压缩(compression)、抬高(elevation)。例如:RICE法常常应用于踝关节的急性损伤(图2-1-13):受伤部位的冷却可用冰水、冰袋、冷喷剂,但要防止冻伤;压迫要稍重一些(可用弹力绷带、沙袋等),但注意不要使患者发生血液循环障碍;将患肢抬高至高于心脏的位置,可防止伤处出血、肿胀。急性期过后,可以用温热疗法来减轻疼痛并开始进行关节的主动活动。

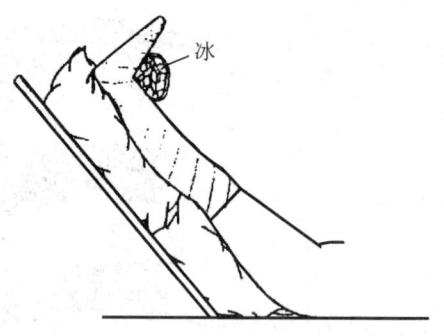

图2-1-13 RICE法

当组织粘连有可能造成关节活动障碍时,应及时训练治疗,改善因组织粘连或挛缩引起的关节功能障碍。

1. 改善软组织粘连挛缩 挛缩多是由于皮肤、肌肉及包绕关节周围的软组织发生病理变化而引起,运动疗法是有效的治疗手段,常用方法如下:

(1)牵张训练:是使关节周围挛缩的软组织松弛的一种牵拉矫正方法,常常利用治疗师的手法、训练器具或患者自身的重量、体位等方法进行牵张。

1)目的:持续牵伸关节周围组织,缓解关节肌肉痉挛,扩大、维持关节活动范围。

2)方法一:外力牵张。选择不同的作用力,根据关节挛缩的原因和程度、伸展的难易程度、患者体力、挛缩部位以及器具类型等决定外力。在外力作用下牵张单个或多个关节的周围组织,使挛缩的组织得到伸展。

A. 利用患者自身体重的方法:髋关节屈曲受限的患者,在双膝跪位下,可利用自身体重进行矫正,被动加大髋关节的屈曲活动范围(图2-1-14)。若此训练在浴池中或热敷后进行效果更佳。对于膝关节屈曲受限的患者,也可利用此体位,再加上身体的重量来训练。

对于偏瘫患者的足下垂,可让患者站在踝关节矫正板上,利用自身的体重进行被动牵张,矫正度数及楔板高度的选择可根据患者的具体情况而定,若关节受限程度较大,初期可用较小高度的楔板,再逐渐增加高度进行矫正(图2-1-15)。

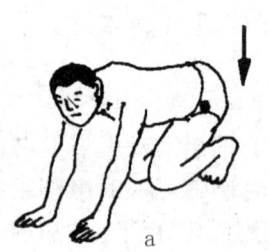 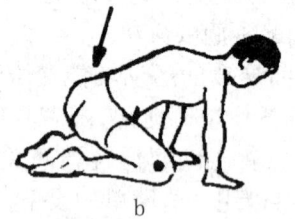 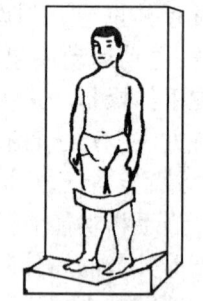

图2-1-14 利用自身体重的牵张方法
a.髋关节屈曲受限;b.膝关节屈曲受限。

图2-1-15 站立位时的踝关节内翻牵张法

B. 利用重物重量的方法(图2-1-16):可以将沙袋、哑铃直接或间接地放在患者的肢体上进行牵张。治疗师可根据患者治疗的状况,逐渐加大或减少重物的重量或延长牵拉的时间来牵张关节。

C. 利用体位的方法(图2-1-17):可利用仰卧位时对髋部产生的自然下垂的压力、健侧下肢保持屈曲位时产生的牵拉力等改善关节周围肌肉的挛缩,或将健侧下肢悬吊并使之处于屈曲位,然后在患侧下肢膝关节上方挂一重物以加强对髋部向下伸展的牵拉力,矫治髋关节的屈曲挛缩。

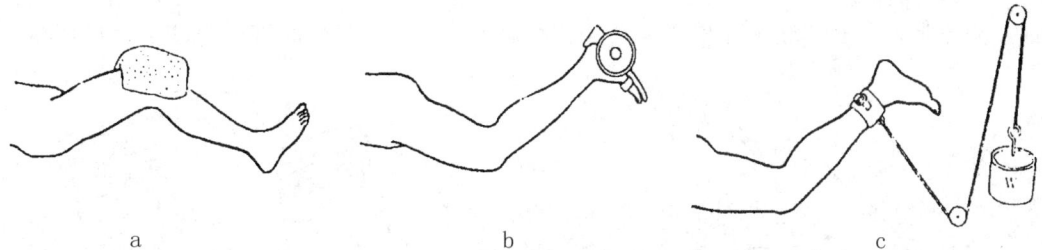

图 2-1-16　利用重物进行牵张的方法
a.直接放置沙袋；b.直接利用重物；c.间接利用滑车。

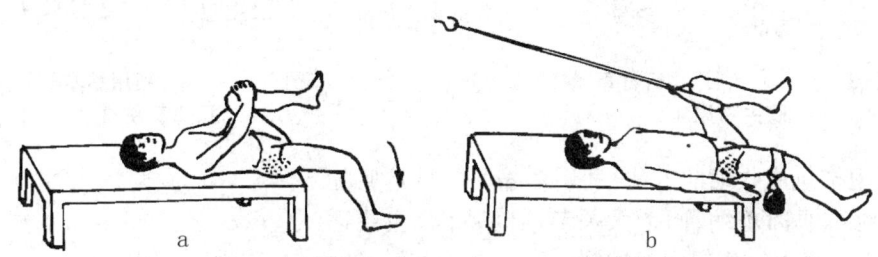

图 2-1-17　仰卧位牵张髋关节屈曲挛缩方法
a.患侧下肢的自然下垂；b.膝关节上方加重物。

D. 治疗师徒手治疗：手法训练可以增加关节的活动范围。常用的方法为：被动运动、辅助及主动运动和抗阻运动等。治疗师应正确掌握牵张的力度,一旦掌握熟练的手法操作后,就能收到良好的效果,特别是对于骨折和手术后固定的患者应进行早期训练,在应用主动运动的同时可结合关节的被动牵张手法。常见的手法操作举例如下：

骨折后股四头肌牵张法（图 2-1-18）：患者俯卧位,治疗师一手固定骨折远端,另一上肢的前臂支持小腿,并缓慢用力向患者头部方向进行牵张,再指示患者用力伸展膝部,进行膝关节的等长运动,然后继续牵张膝部,再指示患者进行主动的膝关节伸展动作。

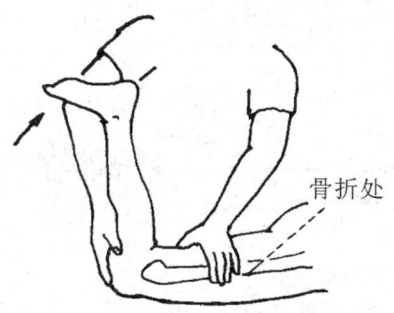

图 2-1-18　骨折后股四头肌的徒手牵张法

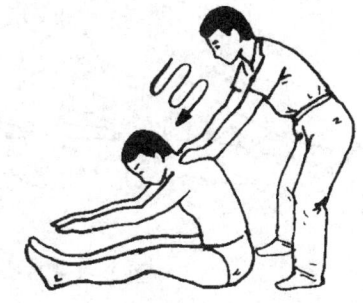

图 2-1-19　屈膝肌群的徒手牵张法

双下肢屈膝肌群的牵张法（图 2-1-19）：患者长坐位,双上肢向前伸展。治疗师位于患者身后,双手放于患者肩部,指示患者向前方弯腰,进行躯干和髋关节的屈曲动作,尽量用手指去触摸足尖。训练时,应保持双膝伸展位,不可屈膝。

E. 利用器械的方法(图2-1-20、21、22):对于膝关节屈曲受限的患者,可利用平行杠进行下蹲,再用自身体重下压来扩大膝关节的屈曲活动范围。在下蹲过程中注意使患者保持足跟着地。治疗师也可利用肋木让患者保持稳定的体位,然后再下蹲进行改善膝关节受限的训练。

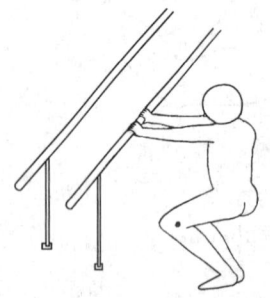

图2-1-20 利用平行杠牵张膝关节屈曲

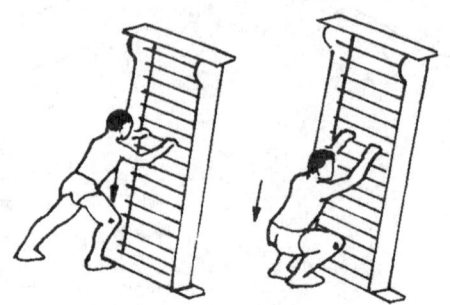

图2-1-21 利用肋木牵张膝关节屈曲

F. 利用拮抗肌收缩的方法:利用短缩肌的拮抗肌随意收缩来对抗肌肉短缩,而增大关节活动范围,主要适用于疼痛或僵直而发生肌肉短缩时。

3)方法二:自我牵张。患者学习掌握自我牵张训练方法,应坚持每日1次,合并有痉挛及容易引起关节挛缩时应每日数次。

A. 髋膝关节屈曲动作的自我牵张方法:患者长坐位,将左手放在小腿上,将右手放在膝关节下方,用力将下肢拉起,尽量屈曲靠近自己的胸部(图2-1-23)。

B. 髋膝关节外展外旋动作的自我牵张方法(图2-

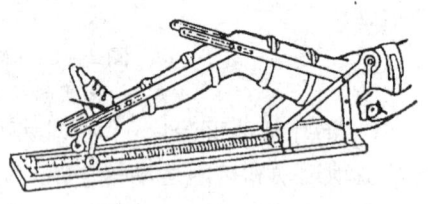

图2-1-22 利用传统的运动器械牵张膝关节屈曲

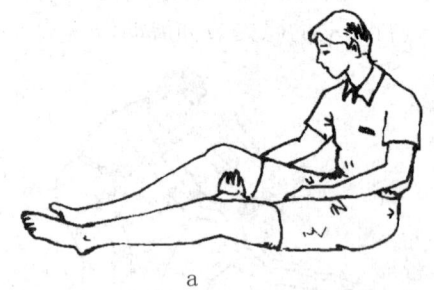
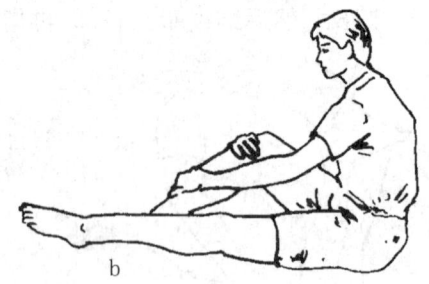

图2-1-23 髋膝关节屈曲的自我牵张方法
a.用力将下肢拉起;b.屈曲下肢尽量靠近自己的胸部。

1-24):患者将右脚掌顶在左腿膝部,右手放在右侧膝关节部位,轻轻向下振动。

C. 踝关节背屈动作的自我牵张方法(图2-1-25):患者将左手掌根部放在前脚掌的下方并用力朝着膝关节方向拉动。

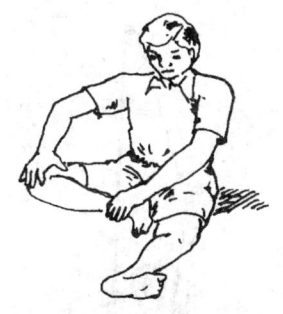 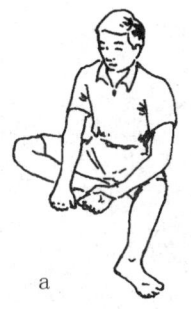 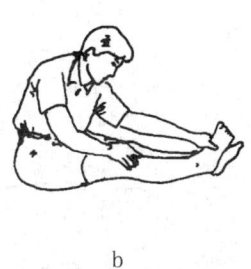

图 2-1-24 髋膝关节外展外旋动作的牵张方法

图 2-1-25 踝关节背屈动作的自我牵张方法
a. 髋膝关节屈曲位时踝关节的背屈；b. 髋膝关节伸展位时踝关节的背屈。

D. 腘绳肌的自我牵张方法：患者仰卧位，右手抓住右侧大腿的裤子，用力向上把腿拉起（图 2-1-26a），用左手抓住踝关节部位（图 2-1-26b），将右手掌放在膝关节前方（图 2-1-26c），左手用力将小腿朝自己头部方向拉动，同时用右手保持膝关节的伸展位（图 2-1-26d）。

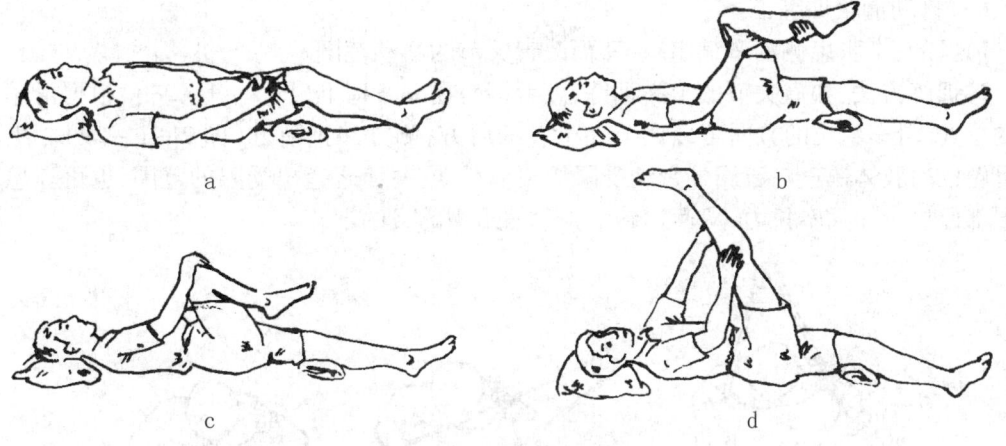

图 2-1-26 腘绳肌的自我牵张方法
a. 用力向上把腿拉起；b. 用左手抓住踝关节部位；c. 将右手掌放在膝关节前方；d. 用力将小腿朝自己头部方向拉动。

(2) 摆动训练(pendular swinging)：

1) 目的：此方法可牵张关节周围组织，在短时间内扩大关节的活动范围，也可收到肢体放松的效果。

2) 方法：是一种手臂和腿部前后摆动，放松肢体的训练。将上肢或下肢置于下垂体位，做前后放松摆动，直至肢端有麻木的感觉为止。也可在肢体上加 1～2kg 的重物，再做摆动。这样可拉大关节间隙，加大摆动趋势，带动肢体超出关节的受限范围，对短缩的关节组织起到牵拉作用。这种摆动非常适用于减轻强直性震颤（如帕金森病），多用于肩、髋、膝关节等的康复训练（图 2-1-27）。

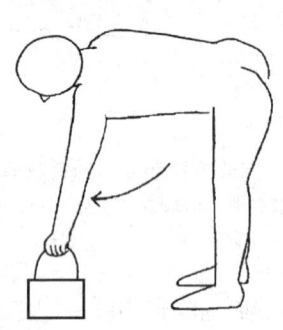
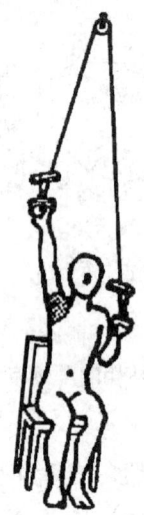

图 2-1-27 肩关节的摆动训练　　　　　　图 2-1-28 肩关节的上举训练

(3) 自动滑轮训练:

1) 目的:牵张患侧的挛缩组织,从而改善关节的活动范围。

2) 训练方法:如肩关节的上举训练,患者端坐在靠背椅上(图2-1-28),根据滑车与身体的位置,滑车牵拉的方向可以调节在患者的后方、侧方和正前方(图2-1-29)。患者通过滑轮拉动肢体快速轮流屈伸带动受限的关节活动,并使之超出受限的范围,也可让患者在受限部位故意加大牵拉力,从而达到牵张挛缩组织的目的。

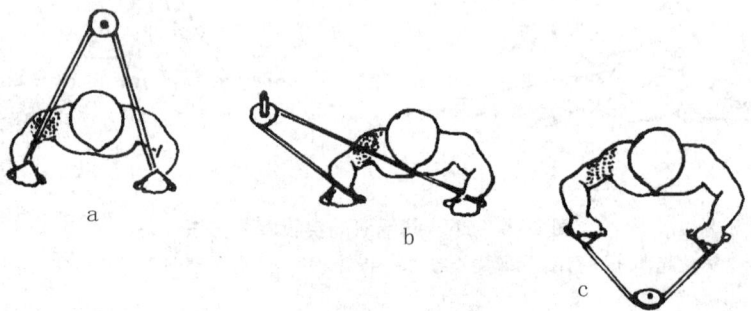

图 2-1-29 滑车牵引的方向
a. 在后方;b. 在侧方;c. 在正前方。

(4) 持续关节功能牵引:

1) 目的:通过持续牵引松解关节周围的粘连组织,但不破坏组织弹性,可增强关节活动范围。对于已出现短缩的肌肉和活动范围刚刚开始受限的关节,如及早进行关节的持续牵张或牵引,常可使功能尽快恢复。

2) 方法:手法牵引有困难或效果欠佳时,可利用重锤滑车等方法做较长时间的牵引(图2-1-30)。例如,将患者的患肢处于舒适体位,便于被牵引关节附近的肌群放松。可使用中等强度的重量,长时间持久牵拉。方法为固定障碍关节的近侧,将该关节的远端套上牵引用具,再挂上适宜的重量,重量可从0.5kg开始,逐渐增加,直至被牵引的关节有紧张感。

第二章 常规运动疗法技术

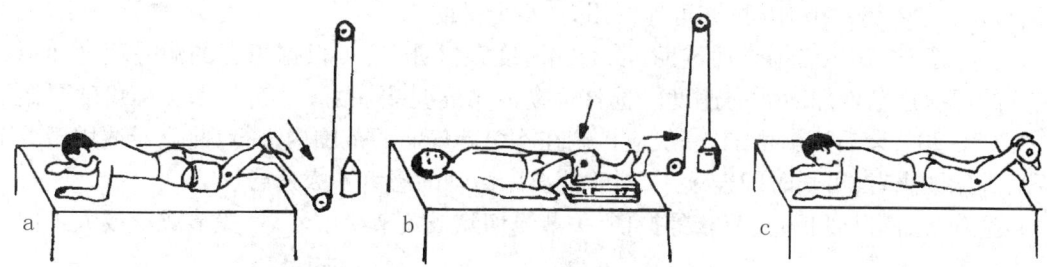

图 2-1-30 持续牵引治疗膝关节伸展受限的方法
a. 利用滑轮；b. 利用滑车重锤；c. 利用重物。

3）牵引注意事项：牵引力应稳定而柔和，并应持续一定的时间。关节周围有炎症时，牵引力要轻柔，使紧缩的肌肉和受限的关节缓慢放松伸展。在牵引时，要根据患者的疼痛程度及忍耐程度调整牵引的强度。牵引的作用点要准确地落在被牵拉组织张力的最大点上，而且牵引一定要在患者关节肌肉完全松弛的状态下进行，最好在患者热敷完关节，使之温度上升到一定程度之后再进行关节的牵引。若患者的肌肉关节疼痛或酸麻感持续 24 小时以上，表明牵引时用力过大，应减少负荷。正常的感觉应是，患者除了一时性的压痛感以外不应再有任何其他不舒服的感觉。

4）禁忌证：骨折未愈合；关节内或周围有炎症；关节在进行牵引或肌肉延长时有锐剧痛的感觉。骨质疏松患者（如长期卧床、废用、长期应用类固醇等）应用牵引治疗时要特别小心；避免牵引水肿组织，因为它们比正常组织脆弱，更易损伤，且持续牵拉刺激水肿组织通常会加剧疼痛和水肿；避免过度牵引肌力低下的肌肉，特别是抗重力支持身体的肌肉。

（5）利用器械进行的持续关节被动活动（continuous passive motion，CPM）：

1）仪器简介：此器械由加拿大著名骨科医生 Salter RB 经过一系列实验后提出。此方法是一种有效的预防关节活动受限的被动活动方法。目前经大量的实践证明，此方法能防止关节损伤、促进关节软骨再生和修复。该仪器由活动关节的托架和控制运动的机构组成，治疗师可将患者受限的肢体固定在托架上，设定所要求的条件，由仪器控制关节的角度、速度、持续时间，进行关节的被动活动。下肢和上肢的 CPM 仪器如图（图 2-1-31、图 2-1-32）。

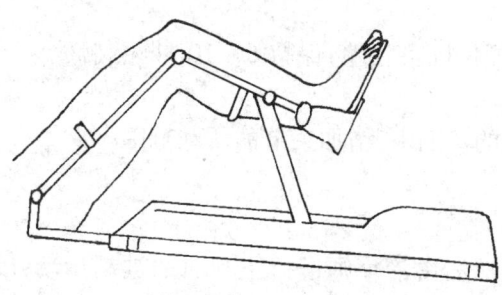
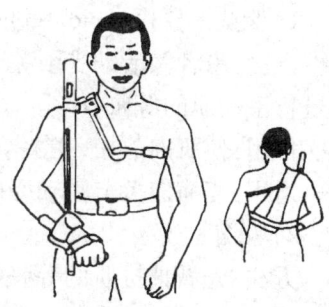

图 2-1-31 下肢的 CPM　　　　　图 2-1-32 上肢的 CPM

2）使用方法：将肢体固定在 CPM 支架上，再选择治疗条件。①运动速度：仪器上最慢为 13 分钟 1 周期，最快为 45 秒 1 周期。②运动角度：仪器上髋屈范围为 10°～80°，膝关节屈曲范围为 10°～115°；踝关节跖屈 40°，背屈 20°。③持续时间：仪器一般工作 1～2 小时后停 10

分钟,可每日进行5~16小时,亦可连续用2~4个星期。

3)注意事项:在患者损伤后早期,活动的速度宜慢,随后可根据患者的耐受程度和患者对治疗的反应逐渐增加活动的速度。选择运动的角度时要注意,早期要先从小角度开始活动,如20°~30°,以后逐渐增加,一般应控制在不引起疼痛的范围内进行;此仪器适用于关节受损后卧床的患者,可长时间连续用,对于能离床活动的患者不太适合。

4)适应证:四肢骨折、关节软骨损伤、关节囊切除或关节松解术后、关节成形或人工假体置换术后等。

(6)利用水的浮力训练:

1)目的:利用水的浮力来增加关节活动范围。

2)训练方法:在陆地上,肌张力低下的肢体在无支撑和帮助下很难进行活动;但在水中,由于水的浮力,严重无力的肌群不需要使用很大的力量便可进行活动。水中关节活动方法以膝关节为例:利用水对肢体的浮力,或加上漂浮物减轻肢体重力的影响(图2-1-33),患者微用力即可使患肢抬起,从而进行辅助性的主动关节活动训练(参见本章第九节)。

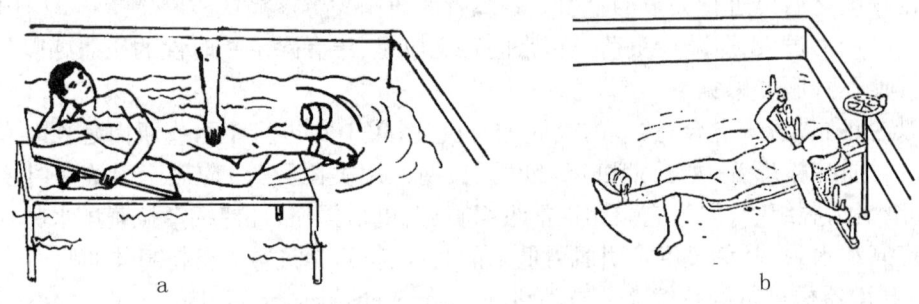

图2-1-33 利用浮子浮力进行关节活动的辅助训练
a.髋关节外展的训练;b.膝关节伸展的训练。

2. 缓解肌痉挛

(1)目的:降低肌痉挛程度,扩大关节的活动范围。

(2)方法:可利用特殊的抑制/促进技术如PNF手法来治疗患者,手法有:收缩—放松、保持—放松和慢反向—维持—放松。

1)保持—放松(hold - relax):

方法:患者做活动受限关节拮抗肌的等长抗阻收缩,保持6~10秒,然后放松3~5秒,再进行主动肌的等张收缩。

作用:使肌肉放松,在关节疼痛不严重的范围内,增加关节的活动范围。

适用:疼痛使关节活动受限的患者。

2)收缩—放松(contract - relax):

方法:先做拮抗肌的等张收缩—放松,然后由治疗师进行主动肌的被动运动,反复多次后,再做主动肌的等张收缩。

作用:强力收缩后使肌肉放松,在无痛范围内可增加关节的活动范围,牵伸僵硬的肌肉、肌腱等。

适用:关节周围肌肉痉挛的患者。

3)慢反向—维持—放松(slow reversal - hold - relax):

方法:将活动受限的关节摆放到受限处,做拮抗肌的等张收缩,接着在其缩短的范围内做等长收缩,再放松,然后做主动肌的等张收缩。

作用:使影响关节活动的肌肉群放松,促进肢体的控制力和协调性。

四、适应证与禁忌证

(一)适应证

1. 用于能引起关节挛缩僵硬的伤病,例如骨折固定后、关节脱位复位后、关节炎患者(特别是类风湿性关节炎)。
2. 肢体瘫痪:如脊髓损伤后的四肢瘫、截瘫等。

(二)禁忌证

1. 肌肉、肌腱、韧带有撕裂。
2. 骨折未愈合。
3. 肌肉、肌腱、韧带、关节囊或皮肤手术后初期。
4. 心血管病患者不稳定期,如心肌缺血、心肌梗死。
5. 深静脉血栓。
6. 关节旁的异位骨化。

五、临床应用

临床常用的保持关节活动范围的训练方法如下:

(一)利用手法

1. 被动牵张跟腱(图2-1-34) 治疗师一只手握足跟,另一只手固定踝关节上方,利用治疗师的前臂屈曲动作牵拉跟腱。

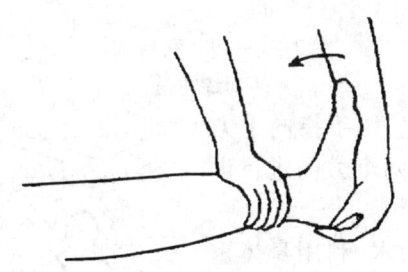
图2-1-34 被动牵张跟腱

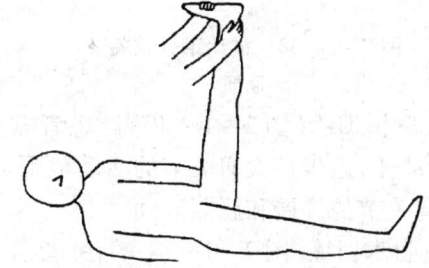
图2-1-35 被动牵张腘绳肌

2. 被动牵张腘绳肌(图2-1-35) 患者仰卧,屈髋、伸膝上举患侧下肢,治疗师一只手握住踝关节,另一只手压在足底上,治疗师可利用自身的体重向患者头部方向牵拉,完成髋关节的屈曲动作,在牵拉过程中应注意保持膝关节的伸展位。

3. 被动牵张股四头肌(图2-1-36) 患者俯卧位,治疗师一只手固定患者的骨盆部位,另一只手将患侧下肢屈曲,当达到关节的末端活动范围时,用力牵拉肢体并停留数秒。

4. 被动牵张髋关节内收肌(图2-1-37) 患者仰卧位,治疗师一只手放在膝关节下方,另一只手抓握踝关节上方,将下肢沿额状面方向移动,当达到关节的末端活动范围时,用力牵拉肢体并停留数秒。

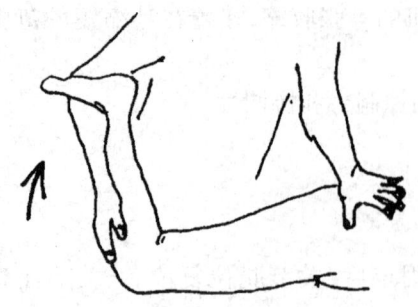 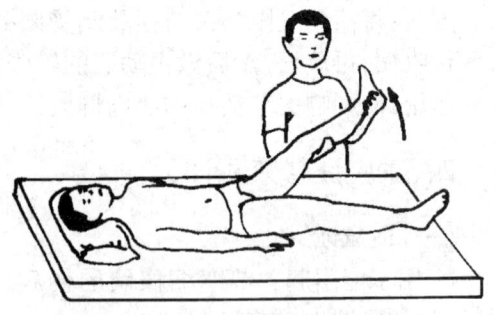

图2-1-36 被动牵张股四头肌　　　　图2-1-37 被动牵张髋关节内收肌

5. 被动牵张髋关节屈肌（图2-1-38）　患者俯卧位，治疗师将下肢屈曲，一只手固定在骨盆部位，另一只手固定在膝关节处，用前臂支持小腿部位，并缓慢用力向患者头部方向进行牵拉。

（二）利用器械

1. 肩轮练习（图2-1-39）　肩轮为固定在墙上的简单器械，患者身体靠近肩轮站立，手握住肩轮的扶手，进行肩关节的环转运动。

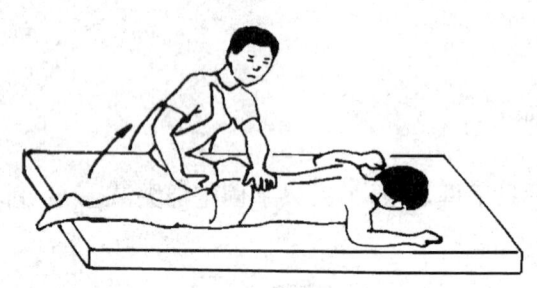 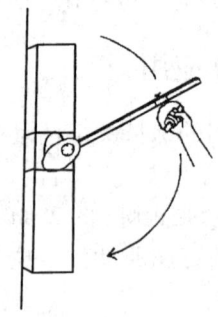

图2-1-38 被动牵张髋关节屈肌　　　　图2-1-39 利用肩轮的训练方法

2. 肩梯训练（图2-1-40）　患者靠近肩梯站立，用手指向上方做攀沿动作，逐步扩大肩关节的活动范围。患者可从两个方向进行训练，即肩关节的外展和屈曲运动。

3. 肋木训练（图2-1-41）　患者借助固定的肋木，利用身体重力的变化，可进行全身关节的活动训练。如为髋关节的屈曲受限和踝关节的背屈受限，患者可手扶肋木站立，身体下蹲，再利用身体自身的重量来扩大关节的活动范围。

4. 平行杠训练（图2-1-42）　患者利用平行杠进行下蹲动作练习，再加上身体自身重量，逐步扩大膝关节的屈曲活动范围。下蹲时，注意保持足跟不离地。

5. 保龄棒训练（图2-1-43）　患者手抓握保龄棒，加大上肢运动的力矩，并利用保龄棒的摆动力量扩大关节的活动范围，常常用于肩关节活动受限的患者。

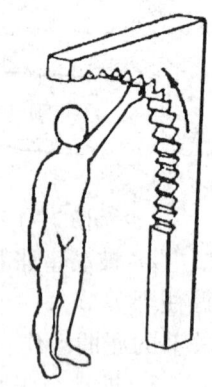

图2-1-40 利用肩梯进行肩关节外展的训练方法

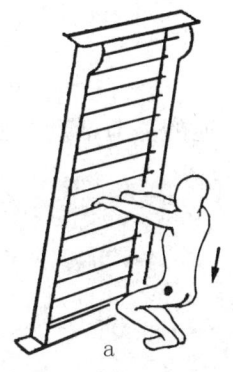 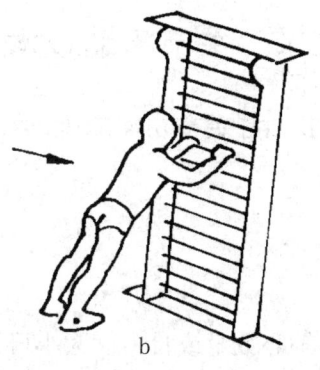 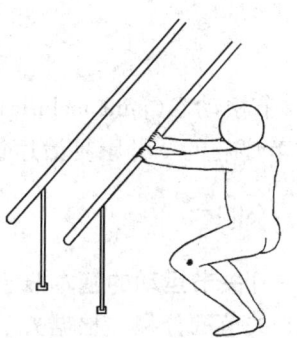

图 2-1-41　利用肋木的训练方法

a.髋关节屈曲受限患者,患者下蹲(注:足跟不离地);b.踝关节背屈受限患者,将身体前倾,重心前移,加大足背屈(注:足跟不离地)。

图 2-1-42　利用平行杠的训练方法

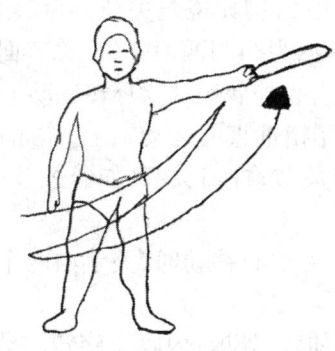 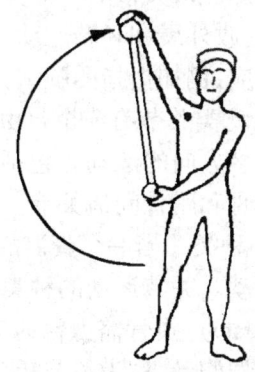

图 2-1-43　患者手持保龄棒用力摆动肩部,加大关节活动范围

图 2-1-44　利用体操棒的训练方法

6. 体操棒训练(图 2-1-44)　利用体操棒,进行肩关节的侧方推举动作,可扩大肩关节的活动范围。

(三) 利用体位

患者可利用体位,如坐位、仰卧位等抗重力体位扩大关节的活动范围(图 2-1-45)。

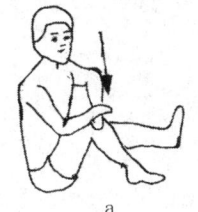 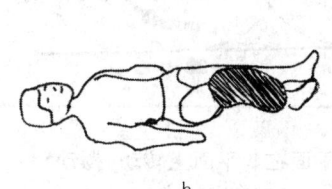 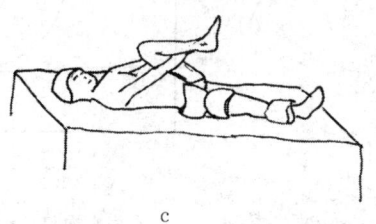

图 2-1-45　利用体位扩大关节活动的训练方法

a.利用坐位和手部向下的压力;b.利用仰卧位和膝关节上方重物的压力;c.利用健侧下肢屈曲位时对患侧下肢产生的牵张力。

(张　琦　纪树荣)

第二节 关节松动技术

关节松动术(joint mobilization)是治疗关节功能障碍,如僵硬、可逆的关节活动范围受限、关节疼痛的一种康复治疗技术。

一、概述

(一)关节运动的基本概念

1. 关节的分型 根据关节运动轴心数量或自由度大小可以分为:

(1)单轴关节:此类关节只有1个自由度,只能环绕1个运动轴在1个水平面上运动。包括:滑车关节,如指间关节、肱尺关节,只能沿额状轴在矢状面上作屈伸运动;车轴关节(圆柱关节),如近侧、远侧桡尺关节,只能绕垂直轴在水平面上作旋轴运动。

(2)双轴关节:此类关节有两个自由度,可围绕两个互相垂直的运动轴并在两个平面上运动。包括:椭圆形关节,关节的一面为凸面,另一面为凹面,例如桡腕关节,可在额状轴和矢状轴上作屈伸、内收外展和环转运动;鞍状关节,一关节面为凸凹两面,另一关节面则是以凹凸两面与其相对应,例如拇指的腕掌关节,可作屈伸及内收外展运动及环转运动。

(3)三轴关节:此类关节有3个自由度,即可在3个互相垂直的运动轴上,作屈伸、内收外展、旋转、环转等多方向的运动。包括:球窝关节,如肩关节;杵臼关节,如髋关节;平面关节,如肩锁关节、腕骨和跗骨间诸关节。

2. 关节运动的种类 当一个骨骼的力臂以一运动轴为中心移动时,关节内两个相对应骨骼面也会产生运动。关节运动的种类:

(1)摆动(oscillate):指骨骼力臂的动作。包括屈曲、伸直、外展、内收及旋转。动作的范围大小可以用量角器测量,称为关节活动度(图2-2-1)。

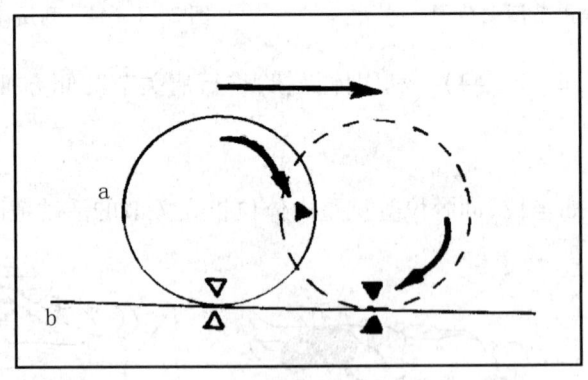

图2-2-1 a平面在b平面上转动(摆动)
a.平面与其相接触;b.平面上相遇的两点为新的点。

(2)关节面之间的运动:是转动、滑移及旋转的组合运动,这些运动使骨骼在摆动时可以达到较大的角度。

1)转动(roll):一骨骼在另一骨骼上滚动。特点是两骨骼面不吻合,运动中两骨骼面接触点均不相同,转动中产生骨骼的角运动(摆动)。转动的方向与骨骼运动的方向相同——

无论是凸面或凹面(图 2 - 2 - 2)。如果只单独发生转动将产生骨骼面一端的压迫及另一端的分离。因此,以此方式被动牵张关节时将产生关节面的压迫,有可能造成关节损伤。功能正常的关节,纯粹的转动是不会单独发生的,一定会伴随滑移及旋转。

2) 滑移(slide):一个骨骼滑过另一骨骼称为滑移。特点是对于单纯的滑移,两骨骼面必须非常吻合,可为扁平或弯曲(图 2 - 2 - 3),一骨骼面上的同一点与相对骨骼面上的不同点接触。单纯的滑移不会发生在关节内,因为事实上两关节面并非完全吻合。滑移的方向取决于移动面是凸面或凹面。若移动的关节面是凸面,滑移的方向与骨骼产生角运动的方向相反;若移动的关节面为凹面,滑移的方向与骨骼产生角运动的方向相同(图 2 - 2 - 4)。这种力学关系称为"凹凸定律"(convex - concave rule),是关节松动技巧决定施力方向的依据。

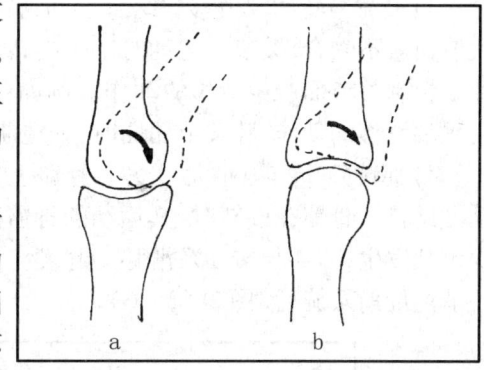

图 2 - 2 - 2　转动方向与骨骼运动方向相同
(无论移动中的骨骼是 a 凸面或 b 凹面)

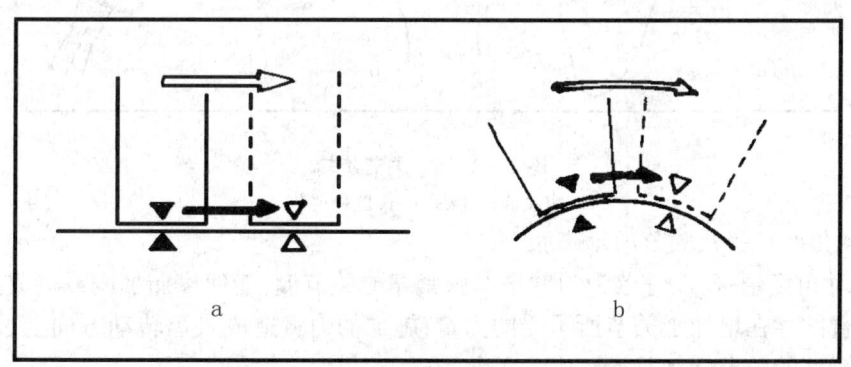

图 2 - 2 - 3　一平面在另一平面上滑移,无论是在 a 平面或是 b 平面上,一平面上同一点与其相对应平面上不同点接触

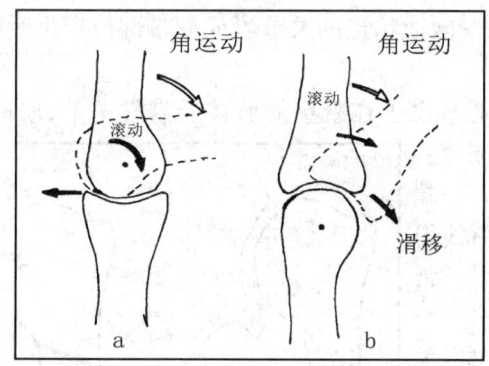

图 2 - 2 - 4　凹凸定律
a. 移动骨骼面为凸面,滑移方向与骨骼角运动方向相反;b. 移动骨骼面为凹面,滑移方向与骨骼角运动方向相同。

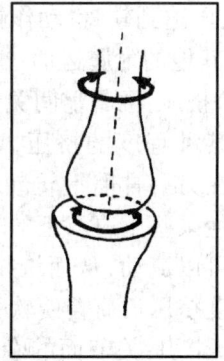

图 2 - 2 - 5　一骨骼绕着静止机械轴旋转

3)关节内转动及滑移的组合运动:特点是关节面愈吻合,关节在运动时滑移动作愈多。关节面愈不吻合,关节在运动时产生的转动愈多。肌肉主动收缩移动骨骼时,某些肌肉将导致或控制关节面产生滑移的动作。例如:肩关节外展时,旋转肌的收缩,使得肱骨头部产生向尾端滑移的动作;膝关节屈曲时,腘绳肌的收缩会导致胫骨产生向后滑移的动作。

4)旋转(spin):一骨骼在另一骨骼上旋转(图2-2-5)。特点是骨骼沿一静止的机械轴做旋转。骨骼在旋转时,其运动的骨骼面上的同一点将画出一个圆弧。在关节内,旋转很少单独发生,多半与转动及滑移一起发生。如肩关节屈曲及伸展、髋关节屈曲及伸展和肱桡关节的旋前及旋后(图2-2-6)。

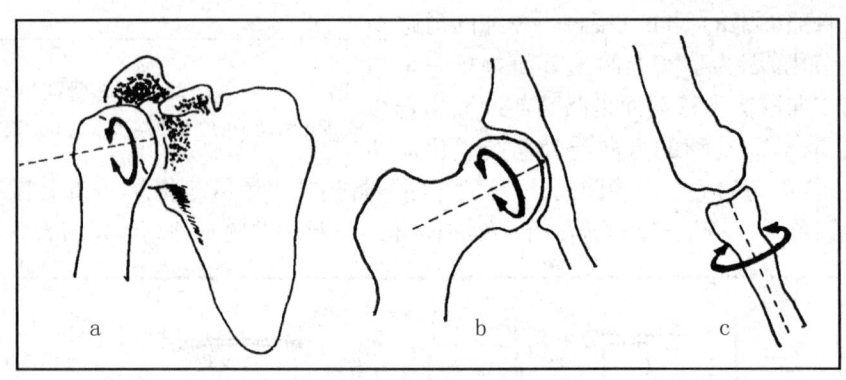

图2-2-6 关节旋转
a.肩关节;b.髋关节;c.肱桡关节。

3. 被动角度牵张及关节滑动牵张

(1)被动角度牵张:以骨骼为力臂来牵张紧缩的关节囊,能使疼痛加剧或造成关节损伤。原因是:力臂的存在增加了关节所承受的力量;施加的力将造成骨骼转动方向上过度的关节压力;缺乏滑移的关节转动是不正常的关节力学。

(2)关节滑动牵张:以骨骼滑动来牵张紧缩的关节囊,是一种较安全的活动。因为所施加的力相当接近关节面,而且力较符合关节的生理性变化;力的方向与关节力学中的滑动相似,不会压迫到软骨;动作幅度小,且能针对受限或粘连的关节囊或韧带部位产生牵张作用。

4. 其他的附属运动

(1)挤压:两骨骼间关节腔减小。挤压通常发生在载重的肢体及脊柱关节;肌肉收缩时会发生某种程度的挤压,可提供关节的稳定性。一骨骼在另一骨骼上转动时,形成角度处的一端也会产生某些压迫。正常间歇性的挤压负荷使得滑膜液可以流动,从而维持软骨的营养。不正常的高强度挤压负荷会使软骨发生退行性变。

(2)牵引:关节面的牵开或分离。特点是:关节面必须被拉开才能在关节内产生牵张。沿骨骼的纵轴牵拉时,称为长轴牵引。当骨骼面成角拉开时,称为关节牵引或关节分离(图2-2-7)。

(二)关节松动术的分类

医学上所谓的徒手操作的术语是比较含糊

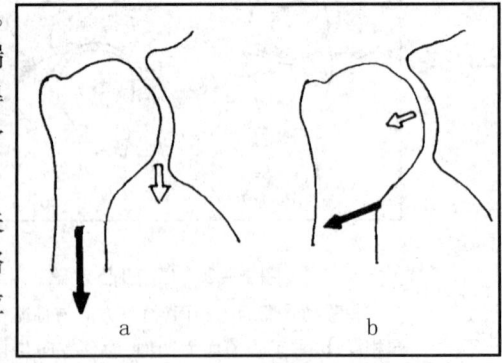

图2-2-7 a.长轴牵引;b.关节牵引。

的,意思是任何一种形式的被动运动。这种被动运动大致分为两类:即松动术(mobilization)和徒手操作术(Manipulation)。

1. 松动术　松动术是一种由治疗师实施的被动运动技术,可以是快速振动动作,也可以是持续牵张。目的是减少关节疼痛或增加关节活动度。其运动方式为被动的生理性运动,或被动的附属运动(accessory movements)。

(1)生理性运动(physiologic movements):是关节在自身生理活动允许的范围内发生的运动,是患者能够主动完成的动作,如肩关节的前屈、后伸、外展、内收、内旋、外旋。

(2)附属运动(accessory movements):是正常关节活动范围内具有的关节内或关节周围组织的动作,但是患者无法主动完成,只能被动完成。如肩关节屈曲至一定程度后,再主动屈曲已不可能,此时再做被动屈曲,可产生肩胛骨和锁骨向上旋转。又如关节面的牵张、挤压、滑移、转动和旋转。这些动作是关节在生理范围之外、解剖范围之内完成的一种被动运动,是关节发挥正常功能不可缺少的运动,通常自己不能主动完成,要由他人或健侧肢体帮助完成。

2. 徒手操作术(manipulation)　包括两种操作。

(1)推进(thrust):是一种突然的、高速的小幅度动作,患者无法阻止动作的进行。

(2)徒手操作:是患者在麻醉状态下或在清醒状态下,通过牵拉关节、撕裂粘连带,从而恢复全范围的关节活动度,是一种医疗程序。这种操作是一种平稳的,有控制的牵拉。

(三)关节松动术的作用

关节松动术不能改变疾病本身的发展,如类风湿性关节炎,或受伤后炎症期。在这些疾病的情况下,治疗目的是要减轻疼痛,维持可用的关节内活动并减少因活动限制所造成的不良结果。

1. 恢复关节内结构的正常位置或无痛性位置,从而恢复无痛、全范围的关节运动。

2. 关节固定时间过长,会导致关节软骨萎缩,关节松动术可使滑膜液流动而刺激生物活动,提供并改善软骨的营养。

3. 关节固定后,关节内纤维组织增生,关节内粘连,韧带及关节囊挛缩,关节松动术可维持关节及其周围组织的延展性和韧性。

4. 关节受伤或退化后本体感觉反馈将减弱,从而影响到机体的平衡反应。关节活动可为中枢神经系统提供有关姿势动作的感觉信息,例如:静态姿势及活动速度的感觉传入;运动速度改变的感觉传入;运动方向感觉的传入;肌肉张力调节的感觉传入和伤害性刺激的感觉传入等。

(四)关节松动术的适应证及禁忌证

1. 适应证　用于任何因力学因素(非神经性)引起的关节功能障碍,包括:关节疼痛;肌肉紧张或痉挛;可逆性关节活动降低;进行性关节活动受限;功能性关节制动等。

对进行性关节活动受限和功能性关节制动,关节松动术的作用主要是维持现有的活动范围,延缓病情发展,预防因不活动引起的并发症。最佳适应证是关节附属运动丧失继发形成的关节囊、韧带紧缩或粘连。

2. 禁忌证　关节活动已经过度;外伤或疾病引起的关节肿胀、渗出;关节的炎症;未愈合的骨折;恶性疾病等。

(五)关节松动技术的实施步骤

1. 评定　全面细致的检查评定是关节松动术的基础。每种松动技术既是评估技术,又是治疗技术。在治疗进程中应连续系统地评定,包括治疗前、中和后的各个阶段。

假如检查中患者存在关节活动受限或疼痛,首先应确定是由哪些因素造成的及疼痛性质,然后明确治疗方向是什么,是缓解疼痛、牵张关节还是处理软组织粘连、挛缩等。

(1)检查关节主动活动和被动活动时造成的疼痛特征有助于确定病情及治疗剂量:

1)如果在活动受限前即感到疼痛,如在急性受伤后或疾病急性期的疼痛(防卫性肌缩产生的疼痛),可采用轻柔的抑制关节疼痛技术,禁忌使用牵张技术。

2)如果活动受限和疼痛同时存在(如损伤组织早期愈合阶段的活动受限和疼痛),可采用轻柔牵张技术缓解紧张的组织,逐渐改善其活动,避免组织再次损伤而使疼痛加剧。

3)如果活动超过组织受限范围,牵张紧张的关节囊或关节周围组织时能引起疼痛,可采用关节内运动技术,以牵张僵硬的关节。

(2)如果关节囊限制关节活动且伴随下列症状者,可采用关节松动技术:

1)关节被动活动受限是由于关节囊挛缩所致。

2)以过度的压力作用于造成关节活动受限的组织时,其关节活动终点为一种坚硬的感觉。

3)检查时关节活动度减小。

(3)如果关节活动度减小,而且压迫韧带时产生疼痛,可能是因韧带的粘连或挛缩限制了关节活动。此时采用针对韧带压力的关节松动技术,效果良好。

(4)如果是半脱位或脱位所致的关节活动障碍,采用关节松动技术或推进技术,效果会比较满意。

2. 患者的体位　患者及其接受治疗侧的肢体宜采取舒适的放松体位。

3. 治疗侧关节的体位　关节活动的评定和首次治疗时应采取休息体位(即关节囊最松弛的姿势位)。

4. 固定　一般固定关节的近端骨骼,可藉由布带、治疗师的手或他人的手。肢体的固定必须牢靠且舒适。

5. 关节松动技术的等级或剂量　有两种分级系统,即分级振动技术和持续转移性关节内活动技术。

(1)分级振动技术(图2-2-8)共分为5级:第1级,在关节活动起始处做低幅有节奏的振动;第2级,在关节活动范围内,尚未达到极限时,做大幅度有节奏的振动;第3级,在运动范围极限处抵抗组织的阻力,做大幅度、有节奏的振动;第4级,在运动范围极限处,抵抗组织的阻力做小幅度、有节奏的振动;第5级,在运动范围极限处以小幅度、快速的推进技术打断粘连组织,这是一种高难度技术,其内容不属本章范围。

第1、2级技术主要用于因疼痛所致的关节活动受限。第3、4级技术主要是牵张技术。所采用的振动技术可以是关节生理性运动或关节内活动技术,如关节面的牵张、滑移、挤压、转动及旋转。

(2)持续转移性关节内活动技术(图2-2-9)共分为3级:第1级,对关节囊未受压处做小幅度关节牵张;第2级,适度的关节牵张或滑动使关节周围的组织变紧;第3级,大幅度、较大力度的关节牵张或滑动,牵张关节囊及关节周围组织。

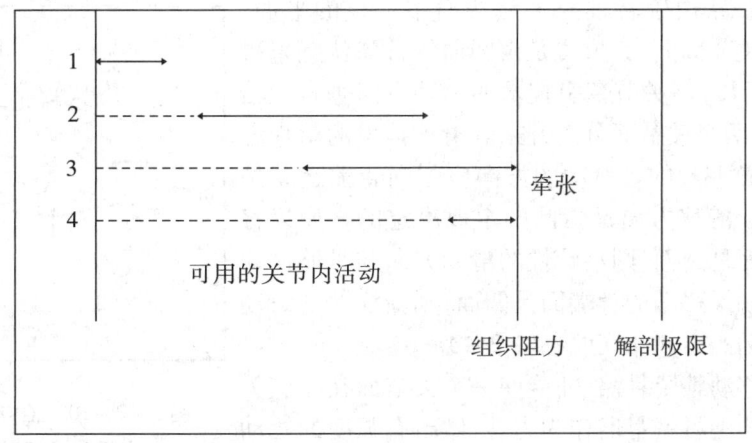

图2-2-8 分级振动技术

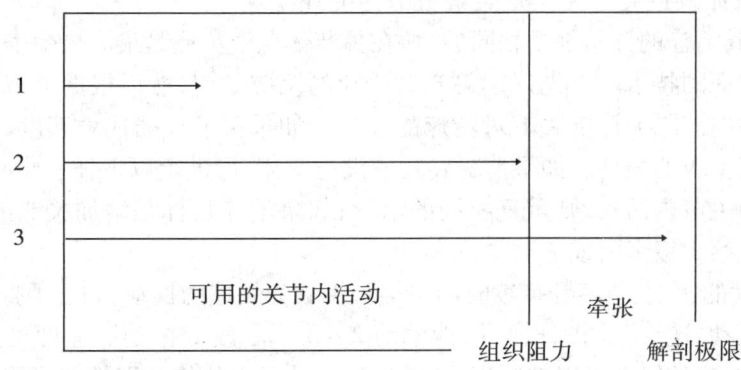

图2-2-9 持续转移性关节内活动技术

第1级剂量主要用于缓解关节疼痛,可用于关节各方向的滑动。第2级剂量主要用于治疗开始阶段评定关节对治疗的反应情况。一旦获得关节对治疗的敏感度,就应当以此为基础,酌情决定治疗剂量。另外,间歇性轻柔的第2级技术可以抑制疼痛,在不允许做关节活动的情况下,第2级的滑动可维持关节内活动。第3级剂量用于牵张(分离)或滑动关节以增加关节内活动。

(3)两种分级系统的比较:无论使用何种分级系统,第1、2级剂量都是低强度,不会对关节囊或其周围组织造成牵张(分离)的力量。第3、4级的振动技术与第3级的持续牵张技术强度相似,都是在关节运动范围的极限处给予牵张力量,差别在于牵张力量重复的节奏或速度。第1、2级的振动技术或是慢速间歇性的第1、2级持续关节牵张技术,主要用于疼痛的处理。重复持续牵张技术主要是处理关节内活动丧失(即附属运动丧失,包括关节面的牵张、滑移、挤压、转动及旋转)导致的关节功能性运动范围减小。牵张力量持续时间愈长,结缔组织产生的变形愈大。分级振动的运动剂量仅代表分级振动技术中所用的剂量。持续分级的运动剂量仅代表持续转移性关节内活动技巧中所用的剂量。

6. 治疗时作用力的部位 治疗时施加的作用力,应靠近相对的关节面,愈近愈好。作用力接触面积愈大,治疗的过程愈舒适,如使用手掌面接触比使用拇指接触舒适。

7. 治疗运动的方向 治疗运动方向应该是平行或垂直治疗平面的方向。所谓治疗平面是一个垂直于一条由旋转轴至关节凹面中心线的平面。此平面存在于关节凹面,其位置是由凹面的骨骼位置来决定的(图2-2-10)。关节牵引技术的运动方向垂直于治疗平面,从而使两个关节面分离开来。滑动技术的治疗方向是与治疗平面平行的。滑动的方向应朝向骨骼运动的正常滑移方向。滑移方向是由凸凹定律决定的。如果移动的骨端关节面是凸面,则治疗性的滑动方向与骨骼摆动的方向相反。如果移动的骨端面是凹面,则治疗性的滑动方向与骨骼摆动的方向相同(图2-2-4a、b)。

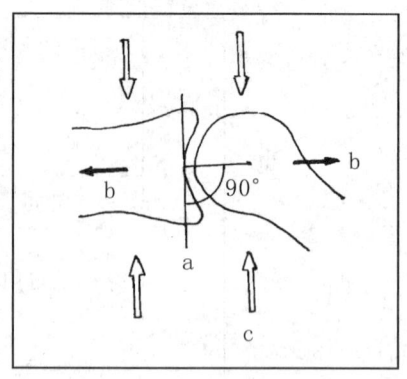

图2-2-10 治疗平面及手法操作的运动方向
a.治疗平面;b.牵引方向;c.滑动方向。

必须注意移动整个骨骼,才能使一个关节面在相应关节面上滑动。切不可将骨骼作为力臂,做出有弧度的摆动动作,否则会产生转动而压迫关节面。

8. 治疗的开始及进展　无论是缓解关节疼痛还是增加关节内活动,其治疗的开始都是相同的,即在关节休息姿势或是最大松弛姿势下,使用第2级持续牵张关节面的技术。首先评定关节对治疗的反应如何,然后根据关节的反应程度决定进一步治疗措施。隔天评定关节对治疗的反应。如果关节疼痛或敏感度增加,则将治疗的力度降低到第1级的振动。如果情况好转或没有变化,可进行以下任一步骤的治疗:如果治疗目标是维持关节内活动,则重复相同的治疗;如果治疗目标是增加关节内活动,则可进展到使用持续性第3级牵引或滑动的技术。

9. 治疗运动的速度、节奏和持续时间　第1、4级为快速的振动,如徒手振动。第2、3级为均匀平顺的振动,连续1~2分钟,每秒振动2~3下。改变振动的速度可达到不同的效果,例如低幅度高速的振动可以抑制疼痛,低速的振动可以放松防卫性肌紧张。对于疼痛的关节,给予间歇性关节牵张7~10秒,中间休息几秒,可多次重复进行。应以患者对治疗的反应为依据,从而决定是否重复或停止治疗。对于运动受限的关节,给予最少6秒钟的牵张,接着稍放松,再以3~4秒钟为间隔,重复慢速的间歇性牵张。

10. 再次评定　治疗后及下次治疗前都应再评定患者的关节活动度。以治疗反应的情况来决定进一步的治疗措施。

(六)注意事项

在关节功能障碍的治疗中,关节松动技术是整个治疗方案中的一部分。如果存在肌肉或结缔组织的因素,则在治疗过程中,应将关节松动术、抑制和被动牵张技术交替使用。治疗内容包括适度的关节活动度、肌力及功能性技巧训练等。

二、周围关节松动技术

为叙述方便,本节中的近端手、远端手、侧边手等名词是指治疗师应使用离患者或其肢体较近、较远或侧边的手。靠近患者头部一侧的手称为上方手,靠近患者足部一侧的手称为下方手。靠近患者腹部为前、背部为后。

(一)上肢带(shoulder girdle complex)

包括:盂肱关节、肩锁关节、胸锁关节和胸壁肩胛关节。

1. 盂肱关节(glenohumeral joint)　由凹的关节盂与凸的肱骨头组成。

休息位:肩关节外展55°,水平内收30°,前臂置于水平面上。
治疗平面:位于关节窝并且随肩胛移动。
固定:以布带或由助手协助固定肩胛骨。

(1)关节牵引(图2-2-11):

作用:治疗开始,采用持续第1级;控制疼痛,采用第1或第2级振动;一般活动采用持续第3级。

患者体位:仰卧位,手臂置于休息姿势;将前臂支撑在治疗师的身体侧方。

治疗师体位:使用靠近治疗部位的手,拇指在前,其余四指在后置于患者的腋下顶端;另一只手握持肱骨外侧面。

松动手法:以在腋下的手用力(作用力垂直于关节窝平面)将肱骨向外侧边移动。

(2)尾端滑动(图2-2-12):

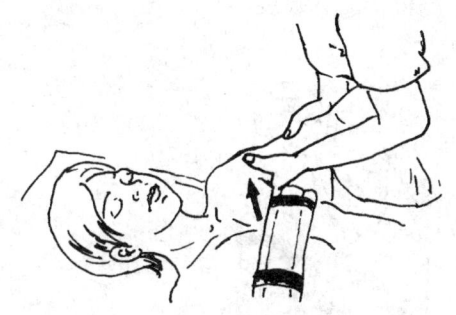
图2-2-11 盂肱关节牵引

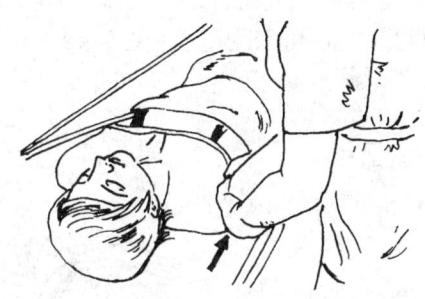
图2-2-12 盂肱关节尾端滑动

作用:改善外展活动度;肱骨头往上移时复位。

患者体位:同关节牵引。

治疗师体位:一只手置于患者腋下,提供第1级的关节牵张;另一只手的拇指指蹼置于肩峰远端。

松动手法:上位的手将肱骨向下滑动,或用替换手法,即治疗师双手握持患者的手臂,利用身体后倾的力量将手臂向尾端牵拉(即长轴牵引)。

(3)尾端滑动进级(图2-2-13a)

作用:当关节外展接近90°时,改善外展角度。

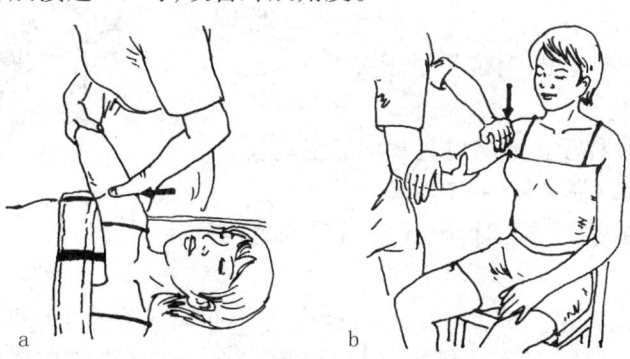
图2-2-13 尾端滑动进级(肩关节在外展接近90°时向尾端滑动)
a.仰卧位;b.坐位。

患者体位：仰卧，将上肢外展至最大角度，肱骨外旋位。

治疗师体位：面向患者足部，一只手握住患者手臂，将患者的上肢固定在自己的躯干上，躯干稍往外侧转动即提供第1级的关节牵张；另一只手拇指指蹼置于肱骨肩峰突远端。

松动手法：在肱骨近端的手将肱骨往下滑动。

替换体位：患者坐位（图2-2-13b）。

（4）上举进级（图2-2-14a）：

作用：上肢外展超过90°时改善上举的角度。

患者体位：仰卧，上肢外展并上举至最大角度，然后肱骨外旋至最大极限。

治疗师体位：同尾端滑动进级。作用力的手与治疗平面成一条直线；另一只手握持肘关节给予第1级牵张力量。

松动手法：手握住肱骨近端，将肱骨逐渐向前滑动。施力方向取决于肩胛向上旋转及前突的角度大小。所施的力应该使肱骨头部能触及腋下关节囊下皱襞。

替换体位：可采用坐位（图2-2-14b）。

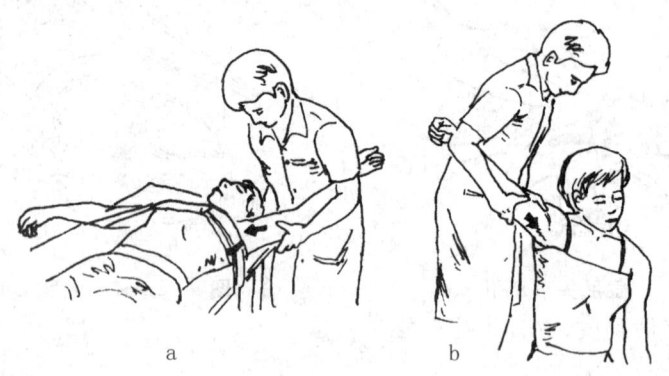

图2-2-14 上举进级（盂肱关节活动度大于90°，肱骨外旋、上举）
a. 仰卧；b. 坐位。

（5）向后滑动（图2-2-15）：

作用：增大肩关节屈曲和内旋活动度。

患者体位：仰卧，上肢休息姿势。

治疗师体位：背向患者，站在患者的上肢与躯干间，将其上肢靠住治疗师躯干作为支撑。

以侧边手握住肱骨远端；上位手置于关节前缘远端，该手为作用力手。

松动手法：治疗师移动上肢将肱骨头向后滑动。

（6）向后滑动进级（图2-2-16）：

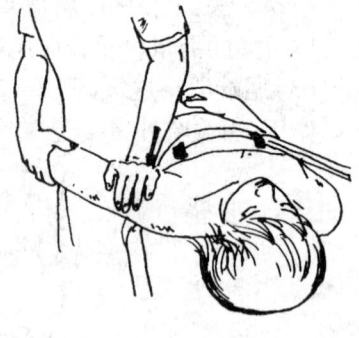

图2-2-15 盂肱关节向后滑动

作用：当屈曲角度接近90°时，改善向后滑动范围和水平内收。

患者体位：仰卧，肩屈曲90°，内旋并且屈肘。上肢也可采取水平内收姿势。

治疗师体位：患者肩胛下置一软垫，固定肩胛。治疗师一只手环形握住肱骨近端内侧面，施以第一级关节牵张；另一只手置于患者肘上。

松动手法：沿着肱骨长轴，由肘部向下挤压，将肱骨向后滑动。

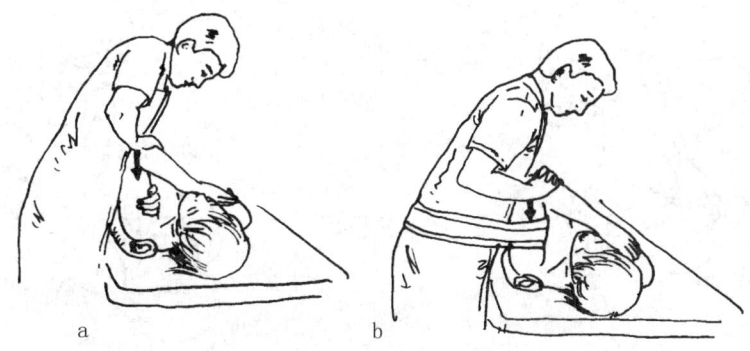

图 2-2-16 盂肱关节向后滑动进级
以一只手(a)或使用皮带(b)施以第一级牵张力。

(7)向前滑动(图 2-2-17):

作用:增大肩关节伸直和外旋活动度。

患者体位:俯卧,上肢放松,垂出治疗床边缘,由治疗师大腿支撑着。以软垫固定肩峰。

治疗师体位:治疗师面对治疗床头,靠治疗床的一脚向前跨步。外侧手将患者手臂固定于治疗师的腿部,为患者肩部提供第一级的关节牵张;另一只手尺侧缘置于肩峰突后角远端,给予松动力量。

松动手法:作用力方向朝前并且稍向内侧。屈曲双膝以带动患者整个上肢向前移动。

图 2-2-17 盂肱关节向前滑动

注意不能将患者手臂提起造成肱骨向前成角,以免肱骨头向前半脱位。

(8)向前滑动进级:

作用:增大肩关节外旋活动度。

注意点:在实施向前滑动时,不能将肩关节置于外展90°位时再进展至外旋,这样会导致肱骨头向前半脱位。

松动手法:首先将肩关节置于休息位,然后将肱骨外旋,再给予垂直于关节窝平面的第三级牵张。

2. 肩锁关节(acromioclavicular joint) 向前滑动(图 2-2-18)。

作用:增大关节活动度。

患者体位:坐位,在肩峰处固定肩胛骨。

治疗师体位:站于患者后方,以侧边手的手指固定肩峰;另一只手拇指置于锁骨后方,正好在肩锁关节腔内侧。

松动手法:治疗师拇指将锁骨向前推。

3. 胸锁关节(sternoclavicular joint)

(1)向后滑动(图 2-2-19):

作用:增大关节后缩活动度。

患者体位:仰卧位。

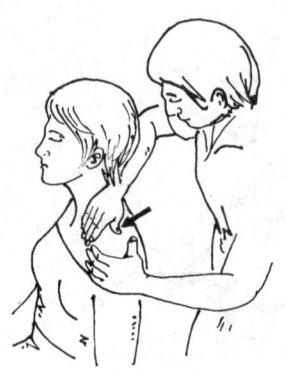

图 2-2-18 肩锁关节
向前滑动

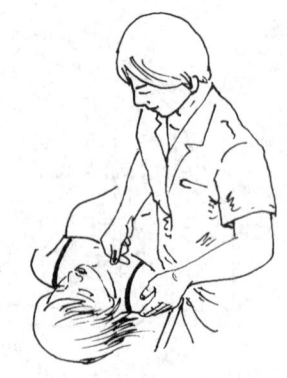

图 2-2-19 胸锁关节向后
滑动或向上滑动
（手的置放位置相同）

治疗师体位：拇指置于锁骨近端前面，屈曲示指，并将中指沿着锁骨尾面放置以支持拇指。

松动手法：拇指向后推。

（2）向前滑动（图2-2-20）：

作用：增大关节前突活动度。

患者体位：仰卧位。

治疗师的体位：拇指在下，其余四指在上，环绕锁骨。

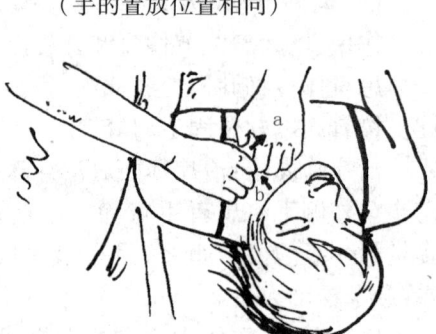

图 2-2-20 胸锁关节向前滑动（a）
或向下滑动（b）

松动手法：将锁骨向前提起。

（3）向下滑动（图2-2-20）：

作用：增大关节上举活动度。

患者体位：仰卧位。

治疗师体位：手指置于锁骨上方。

松动手法：将锁骨近端向尾端拉。

（4）向上滑动（图2-2-19）：

作用：增大关节下压活动度。

患者体位：仰卧位。

治疗师体位：同向后滑动体位。

松动手法：示指向上推。

4. 胸壁肩胛关节（scapulothoracic articulation）（图2-2-21）

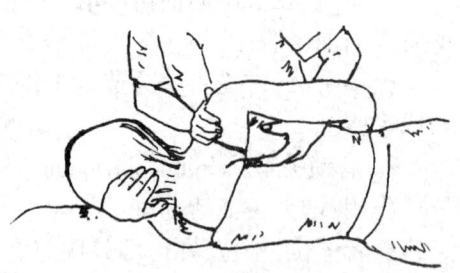

图 2-2-21 胸壁肩胛关节松动

作用：改善肩胛上举、下降、前突、后缩、旋转等动作。

患者体位：先俯卧位，然后侧卧位面对治疗师，上肢放松。

治疗师体位：上方手置于肩峰以控制动作方向，下方手的手指勾住肩胛骨的内缘和下角。

松动手法：可藉提起肩胛下角或推动肩峰松动肩胛骨。

(二)肘关节及前臂(the elbow and forearm complex)

1. 肱尺关节(radioulnar articulation) 由肱骨远端凸的滑车与尺骨鹰嘴窝构成的关节。

休息位:肘关节屈曲70°,前臂旋后10°。

治疗平面:尺骨鹰嘴窝内,与尺骨长轴呈约45°(图2-2-22)。

固定:利用皮带或由助手固定肱骨。

(1)关节牵引(图2-2-23a):

作用:测试及治疗开始采用持续第2级;控制疼痛采用第1或第2级;增大关节屈伸活动度。

患者体位:仰卧,肘关节伸出治疗床边缘并放松,手腕搭在治疗师肩部。

治疗师体位:双手交叉环抱尺骨近端掌面。

松动手法:与骨干呈45°角的力量对尺骨近端施力。

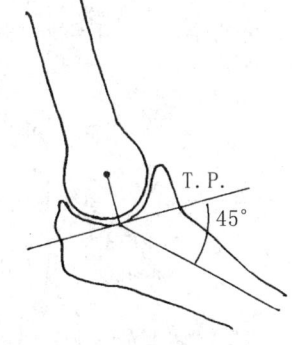

图2-2-22 肱尺关节侧面、治疗面(T、P)

(2)牵引进级:

作用:增大关节屈、伸活动度。

患者体位:同关节牵引。

治疗师体位:同关节牵引。

松动手法:无论肘关节处于何种角度,作用力方向与尺骨均呈45°角。

(3)远端滑动(图2-2-23b):

作用:增大关节屈曲活动度。

患者体位及治疗师体位:同关节牵引。

松动手法:先以双手环抱方式牵张关节,然后再沿着尺骨长轴牵引。

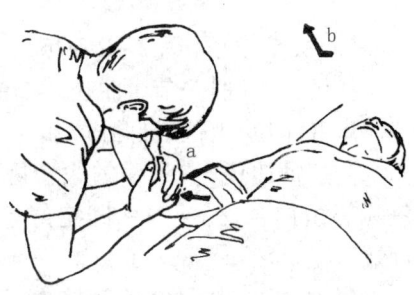

图2-2-23 a.肱尺关节牵引 b.箭头方向为关节牵引合并远端滑动

2. 肱桡关节(the humeroradial articulation) 是由肱骨小头的凸面与桡骨头的凹面构成的关节。

休息位:肘关节伸直,前臂旋后。

治疗平面:桡骨头凹面内垂直于桡骨的长轴。

固定:治疗师一只手固定肱骨。

(1)关节牵引(图2-2-24):

作用:增大桡骨的活动度;桡骨近端移位的复位。

患者体位:仰卧位或坐位,手臂放于治疗床上。

治疗师体位:站在患者前臂尺侧。上侧手固定肱骨;下侧手的大鱼际部及其余四指握住桡骨远端。

松动手法:将桡骨向远端牵拉。注意长轴牵引将会使关节受牵引。

(2)桡骨的背侧或掌侧滑动(图2-2-25):

作用:背侧活动可增大关节伸直活动度;掌侧活动可增大关节屈曲活动度。

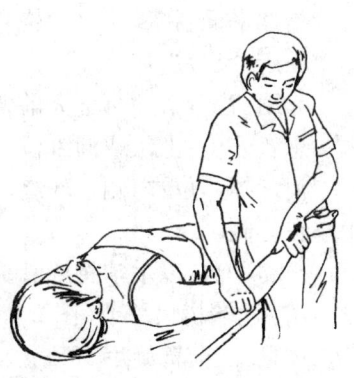

图2-2-24 肱桡关节牵引

患者体位:仰卧位或坐位,肘关节伸直并旋后。

治疗师体位:在患者手臂内侧面固定肱骨,外侧手的手掌置于桡骨头的掌面,手指置于桡骨头背侧。

松动手法:用手掌将桡骨头向背侧推,或是用手指将其向掌侧推。

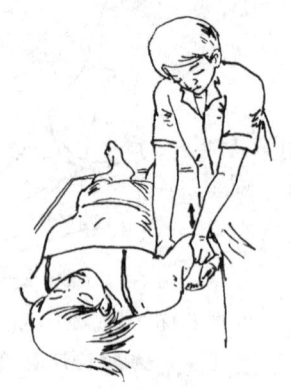

图2-2-25　肱桡关节背侧和掌侧滑动

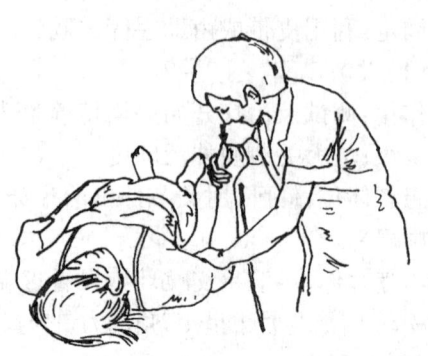

图2-2-26　挤压肱桡关节

(3)关节挤压(图2-2-26):

作用:治疗肘关节半脱位。

患者体位:坐位或仰卧位。

治疗师体位:一只手的大鱼际部与患者手的大鱼际部相扣合,另一只手固定好患者的肱骨及尺骨近端。

松动手法:由大鱼际部施力,沿着桡骨长轴推,同时前臂旋后。

3. 桡尺关节(radioulnar articulation)

(1)近端桡尺关节(图2-2-27):由桡骨头凸缘与尺骨上凹的桡骨切迹形成的关节。

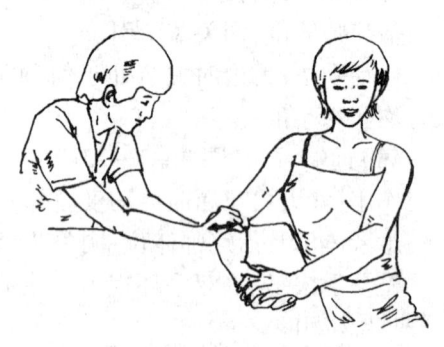

图2-2-27　近端桡尺关节背侧-掌侧滑动

休息位:肘关节屈曲70°,前臂旋后35°。

治疗平面:在尺骨上的桡骨切迹与尺骨的长轴平行。

固定:尺骨近端。

作用:背侧滑动可增大前臂旋前活动度;掌侧滑动增大旋后活动度。

患者体位:坐位或仰卧位,肘关节及前臂休息位。

治疗师体位:内侧手环绕前臂内侧固定尺骨;另一只手手掌环绕桡骨头部,手指在掌侧,手掌在背侧。

松动手法:以手掌将桡骨头向掌侧推,或是由其余四指向背侧拉。

(2)远端桡尺关节(图2-2-28):由桡骨远端凹的尺骨切迹与尺骨头构成的关节。

休息位:前臂旋后10°。

治疗平面:桡骨关节面与桡骨长轴平行。

固定:尺骨远端。

作用:背侧滑动可增大关节旋后活动度;掌侧滑动可增大关节旋前活动度。

患者体位:坐位,手臂置于治疗床上,休息位。

治疗师体位:一只手的拇指及大鱼际置于尺骨远端的掌面,其余四指置于背面以固定尺骨远端。另一只手以相同手法握住桡骨远端。

松动手法:将远端桡骨向背侧滑动或向掌侧滑动与尺骨平行。

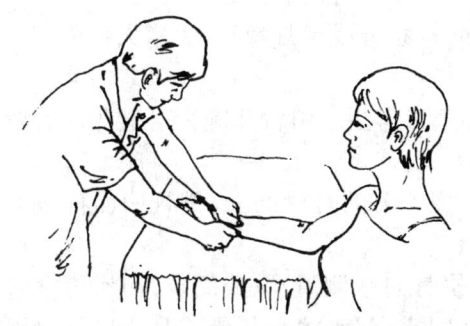

图2-2-28 远端桡尺关节背侧-掌侧滑动

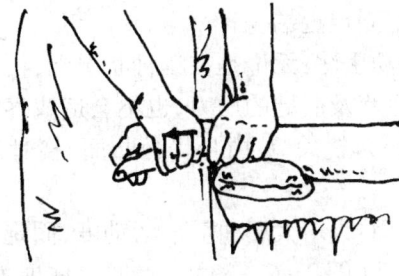

图2-2-29 腕关节牵引

(三)腕关节(the wrist complex)

1. 桡腕关节(radiocarpal joint) 由桡骨远端凹面与近排腕骨凸面构成的关节。

休息位:以桡骨为准,第Ⅲ掌骨稍向尺偏。

治疗平面:在桡骨关节面内,与桡骨长轴垂直。

固定:远端桡骨与尺骨。

(1)关节牵引(图2-2-29):

作用:治疗开始的测试;控制疼痛;一般活动腕关节。

患者体位:坐位,前臂置于治疗床面,手腕垂于床边缘。

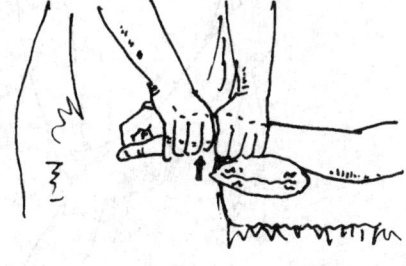

图2-2-30 腕关节向背侧滑动

治疗师体位:一只手握住尺骨茎突,将桡骨与尺骨固定于治疗床面。另一只手握住远排的腕骨。

松动手法:将腕骨向远端拉。

(2)一般的滑动技巧:

作用:向背侧滑动可改善屈曲(图2-2-30);向掌侧滑动可改善伸展(图2-2-31);向桡侧滑动可改善尺偏;向尺侧滑动可增大桡偏的活动度(图2-2-32)。

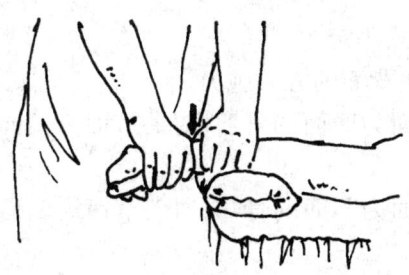

图2-2-31 腕关节向掌侧滑动

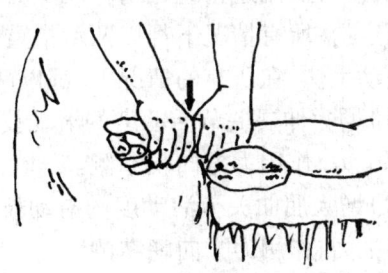

图2-2-32 腕关节向尺侧滑动

患者体位:同关节牵引的体位。

松动手法:握住远端腕骨的手作松动手法。

2. 近排腕骨与桡、尺骨的特殊滑动(specific glides of the carpals in the proximal row with the radius and ulna)

患者体位:坐位。

治疗师体位:握住患手,示指置于欲固定骨骼的掌面,拇指置于背面。

固定:为增大屈曲的活动度,示指固定近端腕骨(舟状骨或半月骨)。为增大伸展的活动度,示指固定近端桡骨。

松动手法:无论是在哪种状况下,松动作用力都来自拇指。由背侧施力可避免对腕管中神经、血管及肌腱的压力,也不会造成疼痛。

(1)舟桡关节:由舟状骨凸面、桡骨的凹面及月桡关节的月骨凸面,桡骨凹面构成的关节。

作用:为增大屈曲关节活动度,固定舟状骨,将桡骨向掌侧滑动;或固定月骨,将桡骨向掌侧滑动(图2-2-33)。为增大伸展关节活动度,固定桡骨,将舟状骨或月骨向掌侧滑动(图2-2-34)。

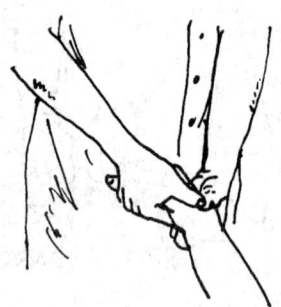

图2-2-33　固定舟状骨或月骨,
将桡骨向掌侧滑动

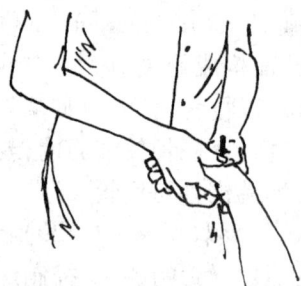

图2-2-34　固定桡骨,
将舟状骨或月骨向掌侧滑动

(2)尺骨、月骨、三角骨关节:

作用:松动关节间盘,改善腕关节或前臂活动。可将尺骨在固定的三角骨上向掌侧滑动。

3. 腕间关节(intercarpal joint)的特殊滑动

患者体位:同近排腕骨与桡尺骨的特殊运动体位。

固定:在所有情况下都以两示指重叠在掌面的方式固定。

松动手法:在所有的情况下,都以两个拇指重叠在背面的方式施力。

(1)增大伸展关节活动度的滑动技巧:固定关节面为凹面的骨骼,对关节面为凸面的骨骼背面施力,作用力方向朝掌侧。

(2)增大屈曲关节活动度的滑动技巧:固定关节面为凸面的骨骼,对关节面为凹面的骨骼背面施力,作用力方向朝掌侧。

(四)手部关节(the hand and finger joint)

1. 示、中、环、小指的腕掌关节和掌指关节

(1)关节牵引(图2-2-35):

作用:增大手的活动度。

治疗师体位:以一只手固定某个腕骨,示指握于掌面,拇指握于背面。另一只手握住掌骨近端,拇指握于背面,其余四指在掌侧。

松动手法:对掌骨进行长轴牵引,分离关节面。

(2)掌侧滑动:

作用:增大手弓的活动度。

体位:同关节牵引的体位。

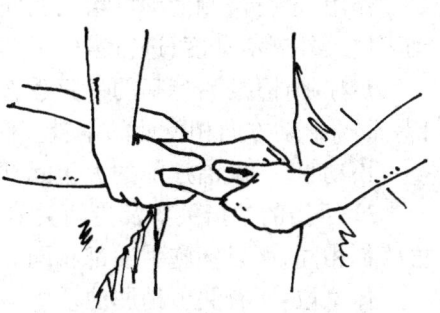

图2-2-35 腕掌关节牵引

松动手法:拇指在腕骨的背侧,将骨骼的近端部分推向掌侧。

2. 拇指的腕掌关节

休息位:处于屈曲及伸展和内收及外展的中间位。

固定:治疗师近侧手固定大多角骨。

治疗平面:对于外展—内收,在大多角骨内。对于屈曲—伸展,在掌骨近端。

(1)关节牵引:

作用:初次治疗的测试;控制疼痛;一般松动。

患者体位:前臂及手放松置于治疗床面。

治疗师体位:内侧手固定大多角骨;另一只手抓住患者的掌骨。

松动手法:进行长轴牵引,分离关节面。

(2)滑动(图2-2-36):

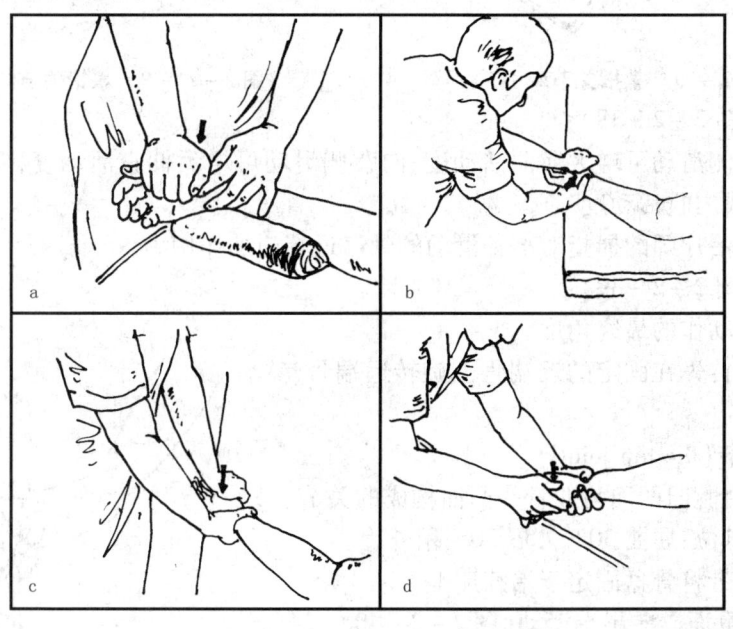

图2-2-36 拇指掌指关节滑动

a. 向尺侧滑动;b. 向桡侧滑动;c. 向背侧滑动;d. 向掌侧滑动(治疗师拇指放于患者拇指指蹼施以向掌侧滑动的力量)。

作用:进行尺侧滑动可增大屈曲活动度;进行桡侧滑动可增大伸展活动度;进行背侧滑动可增大外展活动度;进行掌侧滑动可增大内收活动度。

治疗师体位:治疗师的一只手直接握住远排腕骨;另一只手大鱼际部位放置于与患者第1掌骨欲滑动方向相反处的掌骨基底部。

松动手法:由治疗师的大鱼际部对掌骨施加作用力。

3. 手指的掌指关节及指间关节 所有关节的近侧为凸面、远侧为凹面,并且关节面连接方式都相同,所以实施手法都相同。

休息位:所有关节稍屈曲。

治疗平面:远端关节面。

固定:前臂及手放松置于治疗床面;用手指固定近端关节面。

(1) 关节牵引(图2-2-37):

作用:初次治疗测试;控制疼痛;一般松动。

体位:以近端手固定近端骨;另一只手的四指及拇指握住靠近关节的骨骼远端。

松动手法:进行长轴牵引,分离关节面。

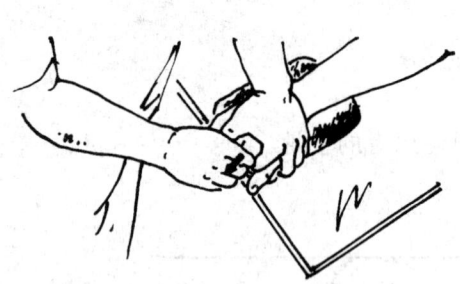

图2-2-37 掌指关节牵引

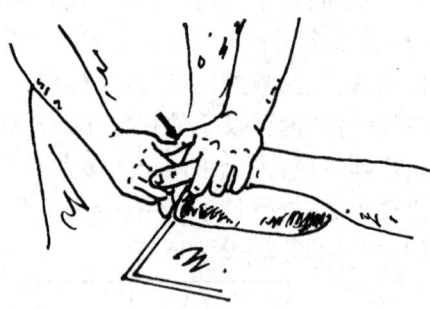

图2-2-38 掌指关节向掌侧滑动

(2) 滑动(图2-2-38):

作用:向掌侧滑动可增大屈曲活动度;向背侧滑动可增大伸直活动度;向桡侧或尺侧滑动可增大外展或内收活动度。

松动手法:治疗师的拇指对准备滑动的骨骼近端施加作用力。

(3) 旋转(图2-2-39):

作用:增大动作的最终角度。

松动手法:首先在固定的近端骨上旋转远端骨,然后再进行牵引。

(五) 髋关节(the hip joint)

髋关节是由髋臼凹面与股骨头凸面构成的关节。

髋关节休息位:屈曲30°,外展30°,稍外旋。

固定:以皮带将骨盆固定于治疗床上。

1. 牵张负重面 向尾端滑动(图2-2-40)。

作用:治疗开始时的测试;控制疼痛。

患者体位:髋关节休息位,膝关节伸直。

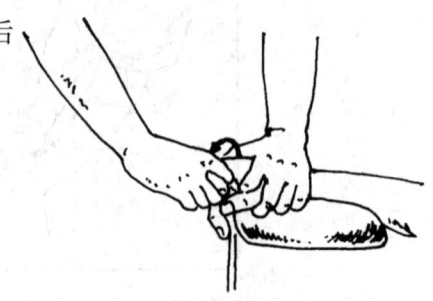

图2-2-39 掌指关节的内/外旋转

治疗师体位：站立于治疗床尾端，用布带套在治疗师躯干及患者的足踝部。治疗师双手放于足踝近端的带子之下，藉由布带使治疗师的身体重量作为松动关节的作用力。

松动手法：治疗师身体向后仰，牵拉患者的下肢，做长轴牵引。假如患者膝关节屈曲不能伸直，治疗师可双手环抱股骨髁上部位，身体后仰，给予向尾端方向的牵拉力。

2. 向后侧滑动（图2-2-41）
作用：改善屈曲和内旋。
患者体位：仰卧，髋部放于床尾端。屈曲健侧髋、膝关节，并用双手环抱健腿，以协助固定骨盆。治疗侧髋关节休息位。

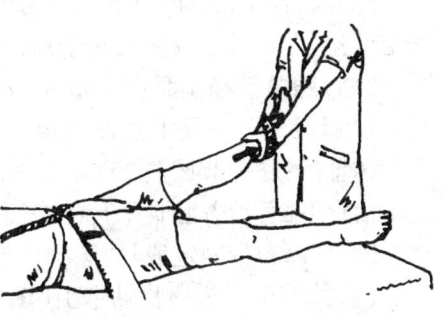

图2-2-40 髋关节负重面牵引，向尾端滑动

治疗师体位：站在患腿的内侧，以一布带套在治疗师肩部及患者大腿下方，以帮助托住下肢重量。将远端手放在带子及大腿末端下方，近端手放在大腿近端前面。

松动手法：治疗师上肢伸直，膝关节屈曲，通过近侧手给予向后的作用力。

3. 向前滑动
作用：改善伸直及外旋。
患者体位：上半身俯卧在治疗床（图2-2-42a）上，髋部垂出床缘，健侧足踩地面。

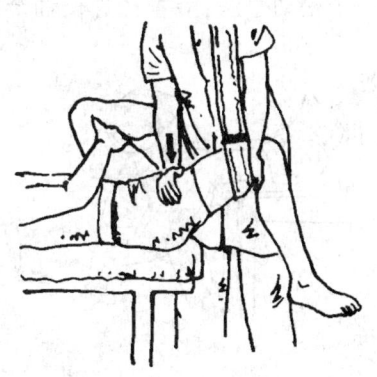

图2-2-41 髋关节向后侧滑动

治疗师体位：站在患者大腿内侧，以一条布带套住治疗师肩部及患者大腿以支撑患者腿部重量。治疗师远端手握住患者小腿，近端手放在大腿近端的后面。

松动手法：治疗师上肢伸直，屈膝，通过近端的手给予向前的作用力。

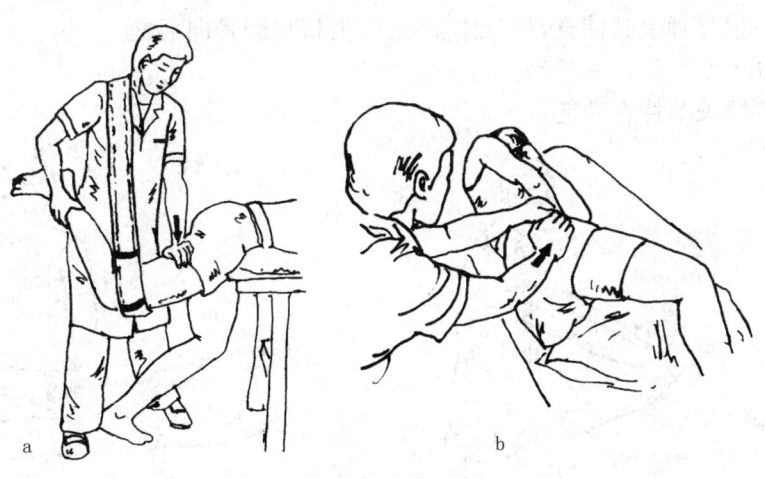

图2-2-42 髋关节向前滑动
a. 俯卧；b. 侧卧。

患者侧卧位,大腿屈曲,其下方垫枕头。治疗师站在患者后方,以一只手握住髂前上棘固定骨盆,另一只手放在大转子后面,给予向前的推力(图2-2-42b)。

(六)膝关节和小腿(the knee and leg)

1. 胫股关节　是由胫骨上端凹面与股骨髁凸面构成的关节。

休息位:膝关节屈曲25°。

治疗平面:沿着胫骨平台的表面,随膝关节角度改变而改变。

固定:以布带固定股骨。

(1)关节牵引——长轴牵引(图2-2-43a、b、c):

作用:治疗开始时评定;控制疼痛;一般性活动膝关节。

患者体位:坐位,仰卧位或俯卧位,从膝关节休息位开始。

治疗师体位:双手抓住患者小腿下段。

松动手法:沿着胫骨长轴牵拉,分离关节面。

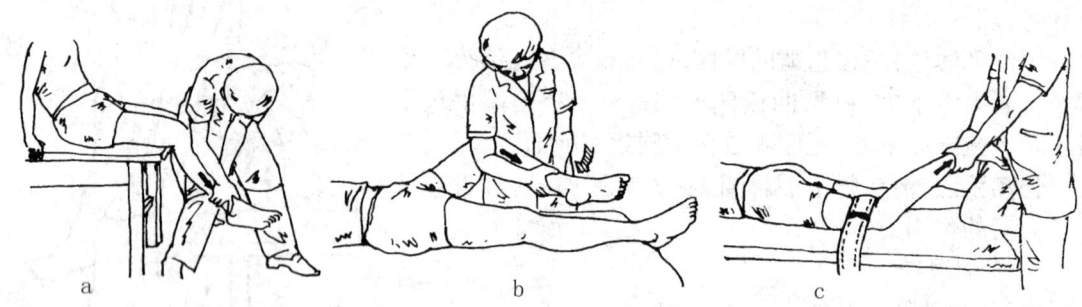

图2-2-43　牵引膝关节
a.坐位;b.仰卧位;c.俯卧位。

(2)向后滑动(图2-2-44):

作用:增大膝关节屈曲角度。

患者体位:仰卧,腿部平放床面。

治疗师体位:坐在床上,以大腿固定患者足部,双手抓住胫骨,拇指朝前,其余四指朝后。

松动手法:治疗师上肢伸直,将身体前倾,以拇指将胫骨向后推。

(3)向前滑动(图2-2-45):

作用:改善膝关节伸直功能。

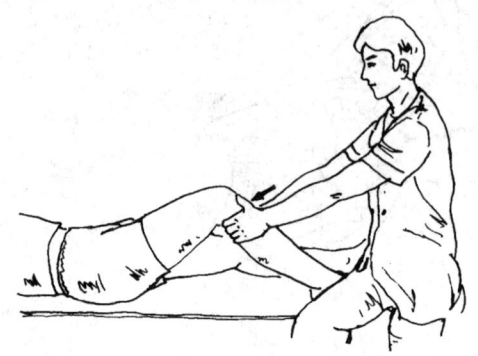

图2-2-44　膝关节向后滑动

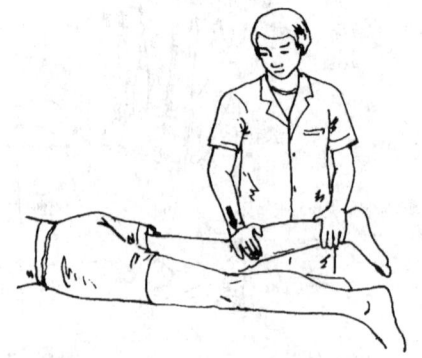

图2-2-45　膝关节向前滑动

患者体位：俯卧，膝关节休息位。

治疗师体位：远端手抓住胫骨末端，近端手掌面放于胫骨近端的后侧面。

松动手法：通过放在胫骨近端的手，给予向前的推动力。

2. 髌股关节（patellofemoral joint）

（1）向远端滑动（图2-2-46）：

作用：增大髌骨活动度，以增大屈膝活动度。

患者体位：仰卧，伸膝。

治疗师体位：站在患者大腿旁，面向其足部，一只手握住髌骨上缘，另一只手加压。

松动手法：将髌骨向尾端滑动，平行于股骨。

（2）内-外侧滑动：

作用：增大髌骨活动度。

患者体位：仰卧位伸膝。

治疗师体位：双手拇指、四指分别置于髌骨的内外侧。

松动手法：将髌骨往内、外侧滑动。

3. 近端胫腓关节

作用：改善腓骨头的活动；将后移的腓骨头复位。

患者体位：侧卧，健肢在下、屈曲，患肢在上、伸直。

治疗师体位：站在患者身后，一只手固定胫骨，另一只手掌根部放在腓骨头后方，手指向前环握腓骨头。

松动手法：治疗师手的掌根部对腓骨头后侧给予向前外侧的推力。

4. 远端胫腓关节　向前或向后滑动（图2-2-47）。

作用：当踝关节背屈受限时，可增大背屈活动度。

患者体位：仰卧位或俯卧位。

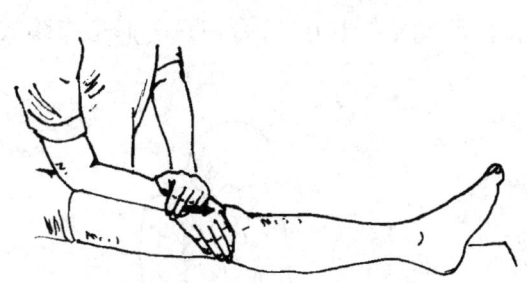

图2-2-46　髌骨向远端滑动

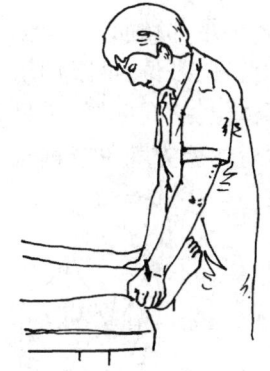

图2-2-47　远端胫腓关节向后滑动

治疗师体位：治疗师站在床尾端，一只手的手指放在胫骨下方、拇指放在胫骨上方固定，另一只手的掌根部放在外踝上，手指在其下方。

松动手法：俯卧位，对腓骨给予向前的作用力。仰卧位，对腓骨给予向后的作用力。

（七）距小腿关节与跗骨关节（ankle and tarsal joints）

1. 距骨与胫腓骨间关节　由距骨的凸面及胫骨和腓骨的凹面构成踝关节。

休息位:跖屈10°。
治疗平面:在踝关节面内,相对于小腿前后方向。
固定:以布带固定胫骨。
(1)关节牵引(图2-2-48):
作用:治疗开始时的评定;控制疼痛;一般关节松动。
患者体位:仰卧位,下肢伸直,休息位。
治疗师体位:站在床尾,双手环握距小腿关节远端的足背部,两手拇指放在足底面。
松动手法:治疗师身体向后倾,将足背部沿着小腿长轴向远端拉。

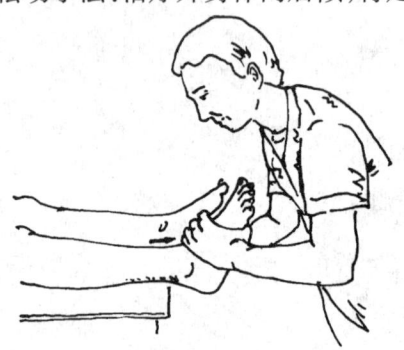

图2-2-48　距小腿关节牵引

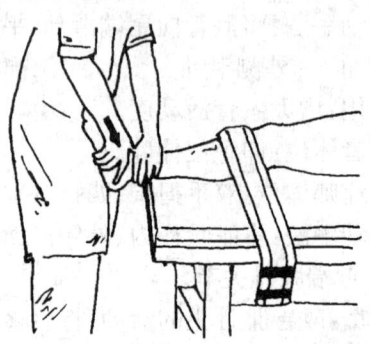

图2-2-49　距小腿关节向后滑动

(2)向后方滑动(图2-2-49):
作用:改善足部背屈。
患者体位:仰卧位,足跟部伸出治疗床边缘。
治疗师体位:站立在床尾侧,一只手固定患者小腿,另一只手的拇指指蹼放置于距骨上。
松动手法:将距骨(相对于胫骨)往后方滑动。
(3)向腹侧滑动(图2-2-50):
作用:改善足部跖屈。
患者体位:俯卧位,足跟伸出床缘外。
治疗师体位:站在床尾,一只手握住足背面给予第1级牵张力量,另一只手拇指指蹼放于距骨及跟骨的后方踝关节远端。

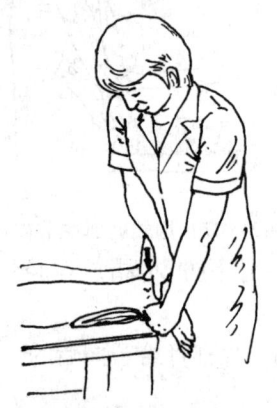

图2-2-50　距小腿关节向前滑动

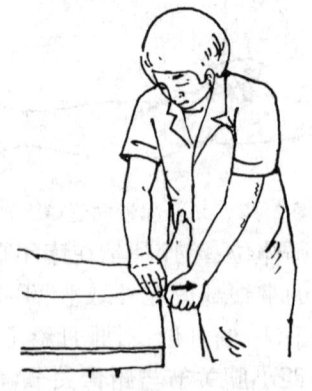

图2-2-51　距骨下关节牵引

松动手法:将跟骨往前推,或使距骨向前滑动。

2. 距骨下关节　由跟骨的凸面与距骨的凹面构成的关节。

休息位:位于外翻与内翻的中间位。

治疗平面:在距骨上,平行于足底。

(1)关节牵引(图2-2-51):

作用:治疗开始时的测试;控制疼痛;内、外翻的一般松动。

患者体位:仰卧位,足跟垂出床缘,踝关节背屈位。

治疗师体位:一只手从足部后方抓住跟骨,另一只手固定距骨与踝部。

松动手法:沿着小腿长轴的方向,将跟骨往远端拉。

(2)向内侧或外侧滑动(图2-2-52):

作用:向内侧滑动可增大足外翻活动度;向外侧滑动可增大足内翻活动度。

患者体位:侧卧位或俯卧位。

治疗师体位:一只手固定距骨,另一只手的掌根部放在跟骨外侧,手指握住足跟。

松动手法:以手掌根部将跟骨向内侧推动,或以手掌根部向外侧推动。

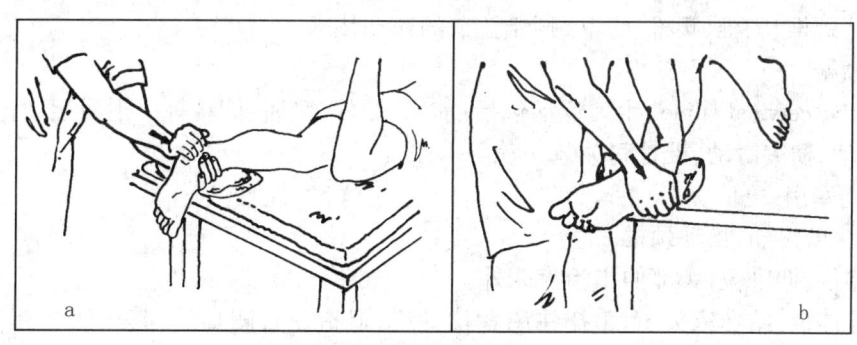

图2-2-52　a.俯卧位,足跟向内侧滑动以改善足外翻
b.侧卧位,足跟向外侧滑动以改善足内翻

3. 跗骨间关节和跗跖关节　当足部进行背屈-跖屈活动时,在同一方向的所有关节面都是相同的凹面与凸面(即近端关节面是凸面,远端关节面是凹面),所以松动每一个关节的手法都是相同的。

(1)向跖面滑动(图2-2-53):

作用:改善跖屈的附属运动,是旋后活动所必需的。

患者体位:仰卧位或坐位。

治疗师体位:若要松动内侧跗骨关节,治疗师将作为固定的手放在足背面,手指朝内侧,示指固定近端骨的跖面;另一只手的手指握住跗骨关节跖面,手掌根部放在足背面。若要松动外侧跗骨关节,治疗师站在内侧面,手指朝外侧。

松动手法:从足背面向跖面推动。

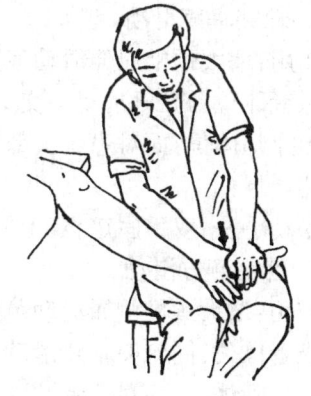

图2-2-53　固定近端骨,远端跗骨向跖面滑动
(图示楔状骨在舟状骨上滑动)

(2) 向背侧滑动(图 2-2-54):

作用:改善背侧活动的附属运动,是进行旋前活动所必需的。

患者体位:俯卧位,屈曲膝关节。

治疗师体位:若松动外侧的跗骨关节(跟骰关节),则将手指环握在足外侧。若要松动内侧跗骨关节(距舟关节),则将手指环握在足内侧。

松动手法:从跖面向背面方向推动。

(八)跖骨间关节、跖趾关节和趾骨间关节

上述关节的松动手法与手指相同。每个关节的近端关节面为凸面,远端关节面为凹面。

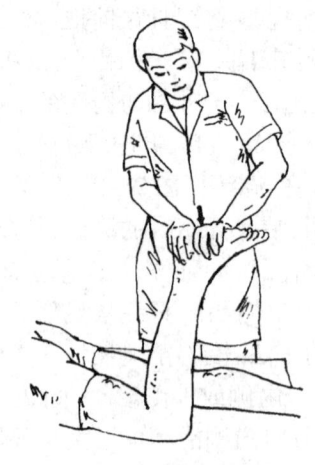

图 2-2-54 骰骨在跟骨上向背侧滑动

三、脊柱松动技术

脊柱松动技术(spinal mobilization techniques)包括颈椎、胸椎、腰椎、骨盆、腰骶关节的松动技术。

(一)颈椎

颈椎(the cervical spine)生理运动包括:前屈、后伸、侧屈、旋转等。附属运动包括分离牵引、棘突滑动、横突滑动、椎骨间关节松动等。

1. 分离牵引

作用:缓解疼痛,松动颈椎。

患者体位:仰卧位,头部伸出治疗床外。

治疗师体位:站在床头,右手托住患者枕骨后,拇指在右侧耳后,其余四指在左侧耳后;左手放在患者下颌下方,前臂掌侧放在患者左侧面部。

松动手法:双手固定,借助身体后倾作用力,将头部向后牵拉。上段颈椎病变在颈部中立位时牵引;中下段颈椎病变在头前屈 10°~15° 位置牵引。

2. 棘突垂直滑动

作用:增大颈椎屈伸活动范围。

患者体位:俯卧位,双手交叉,掌心托住前额,下颌稍内收。

治疗师体位:面对患者头部站立。双手拇指并置于同一椎体的棘突上,其余四指放在颈部两侧。

松动手法:双手固定,双上肢伸直用力将棘突向腹侧垂直推动。

3. 棘突侧方滑动

作用:增大颈椎侧屈活动范围。

患者体位:同棘突垂直滑动的体位。

治疗师体位:面对患者站立在患侧,双手拇指并置放在相邻的棘突一侧,拇指尖相对,其余四指分别放在枕后或项背部。

松动手法:一只手固定,另一只手借助上肢的作用力,将棘突向对侧推动。

4. 横突垂直滑动

作用:增大颈椎旋转活动度。

患者体位：同棘突垂直滑动的体位。

治疗师体位：面对患者头部站立，双手拇指放在同一椎体的一侧横突上，拇指指背相接触。

松动手法：内侧手拇指固定，外侧手借助上肢力量将横突垂直向腹侧推动。

5. 椎间关节垂直松动

作用：增大颈椎侧屈和旋转活动度。

患者体位：俯卧位，双手指交叉，掌心托住前额，头部向患侧旋转约30°。

治疗师体位：面对患者头部站立，双手拇指放在横突与棘突之间，其余四指放在颈部前后。

松动手法：双手拇指固定，双上肢用力，同时向腹侧推动。

6. 颈椎屈伸摆动

作用：增大颈椎屈伸活动度。

患者体位：仰卧位，头部伸出治疗床外，枕在治疗师的大腿部。

治疗师体位：面对患者头部站立，一侧大腿向前屈曲，支撑患者头后部，双手托起枕部两侧，拇指放在耳后。

松动手法：双手固定，通过治疗师的双肩上下耸动使患者颈椎前屈后伸。

7. 颈椎侧屈摆动

作用：增大颈椎侧屈活动度。

患者体位：同颈椎屈伸摆动的体位。

治疗师体位：面对患者头部站立。向右侧屈时右手放在颈部右侧，示指和中指放在拟松动的相邻椎体横突上，左手托住下颌，前臂放在面部，左侧托住头部；向左侧屈时，则方向相反。

松动手法：左手及前臂固定，上身左转，使颈椎向右侧屈，向左侧屈时则方向相反。

8. 颈椎旋转摆动

作用：增大颈椎旋转活动度。

患者体位：同颈椎屈伸摆动的体位。

治疗师体位：面对患者头部站立。向左旋转时，左手托住下颌，右手放在枕骨部位；向右旋转时则相反。

松动手法：双手固定，向左旋转时，左手向左，右手向右同时用力，使头部向左转动；向右旋转时则方向相反。

(二) 胸椎

胸椎（the thoracic spine）生理运动有屈、伸、侧屈和旋转。附属运动有棘突垂直滑动、棘突侧方滑动、横突垂直滑动等。

1. 棘突垂直滑动

作用：增大胸椎的屈伸活动度。

患者体位：俯卧位，上段胸椎（T1～T4）病变时，双手交叉，手掌置于前额；中下段胸椎（T5～T8，T9～T12）病变时，头转向一侧，上肢放在体侧，胸部放松。

治疗师体位：上段胸椎病变时，面向患者头部站立；中下段胸椎病变时，站在体侧。双手拇指放在胸椎棘突上，其余四指分开放在胸椎两侧。

松动手法:双手拇指固定,借助上身前倾的作用力,将棘突向腹侧按压。

2. 棘突侧方滑动

作用:增大胸椎旋转活动度。

患者体位:俯卧位,上肢放于体侧或外展90°,屈肘,前臂垂于治疗床两侧。

治疗师体位:面对患者站在患侧,双手拇指分别放在相邻的棘突侧方,或双手拇指重叠放在拟松动棘突的侧方,其余四指分开放在胸背部。

松动手法:拇指固定,借助上身稍前倾的作用力,将棘突向对侧推动。

3. 横突垂直滑动

作用:增大胸椎侧屈及旋转活动度。

患者体位:同棘突侧方滑动的体位。

治疗师体位:面对患者站在患侧,双手拇指放在拟松动胸椎的一侧横突上,指尖相对或相重叠。

松动手法:双手固定,借助上身前倾的作用力,将横突垂直向腹侧按压。

4. 胸椎旋转摆动

作用:增大胸椎旋转活动度。

患者体位:坐位,双上肢胸前交叉,双手分别放在对侧肩部。

治疗师体位:站在患者左侧,向右旋转时,左手放在其右肩部侧面,右手放在右侧肩背部。向左旋转时治疗师站位则相反。

松动手法:双手固定,向右旋转时,双上肢同时用力,使胸椎随身体上部向右转动;向左旋转时则方向相反。

(三)腰椎

腰椎(the lumbar spine)生理运动有前屈、后伸、侧屈和旋转。附属运动有棘突垂直滑动、棘突侧方滑动、横突垂直滑动等。

1. 棘突垂直滑动

作用:增大腰椎屈伸活动度。

患者体位:俯卧位,腹部垫枕,双上肢分别置于体侧,头转向一侧。

治疗师体位:面对患者站于患侧,下方手掌根部放在腰椎上,掌根部尺侧(相当于豌豆骨部分)放在拟松动的棘突上,手指稍屈曲,上方手放在下方手腕背部。

松动手法:双手固定,借助上身前倾的作用力,将棘突垂直向腹侧按压。

2. 棘突侧方滑动

作用:增大腰椎旋转活动度。

患者体位:俯卧位,双上肢分别置于体侧,头转向一侧。

治疗师体位:面对患者站在患侧,双手拇指分别放在相邻的棘突侧方,其余四指分开放在腰部。

松动手法:双手固定,借助上身前倾的作用力,将棘突向对侧推动。

3. 横突垂直滑动

作用:增大腰椎侧屈及旋转活动度。

患者体位:同棘突侧方滑动的体位。

治疗师体位:面对患者站在患侧,双手拇指放在拟松动腰椎的一侧横突上。

松动手法:双手固定,借助上身前倾的作用力,将横突向腹侧推动。

4. 腰椎旋转摆动

作用:增大腰椎旋转活动度。

患者体位:健侧卧位,患侧在上,屈曲髋关节和膝关节。拟松动的腰椎节段越偏上,屈髋角度越小;拟松动的腰椎节段越偏下,屈髋角度越大。

治疗师体位:站在患者身后,双手放在髂嵴后缘。

松动手法:双手固定,双上肢同时用力将髂骨向前推动。如果关节比较僵硬,治疗师可以一只手放在髂嵴后缘,另一只手放在上方肩部内侧,双手同时反方向来回摆动。此手法对中段腰椎病变效果较好。若是下段腰椎病变,可以将患者的上方下肢垂于治疗床缘的一侧,借助下肢的重力增大摆动幅度。

(四)骨盆

骨盆(bony pelvis)的生理运动有旋转、前屈、后伸,附属运动有分离、挤压和滑动。

1. 骨盆整体运动

作用:增大耻骨联合活动范围。

患者体位:仰卧位,下肢伸直,髋外展。

治疗师体位:站在患者身体一侧,双手交叉放在对侧的髂前上棘处。

松动手法:双手固定,上肢内收,两上肢同时向外下方用力,使骨盆向外分离。

2. 骨盆分离/挤压

作用:增大骶髂关节活动度。

患者体位:仰卧位,下肢伸直,髋内旋。

治疗师体位:站在患者体侧,双手分别放在两侧髂嵴外。

松动手法:双手固定,两上肢同时向中线方向用力,向内加压骨盆。

3. 向头侧滑动

作用:增大骨盆前后活动度。

患者体位:仰卧位,下肢伸直。

治疗师体位:站在患者患侧,内侧手放在髂前上棘下方。

松动手法:借助上身前倾的作用力,将骨盆向头侧并稍向后下推动。

4. 向足侧滑动

作用:增大骨盆前后活动度。

患者体位:仰卧位,下肢伸直。

治疗师体位:站在患侧,内侧手放在髂前上棘上方。

松动手法:借助上身前倾的作用力,将骨盆向足的方向并稍向前推动。

(五)腰骶关节

腰骶关节(the lumbosacrum joint)的松动包括前屈摆动和后伸摆动。

1. 前屈摆动

作用:增大腰骶关节屈曲活动度。

患者体位:俯卧位,腹部垫枕,头转向一侧,双上肢垂于治疗床外,下肢伸直。

治疗师体位:站在患者一侧,面向足部,内侧手掌根部放在骶骨上端,手指向足。

松动手法:内侧手固定,借助上肢力量将骶骨向前并向下推动。

2. 后伸摆动

作用:增大腰骶关节伸展活动度。

患者体位:俯卧位,头转向一侧,上肢垂于治疗床外,下肢伸直。

治疗师体位:站在患者身体一侧,面向头部,内侧手掌根部放在骶骨下端,手指向头部。

松动手法:内侧手固定,借助上肢力量将骶骨向前并向上推动。

(六)骶髂关节

骶髂关节(the sacroiliac joint)的松动包括侧方旋转、交叉旋转,髂峰的前旋、后旋、内旋和外旋。

1. 骶髂关节侧方旋转

作用:增大骶髂关节活动度。

患者体位:俯卧位,头转向一侧,上肢垂于治疗床外,下肢伸直。

治疗师体位:站在患者身体一侧,双手交叉分别放在对侧骶髂关节外侧的髂骨上。

松动手法:双手固定,上身前倾,借助上肢力量将髂骨向外并向下推动。

2. 骶髂关节交叉旋转

作用:增大骶髂关节活动度。

患者体位:俯卧位,头转向一侧,上肢垂于治疗床外,下肢伸直。左侧髋关节内旋,右侧髋关节外旋。向另一侧交叉旋转时方向相反。

治疗师体位:站在患者身体一侧,上方手放在左侧骶髂关节外侧的髂骨上,下方手放在右侧髂峰的前侧面。

松动手法:上方手将左侧髂骨向下并向外按压,下方手将右侧髂峰向上并向内提拉,使双侧骶髂关节发生反向旋转。

3. 髂峰前旋

作用:增大骨盆前倾活动度。

患者体位:以左患侧为例,半俯卧位,健侧下肢的足底着地,患侧下肢由治疗师托住。

治疗师体位:站在患者身后,右手放在左侧髂后上棘,左手及前臂托住患者左下肢。

松动手法:用右手固定,用左上肢将患者左下肢后伸、内收,借助上肢的力量将左髂峰向下并向外推动。

4. 髂峰后旋

作用:增大骨盆后倾活动度。

患者体位:健侧卧位,患侧在上。健侧下肢伸直,患侧下肢屈髋屈膝90°,上半身外旋,上肢屈肘,手放于上腹部。

治疗师体位:面对患者站立,上方手放在髂峰处,下方手放在坐骨结节处。

松动手法:用双手固定,借助上肢的力量转动髂峰,上方手向后、下方手向前同时转动。

5. 髂峰内旋

作用:增大骶髂关节活动度。

患者体位:俯卧位,腹部垫枕,健侧下肢伸直,患侧下肢屈膝90°。

治疗师体位:面对患者站立,上方手放在对侧骶髂关节的髂骨上,下方手握住踝关节外侧。

松动手法:用上方手固定,借助上肢的力量将髂骨向下并向内推动。下方手同时将小腿向外运动,使髋关节内旋。

6. 髂嵴外旋

作用:增大骶髂关节活动度。

患者体位:俯卧位,腹部垫枕,下肢伸直。

治疗师体位:面对患者站立,下方手插到患者腹部前面,放在髂前上棘处,下方手放在髂后上棘处。

松动手法:下方手将髂后上棘向前并向内推动,上方手将髂前上棘向后并向外拉动,使整个髂嵴外旋。

(陆廷仁)

第三节 增强肌力和肌肉耐力的训练

一、基本概念

(一)肌力

肌力指肌肉收缩时所能产生的最大力量。肌力的大小主要取决于以下几种因素:

1. 肌肉的收缩方式及收缩的速度 肌肉的收缩方式不同,产生的力也不同,如向心性收缩和离心性收缩所产生的肌力不同。

2. 关节角度的影响(图2-3-1) 关节在不同的角度产生的肌力不同。等长运动时能发出最大肌力的角度为:肘关节呈90°屈曲,膝关节呈60°屈曲,此时最容易用上力。如果在这个角度上再加上最大阻力,效果则更理想。

3. 年龄和性别 男性肌力比女性大,女性肌力为男性的2/3,尤其以握力和垂直跳的力量最为明显;女性的握力为男性的60%,垂直跳的肌爆发力约为男性的65%。肌力与年龄也有关系,在20岁之前肌力是渐增的,20岁之后则将随着年龄的增大而逐渐下降。

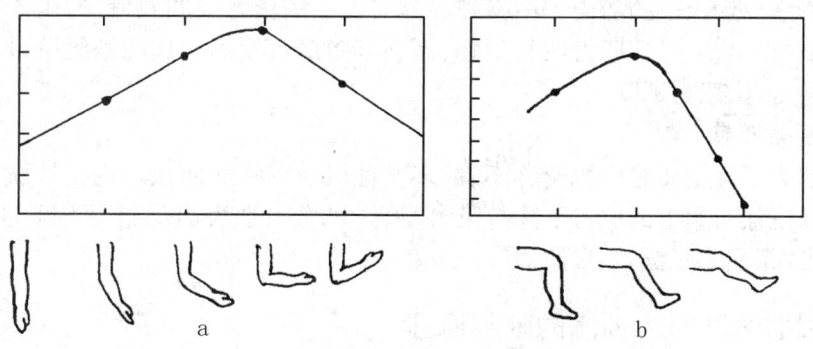

图2-3-1 肌力与关节角度的关系

a. 肘关节的屈曲角度;b. 膝关节的伸展角度。

4. 心理因素 肌力易受心理因素的影响。在暗示、大声命令及有积极的训练目的时,受检者所发挥的肌力比自主最大收缩力大20%~30%。

(二) 肌肉耐力

肌肉耐力指有关肌肉持续进行某项特定任务(作业)的能力,其大小可以用从开始收缩直到出现疲劳时已收缩了的总次数或所经历的时间来衡量。耐力的大小受以下因素的影响：肌纤维的类型；肌红蛋白的储备；酶的作用及肌力的大小等。耐力与所进行的运动强度也有一定的关系,即运动强度越大,肌耐力就越小。

增强肌力和增强肌耐力的训练有不少共同之处,可统称为力量练习。力量练习常用于训练肌肉萎缩无力的患者,包括因伤病固定肢体或长期卧床、活动少所致的肌肉废用性萎缩和骨关节及周围神经病损所致的肌肉软弱或轻瘫,训练用以发展肌力和耐力,从而恢复运动功能。

二、肌力下降的原因

(一) 年龄增大

20 岁之后随年龄的增大肌力将逐渐下降,下肢较上肢下降更快。有关年龄增大导致肌力下降的现象已有许多报道,如股四头肌肌力早期即有下降,这与身体的重量有关,如体重较重,则需经常大力收缩肌肉来支撑体重。

(二) 废用性肌肉萎缩

肌肉萎缩是由于肌原纤维的减少而导致的肌纤维萎缩。主要原因有废用性肌肉萎缩、去神经性肌肉萎缩、缺血性肌肉萎缩。制动及无功能状态所产生的以生理功能衰弱为主要特征的综合征,主要表现为废用性肌肉萎缩,如由于心脑血管疾病后保持安静而导致运动减少所产生的一系列障碍。在完全卧床休息的情况下,肌力每周减少 10%~15%,亦即每天减少 1%~3%；如卧床休息 3~5 周,肌力即可减少一半。肌肉亦出现废用性萎缩,在股四头肌、踝背伸肌处尤为明显。肌耐力亦逐渐减退。肌肉容积缩小,肌肉松弛,肌力、耐力下降,但通过适当的运动训练,肌肉的容积可复原。另外,由于长期卧床制动,关节韧带得不到牵拉而自动短缩,以及关节周围肌肉失去弹性,形成关节挛缩畸形,常见的有手指屈肌痉挛性短缩、足下垂合并足内翻等。

(三) 神经系统疾病

如脑血管病、脑瘫、小脑障碍等中枢神经障碍导致的偏瘫或四肢瘫等,由于卧床时间较长、不活动或较少活动,导致肌力明显下降；而脑卒中患者发病初期的弛缓阶段即表现为患侧肌肉明显的松弛、肌力下降。

(四) 肌原性疾病

肌原性肌力下降主要是因肌营养不良、多发性肌炎等疾病所致。进行性肌营养不良主要表现为四肢近端与躯干的肌力下降与肌肉萎缩。多发性肌炎出现肌力下降的部位主要为四肢近端肌群、颈屈曲肌群、咽喉肌群等。

三、增强肌力和耐力训练的基本原理

(一) 增强肌力和肌肉耐力的目的

共有两个目的：一是像举重那样在短时间内把肌肉的力量全部发挥出来,也就是增强最大肌力的瞬间爆发力；另一个是像跑马拉松那样训练肌肉坚持长时间用力,即增强肌肉的耐久力。

(二)肌肉收缩的形式

1. 等长或静力收缩(isometric or static contraction)　是指肌肉收缩时,肌肉起止点之间的距离无变化,其肌纤维长度基本不变,亦不发生关节运动,但肌张力明显增高。在日常工作和生活中,等长收缩常用于维持特定体位和姿势。在运动中,等长收缩是增强肌力的有效方法。具体的方法是:指示患者用全力或接近全力使肌肉收缩,维持3~10秒(一般持续6秒),训练中要注意取容易用力的体位,如肘关节呈90°,最容易用上力(图2-3-2)。等长运动不受环境限制,简单易行,是有效增强肌力的训练方法,特别适用于骨折后、关节炎或因疼痛关节不能活动的情况下进行肌力增强训练,以延缓和减轻肌肉的废用性萎缩。

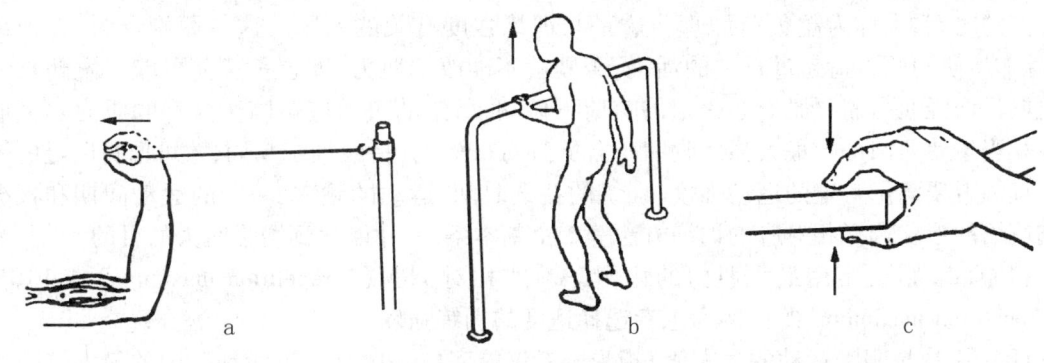

图2-3-2　等长收缩运动
a.和b.肱二头肌的收缩;c.增强手握力的收缩。

2. 等张或动力收缩(dynamic or isotonic contraction)　是指在有阻力的情况下进行的肌肉收缩,收缩过程中肌张力基本保持不变,但肌长度发生变化,产生关节运动。根据肌肉起止部位的活动方向,可分为向心性收缩(concentric contraction)和离心性收缩(eccentric contraction)。当肌肉收缩时,肌肉的起点与止点之间距离缩短,称为向心性收缩,这种收缩的运动学功能是加速。例如,屈曲肘关节时的肱二头肌收缩,伸膝时的股四头肌收缩。

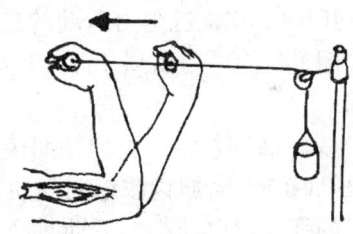

图2-3-3　肱二头肌的等张收缩

当肌肉收缩时,肌肉起止点之间的距离逐渐加大延长,其主要作用是使动作的快慢或肢体落下的速度得到控制,称为离心性收缩,其运动学的功能是减速。例如,在太极拳活动中保持肢体姿势的肌肉收缩、下蹲时的股四头肌收缩、上肢负重屈肘时缓慢放松肱二头肌的收缩等(图2-3-3)。

由于肌肉在做动力性收缩时,肌张力事实上并未保持不变,是随肌长度的改变而改变的,因此近年来已不用"等张"一词。

(三)训练时负荷量的增加形式

根据训练目的的不同,负荷量的大小也不同。当训练目的为增强肌力时,应加大负荷量,加快运动速度及缩短训练的时间;而以增强耐力为目的时,则负荷量应相对较少,重复次数应增加,训练的时间应延长。

四、训练方法

(一) 训练原则

为达到增强肌力的目的,训练时应遵循以下原则:

1. **阻力原则** 阻力的施加是增强肌力的重要原则。阻力主要来自于肌肉本身的重量,肌肉在移动过程中所受到的障碍的大小,纯粹的外加的阻力等。若在无阻力的情况下训练,则达不到增强肌力的目的。

2. **超常负荷原则(overload principle)** 即训练时运动必须超过一定的负荷量和保证超过一定的时间,也称为超负荷原理。这是与训练强度有关的原则。这一原则认为,在训练中,除非使肌肉的负荷超过日常的活动,否则就不能改善肌力,即超长负荷可能引发超长恢复机制。增强肌力需要肌肉在一定的负荷下做功,所给的负荷应略高于现有的肌力水平或至少相当于使肌肉产生最大强度收缩所需负荷的60%,并持续训练6周,才可取得明显的效果。训练者要满足一定的运动强度、训练的持续时间、运动的频率、一定的运动间期和根据肌肉收缩的形式选择相对应的训练方法等5个基本条件,才能达到增强肌力的目的。

(1) 训练强度:常用最大肌力的比例(%)或相对1RM(1 repetition maximum)或10RM(10 repetition maximum)的比例为患者选择适度的训练强度。

1RM(1次抗阻力运动的最大值)指受试者仅能完成一次全关节活动范围的最大抗阻力重量。训练时,以1RM为基准作等长训练,一日一次,每周测定一次1RM,再逐渐增加运动的负荷量。

10RM(10次抗阻力运动的最大值)指受试者能连续运动10次时所能对抗的最大阻力。如果超过这个重量就做不了10次,此极限重量可作为基准。每周测定一次10RM,逐渐增加重量。

(2) 训练时间:主要包括肌肉收缩时间和运动时间。肌肉收缩时间常用于等长收缩的训练,即训练时,若肌肉收缩时间短,则训练的强度需较大;反之,若需要肌肉收缩较长时间,则训练的强度可以较小。运动时间是指一次训练所需要的时间。

(3) 训练频率:频率是指一次训练中肌肉收缩的次数(收缩频率)以及每日、每周、每月的训练次数(训练频率)。肌肉收缩频率是收缩时间加上休息时间除以运动时间。频率越高则训练效果越好,原则上每周3次的肌力增强训练就有较好的训练效果。

(4) 训练间期:训练间期长短对训练效果有明显的作用。刚开始进行训练时,有肌力的增加,但未见肌肉横断面积有任何增加,训练40天后,可见肌肉的横断面积随之增加。

(5) 肌肉收缩的方式:因肌肉收缩方式不同,如离心性、向心性、等长性收缩方式等,选择的训练方法也不同。

3. **肌肉收缩的疲劳度原则** 即训练时应使肌肉感到疲劳但不应过度疲劳的原则,也是控制超常负荷不至于过度的一个主观限制指标。通过使肌肉较大程度收缩,并重复一定的次数或持续一定的时间以引起适度的肌肉疲劳,达到增粗肌肉纤维、增强肌力的目的。这一原则认为,如果训练时间足够,又出于患者自愿,训练应持续到感到疲劳为止,在训练的中间最好不要休息,这样训练后的效果更好。训练中一定要注意不要出现过度的疲劳,因过度疲劳对较弱的肌肉是有害的,因此训练中应严密观察,一旦出现过度疲劳就应停止训练。过度疲劳的表现为:运动速度减慢,运动幅度下降,肢体出现明显的不协调动作,或主诉疲乏劳累。一旦出现以上情况应立即停止训练。另外,在肌力增强训练后,却反而出现了肌力下降的现象,也往往意味着前段的训练强度过大,肌肉出现了过度的疲劳。

(二)具体训练方法

根据肌肉现存的肌力水平,分别采用以下几种运动方式:辅助主动运动、主动运动、抗阻力运动和等长运动。

1. 辅助主动运动

(1)定义:在外力的辅助下,通过患者主动收缩肌肉来完成的运动或动作。辅助力量由治疗师、患者的健肢提供,亦可利用器械、引力或水的浮力来帮助完成。

(2)适应证:适用于肌力较弱尚不能独自主动完成运动的部位,也就是当肌力恢复到2级时,应开始进行此类运动,以逐步增强肌力。在训练时要随着肌力的恢复不断地改变辅助的方式和调节辅助量。

(3)方法:

1)徒手辅助主动运动:利用治疗师的手法,不需要任何器械的帮助。当肌力为1级或2级时,治疗师帮助患者进行主动运动。例如:当股四头肌肌力为2级时,让患者侧卧位,训练侧下肢在下方,膝关节屈曲,治疗师面向患者站立,一只手拖起上方下肢,让患者主动伸展下方下肢的膝关节,同时治疗师的另一只手在下方下肢小腿后方稍加辅助力量。随着肌力的改善,随时可以做辅助量的精细调节,不受任何条件的限制,这样效果较好。缺点是治疗师与患者呈1:1的训练,比较费时费力。

2)悬吊辅助主动运动:利用绳索、挂钩、滑轮等简单装置,将训练肢体悬吊起来,以减轻肢体的自身重量,然后在水平面上进行训练,可利用变化的体位和不同位置的滑轮、挂钩设计出丰富多彩的训练方法。如训练股四头肌的肌力时,患者侧卧,患侧在上,可在膝关节垂直方向的上方置一挂钩,另一端用吊带在踝关节处固定(图2-3-4a),用绳索悬吊,使小腿悬空,让患者完成膝关节的全范围屈伸运动,此动作宜缓慢、充分,要避免下肢借助惯性做钟摆样动作。训练时治疗师要注意固定膝关节(图2-3-4b),以防止摇摆而降低训练效果。随着肌力的改善,还可以调节挂钩的位置、改变运动面的倾斜度、用手指稍加阻力或用重锤做阻力,以增加训练难度。

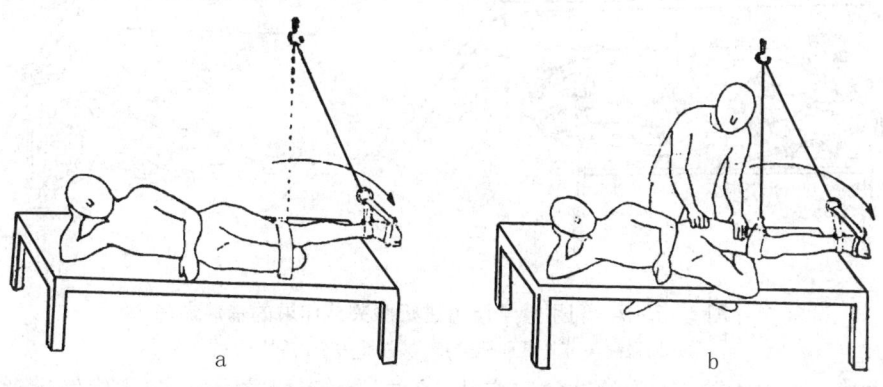

图2-3-4 悬吊辅助运动
a.利用带子固定膝部;b.治疗师用手固定膝部。

3) 滑面辅助主动运动(图2-3-5):在光滑的板面上利用撒滑石粉或固定小滑车等方法减少肢体与滑板之间的摩擦力,也可通过垫毛巾或加大滑板的倾斜度等方法加大摩擦力,患者在板上滑动。此训练是在克服一定阻力下进行的,比徒手和悬吊的辅助方法难度有所提高。

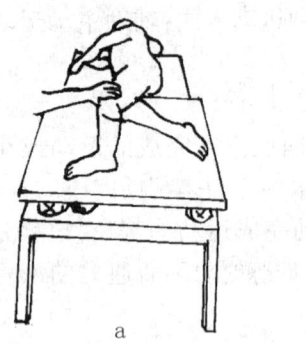 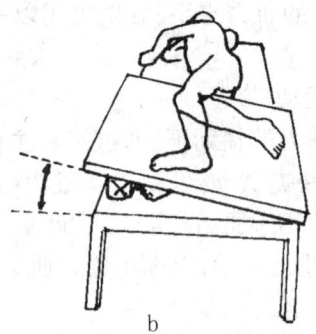

图2-3-5 滑板上的辅助主动运动

a. 在水平滑板上进行股四头肌的伸展运动;b. 加大滑板的倾斜度,使股四头肌的伸展动作难度加大。

4) 滑车重锤辅助主动运动:以上3种运动均是在水平面上进行的,而利用滑车和重锤辅助训练是在垂直面上进行的。利用滑车(图2-3-6)、重锤减轻肢体的自身重量,此方法适用于拮抗肌可拉起重锤的患者,且只适用于髋、肩、膝等大关节,不能用于手指、腕、肘和踝。

5) 浮力辅助主动运动:在水中进行运动训练时,利用水对肢体的浮力或加上漂浮物减轻肢体重力的影响(图2-3-7),进行辅助主动运动。

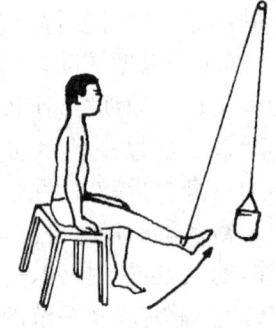

图2-3-6 利用滑车重锤进行膝关节伸展的辅助训练

2. 主动运动

(1) 定义:患者主动以肌肉收缩形式完成的运动。运动时既不需要助力,亦不用克服外来阻力。

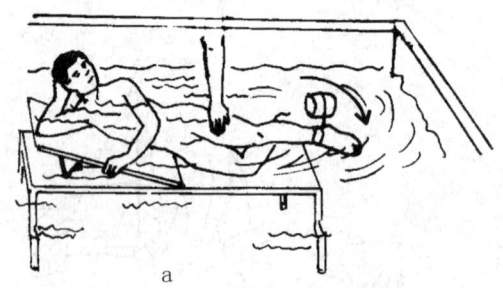 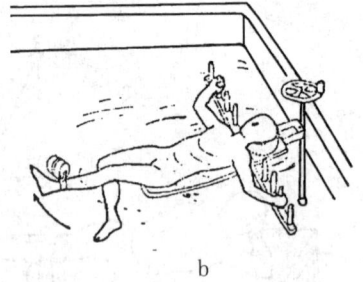

图2-3-7 利用浮子浮力进行膝关节伸展的辅助训练

a. 加强髋关节外展肌肌力;b. 加强膝关节伸展肌肌力。

(2) 方法:训练中应取正确的体位和姿势,将肢体置于抗重力位,防止代偿运动。

(3) 适应证:适用于肌力达3级以上的患者。另外,运动的速度、次数、间歇等要根据患者的实际情况给予适当的指导。

3. 抗阻力主动运动

（1）定义：在肌肉收缩过程中，需克服外来阻力才能完成的主动运动。

（2）适应证：适用于肌力已达到4级或5级，能克服重力和外来阻力完成全关节活动范围运动的患者。

（3）方法：具体做法与辅助主动运动的形式相同，利用徒手、滑车、重锤、弹簧、重物、摩擦力、流体阻力等，但作用的方向相反。

1）徒手抗阻力主动运动：固定位置与辅助主动运动形式相同，固定关节近端。阻力的方向与运动的肢体成直角，根据训练要求，阻力的部位与姿势应适当变换。加阻力时不可过急，宜缓慢，使运动中的肌肉收缩时间延长，一次动作2~3秒完成，开始时在轻微阻力下主动运动10次，然后加大阻力，使肌肉全力收缩活动10次，可做向心性等张收缩，也可做离心性等张运动及等长运动。训练时，对骨折患者要注意加阻力的部位和保护骨折固定的部位，阻力也不要过大，以免影响骨折恢复。

2）加重物抗阻力主动运动（图2-3-8、图2-3-9）：直接用手拿重物或把重的东西系在身体某部位进行练习。如膝伸展动作训练时，利用荷重鞋将哑铃固定在脚上进行练习。

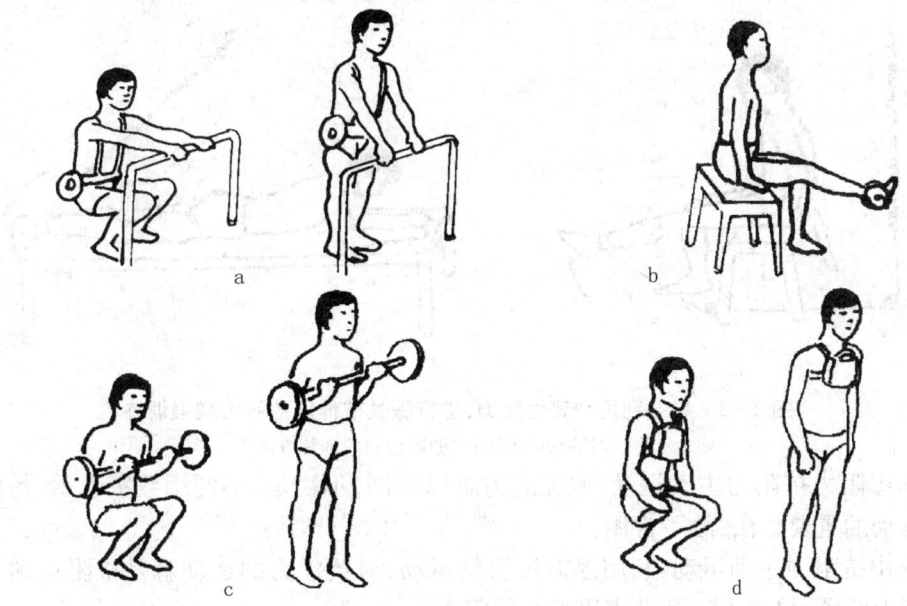

图2-3-8 股四头肌肌力增强的抗阻训练
a.腰挂重物，手扶器械；b.直接利用荷重鞋；c.手持杠铃；d.肩挂重物。

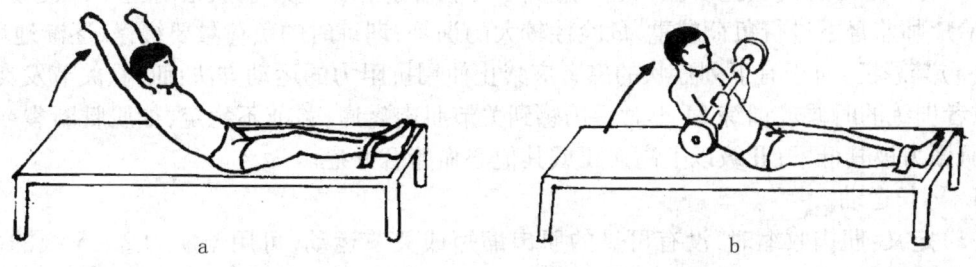

图2-3-9 腹肌肌力增强的抗阻运动
a.双上肢及躯干的重量作为阻力；b.手持杠铃作为阻力。

3）使用重锤与滑车抗阻力主动运动（图2-3-10）：此方法用重锤做阻力，用滑车改变牵引的方向，牵引方向与肢体应呈90°直角，肌肉可发挥最大力量。运动时速度不宜过快，肌肉收缩到极限后应停2～3秒，无论是向心性或离心性收缩，每个动作都要慢慢进行。

4）利用弹簧抗阻力主动运动：用弹簧的弹性做阻力（图2-3-11）。

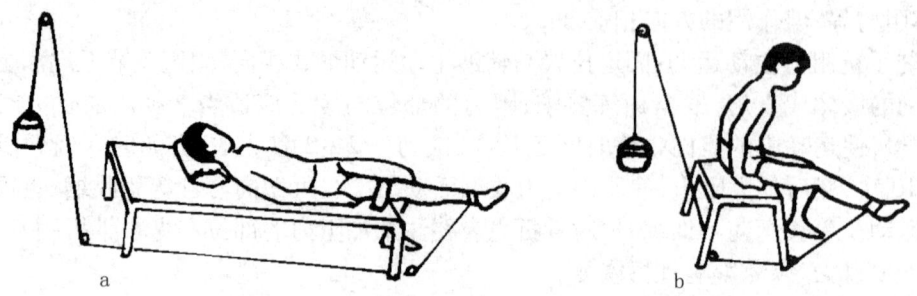

图2-3-10　利用滑车重锤进行膝关节伸展的抗阻运动
a.仰卧位时抗阻运动的方法；b.坐位时抗阻运动的方法。

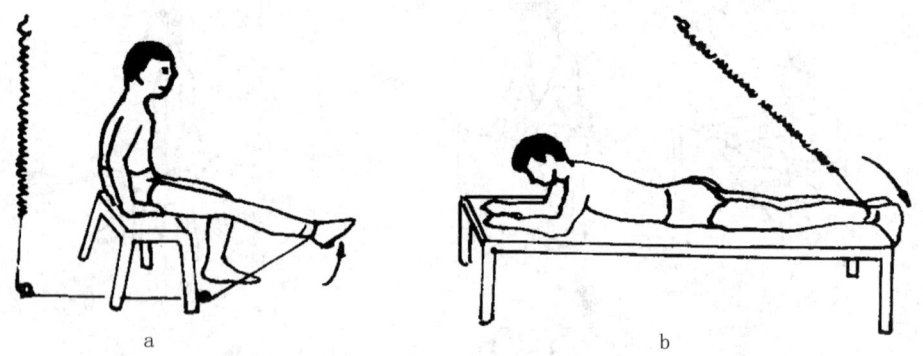

图2-3-11　利用弹簧做阻力，进行膝关节伸展的肌力增强训练
a.坐位时的训练方法；b.俯卧位时的训练方法。

5）摩擦阻力抗阻力主动运动：摩擦阻力难以控制，不稳定，不便用数字表示，易磨损，不是抗阻运动的重要方法，故不常用。

6）水中抗阻力主动运动：利用浮力可协助运动，对抗浮力的运动就是抗阻运动，可在四肢末端拴上浮子，再向下方运动克服浮力的阻力。

(4)注意事项：避免持续的握力训练，防止血压过度增加；增加负荷训练时避免长时间憋气，否则将加重心肺的负担。在训练中应调节呼吸，用力时要吸气，放松时将气体慢慢呼出；应在治疗师监督下进行负荷较重、危险性较大的训练；训练时的负荷量要缓慢、逐渐地增加。

(5)禁忌证：对于有下列症状的患者应禁止使用抗阻力的运动方法：肌肉、关节发炎或肿胀；患者训练的时候或训练24小时后仍感到关节肌肉疼痛；关节不稳定，如肌腱断裂或关节周围肌张力极其低下；Ⅱ级以上高血压或其他心血管合并症。

4. 等长运动

(1)定义：肌肉收缩时，没有可见的肌肉缩短或关节运动，可用于肌力2～5级的患者。虽然肌肉没有做功（功=力×距离），但肌肉能产生相当大的张力，因此能增加力量。等长训练是增强肌力的最有效的方法。在训练的初期，为避免给损伤部位造成不良影响，可用此种运动方法进行肌力的增强训练。具体的训练方法为：指示患者全力或接近全力收缩肌肉并维持 3~10 秒,一般为保持 6 秒,每次训练进行 3 次,中间休息 2~3 分钟,每日训练一次。将肌肉收缩并维持 6 秒所加的最大重量称为 1RM,以 1RM 为基准进行等长训练,应每周测定一次 1RM,再逐渐增加负荷的重量。等长训练主要有以下优点:训练方法简单,患者易学;在家中容易进行,不需要购买任何器械;常用于手术后石膏固定的患者,可在不引起疼痛的情况下立即进行肌力的增强训练,因此常在早期的康复训练中应用。此方法也存在着一些缺点,比如:由于在训练中需要患者用力憋气,对心血管造成的负担很大;只能在关节活动范围内某一角度进行肌力增强训练,如要在关节活动范围内各个角度增强肌力,需在每个角度范围都进行肌力的加强训练,因此十分费力费时。

(2)适应证:根据肌力的恢复程度,从 2~5 级肌力的肌肉均可进行等长收缩运动训练。

(3)方法:

1)徒手等长运动:受训肢体不承担负荷而保持肌肉的等长收缩活动。

2)肌肉固定练习:适用于肢体在石膏固定中,要求肌肉收缩时不能引起任何关节的运动,如股四头肌在伸展位石膏固定的情况下进行等长收缩训练(图 2-3-12)。

3)利用器具:可利用墙壁、地板、肋木和床等各种固定不动的器械和物品,保持肢体肌肉的等长收缩(图 2-3-13)。

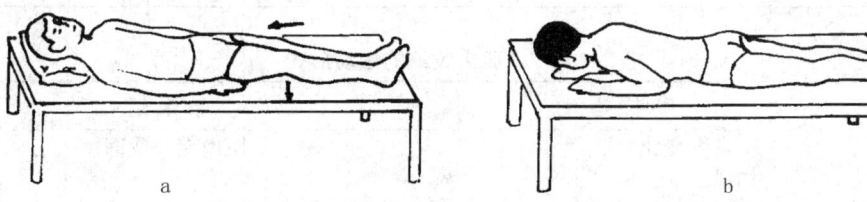

图 2-3-12 肌肉在固定情况下的等长收缩训练

a.股四头肌的等长收缩运动;b.俯卧位下臀大肌的等长收缩。

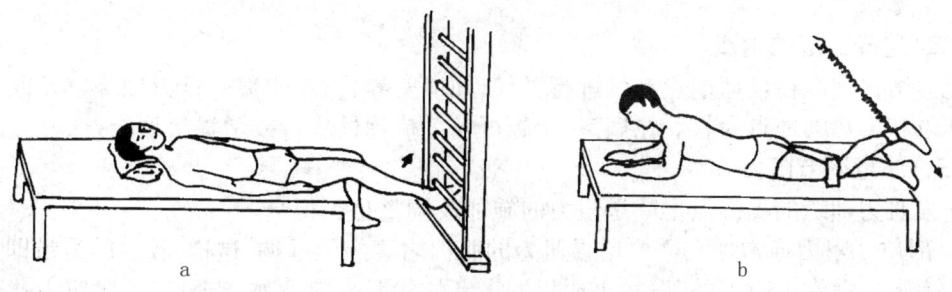

图 2-3-13 利用器具进行股四头肌的等长收缩训练

a.患者足部勾住肋木,利用肋木的固定作用;b.利用弹簧的强大阻力。

五、训练注意事项

(一)选择适当的训练方法

适当的方法可有效增强肌肉的力量。应根据功能的需要和现有训练设备,选用适当的负荷量、肌肉收缩的类型、动作进行的速度、重复次数等。

1. 考虑增强肌力的训练目的 明确训练目的是加强肌肉的瞬间爆发力还是加强耐久力,是维持原肌力还是增加肌力。肌力强化的目的不同,训练的方法也不同。

2. 考虑肌力现有程度　增强肌力的效果与训练方法是否恰当直接相关。训练前,应先评定训练部位的关节活动范围和肌力,并根据肌力现有等级选择运动方法(表2-3-1)。

3. 关节活动是否受限　要考虑有无关节不允许活动的问题,如肌腱手术后、骨折后、石膏固定等。

4. 充分考虑有无疼痛、姿势与体位是否受限等。

5. 注意肌肉收缩运动形式的区别(表2-3-2)。

表2-3-1　肌力级别与肌力训练方法的关系

肌力级别	选用运动方法
0	被动运动
1	被动运动
2	辅助运动
	辅助主动运动
3	主动抗部分重力运动
	主动抗重力运动
	抗轻微阻力运动
4	抗较大阻力运动
5	抗最大阻力运动

表2-3-2　肌肉收缩的运动形式

区别点	等长运动	等张运动
肌肉长度	不发生变化	肌肉变长或缩短
肌肉张力	加强	不变
关节运动	无	有
适用范围	骨折后石膏固定,疼痛,肿胀	主动运动,抗阻运动
方法	肌肉全力收缩并维持3~10秒	肌肉反复收缩、放松

(二)选择合适的地点

肌力增强训练在任何地点都可进行,但以环境安静、患者能集中精力训练以及便于调整训练体位和姿势的地点为宜。在病室、走廊可训练持拐杖步行或增强负重能力。

(三)注意调节阻力

增强肌力训练的关键点之一是阻力的施加及调整是否得当。

1. 部位　阻力通常加在需要增强肌力的肌肉附着部位远端,这样,较少的力量即可产生较大的力矩。通常加阻力的部位,也要根据患者的状况来定。如:当股四头肌肌力达到4级时,可在小腿的位置施加阻力;当肌力未达到4级时,可在小腿的上1/3处施加阻力或用两个手指的力量施加阻力;当肌力比4级稍强时,可在踝关节处施加阻力(图2-3-14)。

2. 方向　阻力的方向总是与肌肉收缩使关节发生运动的方向相反。

3. 强度　每次施加阻力的强度应平稳、非跳动性,并能使患者顺利完成全关节活动范围的活动。

4. 下列情况时可降低阻力或改变施加阻力的部位　患者不能完成全范围的关节活动;加阻力的部位疼痛;肌肉出现震颤;出现替代或代偿性运动。

(四)掌握正确的运动量

每次训练均要引起一定程度的肌肉疲劳,才能达到增强肌力的目的,但原则上以训练后

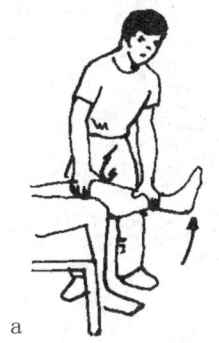 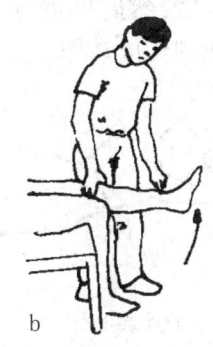 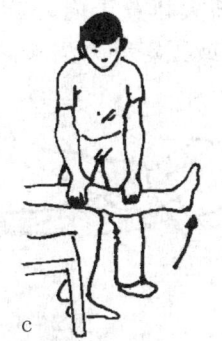 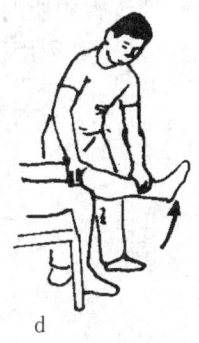

图 2-3-14　徒手施加阻力的部位

a. 当肌力达 4 级；b、c. 当肌力未达 4 级；d. 当肌力比 4 级稍强。

的第二天不感到疲劳和疼痛为宜。若训练引起肌肉急性损伤，发生持续疼痛或引起肌力减退，则说明训练量过大。因此，训练量应根据患者的身体状况，从较小的负荷开始，然后逐渐增大。

(五) 固定

固定主要作用于肌的起点，治疗师可用手、沙袋、带子等固定关节的近端，以提高肌力训练效果。

(六) 姿势及体位

选取适于运动的姿势、体位及能防止代偿性运动的体位。

(七) 对患者进行讲解和鼓励

向患者说明训练此肌肉的目的和方法，让患者了解肌力加强后所产生的作用。因为肌力增强训练效果是否明显，也与患者的训练积极性有极大的关系。因此，让患者掌握正确的训练方法和要领，使其配合、努力训练，才会取得好的效果。

(八) 在肌力的强化训练中应防止出现代偿运动

在增强肌力训练时不准许出现代偿动作。如做髋关节的屈曲动作，当髂腰肌、股四头肌肌力较弱时，缝匠肌可出现代偿动作，即髋部屈曲时将出现下肢外展、外旋，因此在训练屈髋肌时应防止缝匠肌的代偿动作，控制大腿外展外旋，从正前方做屈髋训练（图 2-3-15）。又如做髋外展动作，臀中肌肌力弱时，腰大肌、髂肌出现代偿，在外展的同时将引起大腿的外

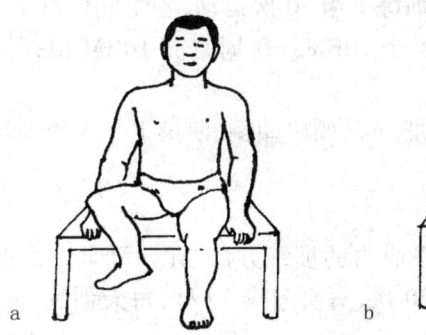

图 2-3-15　髋关节的屈曲动作

a. 髋部出现外展外旋等代偿动作；b. 从正前方抬起下肢去除代偿动作。

旋,训练臀中肌时要将大腿置于内外旋的中间位置,然后再进行外展动作(图2-3-16)。治疗师也可利用徒手或固定等方法来抑制患者出现代偿动作。

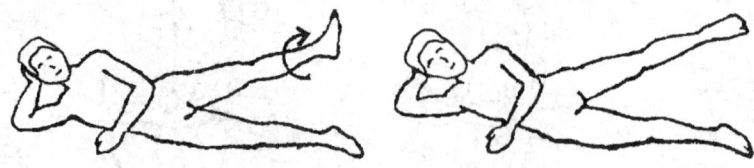

图2-3-16 髋关节的外展动作
a. 髋部出现外旋等代偿动作;b. 从内外旋的中间位抬起下肢,去除代偿动作。

(九)做好正确详细的训练记录

认真记录患者的训练情况,包括训练时患者对运动负荷的适应能力、训练的运动量是否适宜、训练中患者的状况、在训练前后随时测试肌力的进展情况,并根据患者的状况随时调整训练的强度、时间等,所有这些均要详细记录(表2-3-3)。

表2-3-3 肌力增强的训练记录表

训练的肌肉	关节运动	训练方法	负荷量	体位
股四头肌	伸膝	抗阻力主动运动	5kg	坐位
肱三头肌	伸肘	抗阻力主动运动	4kg	仰卧位

(十)注意心血管反应

等长抗阻力运动,特别是对抗较大的阻力时,具有明显的升血压反应,加之等长运动伴有憋气,对心血管造成额外的负荷,所以高血压、冠心病或其他心血管疾病者应禁忌在等长抗阻运动时过分用力或憋气。

六、临床应用

临床常用肌力增强的方法如下:

(一)渐进抗阻训练方法

这是一种逐渐增加阻力的训练方法,肌肉的力量增强时负荷量也随之增加。

1. DeLorme法 先测出待训练肌肉连续10次等张收缩所能承受的最大负荷,称为10RM(10 repetition maximum),每次训练3组10次运动,各组间休息1分钟。第1、2、3组训练所用阻力负荷依次为1/2、3/4及1个10RM。每周复测10RM值,并相应调整负荷量,使其随肌力的增加而增加。

2. Oxford法 同DeLorme法,但把负荷顺序颠倒,使第1、2、3组训练负荷量分别为1、3/4及1/2的10RM。

(二)短暂等长练习

是一种利用抗阻等长收缩来增强肌力的训练方法,即让受训练的肌群在能耐受的最大负荷下作等长收缩,持续6秒,重复20次,每次间隔20秒,每天训练一次。

(三)短暂最大负荷练习

这是由Rose提出的一种等张和等长运动相结合的肌力练习方法,即在最大负荷下以等张收缩完成关节运动,并在完成时接着做等长收缩5~10秒,然后放松,重复5次,每次增加负荷0.5kg。等长收缩不能维持5～10秒者,则不加大负荷。

(四)利用CYBEX进行的等速练习

CYBEX是提供等速运动练习的设备。其基本特点是由仪器限定了肌肉收缩时肢体的运动速度,使受训练的肢体在运动全过程中始终保持角速度相等,做到在运动全过程任何时刻肌力都有较大的增加,从而使肌肉得到较有效的训练。此训练安全,又能较好地增强肌力,这是由于角速度恒定,在关节活动范围内的每一点上都能向肌肉提供合适的阻力,使肌肉保持合适的张力和收缩力,并在收缩期间保持平衡,从而使肌肉得到充分收缩。另外,当肌肉疲劳时,肌力将逐渐减弱,阻力也将随之下降,一旦停止用力,阻力也将停止,不会过度负荷导致肌肉的损伤。但等速训练也有以下方面的不足:必须借助较昂贵的仪器,不宜普及;较费时费力,治疗师需花一定的时间进行器械的使用培训等。

(五)利用运动进行肌力增强的训练方法

1. 垫上肌力增强训练方法

(1)垫上长坐位的保持训练:①静态平衡的保持:患者长坐位(即坐位时要求膝部保持伸直),在前方放一姿势镜,治疗师位于患者身后给予一定的保护。指示患者将双上肢从前方、侧方抬起至水平位,保持长坐位;或指示患者将双手从前方举起过头顶,保持长坐位。②动态平衡的保持:待患者可独立保持静态长坐位平衡后,可进行长坐位的动态平衡训练,如治疗师与患者可进行抛球的训练,以增加维持长坐位平衡的能力,同时可强化患者双上肢、腹背肌的肌力以及耐力。

(2)垫上支撑训练(图2-3-17):患者坐于垫上,保持长坐位,双手放在支撑器上,头及躯干尽量向前方倾斜,双手向下用力将臀部抬起,并保持在此体位6秒。此训练可加强双上肢及背肌的力量。

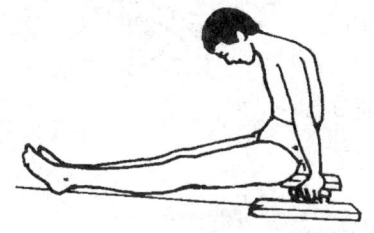

图2-3-17 垫上支撑训练

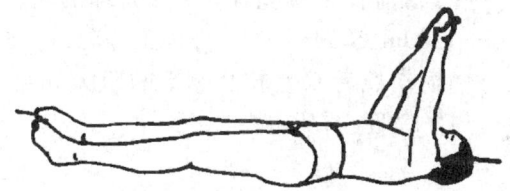

图2-3-18 翻身前的准备动作,翻身时双手用力左右摆动

(3)垫上翻身训练(图2-3-18):患者双手互握,双上肢上举,尽力向身体两侧摆动,利用摆动的惯性将身体翻向一侧,此训练可加强胸大肌的肌力,使患者顺利完成床上翻身动作。

(4)腹背肌加强训练:患者仰卧位,在治疗师的帮助下进行仰卧起坐的训练,可加强腹肌的肌力。患者也可通过自身上肢的姿势变化来加强训练的难度(图2-3-19)。患者垫上俯卧位,双上肢后伸,治疗师拉住患者双手帮助其抬起上身呈反弓状,如此反复训练可加强患者背肌的力量。

(5)利用重物强化肌力的训练:患者仰卧位,在腕关节的上方绑上沙袋或双手抓握哑铃(图2-3-20),来提高双上肢的肌力。此方法常用于强化患者的胸大肌、三角肌前束和侧束以及肱二头肌和肱三头肌等肌肉的力量。

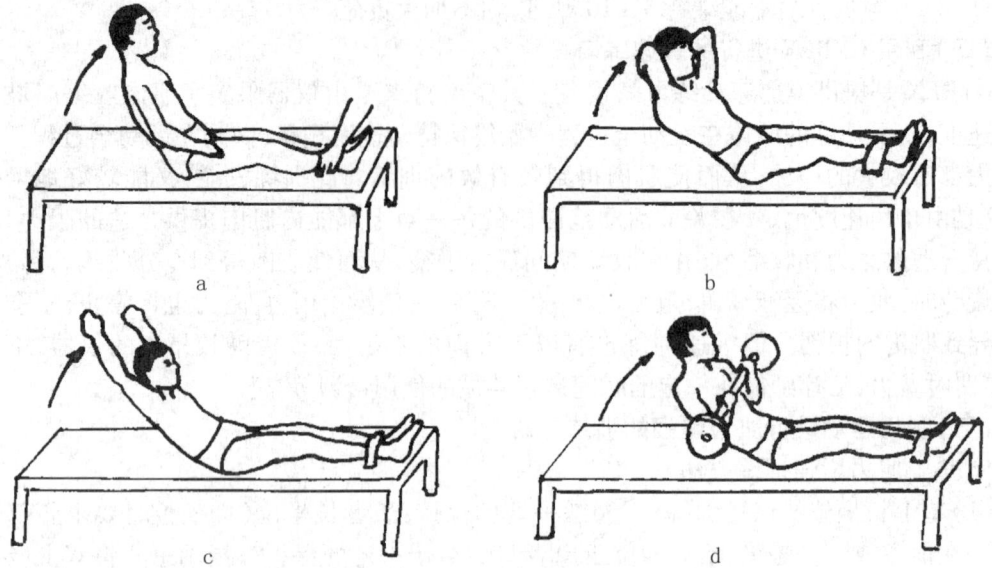

图2-3-19 腹肌肌力增强训练
a.利用治疗师的辅助力量;b.利用患者本身肢体的变化;c.徒手;d.利用重物。

2. 轮椅上肌力增强的训练方法(图2-3-21)

(1)轮椅短距离竞速训练:训练的距离一般为50m至100m,此训练可有效提高脊髓损伤患者的上肢及躯干的肌力,尤其对提高肱三头肌、胸大肌、三角肌、前臂肌和斜方肌等的爆发力较为明显。

(2)轮椅长距离竞速训练:训练的距离一般为400m、800m、1500m、3000m或12分钟跑等项目。此训练可有效加强脊髓损伤患者双上肢及躯干的肌力和身体的耐力,同时也可加强呼吸、循环功能等。

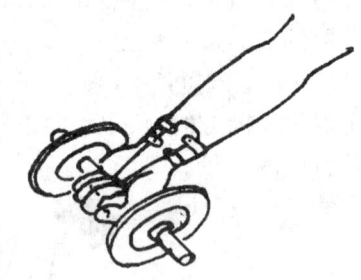

图2-3-20 肌力强化训练

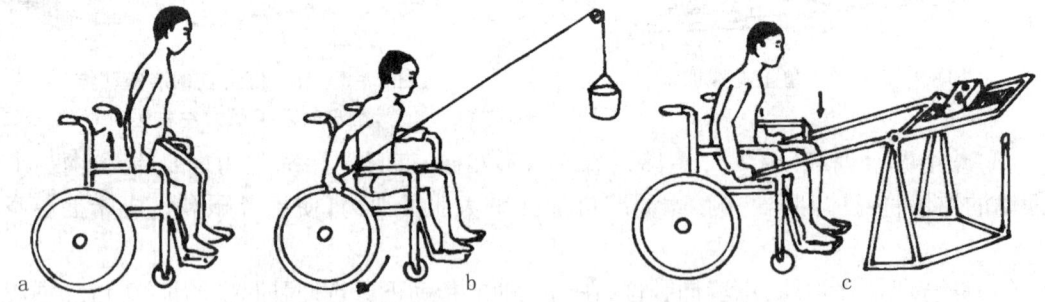

图2-3-21 轮椅上肌力增强训练
a.轮椅上撑起动作训练;b.利用滑车进行的训练;c.利用训练器械进行的训练。

(3)轮椅上撑起动作的训练:双手撑在轮椅的扶手上进行伸肘支撑的训练,可以加强背阔肌的肌力。因背阔肌是撑起动作中下压和固定肩胛的重要肌肉,必须重点进行强化训练。

(4)利用轮椅进行行走的训练:利用轮椅行走可强化患者的步行能力。对于能够行走的患者,可利用轮椅作为步行器具进行行走训练。患者立于轮椅后方,双手扶住轮椅的把手,将其向前方推动。

(5) 轮椅上下坡道的训练：脊髓损伤患者还可以利用轮椅进行上下坡道的训练。此训练可强化患者双上肢和躯干的肌力以及躯干在轮椅上维持坐位平衡的能力。

(6) 轮椅篮球的训练：可加强患者在轮椅上坐位平衡的维持能力，也可强化双上肢与躯干的肌力，身体的耐久力以及运动的速度，而且还可提高患者的训练兴趣，调动训练积极性以及合作精神。

(7) 轮椅负重的训练：即在轮椅后方附加一重量，如汽车轮胎等。此训练可强化脊髓损伤患者的双上肢与躯干的肌力。训练可在训练场上进行，患者双手用力划动轮椅使负重的轮椅向前拖动，由于重物与地面的摩擦作用将形成很大的阻力，因此需要患者用身体的最大力量去拖动重物。

(8) 利用器械加强肌力的训练：患者坐在轮椅上也可利用一些器械进行肌力的强化训练，如利用墙上固定的重锤滑车器械等。患者可随时进行肌力强化训练，无需治疗师在旁边给予辅助。

3. 平行杠内肌力增强的训练方法（图2－3－22） 患者可在平行杠内进行肌力的增强训练，如治疗师指示患者双手用力向下支撑，将身体向上提起并支撑维持6秒。此训练可加强背阔肌的力量。因背阔肌是撑起动作中下压和固定肩胛的重要肌肉，因此必须随时随地重点进行强化。还可利用重锤作为阻力加强躯干伸展肌肉的力量。

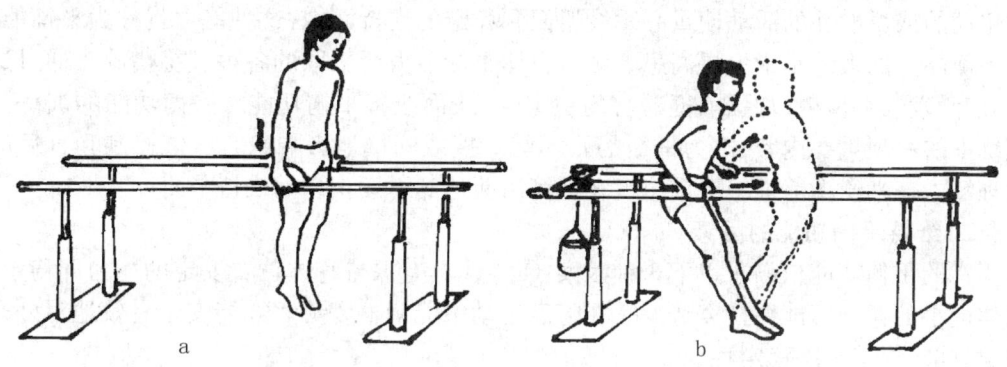

图2－3－22 平行杠内肌力增强训练
a. 身体挺直、伸肘，用力将身体上提；b. 躯干抗阻，用力前挺。

4. 徒手加强肌力的训练方法

(1) 上肢伸肘动作的训练：当肱三头肌肌力达到3～4级时，患者可采取仰卧位进行训练，肩关节前屈90°，肘屈曲位，治疗师一手固定其上臂，另一手扶住腕关节上方，指示患者做伸肘动作，治疗师从腕部给予一定的阻力。

(2) 肩关节外展的训练：肩关节外展的主动肌是三角肌。当肌力为1～2级时，患者仰卧位，肘部屈曲，治疗师握住患者肘部和腕部，并给与一定的辅助力量，帮助患者完成肩关节的外展动作。肌力达到3～4级时，患者取坐位，将双上肢从身体一侧上抬，治疗师可从患者腕关节处给予一定的阻力。

(3) 耸肩动作的训练：耸肩动作的主动肌为斜方肌的上部纤维及肩胛提肌。当肌力为1～2级时，患者仰卧位，治疗师双手扶住患者双肩，辅助患者完成耸肩动作。若患者耸肩动作完成较充分，治疗师可从肩部给予相反方向的阻力，以增加动作的难度。当肌力达到3～4

级时,患者可取坐位进行耸肩动作,治疗师双手扶住肩部,给予与耸肩动作相反的向下的阻力。

5. 利用水的浮力加强肌力的训练方法　由于水的浮力作用,一些在地面上不能进行的训练动作可在水中完成。在训练初期,可以用浮力板或浮力背心帮助患者进行漂浮或进行肢体的特定动作,待训练动作有所提高后,可去掉浮力板或利用浮力板作为阻力来加强训练的难度,从而强化患者的心肺功能和残存的肌肉力量。

(张　琦　纪树荣)

第四节　恢复平衡能力训练

一、基本概念

(一) 定义

平衡是指人体所处的一种稳定状态,以及不论处在何种位置、做何种运动,或受到外力作用时,能自动地调整并维持姿势的能力,即当人体重心垂线偏离稳定的支持面时,能立即通过主动的或反射性的活动使重心垂线返回到稳定的支持面内,这种能力就称为平衡能力。恢复平衡能力的训练是指为提高患者维持身体平衡能力所采取的各种训练措施。通过这种训练,能激发姿势反射,加强前庭器官的稳定性,从而改善平衡功能。平衡功能的训练是康复训练中的一项重要内容,因为平衡的好坏能直接或间接地影响患者身体控制和日后的生活自理能力。平衡功能训练要求患者在训练后能达到下意识自动维持平衡。

(二) 维持平衡功能的因素

正常的平衡功能依赖于以下3种因素:①人体具有保持身体位置安定的能力即稳定力,在身体最小的摆动下能保持姿势。②在随意运动中能调整姿势。③能安全有效地对外来干扰作出反应,保持动态稳定性。

(三) 平衡的种类及其关系

平衡可分为静态平衡和动态平衡两种。

1. 静态平衡　是指人体在无外力的作用下,保持某一静态姿势,自身能控制及调整身体平衡的能力,主要依赖于肌肉的等长收缩及关节两侧肌肉的协同收缩来完成,如手膝位的跪立训练。

2. 动态平衡　是指在外力作用于人体或身体的原有平衡被破坏后,人体需要不断地调整自己的姿势来维持新的平衡的一种能力,主要依赖于肌肉的等张收缩来完成,如平衡板上的站立训练。

3. 二者的关系　日常生活动作的完成,很大部分都要依赖于静态平衡和动态平衡的维持能力。静态平衡是动态平衡的基础,没有静态平衡的稳定,就没有动态平衡的发展。

(四) 支撑面与平衡的关系

支撑面的改变直接影响着维持平衡的能力。支撑面大,体位稳定性好,则容易维持平衡;反之,随着支撑面的变小,身体重心的提高,体位的稳定就需要较强的平衡能力来维持。

不同体位下支撑面的改变对人体维持平衡能力的影响不同(参见图1-2-7)。

二、平衡功能障碍的原因

好的平衡功能需要下列条件,无论损伤哪一条件,都会影响平衡功能:①视觉。②前庭功能。③本体感受效率。④触觉的输入和敏感度,尤其是手部和足部的感觉。⑤中枢神经系统的功能。⑥视觉及空间感知能力。⑦主动肌与拮抗肌的协调动作。⑧肌力与耐力。⑨关节的灵活度和软组织的柔韧度。在运动疗法工作范畴内,以下几项损伤将严重影响患者的平衡功能,会导致日后的日常生活活动能力受到限制。

(一)肌力和耐力低下

肌力低下,特别是躯干和下肢的肌力低下,将大大影响患者的平衡功能。平衡的维持需要一定的躯干、双侧上肢及下肢的肌力来调整姿势。当人的平衡被破坏时,若全身能作出及时的、相应的保护性反应,便可维持身体的平衡,不致跌倒而导致损伤。上肢肌力低下的患者,不能作出相应的保护性反应,如双上肢的保护性反应,患者的坐位平衡将受到破坏;而下肢肌力若不够,患者的立位平衡不能维持,不能出现跨步、跳跃反应等,患者就很容易摔倒并受伤。

(二)关节的灵活度和软组织的柔韧度下降

例如下肢的疼痛或股二头肌挛缩造成的髋关节屈曲受限等,也会引起平衡障碍。平衡的维持除了需要躯干及上下肢的肌力以外,肢体关节活动范围是否正常、动作是否灵活也非常重要。例如对于脊髓损伤患者,长坐位时的双侧髋关节屈曲范围是否能维持正常,端坐位时的髋膝踝关节的屈曲范围是否能维持正常,对于保持平衡都是非常重要的。同样,对于脑卒中患者,由于踝关节周围肌肉的挛缩造成踝关节的背屈受限,甚至形成跖屈、内翻畸形等,这将大大影响患者行走及身体平衡的功能。另外,对于患者来说,仅有良好的关节活动范围是不够的,还要有肌肉的柔韧性以及伸展度,特别是跨两个关节的长肌肉,如股二头肌的短缩,将大大影响患者长坐位的保持与稳定性。然而,对于脊髓损伤患者,长坐位下进行日常的功能活动是非常重要的,如穿脱袜子、鞋和支具,以及长坐位下的移动等。因此,对此类患者要维持腘绳肌的柔韧性及较佳伸展性,使患者能保持长坐位的稳定姿势。

(三)中枢神经系统功能障碍

对于脑卒中患者,维持正常平衡功能的3大因素皆有可能受损,即保持姿势、调整姿势及保持动态稳定的功能均下降。正常情况下,当人体失去平衡时,身体会自然产生平衡反应,例如,身体往相反方向倾倒时,上肢将伸展或下肢踏出一步,以保持身体平衡防止跌倒,这些复杂的反应是由中枢神经和肌肉及骨骼系统来完成的。而脑卒中患者因中枢神经系统损伤,则会出现明显的平衡功能障碍。

三、训练原则

平衡训练可以加强关节的本体感觉,刺激姿势反射,常用于因神经系统或前庭器官病变而引起的平衡功能障碍患者。

(一)平衡训练的基本原则

1. 支撑面积由大到小　通过身体在运动中的支撑面积由大逐渐变小来进行训练,即从最稳定的体位通过训练逐步进展至最不稳定的体位。患者在进行平衡训练时,初时应选择支撑面较大的体位开始进行训练,当患者的平衡稳定性提高之后,支撑面积要逐渐变小,辅助器具也逐渐减少。例如,先让患者在仰卧位下进行训练,然后转至侧卧位进行训练,或从仰卧位至坐位再到站立位,或从双足站立位到单足站立再到足尖站立位等,通过缩小支撑面积逐步加大平衡训练的难度。

2. 从静态平衡到动态平衡　平衡训练应首先从维持稳定、静态的姿势开始,之后逐步过渡到动态的平衡。只有这样,患者才有可能在坐位或立位的姿势下,灵活自如地完成日常的生活动作。例如,开始时只是在安静状态下要求保持平衡,继而要求患者在运动中也能保持平衡,以逐步加大平衡难度,可进行破坏立位平衡的训练和平衡板上的训练,以诱发患者的平衡反应。

3. 身体重心由低到高　例如先在平地上进行训练,然后进展至体操凳上或更高的板条上行走。治疗师可通过改变患者的训练体位来减小支撑面积、变换身体重心的高度,如初期的平衡训练,可在仰卧位下进行,逐步进展至坐位,到手膝位、双膝跪位,再进展至立位等,身体的重心随着训练体位的改变而逐渐提高,而平衡训练的难度也将逐步加大。

4. 从自我保持平衡至破坏平衡时维持平衡　例如偏瘫患者开始进行坐位训练时,身体的重心常常向一侧方向倾倒,当患者的身体重心能恢复到正位后,治疗师从身体的一侧推动患者,以破坏其平衡,并且要求患者再度保持坐正的体位。但要注意在使用外力时,必须由轻渐重,并注意保护,以免引起患者跌倒损伤。

5. 在注意下保持平衡到在不注意下保持平衡　例如开始时先告诉患者在推动时要求其保持平衡,然后可在患者不注意的情况下突然发力推动患者,并要求患者继续保持平衡。

6. 从训练时睁眼过渡到闭眼　例如开始训练时,要求患者两眼睁开站立,并注视地面所画的直线行走,然后要求患者闭眼站立,并向正前方行走。

7. 破坏前庭器官的平衡来保持身体的平衡　这一治疗方法可进一步提高患者的平衡能力,常常用来治疗晕车、晕船或"航空病"等。例如,要求患者在转动身体后继续保持平衡,或迅速由仰卧位到站立位时保持平衡(可在睁眼或闭眼下进行训练),或者让患者在大转轮中进行训练等。这些训练应在严密保护下进行。

(二)平衡训练的顺序

1. 系统地有顺序地进行　坐位平衡→手膝位平衡→双膝跪位平衡→立位平衡。

2. 从容易做的动作开始　最稳定体位→最不稳定体位;人体支撑面积由大→小;身体重心由低→高;静态平衡训练→动态平衡训练;睁眼下训练→闭眼下训练;无头颈参与活动→有头颈参与活动。

四、训练方法

(一)保持坐位的平衡训练

早期的偏瘫患者,若去掉靠背,往往因不能保持躯干的直立位而倒下去,故需进行平衡功能训练。而截瘫患者,有时因躯干肌瘫痪不能保持躯干直立位,因此需要根据脊髓损伤部位的高度进行保持坐位平衡的训练。还有许多疾患也会引起平衡功能障碍,因而需要康复训练。

1. 长坐位的平衡训练　大部分患者根据自身残疾情况,能够选择最舒适的坐姿,临床中截瘫患者多采用长坐位和端坐位进行平衡维持训练。垫上长坐位的保持平衡训练,主要包括静态平衡和动态平衡两种。

(1)静态平衡训练:患者取长坐位,在前方放一姿势镜,患者和治疗师可随时调整坐位的姿势,然后按下述训练顺序进行长坐位平衡训练(图2-4-1)。当患者能完成这些训练后,再指示患者将双上肢从前方、侧方抬起至水平位,保持长坐位平衡,或指示患者将双手从前方举起过头顶,保持长坐位(图2-4-2)。在训练中,治疗师应逐渐减少辅助力量,由保护状态逐渐过渡到非保护状态,使患者能独立维持坐位平衡。为增加训练的难度,可让患者增加上肢抬起的次数;延长上肢抬起的时间;治疗师给予患者一定的外来力量,破坏患者的平衡;也可收拢两腿,通过缩小双腿之间的角度即缩小支撑面积的方法来增加训练难度。此训练方法多用于脊髓损伤患者。

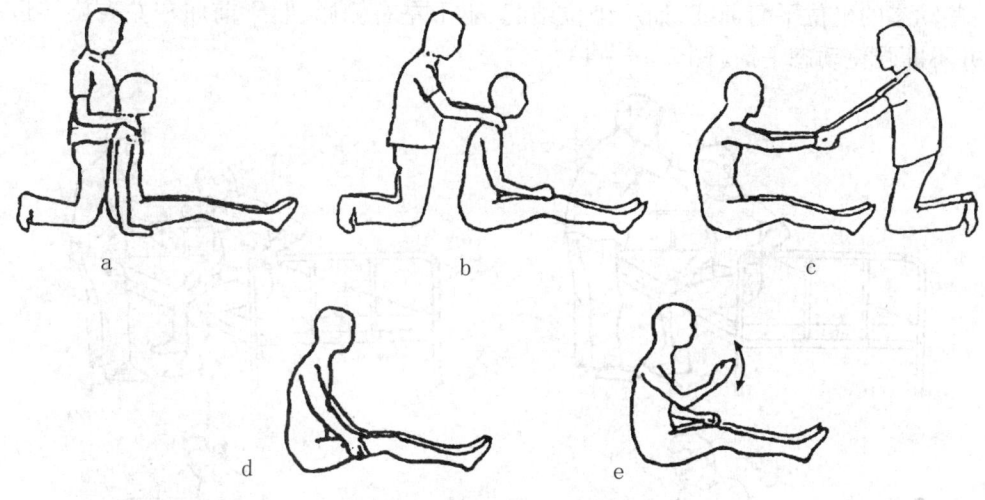

图2-4-1 长坐位平衡训练1

a.治疗师用手把持肩部,用下腹、大腿来支撑背部,使患者记住正常坐位时的感觉;b.治疗师仅用双手把持肩部,不时把手放开,将要倒时再扶住患者;c.从前方握住患者的双手,时而松开,并指示患者独立维持坐位;d.患者能自己抓住大腿保持平衡,不时将手松开,如果又要跌倒,则立即抓住大腿;e.当患者不用任何借助,且手能自由上举或伸展时,即能独立维持静态的坐位平衡。

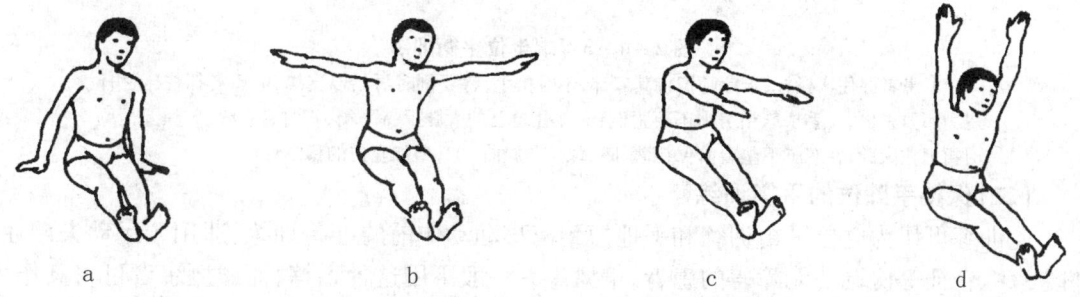

图2-4-2 长坐位平衡训练2

a.双手支撑在身体两侧;b.双手从侧方抬起;c.双手从前方抬起;d.双手上举过头。

(2)动态平衡训练:待患者可独立保持静态长坐位平衡后,即当患者在没有任何依靠及帮助的情况下,而且双侧上肢抬起后能够维持一定时间,便可进行长坐位的动态平衡训练,如治疗师位于患者的前方,可与患者进行抛球、传球的训练,以增加维持长坐位平衡的难度。此训练不但可加强患者的平衡能力,也可强化患者双上肢、腹背肌的肌力以及耐力。训练时,治疗师与患者之间的抛球距离与患者接抛球的能力有关,应随时进行调整。治疗师可从各个方向、各个角度向患者抛球,也可通过增大抛球的力度来增加训练的难度。当患者能够独立准确地完成抛接球的训练之后,便可进行下一步的训练。

(3) 垫上长坐位的平衡训练:患者坐于垫上,保持长坐位,双手放在支撑器上,头及躯干尽量向前方倾斜,双手向下用力支撑将臀部抬起,并保持在此体位6秒钟,然后再放下。此基础动作能否保持及其稳定性如何,对患者在床上移动和转移身体是非常重要的。

2. 端坐位的平衡训练　偏瘫患者多采用端坐位进行平衡训练。患者是否能独立保持坐位,是判断将来能否步行的标准。当患者能独立完成坐位平衡时(图2-4-3),即从前后左右推动患者,患者能维持体位,则可认为患者已经具有了保持平衡的能力。这时偏瘫患者应进行一些动态的坐位平衡训练,如从坐位站起、躯干左右侧屈、躯干前屈和左右旋转运动的练习,并不断强化动态平衡(图2-4-4)。

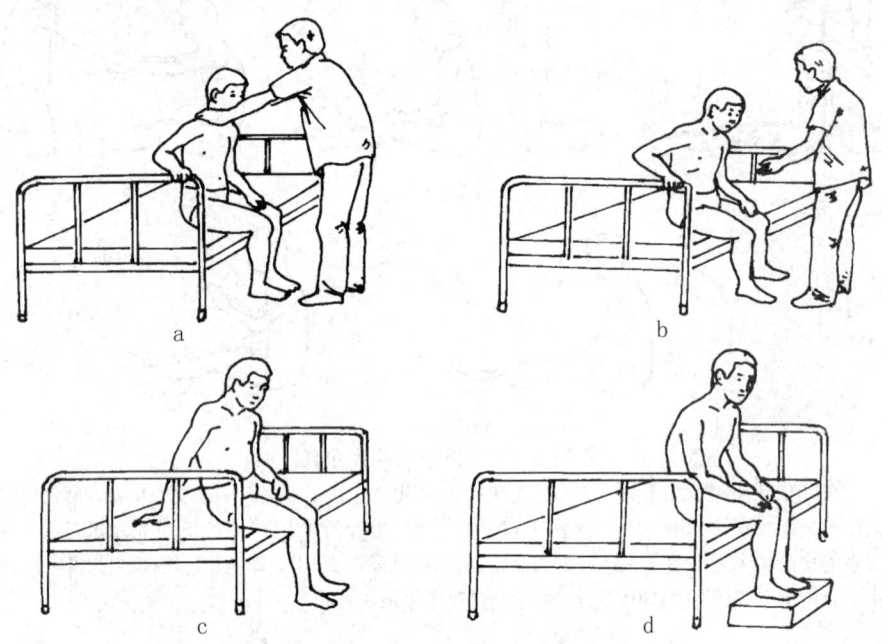

图2-4-3　端坐位平衡训练

a. 患者握住床栏杆,治疗师把持其肩部,不时松手,将要倒时再给以支撑;b. 患者抓住床栏杆尽力不要歪倒;c. 手扶床垫努力不要歪倒;d. 抓住自己的大腿保持平衡,不时将手松开,快要歪倒时再抓住大腿,在双脚下垫台阶保持髋、膝、踝关节屈曲90°,增加坐位的稳定性。

(二) 保持手膝位的平衡训练

此训练可作为立位平衡训练和平地短距离移动动作前的准备训练,适用于运动失调症、帕金森综合征等协调功能障碍的患者,偏瘫患者一般不用这种训练,而截瘫患者可将其作为上肢和肩部的强化训练及持拐步行之前的准备训练。患者手膝位(图2-4-5),在能控制静止姿势的情况下,进行身体前后及左右的移动。当能较好地控制姿势体位后,指示患者将一侧上肢或一侧下肢抬起,随着稳定性的增强,再将一侧上肢和另一侧下肢同时抬起并保持姿势的稳定,以增加训练的难度。

(三) 跪位平衡训练

跪位平衡比坐位平衡难度大,这是由于身体的支撑面积减小,以及身体重心与支撑面的

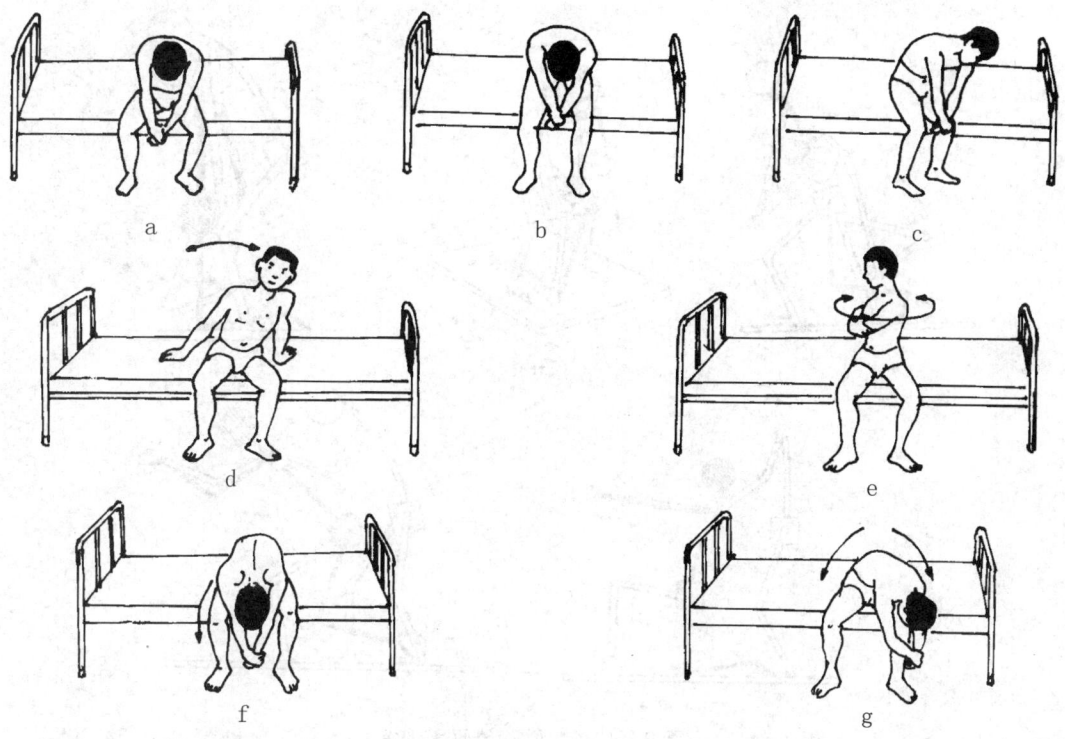

图 2-4-4 动态的坐位平衡训练

a. 躯干前屈抬起臀部；b. 伸展髋、膝关节站立；c. 身体从侧方站起；d. 躯干左右侧屈运动；e. 躯干左右旋转的运动；f. 躯干向正前方屈曲；g. 躯干向前侧方屈曲。

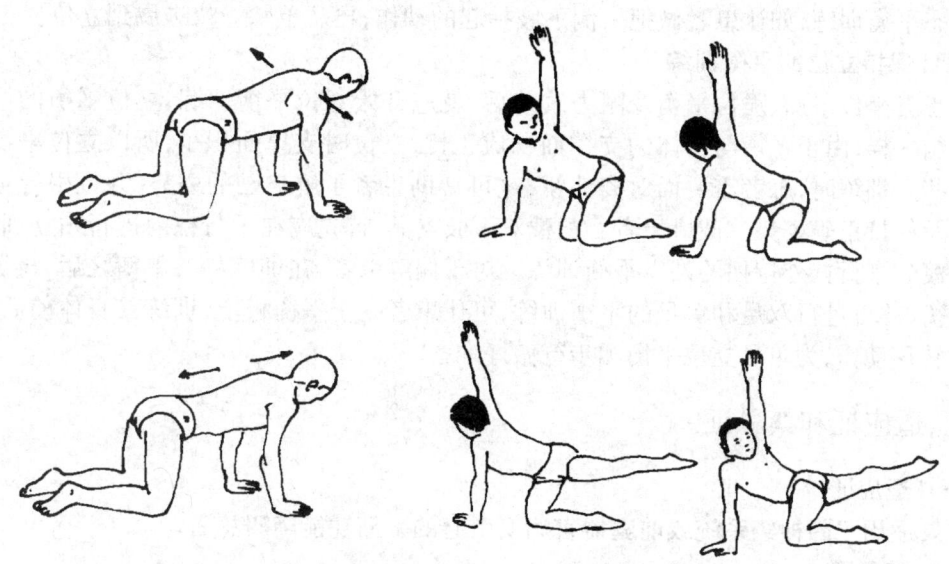

图 2-4-5 手膝位维持训练

距离也相应提高,所以平衡维持的难度也增加。跪位平衡与手膝位训练的目的和适应证相同,此训练除了具有头与躯干的控制能力以外,还增加了躯干与骨盆的控制能力。患者呈双膝跪位(图 2-4-6),治疗师训练患者维持此体位的平衡,当掌握平衡后,可进行身体重心的前后移动动作;再训练患者单膝跪位平衡的保持,当患者单膝静态平衡稳定后,可进行单

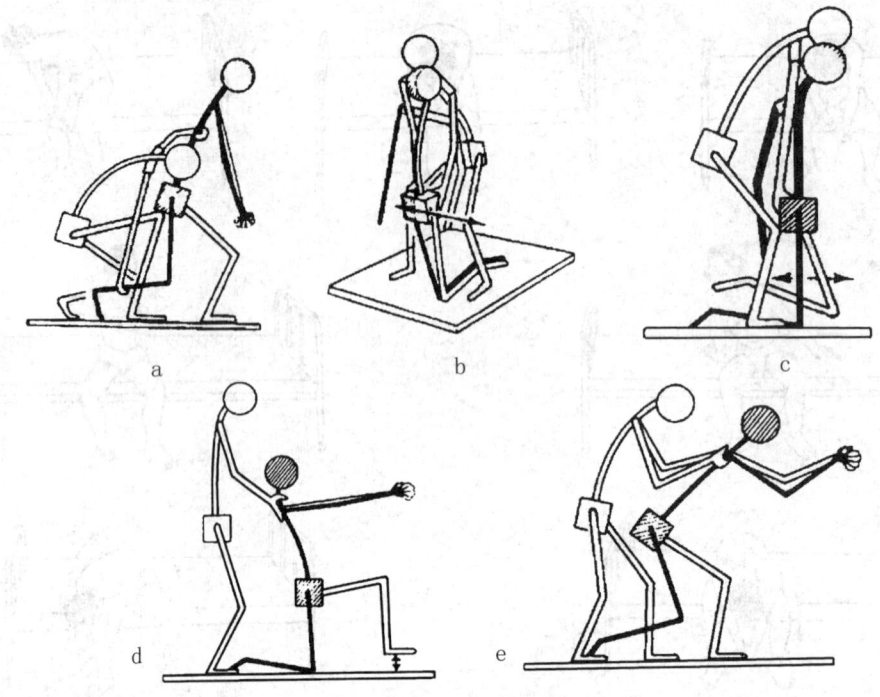

图 2-4-6 膝跪位平衡训练

a.治疗师帮助患者完成双膝跪位的动作;b.身体重心左右移动;c.身体重心前后移动;d.指示患者健足拍打地面;e.治疗师帮助患者从单膝跪位到立位。

膝的动态平衡训练,如让患者做把一侧下肢抬起的动作;再从单膝立位进展到立位。

(四)保持立位的平衡训练

当患者坐位平衡、跪位平衡及耐力改善后,就应开始立位平衡训练,立位平衡的原理与坐位平衡一样,由于平衡与身体的支撑面积成正比,立位时支撑面积小,所以立位平衡训练要难一些。训练时,患者需要面对姿势镜,这可帮助患者了解自己的姿势,并且引导进行自我矫正及保持正确姿势。截瘫患者可配戴双下肢支具,首先应在平行杠内进行站立训练,再逐渐过渡到平行杠外持拐的站立平衡训练。对于偏瘫患者,在训练静态平衡之后,再训练其动态平衡,还可进行双足和单足的平衡训练,可让患者立于平衡板上,训练其身体前后、左右的重心转移动作,为单足立位平衡和步行做好准备。

五、适应证和禁忌证

(一)适应证

主要适用于因神经系统或前庭器官病变引起的平衡功能障碍患者。

(二)禁忌证

中枢性瘫痪伴有重度痉挛者;精神紧张导致痉挛加重者;对伴有高血压、冠心病的患者要在治疗师的监督下进行。

六、临床应用

(一)训练注意事项

在指导患者进行平衡训练之前,治疗师要清楚地了解平衡训练时的要点:①训练时,对患者要通过镜子进行姿势矫正。②患者身体稍一倾斜时,治疗师就要用口令,如"向左、向右"等来指导矫正。③患者身体向一侧倾斜时,治疗师不要立即扶他,应轻轻地向倾斜方向推他,以诱发姿势反射而使患者直立。④训练坐位平衡时,偏瘫患者躯干不能直立,头渐渐低垂、前屈,这时治疗师应推其两肩或使头部向下,给予抵抗,与此相对应,患者的躯干则伸展。⑤当偏瘫患者进行坐位训练时,如果容易向后方或侧方倾斜,不能保持平衡,可在患侧臀部下方垫上一个小枕(图2-4-7)。⑥截瘫患者进行长坐位训练时,易倒向后方,这是由于屈髋运动受限或腘绳肌短缩所致。对于此类患者,应首先进行髋、膝关节的伸张训练,然后再训练患者的长坐位平衡。

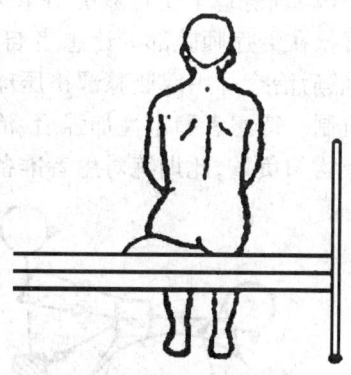

图2-4-7 坐位平衡的维持

(二)临床中常用的平衡训练实例

1. 偏瘫患者坐位平衡反应训练 平衡反应是人体维持特定的姿势和运动的基本条件,是人体为恢复被破坏的平衡所作出的保护性反应。正常人对于破坏平衡的典型反应为立刻调整姿势,使头部向上直立并保持视线水平位以恢复身体处于正位的姿势,以便获得新的平衡。图2-4-8为治疗师破坏患者的坐位平衡,然后观察其为恢复新的平衡而出现的保护性反应。

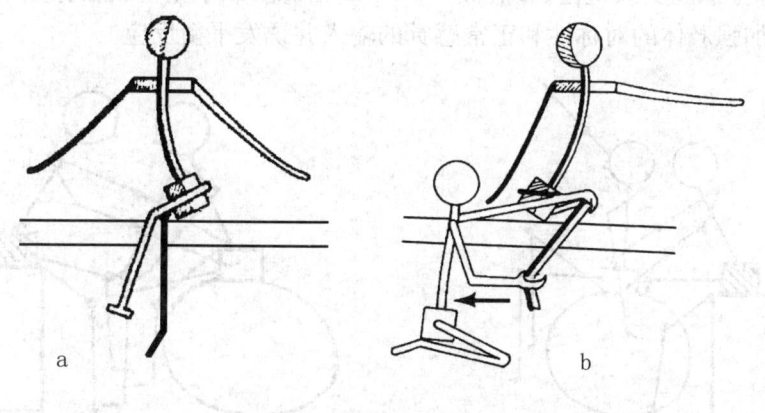

图2-4-8 坐位平衡反应训练
a.双腿交叉坐位的平衡;b.治疗师将双腿提起并左右旋转以破坏平衡。

2. 利用训练球进行平衡训练 利用训练球进行平衡训练属于较复杂的训练。对于复杂的平衡活动,其重心的移动范围要比一般简单活动的重心移动范围大;而且患者姿势控制能力的好坏,也决定着完成复杂活动能力的大小。利用训练球进行各种体位下的平衡训练方法如下:

(1)训练球上俯卧位平衡训练(图2-4-9):训练时使患者双腿放松,躯干呈伸展位,随着治疗师轻轻向下挤压球部,患者肢体肌张力也随之降低,再继续把球左右推动,可激发患者头部控制及平衡反应。

(2)训练球上坐位双腿负重训练(图2-4-10):患者坐于球上,双髋关节屈曲、外展位,双臂扶在治疗师髋部。让患者自己轻轻左右摇动球,促使双侧髋部均匀负重,维持坐位平衡;然后治疗师用双侧膝部挤压球体两侧并使之振动,可促进患者的正常感觉输入和姿势矫正机制。待患者稳定性加强后,治疗师可指示患者向前晃动训练球直到患者双脚能平放在地上均匀负重,此训练对患者准备学习移动和站起非常重要。

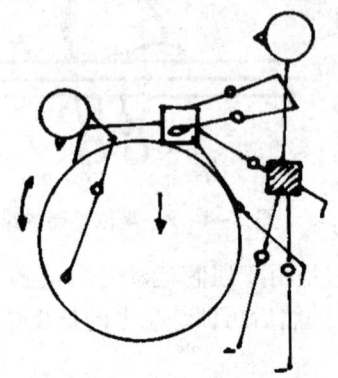

图2-4-9 训练球上俯卧位训练　　图2-4-10 训练球上坐位双侧肢体负重训练

(3)训练球上坐位单腿负重训练(图2-4-11):患者双足平放在地上,提起一侧下肢,并举起对侧上肢保持坐位的平衡,让患者学习用一侧肢体单独保持平衡,然后再换另侧手臂和下肢重复此动作。

(4)训练球上双腿交叉坐位训练(图2-4-12):患者双手重叠放在膝盖上,维持平衡体位。此训练可加强肢体的对称性和正常感觉的输入并诱发平衡反应。

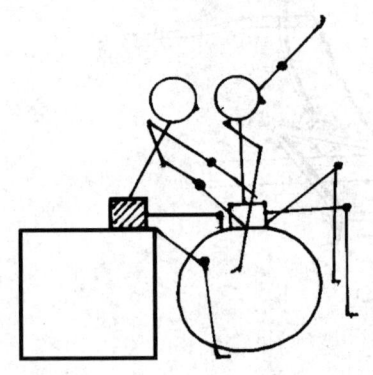
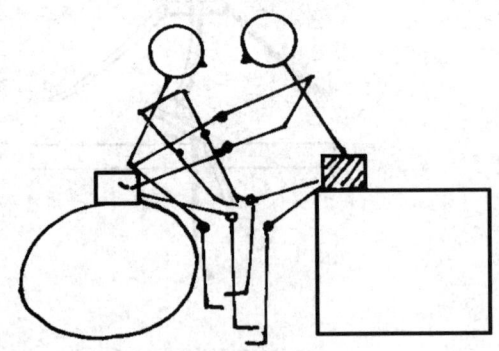

图2-4-11 坐位单腿负重平衡训练　　图2-4-12 双腿交叉保持平衡训练

(5)训练球上站起训练(图2-4-13):患者坐于球上,治疗师将球体向前拉动,直到患者的双足平放在地板上,指示患者独立起立并转移到轮椅上,完成这一系列动作。

3. 平行杠内的平衡训练　适用于截瘫、偏瘫、截肢等患者进行立位平衡训练。

(1)偏瘫患者立位平衡训练　①患者健手握双杠站立,然后让健手离开双杠保持站位,起初只能保持一瞬间,逐渐可延长时间,这时让患者心情放松,什么也不要想。②患者下肢分开站立,将身体向患侧倾斜移动重心,使患肢负担体重,然后再恢复到由健肢负担体重(图

2-4-14a、b)。③下肢前后叉开站立,将身体重心前后移动,练习前后重心的转移动作。④患足踏出负担体重并移动重心,也可用健足练习。⑤立位时上下台阶训练,患足站立,将重心移到患侧,健腿抬起放到前方的台阶上,然后放下;或指示患者侧身,健肢靠近台阶站立,将身体重心移到患侧下肢,然后从侧方抬健腿放到台阶上(图2-4-14c、d)。通过以上训练,当患者能够保持立位平衡后,便可进行平行杠内步行训练。

(2)截瘫患者立位平衡训练 ①患者两手握杠站立,体重由两脚负担,轻轻握杠,保持平衡。②重心放到右足,身体向右倾,然后重心再转向左足,身体左倾

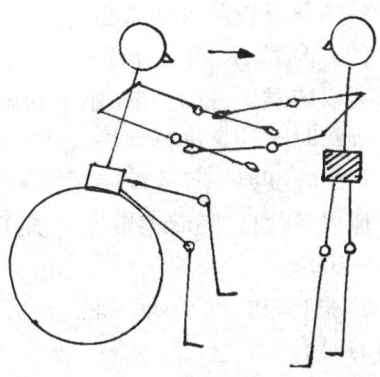

图2-4-13 训练球上站起训练

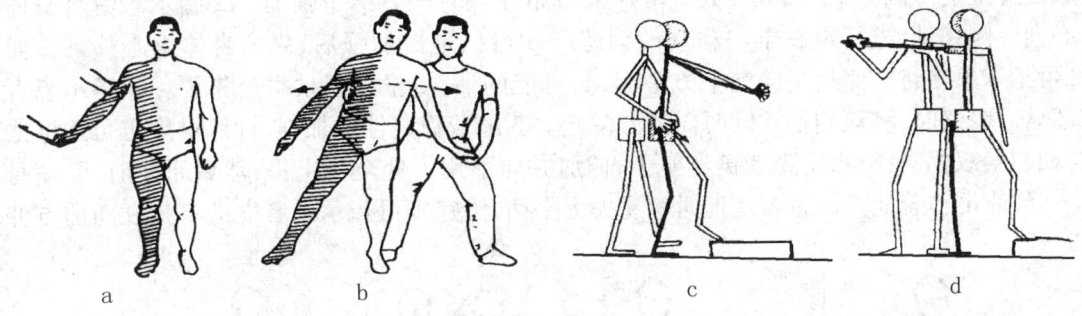

图2-4-14 偏瘫患者立位平衡训练

a.偏瘫患者立位平衡;b.治疗师辅助患者重心左右转移的训练;c.从前方上台阶的训练;d.从侧方上台阶的训练。

(左右负重训练)。③右手放开,利用两足和左手保持平衡,然后放开左手进行同样练习。④放开两手保持平衡,最初只能保持一瞬间,逐渐延长时间(图2-4-15)。

4. 利用平衡板进行立位平衡训练

(1)患者双足左右分开站立,治疗师也站在平衡板上位于患者身后,并将双手放在患者的骨盆处给予支撑,然后,用双足缓慢摇动平衡板,破坏患者的站立平衡,诱发患者的头部、

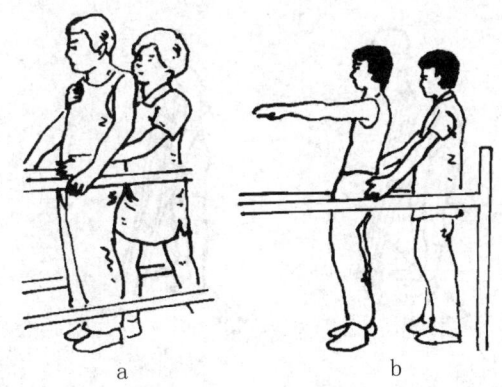

图2-4-15 截瘫患者平行杠内立位平衡训练

a.治疗师帮助患者站立;b.患者将双上肢上举保持平衡。

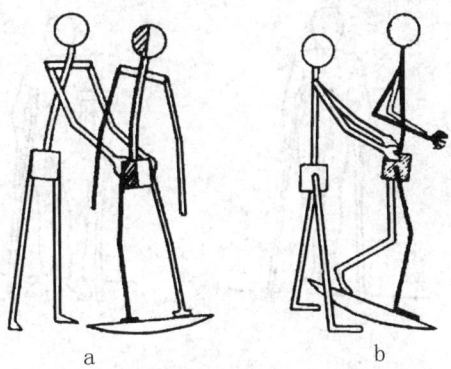

图2-4-16 平衡板上重心移动训练

a.身体左右重心移动;b.身体前后重心移动。

躯干的调整反应及身体重心的左右转移。

(2)患者双足前后分开站立,治疗师立于患者身体一侧,一脚放在平衡板上,缓慢摇动平衡板。以诱发患者的头部、躯干的调整反应及身体重心的前后转移。

训练时要注意进行保护,最好在平行杠内进行,以确保患者的安全。初时,治疗师摇动平衡板的幅度要小且速度应缓慢,然后逐渐加大速度和幅度。在训练的初期,可指示患者用双手抓握平行杠,随着稳定性的加强,再逐渐减少辅助量,治疗师也可以不站在平衡板上(图2-4-16)。

5. 平行杠外的平衡训练　在从平行杠出来练习步行前,应充分进行利用拐杖保持立位平衡的训练。

(1)利用腋拐的立位平衡训练(图2-4-17):截瘫患者利用腋拐进行立位平衡训练时,应身后靠墙站立以防止摔倒。训练步骤如下:①患者肩部和足跟应尽量靠近墙壁站立,拐杖应放在脚趾前外侧方15~20cm处。治疗师可站在患者前方给予辅助。②指示患者将身体重心向一侧移动,进行左右重心移动的训练。③待稳定性加强后,患者身体重心移到一侧后,可指示患者将一侧拐杖向前上方举起,若可能的话,尽量将拐杖举过头顶。④指示患者肩部靠近墙壁时,将双侧拐杖同时向前方举起。⑤随着稳定性的加强,训练难度也可逐渐增加,如利用双拐支撑,指示患者挺直躯干、伸肘并向下用力使全身上提,然后屈曲肘部,使身体下降,使足部着地。因患者落地时容易失去平衡,治疗师可指示患者立即将拐杖向前方伸

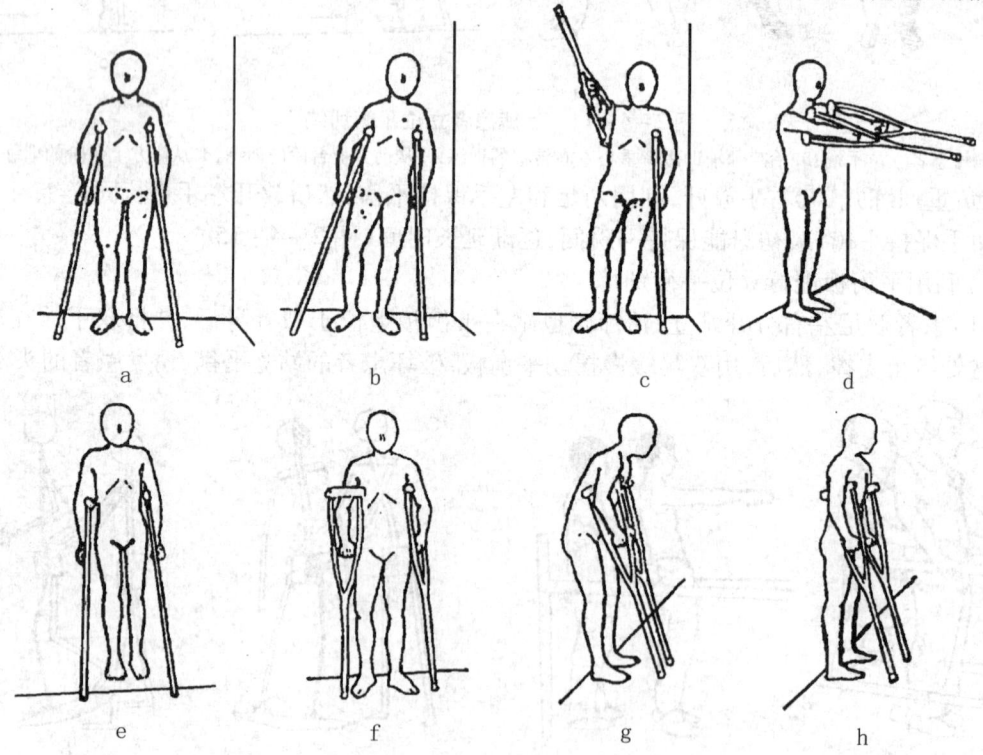

图2-4-17　利用腋拐进行立位平衡训练(患者穿双下肢长支具)

a. 双拐在前方支撑地面,双足靠近墙壁站立;b. 身体重心移向左侧;c. 将拐杖向前上方高举过头;d. 双拐向前方举起;e. 伸肘,向下用力支撑将身体上提;f. 右手离开拐杖,手背面向拐杖方向反握;g. 肩部离开墙壁;h. 双肩、臀部同时离开墙壁。

出。⑥指示患者身体重心倾向左侧,右手离开拐杖,手背面向拐杖方向反握,将拐杖从内侧转向外侧,再用左手重复此动作。⑦将拐杖伸向前方,支撑在地面,指示患者将双肩离开墙壁尽量前屈,然后复原。⑧患者体位同前,指示患者将双肩和臀部离开墙壁,体重放到双足,用双拐支撑体重。

(2)利用手杖的立位平衡训练(图2-4-18):偏瘫患者常常利用手杖行走,手杖使用前的平衡训练是十分必要的。训练时,治疗师应位于患者患侧方进行辅助。患者两足稍分开站立,将身体重心平均分配。指示患者将身体重心左右转移,待重心稳定后,患者将身体前屈,并利用手杖来保持平衡不致摔倒,然后患者再将手杖向前上方举起,并停留片刻,随着稳定性的加强,患者保持的时间应逐渐延长,达3~4秒即可。当治疗师左右推动患者时,患者若能保持平衡不摔倒,则认为患者已经完成了立位平衡的保持训练。

(3)利用训练球的立位平衡训练(图2-4-19):患者立位,治疗师位于患者身后,在骨盆部位给予辅助,指示患者双手交替向下拍打训练球。此训练在加强患者立位平衡的基础上,可加强双手的协调性。待患者的稳定性加强后,治疗师可逐渐减少辅助力量,鼓励患者独立完成立位平衡的保持训练。

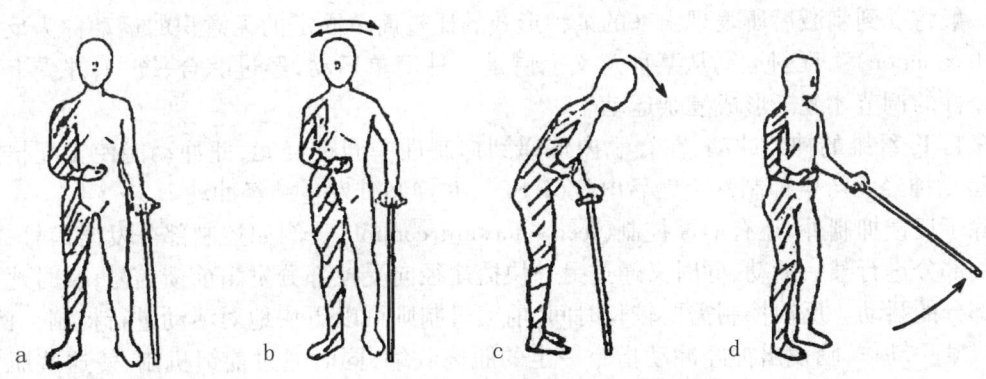

图2-4-18　利用手杖的立位平衡训练
a.健手持杖站立;b.身体重心左右移动;c.躯干前屈;d.手杖向前上方举。

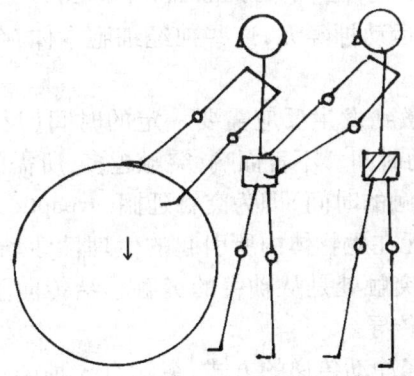

图2-4-19　利用训练球进行站立训练

(张　琦　纪树荣)

第五节 协调性功能训练

协调功能是人体自我调节，完成流畅、准确且有控制的随意运动的一种能力。所完成运动的质量应包括按照一定的方向和节奏，采用适当的力量和速度，达到准确的目标等几个方面。协调性是正常运动的最重要组成部分，也是体现运动控制的有力指标。即使是很简单的动作也需要许多肌肉的参与——它们在动作的不同阶段分别担任主动肌、协同肌、拮抗肌或固定肌的角色。协调功能主要协调各组肌群的收缩与放松。动作过程是否准确流畅取决于这些肌肉在速度、幅度和力量等方面的密切协调，同时体现神经系统在不同时间内对各组肌肉运动单位的动员数目和冲动频率的控制作用。协调功能与平衡不同，必须集中注意力，且在多种感受器的共同参与下完成。

一、运动控制的神经生理学基础

（一）反射

一般将受到刺激后所表现出来的某种形式的比较简单固定的无意识的运动称为反射运动(reflex action)。反射运动从某种意义上讲是一种简单运动，经过综合、统一，并受上位中枢指令性的调节才逐渐形成复杂运动。

来自 I_a 纤维的神经冲动，在脊髓内传递到抑制性中间神经元，此冲动能使支配拮抗肌的 α 运动神经元产生抑制性突触后电位(IPSP)，并抑制其发生神经冲动。

除了反馈抑制外，还有前馈控制(feed-forward control)。例如控制部分发出信号，指令受控制部分进行某一活动，同时又通过另一快捷途径向受控部分发出前馈信号，及时地调节受控部分的活动。反馈控制需要较长时间，前馈机制则可以更快地对活动进行控制。例如，要完成某一动作，脑发出神经冲动指令一定的肌肉收缩，同时通过前馈机制，使这些肌肉的收缩受到制约，不至收缩过度，从而使整个动作完成得更准确。

中间神经元中有连络同侧同水平的或同侧异水平的神经元的联合神经元(association neuron)和联络对侧神经元的交叉神经元(commissural neuron)。

另外，脑神经中也包含着运动神经元，这些神经细胞本体存在于中脑、脑桥和延髓的脑神经核内。

1. 反射时间 从施予刺激到发生反应需要一定的时间（反射时 reflex time）。换言之，也就是神经冲动通过反射弧的时间。不言而喻，突触越多，所需的时间就越长。脊髓中的突触传导时间（兴奋冲动通过突触的时间）即为突触延搁(synaptic delay)，是 0.5~1.0 毫秒。

2. 传导的方向性 神经元在生物体内所引起的生理性活动状态，是从树突接受冲动后传向细胞体，再传向轴突。在突触处是从轴突的突触小结传向下一个神经元的树突或细胞体的突触后膜，不能进行逆向传导。

3. 兴奋性传递 根据神经冲动传递的方式，突触有 3 种类型。兴奋性突触可使突触后膜产生兴奋性突触后电位(EPSP)，进行兴奋性传递。有些情况下，一条突触前纤维，可使突触后细胞产生较大的 EPSP；但在很多情况下，如在发自肌梭 I_a 纤维和脊髓运动神经元之间的单突触反射中，每条突触前纤维只能产生较小的 EPSP，当较大的刺激引起多数突触前纤维兴奋时，每个 EPSP 就会重叠，形成较大的 EPSP（空间的总和）。除此之外还有时间总和的现象。

4. 反射中枢的抑制　突触处的抑制有突触后抑制和突触前抑制,前者使 IPSP 发生在突触后部,后者与 IPSP 无关,但可抑制 EPSP 的产生,两者都对调节中枢的神经冲动传递起着重要作用。

突触后抑制常有传入侧支性抑制和回返性抑制两种类型。例如,来自 $I_α$ 纤维的神经冲动,在脊髓内除直接兴奋主动肌的 α 运动神经元外,还发出侧支兴奋抑制性中间神经元,此冲动能使支配拮抗肌的 α 运动神经元产生 IPSP,并抑制其发生神经冲动,此为传入性侧支抑制。

使 α 运动神经元产生 IPSP 的又一例证为回返性抑制(recurrent inhibition)。前角运动神经元的轴突在穿出前根支配外周的骨骼肌之前发出侧支,兴奋另一抑制性中间神经元——闰绍细胞(Renshaw cell)使之反复发放 10,000 次/秒的高频冲动。Renshaw 细胞的神经冲动再到达运动神经元,并使之产生 IPSP。

腱感受器也参与了抑制结构,即通过腱感受器——$I_β$ 纤维的兴奋对其刺激来源的肌肉运动神经元产生抑制作用,同时对拮抗肌运动神经元有兴奋作用,这些作用都通过中间神经元进行。肌肉因收缩而紧张到某种程度时,肌肉的收缩就会自动地受到抑制(腱感受器的兴奋阈值高于肌梭的兴奋阈值)。这种抑制属于反馈控制。

5. 促通与闭塞　一些传入神经元和中间神经元、运动神经元形成突触时有不同的重叠方式,故也会产生多种多样的反应。两个传入神经元同时受到刺激时的反应大于两个神经元分别受到刺激时所得到的反应代数和的现象称为促通现象(facilitation),小于其代数和的现象称为闭塞现象(occlusion)。

6. 后放电　在一反射活动中,传入神经元一旦受到刺激,肌肉就会收缩,刺激停止后收缩仍然持续一定的时间,在这段时间内,运动神经元的冲动发放持续在 10～15 毫秒之间。此现象称为后放电(afterdischarge)。后放电的原因是多方面的,中间神经元的环状联系是其中之一。

7. 反射的统一　反射是一种单纯的运动。但是,反射始终进行着一些重要的协调或统一工作。如前所述的回返性抑制回路和腱感受器参与的抑制等都是简单的协调和统一作用的例子。

(1)牵张反射(strech reflex):肌肉被拉长时,对牵张显示收缩反应的反射称为牵张反射。这种反射的感受器是肌梭,传入途径是 $I_α$ 纤维。$I_α$ 纤维通过后根进入脊髓,与前角运动神经元接触使之兴奋(兴奋性突触)。这种反射是仅由两个神经元构成反射弧的最简单反射,然而这种反射所引起的效应却并不那么简单。首先是 γ 纤维运动系统的参加。γ 纤维的神经细胞(肌梭运动神经元,fusimotor neuron)接受来自肌梭的传入冲动而发生兴奋,使梭内肌纤维收缩,梭内肌纤维的收缩,提高了来自肌梭的 $I_α$ 纤维神经冲动发放频率的作用,即 γ 纤维调节着肌梭对肌紧张的敏感度。γ 纤维的兴奋性调节功能实际上更为广泛,还可使来自皮肤的传入神经兴奋,也受上位中枢的调节。

其次,$I_α$ 纤维的神经冲动不仅兴奋单突触性的运动神经元,而且还可通过中间神经元($I_α$ 抑制神经元),使支配拮抗肌的运动神经元抑制。这种兴奋与抑制的组合称为交互神经支配(reciprocal innervation)。牵张反射对维持肌张力(muscle tone)和姿势(posture)起着基本的作用。

(2) 屈肌反射(flexion reflex)：皮肤受到痛觉等伤害性刺激时，来自皮肤的传入神经元的冲动，就会在脊髓内通过几个中间神经元，使屈肌运动神经元兴奋，伸肌运动神经元抑制，这种反射称为屈肌反射。因为这种反射有逃避有害刺激的意义，所以也称为伤害防卫反射(nociceptive reflex)。参与这种反射的肌群很广泛，所以参与的运动神经元也达到脊髓"一个水平"以上。因此，来自传入纤维的神经冲动，不仅可以通过中间神经元传到同级水平的运动神经元，而且还能传到其他水平的运动神经元，引起同侧广泛的交互性的反应（使协同肌群兴奋、拮抗肌群抑制）。更进一步说，中间神经元也联络着对侧其他几个水平的运动神经元，可以引起对侧的交互性反应（横过伸肌反射）。

（二）上位中枢的调节

无论哪种运动都有调节机制在起作用，没有调节的运动是不存在的，甚至最简单的反射运动也存在反射中枢的调节和统一。只有通过上位中枢的调节和统一，才能进行高级和复杂的运动。

大脑皮质的躯体运动调节功能是通过锥体系统(pyramidal system)和锥体外系统(extrapyramidal system)完成的。所谓锥体系统，就是指大脑皮质中央前回运动区域的锥体细胞，及其轴突构成的皮质脊髓束，中间不更换神经元直达脊髓前角运动神经元的系统，支配随意运动。锥体外系统是直接或间接影响脊髓、脑干的运动神经元，包括锥体系统以外的所有下行传导通路系统，也就是包含了大脑基底核、红核、前庭核、网状结构、小脑以及联络它们的大脑皮质等多突触的下行路径。因此，并非本来就有一个锥体外系统存在，而是将很多传导路径集中在一起的概念。锥体系和锥体外系，虽然途径不同，但功能上是相互渗透的。下面介绍锥体外系统的红核、前庭核、网状结构等位于脑干的调节系统和位于大脑半球内部的大脑基底核。

1. 脑干运动调节系统　网状结构(reticular formation)由广泛分布在间脑、中脑、脑桥和延髓的网状神经纤维和存在于其间的神经核构成，除了起调节运动系统的作用以外，还担任着对意识的上行激动作用和自主神经中的调节作用等，主要是对意识的上行激动作用。众所周知的是上行网状激活系统(ascending reticular activating system)。网状结构对运动的调节是通过网状脊髓束(reticulospinal tract)进行的。就此途径的起点来说，网状结构可分为脑桥网状结构和延髓网状结构两部分。Magoun和Rhines(1946年)提出的"抑制区"(inhibitory area)与延髓网状脊髓束的起点大致相同。"易化区"(facilitatory area)相当于脑桥网状脊髓束起点部的上外侧。脑桥网状脊髓束沿同侧下行，延髓网状脊髓束沿两侧下行。延髓网状结构可抑制伸肌的α运动神经元，同时又可兴奋屈肌的α运动神经元。另一方面，在外侧的延髓，脑桥核或中脑核则相反，是兴奋伸肌的α运动神经元。另外，网状结构对γ运动神经元也进行调节。网状结构还接受来自脊髓的上行传导径，小脑的下行传导径、大脑皮质的下行传导径。

2. 前庭脊髓束(uestibulospinal tract)　是来自脑干的又一个重要的下行传导径。前庭核(vestibular nucleus)是位于第4脑室底外侧的核群，接受来自半规管的位觉刺激。其中起自外侧前庭核(lateral vestibular neuclus, Deiters核)的外侧前庭脊髓束(lateral vesitibulospinal tract)，沿脊髓腹侧的同侧下行；起自内侧前庭核(medial vestibular nucleus)的内侧前庭脊髓束(medial vestibulospinal tract)，沿内侧纵束(medial longitudinal fasciculus)两侧下行。外侧前庭脊髓束，可兴奋支配伸肌的运动神经元，同时又抑制支配屈肌的运动神经元，即与上述延髓网状脊髓束的作用相反;另外,还调节γ运动神经元,使伸肌γ运动神经元兴奋,提高所支配肌肉的肌梭感受性。从整体来说,外侧前庭脊髓束起着提高同侧伸肌紧张度的作用。内侧前庭脊髓束的作用还不像外侧前庭脊髓束的作用那么清楚,后者可能是将前庭刺激传导到四肢和躯干,前者可能是将刺激传导到颈肌和上肢肌。

3. 红核脊髓束(rubrospinal tract) 红核(nucleus ruber)是位于中脑被盖部(tegmentum of mesecphalon)很大的运动性神经核,接受起自大脑皮质、纹状体和小脑的纤维,并向网状结构、脊髓传送纤维。红核脊髓束是交叉性的,用电刺激试验证明其可兴奋支配对侧屈肌的α运动神经元,抑制支配伸肌的α运动神经元。过去认为,红核脊髓束起自红核的大细胞,由于人类大细胞非常少,此束只存在一些痕迹,但是现在又发现了发自小细胞的纤维,所以这种途径在人类可能也是存在的。

由此看来,起自脑干的下行传导束,可改变脊髓前角运动神经元的兴奋性,用伸肌或屈肌占优势的方式来控制运动和姿势。就像观察脊髓反射时,将脊髓与上位中枢进行断离试验那样,可观察脑干不同水平的反射。用切断中脑的上丘(superior colliculus)与下丘(inferior colliculus)之间的联系的去大脑动物(decerebrateanimal)进行试验,这种动物会出现全身伸肌强烈而持续性的收缩。这种反应是由于外侧前庭脊髓束提高伸肌紧张度的作用,在解除了上位中枢抑制以后被强烈地暴露出来所致。用这种去脑动物还可以观察姿势反射。姿势反射(postural reflex)是为了保持正常姿势而发生的各种反射的总称,其分类如下:

(1)局部的姿势反射:四肢一触及地面就强烈地伸展,并反转身体,此反射基本上是牵张反射。

(2)节或节间的姿势反射:这种反射是指实现伤害防卫反射时所看到的交叉性牵张反射。

(3)全身的姿势反射:这种反射是头和颈部的位置改变时所表现出的一种反射,包括紧张性颈反射(tonic neck reflex)和紧张性迷路反射(tonic labyrjn-thine reflex)。紧张性颈反射在迷路受到破坏时表现最明显,当把头向一侧回旋时,头转向的一侧的上下肢就出现伸展反射。紧张性迷路反射是切断颈髓后根,排除紧张性颈反射后,最易表现出来的反射。由于头部位置改变时内耳的迷路受到刺激,冲动传到前庭核,通过前庭脊髓束,使伸肌紧张度提高。例如,将猫置于仰卧位,使头稍微上抬时,四肢肌肉就出现最大紧张度,并完全伸展。

(三)大脑基底节

大脑基底节(basal ganglia)是位于大脑半球深部的侧脑室(lateral venticle)与岛(insula)之间的灰白质集团,从脑的发生系统上看是属于脑中最古老的部分,包括纹状体(corpus striatum)、屏状核(claustrum)、杏仁体(amygdaloid bady)。纹状体由尾状核(nucleus caudatus)、壳核(putamen)、苍白球(globus pallidus)构成。尾状核和壳核合起来称新纹状体(corpus striatum),壳核与苍白球合起来称豆状核(lenticular nucleus)。这些核群参与的纤维结合情况极其复杂,很多处还不清楚。简单地说,进入此核群的传入传导束,由起自大脑皮质(布罗德曼第4区、第6区)和视丘(thalamus)进入纹状体的纤维结合而成。另外,传出传导主要是由苍白球到视丘[视丘腹前核(VA核),腹外侧核(VL核),再由视丘到大脑皮质向第6区发出纤维]、视丘下核(subthalamic nucleus;路易斯体,corpus luysi)以及到脑干诸核的纤维结合而成。除此之外,还有连接诸核的中间神经元。如果用电刺激大脑基底节,由于肌紧张和刺激大脑皮质所产生的运动受到抑制,可见大脑基底节对抑制性运动的调节起着很重要的作用。

观察这种水平的运动调节的方法,通常是用留有视丘和基底节,切除了脑的视丘动物。当然视丘动物要比摘除脑的动物动作协调的能力强,并表现出如下的翻正反射(righting reflex):①迷路性翻正反射(labyrinthine righting reflex)。用布蒙上动物的眼睛,无论在哪种位置都由于迷路性刺激表现出头部的翻正反射。②体翻正反射(body rightin reflex)。将迷路破坏,用布蒙着动物的眼睛侧卧时,通过来自皮肤、关节、肌肉的刺激,头部可恢复到正常位;或将前肢和肩部的外侧面平放触及地面时,后肢就会恢复正常位。③头翻正反射(neck righting reflex)。头部扭转时,因迷路性和体位的翻正反射,颈部的本体感受器就会受到刺激,接着身体抬起,以求达到头和身体恢复成一直线。④视觉翻正反射(optic righting reflex)。这是由视觉引起的翻正反射。也就是说,即使破坏迷路,切断颈髓后根,也能见到翻正反射现象。

基底节的功能相当于"运动程序发生器",与可随意控制速度的平稳运动的产生有关。基底节对肢体、躯干和头部的运动有重要作用,基底节可增强运动皮质的激活,而当情况要求运动反应推迟发生时,又可制止运动皮质的激活。它使皮质发动的运动形式与各种感觉信息相协调而产生正确的眼球和体轴朝向反应。基底节还可通过黑质—顶盖—脊髓通路,在个体进行活动时调节体轴和肢体近端肌肉的收缩活动。

基底节损害患者的运动不能是一种功能缺损症状,运动不能表现为患者发动缓慢平稳运动或改变运动形式和速度的能力受损,主要影响患者从卧位或坐位的立起,从站位的开步走动,行走时的转身、停止走动以及在卧位时的翻身。病人随意产生各种运动模式的能力受损,因此常趋向于重复固定的运动模式,而表现为模仿动作、重复动作、重复言语和持续刻板的行为。破坏两侧苍白球或丘脑腹外侧核后,运动不能表现通常更为增剧。

基底节损害时的舞蹈症、手足徐动症、扭转痉挛和舞动症等属于释放症状。作为"运动程序发生器"的基底节在病变时失去控制可发生各种不同形式的运动组合。破坏从基底节传出至运动皮质通路上的苍白球或丘脑核后,这些多动症状可获缓解。

(四)小脑对运动的调节

理解小脑(cerebellem)的功能时要将其与比较解剖学或系统发生学的分区联系起来。系统发生学上的最古老的古小脑(archicerebellum)称前庭小脑,和保持眼位、体位有关。来自迷路的刺激,通过前庭小脑束(vestibulocerebellar tract)到达绒球小节叶(floculonodular lobe)的皮质,并在此发出传出性刺激经过顶核(fastigial nucleus)到达代特斯核(deiters nucleus)。古老的旧小脑(paleocerebllum)包括蚓部(vermis)的大部分和中间部(parafloccular lobulus),对肌紧张进行着抑制性调节。来自肌肉本体感受器的传入冲动经脊髓小脑束上行(spinocerebllar tract),通过下小脑脚(inferior cerebellar pedunculus)或上小脑脚(superior cerebellar pedunculus)及结合臂(brachium conjunctium)到达旧小脑皮质。传出神经冲动则经球状核(globose nucleus)和栓状核(emboliform nucleus)再经结合臂被送往红核。刺激旧小脑皮质时,抗重力肌肉的紧张性就会被抑制。

最新的新小脑(neocereblum)是残留的小脑半球的大部分,可控制随意运动,抑制和停止必要的运动及控制精细的运动。来自大脑运动区的神经冲动,通过脑桥小脑束(pontocerebellar tract)传导到新小脑。传出神经冲动在齿状核(dentate nuclcus)换神经元,通过结合臂出小脑,接着经过红核、视丘,回到大脑皮质的布罗德曼第4区和第6区。小脑皮质有一种被称为普肯耶(purkinje's cell)的大型神经细胞,对小脑皮质发出的传出神经冲动有抑制作用。

小脑和基底节都相当于随意运动的函数发生器。小脑半球的开式回路与快速随意运动的程序预编有关。在个体进行活动时,由小脑安排主动肌和拮抗肌发生兴奋的适当时相关系,小脑中间部则与随意运动执行过程中的随时纠正、调整有关。运动皮质经锥体系统发出的指令由侧支传至小脑中间部,在小脑与个体以往动作经验和当前具体情况相核对后,又发出冲动传回运动皮质,形成一反馈回路。运动皮质每发出一个动作指令后的10~20毫秒内,即可从小脑获得有关修正、调节此动作的冲动。在动作的整个过程中,这个回路不断地活动。同时,还存在另一个较长的反馈回路,即运动皮质发出指令引起运动后,身体各有关部分位置发生改变的信息经各种感受器传入小脑,小脑综合从运动皮质和外周感受器两方面传入的冲动而调整对运动皮质的传出信号,使运动皮质的指令适应当时信号的客观情况。此外,小脑还可根据这些传入信息通过红核和脑干网状结构等,更直接地影响脊髓的运动神经元,在个体进行活动时,控制体轴和肢体近端肌肉的活动。

小脑还具有类似稳定器的作用,使得通过快速随意运动而达到的位置能够保持稳定。因而,小脑一方面对由大脑皮质编制程序和发动的运动进行调整;另一方面,对不能通过反馈进行及时调整的快速运动进行预编程序。小脑损害时的运动症状之一即产生和调节快速运动发生缺陷,表现为动作发动减慢,动作幅度障碍,以及快速交替运动不能等。

(五)大脑皮质在运动控制中的作用

大脑皮质(cerebral cortex)是覆盖大脑表面的灰质,由约140亿个神经元构成,不仅是运动和感觉的最高中枢,也是高度精神活动的最高中枢。

大脑皮质表面有很多沟(sulcus),围绕沟的向外突露部分称为回(gyrus)。从系统发生学角度看,大脑皮质分为3个系统。最新的为新皮质(neocortex),占大脑半球外表面的大部分,在组织学上由6层构成;但大脑半球的内侧和底面有些部分不能明显分出这6层,这些部分称为异皮质(allocortex),在系统发生学上称为古皮质,也称为边缘皮质(limbic cortex),形成大脑边缘系统。异皮质在低等动物的皮质中占很大部分;而人类由于新皮质很发达,古皮质(梨状叶)被压在半球底部。

布罗德曼(Brod-mannl,1907年)根据大脑皮质细胞构造的不同,将大脑皮质分为50个区域。另外,也有人从功能上将大脑皮质按一定的专门化程度(大脑皮质的局部功能)分区的。

支配随意运动(voluntary movement)的运动区(motor area)位于中央前回(precentral gyrus),相当于布罗德曼的第4区。当运动区某个部分受到刺激时,身体某部就会发生活动。运动区皮质第5层的特征是有贝茨(Betz)这种大型锥体细胞存在,另外,又有作为随意运动的指令性传导系统的锥体束(pyramidal tract)。锥体束是通过延髓锥体(pyramids)的纤维群的总称。过去人们认为锥体束是由布罗德曼第4区的贝茨细胞形成的,但是,除上述之外,位于中央沟(central sulcus)前后方的3、1、2区和位于第4区前的第6区运动前区(premotor area)发出的纤维也包含在锥体束中。刺激第4区,对侧的四肢末梢就会产生各种独立的运动;而刺激第6区时,阈值升高,接近躯干的四肢肌肉群以及上下肢带(肩带与骨盆带)肌群就会产生广泛复杂的收缩运动。另外,在中央前回运动区前方的内侧面又有一个较小区域称为补充运动区(supplementary motor area),刺激这部分所引起的运动也与第4区的运动有所不同。由此可见，运动区的分布比过去认为的要广泛，而且还有不少锥体外系统的因素起作用的部分（第4、5、6、8区）。

锥体束有支配脊髓运动神经元的皮质脊髓束（corticospinal tract）和支配脑干运动神经元的皮质延髓束（corticobullar tract）。虽然后者和锥体束的定义有所不同，但从功能上看可以认为是相同的。

人体所有的动作都是通过肌肉收缩发生的，但是在进行随意运动时，往往只是意识到行动的目的，而对实现这个行动过程中各个肌肉的收缩并不自觉。越是完善的动作，其执行过程越不为意识所察觉。高超的小提琴手和娴熟的打字员在操作时几乎是自动地进行，甚至不感觉自己手指的具体活动情况。

大脑运动皮质作为进行随意运动的基本结构，通过锥体束可直接作用于脊髓的运动神经元，后者引起肌肉收缩，但大脑并非运动的原动者，而只是在大脑皮质广泛区域以及小脑、基底节等部位进行与运动有关的复杂神经整合过程的最后换元站。

随意动作的发生是在大脑皮质按一定时空构型进行处理的结果。经过皮质广泛区域内大量神经元的活动后才产生有关动作的指令，最后集中至运动区皮质。

运动皮质选择性地调节那些需要本体感觉信息参加的动作。运动皮质最主要的传入为本体感觉传入，其次为前庭传入，而皮质本体感觉区和前庭区又位于紧邻运动皮质的部位。皮质感觉投射区中也只有本体感觉区和前庭区有纤维直接投射至运动皮质。不受本体感觉调节影响的运动（眼球运动）在运动皮质损害后不发生障碍。最需要本体感觉传入控制的运动（手指运动），其中枢机制在发展过程中上升至运动皮质，皮质损害后执行这些动作的缺陷最严重。不依赖本体感觉信息进行复杂调节的那些运动不上升至皮质，其中枢在皮质下的前庭核、红核和网状结构，它们的神经机制为接受小脑和基底节的传入投射。

对动作进行更细致的调节则可能主要通过顶叶、额叶和枕叶得以实现。额—颞、额—顶和额—枕联结，以及从扣带回经丘脑外侧后部而后至顶叶的投射均对行为有很大影响。

（六）感觉传入对运动控制的反馈作用

所有运动都是在一定姿位上发生的，为了进行正确的运动，个体必须掌握头、躯干和各个肢体原来姿位的情况，这主要通过外周传入的感觉信息。因此，运动与感觉传入联系密切、不可分割。由某个特定动作所引起的感觉信息（主要是本体感觉信息）又反馈传入运动皮质，调节有关神经元的放电，从而改变这个动作或使之更为完善。

本体感觉和视觉对运动的调节具有重要作用。将人的双目蒙住或将肢体的感觉神经麻醉后，手进行精细、熟练动作的灵巧程度就受影响。手外伤患者中有不少人由于手部的关节位置觉障碍而不得不借助视觉的代偿，比如有些患者可能会因为与人交谈时转移了视线而使手中的杯子跌落。触觉对粗大的运动没有太大的影响，但手指末端的触觉对手的精细运动却有着不可忽视的作用，比如在拿起一个硬币或一个小纸片时，触觉的传入对动作的调整有相当重要的作用。

在相当长的时间内，生理学者一直认为动物主要通过关节感受器了解肢体各个部分相对的空间关系——运动觉、位置觉，但多数关节感受器只是在关节活动至极端程度才发生反应，并且有些学者发现在换置人造髋关节的患者中并无运动觉发生障碍的诉述，两侧对较大范围运动辨认的精确度大致相仿。这说明，运动觉与位置觉并不完全依赖于关节感受器的传入，更可能是与肌肉感受器的传入有关。

有些学者还提出放电和传出拷贝的概念,认为中枢在发出动作指令的同时,就将指令下达后必然会产生的结果传到相应的感觉中枢,在实际情况与预期结果不一致时,就会立刻引起注意。例如当弯腰准备提起一个重箱而发现实际是个空箱时,会突然一惊,这是因为外界传入的信息与感觉中枢准备接受的信息发生了意外的矛盾。如上所述,运动觉、关节位置觉都与肌肉感受器的活动有关。

前庭觉对运动控制亦有重要影响。前庭核是位于第4脑室底外侧的核群,它接受来自半规管的位觉刺激;由外侧核发出的纤维组成前庭脊髓束,在脊髓前索中下行,止于各节段的前角细胞,完成躯干、四肢姿势的反射性调节;由各核发出的纤维经小脑下脚进入小脑;再由小脑发出冲动经锥体外系完成平衡调节。

综上所述,运动的调节和综合功能,是按着脊髓水平的综合、脑干水平的综合、大脑边缘系统水平的综合和大脑新皮质水平的综合等顺序,阶梯性地建立起来的。

二、运动神经系统和中枢神经系统的训练效果

在神经系统的训练效果中,有与运动神经系统(躯体神经系统)有关的,有与中枢神经系统有关的,也有和自主神经系统有关的。这里主要介绍与运动系统和中枢神经系统有关的训练效果。

(一)动作的学习和提高

动作有意志动作(随意动作)、冲动动作和反射动作。学习新的运动技术,并能巧妙地运用,就是通过学习而使技术得以提高。所谓学习,也就是神经元一系列的组合,选择性地反复活动的结果。初学动作阶段因选择性较差,常常全部神经进入活动状态,而引起一些不必要的(多余)动作。但是,随着学习的深入,动作出现局限性,多余动作消失。这是由于大脑皮质运动区有抑制活动的参与,积极抑制了动作中不必要的肌肉活动所致。更进一步学习,就能顺利完成一连串想做的动作,这是学习的成熟阶段。由于神经元有可塑性(plasticity),而使动作处于定型状态。

如跳远动作的发展过程,一般认为跳跃动作本身是系统发生学的行为,即是先天获得的,但肌肉活动的时间和顺序在本质上是不随意的,身体从立位姿势跳向空中,要求尽量在较长水平距离中移动,这只有在学习后才能完成。因此,这是个体发育过程中学会的动作,即后天获得的动作。

幼儿奔跑动作的步幅、步频以及速度,呈随年龄而增长的过程,2岁的幼儿已经能够完成跑这种动作,每秒钟的步频约为4次,且不再随年龄的增长而发生变化,即使是优秀运动员也大约只有5次/秒;但是随着学习,增大步幅,提高速度,逐渐能完成以快速为目的的动作。也就是说,能够完成高抬腿或者快速摆臂等动作以及能够更快速地水平移动。这种情况一方面可以认为是随着成长能量的产生增加,另外也是掌握了协调的跑步方法的结果。

(二)反应时间

以灵敏性为指标的反应时间,是指感觉神经和运动神经以大脑皮质为媒介进行反应的时间。反应时间是否能通过训练而缩短是体育运动中的一个非常重要的问题。

因运动项目的不同而出现的反应时间及反射时间的差异,是由先天素质决定还是受训练的结果影响尚不明确;但很明显的是,经常参加锻炼者的反应时间要短于非锻炼者。另外,有研究发现,通过一般性基础体力训练共计5个月,每周2次,每天进行30分钟的力量

练习,以循环练习和协调练习各 2 次来测定全身反应时间,认为一般性的体力训练也可使全身反应时间缩短,但其主要原因是收缩速度的增加,而不是神经系统的促进所致。

关于神经纤维的传导时间,有人认为,尺神经纤维的最快传导速度,在 4~5 岁时可达顶峰,之后,随身体成长也不再缩短。关于成人,有人用肌电图测定 H 波潜伏期得出脊髓反射时间以及尺神经的传导速度,结果发现运动员与一般人,虽然技术和形态上有差异,而神经传导速度及反射时间并没有差异。

(三)突触

通过检验使用突触和不使用突触产生的效果,就可以了解训练的可能性。利用脊髓的单突触反射,对感觉神经通过的脊髓后根施以单一刺激时,单突触性运动神经元上就会出现反射性电位,此电位变动的大小,表示突触传递的兴奋状态。

为了观察不使用突触的效果,在后根神经节的末梢部切断来自腓肠肌的传入神经,则从下肢传入的神经冲动不再对运动神经元发生作用,这时单突触反射将逐渐下降。

三、运动控制功能的障碍

运动神经系统由末梢神经、脊髓、脑干、大脑基底核、大脑边缘系统和大脑皮质等各个阶层和将其上下连接起来的命令系统(单一神经元途径、多神经元途径)所构成,若是其中的任何一个环节发生障碍,都会带来运动异常。古典学派将其分为锥体系障碍和锥体外系障碍,但要将两者截然分开是很难的。下面介绍运动控制障碍的类型,一般分成运动瘫痪、肌紧张异常、过度运动症、协调运动障碍等。

(一)运动瘫痪

运动瘫痪是在随意运动下行通路的某处发生障碍的情况下引起的。这种情况往往在障碍部位和瘫痪部位、瘫痪特征之间存在着某种关系。末梢神经(下运动神经元)障碍会引起其支配区域内的肌肉群瘫痪,这种瘫痪表现为肌张力下降,叫做弛缓性瘫痪(flaccid paresis)。如是轻度瘫痪并延续一段时间后,会引起肌肉萎缩(muscle atorophy)。当病变位于脊髓前角细胞时,肌萎缩最为明显。

皮质脊髓束和皮质延髓束(上运动神经元,锥体束)引起的障碍现象稍微复杂一些。首先,即使是锥体束通过之处,也并非只是单纯的锥体束通过的纤维,也包含着其他许多神经元线路的纤维。当锥体束障碍时,锥体束以外的纤维也会发生障碍。以前曾认为锥体束性的瘫痪特征是痉挛性瘫痪(spastic paresis),是由于抑制锥体外系牵张反射的途径也受到了障碍所引起的现象。痉挛性瘫痪无疑是在脊髓前角细胞上位有病变的一种特征。痉挛性瘫痪是一种肌张力增强、牵张反射亢进的瘫痪。如病变局限于皮质,则瘫痪发生在对侧的上肢或下肢(单肢瘫痪,monoparesis);如内囊(internal capsule)病变则会造成半身不遂;如损伤发生在脊髓部位,将会引起两条腿瘫痪(双肢瘫痪,paraparesis)。除此之外,如脑干发生病变,将会引起同侧脑神经瘫痪和对侧半身不遂(交叉性瘫痪)。

特殊的瘫痪,有病因是来自神经肌肉接点处的。由于神经肌肉接点处的兴奋性化学递质乙酰胆碱被异常、迅速地分解,接点处的刺激传递受到阻碍,此现象称为重症肌无力症(myasthenia gravis),表现为肌肉特别容易疲劳和肌力下降,面部肌肉最容易发生此症。

(二)肌张力异常

所谓肌张力是指肌肉持续地、轻度地收缩状态。是由支配肌肉的末梢神经和中枢以及肌肉本身的特性（收缩性、弹性、伸展性）等综合起来而导致的。维持肌张力并起着基本作用的是牵张反射。与肌梭的 I_a 纤维，α 运动神经元，γ 运动神经元以及影响后两者的下行通路等有关。牵张反射起着维持姿势的基本作用，也就是说，为维持某种基本姿势所必需的抗重力肌肉群进行反射性的收缩（姿势反射），在无意识状态中维持正确的姿势。人们并非经常保持一种姿势，而是不断地变换着姿势。由于来自迷路、眼、颈部本体感受器的刺激，牵张反射经常受到修正，从而发生反射性的运动（翻正反射）。由于姿势的不同，也会使肌张力受到复杂的影响。

肌张力异常增加时，会出现痉挛或挛缩（spasticity）和肌强直（rigidity）。挛缩是一种牵张反射亢进状态，肌张力的增强在拮抗肌之间是不均等的，总的来说在抗重力肌中表现最强烈（人的上肢屈肌、下肢伸肌）。另外，对于被动运动，最初抵抗力升高，当超过某种限度时，抵抗将会骤减（折刀现象，clasp-knif phenomenon）。肌强直是一种屈肌和伸肌同时处于持续的紧张性提高的状态，表现为一切方向的被动运动从始到终抵抗持续地增强。这在因大脑基底核群发生障碍出现帕金森综合征时可见到，当然原因并非一个。与以上状态相反，肌肉一旦失去正常的紧张度，就会变得柔软、松弛，对被动运动不产生对抗。这些紧张异常状态很少是单独引起的，大多是伴随其他运动异常所致。

（三）过度运动症

多神经元调节系统（锥体外系）对伸肌或屈肌起着抑制或促进作用，从整体来说统一着运动的协调进行。如其中抑制系统发生障碍，就会引起异常过多的运动（hyperkinesis），过度运动症有震颤（tremor）、舞蹈病（chorea）、手足徐动症（athetosis）、抽搐（ballimus）、肌张力障碍（dystonia）等。过度运动症在大脑基底核和小脑障碍时可以看到，至于哪种过度运动症因哪个部位的异常造成的，其详细情况还不十分明了。

1. 震颤 是一种最明显易见的过度运动症，出现四肢、头部、颚、嘴唇等部位以各种振幅和周期进行振动的现象，这在小脑病患者和震颤麻痹综合征中可以看到。另外，还有尚未明确原因的原发性震颤和正常人在紧张和疲劳时的生理性震颤等。

2. 舞蹈病 是在短时间内发生的急速而无目的的、不规则的运动。

3. 手足徐动症 是一种四肢末端缓慢的、不规则的、弯曲的、扭转似的运动。

4. 抽搐 是一种躯干和接近躯干的四肢肌肉急骤的幅度大的运动，可见到激烈振臂的运动，很多情况发生在一侧（hemiballismus）。

5. 肌张力障碍症 是一种躯干和接近躯干的四肢部分肌肉不断痉挛的状态，可以认为是一种畸形肌异常紧张症（dystonia musculorum deformans），也包括扭拧身体的动作。另外，一旦颈肌发生扭转性挛缩（torsion spasm），将会带来痉挛性斜颈（spasmodic torticoris）。

（四）协调运动障碍

小脑在保持体位、调节和姿势运动有关的肌肉紧张和随意运动的协调上起着很重要的作用。这些功能与系统发生学的分区有着密切的关系。当小脑的正中部发生障碍时，体位的保持和姿势运动就会失调，走路时像醉酒似的易摔倒；另外，当小脑半球部发生障碍时，就会破坏随意运动中的协调性，运动笨拙，不能进行调节，在运动中出现震颤，除此之外，拿桌子上的东西时与目测距离的误差较大，肌张力降低。

四、协调功能障碍的分类

协调功能的障碍称为共济失调。共济失调有3种：前庭性、感觉性及小脑性。共济失调常见于小脑半球或其与对侧额叶皮质间联系的损害（病变偶然在额叶内），在其他部位的病变中也可能发生。

急性的迷路冲动可使机体对环境空间的调节暂时地发生紊乱，出现前庭性共济失调，同时伴发眩晕。

深感觉障碍则破坏运动的反馈机制，使病人不能意识到动作中肢体的空间位置，也丧失重要的反射冲动，发生感觉性的共济失调。这种情况可见于周围神经、脊髓后索以及顶叶皮质的病变。某些枕叶病变可使病人对目标物距离的判断产生错误。感觉性共济失调的患者常在睁眼时症状减轻而闭目时加剧。

小脑性共济失调的特点是有共济失调的体征但与视觉无关，不受睁眼与闭眼的影响，不伴有感觉障碍、位置与震动觉障碍。

此外，不自主动作、肌张力增高和轻度瘫痪都影响动作的正常进行，检查前需先排除。

五、协调功能障碍的表现

共济失调病人在空间和时间上对肌收缩的控制障碍主要表现为：辨距不良，即动作的幅度不是太大（辨距过度），便是太小（辨距不足）；动作分解，即各肌群在时间上不能很好地配合，顺畅流利的动作变成许多孤立的收缩阶段；肌收缩和松弛不及时，在做来回重复性动作时最明显，临床上称之为轮替动作失常。这些障碍也可在语言和书写中表现出来。小脑性共济失调病人的言语迟缓、含糊，但又会突然爆出几个字音，称为爆音性呐吃；书写常有字体过大、笔画不匀的现象。协调障碍的病人日常活动常会受到影响，例如穿衣、系扣、取物、进食等。

六、协调性训练

（一）原理

临床康复中，协调性训练（coordination exercise）适用于共济失调或缺乏运动控制能力的患者，一般常用于上运动神经元障碍患者，例如脑性瘫痪、脑外伤及脑卒中等，但其原则也可应用于某些下运动神经元和软组织病变。

多数人知道训练可增强肌肉的力量与耐力，但对其增加控制和协调能力及生理学效应了解不多。控制和协调能力二者密不可分，但并非完全相同。控制和协调能力练习的目标是形成感觉印象和运动程序，二者存储于大脑中，进而产生动作。当中枢神经系统受损时，可通过未受损神经元的侧支生长、其他神经元或神经通路的替代，在受损区域外的其他地方重新形成感觉印象和运动程序。当中枢神经系统未受损，而下运动神经元或软组织疾病导致运动障碍时，通过练习可重新启用正常情况下被抑制的神经通路。

学习控制和协调能力最主要的是重复，如果一种动作重复得足够多，这种过程将被学会并存储，并且在不断重复的过程中，完成这种动作所花费的精力会越来越少。

将支配猴子的一侧前肢的背根切断后，猴子在一般情况下不再运用这个失传入支配的肢体。然后将正常侧前肢缚住不让活动,则猴子在饥饿情况下能学会以失传入支配的前肢伸出笼外拿取食物。刚进行手术后不久,肢体执行任何动作都极度依赖于视觉的监控;经过2周~3个月,肢体动作的灵活性恢复,能不借助于视觉而进行活动。

(二)训练要点

1. 一定要完成具体的练习任务　换句话说,如果行走是主要目标,那么患者无论采用什么方法或使用什么辅助器具,行走是必须练习的。不必担心最初做出的动作是否正确或协调,如果行走目标难以完成,则应降低标准,确保能够完成(例如由行走改为站、坐或平衡练习),直到这一练习充分掌握时,再完成更高水平的目标。

2. 单个动作练习　将任务分成多个部分,在连贯完成之前先进行单个动作的练习。例如,在行走之前,患者先练习行走的各个分解动作,诸如脚的位置、腿的摆动、脚触地、平衡以及重心转移练习。直到每个动作完成得满意时再进行行走训练。训练任务越复杂,就应划分得越细,当单个动作练习得满意时再完成整体连贯动作。

3. 相关动作练习　在完成用以提高控制和协调能力的具体任务之前,先进行一些与之"关系不大"的动作的练习。例如,行走之前,患者先进行脚、踝、髋运动协调性的练习,进行多个肌群拮抗或促进模式的练习,直到满意时再进行行走训练;又如,为了提高手的控制能力,采取将钉子插入小洞,再将不同型号的钉子从一处插到另一处的锻炼方式;再如,通过勾画椭圆和不同的形状来练习书写能力,而不是直接练习书写文字。

但是,整体与部分的总和不完全相同,技能的掌握也不可能完全依赖部分的简单累加。

(三)训练方法

协调性训练是让患者在意识控制下,训练其在神经系统中形成预编程序,自动的、多块肌肉协调运动的记忆印迹,从而使患者能够随意再现多块肌肉协调、主动运动形式的能力,而且比单块肌肉随意控制所产生的动作更迅速、更精确、更有力。协调性练习已广泛用于深部感觉障碍,小脑性、前庭迷路性和大脑性运动失调,以及一系列因不随意运动所致的协调运动障碍。协调性训练的基础是利用残存部分的感觉系统以及利用视觉、听觉和触觉来管理随意运动,其本质在于集中注意力,进行反复正确的练习。主要方法是在不同体位下分别进行肢体、躯干、手、足协调性的活动训练,反复强化练习。

1. 单块肌肉的训练法

(1)原则:在临床对患者做单肌控制训练时要按一定的原则和要求进行。

1)由于单肌控制训练是一个需要精力高度集中及密切合作的再学习过程,训练应在安静的环境中进行,要求患者情绪要稳定、注意力完全集中、密切合作。当患者感到疲劳或不能集中注意力进行训练时,应暂时停止。

2)训练时,患者保持松弛、舒服、安全的体位,若患者全身无力或有平衡障碍,应充分支持其处于斜卧位。

3)患者应具有完好的本体感受器或距离感受器,以便对整个训练过程中肌肉的活动进行监控,训练的重点是本体感觉。如果有本体感觉受损,训练的每个动作均要让患者观察到,以便利用视觉反馈进行监控。

4)患者应在关节活动范围内无疼痛感,若有疼痛,应待疼痛减轻或至少关节在30°内活动无疼痛时方能开始训练。

5)为帮助患者尽快地达到目标,可用肌电生物反馈法来加强原动肌的动作或抑制不需要的其他肌肉的动作。

6）当患者意识不能启动原动肌或难以收缩单块肌肉时，应用简单的或专门的促进方法，一旦原动肌能主动收缩，在协调训练之前就应停止这种方法。

7）训练中负荷应小，要求患者不要过度用力。只有在小负荷的情况下，才能使活动局限于单块肌肉。使用最小的力使原动肌收缩的同时，应给予最大的助力而不是阻力。过度用力易引起兴奋向其他神经元扩散，从而引起其他肌肉收缩，使运动不协调。

8）在整个训练过程中，应避免出现替代性动作。必须在完成单块肌肉控制能力训练后，方可进行更复杂的协调运动训练。

9）应在受过训练的治疗师的正确指导和监督下进行。训练指示或口令应准确、清晰，也应便于患者理解、执行。随时调整、纠正不正确的训练方法。

（2）临床具体训练方法提示：根据不同治疗要求采取不同的体位，较常用的基本姿势是头部抬高的仰卧位，以便患者看见整个训练过程。要求患者把注意力集中到所训练的部位及肌肉上。治疗师给病人做被动运动时让患者去想象这一运动过程，体会肌肉运动的感觉，还要配合声音刺激："用力，再用力一点！"当训练的肌肉能做有力的动作，并且能控制运动时，治疗师应逐渐减少协助，直至患者能进行正确的抗重力收缩。对肌张力亢进者，应先进行缓慢的全关节被动伸展，在达到完全伸展后应稍停顿片刻，以减轻肌张力，或先进行肌肉放松训练。视患者情况可做 1～3 节，每节中间休息 1～3 分钟。每天重复运动的次数，应根据患者的情况及肌肉的疲劳程度而定，每天 1～3 遍，平均做 2 遍。

2. 多块肌肉协调动作的训练　协调训练是一种复杂、综合的系统训练过程，因此，要按一定的原则和要求进行。

（1）原则：

1）应从最初的卧位训练逐渐过渡到坐位及站位训练；前一训练动作熟练后，再进行下一个动作的训练。

2）从简单、单一的动作逐渐过渡到有多块肌肉协调运动的复杂动作训练；从一侧的单一训练到两侧复杂动作的训练，最后进行难度最大的两侧同时运动的协调动作训练。

3）从最初广泛的快速动作开始，随着熟练程度的提高，过渡到范围小的慢速动作的训练。

4）最初睁眼做动作，以利用视觉反馈进行调整。等动作熟练后再交替睁眼和闭眼，最后闭眼做动作。

5）复杂动作应分解，单独逐项训练，等能准确、熟练地执行一个复杂动作的各分解动作后，方可将各分解动作合并在一起训练，直到能准确完成整个复杂的动作。训练中对所做的动作要求要准确，重复训练才可能获得运动协调能力。

（2）临床具体训练方法提示：可以依据不同情况采用被动运动训练法、神经生理学疗法、改善协调性运动的作业疗法、改善平衡功能的平衡训练法、肌电生物反馈疗法、Frenkel 训练法，分别在仰卧位、坐位、站立位和步行时进行训练。

3. 练习项目

（1）双侧上肢交替运动：

1）双上肢交替上举活动：如右臂、左臂交替上举，要求高过头，并尽量伸直。速度可逐渐加快。

2) 双侧交替屈肘:双臂向前平举(肩屈曲90°),前臂旋后,左右交替屈肘拍肩、伸肘。速度可逐渐加快。

3) 交替摸肩上举:左侧屈肘、鹰嘴尖朝下,手摸同侧肩,然后上举,左右交替进行。

4) 两臂前平举,左右前臂交替旋前旋后。快速进行。

5) 掌心掌背拍手:双手在胸前掌心互击,然后两手手背相击,交替进行。

6) 两臂伸直外展,前臂旋后,交替拍同侧肩膀。

7) 太极拳云手。

8) 两手在胸前,左手五个手指指腹相继与右手相应的手指相触,快速进行。

9) 双手同时用五个手指轮替地敲击桌面,让其发出有节奏的声音。

10) 用左手握拳敲击右手手掌,然后用右手握拳敲击左手手掌。

11) 双手握拳,轮替用小指、环指、中指、示指指甲部弹击桌面,让其发出类似奔马的声音。

(2) 双下肢的交替运动:

1) 双脚交替拍打地面,坐位左右交替伸膝、屈膝,坐位抬腿踏步。

2) 高椅坐位,双小腿外展,然后内收,左脚在内收位时放在右脚前,再外展内收,内收位时右脚在左脚前。交替进行。

3) 坐位两腿伸直,外展,内收时左腿放于右腿上。交替进行。

(3) 定位、方向性活动:

1) 利用手臂稳定度测量仪进行手臂稳定训练。

2) 利用上肢协调训练器训练。

3) 走迷宫。

4) 木钉板训练。

5) 触摸治疗师伸出的手指(不断变换位置)。

6) 接住抛过来的软球。

7) 在纸上画圆圈。

(4) 全身协调性运动:

1) 原地摆臂踏步运动。

2) 弓箭步转身运动。

3) 跳跃击掌:两脚与肩同宽站立位,双手平举;跳跃后并足落地,双手上举至头顶,两掌心相击。交替进行。

4) 跳绳。

5) 功率自行车练习、划船、打球、障碍步行、太极拳等活动,均可训练运动协调性。

(5) 水中运动:在水中应注意做平衡协调性训练。让患者站在水池中的平行杠内,水深以患者能站稳为宜,然后由医务人员从不同方向向患者身体推水作浪,或用水流冲击,干扰患者平衡,要求患者通过自己的努力,对抗水流冲击而保持平衡。然后嘱患者进行协调性练习,如做划水动作,双上肢做蛙泳式分水或自由泳式的动作,然后是上肢扶池边做下肢击水动作,再做上下肢协调性划水练习。最后在水中做步行练习,只要平衡能力强,水中步行较地面上容易。在进入水中后,先在平行杠内双手抓住杠练习步行。由于身体重量被浮力抵消,此练习在手的支撑下即使肌力较弱的瘫痪患者也易于完成。这同样适用于下肢肌肉、关节病变或骨折恢复期的患者。

(6)弗伦克尔训练法(Frenkel 法):弗伦克尔(Frenkel H. S.)设计了对本体感觉消失所致的步态失调的训练治疗方案。主要采取卧位、坐位、立位和步行4种姿势。其要点是在训练时使患者集中注意力,学会用视觉代替消失的本体觉。方法如下:

1)仰卧位:①屈伸一侧下肢:由屈膝位开始,足跟在治疗台上滑动,直至下肢伸直。②外展内收髋关节:屈膝,足跟放在治疗台上不动。③外展内收髋关节:髋、膝关节伸展,下肢在治疗台上滑动。④屈伸髋、膝关节:足跟从治疗台上抬起。⑤足跟放在对侧膝部,沿胫骨向足部滑动。⑥两下肢同时屈伸:两足跟在治疗台上同时滑动。⑦两下肢交替屈伸:两足跟在治疗台上交替滑动。⑧一侧下肢屈伸,另一侧下肢外展、内收。

2)坐位:①让患者用足接近PT的手,每次变动手的位置。②下肢抬起,再踏在预先画好的脚印上。③一动不动地静坐数分钟(静止)。④两膝并拢,交替站立,坐下。

3)立位:①让患者在一直线上前后移动其足。②沿弯曲的线步行。③在2条平行线间沿平行线步行。④尽量准确地踏着预先画好的脚印步行。

(7)本体感觉促进技术(PNF)　详见第四章第三节　二、本体感觉促进技术。

4. 注意事项　①训练前,要求患者学会放松,减少紧张或恐惧心理。如有肌肉痉挛,要先设法缓解。②密切监控以防意外,但又不能把患者固定牢,否则患者不能作出反应。③一定要让患者有安全感,避免因害怕、紧张而诱发全身痉挛。④对下肢运动失调的患者应特别注意防止跌倒。⑤操作时切忌过分用力,以免引起兴奋的扩散,因为兴奋扩散往往会加重不协调。⑥严格掌握运动量,过度疲劳不但影响训练的继续,而且使运动不协调加重。

5. 适应证　大脑性、小脑性、前庭迷路性、深感觉性协调运动障碍及帕金森病和不自主运动等疾病;上运动神经元疾病及损伤(如脑血管意外、脑外伤、脊髓损伤及脊髓炎等)引起的偏瘫、截瘫或四肢瘫痪;下运动神经元疾病及损伤(多发性神经炎、脊髓灰质炎等)引起的运动及协调运动障碍;运动系统伤病患者。

6. 禁忌证　疾病的急性期或亚急性期;有急性炎症存在,发热在38℃以上、白细胞计数明显增高者;有心功能不全或失代偿者,如严重的心律失常、安静时脉搏超过100次/分钟以上、舒张期血压超过16kPa或收缩期血压低于13.3kPa,并伴有自觉症状的、心肌损害发作后大约2周以内的患者;全身状况较差、功能失代偿者;外伤后有明显的急性期症状、骨折愈合尚不充分或手术后未拆线者;剧烈伤痛者。

7. 训练示例　训练强度为70%,每星期3次,项目如下:①纵跳。②前后跳。③侧跳。④方形跳。⑤转向跳。⑥跳跃转向。⑦侧向交叉步。⑧手脚反向动作。⑨站蹲撑地。

8. 注意事项　协调性训练要求在速度与时间和动作配合下完成。

七、影响协调训练效果的因素

控制和协调能力的适当发展,需要存在特定的组织结构,即包括运动、感觉控制与存储中枢、联系中枢和终末效应器官完整的神经通路。

感觉印象的建立是控制与协调的最初目标,所以感觉反馈尤其关键。在训练过程中应特别强调位置觉和触压觉。如果不具备正常的感觉,那么必须利用未受损的感觉进行代偿。当患者不能进行主动运动时,被动运动可提供本体感觉的传入。运动练习正确时加以口头表扬,这将促使患者运动得更好;视觉反馈同样有益。视觉和听觉的暗示可使肌肉兴奋。肌电反馈也有一定帮助,这一方法已应用于跟腱移植术、足下垂、肩关节半脱位的脑卒中患者,手功能受损患者的治疗也有成功的报道。如果患者缺乏足够的力量、耐力及运动范围,则需纠正这些问题,或者在锻炼的同时给予额外的帮助。

心理年龄、集中力、注意力、洞察力及调动性等,也会影响训练效果,因此,有必要通过减轻干扰、增加运动的趣味性,以及降低复杂程度,来减轻上述因素的不良影响;避免过劳和不适,创造一种安全和放松的环境也是非常重要的。要形成准确的感觉印象,运动练习的目的必须明确,应避免替代或超负荷练习,尽量减少自发练习,还要给予充分的支持以及采用一定的姿势和器械,这样可减少不理想的练习。有些学者认为耐力和努力对本体感受反馈的发育也是重要的。要减轻心智因素的不利影响,基本的练习方法是:明确要完成的运动或任务,不断重复这种行为,同时纠正出现的错误,直到形成恰当的感觉印象和运动模式。

此外,还可结合其他方法来促进运动。反射、电刺激以及感觉易化技术(如冷刺激、振动和皮肤按摩)均是有益的。利用反射和恰当的姿势也能抑制不利运动的出现。

还有一些其他有关协调性练习的方法可用以解决各种问题,Frenkel 首先提出一系列下肢协调性的练习方法,用来治疗运动性共济失调,主要有:开始阶段利用简单的模式,重复缓慢的、精细的下肢运动,而当获得控制能力后再提高难度。上肢协调练习通常包括各种握持方式的使用,诸如对捏或拇指—示指对捏练习等。利用这些不同的练习方法,可完成一定的控制活动,例如:将钉子插到板孔中,或者由作业治疗师指导完成功能性的活动或娱乐活动。开始阶段需要帮助,当取得进步后可逐渐减少帮助。

(黄东锋　陈少贞　陈正宏)

第六节　体位摆放、身体移动及站立步行功能训练

为了使患者早日生活自理,回归家庭、社会,减少家人和社会负担,必须早日开展日常生活动作(activities of daily living, ADL)训练,运动疗法中体位摆放、身体移动及站立行走是 ADL 训练的重要内容。

训练的原则是:患者不能活动时,采取全辅助的方法,随着患者活动能力的提高,逐渐减少辅助量,最终达到患者完全自理的目标。

一、体位摆放、翻身及坐位移动训练

(一)瘫痪肢体位置的摆放

各种原因所致肢体瘫痪性疾病的急性期,因生命体征不稳定、瘫痪肢体不能活动或肢体制动等原因,患者被迫卧床。此时,为了防止发生褥疮,预防肢体挛缩,减轻痉挛,维持良好血液循环,应注意正确摆放患者的体位,并且每隔 1~2 小时为患者翻身一次。

1. 脊髓损伤患者(主要是颈髓损伤患者)的肢体位置摆放(图 2-6-1)

(1)仰卧位:头下放置薄枕,将头两侧固定(需要保持颈部过伸展位时,在颈部垫上圆枕)。肩胛、上肢、膝、踝下垫枕,用毛巾卷将腕关节保持在 40°背伸位。

(2)侧卧位:上侧的上肢保持伸展位、下肢屈曲位,肢体下均垫长枕。背后用长枕等靠

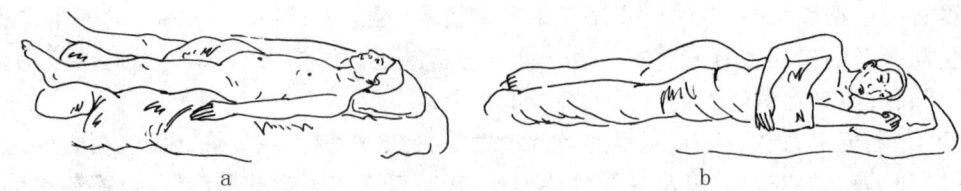

图 2-6-1 脊髓损伤患者肢体位置摆放
a. 仰卧位；b. 侧卧位。

住，以保持侧卧位（行颅骨牵引时，保持 40°~60° 侧卧）。

2. 偏瘫患者的肢体位置摆放（图 2-6-2）

（1）仰卧位：患侧肩胛和上肢下垫一长枕，手指伸展位，平放于枕上。长浴巾卷起垫在大腿外侧，防止下肢外展、外旋。膝下垫毛巾卷，保持膝伸展微屈。

（2）健侧卧位：患侧上肢伸展位，下肢取轻度屈曲位，放于长枕上。由于患者躯干稳定性差可在患者身后放置长枕或被子，以保持稳定的侧卧位。

（3）患侧卧位：患侧上肢外展、伸展位，患侧下肢轻度曲屈位放在床上，健侧下肢向前跨过患侧放于长枕上，健侧上肢放在躯干上，放松。

（4）床上坐位：用被子支撑背部帮助患者脊柱伸展、身体坐直，将长浴巾卷起垫在瘫痪侧大腿外下方，以防止下肢外展、外旋。膝下垫毛巾卷，保持膝关节微屈。在患者前方放置桌子，将双上肢放于桌上。

（5）轮椅坐位：臀部尽量向后坐，躯干尽量靠近轮椅靠背，在患者背后放置软枕或折叠好的浴巾以促进躯干的伸展。髋、膝、踝关节尽量保持 90°，无内收或外展、外旋。瘫痪侧前臂旋后放在轮椅桌上。

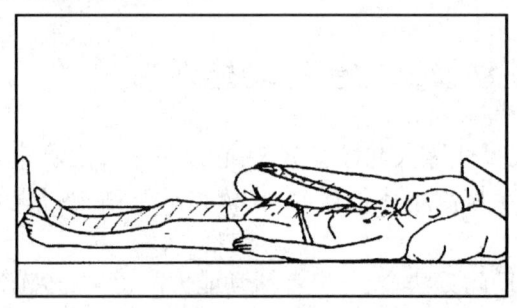
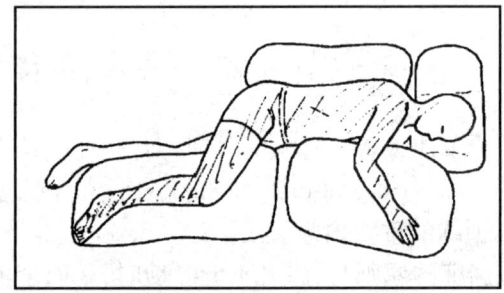

图 2-6-2 偏瘫患者不同卧位下的肢体位置摆放
a. 仰卧位；b. 健侧卧位；c. 患侧卧位。

（二）翻身训练

作为自理生活的第一步，患者利用残存肢体的功能带动瘫痪肢体，在辅助下或独立地进行翻身。

1. 脊髓损伤患者的翻身训练　颈髓损伤患者独立翻身困难，需帮助翻身。现以C6损伤患者为例，予以介绍。

（1）全辅助下翻身（急性期）（图2-6-3）：

1）将床单卷起，置于患者体侧，一人固定住患者头部。

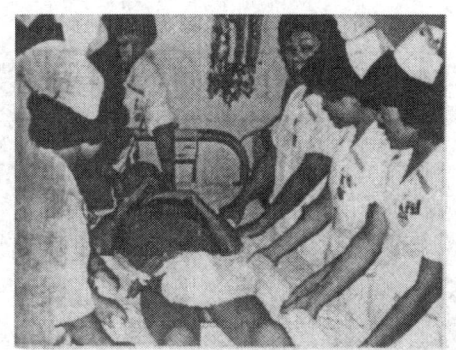
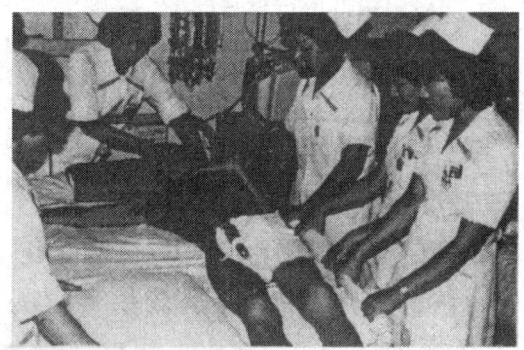
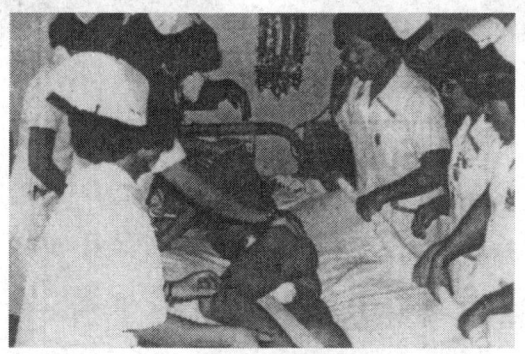

图2-6-3　C6损伤患者全辅助下翻身

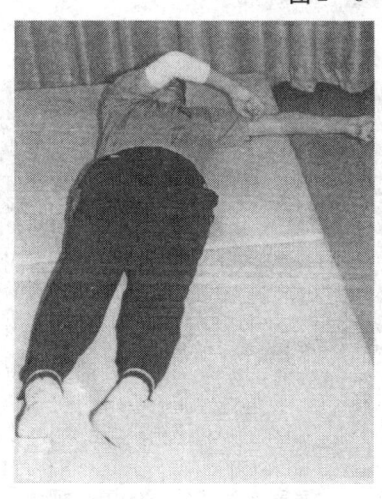
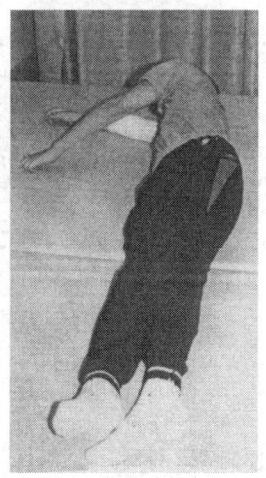
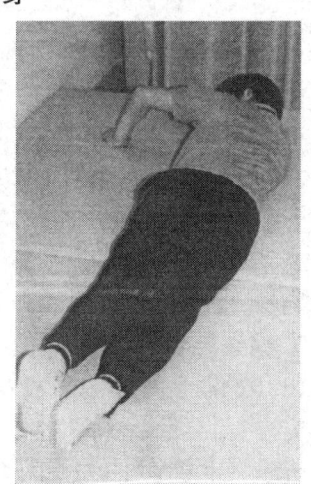

图2-6-4　C6损伤患者独立翻身动作

2) 听号令一起将患者移向床的一侧,将翻向侧上肢外展。

3) 听号令一起将患者翻向另一侧(注意保护脊柱不发生旋转),在背后、头、双上肢、下肢间垫上枕头。

(2) 患者独立翻身动作(图2-6-4):

1) 双上肢向身体两侧用力摆动。

2) 头转向翻身侧,同时双上肢用力甩向翻身侧,带动躯干旋转而翻身。

3) 位于上方的上肢用力前伸,完成翻身动作。

(3) 利用布带进行翻身(图2-6-5):

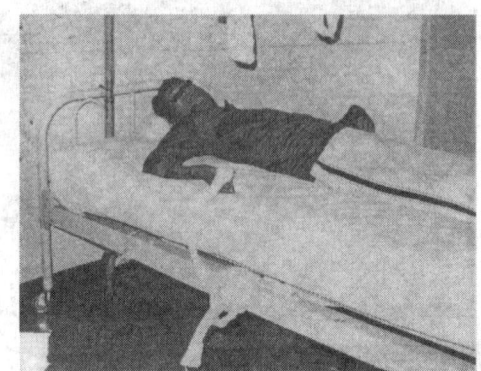
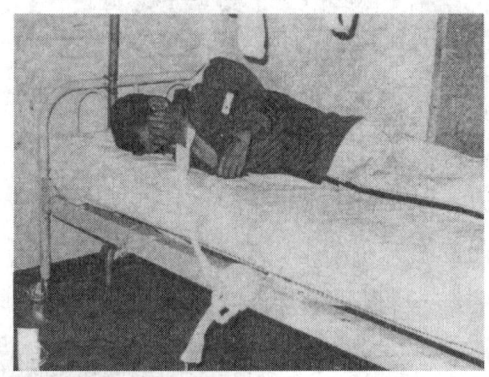
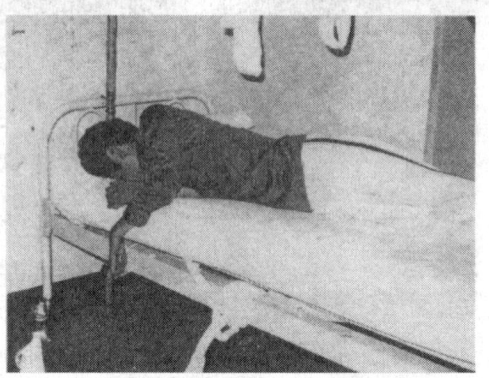

图2-6-5　C6损伤患者利用布带翻身

1) 将布带系于床栏或床架上,腕部勾住带子。

2) 用力屈肘带动身体旋转,同时将另一侧上肢摆向翻身侧。

3) 松开带子,位于上方的上肢前伸,完成翻身。

2. 偏瘫患者的翻身训练

(1) 辅助下向健侧翻身(图2-6-6):

将患侧下肢放于健侧下肢上,翻身时健肢带动患肢一起翻转。由健手将患手拉向健侧。治疗师于患侧帮助抬起患者

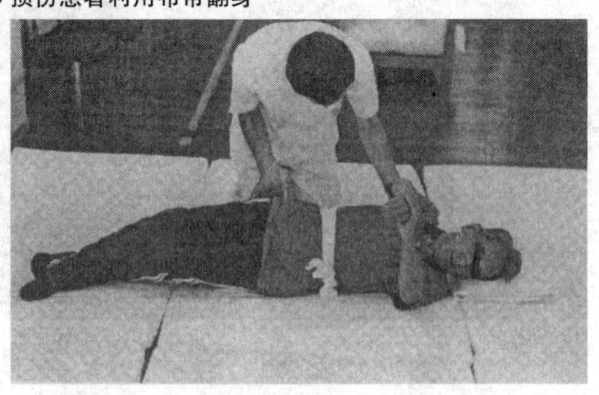

图2-6-6　偏瘫患者辅助下向健侧翻身
(上侧为患侧)

肩胛、骨盆,翻身至健侧。

(2)向患侧翻身(图2-6-7):

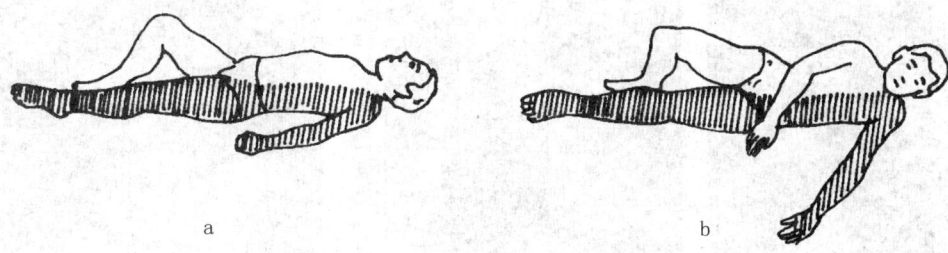

图2-6-7 偏瘫患者向患侧翻身

1)将患侧上肢外展防止受压,屈起健侧下肢。

2)头转向患侧,健侧肩上抬,上肢向患侧转,健侧下肢用力蹬床,将身体转向患侧。

(3)向健侧翻身(图2-6-8):

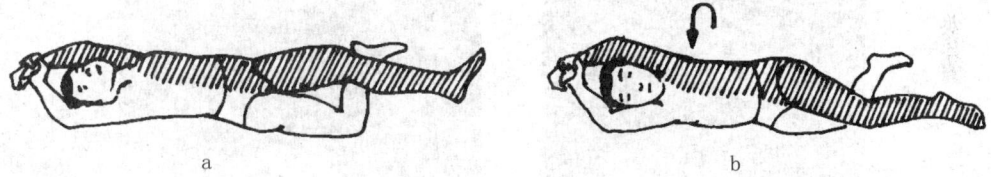

图2-6-8 偏瘫患者向健侧翻身

1)健侧手握住患侧手上举,健侧下肢插到患侧腿下面。

2)健侧腿蹬床,同时转头、转肩,完成翻身动作。

(三)坐起训练

1. 脊髓损伤患者的坐起训练 坐起时,需要躯干的柔软性和至少一侧上肢的伸展功能,所以,C7损伤的患者可以从仰卧位直接坐起,而C6损伤的患者则需翻身至侧卧或俯卧位后再坐起。

(1)四肢瘫患者从侧卧位坐起(图2-6-9):

1)翻身至侧卧位。

2)移动上身靠近下肢。

3)用上侧上肢勾住膝关节。

4)用力勾住腿的同时反复将另一侧肘屈曲、伸展,通过此动作将上身靠至双腿。

5)将双手置于体侧,伸肘至坐位。

(2)四肢瘫患者从仰卧位坐起:适用于C7以下的脊髓损伤的患者(图2-6-10)。

1)头和上半身用力转向身体两侧,通过反复转动将双肘放到身后支撑上身。

2)继续将头和上半身旋转,将两肘伸直至长坐位。

(3)截瘫患者的坐起(图2-6-11):

1)双上肢同时用力向一侧摆动,躯干转向一侧。

2)一只手和对侧肘支撑床面,伸展肘关节。

3)支撑手移动至长坐位。

2. 偏瘫患者的坐起训练

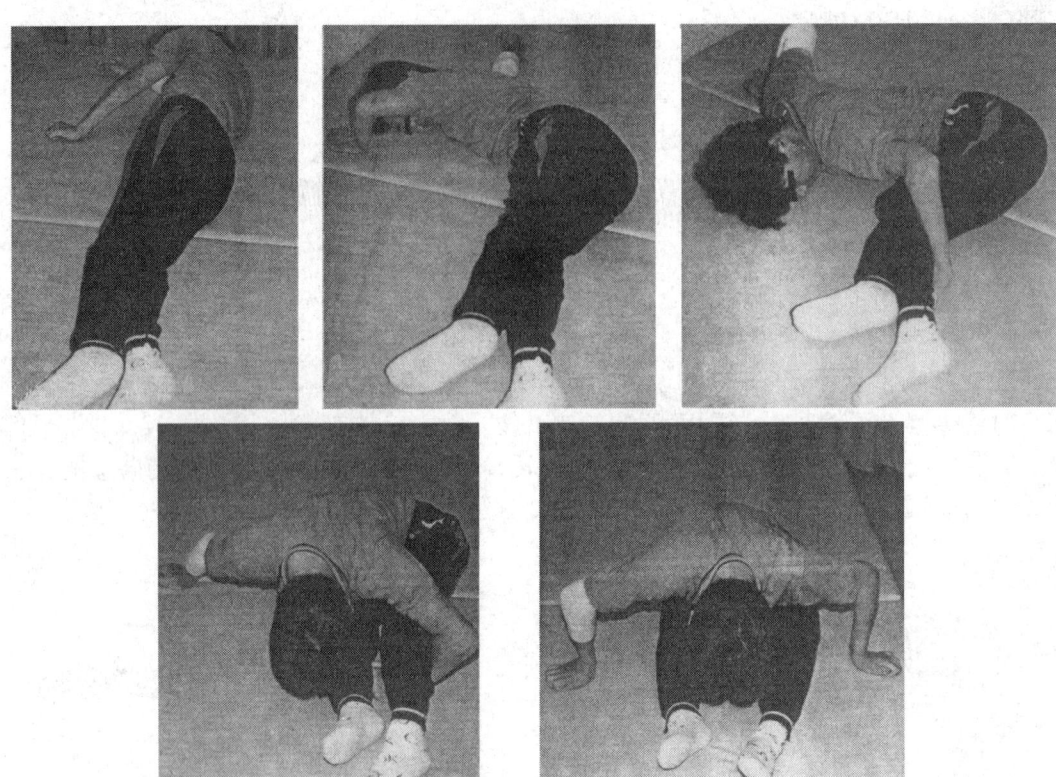

图 2-6-9 四肢瘫患者从侧卧位坐起

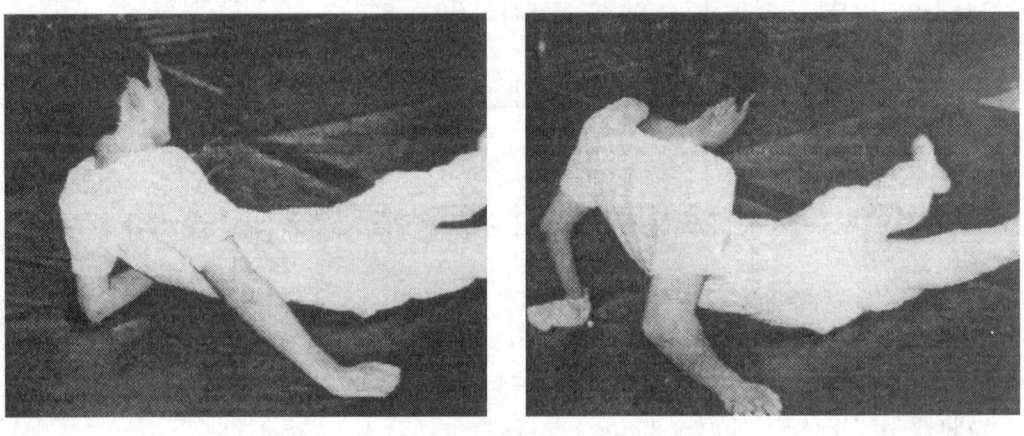

图 2-6-10 四肢瘫患者从仰卧位坐起

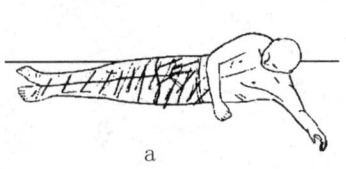
a

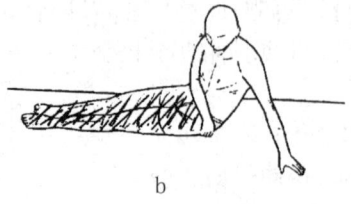
b

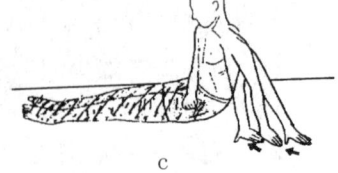
c

图 2-6-11 截瘫患者的坐起

（1）辅助下坐起（图2－6－12）：

1）患者的健侧脚插到患侧腿下，将患侧手放到辅助者肩上，辅助者扶住患者的双肩。

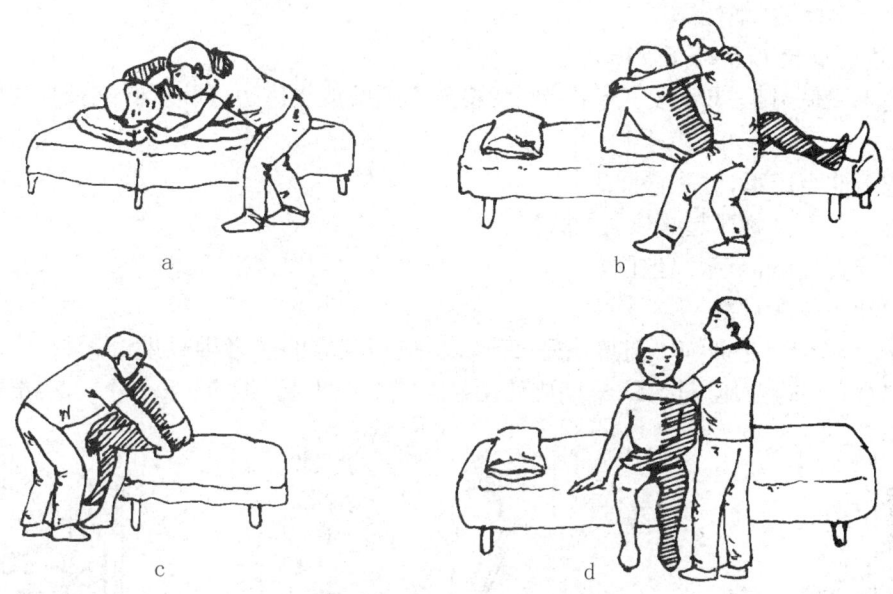

图2－6－12　偏瘫患者辅助下坐起

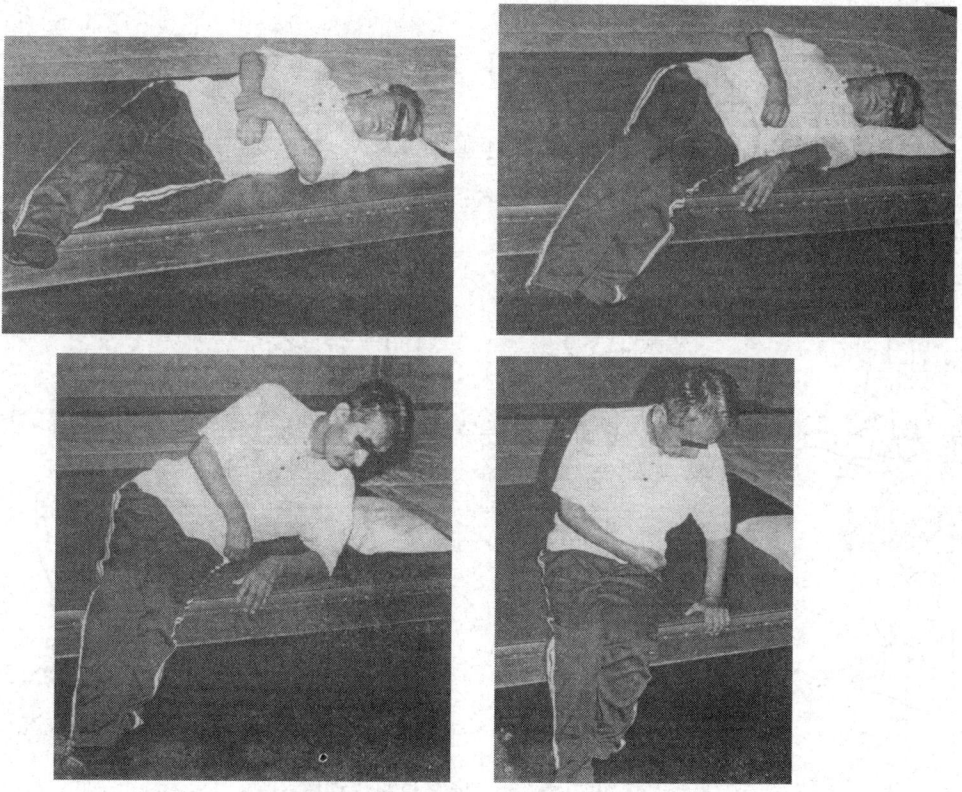

图2－6－13　偏瘫患者独自坐起

2)辅助者扶起患侧肩,同时患者用健侧肘撑起上身。
3)患者将双下肢放到床下,伸展肘关节。
4)坐起,并保持坐位。

(2)独自坐起(图2-6-13):
1)健手握住患手,双腿交叉,用健侧腿将患侧下肢放至床边,同时颈部前屈,身体转向健侧。
2)双腿放至床下,健手松开患手。
3)健侧肘于体侧撑起身体,抬头。
4)肘伸直坐起,至床边坐位。

(四)坐位平衡训练

1. 靠物辅助坐起训练 高龄偏瘫、四肢瘫、损伤较重的患者因长期卧床,在坐或站起时容易出现直立性低血压。因此,早期应使用靠架或摇床坐起(图2-6-14)。一般2周左右可以完全坐起。

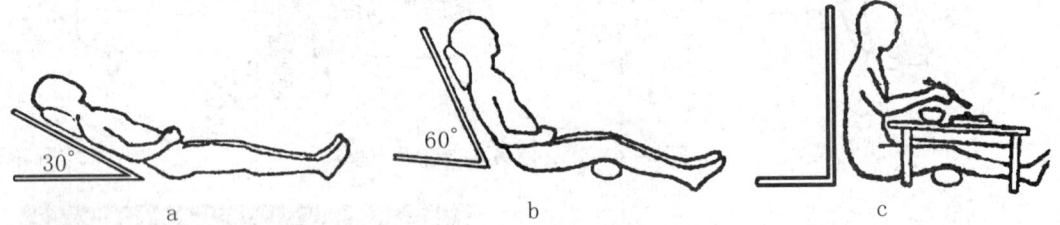

图2-6-14 靠物辅助坐起

(1)第一天坐起30°,上下午各5分钟。
(2)每隔一两天增加10°、5分钟,为防止腘绳肌疼痛膝下放毛巾卷。
(3)能坐起20分钟后,可在坐位进食。

2. 长坐位平衡训练(图2-6-15)

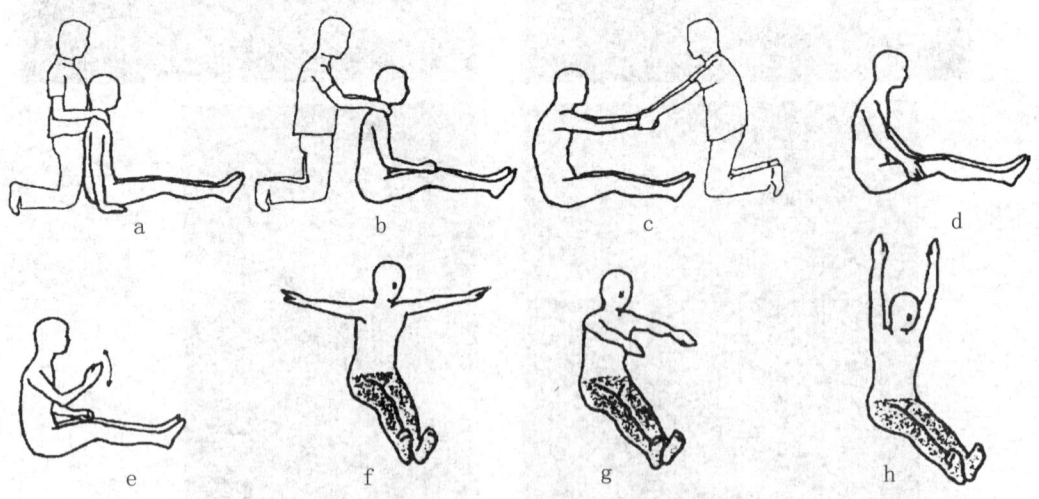

图2-6-15 长坐位平衡训练

(1)治疗师在患者身后,用身体和双手辅助患者保持平衡。

(2)治疗师在患者身后,用双手辅助患者保持平衡。
(3)治疗师在患者身前,双手拉着患者保持平衡。
(4)患者双手扶腿保持平衡。
(5)患者单手扶腿保持平衡。
(6)患者双上肢外展位保持平衡。
(7)患者双上肢前伸位保持平衡。
(8)患者双上肢上举位保持平衡。

以上是长坐位的常规训练方法。其中,(1)~(5)的训练方法同时适用于偏瘫、四肢瘫、截瘫患者。其他还有外力破坏下保持长坐位平衡的训练,如治疗师前、后、左、右变换位置并且力度不定地推动患者,让其保持平衡以及抛、接球等。

3. 脊髓损伤患者椅坐位平衡训练(图2-6-16)

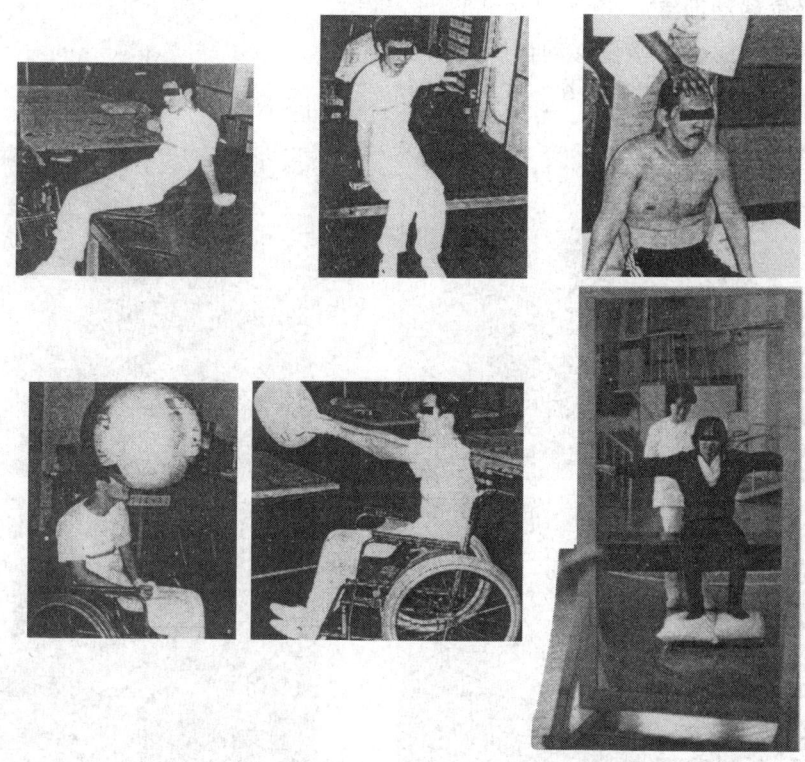

图2-6-16 脊髓损伤患者椅坐位平衡训练

(1)肩外旋、伸展,前臂旋后,肘伸展位支撑身体。
(2)一侧上肢支撑下的坐位平衡。
(3)沿身体长轴施加压迫。
(4)轮椅坐位投球、接球训练。
(5)使用姿势矫正镜进行训练。

4. 偏瘫患者椅坐位平衡训练(图2-6-17)
(1)健手扶床栏杆保持坐位。
(2)双上肢抱于胸前,进行躯干旋转。

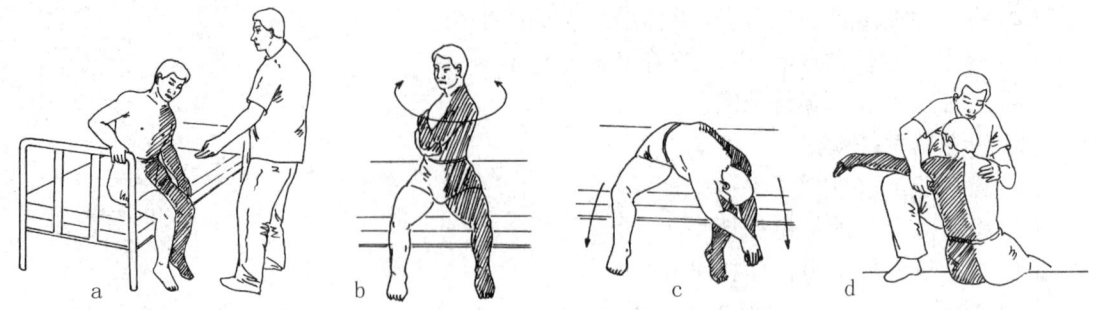

图 2-6-17　偏瘫患者椅坐位平衡训练

(3) 躯干前倾,双手够脚。

(4) 诱发翻正反应的训练。

(五) 坐位移动训练

1. 脊髓损伤患者的坐位移动训练

(1) 坐位前方移动(图 2-6-18):

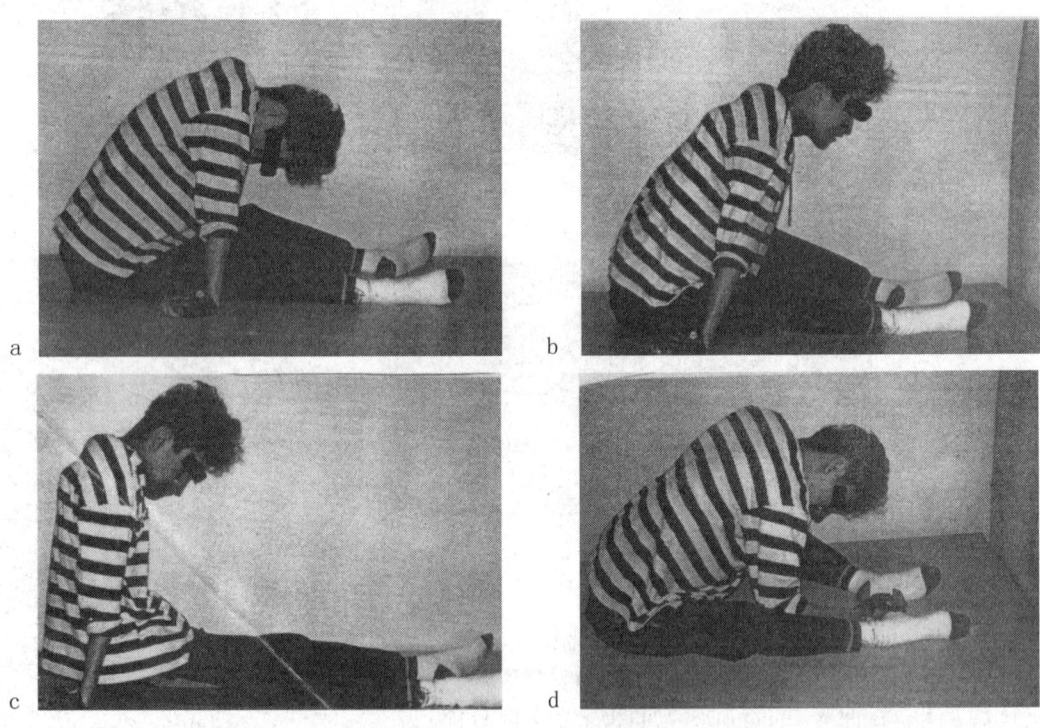

图 2-6-18　坐位前方移动

1) 双手置于臀部稍前方。

2) 躯干前倾,用上肢支撑躯干,充分伸展肘关节将臀部抬起。

3) 身体向前方移动。

4) 屈肘坐下,反复进行此动作完成移动。

(2) 坐位侧方移动(图 2-6-19):

1) 一只手靠近身体,另一只手放在身体侧方的床面上。

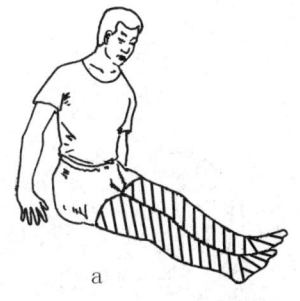 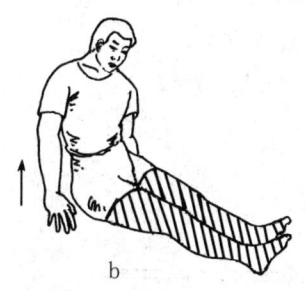 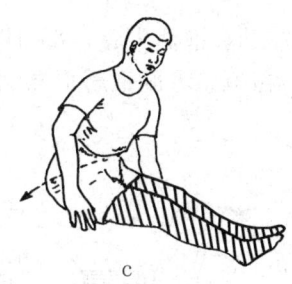

图 2-6-19　坐位侧方移动

2）用双手支撑体重，将臀部抬离床面，充分伸展肘关节。

3）将身体移向一侧，将臀部放至床面。

2. 偏瘫患者的坐位移动训练（图 2-6-20）　根据手放置位置不同，移动方向也不同。

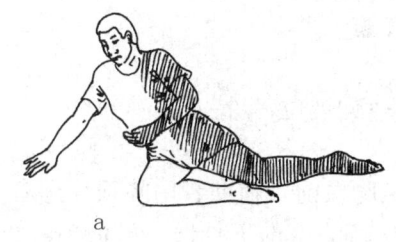 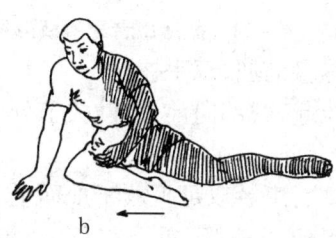 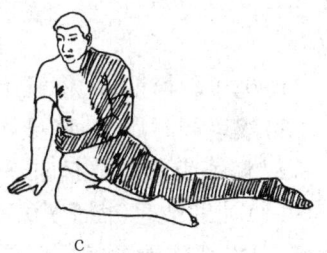

图 2-6-20　偏瘫患者坐位移动

（1）健侧手放在身体前方（或后方），支撑身体。

（2）健侧下肢屈曲向健手处移动。

（3）以膝为支点，移动臀部。

（六）坐位站起训练

1. 脊髓损伤患者的站起训练

（1）四肢瘫患者的辅助站起（图 2-6-21）：

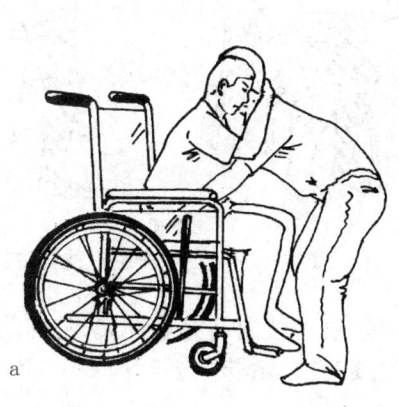 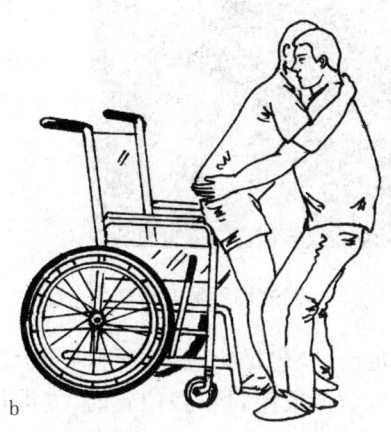

图 2-6-21　四肢瘫患者的辅助站起

1）辅助者用手托住患者的臀部，患者用双上肢勾住辅助者的脖子。

2）辅助者用双膝固定住患者的双膝，辅助者重心后移站起，同时将患者臀部向前上方托起。

3) 辅助者抱住患者臀部,使其保持立位。

(2) 截瘫患者配戴矫形器站起(图2-6-22):

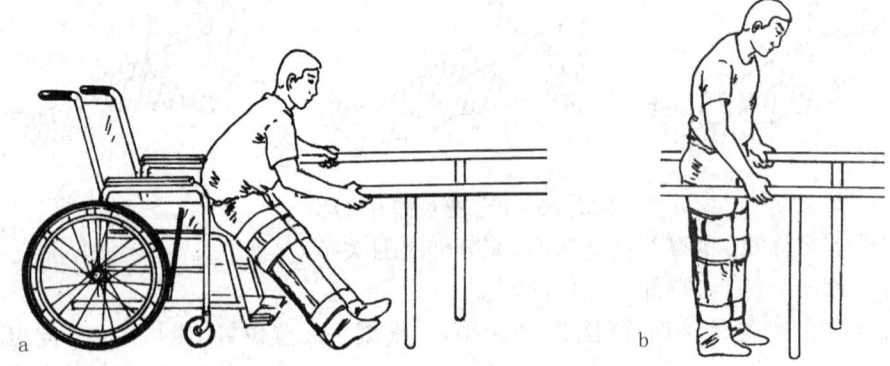

图2-6-22 截瘫患者配戴矫形器站起

1) 坐于轮椅前部,将躯干尽量前屈,双手握杠。
2) 双手同时用力,将身体拉起,臀部向前,将髋关节处于过伸展位,保持站立。

2. 偏瘫患者的站起训练

(1) 辅助站起(图2-6-23):患者双足平放于地面上,患脚在前。辅助者用膝顶住患者膝部,双手抓住患者腰部。患者躯干前倾、重心前移,在治疗师的帮助下伸髋、伸膝慢慢站起。

(2) 独立站起(图2-6-24):

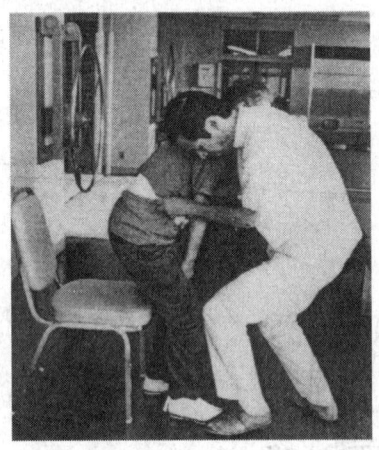

图2-6-23 偏瘫患者辅助下站起

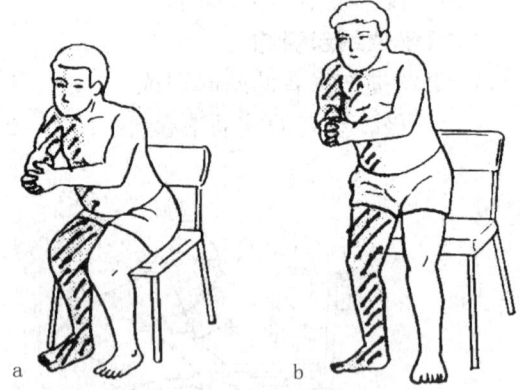

图2-6-24 偏瘫患者独立站起

1) 双足着地,患足跟应放平于地面上。双手交叉,双上肢向前充分伸展,身体前倾。
2) 当双肩向前超过双膝位置时,立即抬臀,伸展膝关节,站起。

二、移乘训练

移乘动作是指患者在轮椅与床之间的身体转换,这是患者生活自理的关键动作,要求患者能从轮椅转移至各种不同的地方。患者对移乘动作掌握的程度决定其活动范围和 ADL 的自理程度。

(一) 脊髓损伤患者的移乘训练

根据脊髓损伤部位不同,移乘动作训练要求也不同。训练包括前方、斜方、侧方等移乘方法。在训练初期,对于高龄、坐位不稳定、上肢支撑能力差的患者,多采用前方移乘的方法。采用侧方和斜方的移乘时,最好是轮椅侧方挡板可以取下,以便于臀部的移乘。前方移乘适用于四肢瘫和上位胸髓损伤的患者。横向、斜向移乘是较常见的移乘方法。具体训练方法如下:

1. 前方移乘训练(图 2 – 6 – 25)

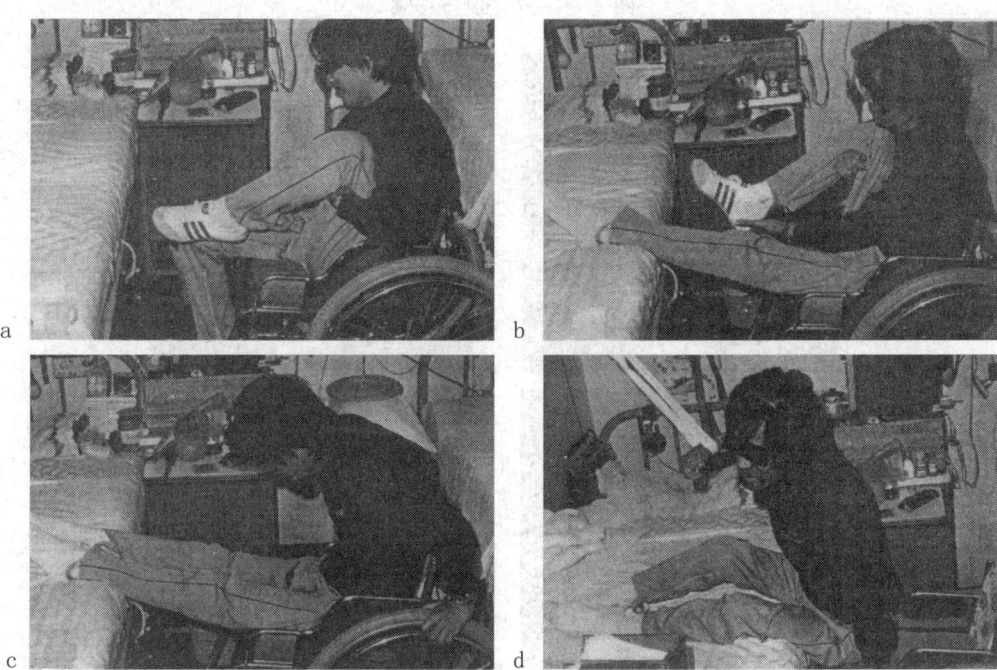

图 2 – 6 – 25　C7 损伤患者前方移乘

(1) 轮椅在靠近床、能将腿抬起的地方停住,刹闸,脱鞋。
(2) 将双下肢放在床上。
(3) 再将轮椅推向前靠床。
(4) 用支撑动作将身体移至床上。

2. 侧方移乘训练(图 2 – 6 – 26)

(1) 将轮椅侧方靠近床边,将双腿放在床上。
(2) 利用支撑动作将臀部移至床上。

3. 斜向移乘训练(图 2 – 6 – 27)

(1) 将轮椅斜向 30°左右靠近床,刹闸并将双脚平放于地面上。
(2) 利用支撑动作将臀部移至床上。
(3) 四肢瘫痪者可利用移乘板,将臀部移至板上,再移至床上。

4. 轮椅与地面间的移乘动作(图 2 – 6 – 28)

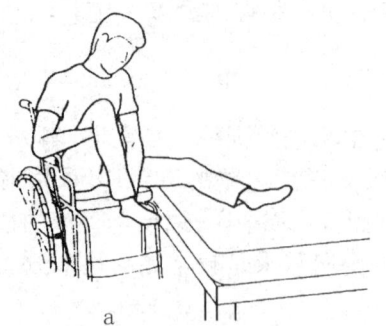
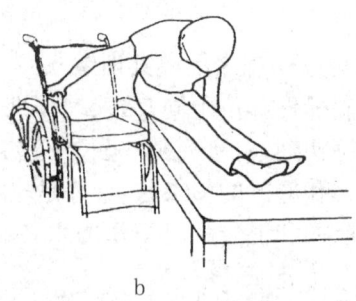

图 2-6-26 侧方移乘

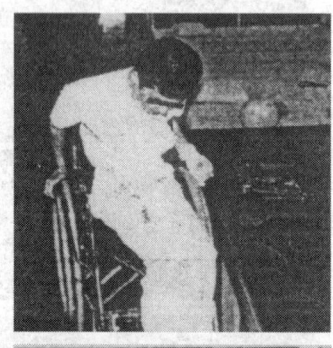
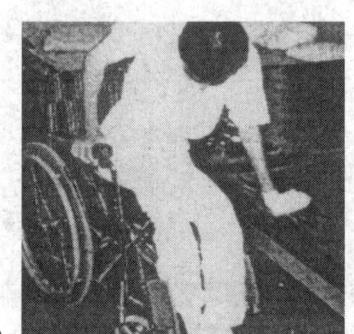
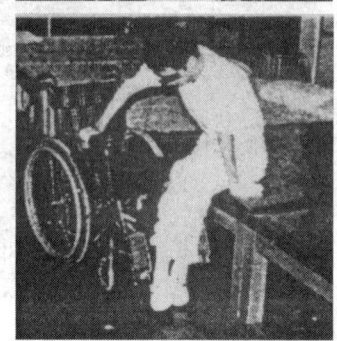
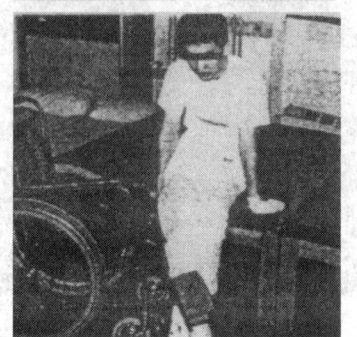

图 2-6-27 斜向移乘

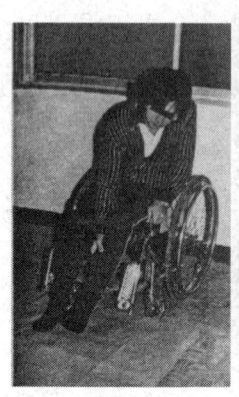
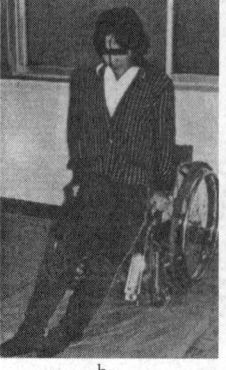
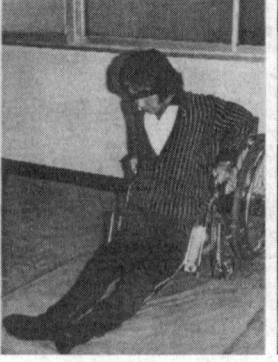
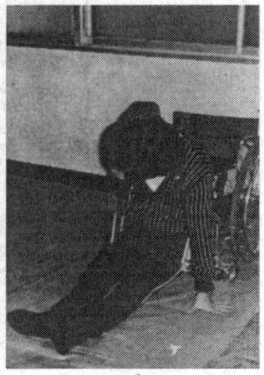

图 2-6-28 轮椅与地面间的移乘动作

(1) 患者的臀部移到轮椅坐垫的前部，伸直双下肢。
(2) 双上肢支撑体重将臀部抬离座面，重心前移。
(3) 慢慢地弯曲肘关节，坐到地面上。
(4) 以相反动作从地面坐回轮椅上。

(二) 偏瘫患者的移乘训练

见图 2-6-29。

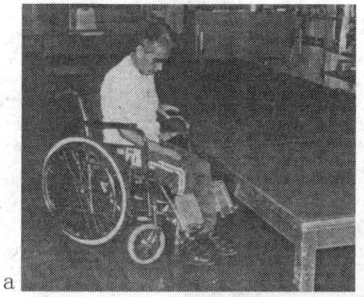
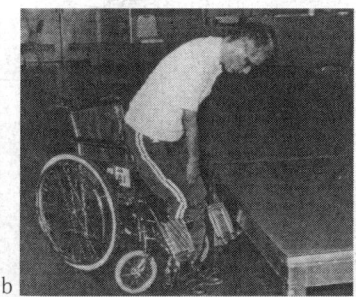
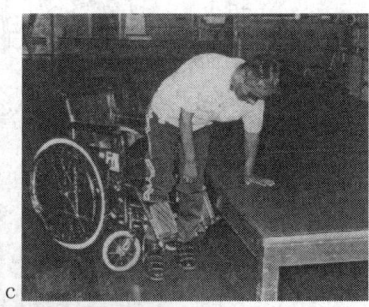
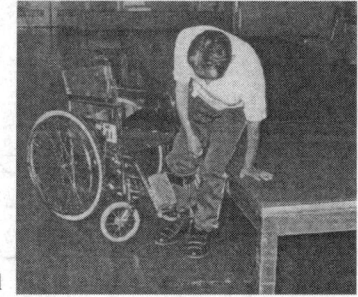
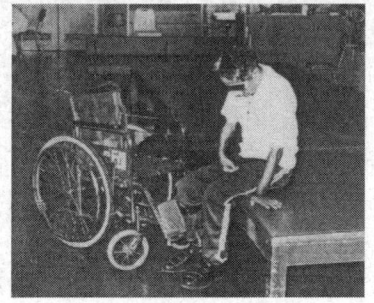

图 2-6-29　偏瘫患者轮椅与床之间的移乘

(1) 将轮椅斜向以患者健侧对着床，刹闸。
(2) 健手支撑站起，再用健手扶床。
(3) 边转身边坐下。
(4) 将轮椅放至床边患者健侧，以相反动作坐回轮椅。

三、轮椅操作训练

(一) 脊髓损伤患者轮椅操作训练主要内容

1. 前进、后退、转弯等驱动操作　四肢瘫患者在驱动轮椅时，应戴上橡胶无指手套，并将轮椅手动轮缠上橡胶带或安上小把手等，以便于驱动。

2. 乘坐轮椅开关门的动作 (图 2-6-30)
(1) 将轮椅停在门把手的斜前方。
(2) 一只手开门，另一只手驱动轮椅进门。
(3) 轮椅出门后，反手将门关上。

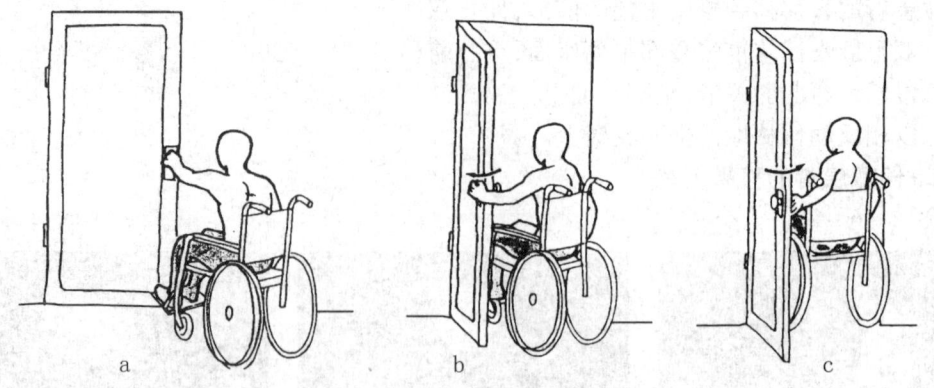

图 2-6-30 乘坐轮椅开关门

3. 上斜坡动作(图 2-6-31)

(1)躯干前倾,双手握住手轮后方用力前推。

(2)下斜坡时,上身后仰,靠在轮椅靠背上,双手轻握手动轮控制下行速度。

4. 抬前轮训练(图 2-6-32)

(1)双手握手动轮,将手动轮向后轻拉,然后快速用力前推,将脚轮抬起。

(2)治疗师站于轮椅后方用双手或绳索保护患者安全。

(3)待患者掌握平衡后,由患者独立上抬脚轮,并练习前行、后退、转弯等动作。

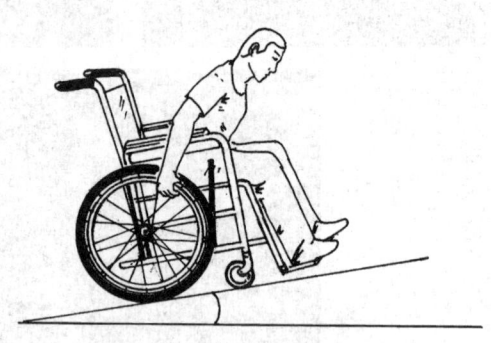

图 2-6-31 上斜坡

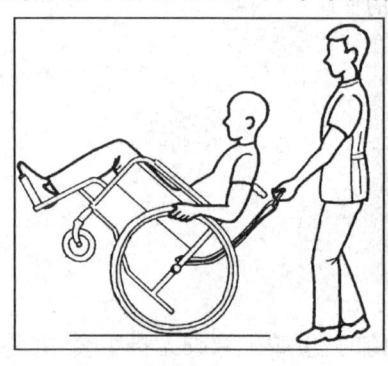 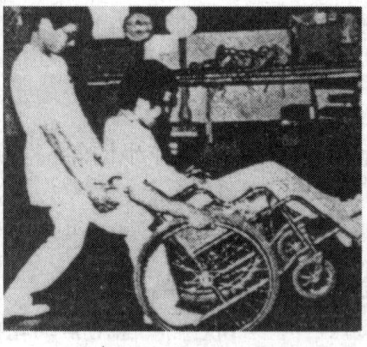 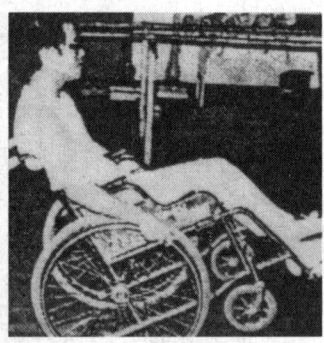

图 2-6-32 轮椅抬前轮训练

5. 上、下宽台阶训练(图 2-6-33)

(1)将脚轮抬起。

(2)躯干前倾向前驱动后轮,将前轮放在台阶上。

(3)用力推动手动轮,将后轮推上台阶。

(4)抬起前轮。

(5)驱动手动轮将轮椅后轮推下台阶。

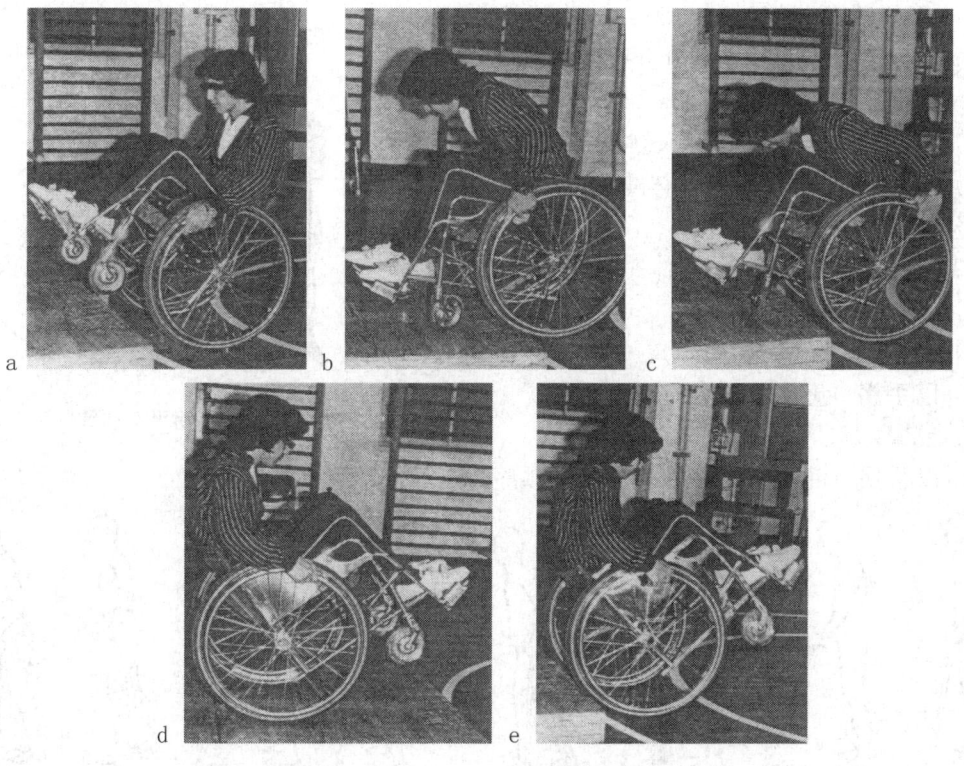

图 2-6-33　上、下宽台阶训练

(二)偏瘫患者的轮椅驱动训练

患足放于轮椅脚踏板上,健足放于地面。用健侧手、脚驱动轮椅,脚掌握方向,健手帮助驱动。进行平地的前行、后退、转弯等练习。(图 2-6-34)

四、拐杖和助行器的使用及恢复步行能力训练

(一)应用的目的和范围

1. 使用拐杖、助行器的目的是支撑体重、增强肌力、获得平衡、帮助步行。

2. 根据患者障碍程度的不同,拐杖与助行器有不同的应用范围。

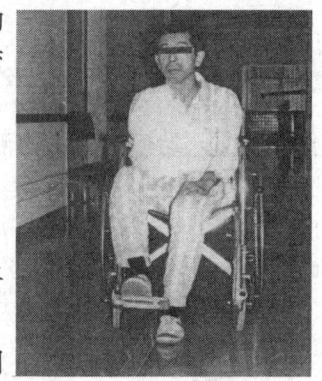

图 2-6-34　偏瘫患者的轮椅驱动训练

(1)手拐:适用于偏瘫及脊髓不完全性损伤的患者,一侧上肢、肩部肌力正常,双下肢有一定的支撑能力时。对运动失调症、格林巴利、偏瘫中立位平衡较差的患者可以使用四角拐和三角拐。

(2)腋拐:适用于配戴膝踝足矫形器后的截瘫患者。使用腋拐进行行走训练。

(3)助行器:与腋拐相比,具有较高的稳定性,但因室外使用不方便,多在步行训练初期或室内行走时使用。

(二)使用方法

1. 手拐使用　以偏瘫患者为例。

(1) 平衡训练(图2-6-35):

1) 立位,健手拄拐,双脚分开平均负重。

2) 慢慢地将重心移向患侧、健侧。

3) 上抬手拐,以双足支撑体重,并保持较好的站立姿势。

(2) 行走训练:在掌握身体平衡后,开始行走训练。方法包括:

1) 三点步行(图2-6-36):

A. 以手拐→患侧下肢→健侧下肢的顺序行走。

B. 以手拐→健侧下肢→患侧下肢的顺序行走。

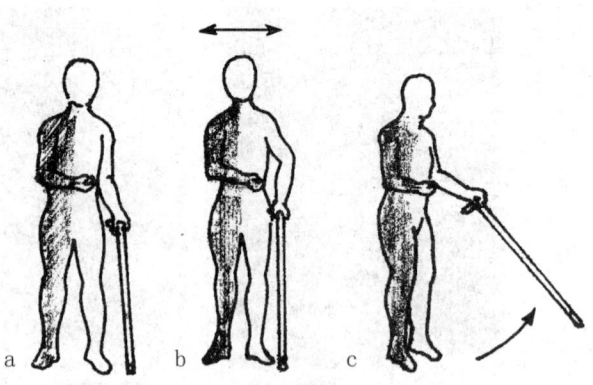

图2-6-35 持手拐平衡训练

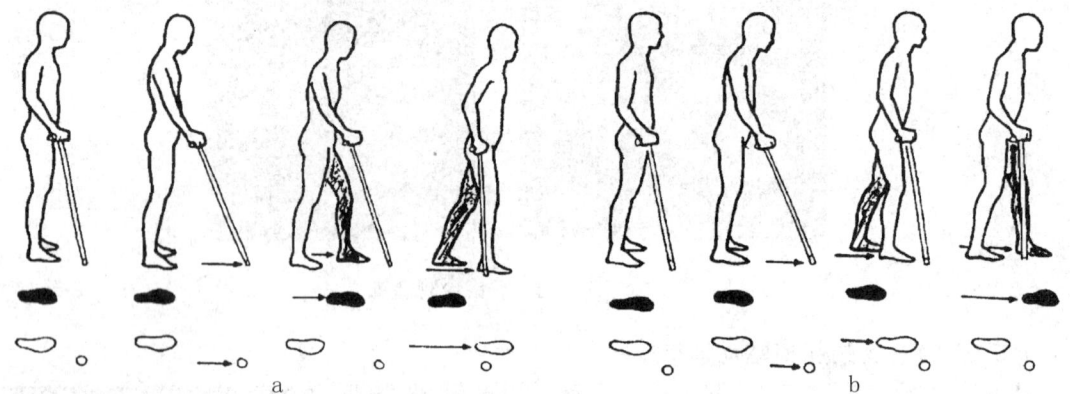

图2-6-36 偏瘫患者的三点步行

2) 两点步行(图2-6-37):手拐和患侧下肢同时向前一步,然后再迈出健侧下肢。

2. 持腋拐步行 以截瘫患者为例。完成平行杠内站立和步行训练后,开始练习平行杠外的站立和步行。

(1) 基本动作训练(图2-6-38):

1) 左右移动重心。

2) 前后移动重心。

3) 交替侧抬、上抬腋拐。

4) 将双腋拐抬起放至身前。

5) 将双腋拐放至身后。

6) 上提一侧下肢。

7) 一侧下肢向前迈步、向后撤步。

(2) 行走训练:

1) 蹭步(图2-6-39):

A. 将双腋拐放至身体前方。

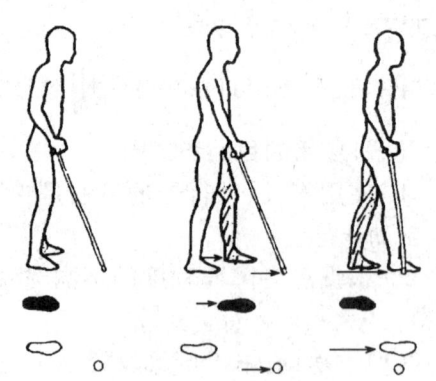

图2-6-37 偏瘫患者的两点步行

B. 躯干前倾,由腋拐支撑体重。
C. 将双足同时向前拖动一小步。

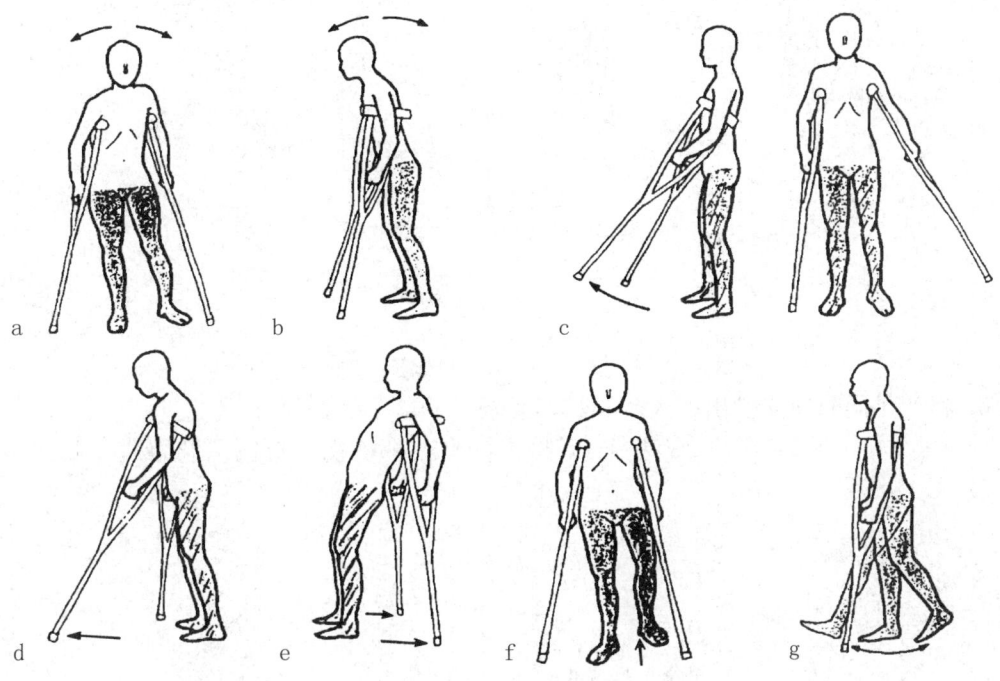

图 2-6-38 腋拐步行前的基本动作训练

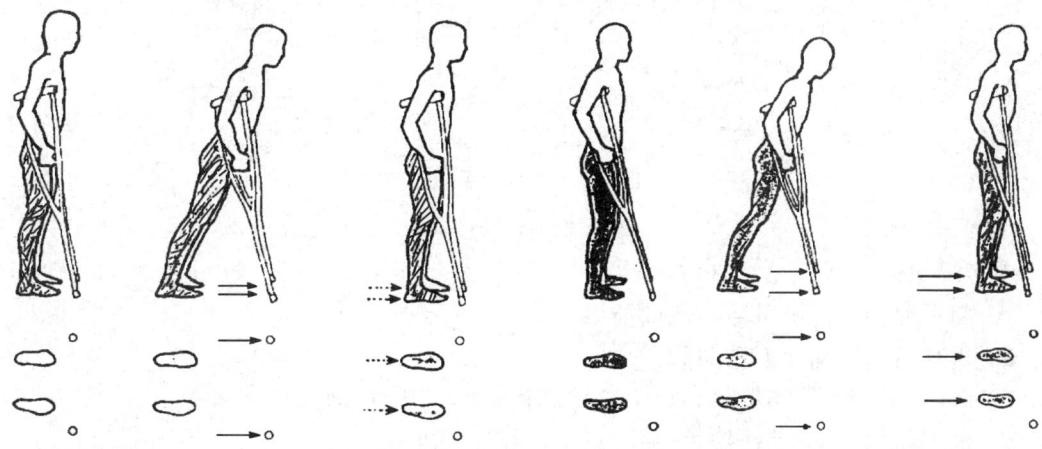

图 2-6-39 蹭步　　　　　　图 2-6-40 摆至步

2) 摆至步(图 2-6-40):
A. 将双腋拐同时放至身体前方。
B. 躯干前倾,由腋拐支撑体重。
C. 将双足同时向前摆出一小步,双脚落至腋拐处。

3) 摆过步(图 2-6-41):
A. 将双腋拐同时放至身体前方。
B. 躯干前倾,由腋拐支撑体重。

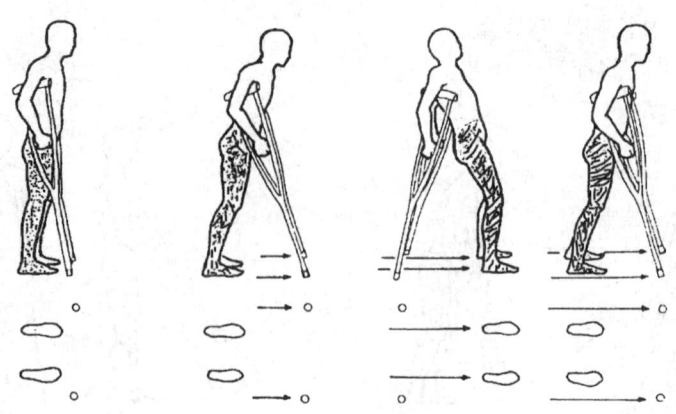

图 2-6-41 摆过步

C. 将双足同时向前摆出一大步,双脚超过腋拐,落于腋拐前方。

4) 四点步行(图 2-6-42):按照以下顺序行走:一侧拐→对侧下肢→另一侧拐→另一侧下肢。

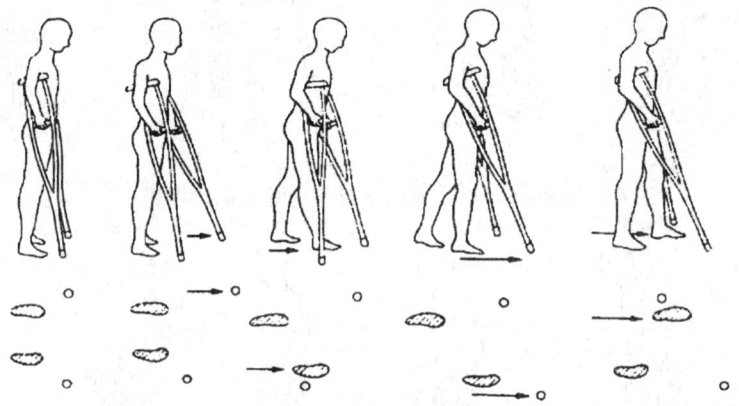

图 2-6-42 四点步行

5) 两点步行(图 2-6-43):

A. 将一侧拐和对侧下肢一起向前一步。

B. 再将另一侧拐和下肢向前一步。

6) 上下阶梯(图 2-6-44):以上阶梯动作为例;下阶梯动作与之相反。

A. 面对阶梯,一只手扶扶手,另一只手拄拐。

B. 躯干前屈抬臀,双腿向前摆动。

C. 将双脚放至上一级台阶上。

3. 使用助行器的训练

(1) 迈步行走(图 2-6-45):

1) 将助行器的一侧向前,然后迈出对侧下肢。

2) 将助行器另一侧向前,然后迈出另一侧下肢。

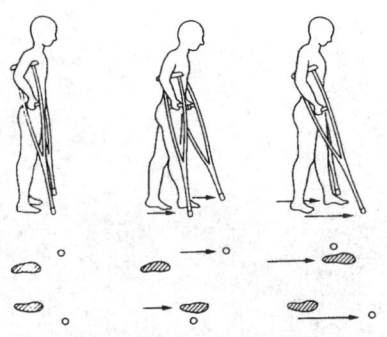

图2-6-43 两点步行

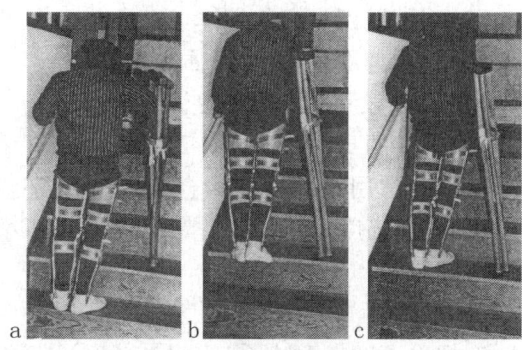

图2-6-44 上阶梯

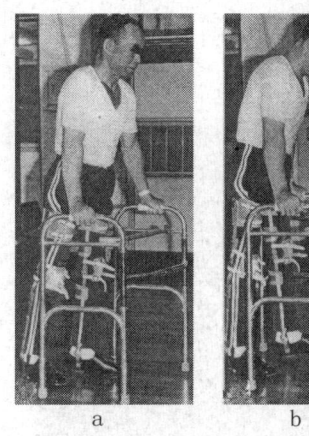

图2-6-45 使用助行器迈步行走

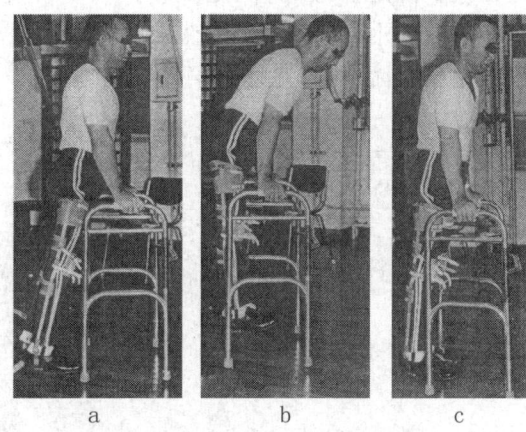

图2-6-46 使用助行器摆步行走

(2)摆步行走(图2-6-46):
1)将助行器抬起,放至身体前方一步左右处。
2)用支撑动作将身体撑起。
3)将双下肢一起向前摆出一小步,双足落地站稳。
(3)使用助行器站起(图2-6-47):
1)将助行器稳定住,双手紧握扶手,躯干前倾。

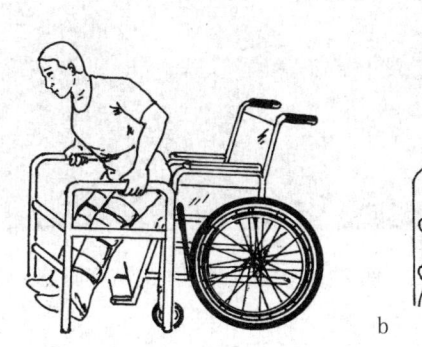
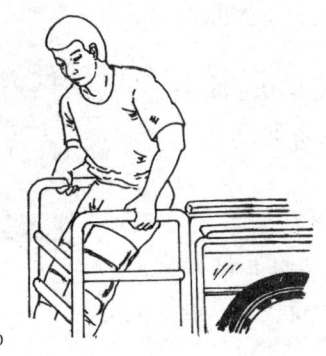
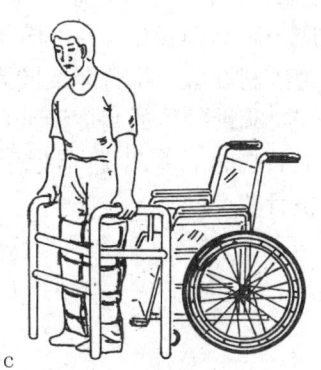

图2-6-47 使用助行器站起

2）双上肢用力撑起身体。
3）躯干伸展，双足支撑体重站起。

（三）拐杖和助行器高度调整

1. 手拐的高度调整（图2-6-48） 手拐是最简单、常用的拐杖。铝合金制的T字拐通常可以调整高度，为了便于携带，还有可折叠的手拐。

高度调整方式如下：立位双上肢放松置于体侧，把手高度与大转子（或桡骨茎突）同高。

2. 腋拐的高度调整（图2-6-49） 腋拐在拐杖中稳定性最高，但是如果高度调整不当或使用方法不当，腋托压迫腋窝血管和神经，会引起上肢血流不畅，导致末梢神经受损。

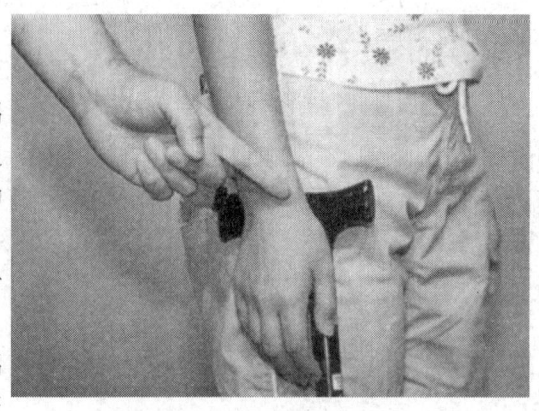

图2-6-48 手拐的高度调整

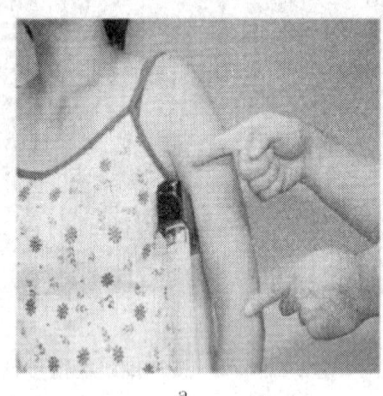
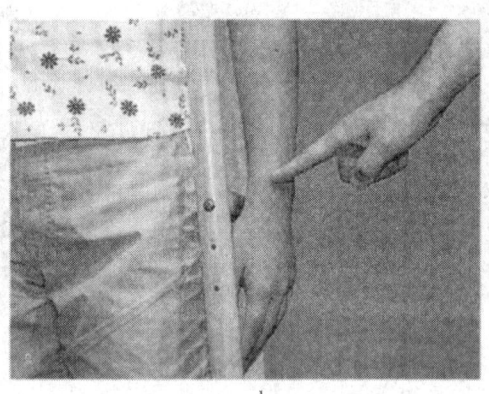

图2-6-49 腋拐的高度调整
a. 调整腋托部分　　b. 调整把手部分

高度调整方式如下：需要调整腋托和把手两部分。立位，肩部放松，双上肢放松置于体侧，肘关节屈曲20°~25°。首先调整腋托高度：腋拐下方的拐杖头放于足前方15cm、侧方15cm处，腋托应与腋窝间保留2~3横指距离（大致为5cm）。把手高度应与桡骨茎突同高。

3. 助行器的高度调整（图2-6-50） 立位双上肢自然下垂，助行器把手高度与股骨大转子或桡骨茎突同高。

（常冬梅　纪树荣）

图2-6-50 助行器的高度调整

第七节　心脏功能训练

一、运动对心血管系统的影响

运动锻炼对心血管系统的直接作用和间接作用均能增加心功能储备、降低心脏突发事件的发生率(表2-7-1)。

表2-7-1　运动对心血管系统的影响

对心血管系统的作用	增加副交感神经活性
降低静息和运动时心率	可能增加冠脉血流、冠脉侧支循环和心肌毛细血管密度
降低静息和运动时血压	代谢作用
降低次极量运动时心肌耗氧量	减轻体重
增加血浆容量	增加糖耐量
增加心肌收缩力	改善脂质
增加周围静脉张力	生活方式
改善纤溶系统	减少吸烟的可能性
增加内皮依赖性血管扩张	可能减轻紧张
增加一氧化氮合成酶的基因表达	短期降低食欲

(一) 运动可提高肌肉摄氧能力

做功肌对氧吸收量的增加可通过增加血流量和从血液中摄取较多的氧来完成。在安静状态下,血液流经每克肌肉的流量极低,这是因为骨骼肌中血管平滑肌具有较高的张力,故血管收缩。运动中,这种肌张力很快减弱,即使在刚开始运动后的数秒钟内就已出现,因而血管很快舒张。其中自主神经起着主导作用。由于活动肌肉的氧耗增加,使组织中的氧张力低下,扩大了血液和组织间的氧梯度,并因二氧化碳增多和乳酸的堆积,血液中血红蛋白氧分离曲线右移,因而即使组织中的氧张力不变,仍可使肌细胞获得更多的氧,其结果扩大了动静脉之间的氧分压差(正常相差约6%,最大运动时可增至14%~16%,训练水平高的,其差值可更大些)。一般来说,中等运动强度可使心搏出量增加3倍,其综合的结果,使做功肌获得氧的能力提高90倍。由于血液是人体内环境中主要的物质载体,不仅提供给做功肌以较多的氧和营养物质,而且由于酶、激素、无机盐、免疫物的运送,对全身均产生强烈的调节作用。

(二) 运动中的循环调节

1. 心率和心搏出量　在运动中,心脏每分输出量的增加或维持,可通过增快心率或增加搏出量或二者均增加来达到。在轻至中等强度运动时,心率改变常与运动强度一致。轻量运动时,心率增至100次/分钟;中等量时,可达150次/分钟;极大量时,则心率可超过200次/分钟以上。这一线性关系,给予临床上用心率来衡量运动强度的可能性。

运动时心搏出量的增加也极为重要。影响心搏出量的主要因素有:①心室收缩力。②心室流出道和血管的阻力。③回心血量。现已知左心搏出量的大小取决于左室舒张期末容量和收缩期末容量的差值,而左室舒张期末容量则受回心血量、心室流出道阻力和心室充盈时间的影响。由于心室充盈时间是在舒张期,而运动时舒张期又因心率快而缩短,回心血量减少，每搏输出量应减少，而实际上之所以不减少，并能保持不变或增多，主要是由于增强了心肌收缩力，从而使左室收缩期末容量缩小的原故。

2. 心脏每分输出量　运动中必须保持高的心脏每分输出量，以保证肌肉、呼吸和全身脏器的需要。安静仰卧时，成人每分输出量是 4~5L，站立时略有减少，运动中增加，其增加的量是根据不同的运动强度而定的，健康人每分输出量可增至 20L 左右，但心输出量的增加不可能与代谢率或通气量的增加完全一致。因此，运动中血循环的基本反应是为保证肌肉活动的需要，即通过有选择地对做功肌供应血流，使局部组织摄取较多的氧。计算公式是：

$$心脏每分输出量 = 每搏输出量 \times 心率 = 每分摄氧量/动静脉氧分压差$$

良好训练者安静时心率较慢，而心搏出量则因左室收缩期末容量缩小而增大，故心脏每分输出量并不减少。这样就为心脏提供了较多的功能贮备，使在亚极量负荷下仍以较低的心率来完成，极量负荷下可用较快心率来满足机体的需要。如果长期少动，则其结果正相反，运动后常会以较快心率来补偿心搏出量的不足，提早出现运动能力的限制。

3. 血压、血管阻力和静脉血回流　运动时，心输出量增多和血管阻力因素可以引起相应的血压增高，但在运动中由于骨骼肌血管床的扩张，总外周血管阻力明显下降，这样有利于增加心输出量，并减少输送氧给做功肌的阻力。在血管反应良好的人体，剧烈运动时收缩压可以增高，但很少超过 180mmHg，舒张压仅轻微升高或不变或稍下降，从而使平均动脉压增高甚微。这一反应可见于动力型、耐力型和大肌群参与的运动项目，如跑步、骑自行车等。在无氧、等长收缩及仅有小肌群参与（如用手进行运动）的大强度运动时，虽可明显增加心输出量，但由于此时局部血管扩张机制的作用较少，总外周血管阻力没有相应地下降，舒张压升高，因而平均动脉压明显增高，心室的后负荷加大，同时伴有心室效应。

运动中，除自主神经调节血管活动外，还通过腔静脉压力感受器的加压反射和通过主动脉弓、颈动脉窦压力感受器的减压反射进行调节。在体液因素中除有肾上腺素能物质和胆碱能物质的调节外，还有自身调节。如回心血量增加：可通过 Starling 机制"心室射血量与静脉回心血量相平衡"的原理使每搏输出量增加；肌肉内代谢产物也可直接使局部血管扩张等。

4. 心血管的失健和健化　任何运动减少以及卧床休息超过 2~4 周以上，均不可避免地出现心血管系统的失健现象，具体表现为安静时心率增快，每搏量减少，心肌收缩做功效率降低，从而使在亚极量运动中，不是以增高每搏量而是以增快心率来保证运动中足够的每分输出量。由于此时血液中儿茶酚胺的含量增高，增强了外周血管阻力，使血压明显上升，增加心脏做功负荷。由于心肌中儿茶酚胺含量也升高，并增加了 cAMP（环腺苷酸）的量，这就有可能降低心肌的缺血阈值。因运动中心脏负荷的增加，必然使运动停止后的恢复期延长。在心血管疾患中，这些现象更为明显。然而，这些失健现象是完全可逆的，只要坚持进行合适的运动康复治疗，不仅可产生外周性效应（占85%），而且可产生相应的中心性效应（占15%左右），也就是说有可能直接提高心功能，并对心肌生物电也产生稳定性效果。

几项研究表明，在控制其他心血管疾病危险因素以后，有规律地逐渐增加体力活动与心血管疾病的死亡率成反比。体力活动较少的人在增加体力活动以后，其心血管疾病的危险性也显著低于那些体力活动较少的人。在已患心血管疾病的患者，如心肌梗死后采用运动疗法辅助心脏康复治疗，则总死亡率降低24%，心血管疾病死亡率降低25%，而非致死性心肌梗死的发生率无明显差异。

二、常见导致心功能减退的因素

在我国,引起心功能减退的最常见病因为慢性心瓣膜病,其次为高血压性心脏病和冠心病。其他较常见的病因还有心肌炎、肾炎和先天性心脏病。较少见的易被忽视的病因有心包疾病、甲状腺功能亢进与减退、贫血、脚气病、动静脉瘘、心房黏液瘤和其他心脏肿瘤、结缔组织疾病、高原病及少见的内分泌病等。

(一)影响心功能的因素

上述导致心功能减退的病因,可通过下列机制影响心功能,引起心力衰竭。

1. 原发性心肌收缩力受损　包括心肌梗死,心肌炎症、变性或坏死(如风湿性或病毒性心肌炎、白喉性心肌坏死),心肌缺氧或纤维化(如冠心病、肺心病、心肌病等),心肌的代谢、中毒性改变等,都会使心肌收缩力减弱而导致心力衰竭。

2. 心室的压力负荷(后负荷)过重　肺及体循环高压,左、右心室流出道狭窄,主动脉或肺动脉瓣狭窄等,均能使心室收缩时阻力增高、后负荷加重,引起继发性心肌舒缩功能减弱而导致心力衰竭。

3. 心室的容量负荷(前负荷)过重　瓣膜关闭不全、心内或大血管间左至右分流等,使心室舒张期容量增加,前负荷加重,也可引起继发性心肌收缩力减弱和心力衰竭。

4. 高动力性循环状态　主要发生于贫血、体循环动静脉瘘、甲状腺功能亢进、脚气性心脏病等,由于周围血管阻力降低,心排血量增多,也能引起心室容量负荷加重,导致心力衰竭。

5. 心室前负荷不足　二尖瓣狭窄、心脏压塞和限制型心肌病等,引起心室充盈受限,体、肺循环充血。

(二)心力衰竭发作的诱因

国内临床资料分析,89.8%的心力衰竭发作有诱发因素。常见的诱因如下:

1. 感染　呼吸道感染最为多见,其次为风湿热。在儿童风湿热则占首位。女性患者中泌尿道感染亦常见。亚急性感染性心内膜炎也常因损害心瓣膜和心肌而诱发心力衰竭。

2. 过度体力活动和情绪激动。

3. 钠盐摄入过多。

4. 心律失常　特别是快速性心律失常,如伴有快速心室率的心房颤动(房颤)、心房扑动(房扑)。

5. 妊娠和分娩。

6. 输液(特别是含钠盐的液体)、输血过快和(或)过多。

7. 洋地黄使用过量或不足。

8. 药物作用　①使用抑制心肌收缩力的药物,如β受体阻滞剂、体内儿茶酚胺的消耗药物(如利血平类)、交感神经节阻滞剂(如胍乙啶)和某些抗心律失常药物(如奎尼丁、普鲁卡因胺、维拉帕米等)。②水钠潴留、激素和药物的应用,如肾上腺皮质激素等造成水钠潴留。

9. 其他　出血和贫血、肺栓塞、室壁膨胀瘤、心肌收缩不协调、乳头肌功能不全等。

三、心脏功能评定

心脏功能评定不仅对于慢性心脏疾病患者的诊断、康复治疗及预后非常重要,而且也是其他许多残疾患者康复评定的重要内容。高位截瘫、严重的脊柱侧弯及胸椎后凸畸形、运动神经元病、肌病等程度不等地影响心脏功能,在康复医疗中应引起重视。

(一) 心功能评定

康复医学科在临床心脏专科的检查、诊断和心功能检查(如右心功能测定,左心功能测定、肺臂循环时间测定等)基础上,更侧重心功能容量的测定,主要方法为运动试验。

1. NYHA心功能分级 纽约心脏病学会心功能分级是目前最常用的分级方法,此心功能程度分级主要根据症状,包括呼吸困难和乏力等症状。最大的缺点是依赖主观表现分级,评定者判断变异较大,同时受患者表达能力的影响,但由于已经应用多年,评定方法已被广泛接受,所以目前仍然有较大的价值,具体功能分级如下:

Ⅰ级:体力活动不受限,一般的体力活动不引起过度的乏力、心悸、气促和心绞痛。
Ⅱ级:轻度体力活动稍受限,一般的体力活动即可引起心悸、气促等症状。
Ⅲ级:体力活动明显受限,休息时尚正常,但低于日常活动量即可引起心悸、气促。
Ⅳ级:体力活动完全丧失,休息时仍有心悸、气促。

2. 运动试验 运动试验在心血管疾病康复方面已被广泛使用。许多学者认为试验不仅安全,而且提供了心脏功能容量(cardiac functional capacity)的客观指标。运动试验在心血管疾病康复中的用途(表2-7-2)。

表2-7-2 运动试验在心脏病康复中的应用

调整住院过程中的体力活动
出院前评定
运动处方,预告危险
用于心导管检查、药物治疗或体育疗法的筛选
确定所需运动程序(监测、不监测,医务人员在场、不在场)
随访检查内容的一部分

一般主张急性心肌梗死、冠脉搭桥术后等住院过程中以及出院前评定时,应用低水平运动试验;复工以及制定运动处方等心脏功能容量测定时,可以采用运动量较大的次极限量运动试验,但试验不应以心率标准为终点,而应以试验中出现的症状,如心绞痛、呼吸困难或运动引起血压下降≥1.3kPa(10mmHg),连续3个以上室性早搏或室性心动过速为终点,此即De Brusk所主张的症状限制性运动试验,其终点标准见表2-7-3。

表2-7-3 极限量、次极限量运动试验终点

出现胸痛、疲乏、呼吸困难、心悸、头晕等症状
有冷汗、苍白、步态不稳、低血压等体征
有室性心律失常,有意义的ST段偏移,房室或室内传导阻滞等心电图改变
收缩压达225mmHg,舒张压较休息时升高20mmHg以上
血压不升或下降10mmHg以上
被检人不愿继续进行试验

(1) 低水平运动试验:用于心血管疾病康复活动早期,如 AMI 或心脏手术后康复,因其康复活动很有限,一般都无需参考心脏功能的最高界限,不必冒次极限量运动的风险。美国至今仍有人主张在康复活动早期,例如出院前后做低水平运动试验,只有在复工时才做症状限制性运动试验。他们认为,低水平运动试验同样可以得到有用的资料,借以指导康复活动。具体方法如下:

1) 平板试验方法:应用改进的 Bruce 运动试验方案较为适合(表 2-7-4)。

表 2-7-4 改良的 Bruce 运动试验方案

分级	时间(min)	能量需要 摄氧量[ml/(kg·min)]	能量需要 代谢当量(MET)	速度(km/h)	坡度(%)
A	2	3.0	1.0	2.4	0
B	2	7.0	2.0	2.4	3
C	2	11.2	3.2	2.74	6
Ⅰ	3	17.5	5.0	2.74	10
Ⅱ	3	24.5	7.0	4.02	12
Ⅲ	3	35.0	10.1	5.5	14
Ⅳ	3	46.5	13.3	6.76	16
Ⅴ	3	56.5	16.1	8.05	18

2) 踏车试验方法:开始时按 3 个 METs,给予功量 150kg·m/min,增至 4 个 METs 时,可给 300kg·m/min,转速 60 次/分钟,前后两次共 4 分钟,中间可休息 2 分钟。表 2-7-5 可供试验时参考。

以上低水平运动试验时,也应有医生在场监护,至于心率一般不应超过 115 次/分钟,出现症状时,应按照表 2-7-3 终止运动试验标准及时停止。

(2) 次极量及极量运动试验:在患者出院前或出院后不久应当做亚极量运动试验,在出院后 6~8 周时再做极量运动试验。但是,并没有研究证明经过选择的患者的次极量运动试验比症状限制运动实验更安全,而且症状限制运动实验的价值也不比次极量运动实验差。次极量运动实验有时不能检出具有预后意义的心肌缺血征象、左室功能减退和心律失常。如果用次极量运动试验评价患者的体力活动能力,可能会不适当地降低了患者的活动强度,患者的活动恢复也可能延迟。

表 2-7-5 体重和踏车试验摄氧量

瓦特(W)	25	50	75	100	125	150	175	200	250
千克·米/分(kg·m/min)	150	300	450	600	750	900	1050	1200	1500
耗氧总量(L)	0.6	0.9	1.2	1.5	1.8	2.1	2.4	2.7	3.3
热卡/分	3.0	4.5	6.0	7.5	9.0	10.5	12.0	14.0	17.0
体重(kg)	摄氧量[ml/(kg·min)]								
40	15.0	22.5	30.0	37.5	45.0	52.5	60.0	67.5	82.5
50	12.0	18.0	24.0	30.0	36.0	42.0	48.0	54.0	66.0
60	10.0	15.0	20.0	25.0	30.0	35.0	40.0	45.0	55.0
70	8.5	13.0	17.0	21.5	25.5	30.5	34.5	38.5	47.0
80	7.5	11.0	15.0	19.0	22.5	26.0	30.0	34.0	41.0
90	6.7	10.0	13.3	16.7	20.0	23.3	26.7	30.0	36.7
100	6.0	9.0	12.0	15.0	18.0	21.0	24.0	27.0	33.0
110	5.5	8.0	11.0	13.5	16.5	19.0	22.0	24.0	30.0

3. 应用代谢当量(MET)指导康复活动 在心血管疾病康复中,体力活动既不应不足,也不应过度,才能取得最好的疗效。早年多依据心脏功能分级,结合活动后心率和心电图改变指导康复活动。这种方法简便易行,目前也用于一些疾病,如心力衰竭的康复;但近年来发现本法过于简单,主张应用更为精确的方法,即应用 MET 指导康复活动,特别是用于指导冠心病的康复。

应用 MET 指导康复活动,首先要做好心脏功能容量测定。精确地了解心脏能够负担的体力活动限度,结合 MET 指导心脏康复的体力活动。MET 或按音称之为"梅脱",系指机体在坐位休息时摄氧 3.5ml/(kg·min),将此定为 1 个 MET。所谓心脏功能容量又称体力工作容量(physical working capacity),也就是体力活动的最高限度。其测定一般应用平板运动或踏车运动试验,测定时应从最低负荷量开始,有医生在场,连续监测心电图,直至体力疲惫或出现症状,即达到终点的负荷量,将结果折算成 MET,即是心脏功能或体力工作容量。根据所测得的患者心脏功能容量,指导患者的生活自理、家务、体育娱乐、职业等活动。

应用 MET 指导康复活动时,应参考运动生理学知识,避免机械搬用,一般对所求得的容量,主张适当地留有余地,按 70% 左右予以应用。如二阶梯 1/2 单倍量、单倍量和双倍量试验阴性患者,经折算后只按 3、4、5 个 MET 指导患者活动。也有人将各项活动的 MET 划一个范围,以便合理地应用这种方法。

4. 心脏超声评定心功能 超声心动图不仅可直接观察心脏和大血管的结构,而且可以随着心动周期的变化推算心泵功能、收缩功能和舒张功能,其优点是无创性、可以反复测定,而且对人体无害。

泵血功能测定包括:

(1)左室每搏排血量(SV)和心排血量(CO):应用超声测量出的内径等数据,通过公式计算出 SV 和 CO,心搏出量增高见于各种高搏出量状态,心搏出量降低见于心功能不全或失血、休克状态。

(2)射血分数(EF):即每搏量占左室舒张末期容量的百分比,反映左室的排血效率。射血分数可用于评定心肌的收缩功能,射血分数的变化可以反映心肌收缩力的改变。

$$EF = \frac{SV}{EDV} = \frac{EDV - ESV}{EDV}$$

一般认为射血分数正常值为 67% ± 8%,低于 50% 考虑为异常,40%～50% 为轻度减低,30%～40% 为中度降低,小于 30% 为明显降低。

(3)其他:左室收缩功能还可以通过测定左室短轴缩短率和左室向心缩短率,以及左室局部收缩功能而获得。左室舒张功能和右心功能也可以通过多普勒超声、M 型及二维超声心动图测出。

5. 心脏导管检查测定心功能

(1)左心室造影:将导管放在左心室快速注入造影剂摄片后,从图像上出现的心动周期不同时刻的左心室心内膜边缘算出每搏量、射血分数等,对心室的节段性运动异常进行定性或定量的分析。

(2)指示剂稀释法心功能测定:向右心房经导管快速注入冰水,冰水与血液混合后进入肺动脉内,测定肺动脉的血液温度,计算机会自动计算出心排血量。

(3)放射性核素扫描测定左心室功能:利用 [201]铊和 [99]锝剂通过门控心肌显像获得的左室

舒张和收缩期图像，可计算出不同的左室功能参数，左室腔与心肌计数比值和肺心计数比值等，亦可预测心功能的比值。

6. 其他　在心脏功能评定中还要重视动态心电图和遥测心电图的应用。不仅应用于运动试验过程中，而且在患者出院前及回家后定期监测，以便更深入了解日常生活细节和不同体力活动对心脏的影响，及早发现恶性心律失常，更合理地安排日常生活活动。心机械图是以心脏泵活动为基础而记录的低频机械振动波，包括颈动脉波动图、心尖波动图、颈静脉波动图、心阻抗图等，可以测定泵血功能。另外，磁共振和快速 CT 也可从不同侧面测定心功能的指标。

7. 心血管疾病的残疾评定　常采用由 Blocker 改编的心脏性残疾标准表(表 2-7-6)。

表 2-7-6　心脏性残疾标准表

急性心肌梗死
持续性心脏阻滞或心律失常伴有心源性晕厥者
心绞痛，休息心电图不正常者
心绞痛，运动试验不正常者
胸部不适，休息或硝酸盐缓解，伴有冠脉造影狭窄或心脏扩大者
充血性心力衰竭

(二) 运动心肺功能测定

运动心肺功能测定(cardiopulmonary exercise testing, CPET)亦称心肺运动测验，是指伴有代谢测定(摄氧量 VO_2，二氧化碳排除量 VCO_2 等气体交换指标)的心肺运动测验，是最有意义的非侵入性检查技术，它可以直接地评定心脏的功能和体力活动时的安全性，并可预测与心脏病有关的患病率和死亡率。不同于一般的只是单纯观察心电图 ST-T 的变化或心率变化的运动试验；也不同于静态肺功能检查。CPET 是综合心与肺，在一定功率负荷下测出 VO_2 及 VCO_2 等代谢指标、通气指标及心电图变化。结果可用来评定心肺功能和确定各种治疗的作用，并与临床情况、心理社会学资料一起，精确地评定康复性运动训练的成败。

1. 观察的指标

(1) 耗氧量(oxygen consumption)与摄氧量(oxygen uptake, VO_2)：机体一定时间内消耗的氧气量称为耗氧量，反映细胞中氧的利用程度，包括运动中肌肉细胞氧的利用情况。经肺泡与肺血流摄取的氧量称为摄氧量。通常情况下供氧需氧平衡，摄氧量即为耗氧量，通过血液循环将氧输送至运动肌群，以 L/min、ml/min 表示，是用气体分析法来测定的。

(2) 代谢当量(MET)：是心脏康复中一个极为重要的指标。它不仅可以定量评定心脏的功能容量(functional capacity)，而且可以把在运动试验中评定的结果与实际生活中的各种作业活动结合在一起。因为使用耗氧量测定的方法可以确定各种作业活动的能量需求，因此运动试验后康复医生可以在康复运动处方中明确地指出患者可以做哪些活动。到目前为止，METs 是把运动试验与实际生活中的能量供需关系定量联系起来的唯一方法。

(3) 无氧阈(anaerobic threshold, AT 或 VO_2 AT)：指运动时有氧供能，尚不需要无氧代谢补充供能时的最大 VO_2 值，即尚未发生乳酸性酸中毒时的最高 VO_2，它反映了机体耐受负荷的潜能，同时也反映了乳酸盐含量和乳酸盐/丙酮酸比率在肌肉和动脉血中增加的程度，它取决于无氧代谢时的乳酸产量，是运动时无氧代谢能力的标志，可用于运动医学、运动训练、生理及航空医学等方面。

(4) 最大心率(HR$_{max}$)、心率储备(HR reserve, HRR): HR$_{max}$ 为最大运动时实测的最高心率。HRR 是预计最大心率与实测最大心率的差值,它反映了最大运动时心率增加的潜能。最大心率预计值(HR$_{max}$ pred) = 220 - 年龄(岁)或 210 - 0.65 × 年龄。主要用于运动受限的鉴别诊断。正常情况下,HRR < 15 次/min;高血压病和冠脉缺血的患者由于血压过高、心肌缺血而提前停止运动,HR 尚未接近最大值,故 HRR 大;心脏传导系统疾病及窦房结疾病患者 HRR 大乃因其心率增加缓慢;用力不足者和服用了 β 受体阻滞剂或因肺脏因素而受限的患者 HRR 均较大。

(5) 血压:动脉血压决定于心输出量和末梢血管阻力。运动时,由于心输出量大幅度增加,收缩压上升,上升程度与运动强度、心输出量密切相关。正常情况下,运动量越大,血压越高,收缩压增加大于舒张压的增加,而由于运动时外周总阻力下降,舒张压通常不变或稍下降。运动时血压不能正常上升反而下降表明左心室功能低下,要警惕冠心病心肌缺血的发生。

(6) 反映通气变化的几个指标:

1) 潮气量(VT)与深吸气量(IC)的比值(VT/IC):运动时正常人 VT 通常小于静息时 IC 的 70%,VT/IC 罕见超过 0.8。由于肺活量(VC)测定影响因素较多,VT/IC 比 VT/VC 更有价值。

2) 通气量(VE)、最大运动通气量(VE$_{max}$)与呼吸频率(RR):VE 常指每分钟进入或从肺中排出的气体量,等于 VT 与 RR 的乘积。

VE$_{max}$ 是指极量运动时的通气量。安静时 VE 为 5~8L/min,最大运动时 VE$_{max}$ 可达 70~120L/min。

RR 是指呼吸频率。正常人最大运动时 RR 可达 34~46BPM(呼吸次数/min),很少超过 50BPM。

3) 运动时 VE 与 VT 的关系:运动时二者为曲线关系,运动强度不同,通气量增加的机制不同。早期低负荷运动量时,VE 的增加靠 VT 增加而增加,VT 明显增加,但不超过 IC。VT 最高可达 55%VC(男性)和 45%VC(女性)。后期高负荷运动时,当 VT 增加到肺活量(VC)的 50%~60% 时,则需要靠加强呼吸次数来增加 VE。

4) 呼吸储备(BR):反映最大运动时的最大呼吸能力。BR 降低通常为运动受限的因素之一,由于通气功能障碍,通气能力减低所致,故限制性或阻塞性肺疾患常导致低 BR。

5) 二氧化碳通气当量(VE/VCO$_2$)与氧通气当量(VE/VO$_2$):VE/VCO$_2$ 是死腔通气的指标之一。VE/VO$_2$ 指摄入或消耗 1L 氧所用的通气量。

6) 最大二氧化碳产量(VCO$_{2max}$):反映机体清除代谢产物二氧化碳的量。

(7) 血气分析的指标:比较运动前后各指标的变化。

(8) 气体交换率(respiratory exchange ratio, R)与呼吸商(respiratory quotient, RQ):气体交换率表示外呼吸过程中肺内每分钟 CO_2 排出量与每分钟 O_2 摄取量之比,R = VCO$_2$/VO$_2$。

2. 心肺运动试验的临床应用 心肺运动试验在临床上广泛开展已有数十年历史,主要用于:

(1) 直接评定心脏功能容量和肺功能状态。

(2) 评价运动受限的病理生理、功能损害的严重程度。

(3) 呼吸困难的鉴别诊断(心、肺、肺血管等)。

(4)评定心血管和肺疾患治疗方式的效果。

(5)评估外科大手术的危险性及预后。

(6)评估器官移植生存潜能(心脏移植、肺移植等)。

(7)个体化康复医学运动处方的制定。

(8)运动医学、运动计划、训练方案的制定。

(9)劳动力评定。

3. 运动心肺功能测定的要求及方案的选择

(1)心肺运动试验的要求:1998年ACC(the American College of Cardiology)和AHA(the American Heart Association)在《临床心肺运动试验操作指南》中指出,对患者进行心肺运动试验之前要考虑以下因素:第一、专业技术人员的操作经验和专业技能;第二、该技术的灵敏性、特异性和准确性;第三、与更昂贵显像检查比较该技术的费用和准确情况;第四、阳性或阴性结果对临床决定的影响等。

1)对医务人员的要求:运动心肺试验需要在受过运动生理基础知识培训的医师指导下进行,并要求医务工作人员参加心血管急症处理的培训学习,技师和医师熟悉运动过程中的正常和异常反应,并能够认识或预防发生或者将要发生的突然事件。

2)受试者准备:试验应在餐后2小时进行,禁烟,运动前12小时不进行过分的体力活动;暂时停用干扰运动反应的药物,如β-受体阻滞剂等。

3)实验室准备:实验室温度要求在21~23℃,此外尚需配置复苏设备,如:常规抢救用药及静脉注射装置,氧气筒和抽吸装置,气管内插管和喉镜,除颤器等。

(2)运动心肺功能测定的禁忌证:运动心肺功能试验是一种较为安全的测定方法,但也有关于运动中出现心肌梗死甚至死亡的报道,运动试验并发症的死亡率在0.01%以下。因此,必须熟悉运动试验的并发症,并掌握其禁忌证。其禁忌证如下:

1)室内空气情况:$PaO_2 < 45mmHg$;$PaCO_2 > 70mmHg$;$FEV1 < 30\%\ pred$。

2)近期心肌梗死。

3)不稳定心绞痛。

4)急性肺栓塞或者肺梗塞。

5)Ⅱ~Ⅲ度心脏房室传导阻滞。

6)快速室性/房性心律失常。

7)严重身体畸形未纠正者。

8)严重的主动脉狭窄。

9)充血性心力衰竭。

10)未控制的高血压。

11)神经系统疾病所致的运动受限。

12)室壁动脉瘤。

13)严重的肺动脉高压。

(3)运动心肺试验可能出现的并发症:

1)心动过缓的心律失常。

2)猝死(室性心动过速/室颤)。

3)心肌梗死。

4) 充血性心力衰竭。

5) 低血压和休克。

6) 肌肉骨骼损伤。

7) 严重疲劳,头晕,乏力,全身不适,身体疼痛和持续数日的疲乏等。

(4) 运动方案的选择:根据试验条件和目的的不同,可有多种运动试验方案。以运动量分类的极量运动方案和次极量运动方案;按照运动时相分类有连续运动和间歇运动;按照运动功率改变方式分类有递增功率运动和恒定功率运动;按照运动器械分类有功率自行车和平板运动。本节仅介绍平板运动、次极量和极量运动。

1) 平板运动:平板试验运动方案选择完全根据试验的目的和设备条件而定,应用的方案有数种,以 Bruce 方案最常用。Bruce 多级平板运动试验:Ⅰ级为 1.7mph、10% 坡斜度,Ⅱ级为 2.5mph、12% 坡斜度,Ⅲ级为 3.4mph、14% 坡斜度,各级运动 3 分钟。此外,也可用改良 Bruce 运动试验方案。Bruce 方案的优点是大多数受试者不能达到最后一级,缺点是功率递增速度较大,影响 VO_2max 的准确测量。改良 Bruce 运动试验方案参见表 2-7-4。

总之,应该根据测试的目的,依照个体化原则选择运动试验方案,适宜的运动方案应该根据患者情况使其能够持续运动 6~12 分钟。

2) 次极量运动和极量运动:目前次极量的运动尚无一公认的标准,有研究按照年龄预计最大心率的 85%,或心率达到 200-年龄、190-年龄作为次极量运动试验的终止运动心率;也有报道按照运动心率达到最大预计心率的 90% 时作为标准。然而,由于最大心率与年龄关系的回归变化范围较大,相同心率对于相同年龄的不同个体,可能有的已达到最大心率,有的超过了运动最大心率,有的甚至仅为次极量运动心率水平。

极量运动是指受试者尽了最大努力(筋疲力竭)时或者其他临床指标提示达到最大运动量时的运动。由于运动终结通常不易见到 VO_2 平台出现,故只能参考 R 值以决定运动是否已达极量或次极量,但 R 值易导致错误,所以氧和二氧化碳分析器必须定期仔细定标和校准。

(5) 终止运动的指征:

1) 新出现或加重的心绞痛。

2) 中枢神经症状,如共济失调、头晕,或接近晕厥。

3) 末梢低灌注情况,如发绀、苍白。

4) 疲乏、气促、喘息、腿痉挛或者间歇性跛行。

5) 运动中收缩压较基础值下降 >10mmHg,运动功率增加而血压不升,并伴有缺血症状;或高血压反应(无明显症状时,收缩压 >250mmHg。中山大学一院的标准为 220mmHg 和/或舒张压 >115mmHg)。

6) 在无 Q 波的导联(不包括 V_1 和 aVR 导联)出现 ST 段抬高(≥1.0mm);此外,ST 段持续性压低,或者心电轴明显偏移。

7) 较严重的心律失常,如室上性心动过速,高度室性心律失常如多源性、短阵室速等。

四、心脏功能训练的基本方法

(一) 有氧耐力训练

1. 基本定义　耐力是指人体持续进行工作的能力,包括力量耐力、速度耐力、专门耐力和有氧耐力 4 种。通常所说的耐力训练，一般是指有氧运动或有氧耐力训练(aerobic exercise)。有氧耐力训练旨在提高机体心肺功能，调节代谢，改善运动时有氧供能能力，是以身体大肌群参与、强度较低、持续时间较长、以规律的运动形式为主的训练方法。

耐力训练一般为中等强度，即 50%~80% 最大运动能力(最大摄氧量)或 60%~90% 最大心率，每次运动 15~60 分钟左右，每周训练 3 次以上，运动方式多为四肢肌群(上、下肢大肌群)、周期性(即肢体往返式运动，如走、跑等)的动力性运动。参与运动的肌群越多越大，训练效应就越明显。非周期性动力性运动(如各种球类运动)如果达到一定的强度和持续时间，也属于耐力运动。

2. 适应证　耐力训练主要适用于：增强心肺功能；减少心血管病风险因素和心血管疾病发作；消除制动或不运动所导致的不利影响等。具体适应证为：

(1) 不同程度的心肺疾患。
(2) 各种代谢性疾病。
(3) 其他影响心肺功能的情况，如手术或重病后恢复期等。
(4) 维持健康，增强体能，延缓衰老。

3. 运动处方

(1) 运动形式：大肌群参与的活动如步行、慢跑、游泳、骑自行车、越野滑雪、滑冰、园艺、家务劳动等，都是可选择的有氧耐力训练的运动形式，但对年老体衰者，或有残疾妨碍从事上述活动者，力所能及的日常生活活动同样可产生有益的作用，如整理床铺、收拾房间、打扫卫生等。

(2) 运动强度：有氧耐力训练要根据患者的病情、年龄、心肺功能状况、过去运动习惯及要达到的康复目标，确定适合患者情况的个体化运动强度。最常用表示有氧训练运动强度的指标有：

1) 最大摄氧量的百分比(% VO_{2max})：是国际公认的通用指标。最大摄氧量(maximum oxygen consumption, VO_{2max})是指单位时间内最大耗氧量，用 L/min 或 ml/(kg·min) 表示，可由最大心输出量与最大动静脉氧差相乘计算出来；但通过症状限制性运动试验时收集的代谢气体直接测得更为准确。VO_{2max} 受年龄、性别、有氧运动水平、遗传和疾病的影响。为了提高有氧耐力，目前推荐以 50%~85% VO_{2max} 强度为有氧耐力训练强度，但低于 50% VO_{2max} 强度的运动更适合于心脏病人及老年人。

2) 最高心率的百分比(% HR_{max})：最高心率指机体运动至力竭时每分钟的心跳次数(maxium heart rate, HR_{max})。可在极量运动试验中直接测得，也可根据公式计算。年龄相关的最大心率 = 220 - 年龄。目前推荐 60%~90% HR_{max} 的强度为有氧训练强度。此外也可利用公式计算运动中允许达到的靶心率，具体公式为 180 - 年龄或(年龄预计最大心率 - 安静心率)× 60%~80% + 安静心率。两种计算结果类似，对心脏病及老年人靶心率应适当降低。

3) 代谢当量数(MET)：代谢当量(metabolic equivalence)是指单位时间内单位体重的耗氧量，以 ml/(kg·min) 表示，1MET = 3.5ml/(kg·min)。因此它与最大摄氧量有同等含义，是康复医学中常用的运动强度指标。一般认为 2~7MET 的运动强度适宜有氧耐力训练。WHO 已正式公布了日常生活活动及各项体育运动对应的 MET 值(表 2-7-7)，可据此选择适合患者情况的活动进行训练。

表 2-7-7　各种日常活动的能量消耗

活动	MET	活动	MET	活动	MET
生活活动		自我护理		娱乐活动	
修面	1.0	坐位自己吃饭	1.5	织毛衣	1.5~2.0
自己进食	1.4	上下床	1.65	打牌	1.5~2.0
床上用便盆	4.0	穿衣脱衣	2.5~3.5	缝纫(坐)	1.6
坐厕	3.6	站立热水浴	3.5	写作(坐)	2.0
穿衣	2.0	挂衣	2.4	交谊舞(慢)	2.9
站立	1.0	园艺工作	5.6	交谊舞(快)	5.5
洗手	2.0	劈柴	6.7	桌球	2.3
淋浴	3.5	备饭	3.0	弹钢琴	2.5
坐床	1.2	铺床	3.9	长笛	2.0
坐椅	1.2	扫地	4.5	击鼓	3.8
坐床边	2.0	擦地(跪姿)	5.3	手风琴	2.3
步行 1.6km/h	1.5~2.0	扫床	3.4	小提琴	2.6
步行 2.4km/h	2.0~2.5	拖地	7.7	玩排球	2.9
步行 4.0km/h	3.0	职业活动		打羽毛球	5.5
步行 5.0km/h	3.4	秘书(坐)	1.6	游泳(慢)	4.5
步行 6.5km/h	5.6	机器组装	3.4	游泳(快)	7.0
步行 8.0km/h	6.7	砖瓦工	3.4	有氧舞蹈	6.0
下楼	5.2	挖土坑	7.8	跳绳	12.0
上楼	9.0	焊接工	3.4	打网球	6.0
骑车(慢)	3.5	轻的木工活	4.5	打乒乓球	4.5
骑车(中)	5.7	油漆工	4.5		
慢跑 1.6km/10min	10.2	开车	2.8		

4) 自我感知运动强度分级：Borg 建立的自我感知运动强度分级量表（the rating of perceived exertions，RPE）是由受试者主观报告疲劳程度，与前述客观检查和计算的各项指标有良好的相关关系，可用来表示有氧耐力训练的运动强度。RPE 分级量表中有点累（11）和累（15）级分别相当于 60%~90% HR_{max} 范围的运动。因此 RPE 量表中 11~15 级为推荐运动强度。RPE 量表见表 2-7-8。

表 2-7-8　RPE 分级量表

分级	6	7	8	9	10	11	12	13	14	15	16	17	18	19	20
RPE		非常轻		很轻		有点累		稍累		累		很累		非常累	

5) 无氧阈（anaerobic threshold，AT）：是指机体运动过程中清除无氧代谢产物乳酸的能力不能满足机体运动的需要，使乳酸在血液中累积超过某一程度，达到酸中毒水平时的功率水平或需氧量（分别有乳酸无氧阈和通气无氧阈）。超过无氧阈，说明机体无氧代谢供能逐渐

占优势,运动强度较大,所以有氧耐力训练要以低于无氧阈的水平进行。可通过测定呼吸商和血乳酸水平来确定无氧阈。

(3)运动持续时间:运动持续时间应结合运动强度、患者健康状况及体力适应情况而定。运动强度与运动持续时间的乘积为运动量。如果运动强度较高,运动可持续较短时间,反之运动强度低,可进行稍长时间的运动,这样才能产生运动效果。患者健康状况好,体力适应佳,可采用较长时间的活动;而体力衰弱、高龄、有病的患者可采用短时间,一日多次,累积运动时间的方式活动。一般认为基本训练部分,即达到靶强度的运动,需要持续10~20分钟以上。美国疾病控制和预防中心以及美国运动医学院向每个美国成年人推荐中等运动强度的运动,少量、多次、每天累计30分钟。所谓中等强度的活动相当于每天消耗200kcal(1cal=4.1868J)热量的活动。

基本训练的安排可分为间断性和连续性两种:①间断性运动:在基本训练期有若干次高峰靶强度,高峰强度之间强度降低。例如对于心电运动试验中最高强度为10MET的患者,可以在训练中采用若干次8MET的强度,持续时间一般为2~3分钟,间隔2~3分钟。优点是可以获得较高的运动刺激强度,获得较好的训练效应。缺点是需要不断调节运动强度,操作比较麻烦。②连续性运动:指基本训练期的靶强度(一般取中等偏低强度)持续不变,优点是简便,患者相对容易适应。缺点是训练效应不及前者。

训练强度与时间呈反比关系,在额定运动量的前提下,训练强度越高,所需时间越少,训练强度越低,所需时间越长。根据此点可具体安排训练:如训练时监护条件较差或患者自己运动时,选择低强度、长时间;而监护条件好时,可选择高强度、短时间的训练。

在运动前应做5~10分钟准备活动,运动结束后做5~15分钟整理活动。在开始运动训练的4~8周内运动持续时间可适当短些,之后逐渐增量至目标时间。

(4)运动频率:取决于运动量大小。运动量若大,运动使机体产生的变化持续时间长,可达运动后24~48小时,每周训练3次即可达到理想效果。若运动量小,应增加每周运动次数,最好每天都活动,才能产生最佳训练效应。因此,目前一般推荐运动频率为每周3~7次。少于每周2次的训练不能提高机体有氧耐力,每周超过5次的训练,不一定能增加训练效果。训练效果一般在8周以后出现,坚持训练8个月才能达到最佳效果。如果中断锻炼,有氧耐力会在1~2周内逐渐退化。因此,要保持机体良好的有氧做功能力,需坚持不懈地锻炼。

(5)运动量的调整:训练后患者无持续的疲劳感和其他不适,不加重原有疾病的症状,是运动量合适的指标。在训练过程中需要适时调整训练量,以适合患者的需要。调整内容包括运动负荷和心脏负荷。经1~2周训练后,原来的负荷可能达不到训练需要,于是可增加负荷量。增加运动负荷的方式可以是延长训练时间,不增加强度;也可既增加强度,又延长时间。心脏负荷的增加方式是适当增加靶强度,如原来采用70%最大心率作为靶强度,经过训练后,可调整为80%~85%最大心率的靶强度。

(6)训练的实施:每次训练应包括3个部分:准备活动、训练活动和结束活动。①准备活动:主要目的是热身,即让肌肉、关节、韧带和心血管系统开始逐步适应。此时运动强度较小,要确保身体主要肌肉、关节、韧带都有所活动。运动方式包括等张运动和大肌群活动,一般采用医疗体操、太极拳等,也可采用小强度耐力训练,如步行等。准备活动时间为10~15分钟。②基本训练活动:主要目的是产生最佳心肺和肌肉训练效应。高强度训练可刺激心肌侧支循环的生成,运动时间一般30~60分钟,其中达到靶心率的训练强度的时间不宜少于10~15分钟。③结束活动:主要目的是"冷却",让高度兴奋的心血管应激逐步降低,并适应运动停止后血液动力学的改变。运动方式可以与训练方式相同或采用放松体操、自身按摩等,时间一般5~10分钟。

充分的准备与结束活动是防止训练意外的重要环节。

4. 注意事项

(1) 用规范的方法确定运动强度:如通常用标准踏车试验或平板运动试验测定 VO_2max,如用卧位踏车测定时需注明,因为二者结果不同。

(2) 有氧耐力训练前应进行身体检查:如未发现明显心肺、骨骼系统疾患,人们,尤其是青壮年,可自由选择自己习惯或喜爱的有氧运动锻炼。有各种慢性疾病,或男性大于40岁、女性大于50岁,有较大心肺、骨科疾病危险因素者,应在康复医师监督指导下进行锻炼,根据情况随时调整运动方案,逐渐适应后,可进展到定期检查指导训练。

(3) 注意循序渐进:参加有氧耐力训练,需达到一定的运动量,长期坚持才能见效。训练进程分开始阶段、改善阶段和维持阶段。训练者要遵循这个规律,从小量开始逐渐适应后,再进一步按运动处方量进行锻炼,不要自恃己见,一开始就用强力锻炼,结果导致机体疲乏无力,肌肉疼痛,甚至出现一些不必要的身体损害。

(4) 持之以恒:有氧耐力训练需长期坚持,才能对机体产生良性作用。如时断时续就不能达到锻炼的目的。若半途中断,训练效果会很快消退。如间隔4~7天以上再恢复训练时,宜稍减低运动强度。

(5) 根据季节变换和环境的不同调整运动:适宜的运动环境是4~28℃,空气湿度60%,风速不超过7m/s。气候炎热时,人们锻炼可选择清晨或傍晚凉爽时。有条件者可选择在有空调设施的室内进行,以免大量出汗,机体丢失水盐,影响身体健康。如果出汗较多,要及时补充并注意增加能量。近年来不断有研究表明,在寒冷、干燥地区训练的滑雪、游泳、长跑运动员,哮喘发病率显著高于其他地区的运动员,考虑与气候刺激气管致使痉挛物质分泌增多有关。因此提示,在冬季进行耐力训练宜选择温暖之时或室内,以免造成肺损伤。

(6) 注意防止发生运动损伤:耐力运动很少发生严重运动损伤,非心血管性损伤主要为骨骼肌肉损伤,包括直接和间接损伤。常见的直接损伤有挫伤、扭伤、劳损、疲劳性骨折等,例如髂胫束摩擦综合征、胫腓骨疲劳性骨膜炎、跟腱炎、跖筋膜炎等。预防措施是在运动前做充分的准备活动,使肌腱有充分的舒展性以适应运动。间接性损伤主要有退行性关节炎和腰背痛等。

造成运动损伤的运动方式可分为高危和低危两类。低危损伤性运动对骨关节几乎没有影响,常用的运动有:步行、骑车、骑固定踏车、游泳、划船等。高危损伤性运动有较大损伤可能,应注意掌握,常用的运动有:跑步、排球、跳跃、跳绳、有氧舞蹈等。运动损伤的频率取决于年龄和运动性质。损伤发生率与年龄增加成正比。

(7) 针对不同疾病、不同人群、不同训练目的制定相应的运动处方:如健康人以提高心肺功能为主,宜选较大强度运动;若训练目的为防治代谢病,则中低强度运动可取得最佳效果;老年人、孕妇或高危疾病患者,宜从事低强度短时多次累积的活动。应在感觉良好时运动,感冒发烧应在症状体征消失2天以上,方可恢复训练。

(8) 表现为过度训练时应调整运动量或暂时中止训练:①不能完成运动。②活动时不能交谈。③运动后无力或恶心。④慢性疲劳。⑤失眠。⑥关节疼痛。⑦清晨安静时突然出现明显的心率变快或变慢。

(9) 有关运动训练的具体要求:①穿戴宽松、舒适、透气的衣服,最好穿运动鞋。②掌握个人能力的限制,定期检查、修正运动处方,避免过度训练或训练不足。③饭后及空腹时不做剧烈运动。④运动时发现不适,应停止运动及时就医。⑤药物治疗发生变化时,要注意相应调整运动方案。⑥戒除不良生活习惯,如吸烟、酗酒等。⑦运动训练后不宜立即洗热水澡。

(10) 适应证和禁忌证:耐力训练在临床上主要适用于心肌梗死康复训练的后期、高血压病、慢性肺气肿等。禁忌主要为各种临床情况不稳定的心肺疾病、传染性疾病以及重症关节病变等。

5. **机体对有氧训练的适应** 主要表现为心肺系统和骨骼肌组织的适应。有氧训练后,心脏每搏量增加,虽最大心率未变化,但心输出量增大,动静脉氧差增加,因而,VO_2max 提高。心脏呈离心性肥厚,即运动员心脏,心室壁增厚,心腔扩大,舒张末期容积增加,射血分数提高,每搏量增多。

训练后,骨骼肌毛细血管数目增多,毛细血管/肌纤维数目比增加,每个肌细胞内肌红蛋白数量、线粒体数目和体积增大,每个线粒体内氧化呼吸酶增多,活性提高,无氧阈提高,机体做功能力增强。

6. **有氧耐力运动的作用**

(1) 增加机体功能性做功能力:有氧运动使人们在日常生活中精力更充沛,生活内容更丰富,增强老年人和残疾人的生活自理能力,并促使心脏病患者恢复职业生活。

(2) 增进人们对生活的良好感觉(well-being):长期有氧运动可调节情感,减少心理应激,促进机体内激素的平衡,改善睡眠,有利于人们满怀热情,享受生活乐趣。

(3) 减少心脏病、糖尿病、肥胖和癌症的发生,提高生活质量:大量研究表明,体力活动少可使心脏病发病危险提高 2 倍,高血压、高血脂的发生率也增加 2 倍;参加心脏康复者,死亡率下降 20%~25%。可能与高血脂、高血压、糖尿病、肥胖发病减少,心理应激性下降有关。流行病学调查显示,即使每天低强度活动累积 30 分钟,每日一次,长期坚持,对活动少、体质差者也有明显益处。

(4) 延缓衰老,增加寿命:研究表明,长期参加有氧运动,可延缓随年龄增长而发生的 VO_2max 下降、肺功能降低及骨质疏松,并可延寿。

(5) 有益于调节代谢,防止某些代谢疾病的发生:目前高血压、高血脂、肥胖、糖尿病被人们称为"死亡四重奏",也称为 X 综合征,严重影响人类健康。限制饮食、有氧运动和应用药物是防治这些疾病最有效的 3 种方法。研究表明,长期有氧运动可使血清甘油三酯水平下降,高密度脂蛋白升高,血胰岛素水平降低,血糖降低,胰岛素敏感性提高,体重降低,从而减少这些代谢疾病的发生,增进健康。

(6) 提高纤维蛋白的溶解活性:有氧运动,尤其是中低强度的有氧运动,可通过影响红细胞压积、纤维蛋白原、血小板功能和纤维蛋白溶解作用以及某些凝血因子功能而降低血栓形成的危险性。

(7) 适当的有氧运动可提高机体免疫功能:如增加自然杀伤细胞活性和细胞因子白介素-Ⅰ,白介素-Ⅱ水平,延缓随年龄增长出现的免疫功能下降。

(8)有氧运动调节血压:长期参加较低强度的有氧运动,可使高血压病患者的血压下降 8~10/5~8mmHg。

7. 常采用的耐力性运动方法　这类运动包括步行、慢跑、踏车、跳跃、上下楼梯及登山、游泳、滑雪、划船、网球、排球、篮球等。耐力训练是心肺功能训练的最主要方法,其运动训练应按照运动处方进行。

(1)步行和慢跑:日常生活中的步行一般为4km/h,漫步为1~2km/h,散步为3km/h,快步为5km/h,疾步为6km/h,慢跑(健身跑)一般为8km/h,缓慢者只4~5km/h,快速者达10km/h。每分钟步行100步以上者,可以使心率达100~110次/分。慢跑虽然容易取得锻炼效果,但体育外伤较多,也曾有猝死的报道,因此对心功能有明显损害、老年人、体质较差者,不宜贸然从事。慢跑者不应随意加快速度形成跑步,有过心肌梗死者绝不能跑,以免发生意外。若康复医疗机构场地有限,可以利用活动平板进行步行锻炼。

(2)骑自行车:应用功率自行车可以在室内进行运动锻炼。应用家用自行车进行锻炼在我国容易推广,因我国很多地区几乎家家有自行车,人人会骑,特别是可以结合上下班进行锻炼,但以一般速度骑车,摄氧量很低,如3km/h相当于2~3MET,10km/h只有相当于3~4MET,功量太低。骑车锻炼的缺点是因交通拥挤,快速骑车可能撞人,容易精神紧张,也很难保持较快车速,因此可在晨间或运动场内进行骑车锻炼。

(3)跳绳:虽然简便易行,但由于运动强度过大,相当于心脏功能容量9.5~12.5MET,一般认为不适于AMI患者。

(4)游泳:是一项良好的全身运动,但对于AMI者摄氧量偏高,据报告为8.6~6.5MET不等,并且水温过低时容易引起不舒适的冷感甚或寒战,因此除体力好、原来会游泳、能在室内游泳池长期坚持的运动者外,不宜进行这项运动。游泳前应做好准备活动,早期可以做水中步行,逐渐增加运动时间,但不宜时间过久,以防止肌肉痉挛,甚至心绞痛发作。

(二)力量、抗阻和等长运动训练

抗阻运动不是禁忌,可以编入心肺康复运动训练方案中。等长运动占的比例不宜大,适于临床稳定的患者。对要恢复较强工作和体育活动的人,康复运动训练除要改善心血管功能外,增强肌力和局部肌肉耐力也是重要的。一般人群和大部分冠心病患者,需要上肢进行日常职业活动和业余娱乐活动,因此也应进行上肢运动。上肢运动训练理想的靶心率(THR),可从上肢功率仪测定结果计算获得,也可用平板运动或下肢功率自行车得到的靶心率减去10次/min得到。冠心病患者上肢运动负荷约为下肢运动负荷的50%。冠心病患者阻力运动产生的最大心率仅为运动试验测得最大心率的56%~64%,不会引起心律失常、血压异常、ST段降低或心脏病症状。力量训练虽然对提高VO_2max价值较小,但可增加肌力、提高运动能力,只要指导得当,对增强体质有重要意义。尽管动力性有氧训练是改善心血管耐力的重要步骤,但抗阻训练已逐渐成为动态运动程序的辅助手段。心血管功能训练中的抗阻训练特点为对抗阻力较小(多为轻~中度),运动次数较多。

1. 训练原则

(1)抗阻或力量运动训练应是低水平的抗阻训练。

(2)急性发作至少7~8周后才能进行这种训练。

(3)通过症状限制性运动试验,排除参加抗阻或力量运动训练的禁忌证。靶心率是力量运动训练强度的限制指标。宜用心率、血压乘积(RPP)监测力量训练中的心肌摄氧量。

(4)力量训练处方包括3组运动,每组重复12~15次,每组以30秒运动和30秒休息的形式进行。

(5)冠心病患者应保持正确呼吸节奏,避免用力屏气。

2. 训练方法 目前最常用的抗阻训练方法为循环抗阻训练,其运动处方如下:

(1)运动方式:握拳、上举、屈肘、伸肘、抬膝、侧举、提举、下按等,抗重负荷常采用哑铃、沙袋、实心球、弹簧、橡皮条、多功能肌力训练器等。

(2)运动量:强度一般为一次最大抗阻重量的40%~50%;在10秒内重复8~10次收缩为一组,5组左右为一循环,每组运动之间休息30秒,一次训练重复2个循环。每周训练3次。

(3)进度:训练开始时的运动强度应偏低,适应后,重量每次可增加5%。

(4)注意事项:除了有氧训练的注意事项外,还应注意以下几点:

1)应强调缓慢的全关节活动范围的抗阻运动。

2)训练应以大肌群为主,如腿、躯干和上臂。

3)应强调在抗阻运动时使用正确的姿势和呼吸,上举时呼气,下降时吸气,不要屏住呼吸,以免使血压过度升高。

4)为了减少过强的心血管反应,训练时应避免双侧肢体同时运动,握拳不可太紧。

5)尽管低~中强度抗阻训练可改善心血管患者的力量和耐力,但并不能作为增加心功能的训练方法而单独运用,只能作为有氧训练的补充。对于左心功能低下、颈动脉窦反射敏感及功能储量<5MET的患者应禁用。

(三)作业运动或作业治疗

以各种模拟性作业运动以及家务活动来达到训练目的。研究证明,要使作业性活动达到维持或改善心肺功能水平,相当于每天每小时至少要搬起多于20磅(lb,1lb=0.453592kg)重量的物体一次或整天连续搬运物体。由于自动化程度提高,很少作业活动可达上述运动量,因此还需要进行额外的有氧训练。作业运动或作业治疗时确定运动强度主要根据心肺功能评定情况,据此选择恰当的活动方式。

(四)娱乐活动

包括各种棋牌类活动和球类活动,可以提高病人参加活动的积极性,提高训练效果;但应避免任何竞技性活动,以免发生过强的心血管应激,活动强度不应大于有氧训练的强度。

(五)心脏康复运动方案

1. 住院患者运动方案(Ⅰ期) 住院患者的运动方案适用于心肌梗死后、心血管手术后、肺部疾病、周围血管疾病和其他心血管疾病的住院患者。住院患者的运动方案应在监测条件下进行,工作人员与患者的比例约为1:1,并应具备心电监测和抢救的条件。Ⅰ期运动方案的目的是消除由于卧床引起的生理和心理不良反应,恢复日常生活活动能力,改善心肺功能,增加关节灵活性、肌力和耐力,从而提高体能。

2. 出院患者或家庭运动方案(Ⅱ期) Ⅱ期运动方案是从出院后1周开始,持续8~12周。它是Ⅰ期运动方案的继续,多在患者出院后立即进行。应当具有心电监测和抢救的条件,工作人员和患者的比例由1:1到1:5,这取决于患者的心脏功能、症状和心电图变化。患者在家中进行,但应定期参加Ⅱ期运动方案的评定。Ⅱ期运动方案的目的是恢复体力、指导作业活动和正确的生活方式。

Ⅱ期运动处方要根据患者的功能来制订。如>5MET,应当用心率和自觉疲劳分级来规定运动强度,运动时间从10~15分钟逐渐增加到30~60分钟,每周3~4次。

完成Ⅱ期运动方案的条件:①患者的功能达5MET时,才能安全地进行3MET的活动。②病情稳定,表现在:a.对运动有正常的血液动力学反应,适当的血压上升,心电图无明显变化,如缺血、传导阻滞或心律失常;b.心绞痛稳定或无心绞痛;c.安静心率<90次/min,血压<140/90mmHg。③具备完成日常生活活动或作业活动所需的体能,如肌力、耐力和心脏功能等。④患者应了解:a.心血管疾病的基本病理生理学;b.应用合理的干预措施;c.心血管药物作用和副作用;d.进行作业活动和娱乐活动的安全范围。⑤有能力维持运动处方规定的内容。

3.社区运动方案(Ⅲ期) 参加者来自住院患者、出院后患者或从未参加过运动方案者。一般在出院后6~12周进行。

(1)参加Ⅲ期运动方案应具备的条件:Ⅲ期运动方案应提供急救措施、设备和召之即来的急救队伍,工作人员和患者的比例为1:10,逐渐减少监测。运动试验和医学评定应持续3~6个月,以后每年一次或根据需要进行。

1)临床稳定或心绞痛减轻。

2)心律失常已得到控制。

3)了解运动中的症状反应。

4)有自我调节能力。

(2)运动处方:参加者的运动能力>5MET。开始的3~6个月,运动强度为最大功能的50%~80%,运动时间逐渐增加到45分钟,每周3~4次。体能达8MET或大于8MET时,继续维持Ⅲ期运动方案,目的是终生坚持运动。

(3)完成Ⅲ期运动方案的条件:Ⅲ期运动方案持续6~12个月,并能达到以下三条:

1)体能达到职业活动和娱乐活动预期的目标,体能至少超过5MET才能安全进行日常活动。

2)医学状态同完成Ⅲ期运动方案的条件。

3)参加者有较大的功能储备,有能力参加需要较高代谢的活动,如职业活动和文体活动。

(黄东锋 兰 月)

第八节 呼吸运动及排痰能力训练

一、概述

自20世纪30年代以来,呼吸锻炼的重要性逐渐被人们所认识,随着胸外科手术的广泛开展,呼吸锻炼的价值更被确认,并且在呼吸疾患的治疗中占有重要地位,例如哮喘、慢性支气管炎及肺气肿的治疗。呼吸锻炼有助于呼吸系统疾病患者和手术后患者尽早地最大限度地恢复肺功能,缩短康复时间。把改变呼吸方式作为一种治疗手段,需要充分了解肺和胸壁的物理特征,以及了解能影响胸廓呼吸的肌肉活动,而且还应从呼吸的基本功能即机体氧的供应和二氧化碳的排出等几个方面考虑呼吸改变的因果关系。所以,要在叙述呼吸锻炼方式之前,简要介绍一些有关的呼吸生理学。

呼吸是通过肺泡将氧气从空气中吸入体内,而后又将二氧化碳呼出体外的过程。通气能使肺泡的气体和静脉血之间保持一定的压力梯度,从而通过弥散维持气体交换。循环系统则提供肺和组织间的这种运输功能。

正常呼吸的实施必须具备:完整而扩张良好的胸廓;健全的呼吸肌;富有弹性的肺组织及与之相匹配的肺血循环;畅通的气道;调节灵敏的呼吸中枢与神经传导系统。任何一个环节的异常都可以导致通气或换气功能的障碍。

(一)肺及胸廓的弹性特征

弹性是肺脏具有力学功能的最基本的物理特性。弹性的含义是指物体抵抗变形的能力。肺脏具有抵抗扩张、向无气状态回缩的特性,这种特性部分是由于肺泡网络的几何排列所致,部分则是由于弹性组织、纤维组织、血管、细支气管的特性所致。在异常情况下,最小肺泡的表面张力一定程度上也能抵抗肺的扩张,若肺泡表面上没有一种能大大降低表面张力、稳定肺泡内径的表面活性物质(磷脂)的存在,则肺脏会完全闭陷而不能吸气。

通常情况下,肺脏的弹性可以用顺应性(compliance)来表示。顺应性是指单位压力改变时所引起的单位容量的改变。正常成年人肺顺应性的平均值为 100~200ml/cmH_2O($1cmH_2O = 0.098kPa$)。

与肺脏具有向内回缩的特性相对应,其外周的胸廓及横膈则有向外扩张的趋势。这种物理特性也是由于肋骨、肋间肌及横膈的几何排列所致。所以,在正常情况下,肺向内回缩的趋势要受到向外扩张力量的对抗。在无呼吸肌活动的情况下(如在麻醉下给以肌肉松弛剂时),肺及胸廓的弹性决定肺容量的大小。若肺脏较僵硬,则肺将处于容量较小状态;反之,若胸廓较僵硬,则肺较易形成容量较大的状态。

肺的功能残气量是肺脏被动回缩后的肺容量。若肺容量的改变要超过残气量,则必须有呼吸肌的主动作用参与。

1. 呼吸肌(muscles of respiration) 呼吸肌主要有横膈、肋间肌及腹肌,另外还有辅助呼吸肌如斜角肌、胸锁乳突肌等。

(1)横膈:是主要的呼吸肌之一,横膈的肌纤维起源于三组:第一组起源于脊柱、腰大肌和腰方肌外周筋膜;第二组起自下部6根肋骨;第三组起自胸骨剑突的后方。所有肌纤维均汇聚于中心腱。横膈受膈神经支配。

横膈收缩时,胸腔内压力下降,肺容量增大,同时挤压腹部,使腹压增高。横膈独特的几何形状造成其在大多数情况下,收缩时能使胸腔扩张。通常在呼气末位时的收缩早期肋骨向上抬高,然后再向外摆动。呼吸过程中 2/3 的气量是由横膈的作用进出肺的。

(2)肋间肌:包括肋间外肌和肋间内肌,前者较后者体积大。肋间外肌主要支撑胸廓后方,其肌纤维是由上一肋骨斜向下向前走行附于下一肋骨的上缘;而肋间内肌主要支撑胸廓前方,其肌纤维则下斜向后。肋间肌由胸神经支配。肋间外肌助吸气运动,肋间内肌主要支配呼气运动,对呼吸起着重要的辅助作用。

(3)辅助呼吸肌:斜方肌起自颈椎,附于第1、2肋骨上。安静呼吸时,该肌能抬高胸腔,并在用力呼吸时及上胸部运动增加时持续起作用。胸锁乳突肌在通气加强时,同样明显地升高胸骨和锁骨,而平静呼吸时,则不参与活动。

(4) 腹肌:包括腹外斜肌、腹内斜肌、腹横肌及腹直肌,受下6支胸神经和第1腰神经(T7~L1)支配。收缩时压迫腹腔,把肋骨架向下拉。肌电图研究表明,无论是正常人或患者,在平静呼吸时或在轻度用力呼吸时,腹肌均不活动。只在深度呼吸时,腹肌才增添辅助呼气的作用。

2. 呼吸运动(breathing exercises)　各单个肌肉的作用可以综合成某种呼吸方式。这是非常复杂的过程且受许多因素的影响。不同肺容量时,不同的几何学变化使肌纤维作用在不同的方向上。例如,低肺容量时,横膈的作用是扩张胸腔;而高肺容量时,则横膈压缩胸腔。肺高度膨胀时,横膈及肋间肌作用优势下降,而胸锁乳突肌的作用相对增强。横膈的直线位移引起的肺容量变化大约为总变化的2/3。

3. 胸内压分布　胸膜腔内压从平静呼吸时低于大气压 $6\sim10cmH_2O$ 变化到深吸气时低于大气压 $50\sim60cmH_2O$,这样才能完成吸气。平静呼吸时,肺内压也低于大气压约 $3\sim4cmH_2O$,但深呼吸时低得更多。

正常人在平静状态下被动吸气时,胸内压最终降到低于大气压 $2cmH_2O$ 的水平,而肺脏的弹性回缩则能使肺泡产生轻微的正压。用力呼气时,胸腔内压可达 $50\sim70cmH_2O$,肺内压也增高。肺部疾病患者亦可达到同样的压力。

4. 气道的力学作用　肺容量的变化受到两种对抗力的制约:第一种是肺和胸腔扩张的弹性力,前文已进行了讨论。第二种是气流通过气道时所受到的阻力。一般肺有疾患时,气道阻力即可增加,克服阻力必须有通气做功,消耗能量。

正常情况下,气道阻力很低, $0.5\sim1.5cmH_2O$ 的肺泡内压即能将肺泡内的气体以 $1L/s$ 的速度排出体外。肺容量较低时,肺膨胀及低胸腔内压不再能保持气道开放,而使气道阻力增加。相反,在肺容量较高时,气道阻力下降。肺疾患时,支气管平滑肌收缩,黏膜充血,腺体分泌增加使气道阻力显著增高。

主动用力呼气时,胸腔内气道可全部闭合。胸腔内正压能压迫气道,即使正常人亦是如此,深呼气时,气道被压迫而闭合。这一现象解释了肺的"闭合容量",即由外部压迫造成的气道机械闭塞,阻止气体排空时的肺泡容量。支气管病变时,远端气道阻力增加,减低了近端气道的压力,因而使近端气道更容易受到压迫。所以,过分用力呼气容易使气道阻力增加甚至关闭,而用较少气量呼气,却能呼出更多气体。

5. 呼吸能量、做功及其效率　平静呼吸时,呼吸肌的耗氧量约为 $1ml/(min\cdot L)$ 通气。这样呼吸时总的耗氧量为 $5\sim10ml/min$。过度通气时,耗氧量增加到 $3ml/(min\cdot L)$ 通气,通气量达 $75L/min$ 的健康人呼吸时氧需超过 $200ml/min$。

肺气肿患者,呼吸时需要能量更多,每增加1L通气,需额外吸收 $4\sim5ml$ 的氧。呼吸肌用力增加,即要消耗更多的氧,因此,任何试图产生较高每分钟通气量的运动均是有害的。

根据潮气量与胸膜腔内压力变化的乘积即可测出肺充气和排气时所做的功。

研究表明,无论健康者还是患者,在休息时或运动时总是以做功最少的呼吸频率和深度进行呼吸。深而慢的呼吸需过多地对弹性阻力做功;浅而快的呼吸则需过多地对气道阻力及组织黏性阻力做功。患者能在这两种极端情形之间,自动选择一个最佳水平。所以,呼吸锻炼尽量不要改变患者已经习惯了的呼吸频率及深度。

任何机械的效率都按一个比率:

$$机械效率 = 所做机械功/消耗的能量$$

呼吸运动的效率为5%~10%,所以只有少部分能量消耗是做有用功的。肺气肿患者呼吸运动的效率更低,做功效率稍许增加,呼吸时的能量消耗就会大大下降。

6. 呼吸力学的紊乱　呼吸力学紊乱可以发生在远端或近端气道、肺泡组织及胸廓。力学改变或微生物侵入使气道黏液分泌增加、迷走神经兴奋而引起咳嗽反射,远端气道中黏液高度分泌、细菌感染、黏膜充血及平滑肌收缩均可使气道阻力增加。胸腔内正压能压迫气道甚至使气道闭合。肺组织的破坏使肺弹性回缩下降,而胸廓又具有向外扩张的倾向,因此使得肺脏过度膨胀。过分纤维化亦能减低肺的扩张能力。脊柱后侧凸和肥胖者,由于其胸壁僵硬同样使呼吸阻力增加。

气道阻塞性疾病中,肺力学改变大多是因肺和胸壁过度膨胀所致。肺的膨胀使吸气肌短缩,其在收缩时拉力下降。按照肌肉的长度－拉力特性,缩短的肌肉活动时在力学上处于一个不利的位置。此外,胸腔过度膨胀时横膈变平,失去了曲度,根据Laplace力学原理,此时横膈收缩所产生的压力变化很小。

(二)呼吸疾病的病理生理学基础

呼吸疾病是肺部组织气体充分交换受阻而导致二氧化碳潴留和缺氧的一些疾病。其原因有:①肌肉无力或其弹性减退。②空气流经气管支气管树时阻力增加。据此可将呼吸疾病分为限制性和阻塞性两类。此外还有一类由于肺泡弥散膜的厚度增加或面积减小所引起的疾病,常与限制性疾病有关。

1. 限制性疾病　在正常情况下,大约196Pa($20cmH_2O$)压力就能使游离肺充盈到肺活量的大小。因此,充分吸气时要求肺内压力达到这一程度。这一压力在正常情况下通过使胸膜腔成为负压而达到。限制性疾病的特征是在任何通气量的条件下,以增加能量消耗去克服肺和胸部结构的回缩。任何会使肋－椎和胸－肋连接部僵硬或引起呼吸肌、腹肌或肩带肌和肺本身纤维化改变的疾病,都可以导致肺功能的限制性障碍。

肌肉或支配呼吸肌的神经失去作用也将产生同样的影响。在此情况下,所谓的限制,就是说它将没有力量去承受和抗衡肺和胸部结构的弹性回缩。

2. 阻塞性疾病　当肺扩张时,肺内的通气也随之进行。肺的大小和对气流的阻力两者之间呈一定的相互作用关系。哮喘和肺气肿的特征之一,就是气流受到的阻力增大,即肺内压力很高使气道内阻力增高,以致在气体排空之前气流就停止了(称之为空气截流现象)。肺气肿时气流阻塞现象主要表现在呼气时。哮喘时则发生均匀的气流阻塞,而且在吸气时较为明显。

3. 弥散功能障碍　通过肺泡膜的氧量直接取决于肺泡内氧压和毛细血管内平均氧压之间的差,也取决于分隔空气和血液的膜的面积和厚度。各种形式的肺纤维化改变均可使膜的厚度增加及肺泡的表面积减小。

在正常情况下,肺对氧摄取量的增加是因静脉血中氧含量下降和随通气功能增加的肺血流量增加所引起的。有弥散障碍时,可通过加强通气而取得一定程度的代偿,因为这样可以使肺泡气体中的二氧化碳浓度降低,从而提高氧的浓度。在此种情况下,利用快速呼吸来维持肺泡较低的二氧化碳分压所付出的代价最小,因肺的顺应性减低,故深呼吸需做更多的功。

(三)呼吸肌及其控制

静息状态下,正常通气是通过膈肌收缩,伴肋间外肌充分收缩使胸廓固定完成的。吸气时,当膈肌开始收缩,下部肋缘就向外张开且腹压增加,同时腹肌放松。呼气则主要由肺回缩的力量使膈肌逐渐放松所致。

肌肉活动时需氧量增加并产生二氧化碳,随即呼吸通气增强。引起通气增强的机制还有:①动脉内二氧化碳张力增加(或 pH 值下降)影响呼吸中枢。②动脉氧张力降低,通过化学感受器的调节产生影响。

呼吸中枢活动增强时可增加呼吸的深度和速度,主动呼气(肋间内肌和腹肌收缩)也就随之开始。如果对呼吸中枢的刺激达到足够强度,能使颈、肩带和腹部的附属肌肉也参与活动以帮助吸气和呼气。

刺激呼吸中枢时也影响附近的循环中枢,因此通气增加伴随心输出量增加。另外,由于胸腔内压下降,呼吸加深,能使体静脉与右心房之间的压力梯度增加,从而有利于加强静脉回流。

对鼻、咽和气管－支气管树进行刺激,还可以引起一些协同反射,如打喷嚏、作呕和咳嗽。这些动作包含所有与通气有关的肌肉的参与,也包括当声带关闭声门时喉部阻断气道等机制在内。有效的咳嗽和喷嚏要求有充分的腹肌活动,以对抗闭合声门压力,这样声门松弛时,气管－支气管树中的气流速度足以形成湍流。单纯依靠气道内的薄层气流是不能排出气道壁上的物体的,还需要纤毛运动的参与。

(四)呼吸训练的理论基础

1. 解剖与生理方面的依据　维持肺通气量的肌群不是直接作用于肺和支气管,而是通过改变胸腔容积,使胸腔内压产生相应的变化,从而引起肺泡的扩张和回缩,驱动气体出入。

呼吸可在一定程度上受意识支配,因而可以进行主观训练。通常吸气是主动的,呼气是因胸廓和肺的弹性回缩而被动完成的,在呼吸训练中应着重训练吸气肌。

2. 呼吸节律的调控　呼吸运动是节律性运动。意识性抑制呼吸很少能超过 1min,这是因为当血液中二氧化碳含量升高、氧张力下降,达到一定程度时,其兴奋呼吸中枢的作用超过大脑皮质的控制,于是节律呼吸重新开始。在延髓及延髓与脑桥、中脑之间均有呼吸调节中枢,在延髓背侧有背侧呼吸群,主要是吸气神经元,在吸气相放电;另一组是腹侧呼吸群,主要含有吸气和呼气神经元,以吸气神经元为主。吸气神经元根据其功能及分布不同又分为 α、β、γ、δ 4 种。α、β 在背侧呼吸群,γ、δ 在腹侧呼吸群。如 I_α(吸气神经元)的轴突下行至脊髓颈节段支配膈肌运动神经元,I_γ 无下行到脊髓的纤维,但接受 I_α 和肺牵张感受器传来的冲动。I_γ 纤维主要支配肋间外肌,少部分支配膈肌,因而 α、γ 主要是吸气神经元纤维,当这些神经元兴奋后即引起吸气反应。随着吸气的进行,I_β 受到肺牵张反射的反馈,使兴奋增强,并和脑桥的呼吸调节中枢一起激活吸气中断机制,抑制吸气神经元的活动,促使进入呼气相。而后因肺泡的回缩和呼吸调节中枢活性下降,又抑制吸气中断机制的兴奋,吸气神经元重新恢复放电,再次开始吸气。

3. 肺的功能潜力　肺有巨大的功能潜力,成人肺活量平均为 3L,而每次呼吸的潮气量只有 500ml,仅占肺活量的 1/6。健康人动脉血氧分压 13.3kPa(100mmHg),血氧饱和度为 97%,依靠氧离曲线的特殊状态,即使血氧分压降至 8kPa(60mmHg),血氧饱和度仍可保持在 90% 的水平。肺循环有巨大代偿能力,如果做全肺叶切除,在静息状态下肺动脉压仍可维持在正常范围。即使出现部分症状,通过呼吸训练,仍有可能产生足够的代偿能力。

呼吸运动中枢接受中枢神经系统的调节,例如在唱歌、运动等活动中音韵的控制、言语的断续都需要呼吸运动的协调。在大脑皮质功能完整的情况下,最大自主通气量每分钟可达100L以上,说明呼吸功能的可塑性。

4. 呼吸限制性疾病(restrictive pulmonary disease)

(1)当神经未损伤或神经肌肉系统的残存结构尚未完全恢复时,肌肉无力可通过适度的运动练习得以改善。呼吸肌的运动是有节律的,欲使呼吸肌静止不动是不可能的,因此应该有意识地锻炼以增加通气,使呼吸肌的活动减少。对于呼吸限制性患者,由于能引起损害的活动强度和能使肌力增强的活动强度之间差异很小,因此在增加呼吸肌运动强度时,应加以注意。

(2)胸部畸形使得呼吸肌起止点之间的正常关系遭到破坏,也可因胸部前后径的增大使横膈变平,吸气时下胸部肋骨会向内缩进,膈肌进行无效收缩而不能像正常膈肌那样呈圆顶状进行有效收缩。对于此类患者应该帮助其训练腹肌,或使用机械帮助其进行通气。

(3)当胸廓和肌肉系统发生纤维化时,肺的顺应性(肺的扩张度或弹性回缩)丧失。只要有可能,应尽力松解挛缩和僵硬的关节,以减少呼吸时所做的功。

5. 呼吸阻塞性疾病(obstructive pulmonary disease)

(1)肺部阻塞性疾病的胸部常固定在大于正常呼气终末时的位置,因此功能残气量和残气量均增加,从而造成横膈变平,使呼吸肌的效能降低。有些患者吸气时腹肌收缩并对抗吸气时肋间肌、颈和肩部肌肉的用力。纠正方法是采用呼气时收缩腹肌的运动体操,训练患者在吸气时放松腹肌。

(2)阻塞性疾病时,由于气流速度增加而使呼吸做功增加,如公式所示:

$$VA = (VT - VD)f$$

注:VA代表肺泡通气(L/min),VT代表潮气量(L),VD代表死腔气量(L),f代表每分钟呼吸频率。

鉴于每次呼吸中死腔保持恒定,故当频率增加时每分钟的死腔通气量才能增加。就每次呼吸而言,超过死腔的吸入量容积才是有效(或肺泡)通气量。潮气量越大,死腔通气所占比例就越小。

由上可知,通过慢而深的呼吸,可以达到某一肺泡通气量时所要求的最低通气总量。当某一肺泡通气量通过最大潮气量和最低频率完成时,此时的气流速度也就最小。

由于阻塞主要发生于呼气时,故快速吸气仍可使呼吸频率保持在较低限度。另外由于"空气截流现象",除非通过皱缩口唇或者部分闭合声门进行呼气,否则应尽量避免急速用力呼气。基于上述原理,就能为各种患者制订合理的呼吸训练方案。这些方案对于经常张口浅呼吸的患者较有效,而对深慢呼吸的患者及皱缩口唇呼气的患者则效果差些。但是,由于呼吸训练能对呼气肌肉产生刺激,因此通过呼吸训练可以保证患者有较深的呼气,重要的是应该长期坚持训练。

(五)呼吸训练的作用及其目标

1. 作用

(1)呼吸运动在一定程度上受大脑皮质的支配,因此可进行主动训练,通过对呼吸运动的控制和调节来改善呼吸功能。

(2)在增加呼吸肌的随意运动时,呼吸容量可明显增加,从而改善氧气的吸收和二氧化碳的排出。

(3) 通过主动训练可以改善胸廓的顺应性,因此也有可能改善肺组织的顺应性,同时,随着血液循环的改善,有利于肺部及支气管炎症的吸收及肺组织的修复。

(4) 辅助呼吸肌在一定程度上可增加呼吸深度,但使用不当时,可增加无效耗氧量,加重呼吸困难症状。因此,当辅助呼吸肌过度紧张时,应给予安静、放松治疗,从而减轻呼吸困难症状。

2. 目标

(1) 尽可能恢复有效的腹式呼吸,改善呼吸功能。

(2) 清除气道内分泌物,减少气道刺激因素,保持呼吸道卫生。

(3) 采取多种措施,防治并发症。

(4) 提高患者心功能和全身体能,尽可能恢复活动能力,重返社会。

二、呼吸系统检查和功能评定

通过对呼吸系统的检查和评定,可以理解呼吸系统疾病病理生理的改变过程,对呼吸功能损害作出质和量的判断,从而为疾病的诊断、治疗和疗效评定提供客观依据。

(一) 呼吸系统检查

1. 病史采集　包括年龄、性别、体重、环境因素、职业接触史、个人不良嗜好如吸烟史、境外旅居、旅游经历、药物应用史、过敏史、家族史等。

2. 主诉(现病史)

(1) 咳嗽:干咳可能的病因有滤过性病毒、吸入刺激性气体、胸膜腔积液、心脏病。排痰性咳嗽可能的病因有支气管扩张、慢性支气管炎、细菌性肺炎、肺结核病。

(2) 呼吸困难:可能病因有心脏疾病、呼吸能量增加(呼吸频率加快、氧需要量增加)、神经性因素、严重贫血、气胸、大量胸腔积液。

(3) 咳血:可能病因有肺结核、支气管癌、严重呼吸系统感染、支气管扩张、二尖瓣狭窄、肺栓塞。

(4) 胸痛:可能病因有胸膜炎、胸腔积液、气胸、肋骨骨折、癌症。

(5) 其他:体重减轻、活动量减少、睡眠姿势改变等。

3. 体格检查

(1) 呼吸模式:注意休息及活动时的呼吸速率、节律及深度。一般休息状态下,正常的吸气对呼气的比值为1∶2;而活动时比值为1∶1。健康者的颈部肌肉(吸气辅助肌)只有在深呼吸时才起作用。

异常的呼吸模式有:①呼吸困难:呼吸短促、吃力。②呼吸急促:快速、浅呼吸、潮气量减少。③呼吸徐缓:慢速的浅呼吸或正常的深呼吸,同时具有规律的节奏,这可能和药物剂量过度有关。④过度换气:深而快速的呼吸,潮气量及呼吸速率都增加,有规律的节奏。⑤端坐呼吸。⑥呼吸暂停:呼气期中呼吸停止。⑦长吸式呼吸:吸气期中呼吸停止。⑧Cheyne-stokes呼吸:潮气量逐渐增加,接着一连串的潮气量逐渐减少,然后一段时间的呼吸暂停,依次循环,可见于严重脑外伤患者。

(2) 胸廓形状及对称度:哈里逊沟为膈的部位凹陷,可能由于幼儿期患支气管哮喘所致;桶状胸为肺高度扩张的标志;漏斗胸为先天异常;鸡胸为先天性或幼儿期慢性严重哮喘所致;严重脊柱畸形会引起肺活量减少,可致气喘。

(3)患者的色泽:发绀为由于血中的还原血红蛋白的增高。分为:①中央性发绀:动脉血中的氧饱和度降低。可见于肺炎、肺萎缩、急性气喘、慢性支气管炎、肺气肿及栓塞等疾病。②末梢发绀:因血流缓慢,在手指、耳朵、面颊及唇可见青紫。

有些患者由于肺组织的扩散力受阻,而使一氧化碳滞留在肺内,这些人面部呈现粉红色。

(4)杵状指:指甲基底与手指皮肤之间的角度消失变平,指或趾末端膨大。

(5)咳痰:①颜色:痰呈透明、灰或白色,未受感染;黄色或绿色,化脓性感染。②黏滞度:痰浓为缺水或受感染;粉红色泡沫状为肺水肿。③痰量:24小时内超过50ml,可见于支气管扩张感染。

(6)胸廓的扩张度:胸廓的呼吸活动受限见于脊柱畸形、肺萎缩、局部肺组织纤维化(支气管扩张、肺结核)、肺炎、胸膜腔积液、气胸和疼痛等。

测量胸部扩张的常用部位:第4肋骨(腋部)、第9肋骨(腹上部、剑突下约3横指处)、肋骨下区。注意记录患者是站姿还是坐姿。

(7)叩诊:听取叩击的回音如下:①浊音出现于肺积液、肺实变、肺萎陷及肺局部纤维化。②高清音见于肺气肿、气胸。

(8)听诊:目的是确认肺内充血的区域;决定体位引流治疗的效果;决定是否停止体位引流的治疗。听诊要分析呼吸音的性质、强度及是否有附加呼吸音。

1)呼吸音的性质:①肺泡呼吸音:吸入音强于呼出音,吸入音在整个吸气期都能听到,呼出音只能在呼气相早期听到,呼气期过长表示气管有阻塞。②气管呼吸音:呼气音与吸气音一样长(或稍长于吸气音),呼气音强于吸气音,吸气音与呼气音之间有短暂停顿,正常时,气管音只能在气管区听到。如果在肺的其他部位听到气管呼吸音,表示肺或胸膜的异常,声音传导功能增强,而通过肺泡的气流受阻。

2)呼吸音的强度:呼吸音强度减弱见于肺萎陷、局部肺纤维化、肺炎、肺气肿、肺肿瘤、胸膜腔积液、气胸。

3)附加音:①捻发音/爆裂音(湿啰音):不连串,无韵律,好似将头发在耳边摩擦之音。②呼气后期爆裂音:通常在肺下叶听到,在呼气末期和吸气开始时听到,表示大范围导气管阻塞或有痰。③吸气后期爆裂音:通常在肺底部听到,仅限于吸气期,在肺水肿及肺泡纤维变时也可听到。④喘鸣音:高调的肺音。单声喘鸣开始和结束均无规律,表示导气管极度狭窄。⑤胸膜摩擦音:胸膜相互摩擦所发出的声音,在呼气和吸气中反复并定时出现。在听到胸膜摩擦音的同一部位,常伴随疼痛。

(9)影像学检查:包括胸部X线检查、CT、MRI、超声检查、核素检查。

(10)其他:微生物学检查、细胞学检查、内镜、活组织检查及支气管—肺泡灌洗检查等。

(二)呼吸功能评定

1. 呼吸困难分级

(1)Moser等于1980年针对功能性肺残疾,提出呼吸困难分级法(表2-8-1),适用于最初建立预期目标和康复计划。

(2)据美国医学会《永久性损伤评定》(GEPI)1990年修订第3版的资料,呼吸困难分为3度(表2-8-2)。

表2-8-1 功能性肺残疾评定

分级	功能能力
Ⅰ	正常活动无明显受限,但用力时有呼吸困难,可就业
Ⅱ	基本ADL或平地行走无呼吸困难,上楼或爬坡时呼吸困难,通常限于坐位职业
Ⅲ	某些ADL(如淋浴、穿衣)时呼吸困难,可以用自己的速度走一个街区,但跟不上同龄人,一般只能从事完全坐位的职业
Ⅳ	部分ADL需要依靠他人,休息时无呼吸困难,但稍用力即有呼吸困难
Ⅴ	家居且卧床或坐在椅中,休息时也呼吸困难,大部分ADL依靠他人

表2-8-2 呼吸困难分度

分度	特点
轻度	平地行走或上缓坡出现困难,在平地行走时,步行速度可与同年龄、同体格的健康人相同,但在上缓坡或上楼梯时则落后
中度	与同年龄、同体格的健康人一起在平地行走时或爬一段楼梯时有呼吸困难
重度	在平地上按自己的速度走超过4~5分钟后即有呼吸困难,患者稍用力即有气短,甚至在休息时也有气短

(3)国内学者建议采用的呼吸困难分级方法:

1)日常生活能力评定:通常采用6级制(南京医科大学)。

0级　虽存在不同程度的肺气肿,但活动如常人,对日常生活无影响、无气短。

1级　一般劳动时出现气短。

2级　平地步行不气短,速度较快或登楼、上坡时,同行的同龄健康人不觉气短而自己已气短。

3级　慢走不到百步即有气短。

4级　讲话或穿衣等轻微活动时有气短。

5级　安静时出现气短,无法平卧。

2)自觉气短、气急分级法:根据Borg量表改进(南京医科大学)。

1	无气短、气急	−5	明显改善
2	稍感气短、气急	−4	
3	轻度气短、气急	−3	中等改善
4	明显气短、气急	−2	
5	气短、气急严重,不能耐受	−1	轻改善
		0	不变
		+1	加重
		+2	
		+3	中等加重
		+4	
		+5	明显加重

2. 呼吸功能检查

(1)肺活量(VC):尽力吸气后缓慢而完全呼出的最大气量,是最常用的参考指标之一。

肺活量常随限制性及阻塞性呼吸系统疾病严重性的增加而逐渐下降。

(2)用力肺活量(FVC):深吸气后以最大用力、最快速度所能呼出的气量。主要反映气道状态。FEV1为用力呼气时第1秒钟的用力呼气量,正常时大于用力肺活量的75%,用力呼气量(FEV)中间一半(FEV为25%~75%)平均用力呼气流速为一斜坡线,其对于呼吸强度的依赖性小于FEV1,这是观测早期气道阻塞较敏感的指征。

(3)其他:血气分析、动脉血氧分压、二氧化碳分压等,较多用于临床诊断。

(4)常用术语及呼吸图:

1)肺功能评定常用术语:见表2-8-3。

表2-8-3 肺功能评定常用术语

全 称	缩写	单位	说 明
肺活量	VC	L	深吸气后作一次最大呼气的气量
用力肺活量	FVC	L	深吸气后作最大用力呼气所呼出的气量
一秒量	$FEV_{1.0}$	L	用力呼气时,第1秒内呼出的气量
一秒率	$FEV_{1.0}\%$	%	一秒量与用力肺活量的比值
残气量	RV	L	深呼气后残留在肺内不能呼出的气量
功能残气量	FRC	L	平静呼气后残留在肺内的气量
肺总量	TLC	L	深吸气后肺内所含的气量
最大通气量	MVV	L/min	单位时间内以最大速度和幅度呼吸时,吸入或呼出的气量
最大中期呼气流量	MMEF	L/s	由FVC曲线上计算获得用力呼出肺活量25%~75%的平均流量
一氧化碳弥散量	DLco	ml/(mmHg·min)	让患者从RV起最大限度地吸入已知小浓度CO的气体,屏住呼吸10秒,再慢慢呼至RV。分析肺气泡终末呼出量中的CO,计算出该次呼吸的摄取量

2)呼吸图:简明的呼吸图(图2-8-1)可以为临床提供许多有用资料,例如:肺活量低

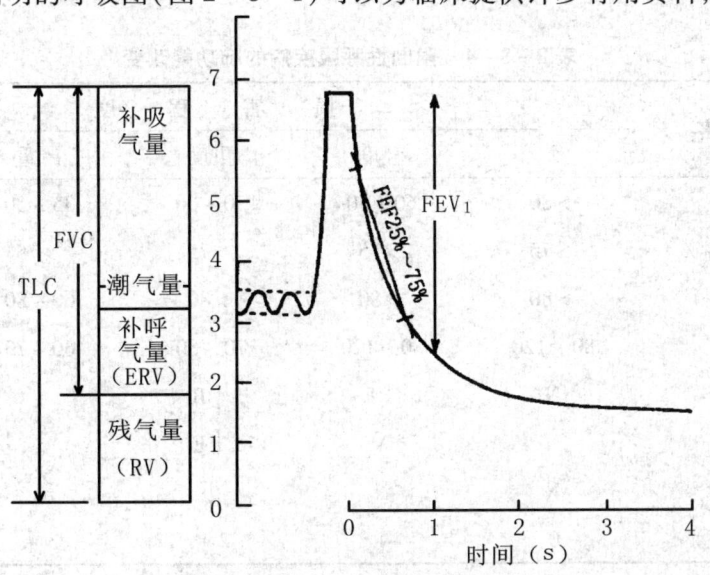

图2-8-1 正常人呼吸图与肺容量

而流速正常,通常提示有限制性疾病(图2-8-2,表2-8-4);慢性阻塞性肺疾病和哮喘则具有特征性的流速减慢(图2-8-3,表2-8-5);明显肺气肿患者的气道可能基本正常,但由于顺应性差,气道受动力性压迫而使呼吸流速受限。

正常 $RV \approx 25\% TLC$;$FRC = 40\% TLC$;$FEV1 \geq 75\% FVC$;$FEV3 \geq 95\% FVC$。

TLC:16~34 岁 为 $VC/80 \times 100$;
　　35~49 岁 为 $VC/76.6 \times 100$;
　　50~69 岁 为 $VC/69.2 \times 100$。

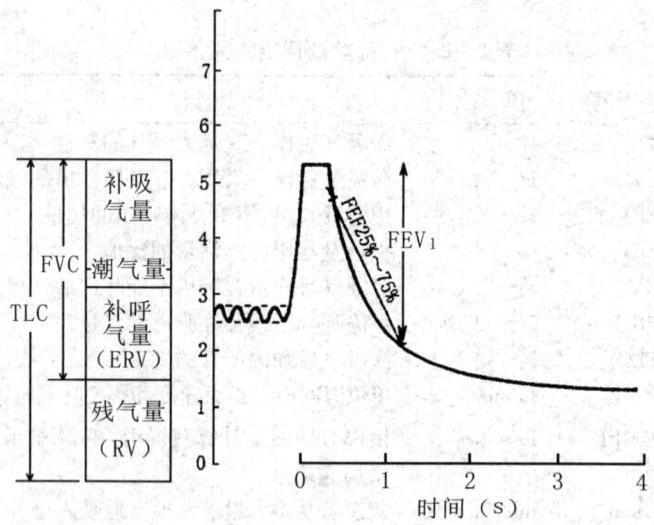

图2-8-2　限制性呼吸疾病的呼吸图与肺容量

限制性呼吸疾病肺容量全面下降,RV下降幅度小于FRC、FVC及TLC,$FEV_1/FVC(\%)$正常或超过正常值,潮式呼吸快而浅。

表2-8-4　限制性呼吸疾病的肺功能改变

限制性疾病损害	损害程度				
	无	轻度	重度	严重	非常严重
VC(占预计值%)	>80	60~80	50~60	35~50	<35
FEV1.0(占肺活量%)	>75	>75	>75	>75	>75
MVV(占预计值%)	>80	>80	>80	60~80	<60
RV(占预计值%)	80~120	80~120	70~80	60~70	<60
DL_{CO}	N	↓E	↓R	↓	↓↓
PaO_2	N	N	↓E	↓	↓↓
$PaCO_2$	N	N	↓	↓	↑
呼吸困难(严重性)	0	+	2+	3+	4+

N:正常;R:静息时;E:活动时。

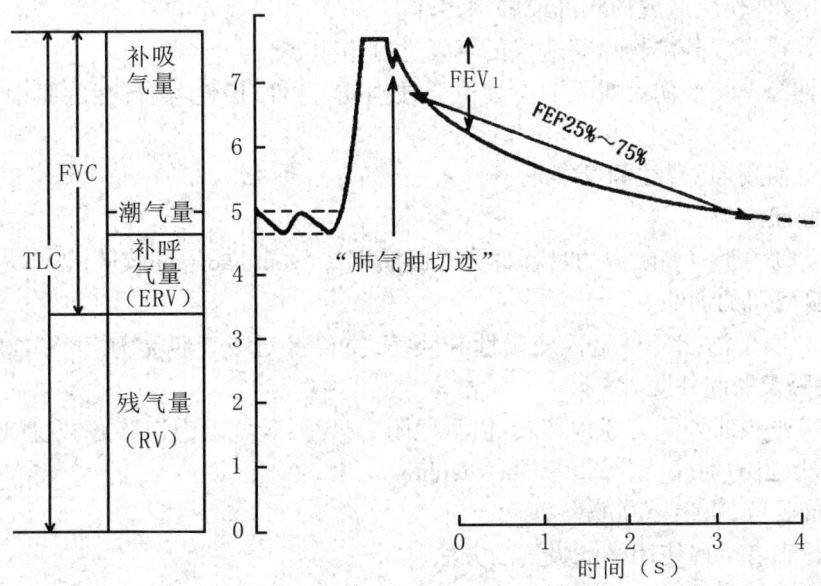

图 2-8-3 阻塞性呼吸疾病的呼吸图与肺容量

FRC = RV + ERV, VC = TLC - RV

阻塞性呼吸疾病,RV、FRC 升高,TLC 也升高,但升高幅度较小。因此 VC 下降,呼气延长,FEV_1 等于或小于 FVC 的 75%,出现"肺气肿切迹"。

表 2-8-5 慢性阻塞性肺疾病的肺功能改变

慢性阻塞疾病损害	损 害 程 度				
	无	轻度	中度	严重	非常严重
VC(占预计值%)	>80	>80	>80	↓	↓↓
FEV1.0/FVC(%)	>75	60~75	40~60	<40	<40
MVV(占预计值%)	>80	65~80	45~65	30~45	<30
RV(占预计值%)	80~120	120~150	150~175	>200	>200
DL_{CO}	N	N	N	↓	↓↓
PaO_2	N	↓E	↓	↓	↓↓
$PaCO_2$	N	N	↓	↑E	↑R
呼吸困难(严重性)	0	+	2+	3+	4+

N:正常;R:静息时;E:活动时。

三、呼吸训练

呼吸训练(breathing training)是肺疾病患者整体肺功能康复方案的一个组成部分。患者开始训练之前,必须掌握正确的呼吸技术,此技术的要点是建立膈肌呼吸,降低呼吸频率,协调呼吸(即让吸气不在呼气完成前开始),调节吸气与呼气的时间比例。

训练目标是:改善换气;增加咳嗽机制的效率;改善呼吸肌的肌力、耐力及协调能力;保持或改善胸廓的活动范围;建立有效呼吸方式;促进放松;教育患者处理呼吸急促;增强患者整体的功能。

(一)适应证

1. **急性/慢性肺疾病** 慢性阻塞性肺疾病、肺炎、肺扩张不全、肺栓塞、急性呼吸窘迫。

2. 因手术/外伤所造成的胸部或肺部疼痛。
3. 支气管痉挛或分泌物滞留造成的继发性气道阻塞。
4. 中枢神经系统损伤后肌无力 高位脊柱损伤、急性/慢性/进行性的肌肉病变或神经病变。
5. 严重骨骼畸形(脊柱侧弯等)。

（二）呼吸肌练习

改善呼吸肌的肌力和耐力的过程称为呼吸肌训练(ventilatory muscle training, VMT)。这项技术强调吸气肌的训练。

1. 作用 用于治疗各种急性或慢性肺疾病，主要针对吸气肌无力、萎缩或吸气肌无效率，特别是横膈及肋间外肌。

2. 方法 呼吸肌训练有3种形式：横膈肌阻力训练；吸气阻力训练；诱发呼吸训练。

(1) 横膈肌阻力训练(strengthen the diaphragm)：

1) 患者仰卧位，头稍抬高的姿势。
2) 首先让患者掌握使用横膈吸气的方法。
3) 在患者上腹部放置1~2kg(3~5lb)的沙袋。
4) 让患者深吸气同时保持上胸廓平静，沙袋重量必须以不妨碍膈肌活动及上腹部鼓起为宜。
5) 逐渐延长患者阻力呼吸时间，当患者可以保持横膈肌呼吸模式且吸气不会使用到辅助肌约15分钟时，则可增加沙袋重量。

(2) 吸气阻力训练(inspiratory resistance training)：为吸气阻力训练所特别设计的呼吸阻力仪器可以改善吸气肌的肌力及耐力，并减少吸气肌的疲劳。

1) 患者经手握式阻力训练器吸气。吸气阻力训练器有各种不同直径的管子提供吸气时气流的阻力，气道管径愈窄则阻力愈大。
2) 每天进行阻力吸气数次。训练时间逐渐增加到每次20分钟~30分钟，以增加吸气肌耐力。
3) 当患者的吸气肌力/耐力有改善时，逐渐将训练器的管子直径减小。目前，市场上有6种不同型号的手握管径可供患者选用。假如没有吸气阻力训练器，也可自行设计制作。

(3) 诱发呼吸训练器(incentive respiratory spirometry)训练：诱发呼吸训练器训练是一种低阻力的训练方式，或称为持续最大吸气技巧的训练，强调最大吸气量的维持。

患者尽可能深吸气，诱发呼吸训练器提供患者视觉和听觉反馈。诱发呼吸训练器训练可增加患者吸气容积以预防术后肺泡萎陷，同时也能增强神经肌肉疾病患者的呼吸肌的肌力与耐力。这种呼吸方式无论使用呼吸训练器与否都可进行训练。

1) 患者仰卧或半坐卧位，放松舒适姿势。
2) 让患者做4次缓慢、轻松的呼吸。
3) 让患者在第4次呼吸时做最大呼气。
4) 然后将呼吸器放入患者口中，经由呼吸器做最大吸气并且持续吸气数秒钟。
5) 每天重复数次，每次练习5~10下。
6) 训练中避免任何形式的吸气肌长时间的阻力训练。如果出现颈部肌肉(吸气辅助肌)参与吸气动作，则表明膈肌疲劳。

(三) 膈肌呼吸(腹式呼吸)(diaphragmatic breathing)

1. 机制和作用　呼吸是由脑桥和延髓中的呼吸中枢所控制,但在一定程度上可受大脑皮质的调节,因此可经训练提高功能。正常平静呼吸主要靠膈肌收缩下降,使胸廓内压减小而主动吸气,由胸廓和肺的弹性回缩而被动呼气。深吸气时,肋间内、外肌分别参与呼气和吸气。正常呼吸时,膈肌运动占呼吸功的70%。呼吸困难时,辅助呼吸肌也参与呼吸运动。慢性阻塞性肺疾病(chronic obstructive pulmonary disease,COPD)患者的横膈处于下降位,变得平坦和松弛,而且肺过度膨胀失去弹性回缩力,横膈难以上升,其运动只占呼吸功的30%。为弥补呼吸量的不足,在平静呼吸时肋间肌或辅助呼吸肌也参与呼吸运动,即以胸式呼吸代替,吸气费力时呼气也主动进行,并且呼吸频率加快。重度呼吸肌疲劳时,也可出现错误的呼吸,即吸气时收缩腹肌,使横膈无法活动。当辅助呼吸肌处于持续紧张状态时,作用相互抵消,呼吸困难不仅不能缓解反而加重,耗氧量大大增加。

膈肌呼吸不是通过提高分钟呼吸量,而是通过增大横膈的活动范围以提高肺的伸缩程度来增加通气的。横膈活动增加1cm,可增加肺通气量250~300ml,深而慢的呼吸可减少呼吸频率和分钟通气量,增加潮气量和肺泡通气量,提高动脉血氧饱和度。膈肌较薄,活动时耗氧不多,又减少了辅助呼吸肌不必要的使用,因而呼吸效率提高,呼吸困难缓解。缓慢膈肌呼吸还可以防止气道过早萎陷,减少空气滞积,减少功能残气量。

另外,膈肌呼吸在体外引流时有助于排除肺内分泌物。

2. 方法

(1)患者处于舒适放松姿势,斜躺坐姿位。

(2)治疗师将手放置于患者肋骨下方的腹直肌上(图2-8-4)。

(3)让患者用鼻缓慢地深吸气,患者的肩部及胸廓保持平静,只有腹部鼓起。

(4)然后让患者有控制地呼气,将空气缓慢地排出体外。

(5)重复上述动作3~4次后休息,不要让患者换气过度。

(6)让患者将手放置于腹直肌上,体会腹部的运动,吸气时手上升,呼气时手下降(图2-8-5)。

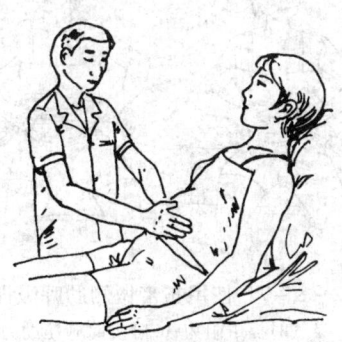

图2-8-4　半坐位膈肌呼吸训练的姿势

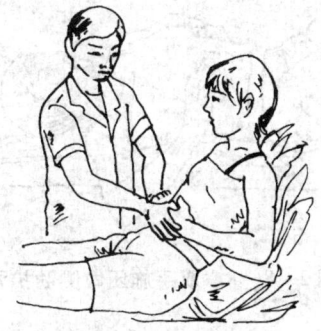

图2-8-5　患者将双手置于腹部以感觉膈肌正确呼吸的动作

(7)当患者学会膈肌呼吸后,让患者用鼻吸气,以口呼气。

(8)让患者在各种体位下(坐、站)及活动下(行走、上楼梯)练习膈肌呼吸。

(四)局部呼吸(segmental breathing)

1. 单侧或双侧肋骨扩张(lateral costal expansion) 适用于因手术后疼痛及防卫性肺扩张不全或肺炎等原因导致肺部特定区域的换气不足。具体方法:

(1)患者坐位或屈膝仰卧位。
(2)治疗师双手置于患者下肋骨侧方(图2-8-6,7)。
(3)让患者呼气,同时可感到肋骨向下向内移动。
(4)让患者呼气,治疗师置于肋骨上的手掌向下施压。
(5)恰好在吸气前,快速地向下向内牵张胸廓,从而诱发肋间外肌的收缩。
(6)让患者吸气时抵抗治疗师手掌的阻力,以扩张下肋。
(7)患者呼气,胸廓扩张且肋骨外张时,可给予下肋区轻微阻力以增强患者抗阻意识。
(8)当患者再次呼气时,治疗师手轻柔地向下向内挤压胸腔来协助。
(9)教会患者独立使用这种方法。患者可将双手置于肋骨上或利用皮带提供阻力(图2-8-8、2-8-9)。

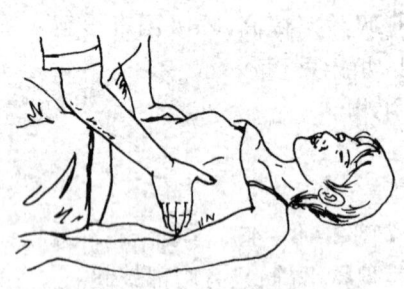

图2-8-6 仰卧位双侧肋扩张,双手置于下肋骨侧方

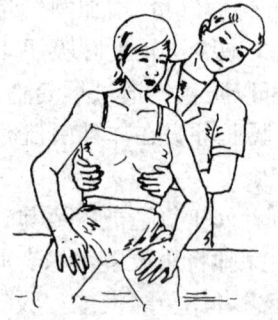

图2-8-7 坐位双侧肋扩张,双手置于下肋骨侧方

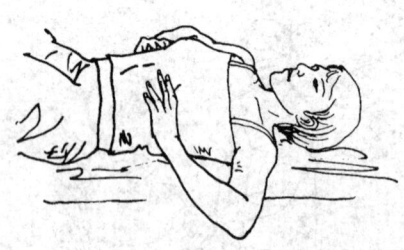

图2-8-8 双手施压做侧肋扩张

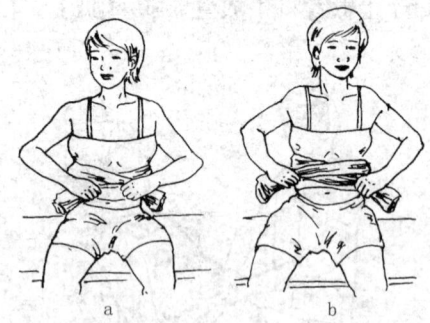

图2-8-9 使用布带做侧肋呼吸训练
a.吸气时提供阻力;b.呼气时施压助力。

2. 后侧底部扩张(posterior basal expansion) 这种方法适用于手术后需长期在床上保持半卧位的患者,因为分泌物很容易堆积在肺下叶的后侧部分。具体方法:

(1)患者坐位,垫枕,身体前倾,髋关节屈曲。
(2)患者双手置于下肋后侧。
(3)按照上述的"侧边肋骨扩张"方法进行。

(五)吹笛式呼吸(pursed-lip breathing)

1. 作用 可降低呼吸速率,增加潮气量及增强运动耐力。
2. 方法

(1)患者处于舒适放松姿位。

(2)呼气时必须被动放松,并且避免腹肌收缩(将双手置于患者腹肌上,以判断腹肌有否收缩)。

(3)指导患者缓慢地深吸气。

(4)然后让患者轻松地做出吹笛姿势呼气。训练时患者应避免用力呼气,因为吹笛姿势下用力或延长呼气会增加气道的乱流,以致细支气管功能进一步受限。

(六)预防及解除呼吸急促

1. 作用 适用于患者正常的呼吸模式被干扰而导致的呼吸短促,例如:①慢性阻塞性肺疾病(肺气肿、气喘)的周期性呼吸困难发作。②患者用力过度或接触过敏原时。
2. 方法

(1)患者放松、身体前倾(图2-8-10~图2-8-12),该体位可刺激膈肌的呼吸运动。

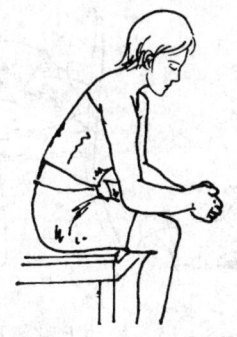

图2-8-10 患者坐姿位放松,身体前倾,前臂置于大腿上缓解呼吸急促

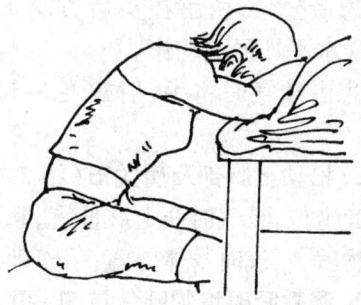

图2-8-11 患者坐位且身体前倾趴在枕头上以缓解呼吸急促

(2)按医嘱使用支气管扩张剂。

(3)让患者吹笛式呼吸,同时减少呼气速率,呼气时不要用力。

(4)每次吹笛式呼吸后,以腹式吸气,不要使用辅助肌。

(5)让患者保持此姿势,并尽可能放松地继续吸气。

四、胸腔松动练习

胸腔松动练习(exercises to mobilize the chest)是躯干或肢体结合深呼吸所完成的主动运动。其作用是维持或改善胸壁、躯体及肩关节的活动范围,增强吸气深度或呼气控制能力。

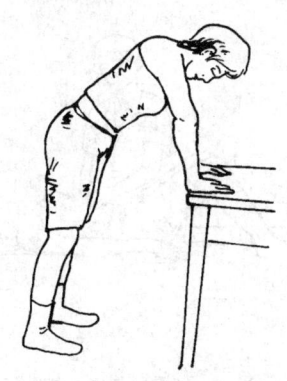

图2-8-12 患者站立位身体前倾,上肢支撑于桌面以缓解呼吸急促

(一)松动一侧胸腔(图2-8-13)

1. 患者坐位,在吸气时朝胸腔紧绷的相反侧弯曲以牵拉绷紧的组织,并且扩张该侧的胸腔。
2. 患者朝紧绷侧侧屈并呼气时,用握拳的手推紧绷侧胸壁。

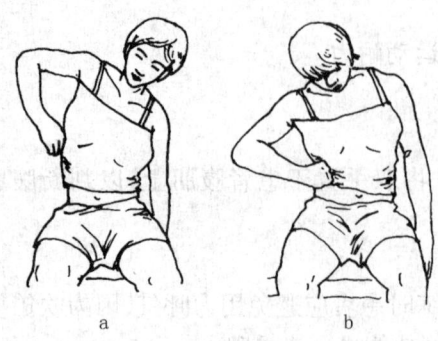

图 2-8-13　松动侧胸腔
a.患者吸气时往紧绷侧的对侧弯曲；b.呼气时往紧绷侧弯曲。

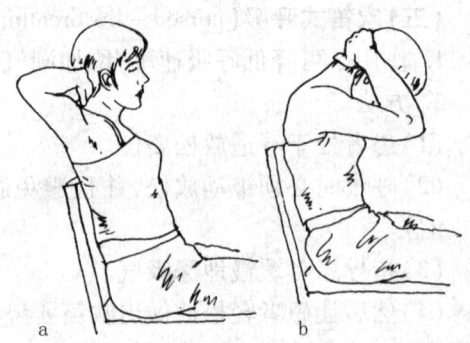

图 2-8-14　牵张胸肌
a.吸气时牵张胸肌；b.双肘内收诱发呼气。

3. 患者上举胸腔紧绷侧的上肢过肩，并朝另一侧弯曲。这使紧绷侧组织做额外的牵张。

（二）松动上胸部及牵张胸肌（图 2-8-14）

1. 患者坐位，两手在头后方交叉握，深吸气时做手臂水平外展的动作。
2. 患者呼气时将手、肘靠在一起，并且身体往前弯。

（三）松动上胸部及肩关节（图 2-8-15）

患者坐位，吸气时两上肢伸直，掌心朝前举高过头。然后，呼气时身体前弯，手着地。

（四）深呼吸时增加呼气练习（图 2-8-16）

1. 患者屈膝仰卧位姿势下呼吸。
2. 然后患者呼气时将双膝屈曲靠近胸部（先

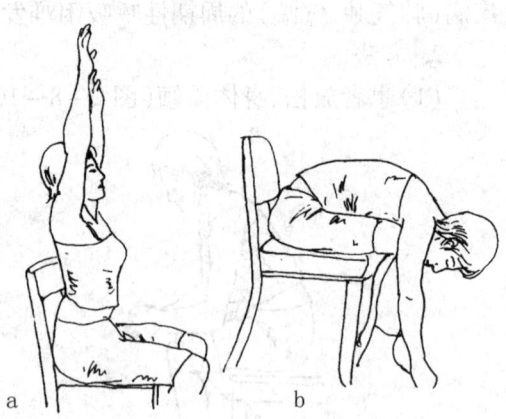

图 2-8-15　松动上胸部及肩关节
a.吸气时双上肢上举过头，促进胸廓扩张；b.双手触地时则可增强呼气。

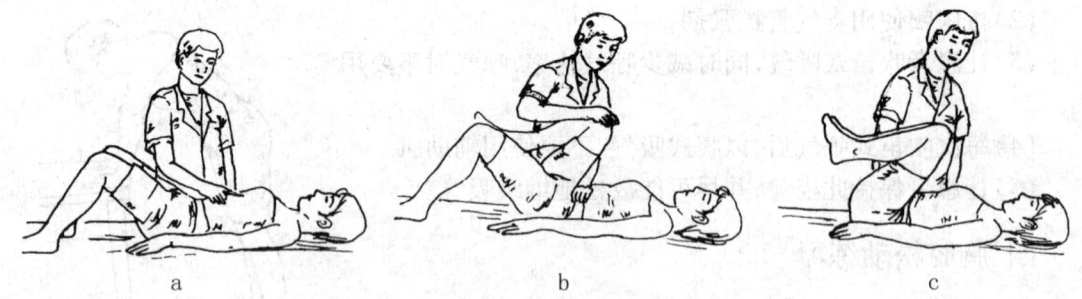

图 2-8-16　深呼吸时增加呼气练习
a.仰卧位屈膝开始吸气；b.将一侧膝关节靠近胸廓；c.之后将另一侧膝关节靠近胸廓以协助呼气。

屈曲一侧膝关节以保护脊背）。该动作将腹部脏器推向横膈以协助呼气。

（五）棍棒运动（图 2-8-17）

患者双手握体操棒，肩前屈（吸气时肩关节屈曲），同时进行呼吸运动。

(六) 其他运动

如不良姿势矫正,徒手牵张胸壁(扩胸运动)、躯干及肢体等。

五、咳嗽

有效的咳嗽(cough)是为了排除呼吸道阻塞物并保持肺部清洁,是呼吸疾病康复治疗的一个组成部分。无效的咳嗽只会增加患者痛苦和消耗体力,并不能维持呼吸道通畅。

(一) 咳嗽机制

咳嗽的全过程可分解为5个阶段:①进行深吸气,以达到必要的吸

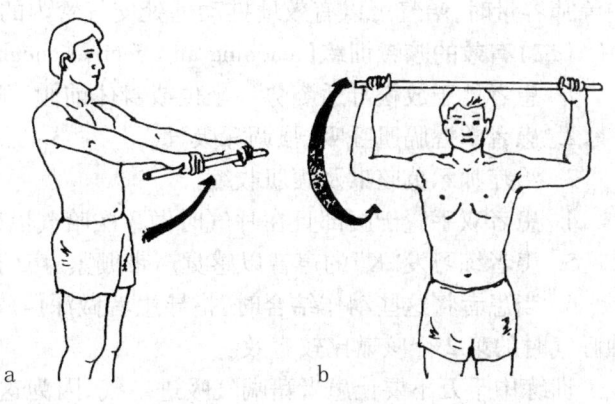

图2-8-17 棍棒运动
a. 患者使用棍棒进行肩关节屈曲训练;b. 患者使用棍棒进行肩关节旋转训练。

气容量。大部分学者认为有效咳嗽最低容量至少是吸气量的75%,若肺活量低于每千克体重15ml(如按50kg体重计算,肺活量低于750ml),则其吸气量常不足以引起一次有效的咳嗽。②吸气后要有短暂的闭气,以使气体在肺内得到最大范围的分布。同时,气管至肺泡的驱动压尽可能保持持久。这样,一个最大的空气容量才有可能超过气流阻力,这是有效咳嗽的重要组成部分。③关闭声门,当气体分布达到最大范围后,再紧闭声门,以进一步增加气道中的压力。所以,咽喉部肌肉组织的良好功能是有效咳嗽的另一重要因素。④增加胸内压,这是在呼气时产生高速气流的重要措施。肺泡内压和大气压之间的差愈大,则在呼气时所产生气流速度愈快。当声门关闭时,增加胸内压(也是增加肺泡内压)的方法是增加腹内压,因为腹内压的增高可以迫使膈肌抬高,缩小胸腔容积,同时肋间肌也收缩,以固定胸廓不使其扩张。胸腔内压可超过9.8kPa(100cmH_2O),有时甚至达19.6kPa(200cmH_2O)以上。⑤声门开放,当肺泡内压力明显增高时,突然将声门打开,即可形成由肺内冲出的高速气流。这样高速的气流可使分泌物移动,分泌物愈稀,黏液痰(mucous blanket)连续性愈大,纤毛移动程度也愈大,痰液易于随咳嗽排出体外。事实上,即使是有效的咳嗽,若没有完整的黏液痰功能,也不可能使更多的分泌物排出。黏液痰是气道的正常防御功能。在气管、支气管壁上皮细胞中含有大量黏液腺,也称为杯状细胞(goblet cell),当受到刺激后即增大并呈炎性反应。在健康人中(包括黏膜下腺体),每天产生支气管分泌物约100ml,其成分是:95%水,2%糖蛋白,1%糖,少量脂质和DNA,以及细胞碎片和分泌性免疫球蛋白(SIgA)。这一黏液层在气管、支气管内壁形成不间断的覆盖物,由于纤毛向一个方向不断摆动,推动黏液向着喉头方向上移,其速率平均为每分钟2cm,是正常肺组织的"清扫"系统。任何吸入的异物"掉"入黏液中,即被上移至喉头而咳出。

有效咳嗽的目的是产生具有高呼气流的爆发性呼气。自主及反射性咳嗽可将分泌物由导气管远端推向近中央的导气管。咳嗽只对支气管树的第6或第7级分支有效。无效咳嗽的原因主要有:分泌物太浓稠;分泌物远离大支气管;呼吸肌无力;吸入气体量太少;不能关闭声门等。对咳嗽特别是持续性咳嗽,必须制止,因为胸内压力增高对低心输出量患者及颅脑外伤患者是有害的。

哈气是声门打开的排痰方式,在哈气过程中,胸内压的增加没有咳嗽时那样高。在低及

中等肺容量时,哈气可以有效地推动远处支气管内的分泌物排出。

(二)有效的咳嗽训练(teaching an effective cough)

1. 患者处于放松舒适姿势　坐位或身体前倾,颈部稍微屈曲。
2. 患者掌握膈肌呼吸,强调深吸气。
3. 治疗师示范咳嗽及腹肌收缩。
4. 患者双手置于腹部且在呼气时做3次哈气以感觉腹肌的收缩(图2-8-5)。
5. 患者练习发"K"的声音以感觉声带绷紧、声门关闭及腹肌收缩。
6. 当患者将这些动作结合时,指导患者做深但放松的吸气,接着做急剧的双重咳嗽。单独呼气时的第2个咳嗽比较有效。

训练中千万不要让患者藉喘气吸进空气,因为这样使呼吸功(耗能)增加且患者更容易疲劳,有增加气道阻力及乱流的倾向,且导致支气管痉挛。另外会将黏液或外来物向气道更深处推进。

(三)诱发咳嗽训练(additional means of facilitating a cough)

1. 手法协助咳嗽　适用于腹肌无力者(例如脊髓损伤患者)。手法压迫腹部可协助产生较大的腹内压,进行强而有力的咳嗽。手法可由治疗师或患者自己操作。

(1)治疗师协助方法(图2-8-18,19):患者仰卧位,治疗师一只手掌部置于患者剑突远端的上腹区,另一只手压在前一只手上,手指张开或交叉。患者尽可能深吸气后,治疗师在患者要咳嗽时给予手法帮助,向内、向上压迫腹部,将横膈往上推。或者患者坐在椅子上,治疗师站在患者身后,在患者呼气时给予手法压迫。

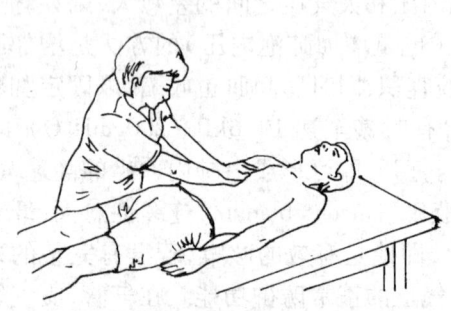
图2-8-18　治疗师协助咳嗽技巧(仰卧)

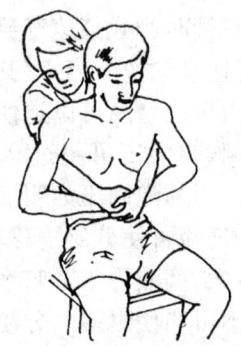
图2-8-19　治疗师协助咳嗽技巧(坐位)

(2)患者的自我操作　手臂交叉放置于腹部或者手指交叉置于剑突下方。深吸气后,双手将腹部向内向上推,且在想要咳嗽时身体前倾。

2. 伤口固定法　适用于手术后因伤口疼痛而咳嗽受限者。

方法:咳嗽时,将双手紧紧地压住伤口,以固定疼痛部位(图2-8-20)。如果患者不能触及伤口部位,则治疗师给予协助(图2-8-21)。

3. 气雾剂吸入方法　适用于分泌物浓稠者。可用手球气雾器或超声雾化器等,产生的微粒,大的沉着于喉及上呼吸道,小的沉着于远端呼吸性支气管肺泡。气雾剂有黏液溶解剂、支气管扩张剂,也可用抗生素类,使水分充分达到气道并减少痰的黏滞性,使痰易咳出。临床上使用乙酰半胱氨酸或2%碳酸氢钠1~2ml,沙丁胺醇或氯丙那林0.2~0.5ml,每天2

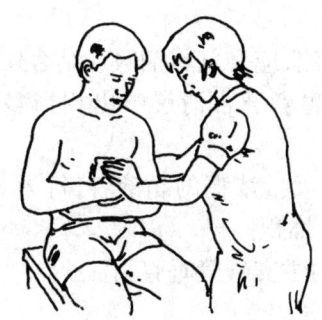
2-8-20 前侧手术切口的保护

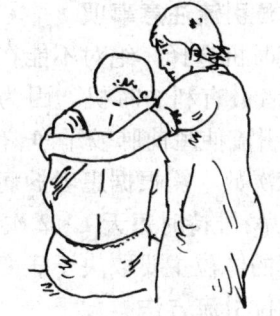
2-8-21 后外侧手术切口的保护

~4次,至少在起床或入睡时吸入。气雾剂吸入后鼓励患者咳嗽。气雾剂治疗后立即进行体位引流排痰效果更好。

注意点:避免阵发性咳嗽,有脑血管破裂、栓塞或血管瘤病史者应避免用力咳嗽,最好使用多次哈气(huff)的方法排除分泌物。

六、体位引流

痰量较多的患者,有时还要进行体位引流(postural drainage)。

呼吸道疾病时,呼吸道内的黏液分泌量明显增多。由于重力的影响,使分泌物多积聚于下垂部位,因此,改变患者的体位既有利于分泌物的排出,又有利于改善肺通气和血流的比例。

因为慢性阻塞性肺部疾病时,由于重力关系血液多流至肺下部而上部少,但因患者肺气肿,肺下部通气差,肺上部虽通气好,但血灌流量不足,不能获得足够的氧,因而常取头低位做体位引流,以改善肺上部血流灌注,使血液吸取更多的氧,从而提高动脉中的氧分压,且易于排出痰液。

引流的体位主要取决于病变的部位,使某一特殊的肺段向主支气管垂直方向引流为宜。

(一)体位引流适应证

1. 由于身体虚弱(特别是老年患者)、高度疲乏、麻痹或有术后并发症而不能咳出肺内分泌物者。
2. 慢性气道阻塞、患者发生急性呼吸道感染以及急性肺脓肿者。
3. 长期不能清除肺内分泌物,如支气管扩张、囊性纤维化者。

(二)体位引流禁忌证

1. 内科或外科急症者。
2. 疼痛明显或明显不合作者。
3. 明显呼吸困难及患有严重心脏病者。年老体弱者慎用。

(三)叩击与振动禁忌证

1. 近期急性心肌梗死。
2. 近期脊柱损伤或脊柱不稳。
3. 近期肋骨骨折。
4. 近期咯血,除非出血原因是支气管扩张造成的急性感染。
5. 严重骨质疏松。

(四)体位引流注意事项

1. 治疗时机选择　绝对不能在餐后直接进行体位引流,应和气雾剂吸入结合使用,选择一天中对患者最有利的时机。因为前一夜分泌物堆积,患者通常清晨咳出相当多的痰液。傍晚做体位引流使睡前肺较干净,有利于患者睡眠。

2. 治疗次数　需根据患者的病理情况而定。例如有大量浓稠的黏液者,每天2~4次,直至肺部干净;维持时每天1~2次,以防止分泌物进一步堆积。

3. 引流的体位主要取决于病变的部位,从某一肺段向主支气管垂直引流。

(五)体位引流方法

病变部位摆于高处,以利于痰液从高处向低处引流。(图2-8-22~图2-8-33)

1. 评定病情以决定肺部哪一段要引流。

2. 将患者置于正确的引流姿势,并且尽可能让患者舒适放松。应随时观察患者脸色及表情。

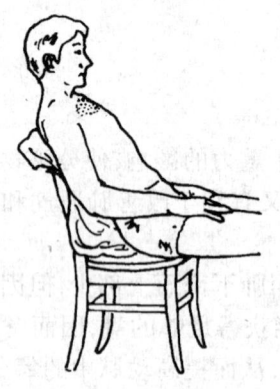

图2-8-22　前顶叶病变,
直接在锁骨下叩击

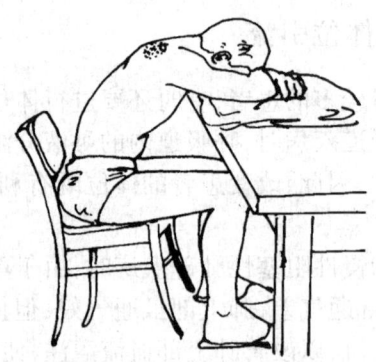

图2-8-23　后顶叶、右侧及左侧
上叶病变,在肩胛骨上叩击

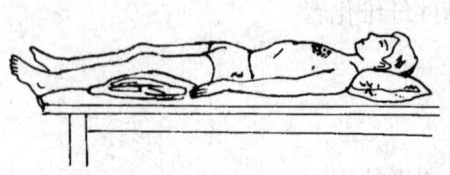

图2-8-24　前叶病变,
直接于两侧乳头或乳房上叩击

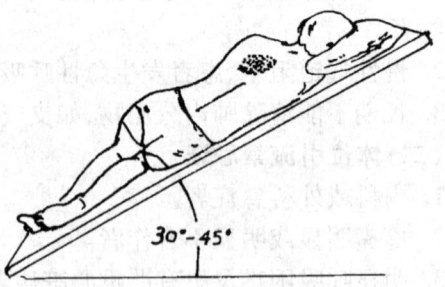

图2-8-25　患者朝右侧呈3/4
俯卧,病变区在上,将头及肩膀
抬高45°,直接在左肩胛骨上叩击

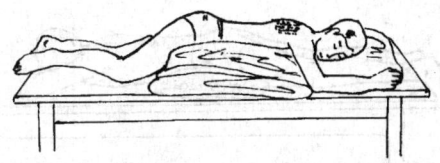

图 2-8-26 患者朝左侧呈 3/4 俯卧,病变区在上,床呈水平,直接在右肩胛骨上叩击

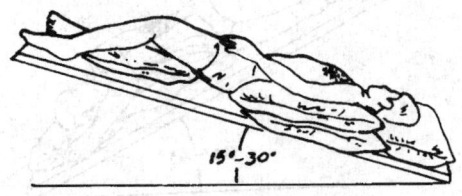

图 2-8-27 患者朝右侧呈 3/4 仰卧,病变区在上,利用枕头给予支撑且床头朝下 30°,叩击左乳房下方

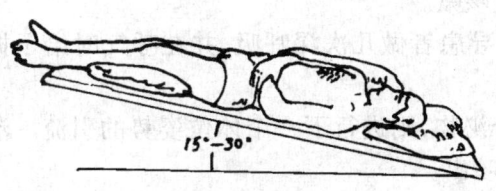

图 2-8-28 患者朝左侧呈 3/4 仰卧,病变区在上,利用枕头支撑背后且床头朝下 30°,叩击右乳房下方

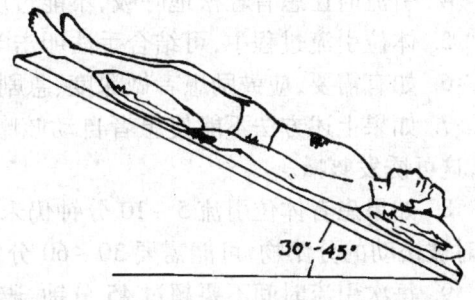

图 2-8-29 患者仰卧,病变区在上,枕头置于膝下,床头朝下 45°,叩击双侧肋下部

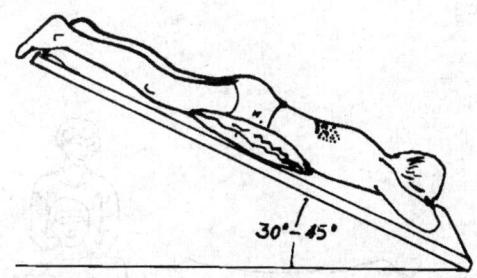

图 2-8-30 患者俯卧,病变区在上,腹部下置枕头且床头朝下 45°,叩击双侧肋下部

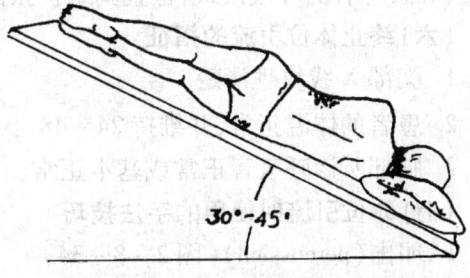

图 2-8-31 患者朝右侧卧,病变区在上,床头朝下 45°,叩击左胸腔下旁侧

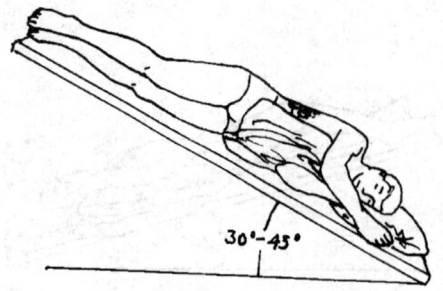
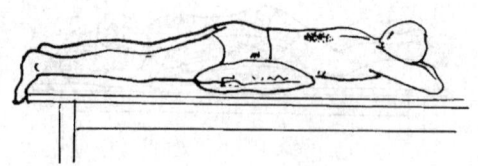

图 2-8-32 患者左侧卧,病变区在上,床头朝下45°,叩击右胸腔下旁侧

图 2-8-33 患者俯卧位,病变区在上,枕头置于腹部下方以保持背部平直,直接叩击双侧肩胛骨下方

3. 如果患者可以忍受,维持引流体位30分钟左右,或直至分泌物排出为止。
4. 引流时让患者轻松地呼吸,不能过度换气或急促呼吸。
5. 体位引流过程中,可结合手法叩击等技巧。
6. 如有需要,应鼓励患者做深度、急剧的双重咳嗽。
7. 如果上述方法不能使患者自动咳嗽,则指导患者做几次深呼吸,并在呼气时给予振动,这可诱发咳嗽。
8. 如果患者体位引流5~10分钟仍未咳出分泌物,则进行下一个体位姿势的引流。治疗时被松动的分泌物,可能需要30~60分钟才能咳出。
9. 每次引流时间不要超过45分钟,避免患者疲劳。
10. 引流治疗结束后让患者缓慢坐起并休息一会。防止出现姿势性低血压的征兆。告诉患者,即使引流时没有咳出分泌物,治疗一段时间后会咳出一些分泌物。
11. 评估引流效果并作记录 记录内容包括:分泌物形态、颜色、质感及数量;患者对引流的忍受程度;检查患者的血压、心率等情况;在引流过的肺叶(段)上听诊并注明呼吸音的改变;观察患者的呼吸模式;检查胸壁扩张的对称性。

(六)终止体位引流的指征
1. 胸部X线纹理清楚。
2. 患者的体温正常,并维持24~48小时。
3. 肺部听诊呼吸音正常或基本正常。

(七)体位引流时使用的手法技巧
1. 叩击(percussion)(图2-8-34)
(1)方法:藉叩击机械原理移出肺内浓稠的痰、黏液。治疗师的手握成杯状有节奏地敲击患者胸壁(要引流的部位)。叩击持续数分钟,或者直到患者需要改变体位时。

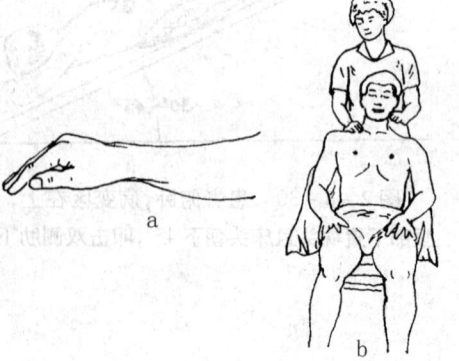

(2)叩击禁忌证:骨折部位或骨质疏松部位;肿瘤部位;肺栓塞;有易出血情况(血小板数目低下)、心绞痛、胸壁疼痛(例如胸腔手术后)。

图 2-8-34 手法技巧
a. 手部叩击姿势;b. 治疗师双手交替叩击进行引流的部位。

2. 振动(vibration)(图2-8-35) 振动与体

位引流和叩击合并使用。在患者深呼吸的呼气时采用,以便将分泌物移向大气道。

振动是直接将双手置于胸壁,同时在患者呼气时缓和地压迫并急速地振动胸壁。压力的方向和胸腔移动的方向相同。振动的动作藉治疗师上肢肌肉(肩至手)的等长收缩完成。

3. 摇法(shaking) 摇法是一种较剧烈形式的振法,是在患者呼气时,治疗师的手以大幅度的动作造成的一个间歇性的弹跳手法。治疗师两拇指互扣,张开的手直接置于胸壁,同时压迫并摇动胸壁。

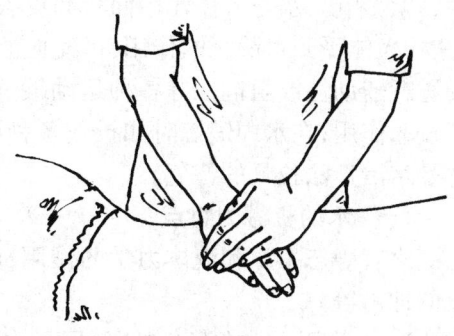

图 2-8-35 体位引流时手部振动放置方式

(八)体位引流姿势

引流体位根据肺及气管、支气管分支的解剖位置而定。各肺叶的引流姿势如图 2-8-22~图 2-8-33。每个图中的阴影部分表示实施叩击或振动的胸壁部位。

(陆廷仁)

第九节 水中运动疗法

利用水的特性使患者在水中进行运动训练,以治疗运动功能障碍的疗法称为水中运动疗法。近年来,在康复医学临床中,水中运动疗法的应用发展较快,常用于治疗关节功能障碍、肢体弛缓性瘫痪、骨折后遗症、软组织损伤以及其他一些运动功能障碍性疾患。

水中运动与地面上所采用的那些运动疗法比较,既有相似,又有不同,这是由两种媒质物理性质的差异所决定的。当身体的全部或部分浸入水中时,不论姿势如何,都会有一个向上的推动力即浮力。对身体而言,在水中还有一个向下的力即重力。假设身体在水中重量为 W,向上的浮力为 B,那么:当 W=B,身体漂浮;W>B,身体下沉;W<B,身体便可在任意位置浮游。因为水的比重为 1.0,所以,凡是比重小于 1.0 的物体均可浮起,大于 1.0 的物体就下沉。人体的肺内含有空气,其比重平均为 0.947,小于 1.0,因此大多数人是可以浮起的。

人体的比重是 1.04,在身体的四肢,平均比重是 1.0,但因脂肪与骨骼比率不同,脂肪比较轻,故脂肪多者可浮起,脂肪少者则不能浮起。如果身体某一部分比重为 1.0,借助于充气物体的浮力辅助支撑,仍可在水中浮起,进行各种运动训练。这是水中运动经常采用的方法。如肢体沿浮力的方向运动,因受到水中浮力的辅助,则变得容易;反之如逆着浮力的方向运动,则相当于对抗浮力形成的阻力,而变得较难。因此可利用水的浮力进行辅助或抗阻训练。

一、概述

水中运动治疗的作用有:温度刺激、机械刺激和化学刺激。人体对温度刺激的反应受多种因素影响。水与人体作用面积和皮肤温度相差越大,刺激越突然,反应也越强烈。全身浸浴时,人体受到水静压的作用,可使血液重新分布;借助于水的浮力,使运动功能障碍者在水中进行辅助性或阻抗性等各种运动锻炼,能提高人的运动能力;水流或水射流的冲击,能起到按摩作用;在水中锻炼时如投放各种矿物盐类,能收到天然矿泉的功效。所有这些作用,都是水治疗法独具的特色。

(一) 水的机械力特点

水有静态力学和流体力学的作用,产生的机械力刺激通常包括浮力、压力、水流及水射流的冲击等。

1. 水静压　水在静止的条件下,水分子给身体表面施加的压力称为水静压。一般情况下,水静压的大小随患者身体的密度和水的深度而增加。在某一特定的深度,酒精的压力小于水静压,海水的压力则大于水静压。

当人体进入水池的一瞬间,人们能感知水静压的存在,身体存在一种压迫感。胸部对水静压变化最为敏感,原因在于水静压能影响肺扩张。因此,一般认为肺活量低于1500ml的患者不宜进入水池行水中运动训练。水静压作用于人体时,来自所有方向的压力均相等,所以身体某一表面不会比其他的部位更强烈地感知水静压。水静压随水的深度增加而增加,如果在水面下巧妙地利用这一增大的水静压来进行适当的运动,则有助于患部肿胀的消退。

胸廓、腹壁、四肢在水中时,因压力影响,周径均缩小,同时腹腔、胸腔静脉末梢部的内压均升高。这类似于临床上双侧气胸及气腹的状态。水静压可对淋巴淤积、浮肿、肢体肿胀有良好的治疗作用,但都可引起膈肌上升及运动受限,导致呼吸面积缩小而肺活量降低;同时也可使心脏增大,肺面积与心脏的比例减小,全身浴时心脏与肺的比例可增加40%之多,因而对呼吸功能、肺循环功能产生影响。这些情况在水中运动训练时要予以充分注意。

2. 水浮力　水浮力是人在水中时水作用于人体的与重力方向相反的力。水浮力的大小相当于人体排开的同体积水的重量。所以,人在水中要受到两个相互对抗、大小相等、方向相反的力,一个是人体重力,作用于人体的重心,另一个是浮力,作用于浮力的中心。水浮力中心与人体重心处于非同一垂直线上时,身体由于两个力的作用而发生旋转,直至达到平衡状态,利用这一原理,可通过水中运动训练患者的平衡及运动功能(图2-9-1)。

人在水中运动训练时,可利用水的浮力和流体抵抗特性去治疗病患。人体比重为1.04,在水中运动时因浮力作用可使身体负荷减轻,如体重60kg的人,在水中的体重负荷可变为6.8kg左右,因此在水中步行、做起立等支持体重动作时疼痛减轻,行动变得容易。人在水中随着水深度的增加(即人体入水部分的增大)而体重减轻。利用此特点可通过调节肢体运动训练时的负荷大小来进行肢体运动训练。水中运动可治疗慢性类风湿性关节炎的下肢痛及下肢外伤所致的疼痛,尤其在跟骨骨折时步行训练更为适应。另外,对于下肢肌力低下的患者,在陆地上行走困难时,可改做水中运动训练,往往能收到意想不到的效果。在上肢及其他种类肌力低下时,可利用浮力作用来进行训练,尤其在伴有疼痛时,与温热的作用相辅相成,效果更好;反之,利用水的流体抵抗作用可进行肢体的抗阻运动训练。

训练时水深应以不超过乳头部为宜,因为水过深,如浸及颈部时,由于浮力大,作用于人体使人站不稳(失去平衡),反而使步行运动更加困难,影响水中运动训练的进行。

3. 水流、涡流和水射流　水的流动谓之水流。在水中运动时,水流可成为患者的助力或阻力。涡流是通过人工调节浴盆内设置的喷嘴方向形成的旋转水流。水射流则是通过水枪

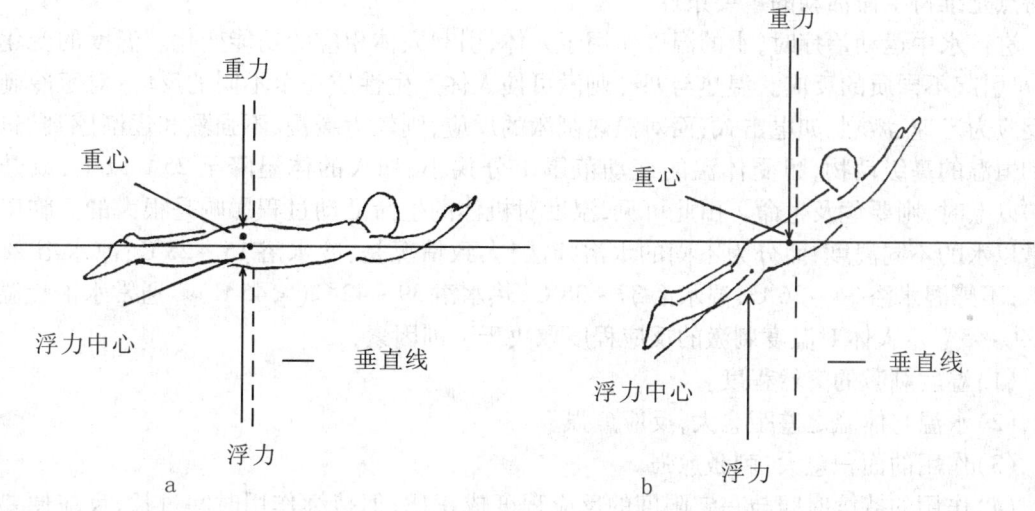

图 2-9-1 重心与浮力中心相互作用示意图
a. 平衡静止状态；b. 不平衡旋转状态。

喷嘴射出的高压水流,应用 2~3 个大气压的定向水流射向人体,有很大的机械性刺激作用。水流、涡流、水射流可在治疗患者时灵活选用,互相配合。

（二）水的特性对水中运动疗法的影响

水中运动疗法的目的和具体动作要求与一般运动疗法基本相同,但优越之处在于加入了水的因素,利用水的特性来帮助训练,能够提高治疗效果。

1. 利用温热的刺激因素　水中运动训练可利用水的温热效应,对患者具有镇痛、软化组织挛缩、缓解痉挛等作用。对训练时能产生疼痛的疾病,可减少疼痛发生,以利于训练（如利用牵引方法矫正关节功能障碍）,取得良好的效果。

2. 利用浮力和流体抵抗作用　浮力可减轻身体负荷,帮助肢体运动功能障碍患者实施主动行走。流体抵抗可成为患者站立行走的阻力,可用于训练患者的抗阻主动运动。

3. 运动方向影响训练方式　根据患者在水中运动方向,浮力可以是助力,也可以是阻力,从而决定训练方式,也影响训练效果。例如,患者从水底向水面垂直向上运动,浮力是助力,该训练是辅助主动运动；反之快速地垂直向下运动,浮力则成为了抵抗主动运动的阻力。

4. 对心肺功能的影响　水中运动训练能增加患者心肺功能负担,在应用时要予以考虑。全身温水浴时,心肺负担增大约 1.5 倍。因此全身衰弱和心肺功能低下患者不宜采用。

5. 训练中保持身体的稳定　水中训练时受浮力的影响,患者身体在水中不稳定。因此在训练时,治疗师要注意让患者保持身体的稳定,这样可以防止意外的发生（如摔倒、呛水等）,并且充分满足训练的要求,取得较好的治疗效果。

（三）水中运动疗法对人体的作用

水治疗法对人体的作用是以水这个媒介物作为一种外因刺激来进行的,并通过神经体液的调节机制,引起人体内器官功能的变化,藉以治疗疾病。水治疗作用机制有 3 个决定因素,即温度、机械及化学的刺激作用。

1. 温度作用　在生物的进化过程中,哺乳动物和人类的自身形成了一个完善的体温调节系统,当外界环境温度发生剧烈变化时,仍然能在自己的体内保持恒定的温度。这种生物学特点是维持生命活动的重要条件。

进行水中运动治疗时,水的温度作用于人体,引起人体相应的功能变化。温度的变化程度,可引起不同质的反应。温热与寒冷刺激可使人体产生性质完全不同的反应:对寒冷刺激的反应为迅速、激烈、如电击式;而对温热刺激的反应,则较为缓慢、不强烈和逐渐感到温热。人和恒温的高级动物,耐受体温的变动范围十分狭小,如人的体温降至25℃以下,或升至43℃以上时,则要危及生命。由此可见,温度对机体的生命活动过程影响是很大的。临床上常常以水的不同温度,而分为不同的水浴疗法,大致情况是:冷水浴15~28℃;凉水浴28~33℃;不感温水浴34~36℃;温水浴37~38℃;热水浴39~42℃(<45℃)。通常水治疗温度用39~45℃。人体对温度刺激的反应程度取决于下列因素:

(1)温度刺激的突然程度。

(2)水温与体温之差距愈大,反应愈强。

(3)作用的面积愈大,刺激愈强。

(4)作用的持续时间与一定限度的反应程度成正比;但持续作用时间过长,反应便要发生质的变化。如寒冷刺激,短时间为兴奋,长时间可导致麻痹。

(5)重复应用,则反应减弱。因此,在重复使用水疗时,为获得足够的反应,必须逐渐增加刺激强度。

(6)机体的反应能力强弱。

2. 机械作用　几乎没有一种水治疗法不包含机械的刺激作用,只是在刺激的量上有大小的区别。其主要作用包括以下3方面:

(1)静水压力作用:在普通盆浴时,静水压力为40~60g/cm^2。这种静水压力有一定的临床意义,它可压迫胸部、腹部,使呼吸有某种困难的感觉,从而使病人不得不用力呼吸来代偿,这就加强了呼吸运动和气体的代谢。同时,静水压力还作用于血液循环,压迫体表的血管和淋巴管,使体液回流量增加,引起体内的体液再分配。

(2)水流冲击作用:此为机械刺激的另一种形式。2~3个大气压的定向水流冲击人体,即应用直喷浴、针状浴,均具有很大的机械刺激力,此种刺激作用较温度作用强。尽管使用的水温很低,仍可见到明显的血管扩张和引起神经系统的兴奋作用。在水疗法的应用中,为了加强机械刺激作用,常常要把水温度降低一些,这是因为机械刺激对周围血管有扩张作用,如与水的低温相结合,则更能提高它的临床效果。

(3)浮力作用:根据阿基米德原理,身体浸入水中的部分将减轻重量,此重量等于该部分体积所排出水的重量。人体全浸在水中失去的重量约等于体重的9/10,这在医疗上具有重要意义:可以使僵硬的关节容易活动,因为借助水的浮力进行水中体操活动,肌肉所需要的力量较在空气中要小得多。

3. 化学作用　在水疗法中,即使采用淡水浴,实际上也有微量矿物质的化学刺激作用,因为在淡水中也溶有少量的盐类物质。

由于水能溶解各种矿物盐类、液体及微量的气体,所以在施行水疗时,可以加入各种矿物盐类、药物和气体。这些化学物质的刺激可加强水疗法的作用,并能使机体获得特殊的反应而提高疗效。

4. 水疗法对人体各系统的影响

(1)对皮肤的影响:在水疗法中皮肤是第一个接受刺激的器官。在生理结构上,皮肤有很丰富的血管、神经末梢。当皮肤毛细血管扩张时,可以容纳全身血液的1/3,因而皮肤血管的一张一缩,对体内血液的分布状况,将产生很大的影响。皮肤还分布有大量的脊神经和自主神经的神经末梢,它们同中枢、内脏有密切的联系。通过对这些末梢神经的刺激,可以影响到中枢神经和内脏器官的功能。如手浴能影响胸腔脏器;足浴能影响脑血循环;坐浴能影响盆腔器官等。

皮肤受到冷的刺激作用后,呈现苍白、血管收缩、局部缺血的现象,皮肤有冷感觉,这是第1期反应。第1期反应持续1分钟,即进入第2期反应。其特征是皮肤变蔷薇红色、血管扩张,皮肤有热感觉,原因在于单位时间内血管通过的血液增加。如果冷的刺激持续下去,即进入第3期反应。第3期反应特征是血管继续扩张,因神经调节疲劳,血管神经麻痹,局部呈现淤血现象,皮肤呈紫红或紫蓝色,触之更冷,进一步则会发生冻伤。

皮肤受热的刺激作用,如果温度过高,一开始即进入第2期反应,血管扩张,皮肤发红。在温度不甚高时,发生第1期反应,但较冷刺激作用的持续时间短、反应弱,很快便进入第2期的主动充血反应。第2期的持续时间和表现,一般也不如冷刺激强,此点可能为热刺激作用能使血管张力减弱的缘故。持续的热刺激,血管由主动性充血变为被动性充血。如热刺激强烈时,则将发生烫伤。

皮肤在热代谢的过程中,起着很大的作用,它占全部散热的60% ~ 80%。皮肤受到温度、机械和化学的刺激作用,除了引起体温调节、新陈代谢、心血管和呼吸系统变化外,还可影响到内分泌、免疫功能等。

(2)对心血管系统的影响:水疗法对心血管系统的影响取决于水的温度、持续作用时间以及刺激强度。

当对心脏部位实行冷敷时,心搏次数减少,但收缩力量增强、脉搏有力、血压下降。实验证明:于兔子心脏部位放置冰袋1小时,可使心包温度降低1.6℃。心脏部位施行热敷时,心搏加快,在适当的作用下也可增加心肌张力,但温度超过39℃或作用时间延长时,心肌张力即行减低,甚至发生心脏扩大。

施行全身冷水浴时,初期毛细血管收缩、心搏加速、血压上升,但不久又出现血管扩张、心搏变慢、血压降低,顿时减轻了心脏的负担。因而人们认为,寒冷有提高心肌能力,使心搏变慢,改善心肌营养的作用。

在37 ~ 39℃水浴时,周围血管扩张、脉搏增快、血压下降,造成体内血液再分配,这种再分配在治疗上有一定意义。但是,当这种再分配发生急剧的改变时,则会出现一些脑血循环障碍的症状,如面色改变、头沉、头晕、头痛、耳鸣、眼花等。这是在施行水疗法时应该尽量避免发生的,这种反应常见于体质较弱、贫血或有高血压、脑充血的倾向者。在40℃以上的热水浴时,血压出现波动,开始上升,继之下降,然后再上升。最初的反应是由于高温下血管发生痉挛;第2阶段是因血管扩张;最后是对心脏的适应功能提出了新的要求。尽管这时血管处于扩张的状态,血压仍然出现了第二次上升。这种心脏适应功能,在健康人和心脏代偿能力佳的人身上表现明显,因而人们认为40℃以上热水浴,能增加心脏的负担。

不感温水浴对于心血管影响不大。

(3)对呼吸系统的影响:水疗对呼吸次数和深度的影响,是通过神经反射来进行的。瞬间的冷刺激使吸气加深,甚至有短暂的呼吸停止和深吸气,温度越低,刺激越突然,呼吸停止得越快越急剧。继之,从一系列深呼吸运动变为呼吸节律更快更深。如受到热刺激时,所见到的情况与冷刺激有相似之处,但不十分急剧,表现为呼吸节律变快,但较为浅表。长时间的温水浴使呼吸减慢。呼吸加快是由于糖和脂肪代谢的增加、二氧化碳累积的结果。

(4)对肌肉系统的影响:用感应电刺激肌肉收缩使之疲劳,再放置冰袋15分钟后,肌肉的疲劳未见恢复;施以不感温水作用,亦无明显影响;用40～45℃热水袋热敷15分钟,则肌肉疲劳可以恢复。

一般认为短时间冷刺激,可提高肌肉之应激能力,增加肌力,减少疲劳,伴有机械作用时尤其如此;但长时间作用,则引起组织内温度降低,肌肉发生僵直,造成运动困难。温热作用可以解除肌肉痉挛,提高肌肉工作能力,减轻疲劳,故温热水浴常配合按摩和体疗用来治疗运动器官疾病。关于温热作用减轻肌肉疲劳的解释,有人认为:在热作用下,血管扩张、血氧增加和代谢加速,因而有利于肌肉疲劳的消除。

短促的温度刺激使胃肠道平滑肌的蠕动增强;长时间作用则使胃肠蠕动减弱和肌张力下降。温热则有缓解和消除痉挛的作用。

(5)对血液成分的影响:全身水疗法能引起血液的质量变化。比重、黏稠度增加,血红蛋白增加14%,红细胞增加百万以上,白细胞也有增高。这种反应的发生,有时迟缓,有时迅速。一般认为这种血液成分的变化,不是绝对的数量增加,而是血液分布状态改变的结果,因为水疗时,储血器官的有形成分进入了血液循环。

动物实验中发现,狗的体温升高到41～42℃,呼吸增至150～250次/分,血液比重及固体成分增高,血液内每个单位体积的剩余氮、尿素、尿酸等含量增加,氯化物含量减少,而乳酸的增加与体温上升相平行。

(6)对泌尿系统的影响:正常肾脏的泌尿功能,受全身血压及血管口径的影响,排尿量与流过肾脏的血液量成正比。肾脏血管与皮肤血管对刺激的反应相近似,不同温度的水疗法对肾脏及汗腺可引起不同反应。

温热刺激能引起肾脏血管扩张而增加利尿;冷的刺激则使尿量减少。但在实际工作中,热水浴由于大量出汗,使排尿量相对减少;冷水浴时出汗少,使排尿量反而相对增多。在一般施行水疗的情况下,一昼夜之间并没有看到排尿量有什么显著变化,几乎同没有水疗的时候一样,仅仅在长时间的温水浴作用下,才能使一昼夜的尿量、钠盐和尿素的排出量增加。这种排出量的增加,显然是由于血液循环改善的结果。

(7)对汗腺分泌的影响:在热水浴作用下,汗腺分泌增加,排出大量汗液,有害代谢产物及毒素也随之排出。由于液体丧失、血液浓缩、组织内的水分进入血管,所以能促进渗出液的吸收;但大量出汗以后,也丢失较多氯化钠,使身体有虚弱的感觉。因此水疗时如出汗过多,应补给些盐水以补偿损耗。

(8)对新陈代谢的影响:新陈代谢与体温有着密切的关系。当体温升高和氧化过程加速时,基础代谢率增高;组织温度降低时,基础代谢则降低。冷水浴主要作用于脂肪代谢、气体代谢及血液循环,促进营养物质的吸收。16℃水浸浴后,CO_2排泄增加64.8%,氧的吸收增加46.8%。16℃水淋浴后,CO_2排泄增加149%,氧的吸收增加110%。温水浴能在某种程度上降低代谢过程。过度的热作用、蒸气浴或干空气浴,能使碳水化合物及蛋白的燃烧加速。大量出汗后,造成体内脱水及丧失部分矿物盐类。

(9)对神经系统的影响:全身水疗法对神经系统的影响因温度不同而有差异。皮肤有丰富的感受器,温度刺激由向心神经传到中枢,引起各系统的反应。适当的冷水浴能兴奋神经,民间常用冷水喷洒头和面部,以帮助昏迷患者苏醒。多次施行不感温水浴,能使从周围到大脑皮质的冲动减少,神经兴奋性降低,加强大脑皮质抑制功能,起到镇静催眠的作用。40℃以上热水浴,先是兴奋继而疲劳、软弱、欲睡。

二、水中运动的分类

(一)辅助运动(assisted movement)

利用水的浮力有效地减轻身体重量,当肢体或躯干沿浮力的方向进行运动时,浮力将对运动起辅助作用。这样,平时在空气中抬不起来或不易移动的肢体,在水中就可以活动,提高运动功能。这一方面给患者以良好的心理影响,另一方面使患者得到锻炼的机会。

(二)支托运动(supported movement)

当肢体浮起在水面做水平运动时,受到向上的浮力支撑,其所受的重力被抵消,由于不必对抗重力,肢体沿水平方向的活动容易得多。这不仅有助于肢体活动,而且是评定关节运动能力的一个有用的肢位,因为这时候能观察到在重力作用消失或减小的情况下肢体可能达到的实际活动范围。

(三)抗阻运动(resisted movement)

肢体的运动方向与浮力的方向相反时,浮力就成为肢体活动的一种阻力,这时肌肉的活动就相当于抗阻运动。其阻力是与运动方向相反的浮力。通过增加运动速率或在肢体上附加一些添加物增大肢体的面积,可以增大阻力。因此,可根据病情需要,给予不同的阻力,以达到不同的抗阻运动训练的目的。

三、设备与用具

(一)运动治疗池

在医疗机构中建造的治疗池,形式多种多样,其大小则根据治疗患者人数多少来进行设计。一般而言,每天治疗40名患者的水池面积不小于3m×10m;治疗90~100名患者的浴池不小于6m×19m。治疗池一端深1m,另一端深1.4m。儿童治疗池多采用圆形,深度为0.6~1.05m。大的治疗池多用水泥镶嵌磁砖建成,小的治疗池可用不锈钢或陶瓷制成,后者具有安装便利,易于移动、造价低廉等优点。

(二)水中治疗床或椅

这种设备可以为患者在水中提供一个固定的治疗位置,这种床和椅要求有足够重量,能牢固地保持在池底,而且要能防锈。即使是治疗椅,重量也不要小于10kg,全部用不锈钢管做支架,方能达到预期的目的。床和椅脚要装有防滑的底座或塑料支背,以防止移动。

(三)水中步行训练用平行杠

用不锈钢制成,重量应是足够重,高度是可调的,一般固定在池底,也有放于池中不固定者,其规格与地面上使用的短型平行杠相同。

(四)漂浮物

1. 充气橡皮圈、马鞍形气垫、软木块或不吸水的泡沫塑料等 用于支撑患者头颈部或肢体,也可作为在水中进行抗阻运动或促进运动的辅助工具。其形状规格同一般游泳用品,亦可按需要专门设计。

2. 漂浮文体用品 水球或适用于成人及儿童在水中治疗用的各种漂浮性文体用品。

(五)起重升降装置

严重运动功能障碍患者难以自己出入水池,需借助于起重升降装置的帮助出入水池,进行训练治疗。这种装置有多种类型如:担架式、座位式、轮椅式等。一般采用电动油压机起动,控制简便,起动灵活,安全可靠。

(六)水过滤与消毒

治疗用的水中运动池水应保持清洁无害,否则水中运动池可能成为某些疾病的交叉感染源。保持池水清洁的方法一般有3种:

1. 换水 根据患者数量,在有条件的地方,应尽可能频繁地更换池水。换水同时应把池边、栏杆、池底洗刷干净,清洁消毒,然后放入新水。

2. 溢流 "流水不腐,户枢不蠹",让水池中的水不断流动,可保持其清洁。无论是在治疗中,还是在平时,经常打开溢水口,让一定量的水流向池外,对于保持水温和水的清洁度,都是十分重要的。只要是水源不太紧张,应尽量采用这种办法。

3. 过滤 为节省水源,水中运动池应设计安装水过滤、循环和消毒装置。循环装置把水从池中吸出,边过滤净化,边杀菌消毒,然后再将水注回到池中。这种装置虽然耗资较大,但较实用,对于水的清洁和消毒是必要的。

表2-9-1介绍了几种常用的水消毒方法。

表2-9-1 几种消毒方法比较

用品	方法	优点	缺点
氯	将次氯酸钠均匀注入水中	透明度好 药物易购买	刺激皮肤 有氯臭 水温超过40℃时,杀菌力下降 氯化物易附着在管道中
紫外线	紫外线照射水,流动中进行杀菌消毒	适用于小量水的杀菌、消毒	需经水流往返多次照射,否则效果会下降 水温超过40℃,其效果只达到水面下5mm左右
臭氧	通过放电发生臭氧,气体溶于水中起杀菌消毒作用	因水中含有气泡,患者有舒适感	欲提高杀菌效果,应用增量,会对人体产生有害作用 臭氧发生装置价格较为昂贵
银离子	将银离子化,均匀溶于水中	透明度好 对人体无害 用银电极节省电能	银杀菌装置价格昂贵

四、训练内容

(一)固定体位

患者开始训练时,使其身体保持在一个固定的位置是非常重要的,但在水的浮力影响下,使患者身体保持某一固定体位是一个难题。治疗师除了通过器械或特别的固定装置将患者肢体固定之外,还需要在训练时对患者进行必要的帮助。一般可采用下述方法固定患者体位:

1. 躺在水中治疗床上或常用的治疗托板上。
2. 坐在水中的椅(凳)子上。
3. 让患者抓住栏杆、池边沿或池中固定器材如平行杠。必要时可用带子将患者加以固定。

(二)利用器械辅助训练

利用某些器械,如胶皮手掌或脚掌,可增加水的阻力;利用水中步行训练用平行杠可以练习站立平衡和行走;利用水中肋木可训练肩和肘关节活动功能;利用水球做游戏可训练臂的推力等。这些都是较地面上运动更为有效的方法。

(三)水中步行训练

水是步行训练时一种可利用的介质,通常水中步行是在地面上训练之前进行的。如果患者平衡功能好,在水中举步行走时,因有水的帮助,较在地面上容易。训练方法是:让患者进入水中,站在平行杠内,水面达颈,双手抓杠练走。在水中身体的重量比地面上轻,因而大大减低下肢承受的身体重量,即使对于肌力比较弱的患者,亦有可能支撑起被减轻了重量的身体而能够行走。对于负重关节有疼痛的骨性关节病患者或下肢骨折恢复期患者,训练时均会发现其在水中站立和行走较在地面上容易得多,而且感到舒适或疼痛明显减轻。

(四)水中平衡训练

让患者站在平行杠内,水深以患者能站稳为准,然后治疗师从不同方向推水做浪或用水流冲击患者身体,使身体保持平衡。

(五)水中协调性训练

在水中最好的协调性训练是游泳。开始可先让患者在一个固定位置进行原地游泳动作,以后逐渐过渡到患者能完全独立进行游泳运动。

(六)Bad Ragaz 训练法

Bad Ragaz 训练法,亦称救生圈训练法,它从瑞士 Bad Ragaz 地区兴起,后在许多国家流行。这种方法的要点,是把浮力作为支撑力量来帮助训练。患者进行运动训练时,不需抓扶手及水中固定物体的支托,而是靠救生圈的浮力支撑进行运动。人体靠救生圈支撑浮于水中,可以说是处在一种动态的平衡状态;但对于肢体残疾或肌肉痉挛的患者来说,身体有可能失去这种平衡,或在水中处于一种很不稳定的状态。治疗师必须强烈地意识到这一点,尽力减少患者在水中训练的恐惧和焦虑感,避免发生意外。

具体做法是,治疗师站在水中,给患者提供一个固定位置,与患者进行一对一的训练。运动的阻力是由患者的身体在水中活动引起湍流而产生的反向作用力。患者身体在水中运动速度越快,则阻力越大。这种反向运动的阻力,可由治疗师根据运动量来进行调节。

患者在运动中,如果某些肌肉力量较弱,可利用强壮肌刺激弱肌,也可进行等长收缩练习(特别是对因周围神经损伤而致的肌肉无力的患者),还可运用 PNF 技术中的重复收缩、慢速翻转、快速牵张、节律性固定等技巧进行训练。

治疗师用手帮助患者固定体位时,手的位置会直接影响患者的运动。一般来说让患者取仰卧位,治疗师的手支撑在患者的下腰部或骨盆区的救生圈上。必要时再用小救生圈将患者颈部浮起。另外,股骨中部、膝和足,均可作为固定点。躯干训练采取侧卧位。肩关节外展和内收采取俯卧位。这些技巧的运用因人而异,灵活性也很大,治疗师要根据具体情况,审时度势,运用不同方法去加强某些肌群和关节活动范围的训练。

1. 肩关节训练　患者仰卧位(可使用救生圈使身体浮起),右上肢尽量舒适外展,肘关节、腕关节和手指伸展。治疗师位于患者右上方,将自己的右手放在患者的右手掌部,令患者握手,左手放于患者右肩背部扶托患者,再让患者做上肢内收动作,并使上肢靠近躯干。治疗师身体后仰保持稳定,患者重复进行上肢弧形运动。

2. 上肢训练　患者俯卧位,由躯干圈和双踝关节周围的小浮圈支托。有时也可以使用颈圈,但它会妨碍肩运动。治疗师面向患者,站在其左边头侧。患者左肩屈曲(抬高),治疗师将左手放在患者的左手掌中。令患者保持肘关节伸展,握紧治疗师的手,将上肢伸向外下方。与此同时,患者右手划水,身体在水中向前移动。当运动达到最大限度时,其左肩向前超过治疗师左肩的位置(注意肘关节在整个运动过程中必须保持伸展)。必要时治疗师可用右手帮助诱导患者进行水中的运动。

3. 躯干训练　患者仰卧位,由颈圈和躯干圈支托。治疗师在患者足侧,背靠池壁站立,尽可能使自己的身体保持稳定,然后治疗师双手握住患者的双足背部,令患者将足上抬屈髋,将双膝转向右方,并抬头看足。当达到充分屈曲后,治疗师将患者双足放于水中,双手握住患者足背部,令患者将双膝再转向左方,头部后仰。达到最大伸展后再重复屈曲。稍停顿后,再改变旋转方向,即患者躯干屈曲时,膝部转向右方,伸展时则转向左方。

4. 髋关节训练　治疗师站在患者的足端,双手握住患者足跟后外侧。患者取仰卧位。双膝关节伸展,髋关节外旋。令患者双足跟向下外方用力蹬。治疗师对这一运动施加阻力,并将双手向下方和侧方移动。当患者在水中向治疗师靠近时,躯干再向后仰,训练髋关节屈伸。

5. 下肢训练　患者仰卧位,治疗师站于患者足侧,将右手放于患者左足跖侧,用力将足拉向下方,使髋关节呈伸展、外展和内旋位。左手放在患者右足背侧,首先指示患者左下肢向下外方用力,并克服治疗师的阻力保持这一肢位。在保持左下肢等长运动的同时,令患者右下肢髋关节屈曲、内收和外旋,膝屈曲,足背伸内翻,运动达终点时,放松下肢,然后返回至起始位。反复进行这一运动。固定侧的下肢可以在屈曲或伸展共同运动中进行等长收缩。

(七) Halliwick 法

这是根据流体力学和运动学原理,研究脑瘫及其他患者游泳的训练方法。这种方法不借助任何器具,由治疗师和患者进行一对一训练,最终目标是达到患者在水中获得完全独立的游泳活动。其教授方法分为4个要点、10个阶段进行。

1. 心理适应(要点Ⅰ)

(1)适应水性(阶段1):患者入水时,同不会游泳的人一样,会害怕游水,有恐惧心理。这个阶段的首要任务是消除患者对水的恐惧心理,熟悉水性。治疗师要面对患者,保护患者,帮助患者在水中站立、活动四肢或游戏,使患者逐步适应水性。

(2)水中独立(阶段2):通过阶段1训练,使患者能离开治疗师的帮助,独立在水中完成一些垂直位动作,行走、用手或手臂划水,以进一步适应水性,消除恐惧心理。

2. 旋转身体(要点Ⅱ)

(1)垂直旋转(阶段3):患者髋关节的运动可引起身体向前或向后的垂直旋转运动(前、后翻)。

(2)侧身旋转(阶段4):侧身旋转是一种围绕脊柱纵轴旋转的运动。使患者一只手臂或一条腿向身体对侧交叉,这样可引起身体的侧方旋转。治疗师站在患者身旁保护,患者做

360°旋转动作,反复训练,直到熟练为止。

(3)混合旋转(阶段5):让患者站立于水中,身体慢慢向前倒,同时向右或向左转动头部,就会引起身体旋转,直到身体漂浮于水中,做向前旋转同时侧转动作。共有3种旋转方法,即垂直旋转、侧身旋转和混合旋转,均能完全掌握之后,才可能自由自在地在水中游泳。

3. 抑制动作(要点Ⅲ)

(1)感受浮力(阶段6):当患者适应水性以后,就能做潜入水底的动作。最好是鼓励患者做水底捡拾物品的游戏,这种动作身体娇小者比笨拙的人容易成功。如果腿有残疾,做潜入水底的动作将更加困难。在潜入水底做捡拾物品动作时,患者就会感受到有一种浮力在把身体轻轻托起。

(2)姿势平衡(阶段7):患者浮在水中,将一侧上肢从水面举起。举起侧浮力减小,重力增加,身体两侧不平衡,为保持身体姿势的平衡,另一侧躯干肌肉收缩发挥相应的作用,尽量让患者身体浮于水中,做水平位姿势的平衡。这些水中动作的最大优点,就是能促进身体产生姿势平衡反应,使身体各部的支持能力得以改善提高,并有助于增强肌力。

(3)水流引导(阶段8):治疗师站于患者头部的前方,双手划动水面,使之产生水流。这样患者漂浮的身体便可借助于由治疗师制造的水流,减少阻力,通过水面向前行进。

4. 水中运动(要点Ⅳ)

(1)简单泳法(阶段9):患者先是用手部小动作在接近浮力中心(骨盆位)做摇桨样动作;接着双臂离开水面,做划桨样动作;最后是用双臂有节奏地交替向后划动,做爬行动作。

(2)基本泳法(阶段10):这是Halliwiek法的最终目标,就是教会患者在水中克服各种障碍,能独立和自由自在地在水中游泳。使患者学会自由泳、仰泳、蛙泳等基本游泳法。游泳的治疗作用在于:

1)调节患者心理和神经功能状态,提高生活自信心。

2)增强机体代谢和全身功能状态。

3)利用浮力和抑制动作,改善身体姿势平衡能力。

4)增强肌力和耐力,改善关节活动。

5)缓解痉挛和疼痛。

(八)水中运动用浴槽

前面介绍的各种水中运动技术,均适用于在大水池中训练患者。另外还可利用较小的水中运动用浴槽(therapeutic tank)。

1. 特点　水中运动用浴槽是为了进行简单水中疗法而制造的、供个人全身使用的、各种形状的(如葫芦状)金属制浴槽,又称为哈巴式槽(Hubbard tank)。它的特点是治疗师站于池边,可不费事地对患者进行浴槽中的治疗操作,治疗师不必下水。此浴槽比运动池省水,电热费与水中运动池相比也比较便宜。身体活动不便的患者可以通过手动、电动或油压升降机的帮助方便地进入浴槽。除此以外,浴槽还装配有多种附属装置,可产生气泡和涡流,因此还具有水中按摩、喷浴的优点。此浴槽的缺点是距地面较高,患者进入较为困难。

2. 应用范围

(1)缓解运动时的疼痛和软化挛缩组织:这是因为合并应用了水治疗法的温热作用,所以减轻了运动时的疼痛。治疗关节挛缩时,可使组织软化;如果治疗师合并应用矫正手法,可扩大治疗效果。

(2) 增强肌力训练：因为同时应用了温热作用，对于弛缓麻痹肢体可改善循环。对于痉挛性麻痹，温热作用或者寒冷作用可消除痉挛，使肢体易于进行运动。另外，由于浮力作用，即使极少的肌力也可以在水中运动，所以适合训练肌肉功能、辅助主动运动、增强肌力。但因水中没有安装抗阻力运动器，所以不适合抗阻运动训练。

(3) 矫正、增大关节活动度：如前所述，因能消除疼痛、软化痉挛组织，故可做增大关节活动度的训练。

(4) 水中按摩：将喷射泵喷射的水流朝向某一部位，就可以获得按摩的效果。

(5) 水中喷浴：可以进一步加强局部按摩和温热的效果。

(6) 气泡浴：可发生小气泡刺激患者身体，起镇静治疗作用。

3. 附件

(1) 搬运患者装置：使患者舒适地躺着不动就被送入浴池的装置。如：天桥移动式电梯（天棚上安有轨道，电动机在轨道上移动，电动机上安有电动升降机）、油压式电梯（安在柱子上，用油压使浴槽上下移动）、升降式浴槽（能上下进行移动）。

(2) 喷射泵：依靠高速发动机混合空气和水，让它在水中喷出，使患者逆流做阻力运动，或者产生按摩效果。

(3) 漂浮物：如橡皮圈、气垫、软木块等。

(4) 担架台：是装载患者担架的台子。

(5) 气泡浴、气泡沸腾装置：是固定在容器底部的装置，可产生气泡。

(6) 水中喷浴装置：水容器（热水罐）和冷热水混合调节器使它能够喷出比浴温高 2~3℃ 的温水。

4. 必要条件　患者仰卧位，上肢伸展，并向侧方上举，下肢外展，此时所需的面积是长径 240cm，短径 75cm。

为使治疗师尽可能轻松地手法操作，浴池高度宜 35~40cm，浴池边缘距地面高度 80cm 左右。浴槽应充分固定。

喷射泵在浴池边来回移动时必须充分绝缘。

浴池的水，最好是患者入浴一次就换一次。为了防止水温下降，需要水蒸气混合装置。在温泉地区，由于泉水含矿物质，必须使用耐腐蚀性强的不锈钢做浴槽。

5. 安装注意事项　浴槽周围需有治疗师自由来回活动的空间，与墙壁之间的距离至少需要 80cm。

(九) 步行浴

1. 设备　步行浴（walking bath）是步行训练的理想方法，目前国内开展尚少。训练时需应用一种步行浴槽，浴槽由不锈钢制成，有浴槽和油压升降机两个部分。浴槽全长 230cm，宽 130cm，容水量 2 吨（t）。立面是个透明的观察窗，通过观察窗能对患者训练情况进行观察、拍照和记录。为了更好地观察患者的活动情况，有的在观察窗上印制测量标准线以测量患者的步态参数，用以指导训练。这种步行槽吸取 Hubbard 槽的某些设计优点，从顶部往下看，其形状好像"B"字形，也就是 Hubbard 槽的一半，因而它具有 Hubbard 槽的某些功能。小型油压升降机可将患者以坐位或卧位送入水槽中治疗，它通过电钮操纵使治疗椅（担架）停止在任何一个高度，患者可以得到治疗所需的适宜位置。

2. 治疗技术　治疗前先检查升降机等设备是否完好，然后将步行浴槽内放入 2/3 容量的水,温度 38~39℃,便可对患者进行训练。

(1)仰卧位训练:将患者移上担架,利用升降机把患者送入水中,使其头部抬高,浮在水面,身体浸入水中,让患者借助于水的浮力,进行移动体位、翻身和伸展四肢的训练。在水中由于受温度和浮力的影响,患者的活动要较地面的床上容易得多。

(2)坐位训练:让患者坐在浴槽的浅水处,或使用水中的椅子,借助于水的浮力,做坐位状态下的肢体活动训练。

(3)起立训练:用升降机将患者送入水中之后,调节升降机或治疗椅的高度,让患者在浴水中依托升降机或椅子进行起立训练。

(4)站立平衡训练:在大约1m深的步行浴槽内调节扶手,让患者进行站立、交替踏足的平衡运动训练。

(5)步行训练:依照站立训练的方法,在站立平衡训练的基础上进行步行训练。开始时偏瘫患者先迈出患肢,后迈出健肢。截肢患者可依托上肢和扶手的支撑练习步行。治疗时可在水中注入空气,使步行浴有气泡浴的作用。治疗时间每次 15~20 分钟,每日 1 次,20~30 次为 1 个疗程。

五、注意事项

对于水中运动的患者,要最大限度地掌握其有关情况,并由负责医师进行必要的理化检查、诊断和评定。在进行水中运动之前,一般应注意下列问题:

(一)做好患者一方的准备

1. 疾病诊断和评定。
2. 患者身体一般状况。
3. 心肺功能。
4. 运动功能。
5. 感觉功能。
6. 并发症。
7. 皮肤有否损伤。
8. 是否有二便失禁。
9. 是否有传染病。
10. 需除外水中运动禁忌证等。

(二)水中运动应注意问题

1. 水中运动疗法应在餐后 1~2 小时进行。
2. 患者肺活量在 1500ml 以下不宜在深水中进行水中运动。
3. 水中运动易致眼疾患 浴水消毒不充分,易引起流行性角(结)膜炎等感染性疾病;与此相反,使用氯制剂消毒药,因其刺激性较强,也会引起角(结)膜炎。
4. 注意预防耳疾患 如果池中的水进入到鼻腔内,因水消毒不充分,或消毒剂的刺激,可引起黏膜发炎。对于患副鼻窦炎的人,要预防中耳炎的发生。
5. 水中运动与陆地运动相比,在水中的心率稍慢,因此不能用陆地上的心率强度计算公式来作为指导水中运动的强度。水中运动应用下列公式计算出运动强度:

水中靶心率 = 陆地上靶心率 - (12~15),年轻者按 12 计,年长者按 15 计。

6. **调节合适水温** 运动池训练温度以 36～38℃为宜。

7. **训练时间及次数** 根据患病种类及患者个体情况灵活掌握,一般每次 10～15 分钟,如果患者体弱,可缩短时间,或者将 15 分钟总训练时间分为 5 分钟、5 分钟、5 分钟分段训练。

训练次数最少 1～2 次/周,身体强者可 1 周 6 次。

8. **浴后休息** 浴后最好在池旁休息室内卧位休息 30～60 分钟,以利体力恢复。

(三)治疗师工作须知

1. 事先检查水温、室温(21～24℃)、休息室温(24～27℃)、室内换气情况、水中游离氯含量等。
2. 准备好水中运动用器具。
3. 了解患者是否初次入水,有否入水经验,对水有无恐惧感,游泳能力如何。
4. 入水前让患者排空大、小便。
5. 对不能步行的患者事先要考虑好出入水池方法,以便处理紧急情况时及时救患者出水。
6. 让患者入浴前、后施行淋浴,以保持池水清洁及患者健康。
7. 双足踩过 1% 福尔马林浸过的脚垫后再入水。
8. 为防止水进入外耳道,患者可戴耳栓。

(四)水中运动禁忌证

1. **绝对禁忌证** 皮肤传染性疾病、频发严重癫痫和心功能不全者。
2. **相对禁忌证** 对血压过高或过低患者,可酌情选用水中运动,但治疗时间宜短,治疗后休息时间宜长;大便失禁者,入浴前排空大便,宜做短时间治疗,防止排便于池水中;小便失禁者,入浴前排空膀胱,短时间治疗,防止排小便于池水中。

六、临床应用

(一)骨折后遗症

骨折后如不及早进行功能训练,肢体的功能往往不能满意地恢复;但早期训练时患者常常害怕肢体活动或负重时疼痛而影响训练的进行,这时候可以利用水的温度和浮力来克服疼痛。治疗时间一般先从 5～10 分钟开始,视患者情况,可延长到 30 分钟,但一般治疗后最好休息 1 小时。

1. **下肢骨折** 在外固定去除、伤口愈合后,即可考虑进入池中进行水中训练。

(1)治疗目的:①针对由于制动或损伤而活动受限的关节,做 ROM 训练。②训练萎缩的肌肉,增强肌力。③训练站立行走功能。

(2)治疗方法:

1)训练下肢负重:患者水平卧位,用漂浮物托起,膝屈曲,脚向池边,用足推池边将整个身体推向池中心,再由工作人员将患者送回池边,重复这种活动。适应后改为垂直站立体位,但起初时水要深,其目的是加大浮力以减轻体重对肢体的压力。步行训练可在平行杠中进行,适应后逐步降低水平面,这样使患者恐慌心理大为减弱,通过训练,敢于让下肢承担体重,以后即可过渡到在地面上进行训练。

2)活动僵硬的关节:在池中一段时间后,由于水的温度作用,减轻了肌肉和关节周围其他软组织的紧张,在固定患者身体位置的情况下,可由工作人员对局部关节进行被动的ROM训练,或用漂浮物沿增大ROM的方向牵引,在ROM的末尾可酌情给予进一步的牵引以扩大其ROM。

3)增强肌力:下肢经常训练的重点是股四头肌和伸髋肌,在水中治疗床上俯卧屈膝,然后伸膝,由于伸膝时对抗浮力,故可加强股四头肌肌力。至于伸髋肌的训练,可仰卧水面,头、腰和患足均用漂浮物支持,让患者伸髋使下肢抵抗浮力做抗阻训练。但应说明的是,为最有效地加强下肢肌的肌力,单纯在水中运动训练不能达到目的,必须配合陆上训练,因此早期在水中进行上述训练,后期应在陆地上进行训练。

2. 上肢骨折　前臂和腕的骨折很少用水中运动治疗,但肱骨骨折常引起肩关节活动功能的障碍,这时候水中运动就是很好的训练方法,尤其肱骨外科颈的嵌顿骨折特别适合采用这种疗法。骨折后患者害怕患肢疼痛,但事实上肩部骨折几日后,即可安排患者开始水中运动,利用水温和漂浮物支撑,让患者进行活动。

患者可拴着吊带入池,采取坐位,水平面淹没肩部最高点。由于浮力关系,可能难于稳定在坐位,这时可在椅背上系以固定带固定躯干或由治疗人员在患者前方用双手固定其双髋以保持坐位。

早期治疗包括肩关节屈、伸、外展的抗阻训练。首先在舒适的关节活动范围内活动,待内收肌松弛后再逐步加大ROM,以后用漂浮物或手握乒乓球拍活动,以加强肩外展肌的肌力,进而再进行抗阻的内旋和外旋。

3. 椎体骨折　椎体楔形骨折无脊髓损伤亦无脊柱不稳定者,卧床1~4周后,可在水池中进行活动和加强腰背肌肌力的练习,鼓励患者在不痛的范围内尽量活动。

(二) 骨关节炎

不适宜于进行关节置换术或适宜手术但需等候的患者,均可进行水中运动治疗。

1. 治疗目的　①镇痛。②增加ROM。③加强弱肌群的肌力。④训练行走,如上下楼、站、坐等功能。

2. 治疗方法

(1) 缓解疼痛和肌肉痉挛:在水池中轻柔、有节律地缓慢活动可使痉挛肌肉松弛。如欲使髋肌松弛时可让病人仰浮水面,鼓励他做缓慢的外展和内收,关节活动应在无痛的范围之内进行,然后逐步增大ROM。对髋关节训练而言,游泳圈法极为有用,患者借助于游泳圈漂浮于水面。患者做伸直、外展、内旋动作,治疗师扶持健肢,以身体前倾引导动作;患肢做内收、外旋动作,治疗师身体后倾引导动作。

(2) 牵张挛缩的软组织:需用连续恒定的力并用漂浮物进行被动牵引。如牵引髋屈肌时,患者扶持池中固定物,保持身体稳定,后伸髋关节牵张挛缩的屈侧组织,并可在小腿下方后部加上漂浮物,以增强浮力,加大髋关节后伸的牵张力度。同理,在牵引髋关节内收肌时,外展髋关节,并在小腿下方外侧加上漂浮物,增加髋关节外展的牵张力度。

(3) 加强弱的肌群:水中运动适用于在陆上活动有困难或不适的情况,常可使弱的肌群进行抗浮力训练,引起等长性收缩,增强肌力。例如需训练伸肌时,将患者放在仰卧支托物上,在足下放一大的游泳圈,让患者伸直腿,并将圈压入水中,圈的浮力需大于患者下压的力量,髋伸肌即产生等长收缩而无运动,这样可加强肌力而不致引起不适。

(4) 步行训练:髋膝骨关节炎的患者,在陆上行走时,由于充分负重往往有疼痛和不适,在池中由于浮力抵消了部分体重，关节的负荷减轻，因而不再有症状。调节水面的高低使浮力变化，可使体重得到不同程度的减轻，让患者在水中平行杠内训练步行，是一种有价值的方法，抵消了部分体重后，患者练习踏步、站和走都变得容易，因此也易于进行这方面的训练。

(三) 强直性脊柱炎

1. 治疗目的　①预防和矫正脊柱和其他关节的畸形，增加活动和加强伸肌群的肌力。②维持和改善胸部活动，增加肺活量。③为接着进行的按摩牵引等治疗做准备。

2. 治疗方法

(1) 松弛和牵张屈曲和内收肌群：在温度合适的水池中浸泡一定时间后张力高的肌群可以放松，此时可如上述方法牵张髋屈肌和内收肌，但注意漂浮物产生的浮力必须大于 2kg 才有效。患者主观上应感到髋前方有被牵拉感，否则应加大漂浮物。此外，漂浮物不宜用两个或以上，因方向不宜控制。牵引一定时间后，让患者用力将漂浮物向下拉 10cm 左右并维持在此位置上数秒钟。这种动作有助于屈肌和内收肌的较好松弛，然后再放松，让漂浮物再牵引肢体。这些动作可重复几次，直到 ROM 不再增大为止。

(2) 水面下游泳：此种方法适用于肋脊关节有活动性病变的患者。让患者在水面下做俯泳，俯泳时常使脊柱和髋关节产生伸直趋势，有利于克服屈曲病变，更主要的是每次潜入水面时均必须先深吸气，这种活动激活了肋脊关节，肺活量随着训练次数的增加而增加。

(3) 颈部运动：让患者背靠池壁，如水深不够可让患者屈膝以便水面达下颌，可结合呼吸训练，水面达下颌时呼气（水静压压胸有利于呼出），然后伸膝站起使胸出水面并同时吸气，颈部被浸泡一定时间后，斜方肌和颈长肌都因浸入热水中而得到松弛，此时即可做颈部的旋转和侧屈运动。

(4) 水中文体活动和整体治疗：这种疗法可增加患者的活动兴趣。需注意的是，进入池中后静脉血回流入胸使胸回血量增加 700ml 左右，这对肺活量小的患者有不利影响，因此肺活量不到正常值 30% 的患者不宜做此治疗。

(四) 类风湿性关节炎

水中运动适用于无明显类风湿活动的患者（无明显发热、血沉加速与关节红肿等）。术者不应追求患者的肌力恢复到正常范围。

需注意的是，此病常在关节腔内注入类固醇类药物，注射后 24 小时方可继续水疗。另外，此病常引起颈痛，如单用游泳圈放在颈部常使颈痛加重，此时可在颈部先加一塑料颈托，然后再戴游泳圈，即可防止颈痛。在水中搬动患者时尽量避免腋下抬动，因此病易侵及肩关节。总之，一切活动应以不引起患者疼痛和不适为原则。

具体治疗有：

1. 活动僵直的关节　晨间僵直是该病的常见症状，患者常为此而苦恼，故可在早上进行水中运动训练。患者入池中后，在温水的作用下关节周围软组织松弛，僵硬缓解。此病的关节痛和 ROM 受限，与肌肉紧张有关，所以通过牵张活动来松解粘连以增加关节活动度，应预先使关节周围的肌肉松弛，适宜的方法是先在无痛的 ROM 内自由地进行无阻力的活动，待肌肉松弛后，鼓励患者增加关节的 ROM，直到 ROM 不再增加时再给予轻柔的牵张，治疗后 24 小时内可能有不适感，若此感觉延续大于 24 小时，即表示牵引过强，应予修正。

2. 加强肌力的训练　患者关节不稳定，如进行抗阻训练就不应再同时进行加强肌力的训练,反之亦然,以免损伤关节。为避免伤及不稳定的关节应做到:①训练时术者用手支托患者关节。②选择好练习开始的位置,使抗阻收缩尽量在不劳损关节的范围内进行。③训练时将关节活动范围限制在不引起损伤的范围内。④对危险的关节用夹板固定。

(五)不完全性脊髓损伤

水中运动疗法适合治疗低位不完全性脊髓损伤(SCI)患者。此法不仅具有良好的心理影响,而且可缓解肌肉痉挛、增进 ROM、提高肌力及促进肢体运动功能的恢复。对不完全性 SCI 患者,开始训练时,不应加重痉挛。一般认为侧位较好。若训练髋肌宜使膝屈曲,以免诱发伸直痉挛。患者身体要用游泳圈或漂浮物稳定地托起,任何突然的运动或他人的撞碰均可诱发痉挛。

在池水中适应后,再训练躯干和上肢,尤其要加强对肩胛带和背阔肌的训练。训练躯干活动时,治疗师背靠池边,在患者颈、腰和双足各套一泳圈,治疗师双手扶住患者双肘加以固定,即可让患者进行躯干的侧屈、伸展的训练。治疗师也可站于患者的足侧,双手握住患者足部让患者仰卧位做躯干活动练习。治疗师还可以将患者双足夹在腋下,让患者做躯干屈曲练习。

若患者下肢仍有活动,在水中由于肢体重量减轻,活动更易,可进行下肢活动训练。

此外尚可让患者在平行杠内,用双手训练支撑(push up)动作。此时由于浮力抵消了部分体重,动作容易进行,亦可在露出水面的单杠上做引体向上,以训练肱二头肌、肩胛肌和腹肌。

(六)肌营养不良

治疗目的主要在于改善肌肉血液循环,减轻软组织挛缩,延缓和重建运动功能,促进患者身心康复。水中运动的好处是患者可以在水中进行他们在陆地上无法进行的活动,但训练结束后患者不应有疲劳感,否则应停止训练。

(七)脑卒中偏瘫

脑梗死发病后 1 周,脑出血发病后 3 周,只要病情稳定,即可进行水疗。脑卒中偏瘫水疗目的在于调节机体功能,改善肢体血液循环,借助于浮力进行关节运动。但在水中,患者难于维持平衡,不当用力易导致共同运动;在患者周围,因任何原因产生的涡流,均可导致患者失去平衡;再者,因水中往往无坚实的支撑,故很难抑制病理的共同运动模式。因此,患者要在水中把平衡训练进行得较好以后,再开始下一步训练。

(八)颅脑外伤偏瘫

情况与脑卒中偏瘫相似,尤对躯干肌张力高者有效,对任何肌群力弱者也有益处,但不能让患者用力,以免引起痉挛。

(九)肩手综合征

肩手综合征是脑卒中常见并发症,临床处理较为困难,水中运动可以作为临床康复手段加以应用。治疗目的在于解痉、镇痛、改善患肢血液循环、减轻水肿、缓解肩部肌紧张。水温以 39~40℃ 为宜,治疗师在水池中对患者进行肘、腕、手指的缓慢被动牵拉,还可利用浮力对其肩部进行主动、被动或辅助运动。在水中进行关节运动治疗,减轻疼痛,患者易于接受,但训练应当在无痛的关节活动范围内进行。

(十)小儿脑瘫

多数小儿喜欢在水中嬉戏,藉此特点可利用水中运动来训练脑瘫小儿。由于水具有向上的浮力作用,使肢体运动困难的脑瘫儿在水中的活动变得轻松容易,所以这一治疗方法为多数脑瘫儿童所喜爱。

1. 治疗目的

(1)克服肢体运动障碍,改善运动功能。

(2)纠正运动姿势异常,提高平衡协调能力。

(3)缓解肢体痉挛。

(4)缓解组织挛缩,增大关节活动范围。

(5)增强肌力训练。

(6)水中步行训练,提高步行能力。

2. 训练方法

(1)对小儿进行各关节的被动、主动活动训练,可利用水的浮力和水中训练用品做助力或阻力活动。

(2)扶持水池中固定物,进行站立及行走训练,应当注意纠正患儿的异常姿势。

(3)水中游泳:水中游泳是一项娱乐性运动,又是一项患儿喜欢接受而又有效的训练方法,有条件的地方可酌情采用。开始时,首先教会患儿仰泳或仰浮,以及教导患儿能从任意位置变为仰浮位,因为这是患儿在水中最安全、最有利的位置,对不会游泳的患儿可配用救生圈保护。

训练时,室内最适温度为 19~24℃;水温 33~37℃,要求恒温;训练时间 10~30 分钟,并可视小儿身体耐受情况,适当调节训练时间。

进行游泳训练前,最好先冲一个温水淋浴使全身湿透,再慢慢下水,入水后应等几分钟再开始训练。训练前 1 小时不应进食,以防止因血流重新分配变化,导致消化不良或因呕吐造成食物误吸入气管引起窒息。训练中还应防止小儿溺水,危及生命。训练完后要进行温水冲浴,水温由 35~36℃ 开始,逐渐降至 30℃ 左右,然后保暖休息 15~20 分钟,再外出回病房,以防止感冒或因疲劳乏力而摔倒。

(十一)共济失调

水中运动疗法对共济失调患者有一定的康复治疗作用,可根据具体情况选择使用。

水中运动训练使小脑共济失调平衡功能改善,主要是通过增强肌力,特别是增强肩胛带、骨盆带的肌力,这对于改善平衡控制能力具有一定的作用。Bad Ragaz 等张和等长运动模式,可以有效地应用于小脑共济失调患者。

对于能够耐水的感觉性共济失调患者,使用 Bad Ragaz 方法和 Halliwick 方法进行水中运动训练,可有效地增强肌力、提高耐力和改善心理状况,进而有助于提高运动协调和平衡功能。

(十二)帕金森病

对于帕金森病患者,水中运动治疗目的在于减轻肢体僵硬,促进运动功能,改善患者一般身体状况,纠正姿势和平衡反应异常。在水中运动训练时可采用一般技法或 Bad Ragaz 方法。训练后患者肢体僵硬、运动迟缓和其他运动障碍症状可得到缓解。对少数患者,温水浴可能无明显缓解肢体僵硬的效果,这时可试用冷水浴,或许可收到效果。

(纪树荣　乔志恒)

第十节 医疗体操

医疗体操是体育的一个组成部分,也是一种应用运动来健身治病的方法。早在原始社会,人们在同大自然作斗争的过程中,就逐渐积累了用运动手段防治疾病的经验。现代体育手段以数百种计,按其目的和任务来分,可分成健身类、健美类、娱乐类和竞技类。其中的健身类目的是为了健身、康复和治疗疾病,常称为医疗体育,属于运动疗法。医疗体操历来是体操中的一部分,也是医疗体育的重要内容。

一、概述

(一)医疗体操的概念

医疗体操是根据伤病的情况,为达到预防、治疗及康复的目的而专门编排的体操运动及功能练习。医疗体操对运动器官损伤、手术后、瘫痪患者等的运动器官功能恢复具有良好的作用,也可用于某些脏器疾患如冠心病等的康复治疗。

(二)医疗体操的特点

医疗体操与其他康复手段相比具有以下特点:

1. **选择性强** 由于医疗体操是按照伤病情况编排的动作及功能练习,故可针对不同情况进行编排,使其作用到全身、某一关节或某一肌群。选择不同的准备姿势、活动部位、运动方向、运动幅度、运动速度、动作要求及肌肉收缩程度等,可收到不同的效果,便于进行个别训练。

2. **容易控制和掌握运动量** 可通过不同的运动强度、动作幅度、持续时间、重复次数等,较准确地控制医疗体操的运动量。

3. **适应性广** 按不同的方法编排的医疗体操,可分别达到发展肌肉力量、耐力、关节活动幅度、速度、协调、平衡等不同身体素质,适应康复训练的不同目的。

4. **提高患者的情绪** 通过不同的医疗体操,采用多元化的练习,达到相同的康复训练目的。这将有助于改善患者的情绪,取得更好的训练效果。

二、姿势矫正体操

(一)概述

为了保持正确的姿势或使不良姿势及病态姿势恢复所进行的一系列的体操训练,称为姿势矫正体操。

1. **姿势** 姿势(posture)是身体的各个组织器官,包括骨骼、肌肉、内脏、神经系统互相关连所构成的姿态,其中以骨骼,尤其是脊柱最为重要。一般说来姿势是指立位姿势或坐位姿势。近来从动力学观点考虑,卧位也被列入姿势的范畴。

正常的脊柱,颈椎部向前凸,胸椎部向后凸,到了腰椎又变为前凸,从侧面观形成了一个S形的弯曲,这种形态是由附着在脊柱的多数肌肉和韧带等来保持的。同时,这个弯曲主要受骨盆倾斜程度的影响(髂骨后棘和耻骨连合之间的连线,亦即图2-10-1上的CC和水平线BB所构成的角度,在30°左右为正常。另外,根据Gardiner的研究,如图2-10-1定位时髂前上棘和耻骨连合的连线 AA 在同一垂直面时也视为正常)。

此外,脊柱弯曲还要受躯干直立肌和腹肌的影响,这是因为骨盆和脊柱在骶髂关节处牢固地结合在一起,当抵止在骨盆的肌肉收缩时,会拉动脊柱而改变弯曲度。以髋关节为中心,进行骨盆的前后运动时,脊柱必须灵敏地变化其弯曲度,才能保持平衡,这个关系可用图 2-10-2 来表示。

2. 良好姿势和不良姿势

(1)良好姿势:人体正常姿势是最省力的姿势。人体直立的标准姿势应该是:从背面观,两足并拢站立,头颈、脊柱、臀裂和两足跟间应在一条垂直线上,两侧肩峰、肩胛骨、髂嵴上缘的高度分别一致,两侧腰角对称;从侧面观,头顶、耳屏前、肩峰、股骨大转子、腓骨小头和外踝尖各点应在一垂直线上。最省力的"理想姿势"是:由后面观,人体左右重量对称,不需要特殊的力量维持左右的平衡;由侧面观,身体各环节的重心均在一直线上,且身体重力线通过各关节轴。实际上人体结构左右基本对称,但身体重力线距关节轴均稍有距离,会产生一定的转动力矩(图 2-10-3),而且人体在正常生活中会做出各种姿势,发生转动力矩,这就需要由关节囊、韧带、肌肉等发挥作用对抗外力,维持身体直立姿势和平衡(图 2-10-4、5)。当身体姿势正常时,给予维持身体姿势器官的负担是最小的,人体是最省力的(表 2-10-1)。

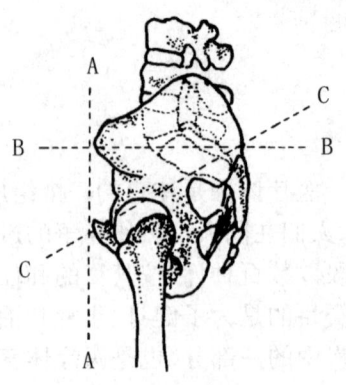

图 2-10-1 骨盆的倾斜

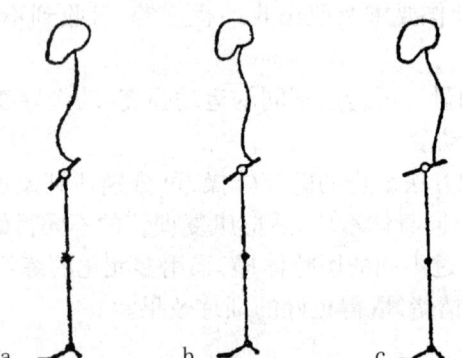

图 2-10-2 骨盆倾斜和脊柱弯曲的关系

a. 髋关节屈肌紧张和收缩时,骨盆被牵引向下,增加倾斜度,近于垂直位,要在此基础上保持上半身挺直,就必须代偿地增加腰椎的前凸度;b. 这是正常倾斜姿势,脊柱呈 S 状弯曲;c. 髋关节伸肌收缩,骨盆的倾斜度减小,近于水平位时,要保持上半身挺直,就必须代偿地减小腰椎前弯度或是采取后凸位,而脊柱上部向前方倾斜形成后凸。

表 2-10-1 正常姿势时重力矩的维持

身体部位	重力线位置	转动力矩的效果	维持姿势的因素
关节			
踝关节	前方	背伸	比目鱼肌
膝关节	前方	过伸	后面关节囊
髋关节	后方	伸	髂腰肌

（续表）

身体部位	重力线位置	转动力矩的效果	维持姿势的因素
骶髂关节	前方	前倾	骶、髂之间韧带
腰骶关节	后方	后伸	前纵韧带
脊柱			
颈段	稍后方	微伸	
胸段	前方	屈	背最长肌
腰段	后方	伸	前纵韧带
头	前方	屈	颈伸肌、项韧带

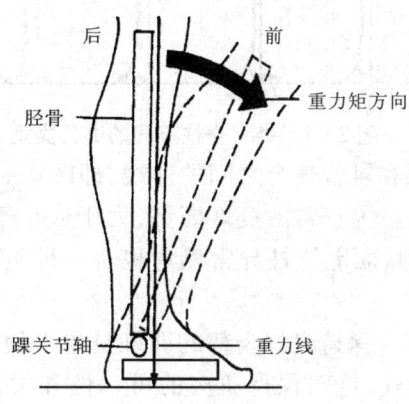

图2-10-3　重力矩的产生

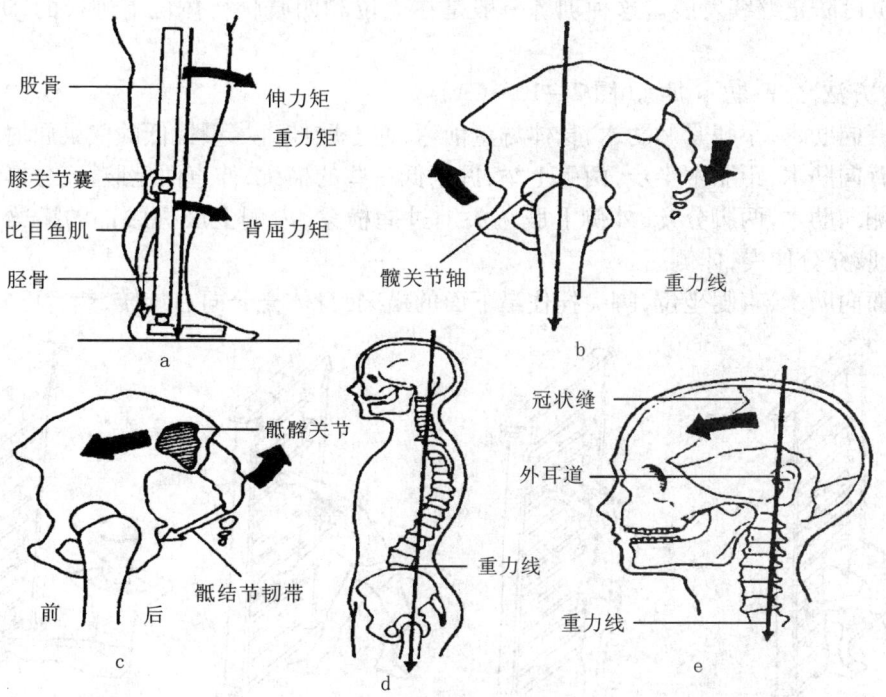

图2-10-4　正常姿势的重力矩

a.踝、膝关节；b.髋关节；c.骶髂关节；d.脊柱；e.头。

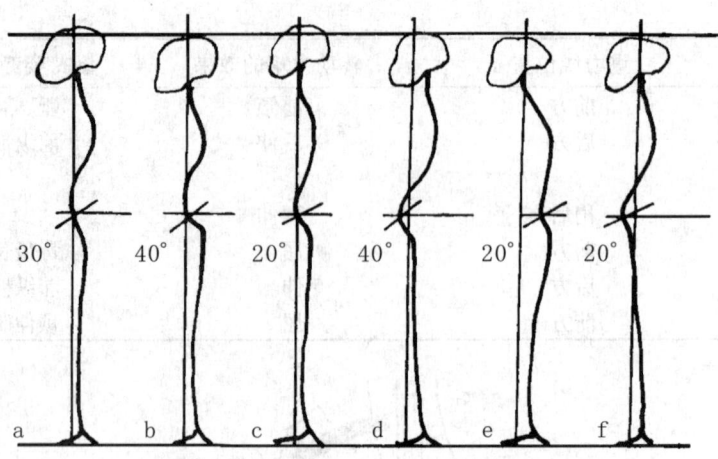

图 2-10-5　脊柱不同的姿势类型

（2）不良姿势：髂骨后棘和耻骨连合之间的连线，即图 2-10-1 上的 CC 线，CC 和水平线所构成的角度，在 30°左右视为正常的良好姿势，大于或小于此角度都会造成身体姿势的异常，即出现不良姿势；在额状面上脊柱异常侧弯也是一种不良姿势。并且，侧弯和龟背也属于病态姿势。

3. 保持良好姿势的训练　保持良好姿势的训练是指不使肌肉紧张，为保持身体正常的脊柱弯曲度而采取的训练方式，这对保持肌肉的可动性和柔韧性有很好的作用，有益于健康，可增强体力和耐久力。对于轻度的姿势不良，仅用这种训练一般即可矫正，对程度较重者至少也可防止继续发展。这种训练一般是在立位和四肢爬行体位下进行的，训练方法如下：

（1）方法之一：肋木训练（图 2-10-6A）。

1）背向肋木，小腿紧贴肋木，身体尽量前弯，而上肢伸直尽量握低的横梁屈肘。

2）背向肋木，距肋木半步，两手上举，握稍低一些的横梁，伸直两上肢，充分挺胸。

3）侧向肋木，两脚分开，外侧上肢从头上过握横梁，内侧上肢握腰部的横梁，外侧膝屈曲，两上肢充分伸展，体侧屈。

4）面向肋木，直腿坐位，脚尖挂住最下面的横梁，身体充分向右旋转，然后再向左旋转。

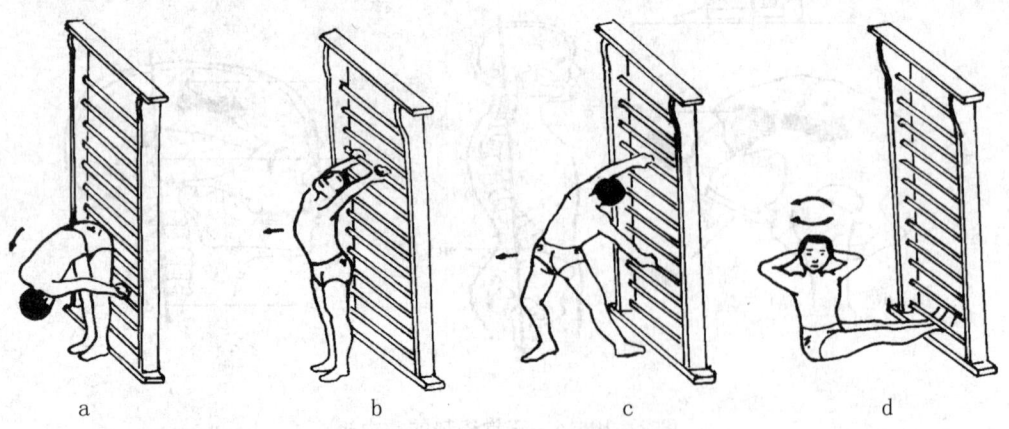

图 2-10-6A　保持良好姿势的训练（一）

(2)方法之二:徒手立位体操(图2-10-6B)。
1)基本姿势。
2)体深前屈带反振(3次)。
3)身体向后伸展。
4)向右深屈。
5)向左深屈。
6)向右旋转。
7)向左旋转。

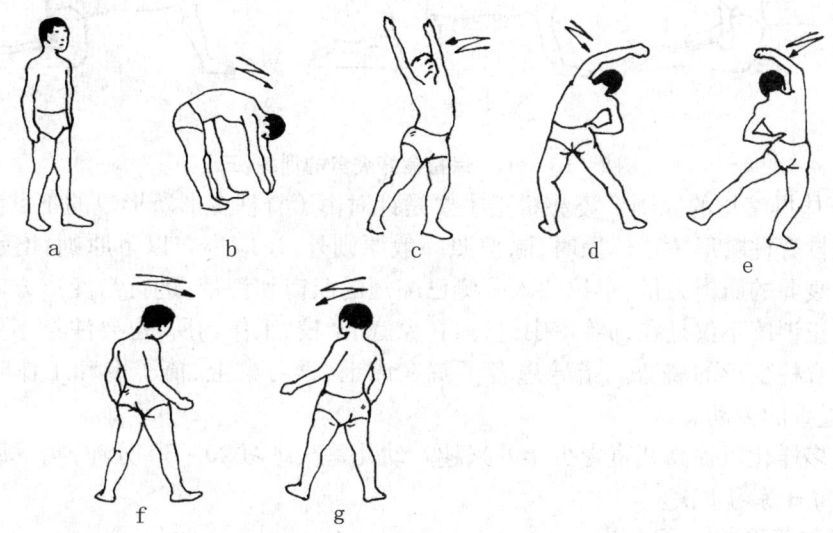

图2-10-6B 保持良好姿势的训练(二)

(3)方法之三:四肢爬行体位体操,根据体力情况反复3~6次(图2-10-6C)。
1)基本姿势(四肢爬行的姿势)。
2)使腰部后凸。
3)使腰部前凸。
4)向左侧屈。
5)向右侧屈。
6)上半身向左旋转。
7)上半身向右旋转。

4. 身体发育畸形的分期及运动疗法的作用 身体发育畸形分3期:
(1)初期:在身体发育畸形的初期,主要改变为肌肉力量发育不平衡,尚无组织结构上的改变。以脊柱侧凸为例,脊柱受较强一侧肌肉的牵拉,将向肌肉力量较弱的一侧凸出。
运动疗法锻炼对初期发育畸形的矫正效果最好,主要加强弱侧肌肉的力量。
(2)中期:发育畸形的中期已出现凹入侧肌肉韧带挛缩、凸出侧肌肉韧带被拉长等组织结构上的改变。运动疗法锻炼仍能取得一定的效果。除加强弱侧肌肉的力量外,还需通过伸展练习,将已缩短的肌肉韧带拉长。
(3)晚期:身体发育畸形发展到晚期出现骨骼变形,需要用手术方可矫正。运动疗法可起到维持现状、防止发展的作用,或可促进术后康复。

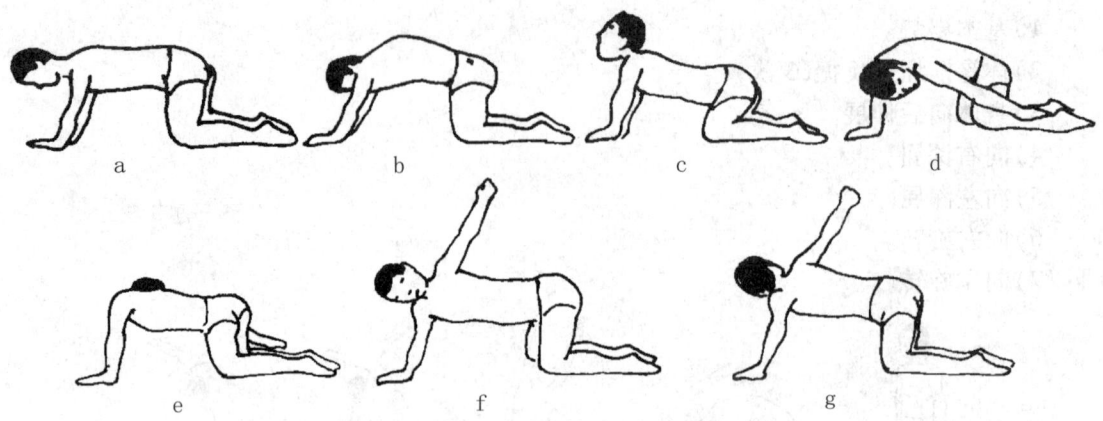

图 2-10-6C　保持良好姿势的训练（三）

5. 矫正体操编排的原则　姿势矫正主要是针对由于脊柱变形所形成的不良姿势所采取的训练。编排脊柱畸形矫正体操时，除按照一般原则外，还应遵守以下原则：增强凸出一侧已被拉长并衰弱的肌肉力量；牵拉凹入一侧已缩短的肌肉和韧带；进行与变形方向相反的运动。姿势矫正训练不仅是在训练室中进行，在家庭、学校、工作场所，也要注意不要采取助长不良姿势和脊柱变形的姿势。指导患者了解在床上、学习桌上、椅子上和工作时的正确姿势，禁止做过重的劳动。

练习要多样化以提高儿童青少年的兴趣。幼儿每次练习 20~30 分钟，儿童每次练习 40~50 分钟，每日练习 1 次。

（二）脊柱畸形的矫正体操

1. 对脊柱后凸的矫正体操训练　脊柱后凸即驼背（龟背），如图 2-10-5e，f 所示，可发生于胸椎、腰椎或整个脊柱。一般表现为胸椎高度后突，腰椎和颈椎仍保持在生理的弯曲范围内，骨盆倾斜度减轻，近于水平位。

脊柱后凸的原因有先天性的，还有学龄期驼背、修鞋工人多见的职业性驼背以及老年性驼背等。由于原因不同，其预后也不能一概而论，初期有可能改善，然而当椎体变成楔形、椎间隙变得狭窄、引起骨性愈合或骨质疏松等较重变化时就无效了，对于后者只能起到矫形外科手术治疗后的辅助作用。

不论哪一种，治疗的重点都在于增加骨盆倾斜，同时增加腰椎前凸、减轻胸椎后突，使脊柱伸直。具体来说：①牵拉和松弛过度紧张的短缩肌，如胸大肌（图 2-10-7）。②强化减弱了的背肌。③牵拉脊柱前方的韧带。这些要组合起来进行。体后屈的练习，兼有增加背肌力量同时伸展胸大肌以及牵拉脊柱韧带的作用。常用的训练方法有以下几种：

（1）胸大肌的放松和伸展（图 2-10-7a）　①治疗台上的肌松弛：上肢向头端上伸，下肢在治疗台的一端下垂。使肌肉有紧张感，然后放松，体会肌肉的伸展感。②利用悬垂使肌肉松弛：通过悬吊和弹力连接吊带，把头部、背部、腰部、四肢像图上那样悬吊，不时地摇动身体，使肌肉一会儿紧张，一会儿松弛，体会放松的感觉。全身均不用力。③胸大肌的伸展：在细长的治疗台上，在上臂加上重锤，使胸大肌伸展。最初 1kg（单侧）10 分钟，逐渐增加重量并且延长时间。

（2）胸大肌的被动伸展（图 2-10-7b）　①治疗师帮助患者盘腿坐位或伸腿坐位，使其

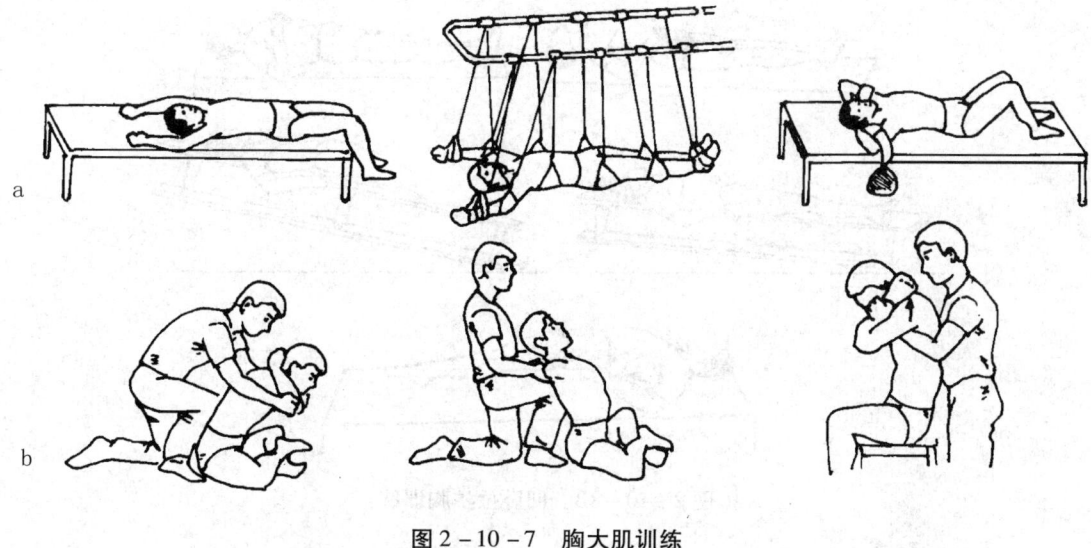

图 2-10-7　胸大肌训练
a. 放松与伸展；b. 被动伸展。

上肢向上伸展，握住颈部，缓慢地伸展，边向上伸边扩胸。为辅助脊柱背屈，在前屈时呼气，背伸时吸气，此运动反复 3 次。②治疗师将患者应当伸展的部分贴到自己的胸部，将患者的腋窝稍稍抬起，同时以胸部挤压背部向后伸。

（3）各种体位的挺胸扩胸训练（图 2-10-8）。

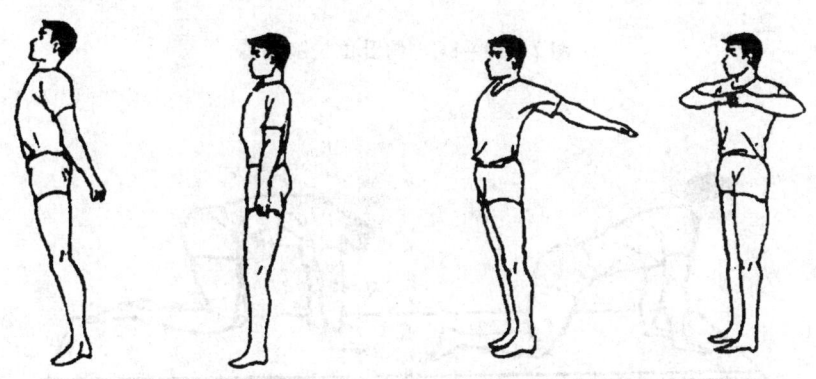

图 2-10-8A　站立位扩胸训练

（4）体操棒训练（图 2-10-9）。

（5）伸展脊柱训练（图 2-10-10）　①通过治疗师徒手进行患者脊柱背伸。②利用体重使脊柱伸展：患者背向肋木身体悬垂，将脊柱的凸部贴到软靠垫上，两下肢交替屈伸，缓慢地进行 8 次，上肢肌弱者中间可休息数次。

（6）利用器械做身体后屈的训练（图 2-10-11）　①背向肋木，两脚并立站在肋木前半步，臀部靠近肋木，两手向上举，稍弯曲。②伸展两上肢，扩胸、伸直两上肢，臀部离开肋木向前，稍停一会儿以后复原，反复 3 次。③在背部和墙壁之间，夹一个医疗球做扩胸动作，以脊柱凸出部为中心施加压迫。④从天棚上用绳吊一个球，调整其高度，患者扩胸时刚刚能够碰

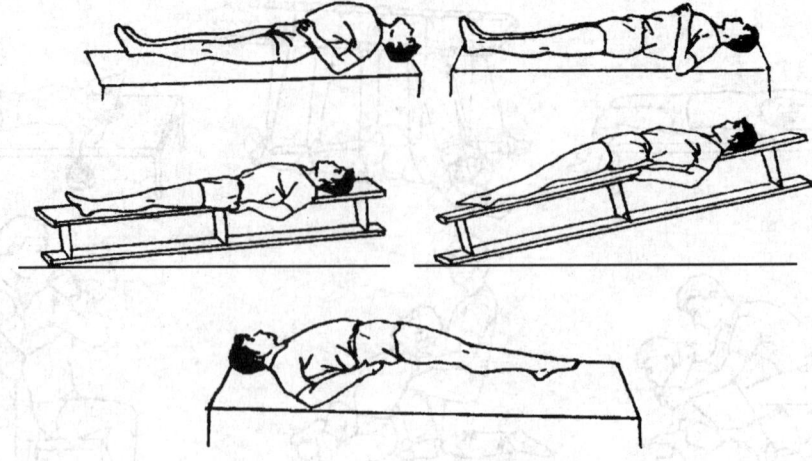

图 2-10-8B 仰卧位扩胸训练

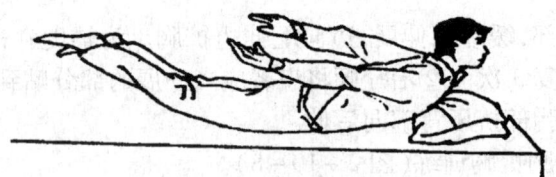

图 2-10-8C 俯卧位扩胸训练

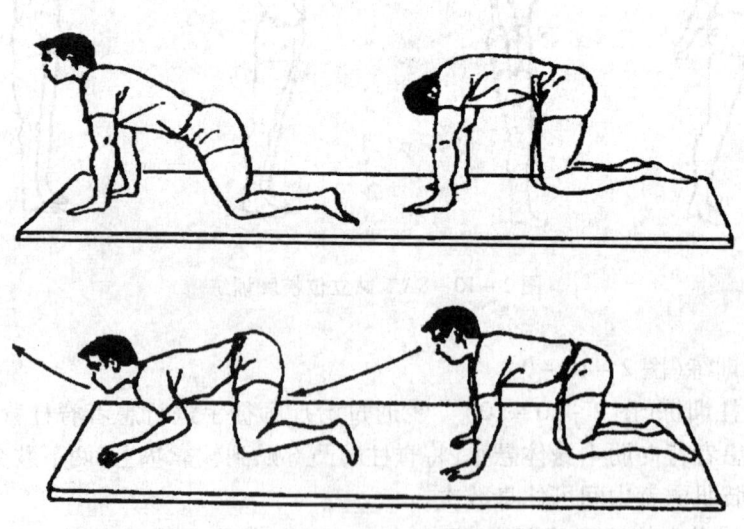

图 2-10-8D 跪撑位扩胸训练

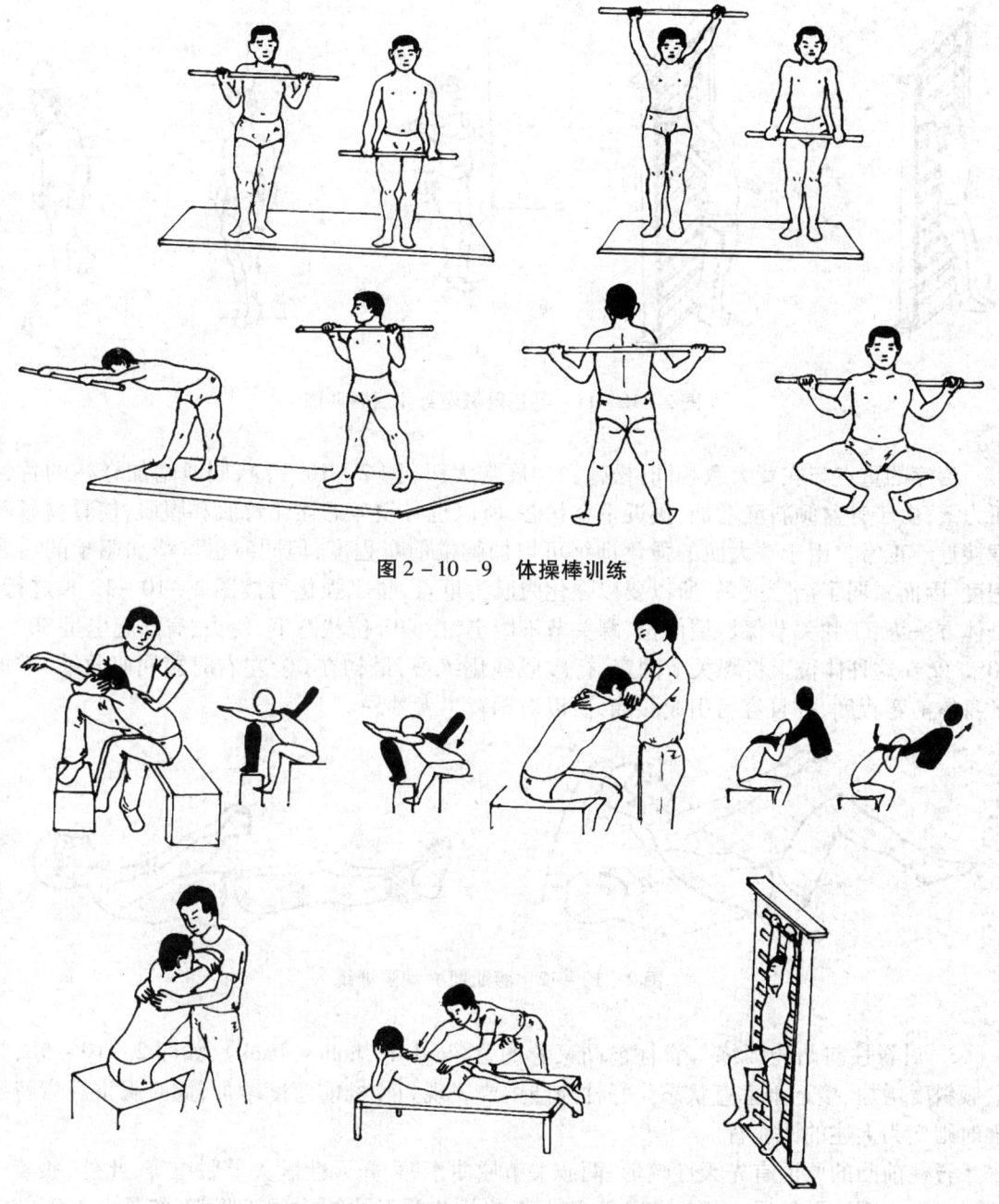

图 2-10-9 体操棒训练

图 2-10-10 驼背的姿势矫正训练(脊柱伸展)

到。伸直脊柱使头碰到球。⑤保持正确姿势,头上垫一个用毛巾做的圆垫,其上载以砂袋或医疗球。让患者走步,不要让球掉下来;或者在镜子前保持正确姿势步行。

2. 矫治凹驼背(hollow hump back)的训练 凹驼背是驼背的一种(图2-10-5d),除了胸椎后凸增加之外,有腰椎、腰骶部前凸增加。外观上,腰骶部的凹陷非常明显,下腹部向前凸起,胸廓变为扁平。

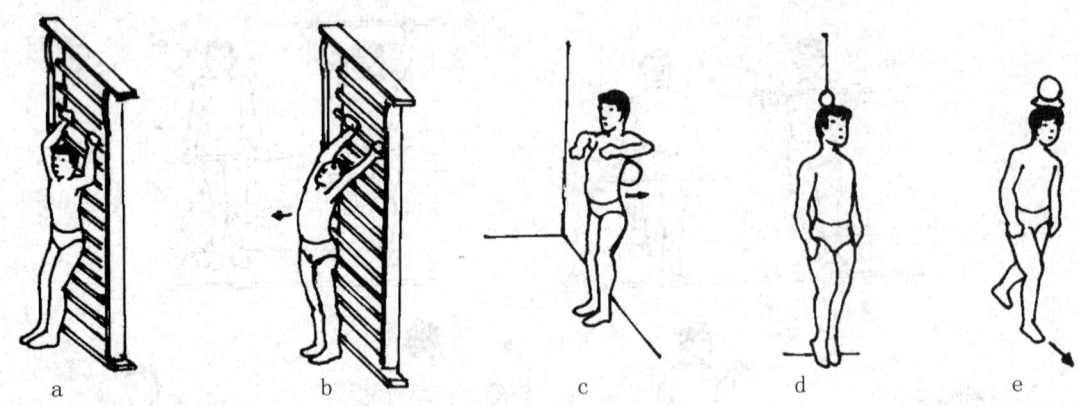

图 2-10-11 利用器械做身体后屈训练

治疗的重点与驼背大致相同:松弛和伸展胸大肌(图 2-10-7),同时增加脊柱的背伸肌力量;由于骨盆倾斜度增加,接近垂直状态,所以也必须考虑强化臀肌和腹肌,使骨盆倾斜度接近于正常。由于臀大肌的强化训练可增加胸椎前弯程度,但同时也可增加躯干的后屈程度,因而减弱了治疗效果,所以要以强化腹肌为重点,腹肌强化可按图 2-10-12 来进行,具体方法为:①膝关节保持屈曲位,踝关节不固定,在仰卧位状态下,使头、肩部起坐呈 30°~40°。②在这种体位上将踝关节固定,行腹肌强化练习,最初在 30°左右时髋屈肌收缩,增加了身体前弯程度,并且容易引起腰痛,所以对凹背患者禁忌。

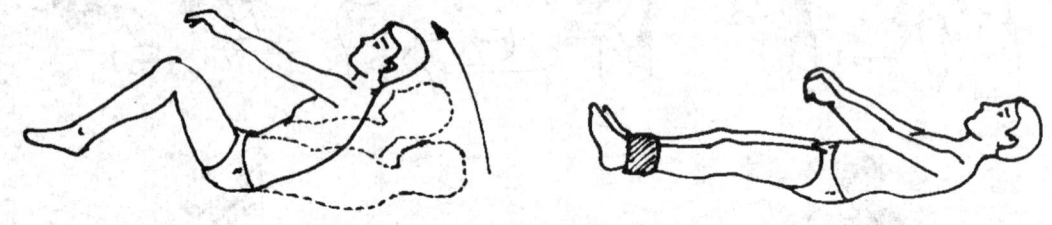

图 2-10-12 腹肌肌力增强训练

3. 对脊柱前凸的训练 脊柱前凸又称凹背(lordotic,hollow back),如图 2-10-5b,骨盆倾斜度增加、接近于垂直状态。脊柱前凸主要表现为腰椎前弯度增加,此时胸椎后弯特别强时则变为上述的凹驼背。

脊柱前凸的原因有先天性畸形、两髋关节屈曲挛缩、先天性髋关节脱位等,此外,肌萎缩症时也可出现这种情况。腰椎前凸常常由于髋关节前面的结构过于紧张,使骨盆过度前倾而引起。

在康复中最重要的是因小儿肌力低下所致的凹背和肥胖的成人由于腹部的重量和肌力低下所致的骶部前弯增加者。治疗的重点是减少骨盆的倾斜度,主要是矫正前凸,强化腹肌以及牵拉腰骶部肌肉、韧带的体前屈练习,以矫正腰椎前凸,同时还应包括牵拉髋关节前面的关节囊、韧带,即加强臀肌和大腿后群肌的练习,以防止骨盆前倾。

用托马斯试验(Thomas Test)可检查髋关节前面结构是否过于紧张。方法是受试者仰卧,双手抱膝,使膝尽量靠近胸部。检查者位于受试者侧面,把靠近受试者头一侧手的拇指、放在受试者靠近检查者一侧的髂前上棘处,另一只手托受试者该侧下肢,并令受试者将另一侧下肢慢慢伸直放下。在这侧下肢完全平放在床面之前,检查者如感到拇指下的髂前上棘有移动,说明髋关节前面的结构过于紧张。

矫正脊柱前凸的体操有利用肋木、斜台的训练等。图 2 – 10 – 12 的腹肌肌力增强运动训练也有效果。

(1) 利用肋木进行训练(图 2 – 10 – 13a):

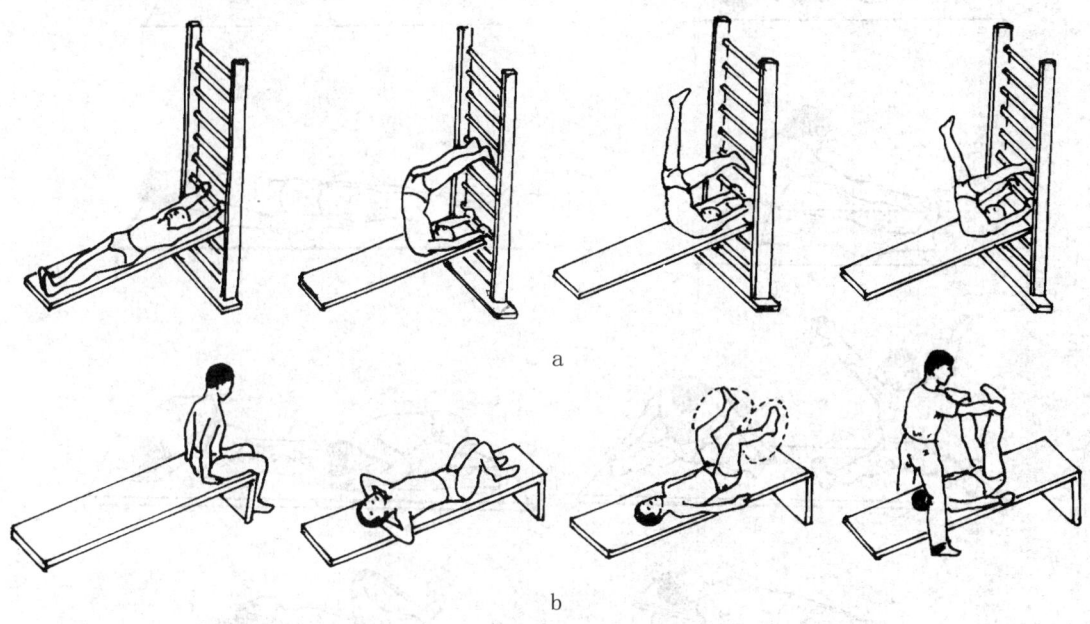

图 2 – 10 – 13　矫正脊柱前凸训练
a. 利用肋木训练;b. 利用斜台训练。

1)基本姿势取仰卧位,两手上伸,握肋木的横梁。
2)使身体蹾起,两脚上举,脚尖抵达肋木的横梁。腹肌用力同时腰椎后突。对这个动作困难的患者须有治疗师协助。
3)右脚离开横梁,向上伸,再复原;然后用左脚进行同样动作。
4)两脚向左右劈开。
(2) 利用斜台进行训练(图 2 – 10 – 13b):
1)基本姿势为坐在斜台一端,缓慢地改为仰卧位。
2)两下肢屈曲,枕、背、腰、臀部贴到台面上,全身放松。
3)两脚如踏自行车一样运动。
4)治疗师握住患者两踝部,使其伸展下肢或屈曲膝部成虾状。
(3) 体前屈和举腿训练:增强腹肌肌力,拉长腰骶部肌肉、韧带(图 2 – 10 – 14)。
(4) 骨盆后倾、后举腿练习:加强臀肌、大腿后群肌力量,使骨盆后倾,同时拉长髋关节前面结构(图 2 – 10 – 15)。

4. 对脊柱侧弯的训练　脊柱侧弯(scoliosis)是指脊柱额状面上的异常,是向侧方的弯曲,又称脊柱侧凸。一般在脊椎的凸侧出现弯曲,所以右侧弯实际上是右凸侧弯。这种侧弯

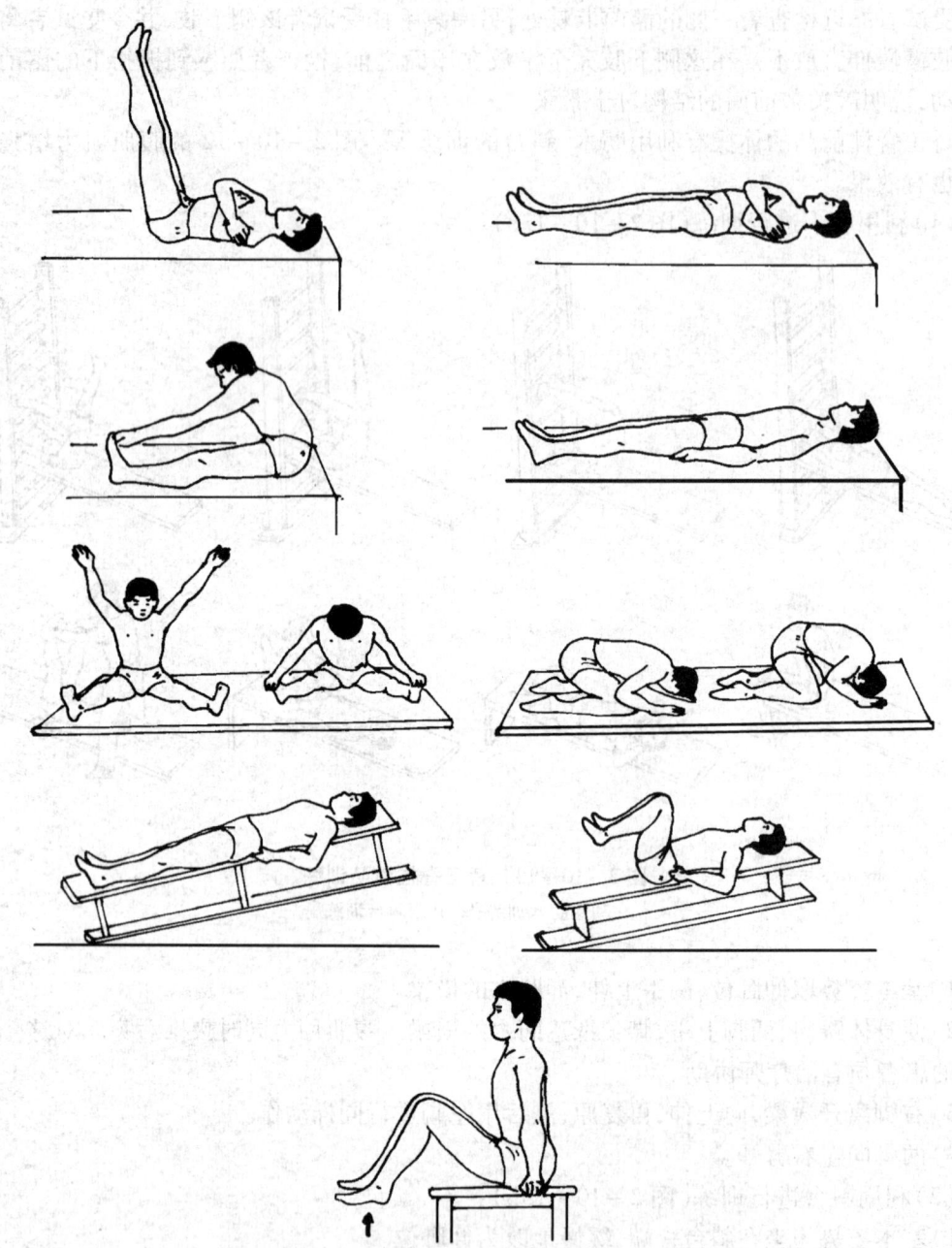

图 2-10-14 脊柱前凸矫正体操(体前屈和举腿训练)

有的是脊柱的一部分整个向一个方向侧弯,称为单弓性侧弯;有的是在一个局部发生侧弯,而在其上下出现代偿性的向对侧凸的侧弯,称为多弓性侧弯。

侧弯的原因很多,有小儿麻痹时由于躯干肌麻痹所致者,有因骨骼系统障碍所致者(如佝偻病),也有因胸廓成形术所致者,此外还有原因不明的特发性侧弯。

侧弯的简单测定法是从第7颈椎棘突开始,向下垂下带有重锤的线,测量凹部和垂直线间的距离。

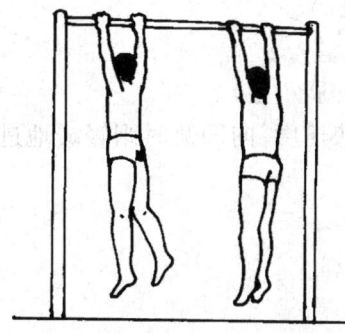
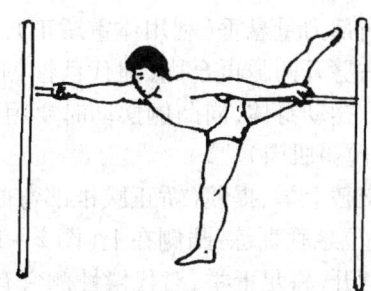

图2-10-15 脊柱前凸矫正体操（后举腿、骨盆后倾训练）

特发性侧弯在生长发育期进展迅速，特别是在青春期最显著。在乳幼儿期早期进行治疗，易于矫正；在进行期或更晚的时期，则难以矫正。在治疗上有各种矫正方法以及自身牵引运动方法，如侧弯凸部加上帆布带的侧方牵引、Milwaukee矫形器或用矫正石膏绷带的强制矫正法，甚至手术矫形等。由于这些都不属于体操康复训练疗法，故在此省略。

运动训练有强化脊柱相关肌肉的作用，有助于矫正侧弯。除进行如图2-10-6保持良好姿势的训练外，对学龄期后患儿还应针对侧弯进行矫正训练。对单弓性侧弯，进行训练多可收到效果；但是对于多弓性侧弯，常常一个侧弯矫正后，而另一个侧弯却加重，很难收到理想的效果，此时可采用伸展脊柱长轴的体操。基本原则是矫正侧弯的同时，强化侧弯凸侧的肌力。侧弯的矫正方法有利用悬垂的矫正和利用主动运动的矫正，此外还有利用重锤进行增强肌力的矫正方法。

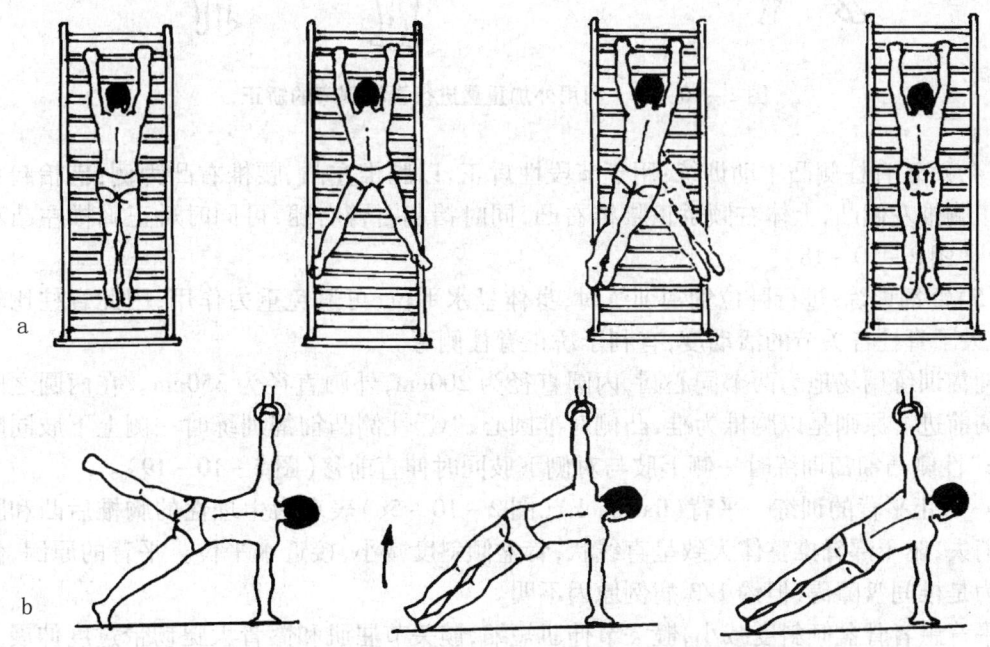

图2-10-16 身体悬垂矫正脊柱侧弯

a. 肋木悬垂训练；b. 侧卧位悬垂训练。

(1) 悬垂矫正训练:肋木悬垂训练(图 2-10-16a)。

1) 放松肩部力量悬垂(利用体重矫正)。

2) 向左右劈开两腿再合拢(对代偿性侧弯进行伸展矫正)。

3) 向侧方摆动身体,向凸侧摆动时要用力并加快速度,向凹侧时则轻缓地进行(伸展矫正侧弯,强化薄弱肌肉)。

4) 骨盆交替上举、提髋(矫正腰椎部弯曲)。

(2) 侧卧位悬垂训练:凸侧在上(图 2-10-16b)。

1) 两腿劈开,将足上举,对代偿性侧弯有效。

2) 伸展身体使弯曲下部向上牵(伸展性下方悬垂)。

3) 凸侧向上如图,握住吊环或横梁,进行侧卧位悬垂(弛缓期侧方悬垂)。

(3) 加强薄弱肌肉力量训练:

1) 利用重锤、滑车进行训练,加强凸侧肌力。

2) 上举一侧负重的木棍矫正法:两手平行握住木棍,举到头上,将重量加到使脊柱能伸直侧的木棍一端,进行脊柱伸展,同时体会正常姿势的感觉(图 2-10-17)。

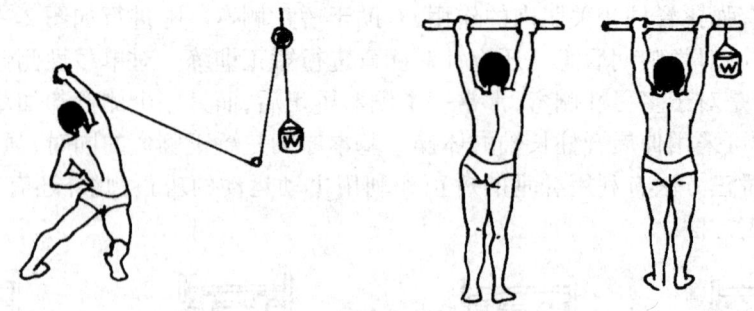

图 2-10-17 利用外加重量进行脊柱侧弯的矫正

(4) 矫正脊柱侧凸主动训练:用于节段性矫正,以胸椎左凸、腰椎右凸为例:借抬起右臂来矫正胸椎左侧凸,上体右倾矫正腰椎右凸,同时抬起右臂右腿,可同时矫正胸椎左凸和腰椎右凸(图 2-10-18)。

(5) 匍匐训练:进行卧位匍匐训练时,身体呈水平位,可避免重力作用,因此脊柱比较放松,扩大了脊柱各关节的活动度,有利于矫正脊柱侧弯。

匍匐训练用场地为两个同心圆,内圆直径为 200cm,外圆直径为 350cm。在两圆之间进行匍匐前进。原则是以胸椎为准,凸侧对准圆心;"C"性侧凸匍匐训练时一侧上下肢同时伸直;"S"性侧凸匍匐训练时一侧上肢与对侧下肢同时伸直前移(图 2-10-19)。

5. 矫正平背的训练 平背(flat back)(图 2-10-5c)表现为生理性的胸椎后凸和腰椎前凸消失,躯干部脊椎整体大致呈直线状,骨盆倾斜度减小,接近水平位。平背的原因,竹光氏认为是椎间盘障碍,但约 1/3 病例原因不明。

平背患者骨盆倾斜度减小,髋关节伸肌短缩,髋关节屈肌和髂骨大腿韧带过度伸展。有学者指出,矫正这种状态较矫正其他不良姿势困难得多。在康复训练上,应以增加生理性弯曲和脊柱活动性为目标,推荐进行全身的体操,可按图 2-10-6 的体操进行练习。

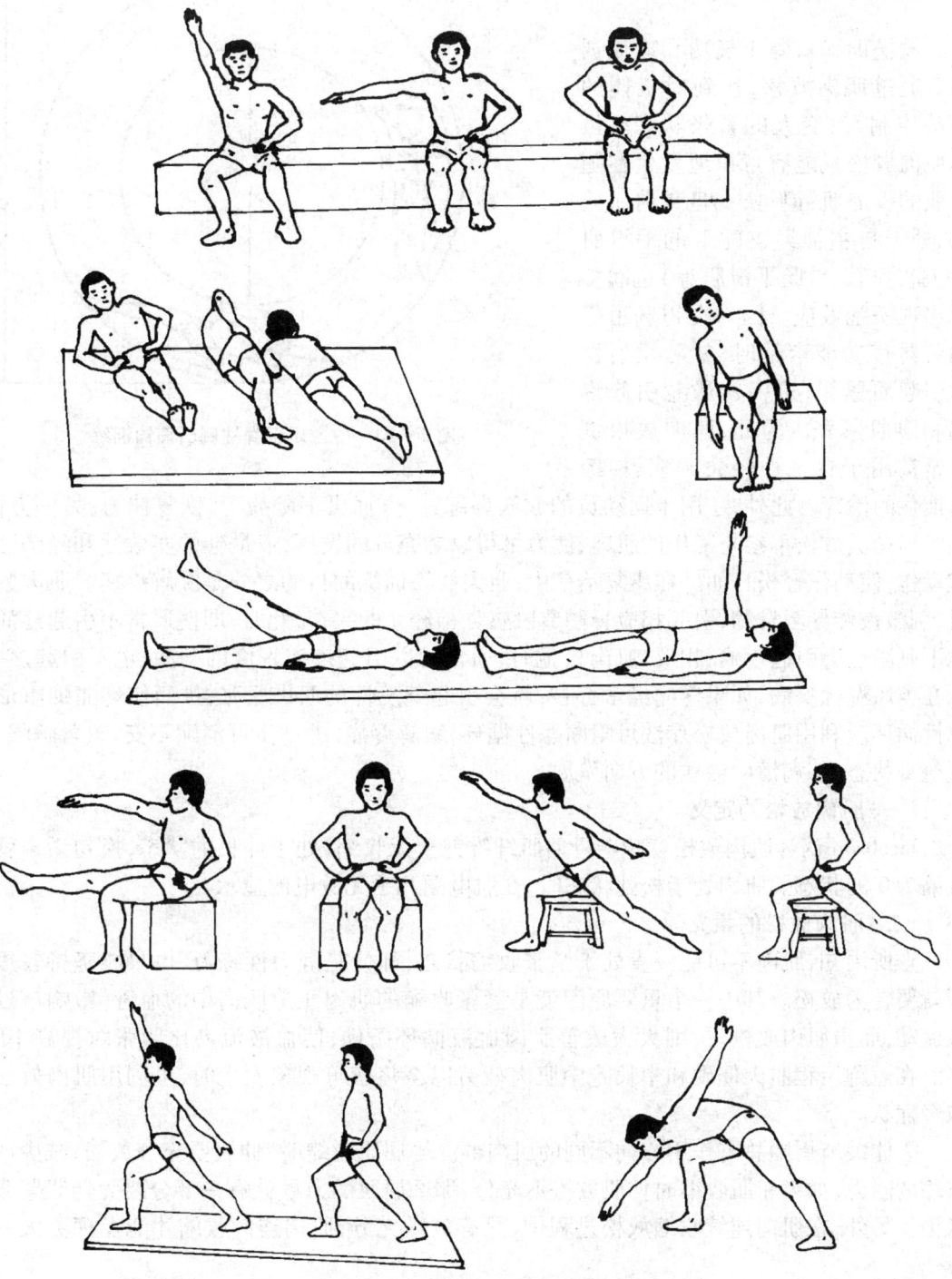

图 2-10-18 脊柱侧凸矫正体操

三、肌肉放松训练

放松训练来源于气功和瑜伽训练。通过肌肉放松，达到对机体的主动控制，改变人的紧张状态。虽然肌肉放松只能有意识地发生在随意肌的骨骼肌，但是，一旦骨骼肌放松，处于自主神经支配下的平滑肌（心肌、血管、胃肠平滑肌等）也间接地出现松弛效应。因为在胃肠道等内脏器官功能紊乱时，常可反射性地引起肌紧张，进一步激惹引起疼痛和腹肌紧张。为此，肌肉放松训练常被用于自主神经失调症、神经官能症的治疗。

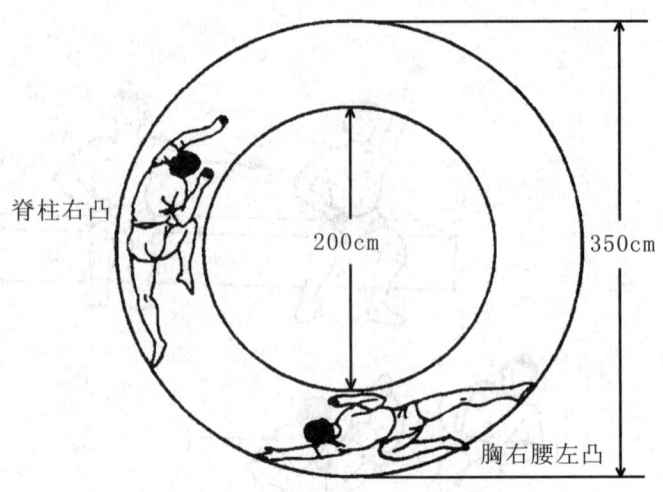

图 2-10-19 矫正脊柱侧凸匍匐训练

此外，还用于运动员的放松训练：一方面可消除疲劳，恢复体力；另一方面，训练运动员放松不参与工作的肌肉，使力量得以更充分的发挥，以最佳的实效性和经济性完成动作，使动作轻松自如。在康复治疗中，肌肉放松训练的目的之一是缓解疼痛。肌肉紧张时，刺激被传导至脊髓，引起相应脊髓节段感觉神经元的兴奋，此时，即使通常不引起疼痛的阈下刺激也会引起疼痛；相反，肌肉松弛时，通常可以引起疼痛程度的刺激，也不引起疼痛。如在类风湿性疾病，如果疼痛经常存在，就会引起继发性的肌肉紧张，进而使疼痛加重形成恶性循环。利用肌肉放松疗法可阻断恶性循环，缓解疼痛，进一步可消除不安，改善睡眠，调整全身状态，使病情向治愈的方向发展。

（一）肌肉放松的定义

Jacobson 认为肌肉放松意味着骨骼肌纤维完全无收缩，处于伸长的状态，换句话说就是收缩为 0 的状态。肌肉处于松弛状态时，在肌电图几乎无放电的显示。

（二）肌肉放松的意义

众所周知，肌肉不可能一直处于紧张收缩状态，即使是静力性练习，也只能坚持较短时间就要转为放松。其中一个重要原因就是紧张收缩的肌肉压迫肌肉中的血管，影响该处血液流动，而当肌肉放松时，则大大改善肌肉血液循环条件，使血液流动比紧张时提高 10 倍多。在短跑后程肌肉僵硬和中长跑中肌肉疲劳以至痉挛等现象发生时，可利用肌肉放松而减轻症状。

人体关节周围总有作用方向不同的肌肉群。当屈肌收缩时，伸肌要充分放松，减少屈肌收缩的阻力，如果屈肌收缩时伸肌放松不充分，那么屈肌的力量就有一部分要为伸肌紧张所抵消。另外，在肌肉连续收缩放松过程中，只有放松充分，肌肉连续收缩才能发挥更大的力量。

肌肉的放松能力好坏还和动作的协调有关，有些人做动作僵硬、紧张而不协调，原因之一也就是肌肉放松能力差。

（三）肌肉放松对提高运动能力的作用

1. 肌肉放松的生物力学分析 人的肌肉力量是有限的，肌力对某一轴的肌力矩也是有限的。当肌力矩一定时,减小肢体的转动惯量,可以增加转动的角速度。肌肉放松能减小肢体的转动惯量,提高摆动角速度,提高频率。

2. 肌肉放松的运动生理学分析

(1) 肌肉放松能增大肌肉收缩的力量:跑的动力来源是肌肉工作时所产生的力,而肌肉工作效果主要取决于以下因素:①单个肌纤维的收缩力。②肌肉中肌纤维的数量。③肌肉收缩前的初长度。④协同肌、对抗肌配合工作的协调性。⑤肌肉中的血液供应情况。⑥肌肉对骨骼发生作用时的力学条件。⑦中枢神经系统的功能状态。

肌肉放松有利于增加肌肉收缩前的初长度。在生理条件范围内,肌肉收缩前的初长度越长,收缩时表现的力量越大;反之,肌肉处于紧张状态,初长度就越短,收缩力就越小。肌肉放松还有利于肌肉协调功能的改善,动用更多数量的肌纤维参加工作,使肌力增加。研究表明:两块同样大小的肌肉,由于放松能力的强弱而使力量相差达30%;肌肉放松能力差的人,在运动时肌肉中只有60%的肌纤维参加活动,而肌肉放松能力强的人,则有90%的肌纤维参加活动。参加工作的肌纤维数量多,则收缩力量大。

(2) 肌肉放松能提高关节的灵活性及柔韧性:影响关节灵活性的一个重要因素是关节周围肌肉的体积、弹性和伸展性。肌肉放松能使关节周围的韧带、肌肉的伸展性得到提高,减小韧带活动的黏滞性和关节活动的阻力,使关节运动幅度增大,提高关节的灵活性,并使参与关节运动的原动肌力量增大。

(3) 肌肉放松有利于能量合成,并减少能耗,提高速度耐力:人体骨骼肌细胞贮存的ATP、CP数量很少,能维持最大功率运动的时间不到10秒。在短时间极量运动时,ATP的利用速度最大值可达安静值的1000倍左右,大大超过有氧代谢合成ATP的最大能力。为补充磷酸源供能的不足,必须由糖酵解生成乳酸的代谢过程释放能量,此能量由ADP再合成ATP,而影响糖酵解供能的重要因素是人体缓冲酸性产物能力的大小,肌肉放松能减小对血管的压力,使血液循环旺盛。据运动生理学家研究,肌肉紧张程度达到60%~80%,血液流动将完全中断;当肌肉放松时,肌肉中血液流动的情况可提高15~16倍。由于血液循环旺盛,才能很快地带走一部分肌肉内的酸性产物,达到缓冲酸性产物的作用;同时由于血液循环旺盛,有利于骨骼肌的细胞吸收一定量的氧,有利于肌肉在两次收缩之间即对抗肌在放松的瞬间内加快ATP的再合成。

肌肉放松有利于协同肌、对抗肌配合工作的协调性,减小组织器官的内阻力,从而减小内力消耗,节省能量,使机体储备的有限ATP得到合理的利用,从而延长保持高速的能力,即提高速度耐力。

(4) 肌肉放松有利于全身协调运动,加速运动技能的形成,提高完成技术动作的质量:运动技能的形成过程中,若肌肉放松能力差,不该收缩的肌肉收缩,该放松的肌肉会放松,肌肉始终处于紧张状态,将会造成动作僵硬、不协调,多余动作多,使泛化过程的时间长,分化能力差,运动技能形成慢。反之,肌肉放松能力强,肌肉迅速收缩和放松的转换能力佳,将提高各协同肌群之间的配合和它们与对抗肌群之间的协调关系,减少因对抗肌群紧张产生的阻力,利于全身协调运动,在学习动作时泛化过程短,对动作细节分化能力强,形成运动技能快。

(四) 提高肌肉放松能力的途径及方法

1. 心理性治疗　是一种临床常用的肌肉放松疗法,常采用暗示、意志和想象的力量,有意识地使身体、心理处于平静状态,调节自主神经系统的功能,促使肌肉放松。这种练习能提高肌肉收缩和放松的协调性。

2. 牵拉放松方法 是在每次练习间歇和运动训练后进行整理放松活动。静力牵张练习可有效地提高肌肉的放松能力。下面针对不同的肌肉,介绍不同部位肌肉的牵拉放松方法。

(1)A套:双人法,共15个动作。

1)平拉肩:患者坐位,两手向两侧平伸,手心向前。治疗师站其背后,两手分别搭在患者手腕部,逐渐用力向后牵拉。时间20秒。

功能:主要牵拉肩部前侧肌群及胸大肌。

2)上举提拉肩:患者坐位,双手向上伸,手心向前,挺胸。治疗师站其背后,双手分别抓住患者上臂前外侧,逐渐向上和向后提拉。时间20秒。

功能:充分拉开肩关节以牵拉其前下和后下方肌群。

3)环抱前扳肩:患者坐位,双手交叉分别搭于对侧肩上,双肘上抬与肩同高。治疗师蹲其背后,双手环抱患者肩肘,用力将其肘部扳向对侧。时间15秒。

功能:牵拉肩后侧肌群和背部的斜方肌、菱形肌等。

4)屈肘后扳肩:患者坐位,一只手上举屈肘。治疗师蹲其侧后方,一只手推住患者背部,另一只手向后扳其肘部。时间15秒。同样方法,牵拉对侧肩。

功能:主要牵拉上臂后侧的三头肌和肩后的大、小圆肌。

5)后拉肩:患者坐位,双手后伸且手心向下。治疗师蹲其背后,双手分别握住患者双手腕,渐用力向内靠近,然后向上抬起。时间20秒。

功能:充分拉开肩关节和肩前侧肌群。

6)分腿前压:患者坐位,两腿伸直分开,身体向前趴。治疗师站其身后,双手置于患者背部,用力向前和向下推压。时间20秒。

功能:牵拉双大腿内侧肌群和腰骶部。

7)分腿侧压:患者坐位,两腿分开,身体压向右侧腿,右手抬起经头上勾右脚,治疗师蹲其身后,右手扶住患者右肩,左手下压其左侧肩部。时间15秒。同样方法,压对侧腿。

功能:牵拉大腿后侧肌群和侧腰肌。

8)并腿前压:患者坐位,双腿并拢前伸,双手扳住双脚尖。治疗师站其身后,双手推压患者肩背部。时间15秒。

功能:牵拉双大腿后侧肌群和腰骶部。

9)盘腿压腿:患者坐位,双膝屈曲左右分开,双脚掌对齐靠近身前。治疗师蹲其身后,双手分别按压患者双膝部。时间20秒。

功能:牵拉大腿前内侧和前外侧肌群。

10)仰卧扳腿:患者平仰卧,右腿直抬至90°。治疗师站其身右侧,用左膝部抵住患者右膝前部,右手抓住脚踝,左手下扳脚尖。时间20秒。同样方法,牵拉左侧腿。

功能:主要牵拉小腿后肌群及大腿后肌群。

11)俯卧拉腰:患者俯卧位,双腿略分开,双小腿后屈。治疗师站其两腿间,双手分别抓住患者双踝,向上提拉。时间15秒。

功能:牵拉双侧腰大肌并矫正腰椎序列,消除腰部疲劳。

12)俯卧拉背:患者俯卧位,双臂向前伸直。治疗师骑跨式站立,双手分别握住患者双手,向上提起,使其上身离开床面。时间 20 秒。

功能:牵拉双肩前部的肌群,矫正胸椎序列以消除其疲劳。

13)俯卧压腿:患者俯卧,两小腿尽力后屈。治疗师站其腿后,双手分别将其脚压向臀部。时间 20 秒。

功能:牵拉大腿前侧肌群,挤压小腿后肌群。

14)侧卧扳腿:患者左侧卧位,左腿伸直,右腿屈膝伸髋。治疗师站其身后,右手扳住患者右膝,左手握住其右脚背,逐渐用力向后上方扳。时间 15 秒。同样方法,牵拉另一侧大腿。

功能:牵拉大腿前肌群。

15)侧卧拉肩:患者左侧卧位,双臂交叉上举过头。治疗师骑跨式站于患者头端,双手分别握住患者双手,交叉上提肩关节。时间 20 秒。同样方法,牵拉另一侧肩。

功能:牵拉肩的肩带肌。

(2)B 套(自我牵拉放松法):共 17 个动作。

1)单侧拉手牵肩:站立,双脚与肩同宽,左手于背后下拉右腕,头略偏向左前方。时间 15 秒。同样方法,牵拉左侧肩。

功能:牵拉右肩的斜方肌上部。

2)含胸前叉手平推:站立,双脚与肩同宽,双手交叉掌心向前,用力平推手,同时含胸弓背,时间 15 秒。

功能:牵拉双侧背阔肌、斜方肌及肩后部二肌群。

3)挺胸后叉手下拉:站立,双脚与肩同宽,挺胸后仰头,双手后交叉掌心相对,用力下拉。时间 15 秒。

功能:挤压颈椎和背部肌群,以利于更放松。

4)前扳肩:站立,双脚与肩同宽,右手搭在左肩上,右肘抬起与肩平高。左手扳住右肘,用力扳向对侧。时间 15 秒。同样方法,扳拉左肩。

功能:牵拉肩后部肌群。

5)头后扳肩:站立,双脚与肩同宽,右肘抬起置于头后。左手扳住右肘,用力扳向对侧。时间 15 秒。同样方法,扳拉左肩。

功能:主要牵拉背阔肌等。

6)侧拉背肌:站立,双脚与肩同宽,将重心放在右脚上,右背向右挺出,双手交叉推向对侧。时间 15 秒。同样方法,牵拉左侧背肌。

功能:主要牵拉背阔肌等。

7)前下腰:并脚站立,伸直腿,前弯腰,双手用力向下摸脚尖。时间 15 秒。

功能:牵拉大腿后侧肌群和腰骶部。

8)后仰腰:站立,双脚与肩同宽,双手分别放在腰部左右侧(叉腰式),上身后仰抬头,上身慢慢左右偏移。时间 15 秒。

功能:挤压腰椎,矫正腰部脊柱。

9)后蹬拉小腿:右腿前弓,左腿向后伸直且脚尖朝前,左脚跟不许抬起。身体前俯,双手于右脚前扶地。时间 15 秒。同样方法,牵拉右小腿。

功能:牵拉小腿后群肌。

10) 侧拉大腿：下蹲，右腿充分侧伸，身体重心前移，双手于身前扶地。同样方法，牵拉对侧大腿。

功能：牵拉大腿内侧肌群。

11) 分腿前压：坐位，两腿伸直分开，身体向前趴，双手尽量向前伸，时间 20 秒。

功能：同双人的分腿前压。

12) 分腿侧压：坐位，两腿分开，身体压向右侧腿。左手经头上勾右脚尖。时间 20 秒。同样方法，牵拉左腿。

功能：同双人的分腿侧压。

13) 并腿前压：坐位，双腿并拢前伸，双手扳住双脚尖，上身尽力前屈。时间 20 秒。

功能：同双人的并腿前压。

14) 盘腿压腿：坐位，双膝屈曲向外分开，双脚掌对齐靠近身前，双手分别下压双膝。时间 20 秒。

功能：同双人的盘腿压腿。

15) 侧卧扳腿：左侧卧位，左腿屈膝，屈髋，右手抓住右脚，向后上方扳拉。时间 20 秒。同样方法，扳拉左腿。

功能：同双人的侧卧扳腿。

16) 仰卧侧转腰：仰卧位，上身保持不动，右腿屈膝随腰向左转，左腿伸直。时间 20 秒。同样方法，牵拉对侧腰。

功能：牵拉腰肌，矫正腰椎及其小关节。

17) 后滚腰：仰卧位，双腿抬起带动臀部及腰部一起蹬向头部，双肘着地，双手托住腰部。时间 15 秒。

功能：充分牵拉腰背肌和胸腰椎的关节及韧带。

3. 渐进性松弛法 是由 Jacobson 开始使用的方法，这种方法通过反复练习骨骼肌的收缩和松弛，提高肌肉的感觉，使肌肉进入更深的松弛状态之中，又称为 Jacobson 方法。现在作为心理疗法手段被广泛采用。佐佐木认为 Jacobson 方法在严重的精神紧张不安时和强迫性观念非常严重时有使用价值。

这种方法是从一个肌群向另一个肌群，有意识地反复练习肌肉的紧张和松弛，使全身逐渐地进入松弛状态。因此，首先在肌肉紧张时，让患者积极地感到所产生的紧张感，然后再让患者去领会什么也没有的消极的松弛感觉。这种方法要求排除自我暗示，要求患者有很强的耐性和坚持长期训练，在此基础上领会、掌握完全的肌肉松弛。但是在康复训练中并不要求那么完全的松弛，所以仅归纳了其中必要的部分予以介绍。

(1) 提高肌肉紧张的感受阈：事先准备好没有噪音、蜂鸣器、电话等，既安静又不受他人干扰的房间，独自练习时锁上门。放松系在身体上的物品，如皮带、领带或围腰等。

开始时取仰卧位姿势，熟练后也可以坐在有靠背和扶手的椅上。在仰卧位时双下肢稍分开，双上肢掌心向下内旋位伸直，并稍与身体分离，手足不要交叉（图 2-10-20）。

1) 首先让患者在上述姿势下，闭眼安静休息 3~4 分钟。

2) 接着如图 2-10-21 操作，将腕关节保持在背屈位数分钟。前臂背侧肘关节会感受到一种模糊的、部位不明确的紧张感觉——Jacobson 把这种感觉叫做紧张感。注意这种感觉不要混同于由背屈从前臂特别是在腕关节屈侧被动性牵引造成的牵拉紧张感 (strain)，如果

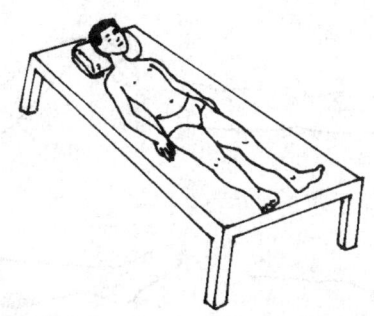 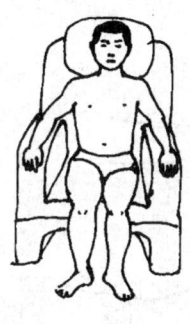

图 2-10-20　渐进性松弛法的姿势

不能体会这种肌肉的紧张感,就不能做到以后的松弛。为了体会这一点,有时让患者反复多次进行腕关节的伸屈,但应避免这种反复操作。

3) 如果体会紧张感后,一旦停止背屈,手掌就会自然地下落(不是故意地落下),紧张感就减弱下去。这种紧张感的消失也就是肌肉松弛。由此可见,肌肉松弛不是积极地发动的,而是自然发生的。

4) 再次强烈背屈腕关节,然后反复进行松弛。重点应在松弛状态下放松 30 分钟。

5) 以后每日用 1 小时反复练习,但在第二天除反复复习前日腕关节伸肌松弛以外,如图 2-10-21 做腕关节掌屈,体会屈肌的紧张,接着进行松弛,并加以练习。

(2) 全身肌肉的松弛:随后训练增加肘关节的屈肌,接着是伸肌。进一步扩展到左上肢、右下肢、左下肢、胸部、背部、颈部、面部。患者适应后,在一部分进行松弛时,已经受过训练的其他部分也同时变为松弛。更熟练者在工作时,工作不需要的肌肉也会变得可以松弛,这叫做选择性肌肉松弛。依靠选择性肌肉松弛可以防止因持续存在的肌肉紧张而引起的继发性疼痛(例如紧张性头痛)。康复训练最好是达到全身松弛的程度。

(3) 确认已经松弛的肌肉:完全松弛了的肌肉在被动运动时没有任何阻力。将上下肢抬起后松手就沉甸甸地下落,犹如抱完全丧失意识的人体时,手足沉重的感觉。用下肢悬振性试验可证明此点,方法是让患者坐在桌子上下垂下肢,检查者抬起下肢,然后放开手,松弛的患者下肢将像钟摆一样持续摆动,但稍一紧张就立即停止。现在,常使用肌电图生物反馈进行检查和训练。渐进性松弛训练见图 2-10-21。

1) 腕关节伸肌:让患者背屈腕关节,感觉前臂伸侧肌紧张,接着停止背屈,手掌向下,感到这种紧张感的消失,这就是肌肉松弛。

2) 腕关节屈肌:让患者强烈屈曲腕关节。

3) 肘关节屈肌:强烈屈曲肘关节,在标记的部位感到紧张感。

4) 肘关节伸肌:伸展肘关节,放在事先放好的多本书上。

5) 踝关节背屈肌:强烈背屈踝关节。

6) 踝关节跖屈肌:强烈跖屈踝关节。

7) 膝关节伸肌:膝关节以下伸出台子的边缘,并使之伸展,体会紧张感。

8) 膝关节屈肌:膝关节以下从台子的边缘向下垂,开始屈曲,在大腿后面体会紧张感。

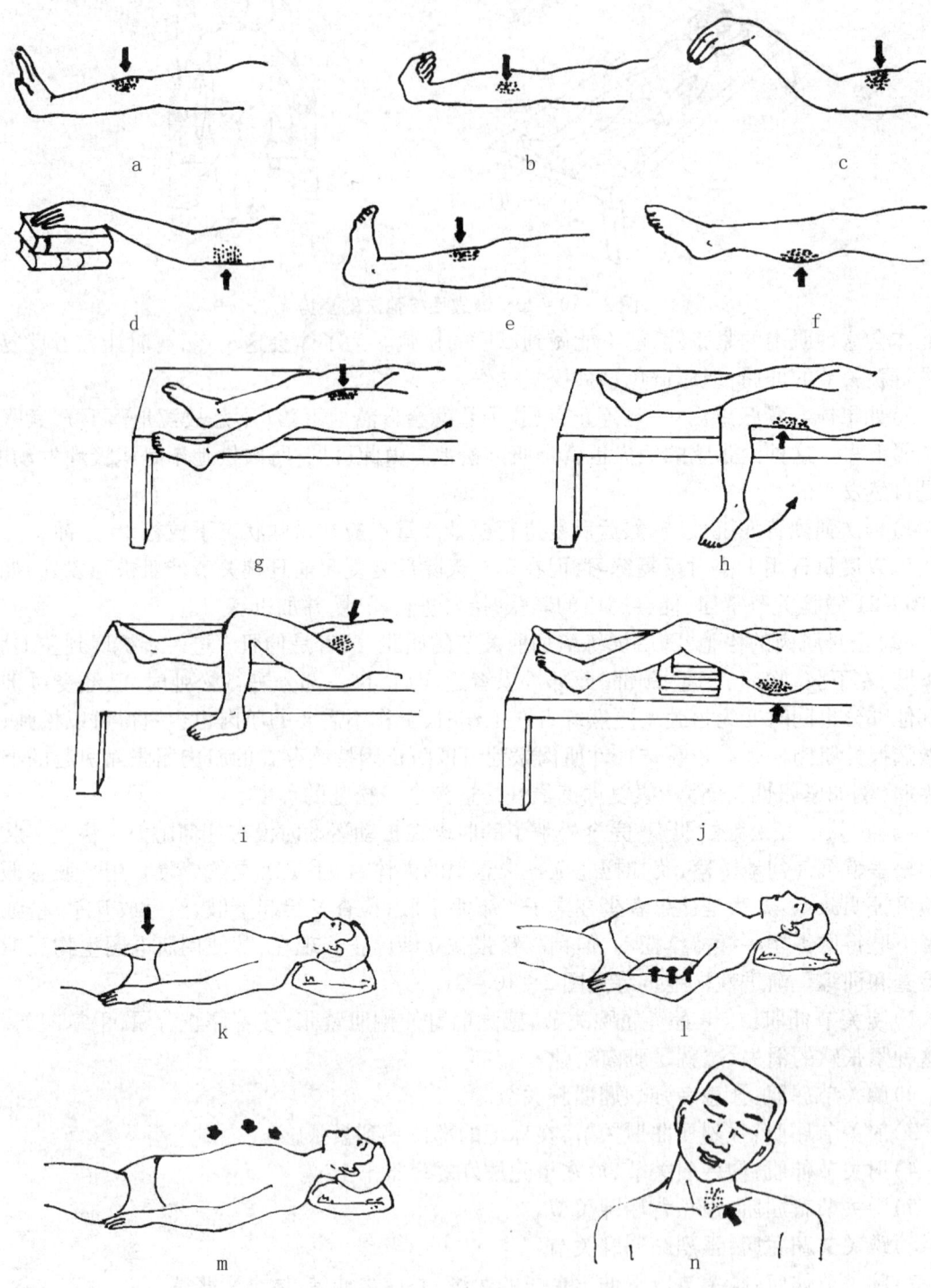

图2-10-21 渐进性松弛训练

9）髋关节屈肌：下垂小腿，稍屈曲髋关节，在小腹部有紧张感。

10）髋关节伸展：将书垫在膝的下方，在臀部感到紧张。

11）腹肌：收腹，在整个腹部体会紧张感。

12）腰肌：让背部挺起来，在脊柱两侧体会紧张感。

13）呼吸肌：深呼吸，可隐约在整个胸部体会到广泛的紧张感。

14）颈肌：一侧屈，在屈侧体会紧张感。

(4) 肌松弛体操：用于肌紧张严重而无法松弛者，多见于颈部、肩部、胸部、背部之肌肉，这时如果事先进行热敷和按摩（以轻按为主）会有些作用。松弛体操可以在仰卧位、椅坐位、立位、步行位和各种姿势下进行。多数配合呼吸运动，让患者吸气时收缩，呼气时松弛（表2-10-2）。

表2-10-2 肌松弛体操

1. 仰卧位（或消除身体的力量，轻松地侧卧，闭眼）
   1）将上肢放松，侧放在身体的两侧，轻握拳，握紧拳，再放松（一侧、交替、双侧）
   2）在床上伸展上肢，用力下按，放松（一侧、交替、双侧）
   3）将上肢放松，放在身体的两侧，手指伸展—手紧张抬起—放松放下
   4）抬起前臂—放松放下
   5）伸展上肢并抬起来—放松落下（一侧、交替、双侧），上肢不要抬得太高，一旦抬得过高，下落时可引起肘关节防御性弯曲反跳（因肘关节无力）。这些练习可同样用于下肢
   6）抬起头—放下
   7）抬起上半身—放松，像躺下一样放下
2. 坐位
   1）向上伸展上肢—放松落下（单侧、交替、双侧）
   2）将腰挺起来（端坐），再如平常坐（放松，将背弓起坐位）—使全身重力向下
   3）将腰挺起来，伸展上肢，上举—进一步重新坐位—放松上肢，落下（单侧、交替、双侧）
   以上的2）和3）与呼吸运动同期进行为好，全身重力向下—呼气—放松（端坐—伸展上肢—吸气—收缩）
   4）端坐，抬头，放松，全身重力向下，向前垂头（不向后垂）
   5）端坐—抬头—伸展上肢上举—放松全身使重力向下—向前下垂头和上肢（单侧、交替、双侧）
   6）坐在椅子上并用手抓住椅子—伸展下肢，以跟为轴，做足内旋、外旋
3. 立位
   1）直立，抬头—向前垂头
   2）伸展上肢，上举—放松落下（单侧、双侧、交替）
   3）上半身放松，前倾，再重新直立
   4）抬上肢—伸展上半身，上肢放松，自前落下
   以上的1）~4）与呼吸一致进行
   5）上肢放松，使其随意摆动2~3次
4. 步行位
   1）正步行走—伸展上肢，抬起—落下摆动（单侧、交替、双侧）
   2）正步行走—抬上肢—伸展不动，足站立、行走—上肢放松落下，重新如平时行走（单侧、交替、两侧）
   3）正步行走—抬上肢—伸展上肢，上半身放松、上肢下落——侧臂自由摆动
   以上的1）~3）与呼吸一致进行。没有自信心的患者可于放松的同时使用习惯的不勉强的行走方式
5. 四肢爬行位 应用这种姿势适合于背部和肩部松弛

(5)通过医学、生物学手段提高肌肉放松能力:如进行水疗、按摩、针刺、肌电图生物反馈疗法等,均可有效地提高肌肉的放松能力。

四、体力恢复训练

体力恢复训练是一种基本性训练,现在应用范围有扩大。

(一)定义和目的

体力恢复训练(setting-up exercise)是患者在疾病及外伤恢复过程中或已经基本恢复,为缓解心身紧张状态,锻炼不经常使用的身体部位,或为恢复全身体力而进行的训练。

这种训练并不是针对肌力低下或关节活动度受限这一类损害,而是为了提高全身所有的肌肉、关节、心脏、肺脏功能,提高全身体力的一种训练。它的基本观点是:如果全身状态不恢复,局部就得不到很好的恢复。

训练内容最适于在四肢、躯干、内脏有轻度损害,或接近健康的患者,但亦可用于局部伤病,如下肢骨折石膏固定中的患者进行上半身的训练,手外伤者进行下半身的训练等。

(二)训练强度

训练强度应根据患者的疾病恢复时期、损害程度、体力情况选择合适的运动。通过调节休息时间,调节反复运动的次数来调节运动量。训练时间(包括休息时间)一般定为30分钟。

这种体操训练分为卧位体操、坐位体操、立位体操。原则上从卧位体操开始,熟练掌握后按顺序转移到坐位和立位体操训练。

(三)卧位体操

卧位体操(bed exercise)是最基本的体操,图2-10-22系统地作了说明。卧位体操并不一定只用于卧床病人,经过一阶段步行的人也可从卧位体操开始。心肌梗死卧床的患者,应从早期开始积极地进行这种体操训练。如果此时不能完全按图2-10-22的动作进行,可做适当的调节。

1. 运动1(图2-10-22,运动1)
(1)基本姿势　仰卧位,双手放在身体两侧。
(2)双下肢屈曲,双上肢充分向上伸展抓住床栏。
(3)双手握拳屈肘,两上肢并贴在季肋部。
(4)让上下肢还原(回到基本姿势)。
(5)数"1"时大吸气,数"2"时憋气,数"3"时缓慢吐气。
注意:"1"~"3"的号令反复3次进行深呼吸。以下训练深呼吸的要领同此。

2. 运动2(图2-10-22,运动2)
(1)双下肢屈曲,双上肢充分向上伸展握住床栏(从运动1的基本姿势开始)。
(2)左上肢保持原样不变,右上肢屈曲贴在季肋部。
(3)上半身充分向右屈。
(4)上半身还原。
(5)右上肢复原。
(6)上下肢均复原(运动1的基本姿势),以上动作交替反复3次。
(7)深呼吸〔运动1的(5)〕。

运动1

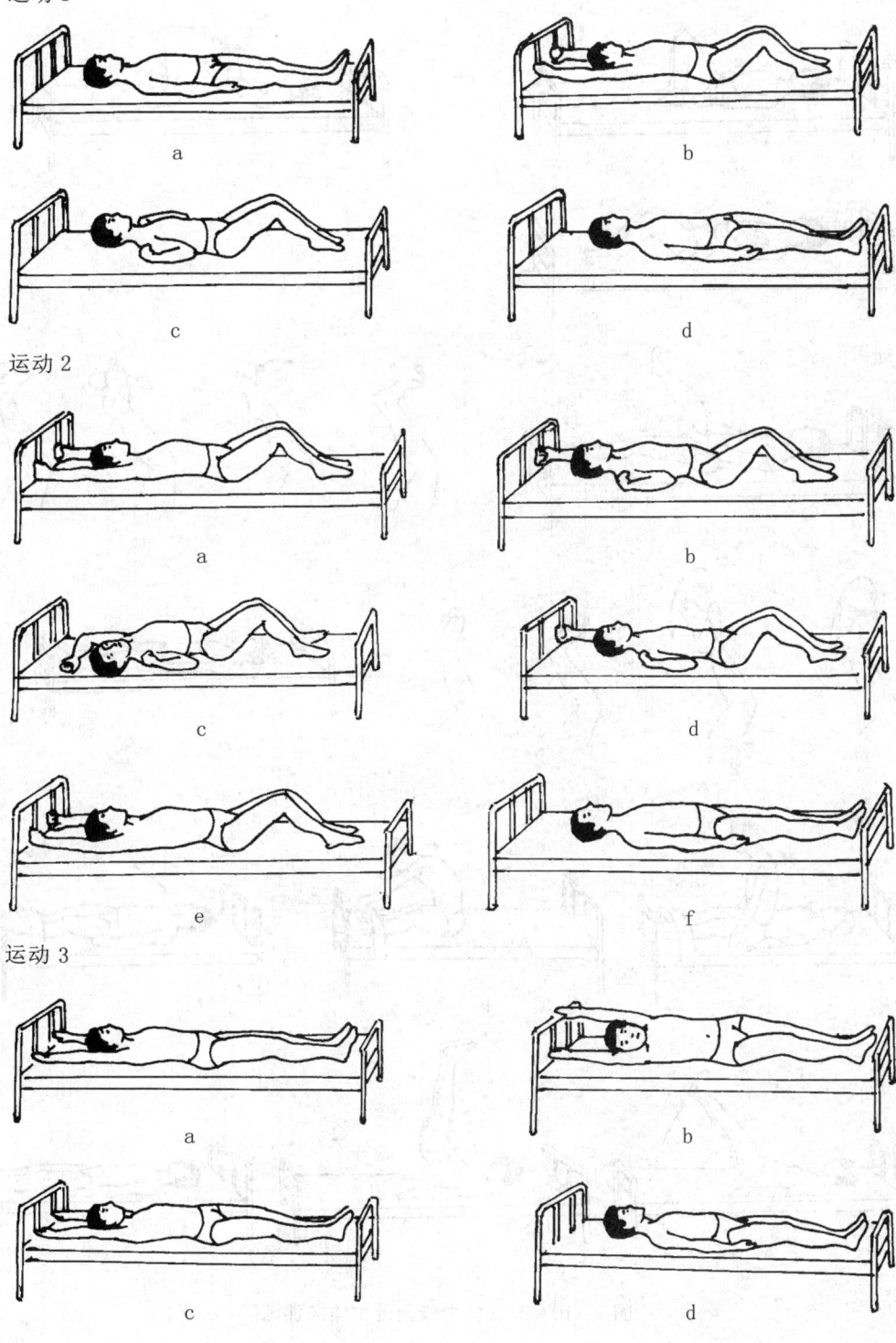

运动2

运动3

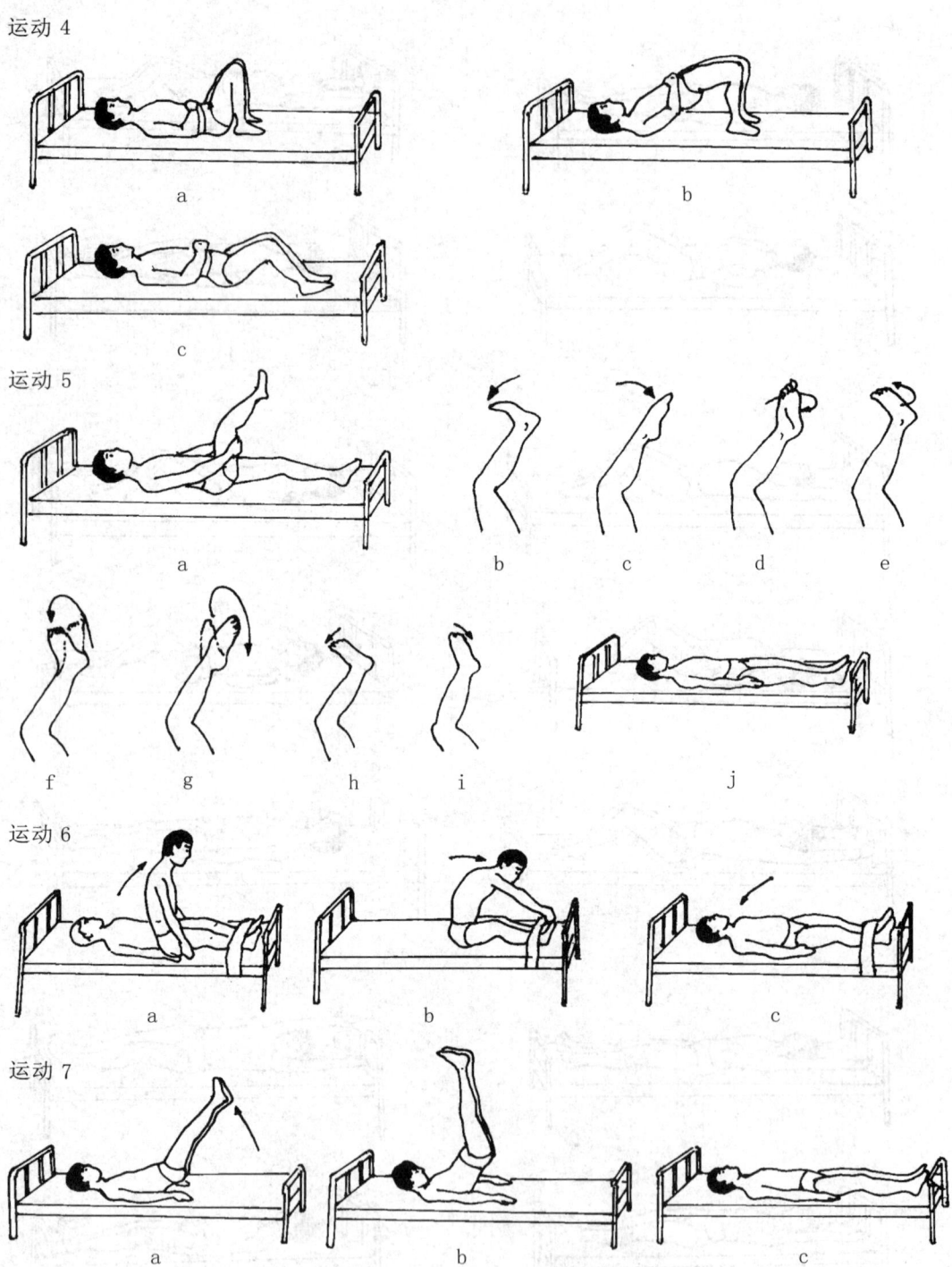

图 2-10-22 体力恢复卧位体操训练

3. 运动3(图2-10-22,运动3)

(1)双下肢伸直位,向上伸直两上肢。

(2)上半身向右旋转。

(3)上半身复原。

(4)双上肢复原(运动1的基本姿势)。

(5)深呼吸〔运动1的(5)〕。

4. 运动4(图2-10-22,运动4)

(1)双手放在腹部,双膝尽量屈曲(从运动1的基本姿势开始)。

(2)让臀部高高抬起悬空。

(3)轻轻放下抬高的臀部〔(1)、(2)、(3)动作根据体力单独进行或连续进行5~10次〕。

(4)深呼吸〔运动1的(5)〕。

(5)随着体力的恢复,轻度屈曲膝关节,可增加负荷进行。如一侧下肢有石膏固定,则单肢进行。为进一步加大负荷,可用膝交替的方法,仅一侧下肢进行。

5. 运动5(图2-10-22,运动5)

(1)抬起右下肢,双手在腘窝部相握。

(2)足背屈。

(3)足跖屈。

(4)足外翻。

(5)足内翻。

(6)足向内翻转3次。

(7)足向外翻转3次。

(8)趾背屈。

(9)趾跖屈。

(10)上下肢均复原,左足接着进行以上动作。

(11)深呼吸〔运动1的(5)〕。

注意:因下肢骨折等不能抬腿时可在足伸展位进行训练。

6. 运动6(图2-10-22,运动6)

(1)仰卧位立起上半身。

(2)伸直双臂,躯干前屈,握住足尖。

(3)放平上半身。

(4)深呼吸〔运动1的(5)〕。

注意:(1)的动作为防止下肢抬起,可以按压双腿或足尖钩住床挡或用布带固定。如果将上半身前屈,则易完成此项运动。(2)的动作即使够不到足尖也尽量将上半身前屈。

7. 运动7(图2-10-22,运动7)

(1)双下肢同时抬高。

(2)抬起后数5个数。

(3)双下肢缓慢放平。

(4)深呼吸〔运动1的(5)〕。

注意:双下肢不能抬太高时,根据伤病的不同程度,肢体抬高45°左右亦可,但要尽力保持伸展位。

(四)坐位体操

原则上是在熟练掌握卧位体操后再开始坐位体操训练。在无靠背的矮凳上或坐在床上均可以,但要坐直(图2-10-23)。

1. 运动1(图2-10-23,运动1)

(1)坐位,双手放在膝上。

(2)双手交叉放在枕部。

(3)号令"1"时上身前倾。

(4)号令"2"时复原(以上动作反复6次)。

(5)号令"3"时上半身挺伸。

(6)号令"4"时复原。

(7)双手放下,挺胸做深呼吸,号令"1"时吸气,号令"2"时呼气。

注意:(1)~(6)动作反复进行6次后再进行(7),以下呼吸要领相同。

2. 运动2(图2-10-23,运动2)

(1)双手叉腰。

(2)号令"1"时右臂上举,身体左弯。

(3)号令"2"时复原。

(4)号令"3"时左臂上举,身体右弯。

(5)号令"4"时复原。

以上动作反复6次。

(6)深呼吸〔运动1的(7)〕。

3. 运动3(图2-10-23,运动3)

(1)双手交叉放在枕部。

(2)号令"1"时上半身转向右侧。

(3)号令"2"时复原。

(4)号令"3"时上半身转向左侧。

(5)号令"4"时复原。

以上动作反复6次。

(6)深呼吸〔运动1的(7)〕。

4. 运动4(图2-10-23,运动4)

(1)号令"1"时右足跟和左足尖同时抬起,号令"2"时左足跟和右足尖同时抬起。

(2)号令"1"时两足尖合拢,号令"2"时两足尖分开。

(3)交替屈趾钩住毛巾。

以上动作反复6次。

(4)深呼吸〔运动1的(7)〕。

5. 运动5(图2-10-23,运动5)

(1)按"1"、"2"的口令交替进行踏步动作。

第二章 常规运动疗法技术 247

运动 1

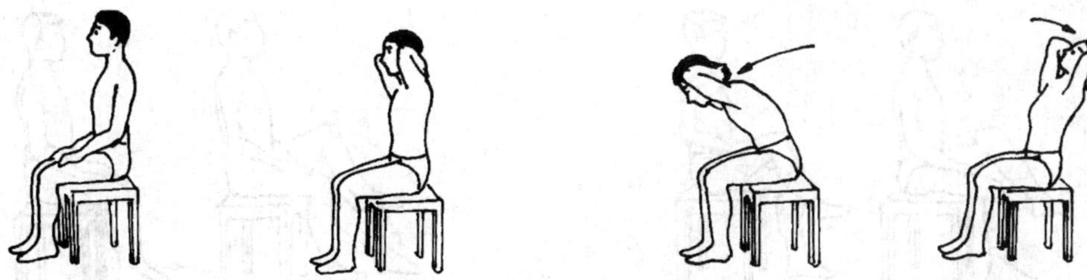

a　　　　b　　　　c　　　　d

运动 2

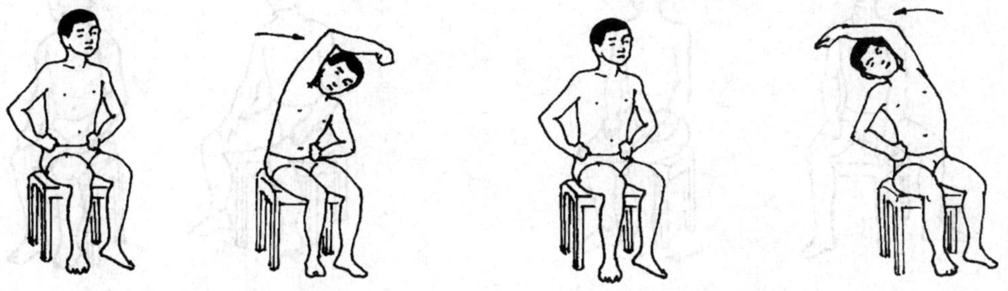

a　　　　b　　　　c　　　　d

运动 3

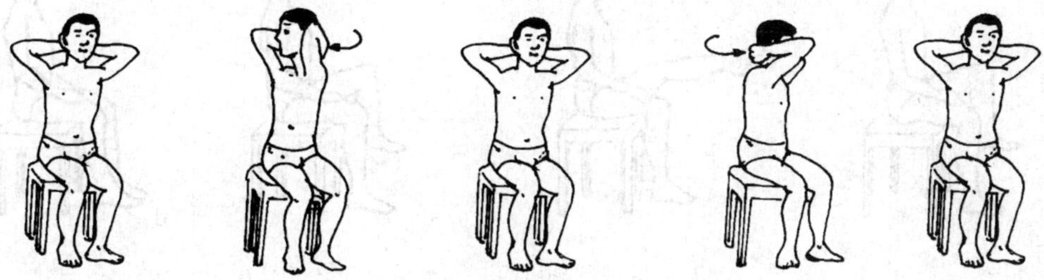

a　　　b　　　c　　　d　　　e

运动 4

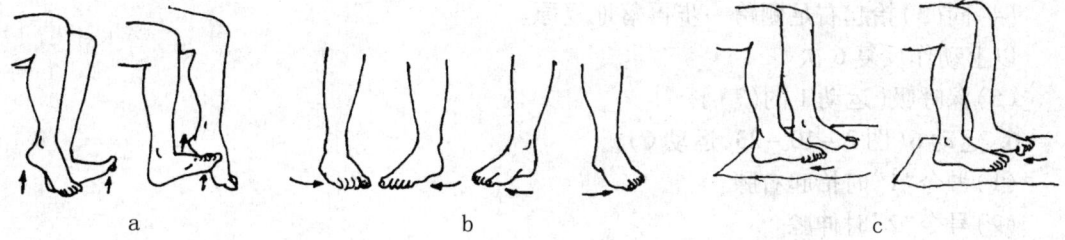

a　　　　　　b　　　　　　c

运动 5

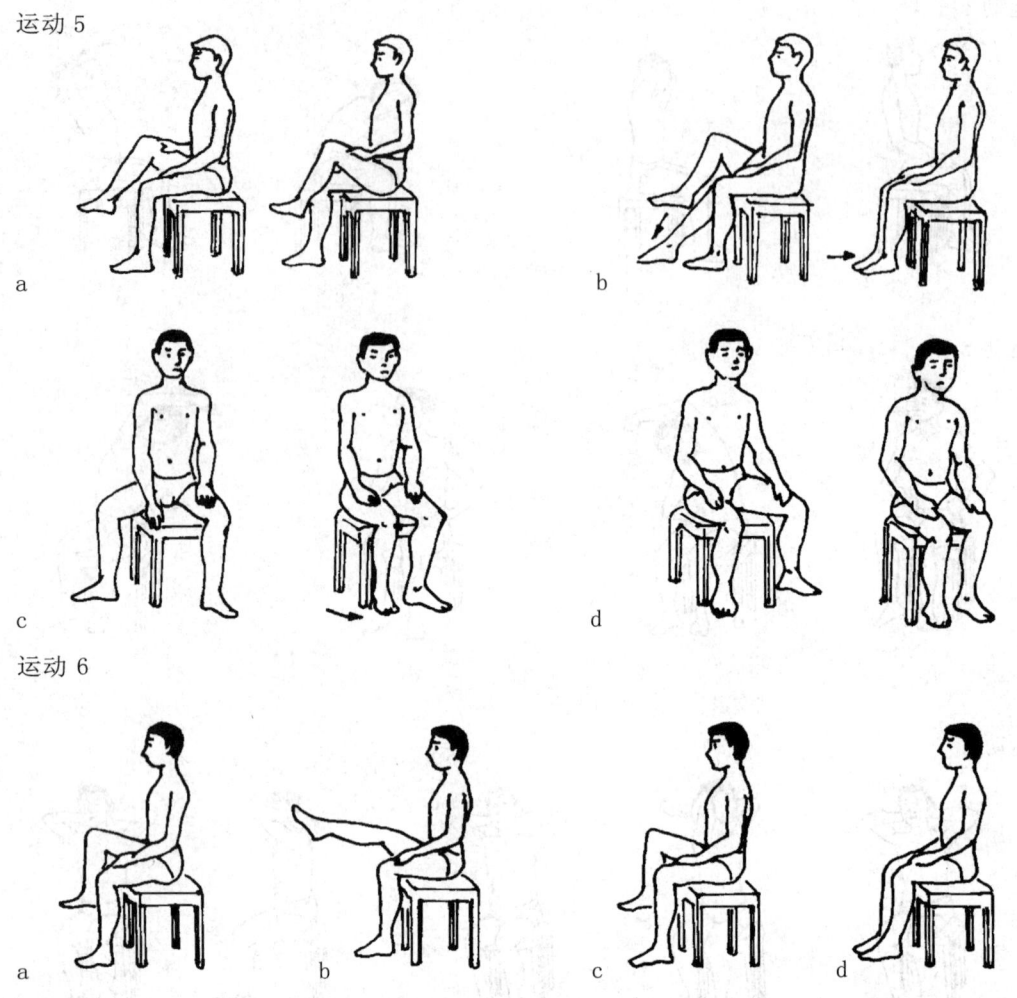

图 2-10-23　体力恢复坐位体操训练

(2)号令"1"时右腿抬起向前一步落地,号令"2"时复原(接着进行左下肢,交替进行,反复6次)。

(3)号令"1"时抬起左足侧跨一步落地,号令"2"时复原。

(4)同(3)抬起右足侧跨一步再落地复原。

以上动作反复6次。

(5)深呼吸〔运动1的(7)〕。

6. 运动6(图2-10-23,运动6)

(1)号令"1"时抬起右膝。

(2)号令"2"时伸膝。

(3)号令"3"时屈膝并右足落地。

以上动作反复6次,接着进行左下肢伸屈膝活动。

(4)深呼吸〔运动1的(7)〕。

(五)立位体操

熟练掌握坐位体操后再进行立位体操训练(图2-10-24)。

1. 运动1(图2-10-24,运动1)
(1)基本姿势:双足略微分开,目视前方,挺胸收腹直腰。
(2)号令"1"时足跟不离地,身体前倾。
(3)号令"2"时复原。
(4)号令"3"时身体右倾。
(5)号令"4"时身体复原。
(6)号令"5"时身体左倾。
(7)号令"6"时复原。

2. 运动2(图2-10-24,运动2)
(1)两足左右分开。
(2)身体前屈。
(3)复原。
(4)号令"1、2、3"时逐渐加大前屈程度。
(5)复原。
(6)双上肢举高,上身向后挺。
(7)复原,深呼吸,反复8次。
(8)号令"1、2、3"时上身后挺,逐渐加大后挺程度。
(9)复原。
(10)深呼吸。

3. 运动3(图2-10-24,运动3)
(1)右手叉腰,左手上举。
(2)上半身尽量向右侧屈。
(3)复原。
(4)号令"1、2、3"时上身向右侧屈,逐渐加大侧屈程度。
(5)复原(反复8次后进行左侧屈)。
(6)深呼吸。

4. 运动4(图2-10-24,运动4)
(1)双上肢向两侧平伸。
(2)上身转向右侧。
(3)复原。
(4)上身转向左侧。
(5)复原。
(6)号令"1、2、3"时逐渐加大右转程度。
(7)复原。
(8)号令"1、2、3"时逐渐加大左转程度。
(9)复原。
(10)反复8次,深呼吸。

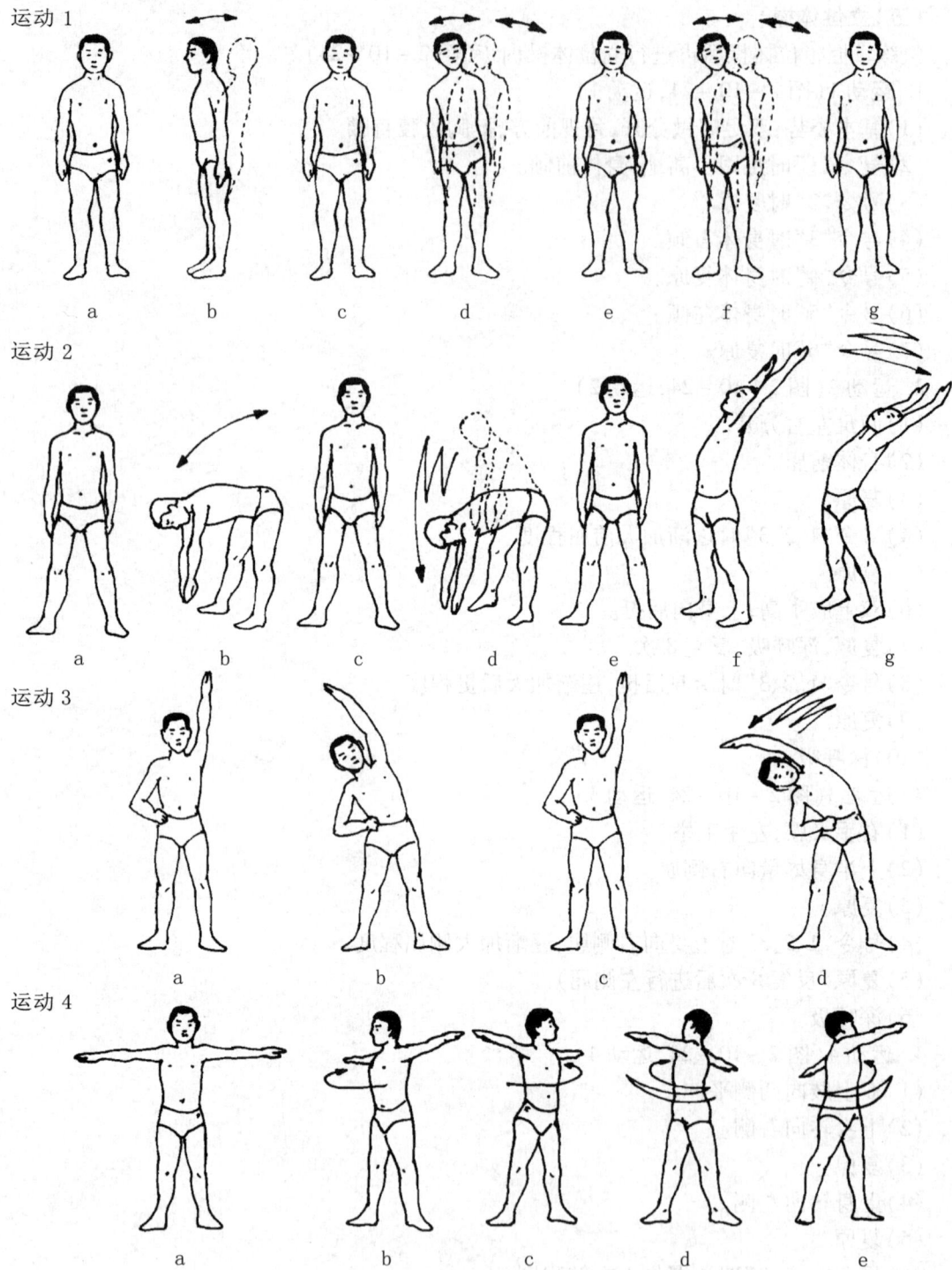

运动5

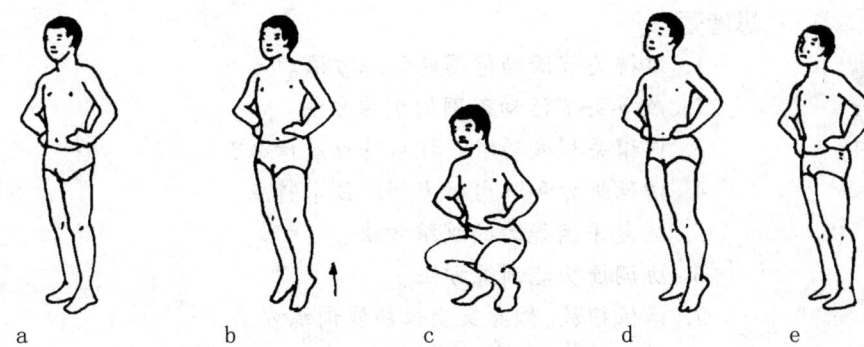

　　　a　　　　b　　　　c　　　　d　　　　e

图2-10-24　恢复体力立位体操训练

5. 运动5(图2-10-24,运动5)

(1)双手叉腰。

(2)抬起足跟。

(3)尽量屈膝蹲下。

(4)伸膝直立。

(5)足跟落地,反复8次。

(6)深呼吸。

6. 运动6

(1)抬起足跟。

(2)用足尖前行5步。

(3)足尖站立。

(4)足跟落地。

(5)抬起足尖。

(6)用足跟向后退5步。

(7)足跟站立。

(8)足尖落地(反复8次)。

(9)深呼吸。

(郑飞雪　纪树荣)

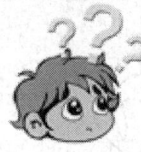

思考题

1. 维持关节活动范围的训练方法。
2. 改善关节活动范围的训练方法。
3. 何谓关节松动术？技术特点是什么？
4. 增强肌力和肌肉耐力训练技术特点。
5. 恢复平衡能力的训练方法。
6. 协调性功能训练方法。
7. 体位摆放、翻身及坐位功能训练方法。
8. 身体移动训练方法。
9. 站立步行功能训练方法。
10. 运动训练心脏功能的基本理论和方法。
11. 呼吸训练方法。
12. 排痰能力训练方法。
13. 水中运动疗法的特点和临床应用。
14. 医疗体操的特点和临床应用。

参考文献

1. 纪树荣主编.康复医学.北京:高等教育出版社,2004
2. 纪树荣主编.康复疗法学.北京:华夏出版社,2004
3. 缪鸿石 主编.康复医学理论与实践.上海:上海科技出版社,2000
4. 南登昆主编.康复医学.第4版.北京:人民卫生出版社,2008
5. 乔志恒,范维铭主编.物理治疗学全书.北京:科学技术文献出版社,2001
6. 卓大宏主编.中国康复医学.第2版.北京:华夏出版社,2003
7. 周天健主编.康复技术全书.北京:北京出版社,1989
8. 杨静宜主编.体疗康复.北京:北京体育大学出版社,1996
9. 董克勤主编.实用股骨头坏死诊治.北京：人民卫生出版社,1999
10. 苟雪梅."肌肉放松训练"在体育教学中的应用,河北体育学院学报,2001,第15卷,第2期:12
11. 崔树青.训练后肌肉放松动作介绍.乒乓世界,1999,第2期:11
12. 李筱雯,王晓红,张宝慧.康复运动对心肌梗死急性期及恢复期患者心功能的影响,心血管康复医学杂志,2000,第9卷,第5期:6-7
13. 王朝晖,阮满珍,程龙献等.两周康复程序在急性心肌梗塞早期康复治疗中的可行性,心血管康复医学杂志,1999,第8卷,第1期:5-7
14. 范振华.骨科康复医学.上海:上海医科大学出版社,1999
15. 克鲁逊主编.南登昆等编译.克氏康复医学.湖南科学技术出版社,1990
16. Beckerman HB, Bouter LM, Heijden GJMG Vander, et al. Efficacy of physiotherapy for musculoskeletal disorders: what can we learn from research? British Journal of General Practice, 1993, 43:73-77
17. Bohannon RW. Results of resistance exercise on a patient with amyotrophic lateral sclerosis. Phys Ther, 1983, 63:965-968
18. Braddom RL. Physical Medicine and Rehabilitation. 2nd ed. Philadelphia, W. B. Saunders Co. 2000
19. Carolgn Kisner. Therapeutic exercise foundations and techniques. 3 rd ed. Philadelphia：FA Davis,1996

20. Cyriax J. Textbook of Orthopaedic medicine. Treatment by manipulation, massage and injection. vol. 2. 10th ed. London: Bailliere – Tindall, 1980

21. David HN, Louis RA. Exercise physiology: an overview with emphasis on aerobic capacity and energy cost. In Louis RA. Cardiac rehabilitation. Churchill livingstone Inc. 1981

22. Delisa JA, Gans BM. Rehabilitation medicine Principles and Practice. 3rd ed. Philadelphia: Lippincott Publishers, 1998

23. Delisa JA, Gans BM. Rehabilitation medicine Principles and Practice. 4rd ed. Philadelphia, New York: Lippincott Raven, 2005

24. Erwin GG, Stanley JM, Joan EE, et al. Physiological Basis of Rehabilitation Medicine. 3 rd ed. Boston: Butterworth – Heinemann, 2001

25. Goiringer SR, deLateur BJ. Physical therapeutics Traction manipulation and massage. Arch phys Med Rehabil, 1990, 71: S264 – S266

26. Grabois M, Garrison SJ and Hart KA, et al. Physical Medicine and Rehabilitation: The complete Approach. Cambridge, MA, Blackwell Science, 2000

27. Hall – Craggs ECB. Anatomy as a basis for clinical medicine. Urban & Schwarzenberg, 1985

28. Maitland GD. Vertebral manipulation. 5th ed. London: Butterworth and Co, 1986

29. McDonough A. Effect of immobilization and exercise on articular cartilage: a review of literature. JOSPT, 1981, 3: 2 – 11

30. Moneur C, Wiliams HF. Cervical spine management in patients with rheumatoid arthritis. Phys Ther, 1988, 68: 509 – 513

31. Moore M, Kukulka V. Depression reflexes following voluntary contraction. Phys Ther, 1988, 68: 862 – 867

32. Murray E, Brandstater John V. Basmajian Stroke rehabilitation. Berlin: Springer, 1979

33. O'Connor, EYu. Moving ahead: a training manual for children with motor disorders. Springer – Verlag Singapore Pte. Ltd. 1998

34. Patricia A. Downie Cash's textbook of neurology for physiotherapists. London, Boston, 1986

35. Pittler MH, Errnst EE. Evidensce – based PM&R? (letter to the editor) Arch Phys Med Rehabil 1997, 78: 1281

36. Polyingf JD ed, Grive's modern manual therapy. 2nd ed. London: Churchill Livingstone Medical Division of Longman Grroup Limited, 1994

37. Rechtien JJ, Andary M, Holmes TG, et al. Manipulation, massage and traction. In Delisa JA, Gans BM. Rehabilitation medicine Principles and Practice. 3rd ed. Philadelphia: Lippincott Publishers, 1998

38. Sackett DL. Evidensce – based medicine: what it is and what it isn't. Br Med J 1996, 312: 71 – 72

39. Saunders H ed. Evaluation treatment and prevention of musculoskeletal disorders. Minneapolis: Viking, 1985

40. 奈良勳 监修, 吉尾雅春 编集. 运动疗法学总论. 東京: 医学書院, 2001

41. 津山直一. 标准リハビリテッヨソ医学. 東京: 医学書院, 1986

42. 細田多穂 柳澤鍵. 理学療法ハンドブック. 東京: 協同医書出版社, 2000

43. 上田敏等. リハビリテーショソ基礎医学. 日本医学院, 1986

第三章 脊柱牵引疗法

学习目标

1. 掌握脊柱牵引的基本概念、生理效应及影响因素,熟悉脊柱牵引的分类,掌握牵引方法的选择,了解脊柱牵引装置、脊柱牵引的适应证和禁忌证,了解脊柱牵引研究进展。

2. 熟练掌握颈椎牵引生理效应和影响因素,熟练掌握颈椎的徒手牵引、机械牵引方法,掌握颈椎的家庭牵引方法,了解颈椎的自我牵引、单侧牵引、摆位牵引方法,掌握颈椎牵引不良反应及其预防。

3. 熟练掌握腰椎牵引生理效应和影响因素,熟练掌握腰椎牵引的徒手牵引、机械牵引方法,掌握腰椎牵引的家庭牵引方法,了解腰椎牵引摆位牵引、自我牵引方法,掌握腰椎牵引不良反应及其预防。

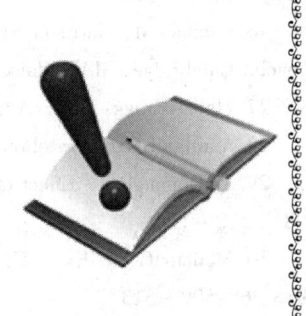

第一节 概 述

一、定义及发展简史

(一)定义

牵引(traction)是应用作用力和反作用力的原理,并将这一对方向相反的力量作用于脊柱或四肢关节,达到分离关节面、牵伸周围软组织和改变骨结构之间角度或列线等目的的一种康复治疗方法。

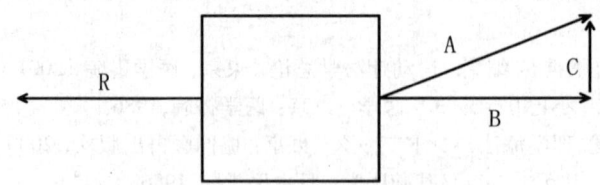

图 3-1-1 牵引重量图
A:应用的力量;B:产生牵引的力量;C:产生剪力和压力的力量;
R:摩擦力。

牵引一词由拉丁语"tractico"派生而来,意为拉或拖的过程,也有一些学者认为用"分离"(distraction)一词描述这一过程似乎更为合适。然而,倘若应用"分离"这一术语,则表明此过程应涉及有关的关节面,即某一关节面垂直地离开另一关节面达到一定的距离;事实上牵引过程并非完全如此,特别是在脊柱节段,牵引时脊柱节段往往是处于分离和滑动的结合状态。此外,若牵拉的力量成角时,尚可存在对牵拉部位的剪力和压力(图3-1-1)。因此,迄今为止,仍然使用"牵引"一词。当牵引过程作用于脊柱时,则称为脊柱牵引。由于牵引的效果往往体现在肌肉骨骼系统,并且常用于牵伸和松动的治疗目的,所以牵引也是运动疗法范畴的治疗性技术。

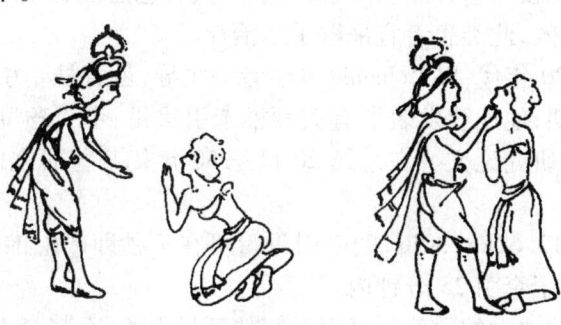

图3-1-2　印度神话故事中的牵引

(二)发展简史

1. **古代脊柱牵引**　有关脊柱牵引的历史甚至可以追溯到公元前数千年。现所能查到的最早的有关脊柱牵引的文字描述可见于公元前3500~公元前1000年,记载古代印度神话叙事诗的宗教文献《Srimad Bhagwat Mahapuranam》。其中有一故事描述的是Krishna君主应用轴向牵引方法矫正其信徒Kubja的驼背(图3-1-2)。

最早应用专门的装置进行牵引以治疗脊柱侧弯的人是古希腊的Hippocrates(公元前460~公元前377年)(图3-1-3)。此后,Galen(131~201年)进一步应用了此项技术,并在轴向牵引同时给予局部一直接的机械性压力。在东方,中东的Ibn Sena(980~1037年)可能受Galen技术的影响,不仅应用了相似的方法而且还发明了一种矫正脊柱畸形的装置。

2. **现代脊柱牵引技术**　现代脊柱牵引技术的历史大约为90余年。其发展完全基于对现代医学中解剖、生理等学科的理解,特别是19世纪末脊柱生物力学概念的确立。随着以生物力学为原则的治疗方法的建立与发展,1929年Taylor率先应用了控制性颈椎牵引装置以减轻和制动颈椎损伤。他将头套装置固定于枕骨隆突,并以下颌作为牵拉的支点。这种控制性轴向牵引的方法成为了现代脊柱牵引技术的基石。

随后,脊柱牵引技术进一步在骨科继续应用发展。1933年,Crutchfield采用了一种改良的牵引方法治疗C2~C3脱位和合并下颌骨骨折的病人,并在以后的几年,不断对这一牵引系统进行修改,从

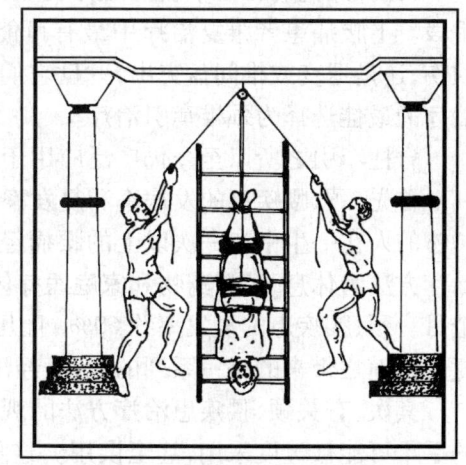

图3-1-3　古希腊Hippocrates进行的牵引治疗

而使之成为颈椎牵引的标准模式。

另一方面,脊柱牵引技术也越来越为康复医学领域所重视,并成为颈、腰疾患的重要康复手段。在20世纪初,牵引成了治疗腰椎间盘突出症的普遍方法。20世纪中叶,美国大部分康复医学科安装了现代化牵引装置(床),牵引技术的应用渐趋广泛。

但是,在现代脊柱牵引技术的发展过程中,也不乏争议和矛盾。Armstrong(1958年)在复习了关于腰椎间盘突出症各阶段的牵引效果的文献后,认为腰椎牵引几近无效,甚至有害,因为它加速了髓核向后的趋向,从而加重了症状。Bianco(1968年)则认为单纯的卧床休息1～3周可使大多数下腰痛患者症状缓解,牵引对具有急性症状或未被卧床休息所缓解的腰椎间盘突出症患者无效,此类患者宜采取手术治疗。

到了20世纪60～70年代,以Colachis等学者为主导,就脊柱牵引技术进行了相当理性的研究。在60年代后期,他连续发表了有关颈椎牵引重量、牵引角度、牵引时间、间歇牵引方法等作用效应的实验研究论文。在总结20世纪50年代某些研究的基础上,他得出了如下一系列结果:

第一、颈椎牵引时13.62kg(30lb)的牵引重量可在7秒即产生椎间隙增大的效果,通常椎间隙增大的峰值发生于牵引25分钟内。

第二、牵引使椎间隙增大的数值与牵引时间的延长无关,而与牵引时屈曲角度的增大呈正相关关系。

第三、这种椎间隙增大的现象在牵引结束后20分钟就仅部分剩留在椎间隙的前部。

这些研究结果不仅给脊柱牵引的作用提供了有力依据,而且在临床方法学上可作为有价值的参考。同时,Colachis尚对腰椎牵引产生椎间隙增大的效果进行了研究。上述工作同时也为以后对脊柱牵引机制方面的研究奠定了良好的基础。

20世纪70年代初,有关学术杂志又连续发表了关于脊柱牵引技术、效果、适应证和禁忌证等较为全面的综述。

近20年来,脊柱牵引技术虽然仍有争议,但它依然是颈、腰椎疾患康复治疗的主流手段。

目前,无论对脊柱牵引持何种观点,它仍然是治疗颈腰疾患的一种常用的、流行的康复手段。下腰痛患者康复治疗中最有可能实施的手段即为牵引。Basmajian认为不论是由于损伤,还是退变或椎间盘突出,一旦它们导致颈脊神经根刺激或压迫并产生疼痛症状时,则治疗的最佳选择为颈椎牵引治疗。

脊柱牵引之所以至今仍广泛应用于临床,原因有如下几个方面:

首先,颈、腰疾患的发病率和复发率愈来愈高。有统计结果表明,在西方工业国家,约有80%的人在一生中有一次以上的腰痛经历,其中大多数人疼痛症状在数月内消失。常用的治疗方法为休息、镇痛药物和家庭医疗体操以及牵引。约有5%的人疼痛症状可持续超过3个月。颈、腰疾患的复发率约60%,且几乎没有复发相应的先兆特征。如此之高的发病率和复发率随之带来的是一系列的社会、经济问题。

其次,有关颈、腰疾患治疗方法的观念有了一定程度的转变。有观点认为针对慢性腰痛的手术可能被过度采用,甚至误用。这种观点同时受到了手术失败报道的支持。Burton则认为腰痛手术中有90%的患者可以用非手术治疗的方法避免手术,非手术治疗已在一定程度上替代了大多数的下腰痛手术治疗,并被证明其具有较好的成功率和费用－效能比(cost

-effective)的特点。近来,更多的观点支持在外科手术之前有必要先考虑采取非手术治疗措施,并认为非手术治疗同样也是一种积极的治疗方法。

总之,欲使脊柱牵引技术更合理、更有效地在临床上发挥作用,就有必要更多地明确其作用机制,充分以脊柱解剖、生理、生物力学和相关疾病的病理变化为基础,明确其应用的适应证、禁忌证、不良反应、注意事项和使用的局限性,熟练掌握脊柱牵引操作技术程序。只有这样,才能在今后的工作中真正地体现脊柱牵引技术的实用价值。

二、脊柱牵引的生理效应及其影响因素

若正确操作,脊柱牵引可以相应地产生一系列生理效应。

(一)脊柱机械性拉长

1. 实验学基础　Lawson(1958年)曾经报道过每次脊柱牵引后受试者的站立高度可增加3.43mm,4周牵引后,两位受试者身高的增加量可逐渐达到8mm。

Norden(1964年)的研究结果也表明,仰卧位,约60kg(132lb)的牵引重量,一端作用于头部和胸廓、一端作用于骨盆和踝部。每天60分钟的牵引(其中每10分钟休息1~3分钟),共22天治疗后,受试者"正常"站立位身高平均增加8mm,"挺直"站立位身高平均增加11.5mm。因此他认为,牵引还可以解决一些体位性疾病,特别是由于脊柱压缩、强直和弯曲造成的一系列症状。

Bridger(1990年)用精确的可调定位身高测量器材(在S2、L5、T8、C7、C2~C3定位)对腰椎牵引后身高的变化进行了研究。他采用分离式牵引床,骨盆、胸廓牵引带,1/3体重的牵引重量,双髋屈曲30°的仰卧位牵引,牵引时间分别为5、15、25分钟,对照组以同样体位仰卧于牵引床5、15、25分钟,结果表明牵引可使身长显著增加,25分钟牵引后身高平均增加8.94mm,而对照仰卧25分钟后则平均增加3.33mm,在牵引过程中的前15分钟作用最为迅速。

2. 原因　发生脊柱长度改变的原因包括脊柱椎体机械性分离;脊柱两侧肌肉的牵伸、放松;相应韧带和小关节囊的牵伸;椎间孔的增宽;脊柱生理曲度变直;脊柱小关节的滑动和椎间盘突出症患者突出物的缩小等原因。其中脊柱椎体间的机械分离可能是最主要的因素,并且这种分离作用是可测量的。

3. 影响脊柱椎体分离程度的因素

(1)脊柱的位置:可能在较大程度上影响脊柱不同部位椎体分离的效果。一般认为在牵引之前脊柱所处的屈曲角度越大,则椎体后部分离的程度愈大。这在颈椎牵引时显得尤为重要。因为当颈椎处于屈曲位时,颈椎的正常生理曲度逐渐变直并使后关节展开、椎间孔增宽、后颈部软组织伸展、椎间盘的前部压缩而后部增宽,这样可进一步增加牵引的效果;而颈椎处于后伸位时,则发生相反的效果。

(2)牵拉角度:主要影响牵引部位屈曲的程度。

1)颈椎牵引时,25°的颈椎屈曲位可使颈椎正常的生理曲度变直,而35°的牵拉角度则可产生一最大的颈椎椎间隙后部增宽。

2)腰椎牵引时,由骨盆后部牵拉的牵引带较从骨盆两侧牵拉的牵引带更有可能导致腰椎的屈曲程度增大。

(3)牵引力量:牵引重量可能是影响椎体间机械性分离的最重要因素。应用的牵引重量

可用磅(lb)、千克(kg)等或患者体重的百分比来表示。但应注意,力学的标准计量单位是牛顿(N),只是在工作中大家惯用公斤(kg)、磅(lb)等来表示牵引力量。

1)在颈椎牵引时,无摩擦力的条件下,需要近似于总体重7%~10%的牵引重量方可达到分离椎体的目的。欲达到分离颈椎椎体目的,最小牵引重量至少要大于患者头部的重量与颈背部肌肉张力所产生阻力之和,通常应为11.25~13.5kg(20~30lb)。

2)在腰椎牵引时,腰椎牵引的重量至少要>25%体重才可克服牵引时的摩擦力,达到分离腰椎椎体的目的,所需的最小的牵引重量一般为31.78~40.86kg(70~90lb)。

牵引的重量大小与牵引的时间也有一定的关系,即应用牵引重量大时,牵引时间相应要短些,反之,牵引时间则应长些。但并非是牵引时间越长,所产生的机械分离效应就越大。一般椎体分离达最大程度的时间在给定牵引重量的最初几分钟。在大多数病理条件下,牵引重量可能相应要大些。例如颈椎病患者仰卧位牵引时,约达体重的20%才可能开始发生颈椎椎体分离。当然,采用特别设计的牵引带可能会使椎体分离的情况与众不同,即可以在患者较小的体重百分比的牵引重量下就可使椎间的分离发生。过大的牵引重量可能会导致不良反应的发生。

此外,患者的体位、牵引部位的重量、牵引床的摩擦力、应用的牵引方法、患者放松的程度、牵引装置自身等多种因素可影响牵引重量的大小。

(4)患者接受牵引治疗时舒适的体位和放松的肌肉对产生最佳的椎体分离效果是有益的。

(二)关节突关节等椎体小关节的松动

1. 牵引下关节突关节松动的效果 关节突关节松动的效果在徒手颈椎牵引时表现得更为明显。影响因素如下:

(1)关节突关节小关节面的滑动或转动。

(2)关节突关节小关节面的分离。

(3)关节突关节小关节面的靠近或压缩。

2. 影响因素 脊柱关节突关节关节面的移动在一定程度上受到脊柱屈曲、侧屈、旋转运动的影响。

(1)脊柱屈曲:当患者处于脊柱屈曲位时,可导致相应脊柱关节关节面的活动。此时,若同时采用纵向的牵引重量,则可以增强这种滑动的效果,并增加可达到的伸展程度。

(2)脊柱侧屈:当患者处于脊柱侧屈位时,可导致一介于相应脊柱凸侧关节突之间的滑动,此时若同时附加一纵向的牵引重量,则可增加在脊柱侧屈凸侧可达到的伸展程度。

(3)脊柱旋转:当患者处于脊柱旋转位时,可导致旋转侧相对上一椎体关节突的分离作用,而对侧则产生压缩效果。利用这一条件可以达到单侧牵引或摆位牵引的目的。

(三)脊柱肌肉的放松

1. 实验学基础 Hood在应用肌电图对持续腰椎牵引和间歇腰椎牵引时腰椎骶棘肌肌电活动观察的结果表明,牵引可使腰部肌肉较好地放松,并且<25%体重的牵引重量也具有此作用。

2. 伴随肌肉放松可产生的进一步效应

(1)缓解由于肌肉紧张或痉挛造成的疼痛。

(2)进一步增大椎体分离的作用。

3. 影响因素

(1) 患者体位:颈椎牵引时,坐位较仰卧位有更多的颈椎肌肉活动,即仰卧位较坐位肌肉更易放松;并且,在仰卧位时,患者的体位或颈椎容易被良好地固定,患者也由此会感到很好的支持和有安全感。腰椎牵引时,若将双髋、双膝屈曲,并将双小腿置于一小凳上,即所谓的腰大肌姿势(或 Thomas)体位(图 3-1-4),也可很好地放松腰背部肌肉。

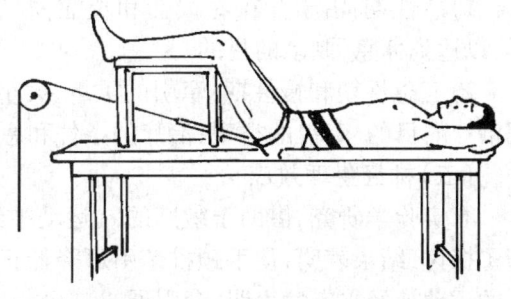

图 3-1-4　腰大肌姿势体位

(2) 脊柱的位置:颈椎牵引时,若颈椎屈曲角度增大,上斜方肌等肌肉的肌电活动可增加,反之,则导致相应肌肉的放松。腰椎牵引时,若采用仰卧位双膝下垫枕的方法则可使腰椎曲度处于中立位,此时的腰背部肌肉可获得较好的放松。

(3) 牵引时间:间歇牵引和持续牵引在一开始均可导致肌电活动的增加,但 7 分钟后,肌电活动可恢复至近乎休息水平。Harris 有关研究结果表明,20~25 分钟的牵引时间对肌肉放松是适宜的。

(4) 牵引重量:在颈椎牵引时,欲使肌肉放松所需的牵引重量可能要低于机械分离所需的牵引重量(1.5~2.5kg)。同样,在腰椎牵引时,也并非一定需要 >25% 体重的牵引重量才可有肌肉放松的作用。

(四) 缓解疼痛

1. 可能的机制和假说

(1) 机制:

1) 牵引可有助于局部的血液循环,特别是有助于改善因充血造成的循环血流不畅的现象,因此可以缓解位于椎间孔处硬脊膜、血管和脊神经根的压力;改善血液循环还有助于降低局部有害的炎性刺激物的浓度。

2) 椎体椎间隙的分离作用可暂时地增大椎间孔的内径,这可以减少对脊神经根损害的刺激或压迫。

3) 作用于关节突关节的张力可调节小关节之间的协调程度。

4) 牵拉软组织的机械牵伸力量可使脊柱相应节段的活动增加,故可降低因活动受限或软组织损伤导致的肌肉紧张性疼痛。

(2) 神经生理方面的假说:

1) 牵引可刺激局部的机械性感受器,在脊髓脑干水平阻止疼痛刺激的传递。

2) 牵引造成的反射性抑制作用可降低由于肌肉紧张产生的不适感。

2. 影响因素

(1) 患者的体位:患者应置于舒适的和易于牵引的体位。这样,一方面可避免疼痛加重,另一方面可有缓解疼痛的作用。

(2) 脊柱的位置:

1) 急性期:通常应使受累的脊柱节段摆在有利于损伤组织放松或无痛的位置。

2) 亚急性期或慢性期:通常应使受累的脊柱节段或与该节段相关的软组织处于牵伸位。

(3) 牵引的力量和时间:

1）急性期：由于存在着损伤和炎症，故仅采用低强度、短时间（无明显牵拉感觉）的牵引，以达到休息、制动的目的。

2）亚急性期和慢性期：牵引的重量、大小和时间长短可逐渐增加。具体增加的方法应根据治疗的目的、牵引的类型、治疗的条件和患者的耐受程度等情况决定。

（五）神经生理效应

有实验学研究，借助于敏感的 α 运动神经元兴奋性测定方法对牵引的神经生理效应进行了探讨，结果表明，徒手颈椎牵引可降低正常人 α 运动神经元的兴奋性。牵引过程中，较低的运动神经兴奋性表明：牵引通过减少肌肉不自主活动，可改善运动功能；对 α 运动神经元库刺激性的抑制影响了脊髓疼痛信息的传递，从而缓解了肌肉痉挛和疼痛的恶性循环。由此，也提示除了牵引机械性效应之外尚还存在神经生理效应的依据。这种生理效应可进一步促进肌肉放松和缓解疼痛。

三、脊柱牵引的分类

（一）根据牵引部位分类

1. 颈椎牵引（cervical traction） 本章第二节。
2. 腰椎牵引（lumbar traction） 本章第三节。
3. 胸椎牵引（thoracic traction） 胸椎牵引的临床应用远比颈椎牵引、腰椎牵引要少得多。原因一方面为胸廓使胸椎较为稳定，胸椎的椎间盘突出较为少见；另一方面为胸椎牵引的实施相对困难，效果也相对差。胸椎牵引的原则与其他部位牵引相同，但是牵引重量可能并非直接作用于胸椎。至今尚无特殊的针对胸椎的牵引带，胸椎也不像颈椎和腰椎牵引那样有骨性突出部位可使牵引带"锁定"。所以，对于胸椎上 3/4 部分（T1~T9）可采用颈椎牵引的方法，对于胸椎下 1/4 部分（T9~T12）可采用腰椎牵引的方法。

（二）根据牵引的体位分类

1. 颈椎牵引的体位分类

（1）坐位牵引（traction in the sitting position）：患者坐在凳子上，枕颌带兜住患者头颅后，牵引绳绕过头顶上方的滑轮，再经另一滑轮下垂，用一定的重量进行牵引（图 3-1-5）。

适用范围：因使用较为简便，故适用于轻症或中度颈椎疾病患者，医院采用得较多，家庭也可以开展。

优点：牵引时无摩擦力。

缺点：患者位置不易固定，牵引角度变化小。

（2）卧位牵引（traction in the supine position）：患者仰卧位于牵引床，枕颌带兜住患者枕和下颌后，牵引绳经头顶滑轮下垂牵引一定重量（图 3-1-6）。

适用范围：需持续牵引的重症患者。

优点：患者放松；头颈部位置易于固定；通过枕头或滑轮可使患者牵引角度发生较大变化；在休息、睡眠时也

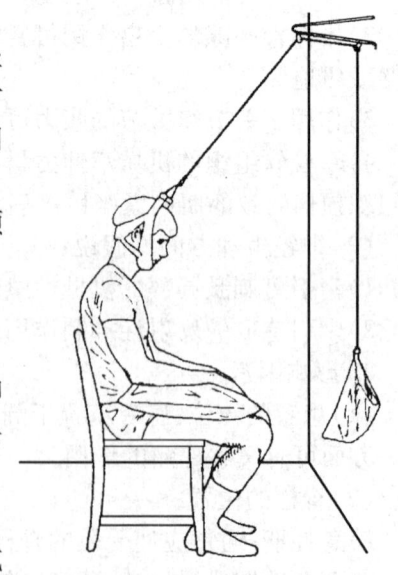

图 3-1-5 颈椎坐位牵引

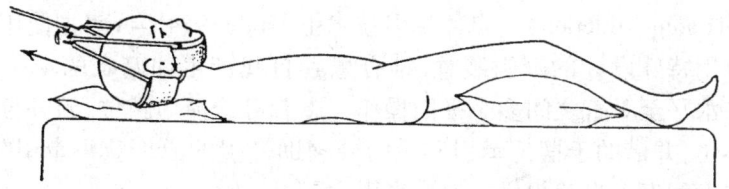

图 3-1-6 颈椎卧位牵引

可使用。

缺点：需考虑摩擦力；患者下颌骨所受力量较大。

(3) 斜位牵引：或称半卧位牵引(half-lying traction)，该体位介于前两种体位之间，随着背部的抬起，可进行更大屈曲角度的牵拉，并更容易将颈部控制在屈曲位或中立位牵引。这一方法尤为适合伴有心功能不全的患者。

2. 腰椎牵引中的体位分类　在腰椎牵引过程中，无论是在仰卧位牵引，还是在俯卧位牵引，体位改变的目的主要是使腰椎前凸生理曲度改变，并可同时借助于一些辅助方法予以加强。例如：仰卧位牵引时，前后不对称的牵引带可以使骨盆发生倾角，俯卧位牵引本身就可使腰骶部后凸并且成角；仰卧位牵引时患者双膝下垫枕可使腰椎处于中立位，移去垫枕产生前凸，增加垫枕的高度、数量或应用脚凳可使腰椎前凸变平；俯卧位牵引时，患者腹部垫枕则可取得相似的效果。在腰椎牵引过程中，缓解疼痛的较好体位是中立位(图 3-1-7)。

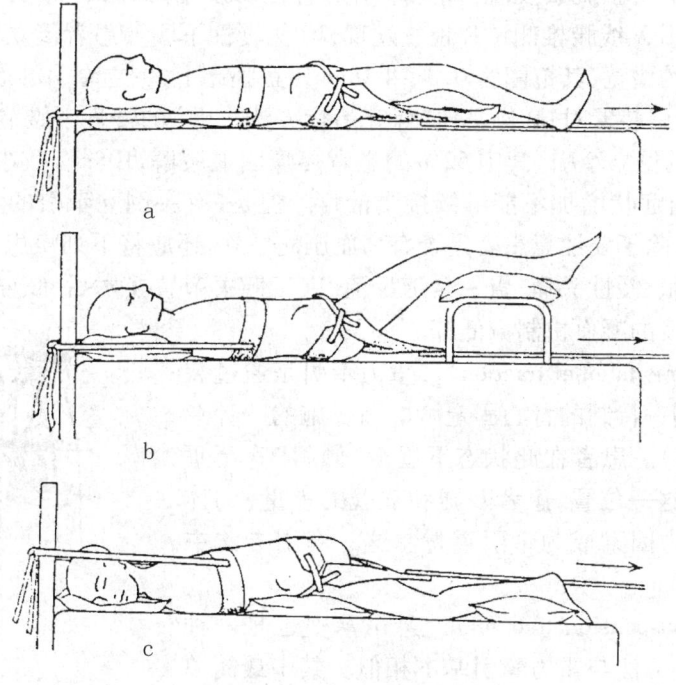

图 3-1-7 腰椎卧位牵引

a. 仰卧位前后不对称的牵引带使骨盆发生倾角；b. 仰卧位牵引应用脚凳使腰椎前凸变平；c. 俯卧位牵引腹部垫枕使腰椎前凸变平。

(三) 根据牵引力来源分类

1. 自体牵引 (auto-traction) 自体牵引技术由 Lind (1974 年) 率先使用,主要应用于腰椎牵引。它是应用特殊设计的牵引装置,结合患者自我产生和确定的牵引重量完成牵引。自体牵引床可在水平至垂直之间多个平面操作。患者可选择仰卧位、俯卧位或侧卧位,一般选择最舒适的体位,并借助于摆位牵引和重力-辅助牵引的原理获得牵引效果。其最大的特点是患者在很大程度上自我提供和操作牵引力量。

虽然自体牵引具有良好的疗效,但其作用机制却不清楚,尤其是 CT 和脊髓造影等影像学方面未能提供令人信服的解剖变化依据。Tesio 根据以往有关牵引过程中腰椎椎旁肌、椎间盘内压改变的研究结果,推测自体牵引可在突出的椎间盘、神经根临界处发生轻微的、不易察觉的形态学变化,或是使充血水肿的硬脊膜表面和神经根处的血管压迫得以缓解,解除了神经根的压迫或刺激;并且,他认为椎间盘突出和/或致痛周围组织对自体牵引产生的解剖依从是其疗效的决定性因素。

2. 倒立牵引 (inversion traction) 倒立牵引技术由 Sheffield (1964 年) 最先使用。它需要用一特殊的皮带系于患者骨盆,或在双踝部穿上一固定的"靴子",然后将患者悬吊于一颠倒的体位,以患者上身、双上肢和头部的重量(约体重的 50%) 作为牵引重量。它也是腰椎牵引的方法之一。在 Sheffied 应用倒立牵引的 175 例患者中,有 155 例患者经过平均 8 次治疗后恢复工作。此后,Gray 报道了应用倒立牵引与松动术相结合的治疗方法使 10 例患者中 5 例症状明显缓解。曾有学者对有关倒立牵引的作用机制进行过探讨。Nosse 通过对 20 名健康受试者倒立牵引实验观察发现,倒立牵引后脊柱长度增加,腰背部肌肉的肌电活动降低。Gianckopoulos 用 X 线腰椎侧位片检查发现,20 例慢性下腰痛患者倒立牵引后下腰椎椎间隙均有不同程度的增宽,其范围为 0.3~4.0mm。在临床上,倒立牵引的疗效也相对理想。Palermo 应用倒立牵引装置对 60 例其他"保守治疗方法失败"的慢性下腰痛患者(平均病程 14 个月)进行 2 周的倒立牵引,其中 52% 的患者疼痛明显缓解,10% 有数小时的暂时缓解,25% 无效,13% 疼痛症状增加不能继续接受治疗。但是,有关倒立牵引的副作用也不容忽视。在倒立牵引时,除了要注意患者是否有高血压病之外,还应将下列疾患列为可能的禁忌证:心肺疾患、青光眼、慢性头痛、胃-食道反流、人工髋关节置换术后、眩晕症、副鼻窦炎和由于疾病或药物继发的凝血机制偏低等。

3. 重力牵引 (gravitational traction) 重力牵引是通过装置牵拉双下肢,并用一特制的背心固定胸廓而实施的一种牵引方法(图 3-1-8)。患者在此状态下逐渐"倾斜"直至垂直或近垂直位。在这一位置,患者双腿和双髋的重量(约体重的 40%) 作为重力因素成为牵引重量。这一牵引方法主要应用于腰椎牵引。

4. 悬吊牵引 (suspension traction) 悬吊牵引也是一种腰椎牵引方法,操作方法与重力牵引基本相似。其中最简单的是徒手悬吊牵引,实施方法如同"攀单杠"运动,两手拉住横杆,双足离地悬空,利用自身下坠的重量产生牵引作用。主要适用于青壮年男性患者,或仅有轻度椎间盘退化、关节突关节骨赘形成的患者。

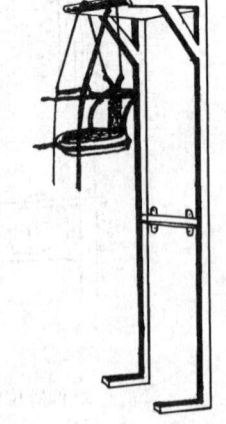

图 3-1-8 重力牵引装置

5. 滑轮-重量牵引(pulley - weight traction) 滑轮-重量牵引方法是利用滑轮转换力量的方向,应用沙袋、重锤等附加重量充当牵引力的一种牵引方法。该方法操作简便、相对安全,在医院、家庭均可开展,一般作为小重量、长时间的持续牵引的一种方法。

6. 动力牵引(motorized traction) 动力牵引是利用电动装置等施加外在牵引力的一种牵引方法,也是目前国内外应用最为普遍的牵引方法。

7. 水中牵引(traction in water) 水中牵引是利用一类似救生圈的浮环围在胸廓使患者垂直浮于水中而牵引重量系于双腕或双踝的一种牵引方法。即利用水的浮力和重物的重力共同作用达到牵拉脊柱的目的(图3-1-9)。治疗时间通常为6~30分钟。温暖的水温还可帮助肌肉放松。

(四)根据牵引重量大小分类

根据牵引重量的大小一般可分为轻重量、中重量、大重量牵引等方法。牵引重量的大小对颈椎牵引来说可能较腰椎牵引更为重要一些。

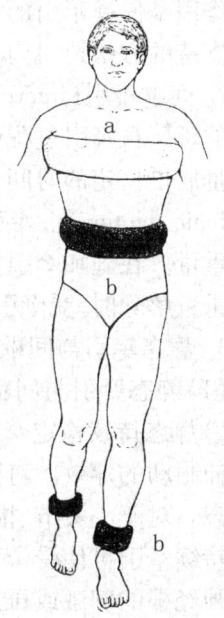

图3-1-9 水中牵引
a.浮圈;b.负重物。

颈椎牵引一般分为轻重量和大重量牵引。轻重量牵引的力量通常为1.5~2kg,多用于较长时间的牵引。大重量牵引的重量一般在体重的1/13~1/10之间,牵引时间为15~30分钟。

(五)根据牵引时间长短分类

按照牵引时间长短可分为短时间和长时间牵引。短时间牵引一般每次在15~30分钟,长时间牵引适合于住院患者,可长达数小时以上。牵引时间的长短与牵引的力量有关,牵引重量大则牵引时间宜短,牵引重量小则牵引时间可相对延长。

(六)根据牵引力作用的连续性分类

1. 静态或恒定牵引(static traction) 即应用一稳定的力量并持续一段时间的牵引方法。

(1)持久牵引(continuous traction):这是一种应用稳定(或静态)的牵引重量保持数小时至数天(一般大于24小时以上)的牵引方法,主要应用于卧位牵引,特别是住院患者的卧位牵引。如此之长的牵引时间意味着牵引重量相对较小,否则患者不能忍受。总的来说,这种牵引方法对分离椎体结构,特别是腰椎,是无效的,换言之,患者不可能在这样长的时间内耐受可导致椎体分离的牵引重量。因此,其基本作用为制动。其目的为在患者完全保持卧床休息的同时,通过恒定的牵引降低由肌肉或其他软组织对脊柱产生的压力。持久牵引多用于颈椎部位,如治疗颈椎脱位、寰枢椎脱位或半脱位时的颌枕带牵引或颅骨牵引。

(2)持续牵引(sustained traction):这是一种应用稳定(或静态)的牵引重量保持数分钟至数小时(一般为半小时左右)的牵引方法,主要应用于门诊患者。其牵引重量大于持久牵引的牵引重量而患者又可耐受。这种牵引具有分离脊柱椎体结构的作用;而且,在持续牵引过程中,患者的脊柱肌肉逐渐放松。这一方法在欧洲国家应用较为广泛。通过持续牵引,可达到放松肌肉、牵伸软组织和分离骨性关节面的目的。

总之,静态或恒定牵引方法可通过滑轮-重量牵引装置、气动或电动牵引装置完成。其主要作用是使受牵引的脊柱节段处于稳定状态,以恢复脊柱结构的支持和稳定功能,并通过辅助支持的方法使肌肉得到放松和休息。

2. 间歇牵引(intermittent traction)　间歇牵引时,牵引重量根据设定的时间节律性地施加或放松。在牵引过程中,先是以一定的牵引重量牵拉一定的时间,然后再减轻或撤除该牵引重量放松一定的时间,如此周而复始,直至牵引结束。这一牵引方式也称为节律性牵引(rhythmic traction)。牵引总的时间与持续牵引基本相似,但患者可耐受较持续牵引更大的牵引重量。在施加牵引重量时,受牵引的脊柱节段可发生相应的椎间隙增宽等生理效应;在牵引重量解除时,受牵引的脊柱节段的肌肉活动程度相应降低。

3. 静态牵引与间歇牵引的比较

(1)静态牵引与间歇牵引的生理效应比较:

1)静态持续稳定牵引的效应:牵引重量不大,患者耐受时间较长,从而对病变部位有一种牵伸制动的疗效。对处于疼痛性痉挛的肌肉,这种牵引方法可使其处于"生理休息"的放松状态。对于小关节、椎间盘、连接韧带、肌肉等结构急性损伤的患者具有一定的镇痛作用。

持续牵引可使受牵引的脊柱节段每一椎间隙获得相同的增宽,从而缓解突出的椎间盘对脊神经根的刺激或压迫,并有助于脊神经根部炎性水肿的消散。

2)间歇牵引的效应:易于促进血液循环,特别是促进关节连接面、脊髓神经节、肌肉、肌腱和韧带处的血液循环。对于椎间盘可产生节律性的负压"吮吸"作用,有利于椎间盘的营养及损伤椎间盘的恢复。对脊柱周围的肌腱、肌肉韧带进行节律性的"牵拉-放松",产生类似牵伸性的"生理运动"和"按摩"作用,有助于恢复上述组织结构的弹性和柔韧性。在心理上可诱发有益的辅助作用,并可能由此增强姿势和本体感觉方面的能力。

间歇牵引所产生的分离和活动的合成效果可能会使椎间孔处脊神经根的粘连得到松解。

(2)静态牵引与间歇牵引的临床意义比较:

1)连续牵引:最常用于医院或家庭之中,通常通过滑轮-重量系统,用枕颌带牵拉颈椎、用骨盆牵引带牵拉腰椎。具体应用时,患者卧位,通过固定于床头或床尾滑轮的牵引绳改变牵拉方向,在牵引绳的另一端连接所需重量的沙袋或重锤。通过滑轮牵引绳可前后滑动,因此不用调整牵引重量,患者就可在床上做轻微的活动。

这一牵引的目的是使肌肉、韧带、肌腱等组织获得适度的牵伸,以此产生生理上的放松和制动效应。

一般颈椎持久牵引的重量范围是 1.87~7.46kg(5~20lb)。牵引重量的大小取决于患者颈部的体积,肌肉痉挛的程度、紧张度或肌腱拉伤等情况。腰椎持久牵引的重量范围一般在 9.33~22.38kg(25~60lb)。

医院和家庭卧床持久牵引可进行一天到数天,这取决于伤病的严重程度和医生所要达到的治疗目的。持久牵引需要较长的牵引时间,目的是以此强迫患者卧床而使病变局部获得休息,并通过连续的、适度的牵伸,逐步缓解肌肉的紧张。

在具体应用时应注意:

A. 无肌腱断裂、小关节错位等情况的急性颈部劳损、扭伤,采用轻重量牵引,疗程为 1~10 天,非睡眠时间进行。

B. 颈椎椎间盘突出症和颈椎病患者,牵引重量可能要有所增加,疗程为 1~3 天,非睡眠时间进行。

C. 此牵引虽然对软组织急性损伤者有缓解痉挛、镇痛的作用,但对于急性或痉挛性颈部疾病,这种牵引方法仍要谨慎使用,特别是对痉挛程度较重的患者。

D. 在急性腰痛,特别是急性痉挛性肌筋膜炎等情况下,牵引方法要柔和,患者要尽量放松。此时使用的牵引重量应在 5.60~9.33kg(15~25lb)之间。同时必须让患者尽量避免活动,否则可能再次引发肌肉痉挛。疗程 3~4 天,非睡眠时间进行。

E. 腰椎间盘突出症患者若采用这一牵引方法,其目的是缓解肌肉痉挛,因此牵引的重量可 <25% 体重。疗程为 5~15 天,非睡眠时间进行。

F. 椎间盘退变,椎间隙变窄的腰骶关节疾病,腰椎Ⅰ°、Ⅱ°滑脱,腰骶关节异常等情况时,持久牵引无特殊的效果,其作用主要为强迫卧床以获得休息和放松。

2) 持续牵引:这一方法应用范围也较广,临床意义为:

A. 对寰枕融合等上颈段的畸形治疗效果相对较好。

B. 对先天性翼状肩胛、颈肋等其他颈椎先天性畸形的治疗有益。

C. 最常应用于颈椎、腰椎椎间盘突出症和其他颈、腰部退行性改变疾病。

3) 间歇牵引:这一形式在近几十年已成为一种广泛使用的治疗颈腰疾患的康复方法。其临床意义为:

A. 脊柱在牵引过程中柔和的节律性的牵拉-放松活动,类似于一种健康的运动锻炼。

B. 在脊柱退行性骨关节疾患等情况下,间歇牵引可缓解由于相应的、周围纤维组织的变化造成的疼痛症状。

C. 对颈、腰椎间盘突出症,椎间盘病变,腰椎滑脱,骶椎腰化等疾病的治疗作用较大。

(七) 其他的牵引方式

1. 徒手牵引(manual traction)　是相对于机械牵引(mechanical traction)的一种牵引方法。其过程是治疗师抓握住患者身体的某一部位,通过体位和搬动途径,徒手对某一脊柱节段施加牵引重量。其治疗时间为数秒(通常为 15~60 秒),或仅是一突然而快速的拉伸过程,治疗师可以"感到"患者的反应,但是牵引重量的大小不能被客观测量。此外,接受徒手牵引时患者的放松程度较机械牵引时更为困难。除了治疗作用外,徒手牵引还可作为确定机械牵引是否可行及寻找牵引最合适体位的尝试手段。

2. 摆位牵引(positional traction)　是应用枕头、滑轮或沙袋等辅助物品,将患者置于各种需要的体位,以使一持续的牵引重量作用于病变的脊柱节段。这种牵拉力量可以是对称的,也可以是不对称的。当处于对称牵拉状态时,可有效地纵向牵拉脊柱;当处于不对称牵拉状态时,则常合并侧屈而仅影响脊柱节段的一侧。摆位牵引的目的主要为缓解神经受压和减轻肌肉痉挛。Sherriff 将摆位牵引称为一种灵活性牵引方式(a flexible approach to traction),以便使治疗效应最大程度地作用于引起患者症状、体征的结构,或有效地将牵引力作用于一特定的脊柱节段或部位。具体实施时,可以通过局部活动或有关症状的改变、受累外周关节运动的改变及神经根体征来发现最佳的摆位位置。处于最佳摆位位置时,往往患者的症状和体征变得最轻。有神经根体征的患者,在牵引未能很好改善其体征时,若进一步改变牵引位置而不是增加牵引重量有可能会达到理想的效果。

3. 单侧牵引(unilateral traction)　所谓单侧牵引,即牵引的力量仅作用于脊柱的一侧,而并不像双侧牵引那样牵引重量均匀地作用于脊柱中轴。在单侧牵引时,牵引重量的牵拉方向存在一侧方的角度。就脊柱单侧功能障碍（包括保护性脊柱侧凸）而言，这一牵引方法从理论上讲似乎较双侧牵引更有意义；但在临床具体实践中，由于患者的体位、牵引装置是否可行等因素，单侧牵引的应用相对困难一些，而且应用也不是很广泛。

（八）牵引方法的选择

不同的牵引方法具有不同的生理效应（表3-1-1），牵引方法的选择可依此而决定。

表3-1-1 不同牵引方法的生理效应

效应	牵引方法								
	连续	持续	间歇	徒手	摆位	重力	倒立	水中	自体
椎体分离		√	√	√	√	√	√	√	√
牵伸软组织	√	√	√	√	√				√
放松肌肉	√	√	√	√	√				√
活动关节			√	√					
制动和休息	√								
暂时缓解压迫		√	√	√	√	√	√	√	√

1. 椎体分离　可采用持续牵引、间歇牵引、徒手牵引、摆位牵引和自体牵引（腰椎）。

2. 牵伸软组织　可采用连续牵引、持续牵引、徒手牵引、摆位牵引和间歇性自体牵引。

3. 放松骨骼肌　可采用连续牵引、持续牵引、间歇牵引、徒手牵引、摆位牵引和自体牵引（腰椎）。注意有时骨骼肌的放松效果并非迅速发生。

4. 活动关节　可采用间歇牵引和徒手牵引。

5. 制动和休息　只有连续牵引可达到这一目的。

6. 对椎间孔狭窄的暂时缓解作用　由水肿、椎间盘突出、炎症或痉挛导致的椎间孔狭窄，可采用持续牵引、间歇牵引、徒手牵引、摆位牵引和自体牵引（腰椎）。

四、脊柱牵引装置

（一）脊柱牵引装置用具

1. 颈椎牵引装置的常用器具

（1）颈椎牵引带（cervical harness 或 head halter）：大多数颈椎牵引带的设计均以头的形状、枕骨和下颌之间的关系为出发点。Taylar（1929年）使用的颈椎牵引带就是以枕骨隆起和下颌骨作为牵拉的支点。Maitland（1968年）首先分别在枕颌连接皮带、枕、颌延长带3个方向调节的颈椎牵引带则是目前常用的颈椎牵引带之基础，即一般颈椎牵引带可由3大部分组成，前方为下颌带，后方为后枕带，两者在左、右两侧向上汇合形成枕、颌延长带。两侧枕、颌延长带的挂钩分别挂于牵引弓，即可完成牵引（图3-1-10）。

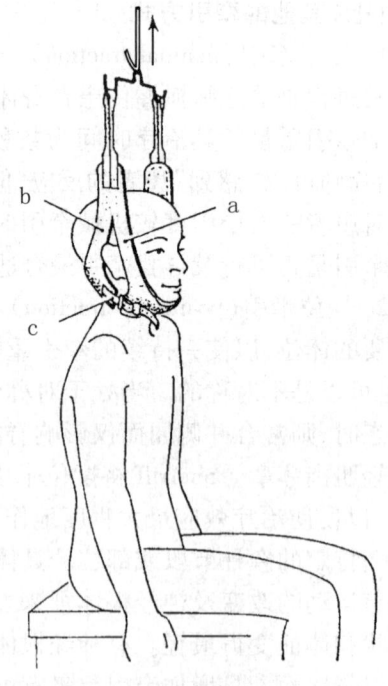

图3-1-10　颈椎牵引带
a. 下颌带；b. 后枕带；c. 皮带扣。

(2) 其他的颈椎牵引用具:包括牵引弓(spreader bar)、牵引绳、滑轮及固定架和牵引重物等。其中牵引弓甚为重要,其宽度仅稍大于头颅宽度,以避免牵引带束夹颞部,导致颞部疼痛。

2. 腰椎牵引装置的常用器具

(1) 腰椎牵引床(couch):腰椎牵引床的设计首先要以消除摩擦力、增加牵引重量的效果为目的。最常用的是滑动分离牵引床(split table)(图3-1-11)。多数人认为可有效地降低摩擦力,但Hickling认为在实践中,消除摩擦力似乎可能并不重要,而根本的问题是牵引床是否光滑、结实,是否满足操作的需要。当然,摩擦力会影响脊柱关节的牵引重量。在腰椎牵引床的床尾为一与骨盆牵引带相连的牵引力来源系统。Cyriax(1971年)设计了一台用把手摇动齿轮、弹簧秤计量牵引重量的腰椎牵引床。该腰椎牵引床的缺点是把手摇动所产生的牵引重量不能超过55.95kg(150lb),其优点是如出现牵引带松弛滑动,可被直接观察到,并补偿增加牵引重量,以维持必要的牵引力。其他的腰椎牵引床则一般以滑轮-重量系统为牵引力来源。在腰椎牵引床的床头应配有固定带。固定带固定的高度最好也可调节。近代商用牵引床基本均具备自动补偿牵引重量的装置。

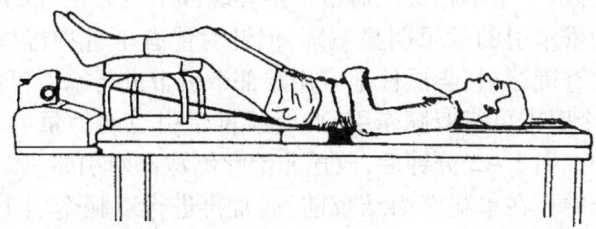

图3-1-11　滑动分离牵引床

(2) 其他腰椎牵引用具:

1) 骨盆牵引带(pelvic harness):骨盆牵引带的形状类似围腰(图3-1-12)。就其质地要求而言,除了应柔软使患者感到舒适之外,更重要的是应具有承受高负荷、抗滑动的性能。其中由乙烯材料制成的骨盆牵引带较为合适,它不仅有较高的负荷承受能力,而且可较好地贴于皮肤,从而消除了棉布牵引带等易滑动的缺点。此外,对有关骨盆牵引带是否采用左、右侧对称牵拉或不对称牵拉存在争议,通常认为左、右侧不对称的骨盆牵引带可以在治疗过程中改变腰椎的生理曲度。因此,具体应用上

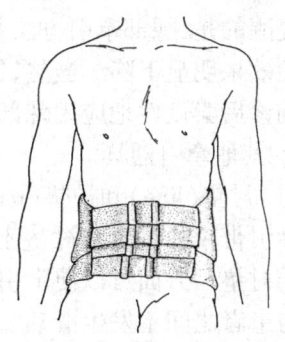

图3-1-12　骨盆牵引带

可视情况而定。骨盆牵引带合适的佩戴位置是其上端的扣眼皮带位于髂嵴之上,系好左右两侧皮带(traction straps)后,皮带的上缘通过脐线。应用骨盆牵引带时,最好能使其或其衬垫与患者皮肤相贴。如果牵引带与患者之间隔有衣服,则十分容易造成滑动,而且,当衣服紧贴于牵引带的皮带下时,可消耗部分牵引重量。

2) 固定带(fixator):也称为反向牵引带(counter traction harness)。为了更好地获得牵引效果,在应用骨盆牵引带的同时,需固定躯干。最常用的是胸廓带(thoracic harness)。胸廓带合适的佩戴位置是放置于胸廓外下缘,两根扣眼皮带位于剑突之下,使之固定于胸廓的第

8、9、10肋下缘;患者双臂展开,穿过胸廓带的左右吊带部分。若胸廓牵引带佩戴合适,其左右吊带的前部应位于患者的肩前部,骨盆牵引带和胸廓带可有小部分的叠盖(图3-1-13)。另一种固定带通常用于固定患者的双侧腋下,但此时应防止臂丛神经损伤。

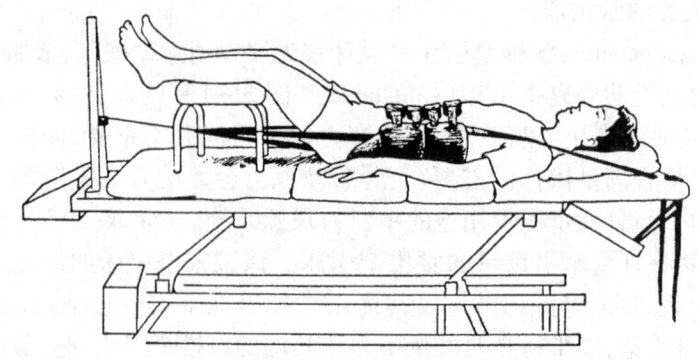

图 3-1-13 骨盆和胸廓牵引带的使用

3)其他腰椎牵引带:在采用其他腰椎牵引方法时,如单腿或双腿牵引时,可能会用踝部牵引带。踝部牵引带与踝套基本相似。通常不推荐踝部牵引方法,因为它通过踝、膝及髋关节韧带起作用,常使腰椎牵引的效果明显下降,但针对伴有坐骨神经痛的下腰痛患者,在X线、肌肉测试等全面检查确诊后,尝试性地应用踝部牵引带进行牵引可能会有临床意义。

若应用双侧踝部牵引带可行双腿牵引,此时腰椎牵引总的力量为1/4患者体重。若单腿牵引,则先双侧踝部牵引1~2分钟后,放松非治疗侧踝部牵引带,以1/8体重进行单腿牵引,治疗时间7~10分钟。在单腿牵引结束前,通常再进行双腿牵引1~2分钟。这可能有助于左右侧肌群的平衡。患者踝关节围度较小时,可在踝部牵引带内垫上一泡沫垫。为避免对患者膝关节的直接牵拉,可在患者膝下垫枕,以增加膝关节屈曲角度而改变牵拉角度。需要提醒的是,踝部牵引方法并不常用,因为它通过踝、膝及髋关节韧带等起作用,常使腰椎牵引的效果明显下降。当然,针对伴有坐骨神经痛的下腰痛患者,在X线、肌肉测试等全面检查确诊后尝试性地应用踝部牵引带,对有坐骨神经痛的下肢进行牵引可能会有临床意义。

3. 其他牵引器具

(1)衬垫(line)和护垫(pad):牵引过程中某些不适有时并非来自于牵引操作本身,而是由于牵引带束缚过紧和衬垫不合适所致,衬垫不合适有时可使患者不能耐受而放弃牵引。合适的衬垫一方面可以使牵引带不致过紧地束缚,另一方面又可产生轻微的摩擦力以使牵引带与患者之间不发生滑动。而且,在牵引某些过窄的部位或贴于骨性突起之处应用衬垫可有效地减少压迫作用,如采用约1.2cm厚耐磨的橡胶海绵或棉布作为衬垫,将折叠后的小毯子等作为护垫置于患者腹部和腰椎骨盆牵引带之间也同样有效(图3-1-14)。

(2)枕头、脚凳:

1)枕头(pillow):在脊柱牵引过程中,枕头的作用不容忽视。作为常用的脊柱牵引用具之一,其主要目的不仅是让患者舒适、放松,而且可有效地改变脊柱的曲度或髋、膝等关节的位置,使脊柱牵引更为有的放矢。因此,充分地、合理地应用枕头绝对是脊柱牵引临床上的一个小技巧。

2)脚凳(stool):脚凳的作用主要是在腰椎牵引时放置于患者双下肢,通过双髋、双膝的屈曲改变腰椎的曲度,降低屈髋肌张力,提高牵引的效果。脚凳的高度最好是可以调节的,

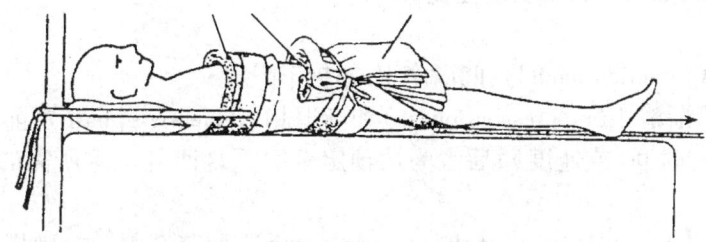

图 3-1-14　折叠小毯在腰椎牵引中的使用

这样可使其与患者的身材相适应。在运用脚凳的同时,为了进一步使患者获得附加的支持和放松,还可采用尼龙搭扣宽条松松地绑于患者双大腿,以使患者下肢屈曲并置。

4. 牵引装置用具的改良

(1)颈椎牵引带的改良:颈椎牵引过程中最常见的不良反应是颞颌关节疼痛。这一不良反应可以通过操作技术改进而减少,也可以通过颈椎牵引带的改良来避免。换言之,最令人满意的颈椎牵引带,应该可以将患者头部置于某一屈曲角度,能使牵拉的力量更多地集中于后枕部而不是下颌部,这不仅使患者更感舒适,而且使牵引的力量能更有效地作用于颈椎。当然,作为枕颌牵引带,即使是在设计、调节和使用等方面尽量设法减少对下颌部的作用,也很难避免有相当的力量仍然作用于颞颌关节而令人不适。

为此,有专门的设计改良了常规的颈椎牵引带。这一颈椎牵引带有一 V 形枕骨支架,可将患者的枕骨区域舒适地固定住,另外还有一支架,可用皮带或尼龙搭扣系于患者前额。这样牵引的力量就只作用于枕部和前额而不接触患者下颌部。由于牵引重量不作用于颞颌关节,因此也就不会发生颞颌关节疼痛的不良反应(图 3-1-15)。

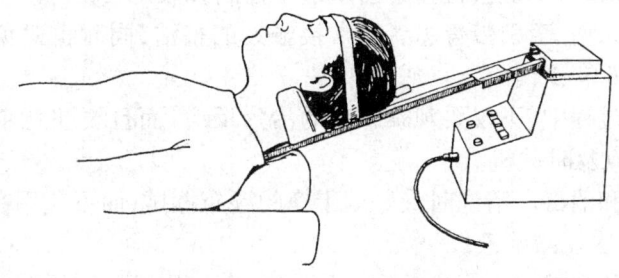

图 3-1-15　改良的颈椎牵引带

(2)腰椎牵引带的改良:腰椎牵引带的改良主要试图解决牵引带固定不充分而出现的滑动,以及骨盆牵引带、胸廓牵引带捆束过紧后产生压迫导致不良反应的问题。例如:胸廓牵引带在一定程度上影响患者的呼吸功能。防止滑动的改良可通过上面介绍的制作材料的选择或衬垫的使用而部分获得解决。为避免骨盆牵引的压迫问题,有人建议采用股骨大转子牵引的方法。因为丰满的臀部脂肪可减轻挤压作用,但这时必须防止向下的滑脱。为避免胸廓牵引带对呼吸功能的影响,可采用腋下反向牵引带,但此时又须防止腋神经受压损伤。因此,腰椎牵引带的改良似乎难度更大一些。

(3)牵引重量的精确测定:较好的方法是采用可测量张力变化而无长度变化的静力测力计或数字化电子测力计。现有的商售牵引器均有该装置。

(二)常用电脑控制机械牵引装置简介

1. 常用设置

(1)牵引模式(traction model):间歇牵引或持续牵引。

(2)牵引重量渐增相(progressive phase)和渐退相(regressive phase):前者为预设达到预定牵引重量所需的时间(或速度);后者为从预定牵引重量回复至零所需的时间(或速度)。单位均以秒计。

(3)牵引相时间(the duration of the traction phase):调节牵引-松弛周期中牵引相的时间,单位以秒计。

(4)间歇休止相时间(the duration of the relaxation phase):调节牵引-松弛周期中松弛相的时间,单位以秒计。

(5)牵引治疗时间(the total duration of traction):选择总的牵引治疗时间,单位以分钟计。

(6)牵引力量(hold force):控制牵引-松弛周期中牵引相的牵引重量,单位以公斤或磅计。

(7)间歇休止期维持力量(hold force of the relaxation phase):控制牵引-松弛周期中松弛相的维持牵引重量,单位以千克(kg)或磅(lb)计。

2. 安全操作和保养规则

(1)电源与电缆应安全连接,电缆线不得缠绕。在电缆线出现磨损、脆裂和断口时,应立即修理。同时应避开明火,牵引治疗室内禁止吸烟。

(2)牵引装置应稳定放置。尤其在治疗时,其高度也要适宜,以便于患者治疗。

(3)在牵引治疗前,应阅读、熟悉随机操作说明书,以免误操作。

(4)在牵引治疗前或开机前,检查牵引重量等控制参数是否回零。

(5)为保持牵引床面、牵引带等患者经常接触处的整洁,同时也避免患者之间可能的交叉感染,可使用纸质床单、纸巾等。

(6)在牵引治疗过程中,不仅要观察患者的治疗反应,而且要注意牵引装置是否运转正常。一旦发生问题,应及时关机。

(7)应定期清洗和消毒。清洗时最好用干净的湿布擦拭,而不应用有机类的清洁剂。消毒则可以用稀释后的次氯酸溶液。

(8)应定期检查和维护。最好是每6个月一次,若使用频繁则周期应再短一些。在此过程中,要重点校准牵引重量。

五、适应证和禁忌证

在脊柱牵引的具体应用中,不仅要以脊柱牵引的生理效应为基础,充分发挥脊柱牵引的最佳效果,而且也要注意脊柱牵引可能带来的副作用,并采取有效的措施避免这些副作用的发生。其关键点是准确地把握脊柱牵引的适应证、禁忌证。

(一)适应证

脊柱牵引的适应证较为广泛,但针对每一情况,所采用的方法也有所不同,现分述如下:

1. 脊神经根刺激或压迫

(1)由椎间盘突出或脱出所致的脊神经根压迫或刺激:有证据表明,脊柱牵引时椎间盘突出物可缩小、脊神经根受压症状可缓解。Mathews 的脊髓硬膜外造影术研究结果显示：突出物的凸出程度减轻、放射对比物进入椎间隙；当然，他也发现凸出的突出物在以后可再度发生。Grupta 同样以硬膜外造影术方法表明 10～15 天的持续牵引后腰椎间盘突出物缩小，同时患者临床症状改善。造成这种椎间盘突出物"还纳"或"缩小"的条件是足够的牵引重量导致椎体分离。伴随着椎体分离的效果，环形纤维和后纵韧带可进一步绷紧，从而使突出物的凸出程度降低或椎间盘内压降低。但是，这一作用本身是有争议的，而且即便是有这样的作用，可能也是暂时的、不稳定的。

（2）椎间孔狭窄所致的脊神经根刺激或压迫：导致椎间孔狭窄的原因较多，如韧带肥厚、脊椎关节僵硬、水肿以及脊柱炎症等，这些病理改变也可产生脊神经刺激或压迫的症状。此时，脊柱牵引若能以足够的牵引力分离椎体、增加椎间孔的管径，症状即可获得暂时的缓解；但在这些情况下应注意牵引形式、重量和时间的选择。若症状为高激惹状态或牵引重量增大后症状加重，则初始应采用患者易于接受的柔和的持续牵引，牵引重量可小于产生椎体分离的力量，牵引时间不超过 10 分钟，并在随后的治疗中根据患者的反应逐渐增加牵引重量或时间。当患者的症状相对稳定时，可改用间歇牵引方式，牵引重量也可有所增大，并允许采用可引起椎体分离的牵引重量。

2. 退行性椎间盘疾病　临床实践结果表明，脊柱牵引可缓解由退行性椎间盘疾病所导致的一系列症状，但是这一观点在某些研究中仍存在争议。有学者认为，虽然牵引可导致椎间隙和其前缘的分离和增宽，但是这种效果仅仅是暂时的。假如患者存在椎间隙前缘变窄、骨质增生或韧带受累，牵引并不可能使其恢复正常的大小和结构。患者牵引后的症状缓解可能是由于牵引通过移动、分离等效应恢复了存在退行性改变的脊柱节段的列线，并以此缓解对脊神经的损害或激惹。

3. 关节功能障碍　当脊柱某节段运动范围受限时，借助于脊柱牵引时的纵向力量导致关节面滑动的作用可改善其活动。而且，由于牵引时借助了机械或徒手引起的关节的被动运动，所以也可认为牵引是一种实施松动术。有观点认为任何关节功能障碍或关节活动减退均可采用牵引治疗。但是，也有观点认为由于牵引的纵向力量影响的并非是一个关节，所以其松动作用是非特异性的。当然，除了某些原因牵引被禁忌或者是选用更特殊的关节松动技术之外，大部分关节功能障碍可采用牵引治疗。因为牵引重量可使脊柱相应部位的每一节段获得一相等的力量，假如这一力量对关节功能障碍的节段有足够的松动，那么，对于其他正常的节段而言，这一力量可能还不足以造成副作用。

欲使牵引的力量作用于局部某一关节功能障碍节段需要采用一些专门的牵引位置。

（1）颈椎：上颈段，特别是 C1～C2，颈椎应置于中立位或轻度伸展位。下颈段，特别是 C6～C7，颈椎应置于屈曲位。

（2）腰椎：下腰段，特别是 L4～L5、L5～S1，腰椎应置于中立位。上腰段和下胸段，腰椎和双膝应置于屈曲位。

（3）为获得单侧关节松动效果：在应用牵引重量前，将脊柱节段置于侧屈位或侧屈略带旋转位。为使颈椎一侧关节突最大程度地分离，颈椎侧屈于对侧，然后旋转至受累侧。为使颈椎一侧关节突关节最大程度地滑动，颈椎向受累侧相反方向侧屈和旋转。为使腰椎关节突关节最大程度地滑动和分离，腰椎向对侧侧屈，然后向受累侧旋转。

注意：对于退行性关节炎造成的关节运动障碍，过度运动可激惹其疼痛症状。此外，对风湿性关节炎等韧带渐进性病理改变造成脊柱潜在不稳定的患者,或由此过长时间使用类固醇的患者,则不宜使用牵引治疗。

4. 由症状性关节突关节疾患造成的关节疼痛

(1)急性期:可动运动范围内小幅度的关节运动被认为可刺激关节机械性感受器和在脊髓水平抑制疼痛的传入,同时有助于促进肌肉和结缔组织中体液的交换,促进血液循环和淋巴的流动。其中间歇的小重量牵引是缓解急性期疼痛的首选方案,这种小剂量的牵引重量既不导致椎体分离,也不会牵拉任何受损伤的组织。

(2)慢性期:疼痛由于关节活动减少而导致,因此采用的牵引重量应是针对运动受限组织的牵伸力量,并可根据患者的耐受力来选择牵引模式或牵引重量。若患者耐受力尚可,则可选择间歇牵引方法,且牵引重量略微大些;若患者的耐受力偏低,则应选择持续牵引的方法,且牵引重量略小些,或者可选择摆位牵引方法。

5. 肌肉痉挛或紧张 针对肌肉痉挛或紧张,脊柱牵引应谨慎使用,并对下列情况予以注意。

(1)假如导致肌肉痉挛或紧张的原因是椎间盘突出或小关节疾患,治疗则应针对病因进行,而不是单纯治疗肌肉痉挛。

(2)软组织损伤或肌肉撕裂伤急性期出现肌肉痉挛或紧张时,应在急性期避免受伤部位的牵拉,牵引仅在损伤愈合的过程逐渐使用并使受累部位慢慢拉开。脊柱的屈曲位可使牵拉力量更多地作用于脊柱后部软组织,并导致较大的收缩。因此,肌肉损伤的急性期应避免脊柱屈曲位的牵引。脊柱应最好处于一无痛或疼痛最轻的位置进行牵引。当软组织急性损伤的严重程度不甚明确时,可采用轻柔的间歇牵引。假如牵引导致肌肉痉挛、紧张或疼痛的加重,则应暂停牵引。

6. 椎间盘损伤造成的疼痛、椎体后压缩性骨折和其他问题 脊柱牵引对上述情况均有一定的作用,其中椎体后压缩性骨折,特别是慢性期,牵引可使脊柱拉长而降低压缩力,但应注意牵引开始时要使受累的脊柱节段处于一中立位或无痛位。牵引过程中应密切观察症状变化,并根据患者反应调整牵引方法。

7. 分类适应证

(1)颈椎牵引的适应证:颈部肌肉痛性痉挛、颈椎退行性椎间盘疾病、颈椎椎间盘突(膨)出、颈脊神经根刺激或压迫、颈椎退行性骨关节炎、椎间关节囊炎和颈椎前后纵韧带病变。

(2)腰椎牵引的适应证:腰椎间盘突出症,尤为造成脊神经损害者;腰椎退行性椎间盘疾患;腰椎小关节功能障碍或退行性骨关节病;腰椎肌肉痛性痉挛或紧张等。

(二) 禁忌证

1. 任何运动均被禁忌的脊柱疾患或疾病过程 如肿瘤、感染、类风湿性关节炎、严重骨质疏松等影响脊柱关节、韧带、骨骼和肌肉的局部或系统性疾病。因为这些疾病可导致脊柱结构性破坏,不足以承受牵引的力量,严重时甚至可导致椎体失稳、半脱位、脱位和脊髓损伤。

2. 急性拉伤、扭伤和急性炎症,且在初始牵引后疼痛加重 患者有急性扭伤或拉伤时,牵引可影响其愈合。患者有急性炎症时,牵引可激惹症状,增加炎症程度。

3. 牵引的牵伸重量导致脊柱处于过度活动状态 牵引的牵伸重量导致患者脊柱关节活

动过于松弛时,牵引会进一步加重病情。

4. 血管疾患　患者有血管疾患时,牵引带的压力可进一步危及循环。

5. 牵引过程中症状加重　患者在牵引过程中症状加重,调整牵引方法不能缓解者。

6. 分类禁忌证

(1) 颈椎牵引的禁忌证:颈椎及邻近组织的肿瘤、结核或血管损害性疾病、骨髓炎或椎间盘炎、颈段类风湿性关节炎、严重的颈椎失稳或椎体骨折、脊髓压迫症、突出的椎间盘破碎、急性损伤或炎症在首次治疗后症状加重、严重的骨质疏松、颈椎病术后、未控制的高血压、严重的心血管疾病。

(2) 腰椎牵引的禁忌证:脊髓某一节段受压、马尾神经综合征、腰椎感染、恶性肿瘤、类风湿性关节炎、急性拉伤扭伤、腹疝、裂孔疝、动脉瘤、严重痔疮、严重骨质疏松、急性消化性溃疡或胃食管反流、心血管疾病(尤其是未控制的高血压)、严重的呼吸系统疾病、心肺功能障碍、怀孕。

六、脊柱牵引研究进展

(一) 颈椎牵引研究进展

1. 采用三维重建CT、肌电图等研究手段　Humphreys应用三维重建CT技术对9例尸体标本进行了自然位、15°屈曲位、最大屈曲位牵引条件下或不牵引条件下$C_5 \sim C_6$椎间孔峡部横截面积及空间容积的测量。结果表明,屈曲因素为唯一增加椎间孔峡部横截面积和空间容积的显著因素,单纯的牵引几乎不导致附加的变化。由此进一步表明,在颈椎$C_5 \sim C_6$伴有轻、中度退变的情况下,颈椎牵引须同时选择颈椎屈曲位方可使椎间孔峡部横截面积和空间容积有意义地增加。Murphy应用肌电图技术观察了颈椎牵引时颈椎中斜角肌的肌电活动,结果表明牵引并不产生快速的肌肉放松活动,但间歇牵引有较好的缓解疼痛的效果。

2. 采用更为科学、客观的方法　Murphy在研究颈椎牵引中的肌电活动变化时,并没有传统地去研究起源于上颈段或上肢带的肌肉,而是从神经支配和生物力学的观点选择了与产生机械效应最大的下颈段有解剖和神经生理关联的中斜角肌。这在结论上可能较前更为科学。Wong则利用角度测量计和放射学技术较系统地研究了中、下颈段在不同屈伸角度颈椎牵引下椎间隙及椎间关节面分离的情况。其研究较好地控制了实验条件。

3. 加强实用性颈椎牵引方法研究　Vasudevan利用仿形献血椅对颈椎牵引装置进行了改进,使患者在牵引过程中更加舒适,牵引角度更加准确。Gilworth进行了在坐位颈椎牵引时配合颈部主动旋转的临床观察,结果表明效果较好。Swezey对家庭颈椎牵引的疗效进行了观察和评价,结果发现81%的患者可缓解症状,并认为其实用、经济、安全、有效。

4. 国内对颈椎牵引的研究　国内颈椎牵引的实验研究特点是以生物力学模型为基础,以指导临床应用为目的。李晶等通过Kelvin粘弹性模型理论拟定脊柱等蠕变实验数据,用所得的蠕变曲线确定颈椎牵引的时间,认为牵引时间10~30分钟较为合适;并应用光弹性实验方法对颈椎模型的分析,以给出颈椎牵引的角度与最大应力位置的关系,结果为:最大应力位置与牵引的角度有关,牵引角度小则最大应力位置靠近上颈段,反之则逐渐下移。

(二) 腰椎牵引研究进展

1. 采用更为科学、精确的研究方法　Letchuman应用肌电图技术观察了腰椎牵引过程中腰部骶棘肌的肌电活动,以判断腰椎牵引的效果和进行不同腰椎牵引方法之间的比较。结果表明,间歇牵引和持续牵引之间的肌电变化无显著差异,但间歇牵引有较好的缓解疼痛的效果。Bridger 应用精确的可调定位身高测量器材(在 S_2、L_3、T_5、C_7、C_{2-3} 定位)对腰椎牵引后身高的变化进行了研究。

2. 理性探讨牵引可否使突出的椎间盘缩小或还纳　有关牵引可否使突出的椎间盘缩小或还纳的问题争论已久,相关的研究也不断深入。Onel 通过 CT 检查结果表明,30 例腰椎间盘突出症患者在腰椎牵引(45kg,15 分钟)后有 2/3 患者突出物部分或全部还纳。结合 Wachemson30kg 牵引力量下,L_3 椎间盘内压从 30kg 降低至 10kg 的研究结果,Onel 认为突出物的缩小或还纳似乎部分地由于椎间盘负压的"吮吸"效果,部分地由于后纵韧带张力推动的效果,并认为腰椎牵引对中央型、后侧方型较为有效,而对侧方型则效果不佳。另外,Heijden 分别采用 44% 体重和 19% 体重作为治疗和对照的牵引力量进行随机观察实验,虽然临床指标的统计结果表明治疗组优于对照组,却没有达到显著的统计学意义,2 年后的随访也无显著差异发现,故作者谨慎提出牵引可能仅有短期疗效的结论。

3. 对新型腰椎牵引装置进行研究　Janke 对坐位牵引支架的生物力学效应进行了研究。随后,Podein 应用减负荷占总体重百分比,作用于胸廓上、下力量及相应皮肤血流的局部变化,作用于腰椎展长的坐位皮带的力量变化、呼吸率变化及每分呼吸容积、心率和血压等有关测定参数,对应用 LTX - 3000 坐位牵引支架时所导致的生理效应进行了测量,结果表明,这些变化是可逆的,在临床上可被认为是不重要的,因此没有必要将这些生理反应变化作为大多数人应用此装置的禁忌证。Teokeoglu 对一特殊设计的悬吊重力牵引装置进行了椎间隙距离的测量,结果为这一特殊的牵引装置可使每一椎间隙增大约 3mm,同时血压测量结果表明受试者收缩压虽有显著升高,但未超过耐受水平,舒张压升高无统计学意义,从而进一步肯定了这一改良的重力牵引的方法。

第二节　颈椎牵引技术

颈椎牵引技术与其他脊柱牵引技术一样,有着十分悠久的历史,特别是 1929 年 Taylor 率先应用了控制性颈椎牵引装置以减轻和制动损伤之后的颈椎,这种控制性轴向牵引方法被广大学者认为是现代脊柱牵引技术的基石。颈椎牵引技术也因此成为治疗颈椎疾患的一个重要康复手段。

一、颈椎牵引生理效应

就颈椎牵引而言,其生理效应及影响因素与其他脊柱节段牵引略有不同。

(一)颈椎椎间隙的增大

1. 颈椎椎间隙的增大值　为 Judrich(1952 年)的报道,其结果为牵引重量 9.08~11.35kg(20~25lb)时颈椎的生理前凸开始变直,牵引重量 20.43kg(45lb)时椎间隙增大值达到最大,在这一力量下 C_2~C_7 总的增大值为 3~14mm,平均值为 5mm。

2. 椎间隙增大的最大部位　在颈椎牵引中椎间隙增大值最大的节段通常为 C_6~C_7,其次为 C_4~C_5。上颈段不如下颈段那样容易分离。椎间隙分离最大的部位在后部,且随着屈曲的角度增大而加大。

3. 椎间隙增大效应发生的时间　这种机械性效应通常仅发生在牵引的最初几分钟,并不随着牵引时间的延长而进一步增大。即欲使椎体发生分离时,应用较大的牵引重量和较短的时间就可获得。有研究证实 11.19kg(30lb)的牵引力作用 7 秒即可使颈椎椎体后部出现分离,并且在牵引停止后不久这种生理效应就基本消失。

4. 间歇牵引与持续牵引的比较　间歇牵引所发生的分离效应是同样牵引重量持续牵引的 2 倍。

5. 年龄的差异　50 岁以上老年患者由于退行性改变的缘故,分离现象较少发生。

(二)调节颈椎椎间孔大小

这种生理效应往往是通过颈椎屈曲位获得。Crue 发现由于在颈椎从 10°伸展位至 20°屈曲位的运动过程中,C5~C6 椎间孔的垂直径可增加 1.5mm,故在颈椎屈曲位用较小的牵引重量(2.27~3.78kg,5~7lb)就很容易地获得缓解根性疼痛的效果。Bard 利用 X 线斜位片的研究发现了类似的效果。

(三)其他方面的生理效应

包括缓解由于损伤、退变或椎间盘突出造成的神经根刺激或压迫性疼痛;解除肌肉痉挛;通过休息和制动消除炎症、缓解症状等。

在缓解疼痛方面,有观点认为,颈椎牵引可通过降低颈脊神经根处的机械压力而缓解疼痛,特别是有节律的间歇牵引,可改善血流、减少肌纤维粘连,刺激关节和肌肉感觉神经,通过闸门学说抑制疼痛的传递。

解除肌肉痉挛的机制,可能是通过对受累肌肉的牵伸性作用,打破了疼痛 - 痉挛 - 疼痛循环。这种作用可在最佳牵引重量时出现。因为较小的牵引重量不能有效地伸展性拉长肌肉或拉开椎间孔;应用过大的牵引重量则可导致机体的反射性保护,发生加重肌肉痉挛的肌肉收缩,结果很可能事与愿违。

(四)颈椎牵引生理效应的影响因素

脊柱牵引技术中影响其效果的因素有牵引体位、牵引重量、牵引时间、牵引频度等。临床应用的主要问题是决定这些因素的最佳组合。在颈椎牵引过程中,颈椎的位置、牵引重量、牵引时间和患者体位等因素十分重要。

1. 颈椎的位置　通常认为颈椎屈曲位时的牵引可以使椎间隙和椎间孔增大,后部软组织伸展。屈曲 24°是保持牵引时颈椎生理曲度变直而不出现反弓的最大角度。一般不提倡后伸位颈椎牵引,因为这种情况不仅不会使椎间隙增大,而且还会使椎间关节面间隙增大而椎间隙减小,这极可能增加有椎节不稳或椎基底动脉供血不足而使患者发生意外的危险性。但屈曲位颈椎牵引不适用寰 - 枕关节和寰 - 枢关节,欲在这一水平获得椎间隙分离的最佳角度是使正常颈椎前凸保留的中立位或 0°位。

在治疗小关节面功能障碍时,颈椎应处于屈曲位,以使受累的小关节囊处于最大的松弛状态。当颈椎开始向前屈曲时,C1 和 C2 的小关节面开始发生移动,进一步屈曲则依次发生 C2、C3 水平,C3、C4 水平的小关节移动,即关节面水平越低,屈曲程度则越大。通常上颈段(C1~C2)为 0°~5°、中颈段(C2~C5)为 10°~20°、下颈段(C5~C7)为 25°~30°。在这些位置,相应节段的小关节囊处于一相对松弛位置,从而使关节面获得较好的分离(图 3-2-1)。

针对椎间孔部位病理改变的牵引治疗应将患者颈椎处于使椎间孔最大程度展开的位

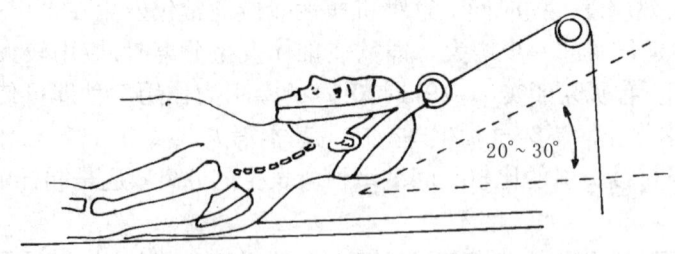

图 3-2-1 颈椎屈曲位牵引

置,即屈曲、向非受累侧侧弯并向受累侧旋转。这在徒手牵引或摆位牵引时较易获得。

针对椎间盘功能障碍的牵引治疗最好使患者颈椎处于中立位,因为这一位置脊柱的韧带是松弛的,容易产生椎体间的分离作用。

2. 颈椎牵引的重量　一般认为,在无摩擦力环境下的颈椎牵引时,近似于患者体重7%~10%的牵引重量可使颈椎椎体分离。但不可否认,颈椎牵引的重量受到来自多方面因素的影响,例如患者的体位、头颈部的重量、患者放松的程度、应用的牵引方法、牵引时摩擦力的大小和牵引装置等等,这些都会直接或间接地改变实际牵引重量的大小。因此,目前较为一致的观点是:在坐位牵引时,9.08~13.62kg(20~30lb)的牵引重量就可基本达到颈椎椎间隙增大的作用,这也是牵拉头部的重量和抵抗肌肉张力产生阻力所需的最小牵引重量;但针对寰-枕关节和寰-枢关节分离的牵引重量则应更小一些,一般认为在3.73kg(10lb)左右。

3. 颈椎牵引的时间　具体应用上可从7秒到数小时不等。普遍认为颈椎牵引的机械效应发生在牵引的最初几分钟,故选择25分钟左右的牵引时间较为适宜。而且,颈椎牵引时间与颈椎牵引重量之间存在着密切的关系,即牵引重量较大时则牵引时间略短些,反之,则牵引时间稍长一些。若是针对颈椎椎间盘突出症的颈椎牵引,则牵引时间宜在5~10分钟。

4. 颈椎牵引时的患者体位　颈椎牵引过程中最常用的体位是坐位和仰卧位。其中仰卧位颈椎牵引优点较多,具体为:可使 C4~C7 椎间隙后部增宽更为明显,故更有益于增强疗效;该体位下颈部肌肉不需支持头部重量,故牵引重量不需克服头部重量,患者也容易处于舒适放松状态,肌肉的保护性紧张程度也小;稳定程度好,颈椎的曲度易于调节,容易使颈部处于适当的牵引列线;牵引的角度也易于调节。但是,在这一体位下颈椎牵引时摩擦力的问题则应加以考虑。坐位牵引虽然患者位置不易稳定,牵引角度变化也小,却有牵引无摩擦力的优点。

5. 需要特别注意的问题　如上所述,颈椎牵引的力量、时间、角度等可在很大程度上影响其生理效应。因此,在临床上要特别注意上述影响因素,并在考虑下列情况的基础上选择牵引重量、时间和角度:①病变情况(如椎间盘突出、骨关节炎、肌肉痉挛等)。②病变存在的节段。③治疗部分的重量和位置。④仰卧位牵引时,应考虑摩擦阻力的存在。其大小为牵引部位重量和表面摩擦系数之乘积。摩擦系数与皮肤、衣物和牵引床表面材料有关。⑤仰卧位牵引时,与牵引床相接触的面积。⑥牵引的形式(持续或间歇)。⑦患者的身体状况(健康状况、年龄和性别等)。⑧患者的耐受力。(注:以上内容在腰椎牵引时也同样适用)

二、常用颈椎牵引方法

(一)徒手牵引

颈椎的徒手牵引在临床上主要有两个方面的作用:一是治疗作用;二是判断是否可实施牵引,特别是作为机械牵引的尝试性手段。

1. 颈椎徒手牵引的基本操作

(1)患者体位:尽可能放松地仰卧于治疗床。

(2)治疗师位置:立于治疗床头,用双手支持患者头部重量。双手的放置以患者的舒适度为依据。推荐的几种放置方法包括:①将双手的手指放于患者枕部。②置一手于患者前额,另一手于患者枕部。③置双手示指于需牵拉的椎体水平以上棘突。这种手的放置,可提供一特殊的、仅作用于手指放置位置以下椎体节段的牵引。

(3)首次应用徒手牵引时,应相应变化患者头部的位置,如屈曲、伸展、侧屈和伴旋转的侧屈等,并在每一位置均用一轻柔的牵引力量徐徐牵拉,同时注意患者的反应,以找到牵引时最佳的头部位置。

(4)在以后的治疗过程中,仍需调整牵引时头部的位置,即将头部放置于最有效地降低或缓解症状的位置。

(5)治疗师采用静力收缩的方法用双臂施加牵引力量。此时治疗师站立姿势应稳定,然后逐渐地、有控制地向后倚靠,以此牵引患者颈椎。

(6)若治疗师仅用手臂的力量来进行牵引,则很容易疲劳,因此可以借助于环形皮带,一端绕于治疗师的双手,一端绕于治疗师的髋部,皮带可增强治疗时手指的牵拉力量,通过环形皮带传递治疗师向后倚靠的力量帮助牵引,使徒手牵引变得相对容易些。

(7)牵引重力可以间歇地应用,即治疗师在使用平稳的、逐渐产生的牵引力量片刻后,以同样平稳、逐渐放松的方法撤除牵引力量,如此反复数次。

(8)牵引的频度和时间通常受到治疗师的手臂力量和耐力的限制。

(9)当作为实施牵引前的试验性手段时,若其缓解或降低了患者症状,则可以给予进一步的治疗。反之,若试验加重了症状,则不能应用牵引治疗。

2. 优点　Cyriax 估计徒手牵引的力量可最高达 74.6kg(200lb),并认为在徒手牵引的同时合并采用一些被动运动以获得治疗效果。颈椎徒手牵引的临床价值主要为:牵引的角度和患者头部的位置可被治疗师随时加以控制;通过治疗师双手示指置于预定的患者颈椎棘突,可控制牵引的椎体水平;在患者颞颌关节处无压力,因此不会发生机械牵引时频繁发生的颞颌关节疼痛(图3-2-2)。

(二)机械牵引

这是临床上最常用的颈椎牵引方式,具体操作包括如下几个方面:

1. 治疗前的准备

(1)通过阅读操作手册熟悉牵引装置,了解牵引装置的性能、限制和有关参数的调节范围。

(2)确定患者的体重;指导患者除去耳机、眼镜等易影响牵引带放置的物品;并告诉患者哪些症状在牵引过程中是不应发生的,同时向患者演示发生这些症状时如何应用紧急制动开关,以便及时关机。

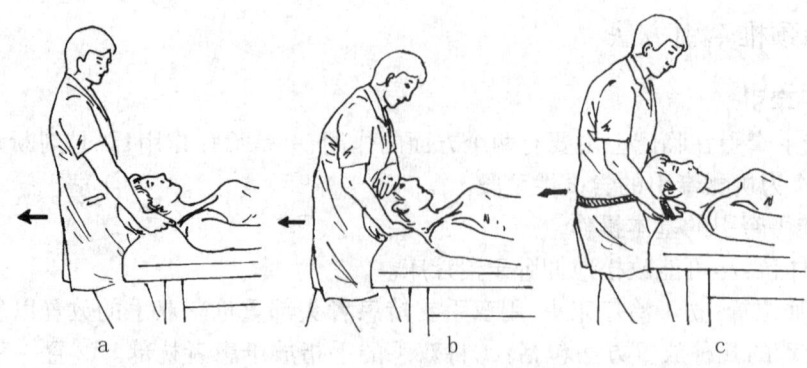

图 3-2-2 颈椎徒手牵引
a. 将双手手指放于患者枕后；b. 置一只手于患者前额，另一只手于患者枕后；c. 借助环形皮带。

（3）选择患者最舒适和放松的体位：①坐位：坐位颈椎牵引时不需要太多的空间，采用有扶手的靠背椅可使患者的双臂得以休息和放松，或者可在患者大腿上放置枕头以使双臂获得支持和放松。牵引用的椅子高度以患者坐后双脚在地板或脚凳上可舒适放置为宜。②仰卧位：这一体位由于重力作用方向的改变而发生颈椎前凸曲度减小的趋向，故牵引重量宜小。同时，在患者颈部垫枕可使患者更感舒适和放松，但应根据牵引角度大小考虑患者头部与牵引床之间的摩擦力。③斜位：该体位可由斜椅或可使患者半卧位的牵引床获得。在这一体位牵引时有许多影响因素需要控制，例如此时颈部牵引节段的纵向力量受以下因素影响：颈部和头部的重量；是否有骨质增生和节段僵硬以及其程度和分布；牵引带及牵引带和滑轮之间牵引绳的重量；位于枕部和下颌部的摩擦力；躯体与牵拉方向之间的角度；由于牵拉方向改变和摩擦力所致的牵引重量消耗等。

（4）根据治疗要求决定患者头颈部的摆放：①为了获得颈椎椎体分离效果，患者头颈部一般应置于屈曲位。屈曲的角度越大，椎体后部的分离程度则越大。通常将患者头颈部置于25°屈曲位较为适宜。②为了获得较好的颈部肌肉放松效果，可将患者头部置于近中立位。③为了获得单侧牵引效果，可在牵引前将患者置于侧屈位或侧屈略旋转位，并用皮带固定患者胸廓，以避免患者躯干随牵引绳斜向的牵拉而发生移动。

（5）牵引带的应用：①首先应给牵引带加一纱布或棉布衬里。②佩戴并调整牵引带以使患者感到舒适。正常情况下，牵引重量大部分应作用于患者的后枕部，小部分作用在患者下颌处。必要时可用一纱布卷牙垫置于患者上、下牙齿之间或在患者下颌处加一棉垫以缓冲过大的压力。③假如患者戴有假牙，则不必除去；但如为全口假牙，可除去后加一牙垫，以免加重颞颌关节受压的症状。④将牵引带挂于牵引弓上，并检查患者是否处于正确地被牵引的力学列线上。

2. 治疗过程

（1）设定控制参数：①在启动牵引装置前，牵引重量等所有控制参数在显示器上应为"0"。②若采用的是间歇牵引方法，则应设定需要的牵引和间歇时间。虽然在任何一个周期仅需7秒就可以获得最大程度的椎体分离，但如此之快的频率易激惹患者症状。故建议初始牵引时牵引时间和间歇时间可分别为30秒、30秒，或者是60秒、30秒。以后的牵引时间和间歇时间比例为3∶1或4∶1。③治疗时间，无论是持续牵引还是间歇牵引，均可根据患者的病情和治疗的目的在10~30分钟内选择。治疗颈椎椎间盘突出症时,治疗时间宜短,以5~10分钟为宜。④牵引重量近似于患者体重的7%~10%,假如患者首次进行颈椎牵引或患者对牵引有恐惧感时,牵引重量宜采用较小值。为避免治疗后疼痛,首次牵引重量不应超过3.73~5.60kg(10~15lb)。在随后的治疗过程中,应根据治疗目的和患者对牵引的反应确定牵引重量的渐增值。

(2)治疗指导:①如果患者症状、体征出现主观和/或客观的改善,则在以后的治疗中继续应用相同的牵引体位、牵引重量和牵引时间,以保持疗效的稳定。②如果第一次牵引后患者症状加重,暂不必停止治疗,可在以后的治疗中尝试调整牵引角度,视其可否缓解症状再决定。③如果牵引后症状体征无改变,可增加牵引重量1~2kg(3~5lb)继续治疗;如果仍无改变,则继续增加牵引重量并增加5分钟的牵引时间。如果3次牵引后仍无改善,则牵引无效。

颈椎机械牵引过程中,治疗时间和牵引重量的调整参见表3-2-1。

表3-2-1 颈椎机械牵引过程中治疗时间和牵引重量的调整

症　　状	体　　征	治疗时间	牵引重量
改善*	改善	不变	不变
无改变**	无改变	增加	不变或增加
改善	无改变	增加	不变
改善	加重	不变	不变
加重	无改变	不变	降低1/2
加重	加重	降低1/2	降低1/2

* 如查有关节刺激性疼痛,应缓慢增加剂量;如果没有相当改善,则快速增加治疗时间和牵引重量。

** 如果有关节刺激性疼痛,则要谨慎。

3. 治疗结束后

(1)关机:①逐渐地降低牵引重量,使牵引绳完全放松,将所有控制回零,显示器上所有控制参数显示为"0",关机。②从牵引弓上卸下牵引带,然后除去牵引带。

(2)患者状况的再评定:①询问患者是否感到牵引有效或由于牵引治疗带来的不适症状,特别要询问患者是否感到头晕、头痛、恶心、呕吐等,以作为改变牵引重量、治疗时间或中止治疗的依据。②在患者病历上记录牵引重量、牵引时间、牵引体位等相关数据,以作为下一次牵引治疗的依据。

4. 注意事项

(1)康复医师和治疗师的督导工作:①机械性颈椎牵引须在康复医师对患者的症状、体征全面评定以后方可进行。②在牵引治疗过程中,治疗师应对患者的状况作密切观察,一旦出现症状加重或疼痛、异常感觉,应立即中止治疗。

(2)尝试性治疗的应用:在牵引治疗初始,应用徒手牵引方法或柔和的、小剂量短时间的试验性机械牵引是有必要的。它可以初步决定是否采用牵引治疗和牵引治疗的基本方法:①若徒手牵引缓解或减轻了症状,则可给予初步的治疗;相反,若徒手牵引加重了症状,则牵引治疗可能不适宜。②试验性机械牵引一般采用2.98~3.73kg(8~10lb)、2~5分钟间歇牵引的方法,在除去牵引重量后,对患者的症状和体征进行再评价。③可尝试性地在屈曲、伸展和旋转等各种姿势下发现减轻或缓解症状的最佳位置,并在初始治疗时使用这一姿势。

(3)牵引模式选择的依据:在颈椎机械牵引中,持续牵引或间歇牵引的选择似乎没有什么特别的依据。临床上两种牵引模式的选择依据主要为:①持续牵引适用于:严重的颈臂痛且疼痛侧颈部侧屈、旋转运动受限者;急性颈椎小关节紊乱者;关节松动术无效的上颈段疾患者。②间歇牵引适用于:具有显著改变的退行性颈部疾患,且颈部运动明显受限者;伴有老年骨质疏松的退行性颈部疾患者(用较柔和的间歇牵引);有明确的神经根受损体征,但无刺激性疼痛者。

(三)家庭牵引

颈椎家庭牵引是治疗颈椎病等颈椎疾患的一个积极治疗手段。实际应用中有操作简单、实用有效的特点,有些学者还对其装置的实用性和疗效进行了临床观察研究。有关研究表明家庭充气式颈椎牵引装置易于使用、操作,并提供了和缓渐增的牵引重量及稳定的牵引过程。Swezey(1999年)通过客观量化指标对家庭颈椎牵引效果进行了评定。结果表明,家庭牵引对有轻、中度症状的患者有较好的改善,81%的患者有症状缓解。因此,只要选择良好的家庭牵引装置和较好的适合家庭牵引的程序,此项技术可被广大患者所接受。

在开展家庭颈椎牵引时,有如下几方面的问题需要解决:

1. 康复医师的指导　患者进行家庭牵引前及其过程中必须有康复医师的指导,康复医师指导的目的在于使患者了解和理解:

(1)采用的体位和颈部位置:若应用一悬挂于门框的牵引系统,则采用面向牵引重物、颈椎屈曲位的坐位牵引。若需要仰卧位牵引,则患者头部通常位于屈曲位,牵引带系于牵引系统,体重提供反作用力。

(2)尽量使患者放松和舒适,特别是颈部的放松和舒适。

(3)安全地应用牵引重量。

(4)一旦发生不适情况,应及时处理和及时就诊。

2. 简易家庭牵引装置的制备

(1)牵引带:一般用薄帆布或厚棉布制成。

(2)牵引弓:形状似衣架,中央连接牵引绳,两端有钩固定和挂住牵引带。

(3)牵引绳:选用光滑、阻力小的蜡绳,长度约2.5m。

(4)滑轮及固定装置:可根据住房条件固定于门、窗或墙壁上。

(5)牵引重物:可用1.5~2kg的重锤、沙袋、砖块及其他小重量物品。

3. 家庭牵引的注意事项

(1)牵引带应柔软、透气性好,枕颌连接带、悬吊带要调整为左、右等长,使枕、下颌及左、右颌侧四处受力均等。

(2)挂于牵引钩的牵引带两端间距为头颅横径的2倍,以免两侧耳朵及颞部受压,影响头部血液循环。

(3)牵引绳要足够长(约2.5m),要结实。

(4)牵引架的固定要牢靠。

(5)牵引重物高度以距地面20~60cm为宜,即患者站立后重物可落在地上。悬吊的绳索要在患者手能够触及的范围。

(6)注意牵引的角度,对于颈椎椎间盘突出或脱出、椎体后缘骨质增生的患者,可采用前屈位或中立位。

(7)牵引的力量可以从3~5kg开始,逐渐可增加到8~10kg。每次牵引的时间为10~30分钟,每日1~3次,每疗程以3~4周为宜。在症状缓解或消失较快时,不应过早中止牵引,以减少复发。牵引的力量和时间可根据患者的具体情况和牵引效果而定,一般以牵引时无头晕、疼痛,牵引后症状减轻、无疲乏感觉为宜。

(8)牵引早期(3~7日)可能会出现一些不适反应,如少数患者可有头晕、头胀或颈背部疲劳等症状。这时可暂不中断牵引治疗,再坚持数日,或改用较小牵引重量、较短牵引时间,以后再逐渐增加牵引重量或延长牵引时间。若不适反应仍然存在,应请医生提出进一步治疗的意见。若牵引后症状反而加重,不能耐受牵引治疗,可能是牵引加重了对神经和血管的刺激或压迫。遇到这种情况,应终止牵引。

(9)持续牵引用较小的重量(3.73kg,10lb)较为合适。间歇牵引则需要患者以一定的时间间隔从颈部卸除牵引重量。两种方法的选择以可提供更大程度的放松和症状缓解为原则。

(四)自我牵引

自我牵引方法是借助于双手向上的力量达到治疗目的的一种方法,可用于症状明显时患者临时缓解症状。

具体方法为:患者坐位或仰卧位,将双手十指交叉后放于枕部,尺侧端置于枕下和乳突处,然后双手逐渐向头顶方向用力,给头部一提拉力量,持续5~10秒,连续3~4次;或在用力的同时将头部置于屈曲、伸展、侧屈或旋转的位置。

但应注意,椎管狭窄尤其是伴有黄韧带肥厚者不宜采用,否则会加剧黄韧带向椎管内的突出而使症状加重。

(五)单侧牵引

对于颈椎单侧小关节障碍等疾患,在颈椎一侧给予一直接的牵引重量从理论上讲可能更为适宜。但在单侧颈椎牵引时,需用一皮带固定于患者胸部,否则,患者就会顺着偏向一侧的牵引重量造成颈椎及躯干偏斜,单侧牵引的效果也就随之消失。此外,也可将一侧牵引带的悬吊带缩短,造成两侧悬吊带的不对称,以此获得单侧牵引效果。

(六)摆位牵引

颈椎摆位牵引的摆放位置主要根据症状产生的机制不同而定。例如,当患者症状由一明确的节段引发,且局限或牵涉症状传导距离较短、症状左右对称时,将这一节段置于屈曲/伸展的中度活动范围牵引即可能达到效果;若症状牵涉到较远的距离、放射至肢体,且症状为单侧时,摆位牵引除了屈曲、伸展位之外,可能还要附加一定程度的旋转和/或侧屈。

颈椎摆位牵引一般先用调整枕头数量的方法在屈曲、伸展位评定颈椎角度变化的效果。

涉及急性神经根问题的颈椎摆位牵引方法要谨慎使用,因为此时对颈椎的位置摆放要求很高。临床上经常会遇到颈椎位置略微一点变化都会发生极大的效果改变,甚至是成功或失败的差异。通常承重的体位容易加重神经根问题。因此,此时有必要在卧位的基础上选择摆位牵引。颈椎摆位牵引的具体方法如下:

1. 患者位置　仰卧于治疗床。
2. 治疗师位置　立于治疗床头,用双手托起患者头部,确定大部分牵引重量所作用的颈椎节段,并明确该节段水平的棘突。

3. 程序　屈曲头部,直至感受到需牵引的节段水平棘突开始运动。用折叠的毛巾在此屈曲水平支持头部;然后侧屈头部偏向需分离侧的对侧,直至感受到预定节段水平棘突的运动;最后,略微旋转头部于分离侧,调节毛巾支持的角度。保持这一位置,以一低强度持续牵引的力量伸展关节突关节及其周围软组织。

4. 作用机制　这时牵引重量主要集中于特定的关节突关节,而被牵引的颈椎节段以上和对侧关节突关节活动较小或是没有被牵伸。

三、注意事项

不同的颈椎牵引注意事项略有不同,具体参见本节各种牵引中的相关内容。

四、不良反应及其预防

(一)牵引重量过大加重疼痛,并可能造成颈椎结构损伤

牵引重量过大不仅可以加重疼痛,而且还有可能造成颈椎结构的损伤。来自于新鲜尸体的实验研究认为,44.76kg(120lb)的牵引重量可导致 C5、C6 水平的椎间盘破裂。此外,当牵引重量不适宜时,由于患者颈部肌肉抵抗和牵引时不能放松,颈椎小关节面会压缩变窄。

因此,从较小的牵引重量和较短的牵引时间进行尝试性牵引是明智的。有人认为,对于普通体格构成的患者牵引治疗的渐增量为 1.12kg(3lb)/3 分钟,最大治疗量为 7.46kg(20lb)/20 分钟。

(二)枕颌牵引带可能诱发颞颌关节疼痛

应用枕颌牵引带时可能会诱发颞颌关节疼痛,特别是下颌带存在一较大力量作用于下颌骨时。这在头部屈曲时较为常见。

发生颞颌关节疼痛的原因是由于某些牵引带本身或应用时的不适,牵引重量通过下颌带传递至牙齿,颞颌关节成为负荷关节所致。特别是存在不正常的牙齿咬𬌗,如后磨牙缺如时,更易造成这一不良反应。这不仅可使牵引治疗中断,而且对老年患者而言,还有可能造成不可逆的关节损伤。有时牵引时下颌部过度的压力可增加颞颌关节的关节囊内出血和血肿。

欲避免颞颌关节疼痛,可采用纱布卷牙垫放于后牙之间,以缓解来自于牵引带下颌带部分的压力;应用不需要下颌带的改良颈椎牵引带,如固定于患者前额的皮带;应用徒手牵引方法也可避免对下颌部的压力。对全口假牙患者,在做颈椎牵引时宜去除假牙并安置牙垫,以避免出现颞颌关节过度咬𬌗而导致疼痛。

(三)存在其他疾患时,易加重其他疾患的症状

1. 伸展位颈椎牵引时可能会使伴有椎基底动脉系统疾病的老年患者产生头晕不适的现象,因此对于老年人应慎用这一位置的颈椎牵引。

2. 在对合并有腰椎解剖方面变异和/或退行性改变的患者进行颈椎牵引时,颈椎牵引的力量有可能通过硬脊膜传递至腰椎导致腰椎根性疼痛,因此牵引的力量宜小。

总之,在进行颈椎牵引时,应采用最小的牵引重量获得最大的治疗效果。这样可以降低由于牵引重量增大后造成的皮肤损伤、血管受压和疼痛加重等并发症,使更多的患者从牵引治疗中获益。因此,为了这一目的,必须遵循如下原则:①牵引时用最小的可克服表面摩擦

力和取得分离效果的牵拉力量和牵拉时间。牵引重量的大小直接与表面摩擦力和软组织的阻力成比例。牵引的表面阻力等于处于牵引节段的重量与表面摩擦系数的乘积。这在仰卧位颈椎牵引时尤为重要。②确保牵引重量的方向与所需分离的方向一致。③确保关节处于松弛状态,以使关节周围的韧带也是松弛的。(以上原则也适用于腰椎牵引)

第三节 腰椎牵引技术

腰椎牵引技术是治疗下腰痛等腰部疾患的一个重要康复手段,其临床应用有较长的历史。在 20 世纪初,腰椎牵引就已成为了治疗腰椎间盘突出症的普遍方法。20 世纪中叶开始,随着现代化腰椎牵引床的广泛应用,腰椎牵引技术的应用也更加广泛。

一、腰椎牵引生理效应

(一)腰椎椎间隙增大

1. 椎间隙增大效应发生的时间　Lehmann 和 Colachis 认为,在腰椎牵引过程中和牵引停止后 10 分钟内可观察到这一效果,但停止牵引后 30 分钟则这种机械效应消失。

2. 产生腰椎间隙增大效应所需的牵引重量　Colachis 认为,只有 >25% 体重的牵引重量方可有此作用。通常认为,相当于 1/2 体重或稍多的牵引重量就可使腰椎椎间隙增加约 1.5mm,L3~L4 椎间隙增大 2mm,这样即可使狭窄的椎间隙回复到近似于正常椎间隙的宽度;但当解除了牵引力并处于站立位时,椎间隙又回到牵引前的水平。

3. 进一步的效应　这种使椎间隙增大的作用进而可使腰椎生理曲度变直、椎间盘高度增加、腰椎肌肉及韧带展长和椎间孔增大。

(二)腰部肌肉的放松

Hood 在应用肌电图对持续腰椎牵引和间歇腰椎牵引时腰椎骶棘肌肌电活动观察的结果表明,牵引可使腰部肌肉较好地放松,并且 <25% 体重的牵引重量也有这一作用。

(三)突出的椎间盘还纳

这是一个有争议的问题,Gupta 通过硬膜外造影术发现 10/14 例患者在双侧大腿持续牵引(牵引重量 27~36kg)后 10~15 天突出物缩小或还纳。他认为可能的机制是椎间隙的增大。因为在牵引后 10~15 天,用放射技术测量仍有每一椎间隙较牵引前平均增大 0.5mm 的结果;同时他也认为鉴于这种长时间持续牵引的机械效应,应在牵引后借助一些支持方式加强对腰部的保护,否则在环形纤维和后纵韧带没有完全恢复之前椎间盘突出复发的可能性很大。但也有研究表明,试图用牵引的方法使撕裂的纤维环恢复,或是通过脊柱拉长使突出或脱出的椎间盘回纳并稳定于纤维环内是不可能的。

(四)影响因素

1. 患者体位和腰椎屈曲/伸展的程度　患者的体位(仰卧位或俯卧位)和腰椎屈曲、伸展程度的调节有助于改善牵引治疗的条件和患者舒适的程度。一般认为,腰椎牵引时患者的位置和腰椎曲度的改变没有严格的规律可循,有时可通过改变腰椎屈曲、伸展和侧屈的角度来发现适合每一个患者的、最有益的牵引体位。具体原则如下:①患者的体位可提供关节面之间最佳的分离。②关节尽可能处于中间活动范围或自然位,因为关节囊越松弛,要达到分离程度的牵引重量就越小。

仰卧位腰椎牵引时,患者髋关节的位置十分重要。随着髋关节屈曲角度从0°逐渐增大到90°的过程,椎间隙后部的分离程度逐渐增大,尤以L4～L5、L5～S1最为明显,而椎间隙前部则没有同步的改变,从而认为欲达到最大程度的椎间隙后部分离,须使双髋关节在牵引时屈曲90°。此外,当把一小凳置于双膝下时,不仅改变了双髋关节屈曲的角度,同时也使腰大肌放松,腰椎曲度变平,故将此称为腰大肌姿势体位。同样,牵引绳与牵引床之间的角度也在一定程度上控制腰椎屈曲度的大小。而且,骨盆牵引带的选择也是获得腰椎屈曲的一个相当重要的因素。如果骨盆牵引带从两侧予以牵拉,则可能保持较大的腰椎前凸曲度;如果骨盆牵引带从臀下牵拉,则可使骨盆发生倾角改变,而降低腰椎的前凸曲度。

俯卧位牵引时,脊柱处于伸展位,牵引重量直接作用于椎间盘并使其向前。此时腰椎屈曲度的大小可被骨盆下所垫的枕头的高低所控制。若欲应用腰椎处于伸展位的腰椎牵引,俯卧位可能是最佳选择。此外,俯卧位腰椎牵引特别适用于有中度或重度疼痛和/或肌肉紧张的患者。因为俯卧位牵引时或治疗后还可以在不需要搬动患者的情况下开展其他康复治疗措施。而且,治疗师在牵引过程中可触诊棘突间隙以确定牵引作用所达到的节段。

对于腰椎间盘突出症患者,无论是仰卧位还是俯卧位,腰椎要处于伸展状态,即保持生理前凸的位置是重要的。因为大部分患者均为突出物向后侧方突出,而保持生理前凸位置的牵引重量则可使髓核向前移动,因此对减轻突出物引起的症状是有帮助的。对于椎间孔受累的患者,牵引最佳体位是可以使椎间孔最大程度展开的体位。对于小关节面的功能障碍,最好的牵引方法是屈曲位。屈曲的程度可根据受累的小关节面所处平面决定。

2. 腰椎牵引的力量 一般认为,腰椎牵引重量至少>25%体重才可克服牵引时的摩擦力。研究表明,29.84～74.6kg(80～200lb)的牵引重量可使腰椎椎体发生分离,故常用的牵引重量的范围为31.78～68.1kg(70～150lb)之间。

也有一些研究报道了造成椎体结构危险效果的牵引力大小。Ranier 发现 149.2kg (400lb)的牵引重量引起胸腰椎椎间盘的破裂(T11、T12)。Harris则表明较大的牵引重量可导致腰椎受损,328.24kg(880lb)可能为突变负荷。

3. 腰椎牵引的时间和频度 腰椎牵引的时间在很大程度上受到牵引重量的影响。一般牵引重量大则牵引时间相对要短些,反之则牵引时间相对要长些。通常每次牵引持续的时间以20～40分钟,平均30分钟较为适宜。在明确的腰椎间盘突出症患者牵引治疗时,治疗时间宜短。治疗频度一般为5～6次/周。

4. 其他影响因素 骨盆牵引带的形式、牵引带固定的位置、牵引的模式,以及牵引开始/结束的方式、牵引的常规程序、禁忌证的界定、不良反应的预防等其他因素也都有可能影响腰椎牵引的效果。

如同颈椎牵引一样,腰椎牵引时也应参考多种影响因素,根据具体情况选择牵引重量、时间和角度。(参见本章第二节相关内容)

二、常用腰椎牵引方法

(一)徒手牵引

腰椎徒手牵引不像颈椎徒手牵引那样易于进行,因为牵拉的力量首先必须克服与L3以下1/2体重相关的摩擦力。

具体方法为：

1. 患者的位置　仰卧位于治疗床。最好是应用可滑动、可分离的牵引床，以使摩擦阻力最小。

2. 治疗师的位置　根据患者双髋和双下肢位置的变化而定。①患者双下肢伸直、腰椎伸展时，治疗师施力牵拉患者踝部。②患者双髋屈曲90°，腰椎屈曲，患者双下肢悬挂于治疗师双肩，然后治疗师用双臂绕于患者双下肢施力。③治疗师应用一绕于自身骨盆的环形皮带助力。

3. 当徒手牵引应用于评定，即用于"检查"患者对牵引的耐受情况时，应注意变化患者腰椎屈曲、伸展或侧屈的程度，以寻找适合患者腰椎徒手牵引的最舒适体位，同时还应注意患者的反应。

4. 在腰椎徒手牵引治疗过程中，可根据如前所述方法选择一种使患者症状降为最低的腰椎位置。

5. 治疗师应该用自身整个体重去有效地产生牵引重量。当欲应用一大剂量牵引重量时，患者胸椎应予以固定。这时可以在患者胸廓捆绑一反向的牵引带，并在治疗床头系紧；或者由另一个治疗师立于治疗床床头侧，抓握患者双臂以固定患者。

（二）机械牵引

腰椎机械牵引是应用最广泛的一种牵引方法。具体应用包括：

1. 通过腰椎机械牵引床的操作手册了解、熟悉其具体操作　滑动的分离式牵引床优点较为明显，藉此可降低牵引过程中患者1/2体重与牵引床之间的摩擦系数。

2. 应用牵引带和反向牵引带

（1）最好选择可承受高负荷的牵引带，如乙烯基材料制成的可承受高负荷的牵引带（特点是可直接捆绑于患者骨盆并与皮肤相接触而避免滑动）。

（2）牵引带捆绑于患者骨盆之上，其上缘恰好处于患者髂前上嵴。

（3）反向牵引带用于避免患者顺牵引重量而就势滑动，它应系于患者下胸廓（第8、9、10肋处）。

3. 将患者置于仰卧位或俯卧位

（1）胸椎应置于滑动分离式牵引床的固定部分，骨盆应置于牵引床的移动部分，以便牵引时腰椎处于牵引床的滑动处。但要注意，在牵引床未启动之前，其滑动部分应保持锁定。

（2）根据徒手牵引评定获得的患者舒适程度及治疗目的，决定是否将患者腰椎处于屈曲、伸展或侧屈位置。

（3）为获得腰椎椎体后部的分离，腰椎应处于屈曲位（即腰椎处于平坦状），欲达到这一位置：①患者仰卧位牵引时，双髋屈曲和双大腿放松置于小凳之上。②患者俯卧位牵引时，可将数个枕头置于患者腹部下面。

4. 系上固定皮带

（1）固定带，即固定胸廓的带子系于牵引床床头。

（2）骨盆牵引带双侧的固定皮带系于一牵引弓，然后与牵引主机上的牵引绳相连。

（3）若应用单侧牵引，仅将骨盆牵引带一侧的固定皮带直接系于牵引绳。

（4）检查患者是否处于合适的牵拉力学列线上。

5. 设定控制参数

(1)熟悉牵引床型号:若电脑控制牵引床上有牵引重量渐增相的选择(即程序化逐渐增加牵引重量的模式),可先设定渐增相数值。其他控制参数在开机前则应设定为0。

(2)利用计时器:若牵引床有"牵引-放松"计时器可选择间歇牵引时,则根据需要设定牵引、放松时间。

(3)设定治疗时间:大部分腰椎机械牵引床的治疗时间可>30分钟,但具体的治疗时间应根据治疗目的、患者状况和患者对牵引的反应而定。

6. 滑动的分离式牵引床开机前,应先开启牵引床滑动分离部分。

7. 牵引床开机,逐渐增大牵引重量至预定牵引重量值(如果牵引床控制电脑上无此项程序,则可自动完成)。

(1)为避免首次牵引治疗后疼痛症状加重,首次牵引治疗的牵引重量不应超过患者的1/2体重。

(2)在随后的牵引治疗过程中,牵引重量可根据治疗目的和患者反应渐增。

8. 安全性 在牵引前,治疗师应向患者演示,牵引床运行牵引程序过程中若患者症状加重时如何启动紧急制动装置,以确保其在需要时启动该装置并获得帮助。

9. 牵引治疗结束时

(1)治疗师关闭牵引床的所有控制,显示器读数全部回零。

(2)在患者起床前,应锁定牵引床的滑动分离部分。

(3)对患者牵引后的症状、运动功能进行再评定,并记录症状和运动范围的变化情况。

(三)摆位牵引

腰椎摆位牵引原则与颈椎摆位牵引相似,即位置的确定以症状和体征最为轻缓为依据,并在牵引过程中保持这一位置。一般情况下,腰椎摆位牵引通过附加各种初始的牵引位置和采用对称性牵引方法得以完成。

腰椎摆位牵引初始位置选择依据为:可保持患者疼痛缓解的位置;患者最易放松的位置;最易完成所选择的牵引方法的位置。具体选择方法为:患者自我选定的缓解疼痛体位;患者由于疼痛而改变的被迫睡眠体位;或通过小心的运动试验观察其症状、体征的改变,然后选择体位。

是否采用对称性或不对称性牵引,可根据牵引体位是否涉及侧屈而定。不涉及侧屈者,往往可采用对称性牵引;反之,为保持侧屈,需采用不对称性牵引。对称性牵引时,可采用仰卧位、俯卧位、侧卧位等体位,腰椎牵引带的牵拉带居中。不对称性牵引最宜采用的体位是侧卧位,腰椎牵引带的牵拉带位于侧卧位的上侧方,侧屈则可通过1~2个毛巾卷垫于与牵引床相接触的腰部,同时位于侧卧位上方的下肢顺牵引重量方向伸直。

腰椎摆位牵引时可采用机械性方法,也可采用徒手牵引方法。徒手腰椎摆位牵引的具体方法如下:

1. 患者位置 侧卧位,治疗侧在上。用一卷好的小毯子置于腰椎所需牵引部位之下,这可导致治疗侧相反方向的侧屈,形成关节突小关节向上滑动。

2. 治疗师位置 站立位,面对患者侧卧位的背侧,决定接受大部分牵引重量的腰椎节段,并在这一节段水平和水平之上触摸棘突。

3. 程序 患者放松地处于腰椎侧屈位,治疗师在此基础上给予一附加的旋转,以在所需牵引的水平产生分离力量。附加的旋转可通过轻柔地推压患者侧卧位上侧肩部以旋转上身躯干,同时治疗师用另一手触摸棘突以决定旋转已抵达该棘突对应的腰椎节段(此时恰好上面的小关节可发生分离)。然后屈曲患者侧卧位上侧的髋关节,再次触摸棘突直至腰椎下部的屈曲发生在所需的节段上。在此节段两个相反的力量相遇可产生一最大的位置分离力量。

4. 牵引重量　最初的牵引重量可直接作用于症状发生侧,或选择性地作用于一特殊的小关节,因此有益于达到选择性牵伸的目的。

(四)家庭牵引

腰椎家庭牵引是腰椎牵引技术中一种患者自动介入治疗的方法。医生的指导是必要的。医生应该让每一位欲进行家庭牵引的患者了解牵引时的体位,如何使自己在牵引过程中舒适、放松,如何安全地应用和放松牵引重量等问题。对于商品化的腰椎家庭牵引装置,医生还有必要指导患者开机实践。由于大部分腰椎家庭牵引装置常采用体重、体位及滑轮－重量系统产生牵引重量,因此牵引模式以持续牵引最容易被接受。这样,只要确定相对安全的牵引时间就可使患者得到较好的治疗。

1. 腰椎家庭牵引器材的自我制备　因为牵引疗法最基本的原理是作用力与反作用力,所以只要配齐骨盆牵引带、牵引绳、滑轮、滑轮固定架及重物这些必需材料,腰椎家庭牵引也就比较容易开展了。

(1)骨盆牵引带:可用皮带、合成革、塑料、帆布等作为制作材料,以柔软透气、有一定韧性的薄帆布为佳。牵引带的长度以患者腰围周径再加 10cm 为宜,一般瘦体型者为 50～60cm,胖体型者为 100～200cm。然后根据长度将材料对折,裁成两端(相当于腰两侧部分)略窄、中间部位(相当于腹前、腰后部位)呈上、下弧形增宽的形状。中间连接部分可用挂钩、纽扣等固定,同时在两侧装上用于牵引的条带。为了防止牵引时对髋部的压迫,可在牵引带的双侧下端缝上宽的松紧带。

(2)牵引绳:最好选用专门用于牵引的蜡绳,以降低阻力,左右两根牵引绳之间的距离(在床脚处)最好较患者骨盆的横径增加 1/2。如过窄,易使患者感到髋部疼痛;如过宽,则易使牵引重量分散。

(3)滑轮及滑轮固定架:选用较为灵活的滑轮。滑轮固定架可用一根支柱安装在床架上。其原则是勿使下垂的牵引物与其他物体相接触。

(4)牵引重物:如果有标准的重锤当然最好,若没有重锤则可就地取材,用沙袋、砖头或其他重量物品代替。

2. 腰椎家庭牵引的具体方法　患者仰卧位于木板床,床上最好铺上软硬适中的褥子,将骨盆牵引带打开置于腰背部,然后围至前方,使之较为服帖地固定于腰部。牵引带系好后,即将床后脚(患者足侧)抬高 15～25cm,以形成斜面。牵引重量愈大,床脚愈高,但对有头晕等症状的患者则不能将床后脚抬高。继之,安装牵引重量,一般按体重的 1/10～1/8 选择重物,通过床脚的滑轮挂于牵引绳上。在牵引时,也可用枕头垫于患者双下肢,使双侧髋、膝关节保持屈曲位,以减少腰骶部的前屈,并使患者舒适、放松。

由于牵引的重量较轻,牵引可每日上午、下午及晚上各进行 1 次,每次牵引时间为 0.5～1 小时,3 周为 1 疗程。可视具体情况进行 2～3 个疗程。两个疗程之间须间隔 5～6 日。一般患者在牵引最初几天症状迅速减轻,第 2 周周末即可有一定的疗效,第 3 周为巩固阶段。若第 1 周症状无明显好转,可适当增加牵引的力量;若仍无明显好转,则可进行持续牵引,即进行24小时牵引；若仍无效，患者应及时找医生就诊，以查明原因，决定进一步的治疗方案。

（五）自我牵引

1. 徒手方法　患者仰卧位，双膝屈曲置于胸前，双手抱膝，以达到分离腰椎后部的目的。并可通过放松双手双膝，然后再度重复的方法间歇进行。但在应用该方法时，需注意这一形式下屈曲腰椎可增加腰椎间盘内的压力，故这一技术不应用于治疗急性腰椎间盘突出症患者，否则易加重症状。

2. "攀单杠"牵引　这是一种患者可自行开展的悬吊牵引的方法。适用于患有腰椎间盘突出症的青壮年男性患者，或仅有轻度椎间盘退化、关节突关节骨质增生的患者。实施的方法如同"攀单杠"运动那样，双手拉住铁杠，双足离地悬空，或不离地，弯曲双膝关节，利用自身下坠的重量产生牵引作用；或者可以选择高矮合适的门框，患者先借助小凳，使身体悬空，并可以像单杠运动那样做前后摆动动作。若患者身体健壮，上肢有力，还可以在双下肢挂上适量的重物，以加大牵引重量。为防止脱手，患者手腕部可用布带加以保护。"攀单杠"牵引方法每日可进行2~3次，每次进行数分钟，具体可视臂力而定；也可每小时进行一次，每次牵拉1分钟，可预防下腰痛发生。

（六）其他类型的腰椎牵引方法

腰椎牵引技术中还有一些特殊的牵引方法，如自体牵引、倒立牵引、重力牵引、悬吊牵引等。

三、注意事项

（一）遵循医嘱

1. 腰椎牵引应在医生指导下，在确定牵引姿势、牵引重量、牵引时间等具体项目后进行。
2. 腰椎牵引一般应每日进行1次，至少隔日进行1次，间隔时间太长则会影响疗效。
3. 在牵引一段时间后，症状可有所缓解，此时不应过早中止牵引。即使症状缓解或消失得较快，也不宜太早结束牵引，这样可以减少复发。

（二）加强自我防护和自我观察

1. 在牵引过程中，患者应注意有无不适感，以便在发生异常情况时及时采取措施。不过，在牵引初期（第3~7日），有些患者可因体位问题产生头晕、腹胀、大便秘结等现象，习惯后这些现象可逐渐消失，一般不需中断牵引。

2. 若牵引后症状无明显改善，应及时向经治医生反映情况，以查明影响因素，并及时改换条件或更改别的治疗方法。

（三）根据牵引过程中症状、体征的变化调整治疗

1. 牵引后如果出现疼痛加重现象，应暂时停止牵引，进一步明确诊断。因为不同的疾病对牵引的反应有所不同，而且有时腰椎间盘突出症可因不同的突出部位和不同的病程阶段而对牵引疗法的反应不一致。

2. 牵引后有时虽然疼痛症状消失，但麻木感觉和肌力（如踇趾背屈肌肌力）低下的现象可能会延续一段时间。因此在牵引的同时应配合药物、理疗、医疗体操、针灸、按摩等其他疗法，以增强疗效。

（四）其他注意事项

1. 年龄较大的患者不应进行力量较大的牵引，应以较轻重量的牵引为主。

2. 家庭牵引时重物放置的高度一般以 40～60cm 为好。过低容易与地面相接触而失去作用;过高则有可能在牵引过程中产生撞击现象。尤其是家中有小孩时,更应注意牵引用重物的高度。

3. 牵引后应继续休息 30 分钟,然后再起床。

4. 在牵引疗程中,不宜从事体力劳动或可能加重症状的活动。

四、不良反应及其预防

(一)肥胖者用较大的牵引重量易发生晕厥

较大重量(>50%体重)的腰椎牵引可能会发生危险,特别是肥胖患者会有晕厥的倾向。推测晕厥的原因可能是因为胸廓及骨盆牵引带在牵引时压迫胸、腹部使静脉回流受限、吸气减少所致。

(二)伴有呼吸系统疾病者可能出现呼吸不适体征

伴有呼吸系统疾病的患者可能在最初的几次腰椎牵引时出现呼吸不适的表现。Quian 应用吸气量、潮气量、呼气率等 3 项测量指标进行对照比较的研究结果,证实了腰椎牵引对呼吸的影响。结果表明,在使用胸廓牵引带、50%体重牵引重量时,正常人的吸气量、潮气量显著高于伴有呼吸系统疾病的人。

(三)倒立牵引可使患者血压升高

倒立牵引可使患者收缩压和舒张压显著地升高,青光眼和视网膜脱离者应禁止使用。有研究结果表明,倒立牵引后,患者收缩压可升高 1.9kPa(14mmHg),舒张压可升高 0.65kPa(5mmHg),脉搏平均增加 12 次/分钟;眼内压牵引前 2.1 为 kPa(16mmHg),倒立牵引 5 分钟后为 4.1kPa(31mmHg),牵引结束后 2 分钟为 2.1kPa(16mmHg)。虽然有观点认为倒立牵引过程中眼压的增高是预防视网膜出血的保护性调节作用,其作用如同一"压力绷带",但过高的眼压也会造成其他的隐患。此外,倒立牵引还有可能造成眶周与咽部的淤血点、持续性头痛、视物模糊、角膜接触镜佩戴不适等其他不良反应。

(徐　军)

附:关节功能牵引

一、关节活动范围受限

四肢关节活动范围受限多由制动引起。制动的原因主要有两方面:其一,制动是一种骨科疾患的重要治疗措施,尤其对于骨折与脱位患者来讲,复位、固定和功能锻炼是治疗的 3 个主要环节;其二,当患者长期昏迷或肌肉无力,而护理措施又不够全面时,护理人员未对其进行关节被动运动,或患者为避免疼痛而自发限制关节运动都属于不适当的制动。制动可通过以下途径限制关节的活动范围:

(一)制动对韧带、关节囊和肌腱的影响

韧带、关节囊和肌腱都属于纤维结缔组织。制动使韧带等纤维组织基质中水分减少,黏弹性减弱,纤维之间润滑作用降低,同时纤维与纤维之间的距离缩小,互相接触的机会增多,

接触时间延长,致使化学横键形成,造成纤维之间的粘连。当同时存在组织炎症肿胀时,常有新生细纤维形成,与原有纤维多处任意粘连,限制其相对滑动。以上内部变化使制动时处于松弛状态的韧带渐固定于短缩位,造成关节挛缩。此时韧带失去光泽而变为木质感,强度及刚度减弱。

(二)制动对关节软骨及关节腔的影响

制动使关节软骨在正常运动状态下应有的交替受压-减压停止,滑液分泌、流动减少,导致关节软骨营养障碍,逐渐萎缩、坏死、纤维化,关节腔狭窄,滑液囊干涸、粘连、消失,从而造成关节粘连。

观察发现,关节固定4天在组织学上就可见挛缩现象,正常关节固定4周可导致关节活动度降低或丧失。损伤的关节固定2周后关节活动度开始降低。固定3周以内所引起的活动障碍多可自行恢复,固定40天以上引起的活动障碍恢复缓慢,固定60天以上引起的活动障碍则可能难以自行恢复。

恢复关节活动度是患者功能全面康复的基础,通常采用的方法有:关节活动范围增大的练习、手法松解和手术。其中关节活动范围增大的练习包括主动运动、被动运动、助力运动和关节功能牵引,因其副作用少,较为安全、有效而被认为是首选治疗方法。

二、关节功能牵引实验研究结果

将动物肌腱固定在材料力学测试仪中,进行牵拉后肌腱被延长,牵引力消除后即刻有明显回缩,以后在5分钟内仍有缓慢的回缩,但停止回缩后测量其长度仍大于牵拉前的长度。这一实验反映出组织纤维在牵引力作用下可发生急弹性延长、缓弹性延长和塑性延长。最后不再回缩的部分即塑性延长的长度,是关节活动度恢复的基础,决定了关节活动度恢复的程度。塑性延长的程度取决于下列因素:

1. 在一定范围内的牵引力越大,塑性延长(变形)量越大。
2. 牵引时间适当延长可使塑性变形量增加。临床观察显示:牵引开始后6~8分钟内关节活动度增加较快,以后变得缓慢,16~18分钟后趋于稳定。
3. 持续牵伸较反复短暂牵伸更利于塑性变形量的增加。
4. 组织温度升高时塑性延长率增加。

三、关节功能牵引基本方法

关节功能牵引的基本方法是将挛缩关节的近端肢体用支架或特制的牵引器固定于适当位置,然后在其远端肢体上按需要方向用沙袋做重力牵引。牵引时尽量采取稳定舒适的体位,充分放松局部肌肉。沙袋重量以引起一定的紧张感或轻度疼痛感但可以从容忍受,不引起反射性肌肉痉挛为度。牵引的目的是逐渐牵伸挛缩粘连的组织,一次牵引持续10~20分钟,至少每日进行1~2次,有条件时还可增加次数。不同关节及同一关节不同方向的牵引可依次进行。牵引器械及使用方法见附图:常用关节功能牵引法。

四、注意事项

1. 虽然实验证明牵引力越大塑性变形量越大,但在生理状态下牵引力过大使被牵引部

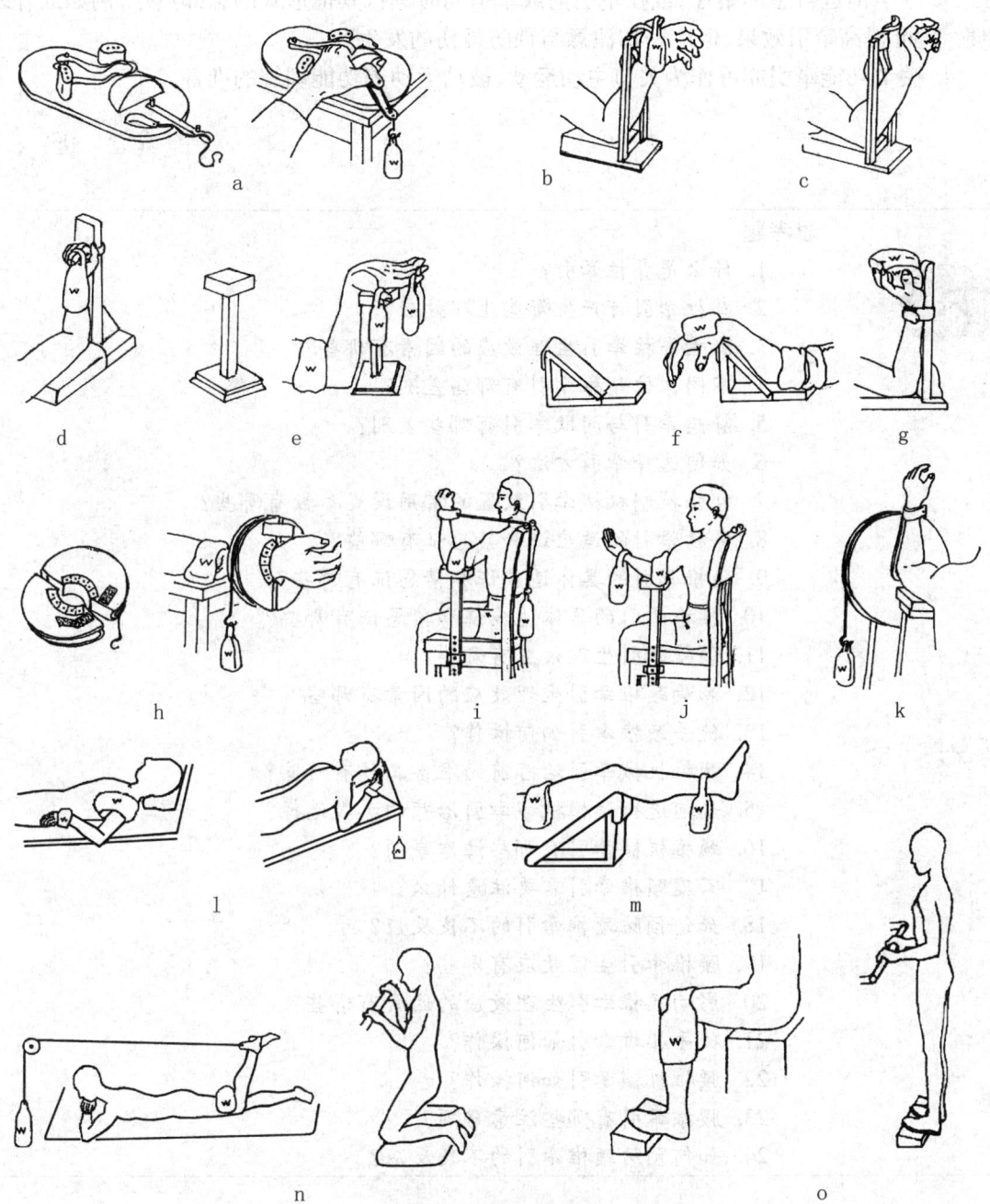

附图　常用关节功能牵引法

a. 拇外展牵引；b. 屈拇牵引；c. 伸拇牵引；d. 屈指牵引；e. 伸指牵引；f. 屈腕牵引；g. 伸腕牵引；h. 前臂旋转牵引；i. 屈肘牵引；j. 伸肘牵引；k. 肩关节外旋牵引；l. 仰卧位肩关节旋转牵引；m. 屈膝牵引（适用于严重屈膝受限时）；n. 屈膝牵引（左：适用于中度屈膝受限时，右：适用于轻度屈膝受限时）；o. 踝背伸牵引。

位明显疼痛时，会引起反射性肌痉挛，反而降低牵引效果。故在临床实践中牵引力的大小（即沙袋的重量）应以不引起明显疼痛为度。

2. 牵引时受力部位应有衬垫保护，以免出现压疮。

3. 牵引前进行患部蜡疗,或在牵引前或牵引同时进行其他形式的患部热疗,例如红外线照射等,可提高牵引效果,但应密切注意与预防烫伤的发生。

4. 关节功能牵引亦可作为关节主动运动、被动运动等功能训练的准备。

(霍 速)

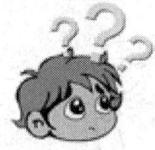

思考题

1. 什么是脊柱牵引?
2. 脊柱牵引可产生哪些生理效应?
3. 影响脊柱牵引生理效应的因素有哪些?
4. 不同体位颈椎牵引有哪些差别?
5. 静态牵引与间歇牵引有哪些差别?
6. 如何选择牵引方法?
7. 电脑控制机械牵引装置的常用设置参数有哪些?
8. 脊柱牵引的适应证和禁忌证有哪些?
9. 颈椎牵引的具体适应证和禁忌证有哪些?
10. 腰椎牵引的具体适应证和禁忌证有哪些?
11. 颈椎牵引生理效应有哪些?
12. 影响颈椎牵引生理效应的因素有哪些?
13. 徒手颈椎牵引如何操作?
14. 颈椎机械牵引治疗前的准备工作有哪些?
15. 如何进行颈椎机械牵引治疗的参数选择?
16. 颈椎机械牵引有哪些注意事项?
17. 家庭颈椎牵引需要注意什么?
18. 如何预防颈椎牵引的不良反应?
19. 腰椎牵引生理效应有哪些?
20. 影响腰椎牵引生理效应的因素有哪些?
21. 徒手腰椎牵引如何操作?
22. 腰椎机械牵引如何操作?
23. 腰椎牵引有哪些注意事项?
24. 如何预防颈椎牵引的不良反应?

参考文献

1. 李晶,郑春开.从生物力学观点探讨颈椎牵引时间.中华理疗杂志,1995;18:99-101
2. 李晶,陈禾丽,苏先基.颈椎牵引的力学实验及临床应用.中华理疗杂志,1992;15:133-135
3. 徐军.颈椎牵引技术的应用与进展.中华理疗杂志,2000;23:315-317
4. 徐军.脊柱牵引治疗技术:历史回顾、现状与生理效应.现代康复,2001;5(9下):14-16,21
5. 徐军.脊柱牵引技术操作过程中若干问题探讨.现代康复,2001;5(9下):22-23
6. 徐军.脊柱牵引技术(续一):各种牵引技术的临床选择应用.现代康复,2001;5(11下):5-8

7. 徐军. 脊柱牵引技术（续二）：脊柱牵引装置. 中国临床康复，2002；6（2）：160-161

8. 徐军. 脊柱牵引技术（续三）：颈椎牵引技术. 中国临床康复，2002；6（6）：778-781

9. 徐军. 脊柱牵引技术（续四）：腰椎牵引技术. 中国临床康复，2002；6（10）：1388-1391

10. 徐军. 骨关节疼痛性疾患康复干预方法选择的循征临床实践指南（上）. 国外医学-物理医学与康复学分册，2002；22：54-62

11. 徐军. 骨关节疼痛性疾患康复干预方法选择的循征临床实践指南（下）. 国外医学-物理医学与康复学分册，2002；22：111-120

12. Andersson GBJ, Schultz AB, Nachemson AL. Intervertebral disc pressure during traction. Scand J Rehabl Med, 1983：9(suppl)：81-91

13. Aufdemkampe G. Research on effectiveness of traction of the spinal column. In：Winkel D eds. Diagnosis and treatment of the spine, America, Aspen Publishers, 1996：877-882

14. Bard G, Jones MD. . Cineradiographic recording of traction of the cervical spine. Arch Phys Med Rehabil, 1984；64：403-406

15. Beurskens AJ, Vet HC, Koke AJ, et al. Efficacy of traction for nonspecific low back pain, 12-week and 6month results of a randornized clinical trial. Spine, 1997；22：2756-2762

16. Bradnam L, Rochester L, Vujnovich A. Manual cervical traction reduces alpha-motoneuron excitability in normal subjects. Electromyogr Clin Neurophysiol, 2000；40：259-266

17. Bridger RS, Ossey S, Fourie G. Effect of lumbar traction on stature. Spine, 1990；15：522-524

18. Caldwell JW, Krusen EM. Effectiveness of cervical traction in treatment of neck problems：evaluation of various methods. Arch Phys Med Rehabil, 1962；42：214-221

19. Colachis SC, Strohm BR. Cervical traction：relationship of traction time to varied force with constant angle of pull. Arch Phys Med Rehabil, 1965；46：815-819

20. Colachis SC, Strohm BR. A study of traction forces and angle of pull on vertebral interspaces in the cervical spine . Arch Phys Med Rehabil, 1965；46：820-830

21. Colachis SC, Strohm BR. Effect of duration of intermittent cervical traction on vertebral separation. Arch Phys Med Rehabil, 1966；47：353-359

22. Colachis SC, Strohm BR. Effects of intermittent traction on separation of lumbar vertebrae. Arch Phys Med Rehabil, 1969；50：251-258

23. Crue BL. Importance of flexion in cervical traction for radiculitis . United States Armed Forces Medical Journal, 1957；8：374-378

24. Crue BL. The importance of flexion in cervical halter traction. Bull Los Angeles Neural Soc, 1965；30：95-98

25. Deets D, Hands KL, Hopp SS. Cervical traction：a comparison of sitting and supine positions. Phys Ther, 1977；57：255-261

26. Delacerda FG. Effect of angle of traction pull on upper trapezius muscle activity. JOSPT, 1980；1：205-209

27. Franks A. Temporomandibular joint dysfunction associated with cervical traction. Am Phy Med, 1967；8：38-40

28. Gillstrom PE, Ericson K, Hindmarsh T. Autotraction in lumbar disc herniation, a myelographic study before and after treatment . Arch Orthop Trauma Surg, 1985；104：207-210

29. Gilworth. Cervical traction with active rotation. Physiotherapy, 1991；77：782-784

30. Goldish GD. A study of mechanical efficiency of split-table traction. Spine, 1990；16：218-219

31. Goiringer SR, deLateur BJ. Physical therapeutics. 3. Traction manipulation ,and massage. Arch Phys Med Rehabil, 1990；71：S264-S266

32. Gray FJ. Combination of traction and manipulation for lumbar disc syndrome. Med J Aust,1967;1:958－961

33. Grieve G. Neck traction. Physiotherapy,1982;68:260－265

34. Gupta RC, Ramarao SV. Epidurography in raduction of lumbar disc prolarpse. by traction. Arch Phys Med Rehabil,1978;59:322－326

35. Harris PR. Cervical traction, review of literature and treatment guidelines. Phys Ther, 1977;57:910－914.

36. Haskvitz EM, Hanten WP. Blood pressure response to inversion traction. Phys Ther,1986;66:1361－1364

37. Heijden GJMG Vander,Beurskens AJHM, Dirx MJM,et al. Effects of lumbar traction: a randomised clinical trial. Physiotherapy,1995;81:29－35

38. Heijden GJMG Vander,Beurskens AJHM, Koes BM,et al. The efficacy of traction for back and neck pain: a systematic blinded review of randomized clinical trial methods. Phys Ther,1995;75:93－104

39. Hickling J. Spinal traction technique. Physiotherapy,1972;58:58－63

40. Hood L, Ohrisman D. Intermittent pelvic traction in the treatment of the ruptured intervertebral disc. Phys Ther,1968;48:21－30

41. Hood L, Hart DL, Smith HG, et al,1968.. Comparison of electromyographic activity in normal lumbar sacrospinals musculature during continuous and intermittent pelvic traction. JOSPT,1981;2:137－141

42. Humphreys C, Chase J,Putwardhan A,et al. Flexion and traction effect on C5～C6 fora 分钟 al space. Arch Phys Med Rehabil,1998;79:1105－1109

43. Janke AW, Kerkow TA,Grittiths HJ,et al. The biomechanics of gravity－dependent traction of lumbar spine. Spine,1997;22:253－260

44. Jette. DU,Faikel JE,Trowbly C. Effect of intermittent supine cervical traction on the myoeletric activity of the upper trapezius muscle in subjects with neck pain. Phys Ther,1985;65:1173－1181

45. Judovich BD. Lumbar traction therapy and dissipated force factors. Lancet, 1954;74:411－414

46. Judovich BD, Nobel GR: Traction therapy: study of resistance factors, preli ary report on new method of lumbar traction. Am J Surg, 1957;93:108－114

47. Klabber－Moffett JA,Haghes GI, Grilfish P. An investigation of the effects of cervical traction. Part1. Clinical effectiveness. Clin Rehabil, 1990. ;4:205－210

48. Kumar K,et al. Historical perpective spinal deformity and axial traction. Spine,1996;21:653－655

49. Laban MM. A cervical traction hatter designed to avoid temporal mandibular joint syndrome. Arch Phys Med Rehabil,1986;67:668

50. Laban. MM,Macy JA, Meerschaert JR. Intermittent cervical traction. a progenitor of lumbar radicular pain. Arch Phys Med Rehabil,1992;73:295－296

51. Lacerda. Effect of angle of traction pull on upper trapezius muscle activity. JOSPT, 1980;1:205－214

52. Larson V,Sholer U, Lidstrom A,et al. Autotration for treatment of lumbago sciatica. Acta Orthop Scand, 1980;51:791－798

53. Sheffield FJ:Adaptation of tilt table for lumbar traction. Arch Phys Med Rehabil. 45:469～472,1964

54. Lehmann JF, Brunner GD. A device for the application of heavy lumbar traction: its mechanical effects. Arch Phys Med Rehabil,1958;39:696－700

55. Letchuman R, Deusinger RH. Comparison of sacrospinalis myoelectric activity and pain levels in patients undergoing static and intermittent lumbar traction. Spine,1993;18:1361－1365

56. Ljunggren AE, Walker L, Weber H,et al. Autotraction versus manual traction in patients with prolapsed lumbar intervertebral. Scand J Rehabil Med,1984;16:117－124

57. Mathews J. Dynamic disography. a study of lumbar traction. Ann Phys Med,1968;9:275－279

58. Mathews J. The effects of spinal traction. Physiotherapy,1972;58:64－66

59. Mathews J, Hickling J. Lumbar traction: a double blinder control study for sciatica. Rheum Rehabil, 1975;4:222-225

60. Murphy MJ. Effects of cervical traction on muscle activity. JOSPT,1991;13:220-225

61. Natchev. E, Valentino V. Low back pain and disc hernia observation during auto-traction treatment. Manual Med,1984;1:39-42

62. Nosse LJ. Inverted spinal traction. Arch Phys Med Rehabil,1978;59:367-370

63. Onel D,Tuzlaci M, Sari M et al. Computed Tomographic investigation of the effect of traction on lumbar disc herniations. Spine,1989;14:82-90

64. Pal B, Magnion P,Hossian MR, et al. A controlled trail of continuous lumbar traction in the treatment of low back pain and sciatica. Br J Rheumatol, 1986;25: 181-183

65. Palermo FX. Results of inversion traction in low back pain patients failing conservative therapy. Arch Phys Med Rehabil,1986;67:689-670

66. Podein RJ,Iaizzo A. Applied froces and associated physiologic responses induced by axial spinal unloading with the LTX-3000 lumbar rehabilitation system. Arch Phys Med Rehabil. ,1998;79:505-513

67. Quain MB, Tecklin JS. Lumbar traction: its effect on respiration. Phys Ther,1985;65:1343-1346

68. Rechtien JJ, Andary M,Holmes TG,et al. Manipulation, massage and traction. In DeLisa ed. Rehabilitation medicine: priciples and practice. 3rd. American: J.B. Lippincott Company, 1998;521-552

69. Reilly JP, Gersten JN, Clinkingbeard JR. Effect of pelvic-femoral position on vertebral separation produced by lumbar traction. Phys Ther,1979;59:282-286

70. Saunders H. lumbar traction. JOSPT,1979;1:36-45

71. Saunders H. Unitateral lumbar traction. Phys Ther,1981;61:221-225

72. Saundes H. Use of spinal traction in the treatment of neck and back conditions. Clin Orthop,1983;79:31-38

73. Shanker K,Nayak NN. Cervical traction: prescription patterns. Arch Phys Media Rehabil,1993;74:1268

74. Shore N, Frankel V, Hoppenfeld S. Cervical traction and temporo-mandibular joint dysfunction. J Am Dental Assn,1964;68:4-6

75. Swezey RS, Swezey AM, Warner K. Efficacy of home cervical traction therapy. Am J Phys Med Rehabil, 1999;78:30-32

76. Tekeoglu I, Adak B, Bozkalt M, et al. Distraction of lumbar vertebrae in gracitation traction. Spine, 1998;23:1061-1064

77. Testo I, Merlo A. Autotraction versus passive traction: an open controlled study in lumbardisc herniation. Arch Phys Med Rehabil,1993;74:871-876

78. Waylonis GN, Deuhart C, Grattan MM,et al. Home cervical traction: evaluation of atternate equipment. Arch Phys Med Rehabil,1982;63:388-391

79. Wong AK, Leong CP, Chen CM. The traction angle and cervical intervertebral separation. Spine,1992; 17:136-138

80. Worder RE, Humphrey TL. Effect of spinal traction on the length of the body. Arch Phys Med Rehabil, 1964;45:318-320

81. Yates DAH. Indications and contra-indications for spinal traction. Physiotheraphy,1972;58:55-57

82. Zinreich SJ, Long DM, Davis R,et al. Three-dimensioal CT imaging in postsurgical "failed back" sydrome. J Comput Assist Tomogr,1990;14:574-580

83. Zylbergold RS, Piper MC. Cervical spine disorders. a comparison of three types of traction. Spine,1985; 10:817-821

第四章　神经生理学疗法

> **学习目标**
> 1. 熟悉每种疗法的概念、技术特点、操作方法和具体应用方法。
> 2. 掌握 Bobath 疗法、Brunnstrom 疗法、神经肌肉本体感觉促进疗法(PNF)、Rood 疗法的临床实用技术。

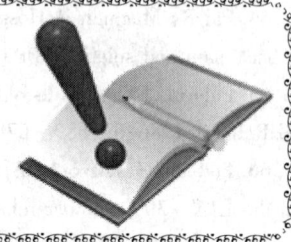

神经生理学疗法(neurophysiological therapy, NPT)又称神经发育学疗法(neurodevelopmental therapy, NDT)或易化技术(facilitation technique)。这是一类改善脑组织病损后,肢体运动功能障碍的治疗技术。它是依据神经系统正常生理功能及发育过程,即由头到脚、由近端至远端的发育过程,运用诱导或抑制的方法,使患者逐步学会以正常的运动方式完成日常生活动作的训练方法。

在康复治疗中常用的 NPT 技术有:Bobath 技术、Brunnstrom 技术、PNF(proprioceptive neuromuscular facilitation)技术、Rood 技术、Vojta 技术等。

第一节　Bobath 疗法

一、概述

Bobath 治疗技术是由英国物理治疗师 Berta Bobath 和她的丈夫 Karel Bobath 共同创立的,主要用于治疗偏瘫患者和脑瘫患儿。Bobath 疗法通过仔细的评价,寻找患儿发育过程中存在的主要问题,然后设法抑制其异常的运动模式和姿势反射,根据发育顺序促进正常的运动,使功能尽快恢复。主要论点是:使肌张力正常化和抑制异常的原始反射。中枢神经系统损伤后的患者,常常表现为异常的姿势和运动模式,这将严重干扰肢体的正常运动。这就要运用各种促进技术控制异常运动和异常的姿势反射,出现正常运动后,再按照患者的运动发育顺序,即从低级到高级进行训练,促进正常运动功能的恢复。此训练方法的特点是:通过关键点的控制及设计的反射抑制模式(reflex inhibiting pattern, RIP)和肢位的恰当摆放来抑制肢体痉挛,待痉挛缓解之后,通过反射、体位平衡诱发其平衡反应,再让患者进行主动的、小范围的、不引起联合反应和异常运动模式的关节运动,然后再进行各种运动控制训练,逐步过渡到日常生活动作的训练而取得康复效果。

适应证:Bobath 技术特别适用于中枢神经系统病损引起的运动功能障碍,如脑瘫、偏瘫等疾患。

二、治疗原则

(一)强调患者学习运动的感觉

Bobath认为运动的感觉可通过后天的反复学习、训练而获得。反复学习运动的方式及动作可促进患者获得正常运动的感觉。为了学习并掌握运动的感觉,需进行无数次各种正常运动感觉的训练。治疗师须根据患者的情况及存在的问题,设计训练活动,这些活动不仅诱发有目的性的反应,而且要充分考虑到是否可以为患者提供重复相同运动的机会。只有反复刺激和重复动作才可促进和巩固动作的学习,像任何儿童或成人学习一种新技能一样,需要不断刺激与重复训练,以便患者巩固学习过的运动。

(二)强调患者学习基本姿势与基本运动模式

每一种技能活动均是以姿势控制、翻正反应、平衡反应及其他保护性反应、抓握与放松等基本模式为基础而发生的。要依据人体正常发育过程,抑制异常的动作模式,同时通过关键点的控制诱导患者逐步学会正常的运动模式,诱发出高级神经系统反应,如翻正反应、平衡反应及其他保护性反应,使患者克服异常动作和姿势,逐渐体验和实现正常的运动感觉和活动。

(三)按照运动的发育顺序制定训练计划

患者的训练计划必须与患者的发育水平相对应。在制定的过程中,应以发育的观点对患者进行评定,沿着发育的顺序进行治疗。正常的运动发育是按照从头到脚、由近及远的顺序。具体运动发育顺序一般是从仰卧位→翻身→侧卧位→肘支撑卧位→坐→手膝跪位→双膝跪位→立位等。在治疗中,首先应注意的是头颈的运动,然后是躯干,最后是四肢。理论上,肢体功能恢复是按照由近端向远端的顺序。因此,只有改善了头、颈、躯干的运动之后,才有可能改善四肢的功能;只有控制了肩胛带的稳定性之后,才有可能发展上肢的精细动作技巧。

(四)将患者作为整体进行治疗

Bobath强调将患者作为一个整体进行训练,不仅要治疗患者的肢体运动功能障碍,还要鼓励患者积极参与治疗,掌握肢体在进行正常运动时的感觉。在训练偏瘫患者的下肢时,要注意抑制上肢痉挛的出现。总之,要防止患者身体的其他方面出现障碍,就要把患者作为一个整体制定治疗计划和训练方案。

三、常用治疗技术

Bobath治疗技术对缓解痉挛和改善异常的运动和姿势反射、促进患者的主动运动等有明显的实用价值。对患者在训练中出现的病理性反射及异常运动模式应加以抑制,先从患者头部、躯干的控制能力出发进行加强,再针对与躯干相连的近端关节,如上肢的肩关节、下肢的髋关节等进行控制训练。当这些近端关节具备了一定的自主运动和控制能力之后,再着手开展远端关节的训练,如上肢肘、腕、手指关节,下肢膝、踝关节等。根据此治疗原则,常用的治疗技术主要包括以下方面:

(一)反射抑制性模式

Bobath提出了反射抑制性模式(reflex inhibiting pattern,RIP)的应用,这是专门针对抑制异常运动和异常的姿势反射而设计的一些运动模式。异常运动主要包括痉挛模式动作、异常的姿势反射活动和联合反应等。仔细分析 RIP 可以发现,它们几乎与偏瘫患者的痉挛模式完全相反。偏瘫患者常见的痉挛模式是上肢屈肌亢进,下肢伸肌亢进,具体表现为(图4-1-1):

头　　：患侧颈部侧屈,面部转向健侧。　　躯　干：患侧躯干侧屈并向后方旋转。
肩胛带：后撤、下沉。　　　　　　　　　　骨　盆：上抬并向后方旋转。
肩关节：内收、内旋。　　　　　　　　　　髋关节：伸展、内收、内旋。
肘关节：屈曲。　　　　　　　　　　　　　膝关节：伸展或过伸展。
前　臂：旋前。　　　　　　　　　　　　　踝关节：跖屈、内翻。
腕关节：掌屈、尺偏。　　　　　　　　　　趾　　：屈曲、内收。
拇　指：内收、屈曲。
手　指：屈曲。

针对常见的痉挛模式,偏瘫患者的 RIP 方法如下:

1. 躯干抗痉挛模式(图4-1-2)　由于患侧躯干背阔肌、肩关节下降肌的痉挛和患侧躯干的感觉丧失常常导致患侧的躯干短缩,牵拉躯干患侧屈肌将缓解异常的肌张力而矫正患者的姿势。因此,躯干的抗痉挛模式应是牵拉患侧躯干使之伸展。其方法是患者健侧卧位,治疗师站立于患者身后,一只手扶住其肩部,另一只手扶住髋部,双手做相反方向的牵拉动作,在最大的牵拉范围内停留数秒,便可缓解患侧躯干肌的痉挛。

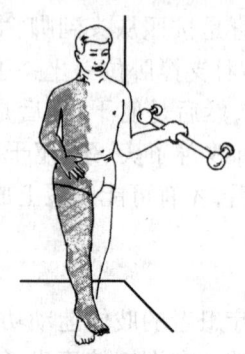
4-1-1　偏瘫患者典型的痉挛模式

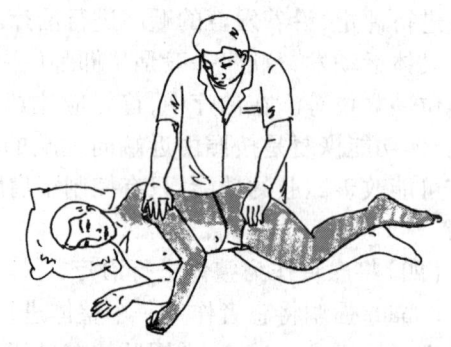
图4-1-2　躯干抗痉挛模式

2. 上下肢的抗痉挛模式　根据偏瘫患者常见的异常痉挛模式(图4-1-3a),如上肢屈曲痉挛占优势、下肢伸肌痉挛占优势的特点,上下肢的抗痉挛模式如下(图4-1-3b):

(1)使患侧上肢处于外展、外旋,伸肘,前臂旋后,伸腕或指、拇指外展的位置,可对抗上肢的屈曲痉挛模式。

(2)使患侧下肢轻度屈髋、屈膝,内收、内旋下肢,背屈踝、趾,可对抗下肢的伸肌痉挛模式。

3. 肩的抗痉挛模式　由于菱形肌、斜方肌尤其是背阔肌、肩胛周围肌肉的痉挛,将导致肩胛带出现后撤、下沉等,即肩胛骨内侧缘和脊柱棘突之间距离缩短,这些异常变化将大大影响肩胛骨的正常活动度,并将影响患侧上肢的运动功能。因此,肩胛带的抗痉挛模式应使肩部向前、向上方伸展,以达到缓解肩胛周围肌肉痉挛的目的。

4. 手的抗痉挛模式　手常用的抗痉挛模式为患者双手及上肢同时活动,以健手带动患手。在偏瘫患者的治疗中,手部常用的抗痉挛模式的方法如下:将腕关节、手指伸展,拇指外展,并使之处于负重位,可牵拉手部的长屈肌群(图4-1-4a)。在对患者下肢的训练中,为防止由于联合反应而出现的患侧上肢屈曲痉挛,可指示患者十指交叉握手,双手掌心相对,患侧拇指在上。此形式的握手又叫Bobath式握手(图4-1-4b),在训练中常常使用。在训练的过程中,由于患者的用力,可能会出现患侧手指的屈曲痉挛,治疗师应随时进行手指、腕关节的缓慢牵拉(图4-1-4c),将腕关节置于背屈位,再牵拉手指、拇指(图4-1-4d),待痉挛缓解之后,再继续进行训练。

利用以上反射性抑制模式进行治疗时,不要使用暴力。如果痉挛程度严重,会阻止患者取得以上抗痉挛模式,治疗师可缓慢将肢体持续牵拉并使之处于抗

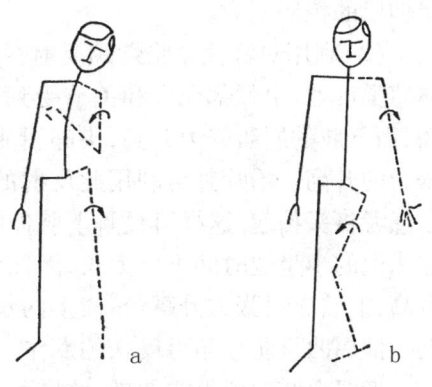

图4-1-3　患侧肢体的痉挛模式和抗痉挛模式

a.偏瘫患者常见的异常痉挛模式;b.患侧肢体的抗痉挛模式。

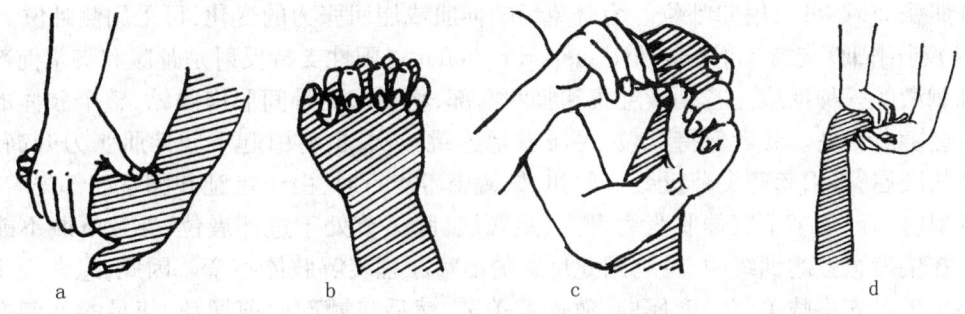

图4-1-4　手常见的抗痉挛模式

a.将腕、手指伸展,使之处于负重位;b.双手交叉相握,患侧拇指在上;c.将屈曲痉挛的手指抻直并牵拉;d.腕关节处于背屈位时,牵拉手指、拇指。

痉挛模式体位。观察患者时,可看到患者的肌张力也随之降低。肌张力的缓解与缓慢、持续牵拉患侧躯干肌肉有关,还与肌梭及其传导通路的适应性有关,即肌肉受到持续牵拉后,Ⅰa传送冲动的速度将变得缓慢,因此缓慢的牵拉手法是很重要的。

在偏瘫患者的治疗中,牵拉痉挛的肌肉起初会感到一些阻力,随着肌肉的逐渐适应,肌肉的阻力也将下降。牵拉痉挛较强烈的肌肉时,应缓慢持续进行,以预防牵张反射兴奋而更加增高肌张力。对于那些较严重的肌痉挛,需要重复数次的牵拉才能达到缓解的目的。

5. 利用反射性机制改善异常的肌张力　反射性的肌肉反应是获得运动控制的最早发育阶段。因此,在训练中,可利用反射性机制来改善患者的异常的肌张力和异常的姿势。

(1)利用非对称性紧张性颈反射(asymmetrical tonic neck reflex):非对称性紧张性颈反射是颈部肌肉和关节的本体感觉反应。即当头转向一侧时,面部转向的一侧上肢出现伸展,即伸肌张力升高,而另侧上肢出现屈肌张力的升高。治疗师可利用此反射改善患者上肢肌张力状态并诱发上肢的随意活动。例如,指示患者将头部转向一侧,可诱发躯干和下肢做出伸的动作,另一侧肢体出现屈曲。在手膝跪位的平衡训练时,为强调患侧上肢的伸肘负重能力,可指示患者将头部转向患侧注视自己的上肢,这样做可缓解屈肌张力,同时也将加强患

者伸肌的控制能力。

(2) 利用对称性紧张性颈反射(symmetrical tonic neck reflex)：对称性紧张性颈反射是本体感觉反射，由颈部肌肉和关节受到牵拉而引出。即头部伸展时，双上肢伸展，伸肌张力升高，而下肢的屈肌张力升高；头部屈曲时，双上肢屈曲，屈肌张力占优势，而双下肢出现伸肌张力的升高。治疗师可利用此反射的原理来改善肢体异常的肌张力。训练患者步行时，指示患者将头抬起，这样可缓解下肢伸肌张力的升高，患者的步行稳定性也会随之加强。患者在床上的半坐位时间不要太长，因枕头的支持使头和躯干处于屈曲位，使患侧下肢伸肌张力升高，上肢屈肌张力升高；轮椅上的长时间坐位也会引发同样的痉挛模式。训练患者时，使其头部屈曲可防止角弓反张的发作。训练患者从坐位起立时，治疗师可将患者头部屈曲，指示患者双上肢向前下方伸展，这样可帮助患者利用患侧下肢伸肌张力的升高而站起。

(3) 利用紧张性迷路反射(tonic labyrinthine reflex)：紧张性迷路反射是由头部位置的改变诱发出来的。仰卧位时，全身伸肌张力升高，头部后仰、脊柱伸直、肩后缩、四肢以伸肌模式伸展。俯卧位时，全身的屈肌张力升高。因此，对于下肢伸肌痉挛严重的患者，应采取俯卧位或侧卧位，使其张力下降。当需促进屈肌张力时，指示患者采用俯卧位休息或训练；需促进伸肌张力时，可采用仰卧位。为避免影响伸肌或屈肌张力的变化，可采用侧卧位。

(4) 利用阳性支持反射(positive supporting reflex)：阳性支持反射是趾腹和脚掌前部皮肤对外部刺激的一种反应。若刺激趾腹和脚掌前部，将引起足骨间肌肉收缩，整个肢体的伸肌张力也会随着增高。患者保持立位，足趾着地连跳数次，也将引起下肢伸肌张力升高，同时踝关节的跖屈，将引起膝关节反张。例如，偏瘫患者步行时，由于足趾和脚掌前部先着地，过强的反射将引起整个下肢伸肌张力升高，足跖屈，膝关节处于过伸展位，导致下肢不能充分负重。在偏瘫患者的训练中，可利用此反射的治疗原理缓解肢体痉挛。因此，患者迈步时治疗师指示患者先将膝关节轻度屈曲，放松髋关节，然后将髋部向前摆动，使足的外侧方及足跟先着地，这可以预防下肢伸肌痉挛的出现。

(5) 利用交互性伸肌反射(crossed extension reflex)：患者仰卧位，头呈中立位，双下肢膝部伸展。当刺激一侧肢体的足底时，对侧下肢先屈曲后伸展。若患者患侧下肢伸肌痉挛明显，治疗师可利用此反射刺激健肢足底，使患者下肢屈曲来缓解伸肌痉挛。

(二) 促进正常姿势反应

对于偏瘫患者，除了使其肌张力正常化，还应加强正常的姿势反应。这些姿势反应对患者坐、站、走等运动功能都是最基本的和最重要的。中枢神经系统对一些反射和反应的控制是分层次的，如翻正反应、上肢的伸展保护反应和平衡反应均属于中脑下皮质和皮质等部位控制。当中枢神经系统损伤后，正常的姿势反应会受到不同程度的破坏。因此对于偏瘫患者，要首先促进他们出现这些正常的姿势反应，并使之具备正常的姿势控制能力，才能进行各种功能的活动，促进随意运动功能的恢复。

1. 翻正反应　翻正反应(righting reaction)是为了维持头在空间的正常位置(面部与地面呈垂直位)，头与躯干共同为保持这种位置关系而出现的自主反应。此反应常用来进行翻身、转移和平衡的训练。翻正反应在人类生命的第一年发育中形成，并在中脑水平成熟。5岁时，视觉的翻正反应在脑皮质水平形成，并成为人体最重要的调整反应。头部的翻正反应多用于小儿脑瘫的治疗：治疗师抓住患儿的双足，头朝下提起，再慢慢把患儿放到垫子上。在此过程中，由于头部的翻正反应，患儿会出现伸颈、抬头的姿势，从而加强了头部的控制能力。同样,让患儿与治疗师面对面,坐在治疗师大腿之上,治疗师抓住患儿的双上肢,使患儿慢慢向后仰倒,由于头部的翻正反应,患儿将出现头部的屈曲抬头动作。

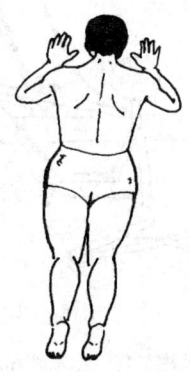

图 4-1-5 肘支撑俯卧位平衡反应训练

注意:进行训练时,腕关节和手指保持伸展,拇指外展。

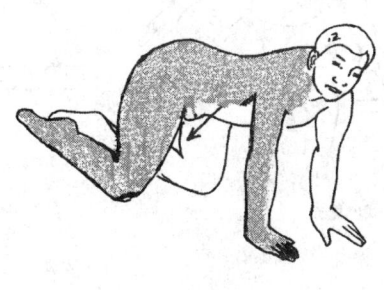

图 4-1-6 手膝位平衡反应训练

注意:双上肢保持伸展位负重。

2. 平衡反应 是维持全身平衡的一种反应。平衡反应(equilibrium reaction)使人体在任何体位时均能维持平衡状态,它是一种自主的反应,受大脑皮质的控制,属于高级水平的发育性反应。维持正常平衡能力的生理基础是身体的平衡反应,主要包括身体仰卧位和俯卧位时的倾斜反应,坐位时颈、上肢的保护性伸展反应和立位时下肢的跳跃反应。当人体突然受到外界刺激引起身体重心变化时,四肢和躯干会出现一种自主性的保护运动,将身体的重心恢复到原有稳定状态。例如,当训练偏瘫患者的坐位或立位平衡时,突然的外力将使患者的全身平衡状态发生改变,此时患者会不自主地伸出上肢或移动下肢,通过跳跃、跨步等以全身张力的变化恢复原来的平衡状态。当患者能在稳

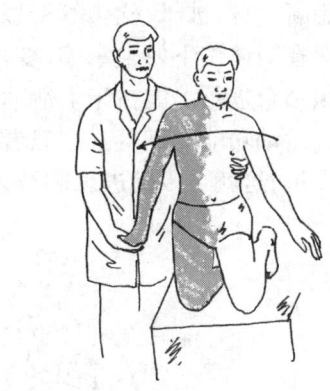

图 4-1-7 跪立位平衡反应训练

注意:患侧肩胛带上抬和治疗师针对上肢的伸展等给予一定的阻力。

定的平面上完成平衡反应时,再让其站到可移动的平面上,通过身体移动或倾斜引出其平衡反应,例如,平衡板上的平衡训练即属于此,此种平衡训练属于较复杂的平衡训练。Bobath通过观察正常人的这些平衡反应,鼓励患者主动运用患侧肢体,加强患侧肢体的正常应用,促进正常运动模式的产生。训练平衡反应时,可选择在肘支撑卧位(图4-1-5)、手膝位(图4-1-6)、跪立位(图4-1-7)、坐位(图4-1-8)和立位等体位下进行,治疗师从前方、后方、侧方或在对角线的方向上突然推拉患者,使之保持身体的平衡,不致摔倒,从而训练患者维持平衡的能力。

(三)床上良好体位保持和体位转换

脑卒中后的偏瘫患者常出现异常的肌张力及不良姿势,如肩关节内收、内旋、肘关节屈曲、前臂旋前、腕关节及手指关节屈曲;下肢髋关节处于外旋、膝关节过度伸展、足内翻及下垂等异常姿势和挛缩。为防止因痉挛造成的关节活动受限、挛缩,患者在卧床期间应保持良好体位,所以急性期正确的姿势摆放是非常重要的。床上体位的摆放主要根据反射抑制性抗痉挛体位进行设计,此体位可运用枕头等进行辅助,使肢体处于抗痉挛位。待痉挛缓解

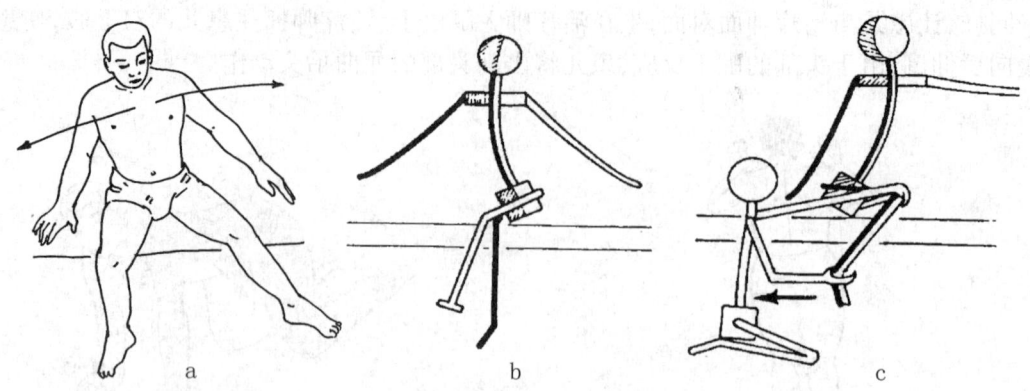

图 4-1-8 坐位平衡反应训练

a.坐位时引发的平衡反应;b.双腿交叉坐位的平衡反应;c.将双腿提起并左右旋转来破坏患者平衡引发的平衡反应。

后,良好的体位将帮助患者保持正常的关节活动范围,预防关节畸形。对于保持特定体位有困难的患者,可用被子、枕头等予以辅助。但是,无论保持什么姿势,如果不进行体位转换,肢体也会在该体位下发生挛缩、变形。因此,在偏瘫患者的急性期,保持良好的体位和体位变换必须结合进行。能在床上活动的患者,要自己做保持良好姿势的练习,以预防废用性萎缩及促进运动功能的恢复。当患者进行床上转移活动或体位改变时,肢体也将不同程度地处于负重位,这就可以促进患侧肢体的控制能力。

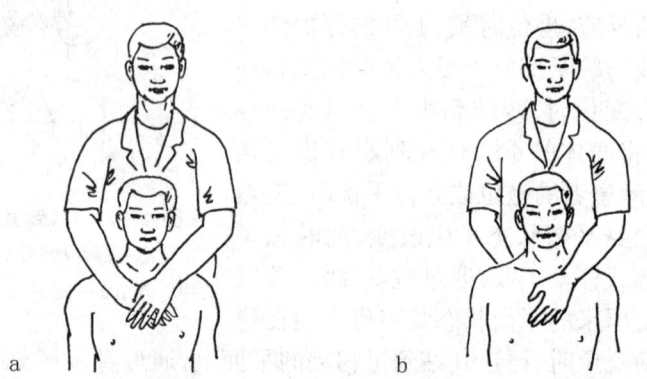

图 4-1-9 利用"中心关键点"的控制缓解肢体张力的方法

a.左右牵拉患者躯干,进行"∞"字弧形运动;b.治疗师帮助患者做交替将胸部挺起、下压的训练。

(四)关键点的控制

人体关键点可影响身体其他部位的肌张力,关键点的控制(key point control)主要包括中心控制点:胸骨柄中下段,主要控制躯干的张力;近端控制点:头部、骨盆、肩部等,分别控制全身、骨盆和肩胛带部位的张力;远端控制点:手指、足,分别控制上肢、手部、下肢及足等部位的张力。治疗师可通过在关键点的手法操作来抑制患者的异常姿势反射和肢体的异常肌张力。对于躯干肌肉痉挛的患者,可通过对胸骨柄(中心关键点)的控制来缓解肌张力。患者取坐位,治疗师位于患者身后,双手放在胸骨柄的中下段,操作时,指示患者身体放松,治疗师双手交替把患者向左右及上下缓慢拉动,做"∞"字柔和的弧形运动(图4-1-9a),

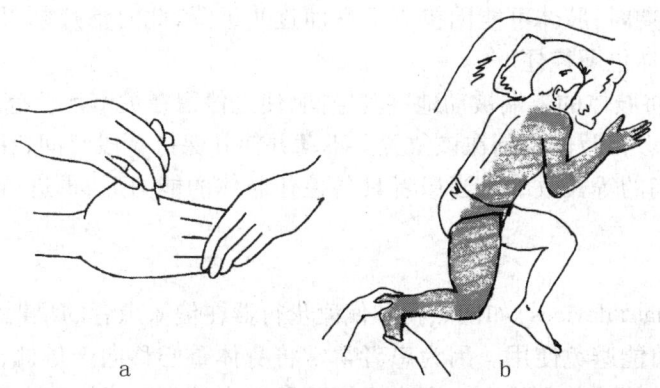

图 4-1-10　利用"远端关键点"的控制缓解肢体张力的方法
a. 上肢屈肌张力高的控制；b. 下肢伸肌张力高的控制。

重复数次，直至患者躯干出现张力的缓解。拉动患者时，应注意缓慢进行。然后，治疗师将一只手放在患者的背部，另一只手放在胸骨柄上向下挤压，使患者塌胸，放在背部的手向前上方推，使患者挺胸（图4-1-9b），重复数次，即可降低躯干的肌张力。对于上肢屈肌张力高的患者，治疗师可通过控制拇指（远端关键点）来缓解痉挛。治疗师一只手握住患手拇指，使其呈外展、伸展位，另一只手握住其余四指，持续牵拉片刻即可解除手指痉挛（图4-1-10a）。当患侧下肢肌张力较高时，治疗师可将患者的踝关节背屈和外翻作为远端关键点进行控制，将缓解下肢较强的伸肌痉挛，包括踝关节的跖屈、内翻（图4-1-10b）。近端关节关键点的控制将在脊髓水平产生较大的抑制，因此比控制肢体的远端关键点有更强的缓解张力的作用。其神经生理学机制与降低肌张力的机制一样，即降低肌肉感受器的传入，从而缓解肌张力。

（五）推-拉技巧

推-拉技巧（"push-pull"techniques）是一种挤压、牵拉关节的技巧，主要是对患侧肢体进行轻微的挤压、推、拉来促进肢体的伸展和屈曲。当屈肌紧张占优势时，可使用推的技术缓解肢体的屈肌张力，加强伸肌的控制能力。通常主要的手法有：

1. 压迫性轻推　即对关节进行轻微挤压，使关节间隙变窄，可激活关节周围伸肌肌肉，利于关节伸展，促进关节的稳定性与姿势反应。患者在立位或坐位姿势下，持续挤压常用于促进躯干的反射性伸展。此手法可加强关节周围肌肉的张力，加强关节的稳定性。

2. 轻微牵拉　对关节进行牵拉，可增大关节的间隙，使关节面分离，激活关节感受器，刺激关节周围的屈肌肌肉收缩，此牵拉手法主要用于促进关节屈曲运动之前。

（六）拍打

拍打（tapping）痉挛肌的拮抗肌可促使拮抗肌肌肉收缩，缓解痉挛肌的张力。例如，当患侧下肢站立负重时，拍打患侧臀中肌，促使其收缩，可缓解髋内收肌的痉挛。当肱二头肌痉挛时，拍打其拮抗肌（肱三头肌），促使其收缩，可达到缓解上肢屈曲痉挛的目的。拍打技术常常作为辅助手段应用，以加强肢体的控制能力。

（七）肢体置放和控制

肢体置放和控制（placing and holding）包括：

1. 定位置放训练　定位置放是指将肢体放在一定的关节活动范围内。在肢体能控制后，可训练患者主动将肢体定位在关节活动范围的各个点上，然后由此位置向上和向下活动,再返回原处。初期时,肢体可能因控制不良而逐步下降,此时治疗师可在肢体的下方轻轻拍打,使之能在此体位下控住。

2. 控住训练　将肢体的末端被动地移到空间,使之停留在关节活动范围的某一点上,然后撤去支持,指示患者将肢体控制在该位置上不动并使其保持一段时间,在此期间肢体实际上是在进行一种肌肉的等长收缩。当患者具备控住肢体的能力后,再进行肢体的定位置放训练。

(八) 辅助器具

辅助器具(assistant devices)如四点拐和偏瘫步行器在偏瘫患者的早期不强调使用,踝关节的矫形鞋也应尽可能避免使用。因为患者常常将身体重心移向于健侧,所以对于偏瘫患者应强调加强患侧肢体的负重能力。当患侧下肢肌张力较高时,治疗师可将患者的踝关节背屈和外翻,以缓解下肢较强的伸肌痉挛,包括踝关节的跖屈、内翻。如果治疗师利用远端关键点不能有效地控制肢体的肌张力,那么就应利用踝关节矫形器进行矫正。理想的矫正位置应使踝关节背屈和外翻,使小腿肌肉处于牵拉位置,持续的牵拉使肌肉产生适应现象,从而降低小腿三头肌的紧张度。

(九) 患侧肢体的负重

此技术可刺激本体感受器,这是因为肢体的负重(weight bearing)可加强患者对患肢的感觉能力,并加强对患肢的控制能力。当患者的一侧肢体出现肌张力升高时,负重训练可改善伸肌、屈肌之间的张力平衡,以增加肢体的稳定性;另外,肢体的负重可防止骨质疏松等并发症的出现。患侧上肢的负重训练如下:患者坐位,治疗师使患侧上肢外旋、外展,肘伸展,前臂旋后,伸腕,手指伸展,拇指外展等,平放在身体一侧进行负重,即将身体的重量移到此侧上肢,同时治疗师可在患者的肩部,沿上肢长轴的方向施加向下的压力,以加大肢体的负重力量,待患者能主动进行控制后,可让患者在上肢负重的情况下轻微地屈曲、伸展此侧上肢的肘关节。下肢的负重训练与上肢的基本相似。

四、临床应用

以偏瘫患者的训练为例:Bobath 将偏瘫患者恢复阶段划分为三个不同时期:弛缓期(initial flaccid stage)、痉挛期(stage of spasticity)和相对恢复期(stage of relative recovery),各期治疗技术均有所不同。这些阶段的治疗计划主要根据肌张力的情况而制定,此时不考虑运动功能的其他方面。在偏瘫患者的弛缓期,应加强高级姿势反应和患侧肢体的负重训练来刺激运动功能的恢复。在训练时,不要使用任何阻力,因为过强的阻力将增强肌肉的张力,对于大多数患者,应该以缓解患侧的痉挛作为治疗目的。对于偏瘫患者的痉挛期,应尽可能应用反射抑制性抗痉挛模式来缓解肢体的肌张力。而在相对恢复期,应促进肢体的分离运动,如以手指的分离运动等作为训练目的。Bobath 主要的治疗观点为:偏瘫患者的肌肉痉挛、共同运动和异常的姿势反射等将妨碍正常运动模式的形成,待偏瘫患者的痉挛缓解之后,再促进正常的运动模式及正常的姿势反射。

偏瘫患者在康复训练之前,治疗师将根据患者运动功能恢复阶段和患者存在的主要问题点,分别设计治疗目标和训练计划,再对具体的患者实施针对性的训练方法。偏瘫患者训练目标和治疗计划的制定可参考表 4-1-1。

表4-1-1 偏瘫患者的训练目标和治疗计划

恢复阶段	患者主要问题	训练目标	训练计划
弛缓期	肌肉松弛 肌张力低下 无自主性运动	预防肌肉痉挛的出现 预防关节挛缩畸形的出现 预防并发症及继发性损害 加强患侧肢体的控制能力 诱发正常的运动模式	良好肢位的保持 床上体位转移训练 关节被动运动 患侧肢体主动运动
痉挛期	痉挛、腱反射亢进 出现异常的姿势反射 出现异常的运动模式	抑制痉挛 抑制异常的运动模式 促进关节分离运动,以正常的运动模式完成基本动作	关节被动运动 肌肉持续牵拉训练 肢体负重训练 躯干控制训练 矫正异常姿势
恢复期	痉挛渐渐减轻 关节出现分离运动 协调性基本接近正常 平衡性基本接近正常	加强肢体运动功能协调性 加强身体耐力 加强动态平衡稳定性 加强步行能力	双侧肢体协调训练 运动协调性训练 提高运动速度训练 精细运动训练 步行训练

(一)弛缓期的康复训练

偏瘫患者的弛缓期一般可持续几天、几个星期或更长的时间,患者主要表现为肌肉松弛,肌张力低下,不能进行自主性的运动,患侧肢体不能抗重力。患者在床上的病态体位通常为:头部轻微向患侧侧屈,面部转向健侧;肩胛骨后撤,但肘关节处于伸展位,前臂旋前;下肢处于外展、外旋位;膝关节呈过度伸展位;踝关节呈跖屈内翻位,整个患侧躯干明显向后旋转。此阶段患者无法移动患侧肢体,经常遗忘了它们的存在,常常用健侧肢体代替患肢做一些本应由患侧肢体所做的动作。患侧肢体关节活动度基本上不受限,但会有一些肌张力轻微升高的现象出现,如:若被动向外移动患侧肩胛骨或被动伸展手指关节,会感到有一些轻微的阻力。此阶段的患者不能完成向健侧的翻身动作,不能独立维持坐位,容易向患侧方向倾斜并跌倒,不能完成站立和行走动作。Bobath疗法强调在偏瘫患者的弛缓期应及早进行良好体位的摆放,这将有助于预防或减轻痉挛,抑制日后痉挛模式的出现,维持关节活动度并防止关节出现挛缩现象。以下为偏瘫患者弛缓期的康复训练。

1. 弛缓阶段体位摆放的意义

(1)头部和上肢(图4-1-11) 头部摆正,面部可转向患侧;肩胛骨下方垫枕头,防止

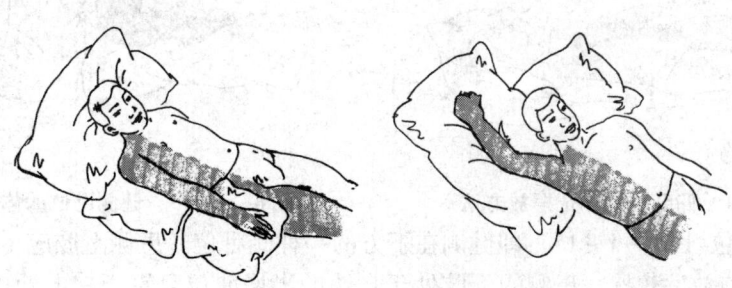

图4-1-11 仰卧位头部、上肢的摆放

肩胛带出现后撤、下沉;将患侧上肢伸展置于枕上并保持旋后位,枕头的高度应尽可能高于体干的高度。

(2) 骨盆和下肢　患侧骨盆下垫枕,下肢外侧垫枕,防止髋关节的外展、外旋;膝下垫毛巾卷,避免出现膝关节过伸展;膝关节轻度屈曲对于预防由踝关节跖屈造成的伸肌痉挛比在患者足底放置木板效果要好。若踝关节明显跖屈或内翻,应放置足托板使之保持在踝关节背屈、外翻位。对于患侧下肢有明显屈曲倾向的患者,应采取正确的仰卧位(图 4-1-12)。患侧下肢的屈曲倾向对康复十分不利(图 4-1-13),长期将肢体处于屈曲体位,易形成屈曲挛缩,这将大大影响患者的起坐、站立及步行能力,因此必须早期开始预防,保持正确体位的摆放。而对于伴足内翻、伸肌张力高的患者,应采取健侧或患侧卧位。由于紧张性迷路反射,仰卧位时伸肌张力占优势,可增强下肢伸肌张力。因此,应尽量少采用仰卧位。虽然此类患者有可能站立,但多会发生骨盆后撤、下肢外旋且膝关节过伸展,这些将严重影响患者运动功能的恢复。

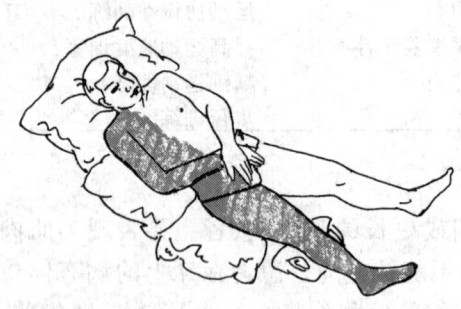

图 4-1-12　仰卧位骨盆、下肢的摆放

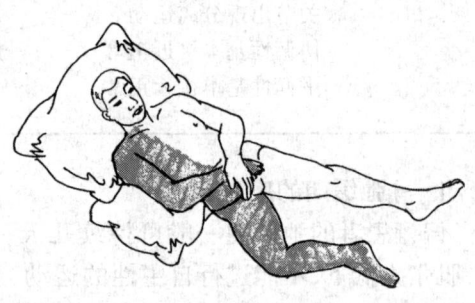

图 4-1-13　应避免的患侧下肢屈曲体位

2. 各种正确体位摆放的方法

(1) 仰卧位:正确的仰卧位体位摆放如弛缓期体位(图 4-1-14)。注意不在患者足底放置任何东西,否则将增加不必要的伸肌紧张。因仰卧位易受紧张性颈反射和迷路反射的影响,异常反射最强,产生伸肌痉挛的趋势也最大,即肩胛骨将处于后撤位,下肢出现伸肌痉挛。另外,骶尾部、足跟、外踝等处发生褥疮的危险性也增加。因此,此体位不宜长时间采用。患者应尽快学会在侧卧位下进行休息。

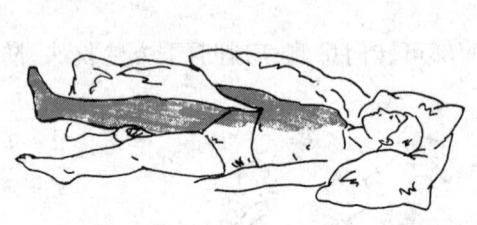

图 4-1-14　仰卧位的体位摆放方法

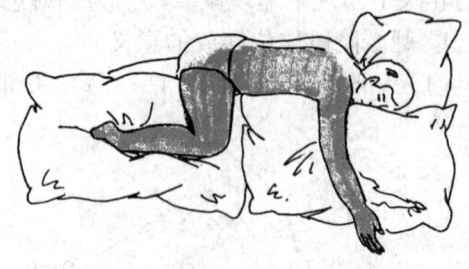

图 4-1-15　健侧卧位的体位摆放方法

(2) 健侧卧位(图 4-1-15):即健侧在下方的一种侧卧位。患侧上肢应尽量向前方伸展,肘关节伸展,胸前放一软枕。患侧的下肢处于自然的半屈曲位且置于枕上即可。为防止患者由于躯干稳定性差而出现向后倾倒的半仰卧位,可在患者身后放置软枕,以帮助患者维持侧卧

位。

（3）患侧卧位（图4-1-16）：是最适合于偏瘫患者的体位，可增加对患侧躯干的感觉输入，同时可起到缓慢牵拉患侧躯干肌肉及缓解痉挛的目的。另外，在上方的健侧手臂还可进行自由活动。患者最初可能不容易接受此体位，但它确实可帮助患者预防肢体的痉挛。

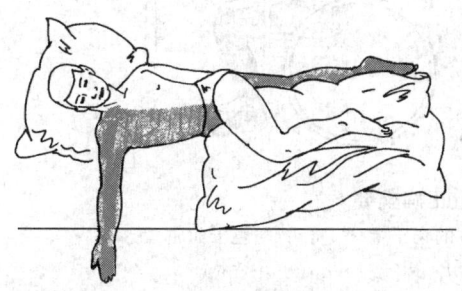 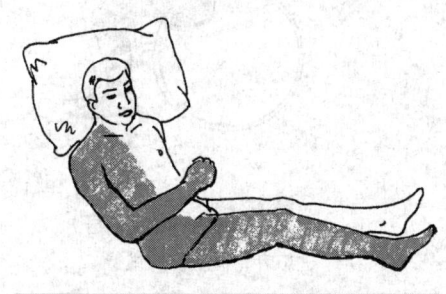

图4-1-16　患侧卧位的体位摆放方法　　　　图4-1-17　应避免的床上坐姿

（4）床上坐位：应避免患者处于半仰卧坐位，此姿势之所以不正确（图4-1-17），是因为它增加了不必要的躯干屈曲伴下肢伸展。应尽可能为患者选择最佳体位（图4-1-18），即髋关节屈曲近于直角，脊柱伸展，用足够的枕头牢固地叠加起来支持背部帮助患者达到直立坐位，头部无须支持，以便患者学会主动控制头部的活动，在患者前方放置桌子，使患者双手交叉放在上面，以抵抗躯干前屈。此坐位不宜时间过长，否则将会从原坐位滑下而变成半仰卧位而促进伸肌张力的升高。

（5）轮椅上坐位：偏瘫患者坐在轮椅上时常常半仰卧在轮椅中，即患侧躯干屈曲，患侧上肢悬吊于轮椅扶手的一侧或患侧上肢呈屈曲痉挛体位，而下肢处于外展、外旋、膝关节伸展位，足跖屈、内翻（图4-1-19）。正确的坐姿及保持的方法应为：躯干尽量靠近椅背，臀部尽量靠近轮椅的后方，患侧髋、膝、踝关节尽量保持90°以上（图4-1-20a）。为防止躯干下滑而造成患侧下肢伸肌张力的升高，治疗师可将患者头部和躯干前屈，以促进轮椅坐位的维持（图4-1-20b）；也可在患者背后放置枕头或木板以促进躯干的伸展，患侧上肢放在扶手上或双手交叉放在身前的桌子上，保持肩胛骨向前伸展。

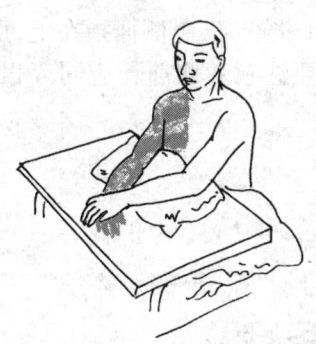 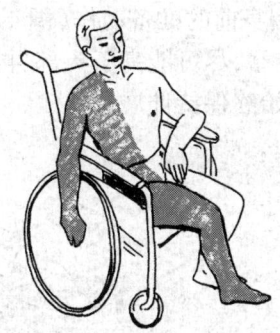

图4-1-18　床上正确坐姿　　　　图4-1-19　应避免的轮椅上坐姿

（6）轮椅上坐姿调整：治疗师站立于患者患侧的前方，固定其膝部，指示患者双手交叉前伸，躯干尽量前屈，治疗师双手将患者臀部抬起（图4-1-21a），然后把患者在轮椅上向后

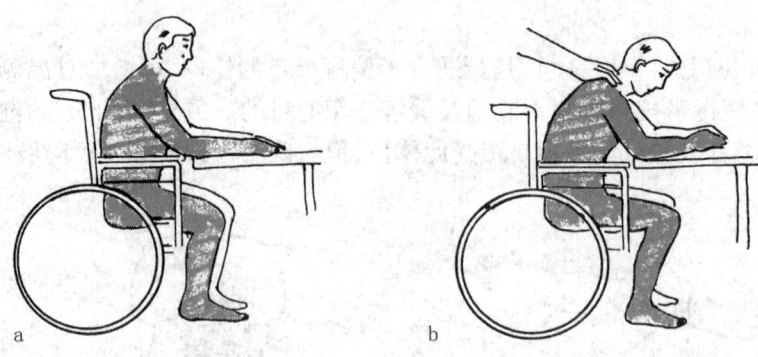

图 4-1-20 轮椅上正确坐姿

a. 臀部靠近轮椅的后方,双手交叉放在前方的桌子上;b. 将头部、躯干前屈,促进患者轮椅坐位的维持。

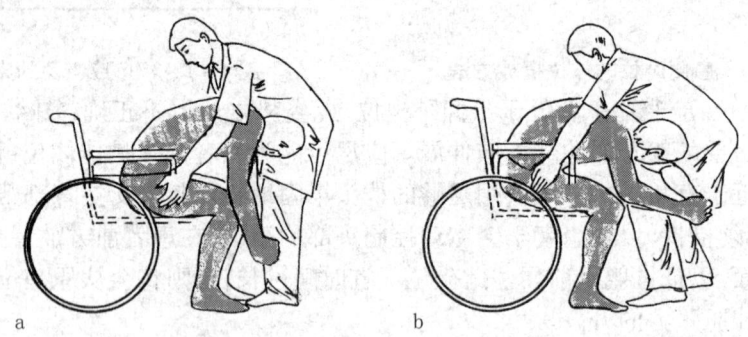

图 4-1-21 轮椅上坐姿的调整方法

a. 将患者臀部抬起;b. 使臀部尽量接近轮椅坐垫的后方。

方移动,使其尽量靠近轮椅坐垫的后方(图4-1-21b),并使髋关节尽量接近90°屈曲位。

3. 仰卧位翻向侧卧位　因为仰卧位是最易诱发伸肌痉挛的体位,不宜长时间采用,因此应教会患者学会自己翻身并在侧卧位下休息。要想学会翻身,必须让患者尽早学会怎样利用自己的躯干、肩胛带及骨盆。也就是说,患者必须学会翻身前的准备动作,然后再学习身体上半部的旋转动作。

(1) 翻身前的准备动作(图4-1-22):双手掌对掌,十指交叉,患侧拇指在上,肘关节伸展,双手上举,尽可能高于头部,再回原位。做此动作时,要注意双侧前臂应同等程度旋后,腕关节应始终保持伸展位。

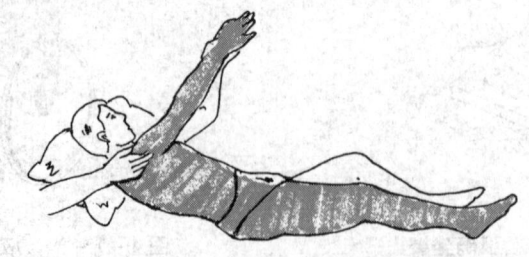

图 4-1-22 翻身前的准备动作

(2) 身体上半部的旋转动作(图4-1-23):双手上举,肩部充分前伸,肘、腕关节保持伸展,向左右用力摆动(图 4-1-23a),带动躯干、骨盆向一侧转动。治疗师可从患者的肩部(图 4-1-23b)或臀部(图 4-1-23c)给予一定的辅助力量,帮助患者完成翻身动作。

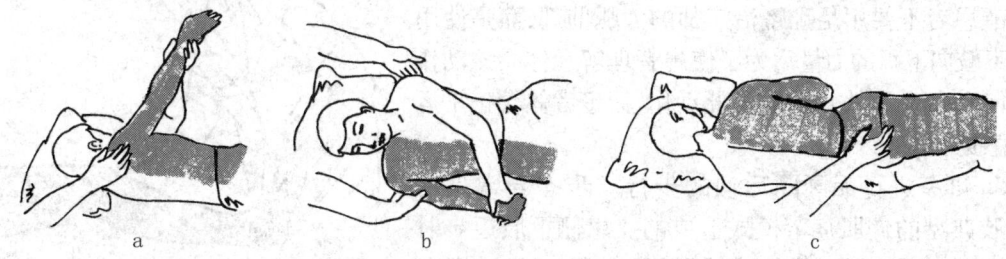

图 4-1-23　身体上半部的旋转动作
a. 双上肢用力左右摆动;b. 从肩部给予辅助力量;c. 从臀部给予辅助力量。

4. **准备坐起和站立**　一般偏瘫的康复训练宗旨是:从仰卧位→侧卧位→坐位平衡→膝立位→跪行→站立→立位平衡→行走,按照这样的顺序进行训练。其中大多数患者可跨越膝立位和跪行,由坐位直接到站立位,但对于躯干肌、臀肌力量较差的患者,仍需进行手膝跪位和双膝立位的训练。通常许多偏瘫患者在没有掌握对患侧下肢的控制能力时,就强行进行步行训练,可能发展成日后上肢屈肌紧张、下肢伸肌紧张的典型画弧偏瘫步态。因此,在患者早期卧床阶段,即应开始进行康复训练,否则,患侧下肢伸肌、内收肌及足内翻肌的张力将会逐渐升高。具体方法需首先在仰卧位下进行下肢的控制训练,即下肢屈曲、伸展动作的训练。在进行下肢控制训练时,必须避免出现上肢的联合反应和肩的后撤等异常模式,预防的措施是:指示患者采取双手交叉、上举至头顶,若肩有疼痛,可使患侧上肢处于伸展位,置于体侧即可。若随着患者的用力而出现上肢屈肌张力升高,治疗师可在利用 RIP 体位抑制屈肌痉挛后,再训练下肢的控制能力。

(1)下肢屈曲动作的训练(图 4-1-24):患者仰卧,屈曲髋、膝关节,治疗师一只手将患足保持在背屈、外翻位,并将其脚掌放于床面,另一只手扶持患侧膝关节外侧,维持髋部处于内收体位,完成髋、膝关节屈曲动作。

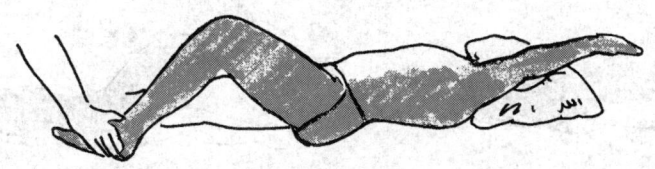

图 4-1-24　下肢屈曲动作的训练

屈髋屈膝动作训练对于偏瘫患者日后步行训练是极其重要的。在偏瘫患者步行前,准备提腿迈步时,由于首先会出现不正常的伸肌张力,使得患者感觉患侧下肢沉重,越想抬起腿,肌张力就越高,腿就越抬不起来,所以应让患者学会以正常方式而不是以伸肌痉挛方式完成伸展下肢的动作。正确的伸展下肢负重训练应从屈髋屈膝动作开始。同时,早期进行此训练也可防止日后患侧膝关节过伸展的现象出现。

(2)伸展下肢准备负重的训练(图 4-1-25):仰卧,患侧下肢伸展,足背屈、外翻,顶在治疗师的大腿前部,治疗师将一只手置于膝部下方,针对膝关节向下伸展的力量施加一定的抵抗力,可选择性引起股四头肌的收缩。训练时,治疗师沿患侧下肢长轴施加压力,指示患者做小范围的伸、屈膝动作。并注意提醒患者不要用足趾蹬治疗师的大腿前部,而是使用整个下肢向下踩的力量。为了使患者理解和体会该动作是如何完成的,可先用健肢做此动作,让患者体会正常运动的感觉。

5. 准备进行无画圈运动的步行　步态异常是由于下肢典型的伸肌痉挛模式造成的。患侧下肢迈步时不能屈髋、屈膝,踝关节表现为跖屈、内翻,导致患者向上提髋迈步时形成了典型的画圈步态。治疗时应做如下动作训练:

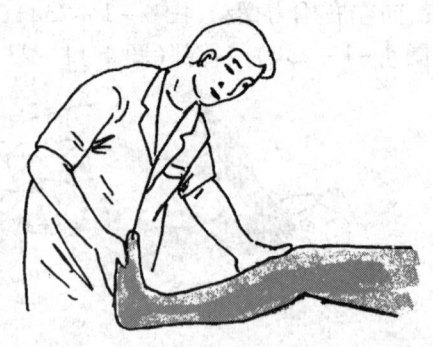

图 4-1-25　伸展下肢准备负重的训练

(1)髋伸展位时膝屈曲动作(图4-1-26):仰卧位,患肢自膝部以下垂于床边,髋关节伸展,治疗师帮助保持踝关节背屈、外翻位,指示患者做伸、屈膝动作。训练时,要注意避免出现伸肌痉挛,因此应在不引起伸肌痉挛的条件下,逐渐扩大伸膝范围,同时,在做此动作时,应注意保持足背屈、外翻位。

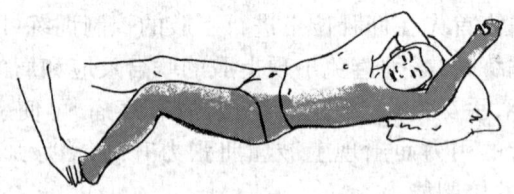

图 4-1-26　髋关节伸展位时的膝屈曲动作训练

(2)骨盆前倾训练:仰卧位,立起患侧小腿,让患者主动内收髋部带动骨盆向前(图4-1-27a),再让患侧下肢越过中线伸向对侧墙面(图4-1-27b),随着控制能力的加强,可指示患者进行肢体的上下移动。

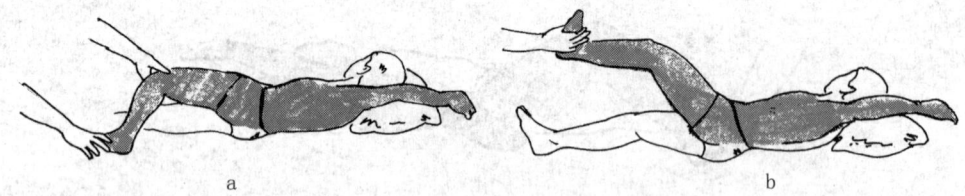

图 4-1-27　骨盆前倾动作训练
a. 主动内收患侧髋部带动骨盆向前;b. 患侧下肢越过中线伸向对侧墙面。

(3)髋内收、外展的控制:仰卧位,患侧膝屈曲位,足放在床面,进行主动的髋关节内收(图4-1-28a)、外展(图4-1-28b)运动,治疗师可从膝部内侧、外侧方给予一定的辅助力量或阻力,然后指示患者练习在各个角度控住,再让骨盆离开床面进行此动作。此训练对患者日后的步行训练极其有意义,潜意识可学会当健侧下肢摆动时怎样去控制患侧下肢,有利于患者在步行站立期站立。

6. 上肢训练

(1) 上肢训练前预备姿势：患者健侧卧位，首先进行上肢外旋位时的上举动作，在训练中应避免出现肘、腕关节尺偏或屈曲动作。在进行上肢的训练时，下肢应保持以下体位：骨盆前倾，并带动下肢向前与另侧腿相交叉。当髋部处于屈曲位时膝关节应保持伸展；当膝关节屈曲位时，髋关节应处于伸展位。同时，踝关节应保持背屈和外翻位（图4-1-29）。

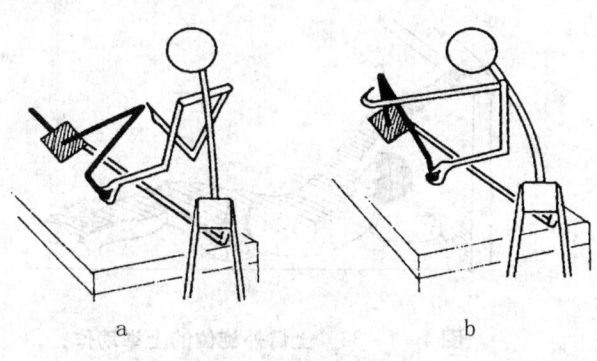
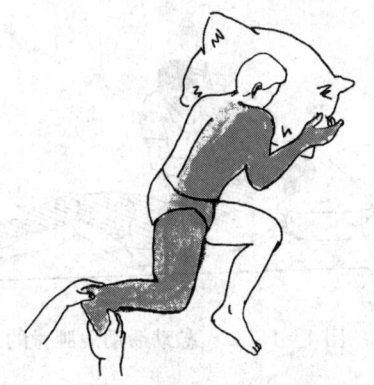

图4-1-28 髋关节内收、外展的控制训练

a. 髋关节的内收训练，从膝部内侧方给予辅助；b. 髋关节的外展训练，从膝部外侧方给予辅助。

图4-1-29 髋关节伸展位，膝关节屈曲时踝关节和足趾背屈位

(2) 侧卧位→仰卧位的训练：教给患者从侧卧位到仰卧位的翻身动作，可利用患侧肩部和上肢前伸对抗阻力的力量来引发身体向后转动，变成仰卧位（图4-1-30）。训练时，下肢呈屈曲位，上肢向前方抵抗用力时，大腿应避免出现外展的动作，因大腿的外展动作会引出骨盆旋后和肩关节后撤等代偿动作。当患者进展至仰卧位时，患侧上肢可放在身体一侧并使之处于伸展外旋位，然后再进行主动的前臂旋后、旋前动作（图4-1-31）。

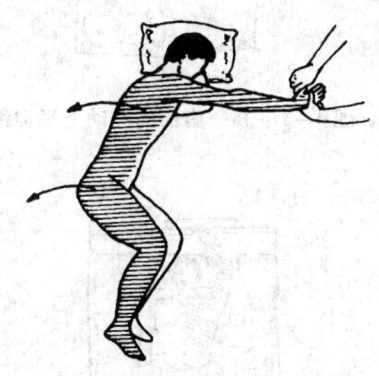
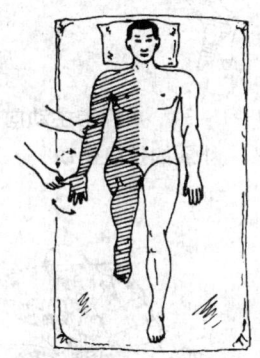

图4-1-30 从侧卧位到仰卧位的翻身动作，从躯干引发动作，随后带动肩胛带向后

注意：保持上臂处于伸展外旋位。

图4-1-31 患者仰卧位，患侧上臂在身体一侧处于外旋位，治疗师帮助患者进行前臂的旋前旋后动作

(3) 活动患侧肩胛带：该训练不仅能提高患侧上肢的活动能力，也能防止肩关节疼痛，缓解肩胛带周围肌肉的张力。偏瘫患者由于体干一侧屈肌张力升高，导致肩胛带下降内收、周围肌群痉挛，继而肩胛骨活动受限，这样一来，上肢上举动作就不可能超过90°。患者采用仰卧位或健侧卧位（图4-1-32），治疗师可进行肩胛骨被动向下、上、前方的活动，但注意避免向后方的运动。待肩胛周围肌肉放松、缓解之后，再指示患者主动向前方或上方伸展上肢

（图4-1-33）。在侧卧位下,进行在床头上方上肢上举的训练。随着患者上肢控制能力的加强,对患者上肢的主动伸展可给予一定的阻力（图4-1-34）。训练时,患侧上臂应处于外旋、伸展位,并注意保持腕、手指伸展及拇指外展。针对患者的主动向前伸展运动,治疗师可给予上臂一定的阻力,以加强患者上肢主动向前的伸展力量。

患者仰卧上臂伸展、外旋位时进行肩部的被动上举、伸展动作（图4-1-35）很容易做

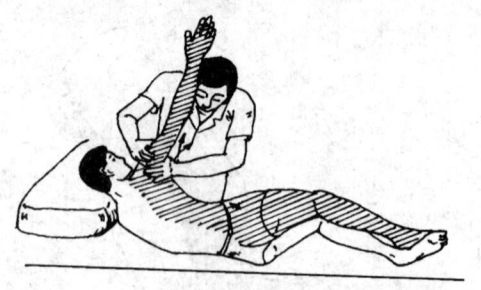

图4-1-32 被动活动肩胛骨的方法

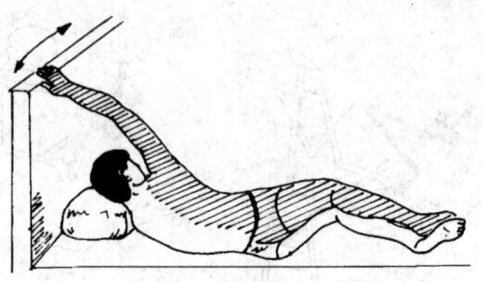

图4-1-33 上臂外旋位的上举动作,练习在床头上方控制上肢

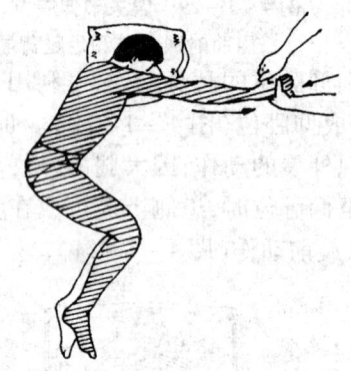

图4-1-34 肩胛带主动向前伸展的抗阻运动

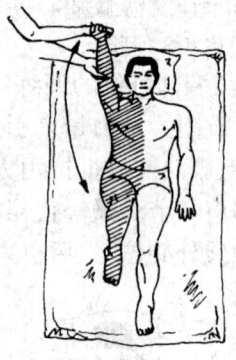

图4-1-35 肩部的被动上举训练

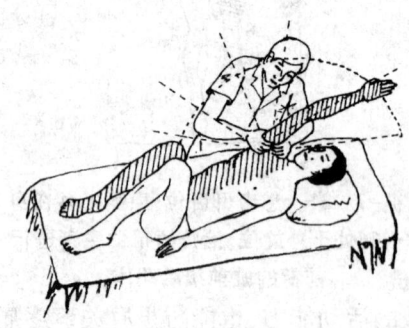

图4-1-36 治疗师帮助患者肩胛带前伸

患者在肢体上举、下放伸展的过程中,练习在各个阶段的控制能力。

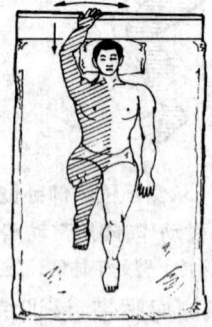

图4-1-37 上臂外旋的主动上举训练

指示患者主动上举上肢触摸床头并练习上臂的控制能力。

到,患者不会出现任何疼痛及不适感觉。在训练中,患者的肩胛带应尽量保持前伸以避免出现肩的后撤现象,然后鼓励患者主动进行上肢的上举动作。当患者能够做到时,再主动缓慢地放下上臂,指示患者在缓慢放下的各个角度练习上臂的控制(图4-1-36)。训练中,治疗师在患者的腋下和肩部后方给予一定的支持,可以防止肩胛带出现后撤和下压等异常动作。在肘关节的后上方轻轻拍打肱三头肌,帮助患者进行肘部的伸展。当患者的上肢在伸展的位置下均能主动控制时,再指示患者从起始体位主动上举上臂(图4-1-37),并练习上肢的控制能力。

(4)伸展患侧躯干的训练(图4-1-38):此训练也是一种被动活动肩胛带的方法。患者仰卧位,患侧上肢高举过头,治疗师一只手持其手,另一只手扶其肩,让患者做翻身动作,即从仰卧到侧卧再到俯卧位。在整个翻身过程中,治疗师要注意用力牵拉患侧上肢,使患侧躯干处于被动牵拉状态。

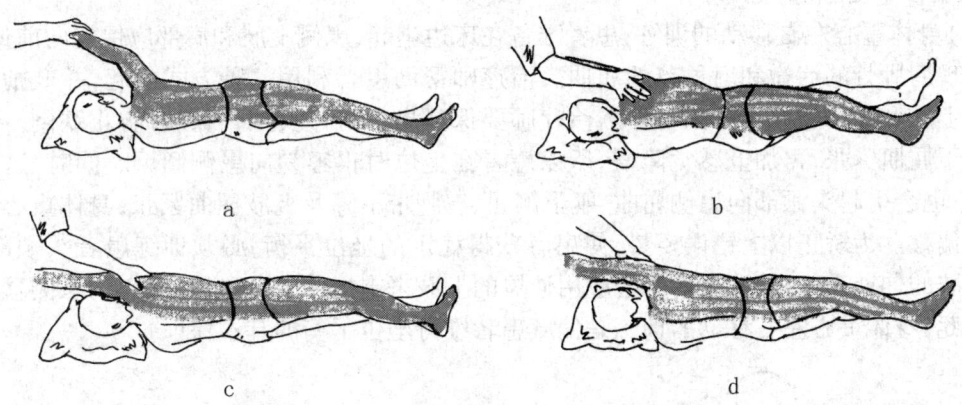

图4-1-38 伸展患侧躯干活动肩胛骨的方法

(5)伸肘训练(图4-1-39):指示患者主动用力伸展上肢,向上方主动推动治疗师的手,促进患者伸肘动作的完成。此动作可加强肘关节的控制能力。

7. 卧位起坐训练

(1)侧卧位(图4-1-40):治疗师一只手放在患者颈部,另一只手放在膝下,将其扶起。

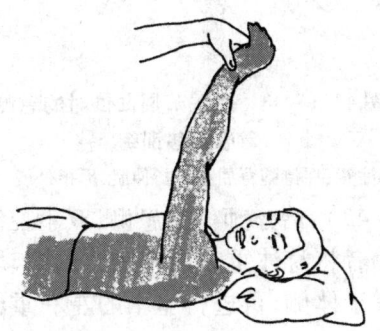 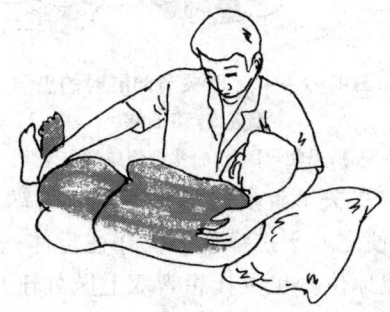

图4-1-39 上肢的伸肘训练　　　图4-1-40 从侧卧位起坐的方法

(2)仰卧位:治疗师指示患者把健侧下肢插入患侧下肢下方(图4-1-41)并移至床边,用健侧肘支撑上身坐起。

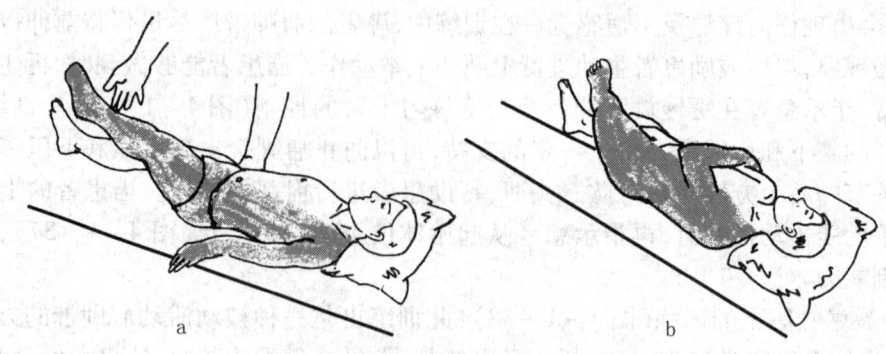

图 4-1-41　从仰卧位起坐的方法
a. 双侧下肢交叉,健肢在下；b. 将双下肢移至床边。

8. 坐位平衡训练

（1）身体重心左右移动的训练：患者准备在床边坐起,患侧上肢和肩部应保持向前伸展,避免出现肩胛骨的后撤和肘关节的屈曲。治疗师帮助患者利用这种方式坐起,并鼓励患者用健侧上肢和手来支撑自己的身体。治疗师要保证患者身体安全,训练时防止跌倒。由于患侧躯干屈肌紧张,再加上感觉障碍,所以患者在坐位时很容易向患侧倾倒。同时,这种屈肌痉挛,也会引起头颈部向患侧屈曲、躯干侧屈、肩胛带下降及上肢屈曲紧张,身体重心向健侧臀部偏移。为矫正以上错误姿势,使患者获得稳定的坐位平衡,必须训练患者头颈部、躯干及上肢的伸展动作,并让患者学会应用伸展的上肢来支撑体重,可进行重心的患侧移动训练。因此,身体重心左右移动的训练是偏瘫患者维持坐位平衡的基本保证。

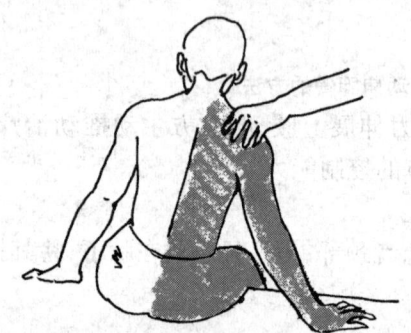

图 4-1-42　肘关节伸展时的患侧
重心转移训练
注意：患侧肩部升高,头部侧屈朝向健侧。

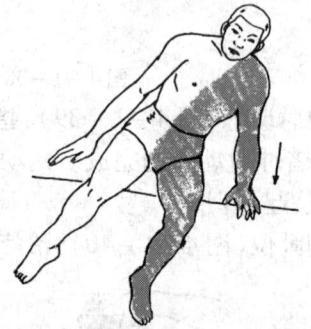

图 4-1-43　肘关节屈曲位时的患侧
重心转移训练
注意：保持腕背屈和手指伸展、拇指外展。

1）肘关节伸展时的患侧重心移动训练（图 4-1-42）：治疗师位于患侧,双手控制患侧上肢,使之处于抗痉挛体位并在身体一侧负重,指示患者将身体重心向患侧方向移动,然后再回复原位。也可让患者双上肢处于抗痉挛体位支撑于体侧,再进行躯干的左右重心转移训练。

2）肘关节屈曲位时的患侧重心移动训练（图 4-1-43）：治疗师帮助患者将身体重心移向患侧,在肘关节屈曲位时使前臂负重,然后主动将身体回复原位。初时,治疗师可帮助患者利用肘部伸展完成身体的复位。

（2）身体重心前后移动的训练（图 4-1-44）：弛缓阶段的偏瘫患者,在坐位时进行抬头动作较困难,因患者抬头伸展脊柱时易向后方倾倒。为了帮助患者维持头部的正确体位,治疗师应站在患者前方鼓励患者向前弯曲身体,在尽量屈曲髋部的同时将患侧上肢上抬,把手放在治疗师的肩部。当患者能保持此体位并能较好伸展脊柱时,可鼓励患者抬起下颌并向上方看,通过过度屈曲髋部,可抑制患者向后方的倾斜。此阶段通常为起立动作的准备。

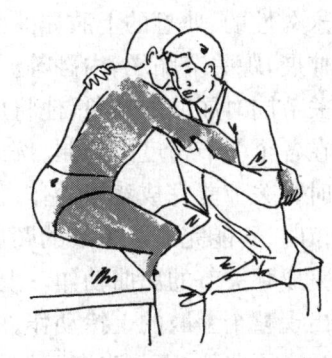

图4-1-44 身体重心前后移动训练

(3)患侧上肢负重训练:患侧上肢的伸展体位可抑制上肢屈曲痉挛,对日后日常生活动作的完成有帮助作用。另外,上肢在伸展位时支撑体重,也是坐位平衡训练的一个重要方面。训练时,将患侧上肢置于抗痉挛体位,放在躯干侧方,指示患者将躯干重心放到患侧上肢(图4-1-45)。治疗师可通过患侧肩关节给上肢施加向下的压力,从而提高患侧伸肌张力,加强上肢肘关节的稳定性,在此体位下,也可进行小范围、选择性的肘关节屈、伸运动。

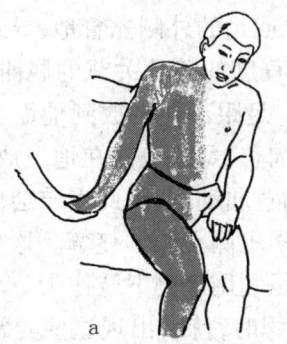
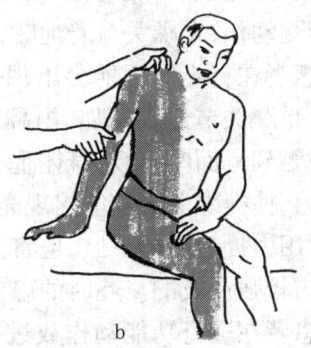

图4-1-45 患侧上肢负重训练
a. 患侧上肢处于抗痉挛体位;b. 从肩部给予向下的压力,加强肘部的伸展能力。

(4)从轮椅到床的转移(图4-1-46):轮椅与床呈30°~45°摆放,治疗师帮助患者起立后,以其健侧下肢为轴,将患者身体旋转,重心前移,弯腰坐下。

(二)痉挛期的康复训练

此阶段内,偏瘫患者的特征是患侧肢体肌张力过高,患者以异常的运动模式移动肢体。某些患者发病后不久便出现严重的痉挛(可能在几天之内或数周之内)。随着肌张力的升高,当进行某些特定的被动运动时,肢体的阻力也将随着增加。受累的肌群主要有:肩胛带的下压肌群,肩胛骨的固定肌群,躯干的侧屈肌群,肩关节

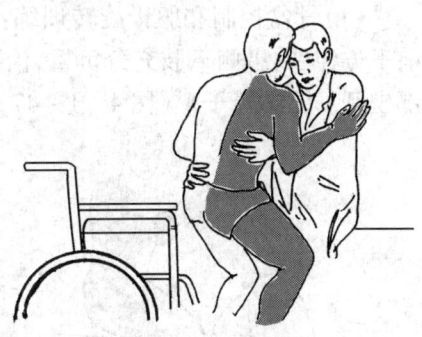

图4-1-46 从轮椅到床的转移方法

的内收、后撤肌群,肘关节的屈曲和旋前肌群及手指的屈曲肌群,髋、膝、踝关节的伸肌肌群。在偏瘫的弛缓阶段,患者的痉挛是瞬间出现的,只有进行强烈的持续牵拉时,才会出现痉挛。但是在痉挛阶段,将会出现持续的痉挛。若在此阶段不采取任何预防性的措施,患侧肢体将

形成永久性的、典型的上肢屈曲痉挛及下肢伸肌痉挛的模式，即上肢屈曲、内收，前臂旋前；下肢伸展，踝关节跖屈、内翻等。若患侧肢体为中等程度痉挛，患者能屈曲下肢，但是将出现所有关节同时屈曲的现象，他将用力来抵抗下肢的伸肌痉挛。当患者试图伸展下肢时，不能完成在各个关节角度的控制，例如，很难将肢体控制在关节屈曲的中间位置。当下肢膝关节屈曲时踝关节能完成背屈动作，但当膝关节伸展时，则不能完成此动作。同样，当下肢处于屈曲位时，不能完成踝关节的跖屈。患者仰卧位时，髋部处于伸展位，需要抵抗一定的阻力才能完成膝关节的屈曲动作。上肢的运动也将受限于痉挛模式，即当患者试图抬起上肢时，将会出现整个上肢的上抬动作，即肩胛部位出现上抬，肩关节出现轻微外展，肘关节保持屈曲或过度屈曲位，而且患者不能从前方抬起上肢，也不能进行肘关节的伸展或旋后以及腕指关节的移动等。

坐位时，患者常将身体重心放在健侧臀部，患侧上肢处于屈曲位，而痉挛的下肢比健侧下肢更容易处于外展位。此阶段的患者，通常能够站立，但几乎将身体的重心完全放在健侧下肢上，而且不能在较小的支撑面上站立，常常会用一种异常的运动模式学习行走：患侧下肢迈步时，将出现下肢的伸展、外旋动作，患者需要通过整个下肢的上提动作，将肢体向前方摆动，出现下肢的画圈动作；当踝关节着地时，脚趾或足的外侧先着地，导致患者出现踝关节的内翻现象。有些患者在行走时可能会出现一定程度的髋膝关节的屈曲动作，他们下肢的画圈动作不明显，但是踝关节出现跖屈、内翻动作，足跟不能平放到地面上。若患者仅有轻微的痉挛，当足尖碰触到地面时，随着身体重心的前移，足跟也能在地上放平，但由于小腿肌肉痉挛所产生的阻力，使得踝关节不能出现充分的背屈动作，因此患肢会出现膝关节的过伸展现象；而在行走时用力提起患侧下肢，也将会加强患侧上肢的痉挛。这是由于在痉挛阶段偏瘫患者的联合反应较强造成的。此时的患者只是利用患侧下肢作为一个僵硬的支撑物来进行站立和行走。患者在进行功能动作或进行训练时，持续出现这些异常的运动模式也会加强上肢的屈肌痉挛和下肢的伸肌痉挛。因此，此期的训练目的主要是：抑制病理性反射和异常运动模式的加重，诱导患者学会缓解肢体痉挛，促进主动运动功能的恢复。

1. 坐位和准备坐起的训练

（1）骨盆控制和躯干旋转训练：在患者身后并排放置三把椅子，指示患者双手交叉并向前下方伸展，患侧下肢充分负重，治疗师帮助患者抬起臀部，旋转躯干，并指示患者缓慢将臀部坐到一侧的椅子上（图4-1-47）。此训练有助于提高骨盆的控制能力，同时达到躯干旋

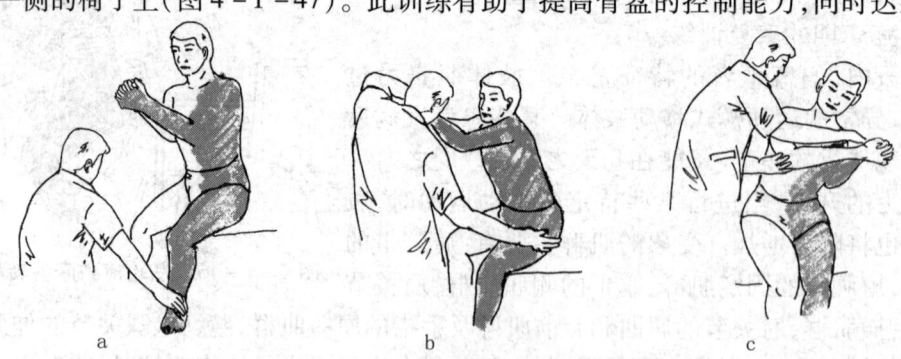

图4-1-47　骨盆控制和躯干旋转训练

a. 患侧踝关节充分负重；b. 将臀部缓慢抬起；c. 旋转躯干，缓慢坐到一侧的椅子上。

转及患侧躯干伸展的目的。做此训练时,由于患者害怕摔倒,不敢在患侧肢体上负重,总想找借助物或支撑物,因此要注意让患者双手交叉,躯干始终向前屈曲。

(2)患侧髋内收、骨盆旋前训练(图4-1-48):患者坐位,治疗师一只手控制患侧下肢膝部,使其处于内收、内旋位,另一只手控制踝关节于背屈、外翻位,帮助患者将患侧下肢放到健侧下肢上,同时带动骨盆前倾,然后再控制下肢缓慢回收放下。此动作的训练对于步行时的膝屈曲动作有重要作用。

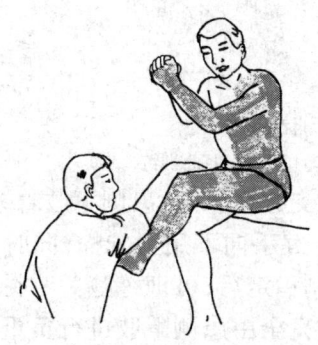
图4-1-48　患侧髋内收、骨盆旋前训练

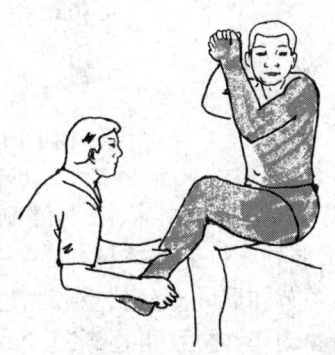
图4-1-49　坐位提腿训练

(3)提腿训练(图4-1-49):患者坐位,治疗师托住患侧足部保持在背屈、外翻位,指示患者向上提腿,再慢慢放下,并练习在关节的各个活动范围内进行控制,以加强患侧下肢屈髋、屈膝的能力。

(4)屈膝训练(图4-1-50):患者坐位,将膝部被动屈曲大于90°,指示患者在小范围内做膝关节伸展、屈曲动作。做此训练时,整个脚掌着地,足跟不离地,尤其是在进行膝关节屈曲动作时。

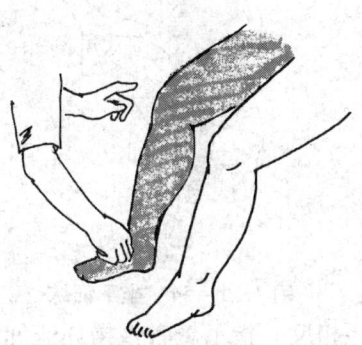
图4-1-50　坐位屈膝训练

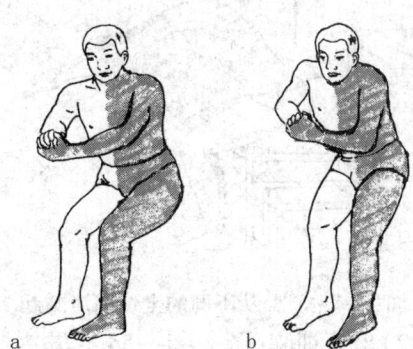
图4-1-51　从端坐位站起的训练
a. 双手交叉向前方伸展,躯干屈曲;
b. 伸髋伸膝缓慢站起。

2. 站起和坐下训练

(1)站起训练:

1)端坐位站起:患者双手交叉向前方伸展,躯干屈曲(图4-1-51),当患者的鼻尖超过足尖时,指示患者伸髋、伸膝,在此位置上慢慢站起。训练时,为使双下肢负重均等或更多地用患肢负重,应使双足并列或患足位于健足后方。治疗师也可将自己的脚放在患者患足之后,防止患者起立前最后一瞬间出现健足后撤而摔倒。

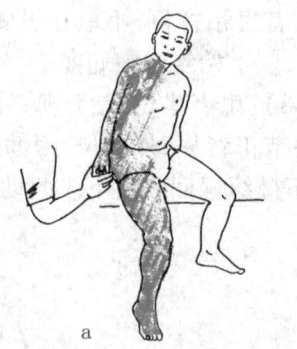 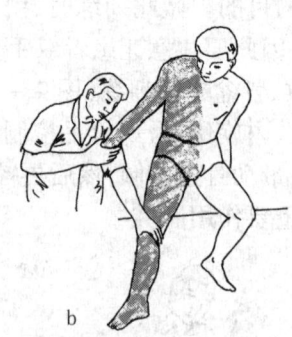

图 4-1-52 从高床站起的训练

a. 将患侧上肢置于抗痉挛体位；b. 膝关节小范围伸展、屈曲训练。

2）高床站起：患者高床坐位，健侧臀部坐床沿，健手支撑在床边，患侧下肢着地，治疗师把持患侧上肢处于抗痉挛体位（图 4-1-52），指示患者健手向下用力支撑，同时伸展患侧髋部，使膝关节伸展并充分负重。当患侧髋关节伸展控制稳定后，可训练膝关节在小范围内的伸展、屈曲动作，之后，再逐渐减少或取消健手的支撑，完全由患侧下肢进行负重。若患者前述端坐站起有困难，则可先用此方法进行训练。

3）从不同高度的坐位（坐姿）站起：在训练的初期，让患者从较高的坐位站起，然后逐渐过渡到较低位置起立（图 4-1-53），随着下肢屈曲角度的加大，双下肢负重站起就变得更加困难。当患者能从较低的位置站起后，可紧接着进行半蹲位时的双下肢负重训练。这种体位下的训练对减轻下肢伸肌痉挛有很大帮助。

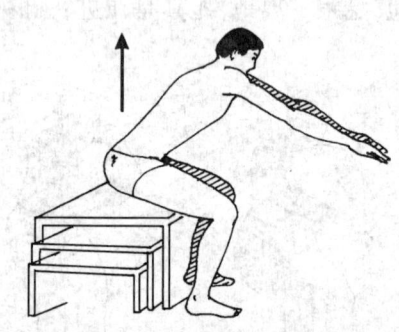 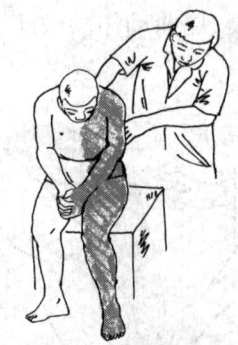

图 4-1-53 从不同的坐位高度站起　　　　图 4-1-54 坐下训练

（2）坐下训练（图 4-1-54）：与站起训练动作顺序相反。指示患者慢慢屈髋屈膝，下降臀部。为防止患者突然跌落到椅子上，治疗师可在患侧臀部施加一些辅助力量，当臀部接近椅子时再指示患者抬起臀部，这样反复数次，再坐到椅子上。

3. 站立和行走训练　　患者行走的各个阶段均能在站立位进行准备。由于身体重心转移时，患侧下肢缺乏平衡反应而不能很好地负重，因此，患者在进行行走训练之前，首先要进行患侧下肢的站立负重训练，训练原则应由易到难，负重量由少到多。如果患侧下肢负重不充分，将大大影响患者的步行稳定性。另一方面，针对患者的画圈步态，可进行一些无画圈步态的迈步训练。

（1）患侧下肢负重训练：

1）立位患侧重心转移：治疗师一只手放在患者的腋部支撑，保持肩胛带的上举，另一只

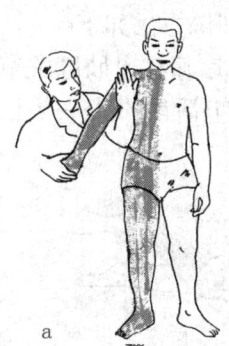
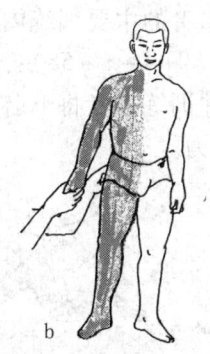

图 4-1-55 立位患侧重心转移训练

a. 将身体重心移向患侧；b. 从骨盆部位辅助患者，将身体重心移到患侧。

手保持患侧上肢肘关节、腕关节处于伸展位，即抗痉挛体位，同时指示并引导患者将身体重心逐渐向患侧移动（图 4-1-55）。为防止患者利用躯干侧倾来代偿，可让患者在姿势矫正镜前进行此训练，通过视觉刺激的反馈作用，让患者观察自己是否已将身体重心移至患侧，同时治疗师也可将手放在患侧骨盆对侧，帮助患者将重心向患侧移动。

2）立位负重屈膝：身体重心移至患侧，健侧手可抓握一固定扶手以起保护作用，健足放在治疗师腿上（图 4-1-56），治疗师跪于患者前方。为避免出现患侧膝关节过度伸展或屈曲，治疗师可用一只手保持膝关节屈曲大约15°左右，随着患侧下肢负重能力的提高，治疗师另一只手可握住健足，感觉其向下踩的力量是否逐渐降低，直至患侧下肢负重能力逐渐接近单足站立时的负重能力。这时，便可开始进行患侧下肢单独站立的训练。随着稳定性的提高，指示患者在单侧负重情况下交替进行小范围的伸展、屈曲运动。

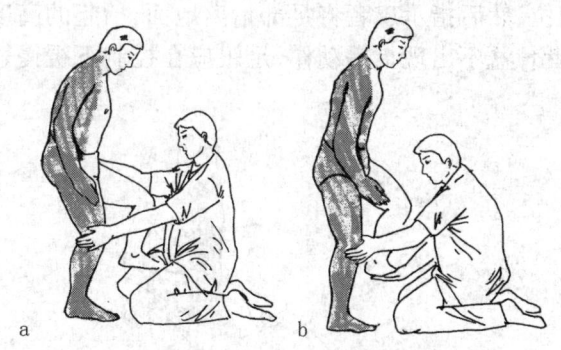
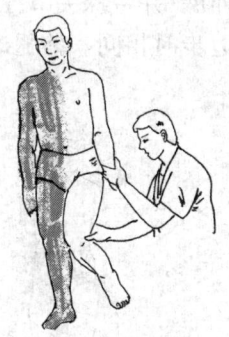

图 4-1-56 立位负重下屈膝动作

a. 健足放在治疗师腿上；b. 治疗师手握健足，感觉其向下踩的力量。

图 4-1-57 患侧下肢站立位，健腿前后迈步

3）患腿站立时健腿迈步（图 4-1-57）：当患侧单独负重而患者已无恐惧感之后，可指示患者抬起健足，在小范围内进行前后迈步动作的训练。此动作应缓慢进行，目的在于尽可能使患侧多负重。健腿向后迈步时，治疗师应注意引导下肢充分迈至患足的后方，使患侧髋关节充分伸展，同时，治疗师注意患者不能出现躯干的前倾、后倾等代偿现象。

（2）患侧下肢的迈步训练：当偏瘫患者向前迈患腿时，常因足趾离地时屈膝不够而致患侧腿拖地导致骨盆上提。治疗师要注意辅助患者将骨盆放松，屈曲膝关节，然后向前迈出步

子。因此，屈膝是此类患者的主要训练内容，具体训练方法如下：

1）膝关节屈曲训练（图4-1-58）：俯卧位，治疗师将患肢膝关节被动屈曲90°，然后指示患者缓慢伸展下肢，并训练患者将下肢保持在关节活动的某一点上，使患肢掌握在各个关节活动角度上的控制能力。

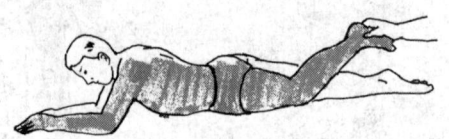

图4-1-58　俯卧位的膝关节屈曲训练

2）髋、膝屈曲动作训练（图4-1-59）：立位，患者骨盆自然放松，治疗师帮助患侧下肢轻度屈曲膝关节，同时注意观察患者髋部是否放松，防止骨盆上提，然后将患侧下肢向前方迈出。

3）髋内收、膝屈曲动作训练（图4-1-60）：立位，患肢位于健肢后方，健肢完全负重，指示患者将患膝靠近健膝，练习髋内收、膝屈曲动作。训练时，治疗师要注意将患足保持外翻、背屈位，以防止由于患侧下肢向前迈步时，脚掌前外侧向地面的压力，造成踝关节内翻、膝关节僵直，患者迈步时上提骨盆或出现画圈步态。

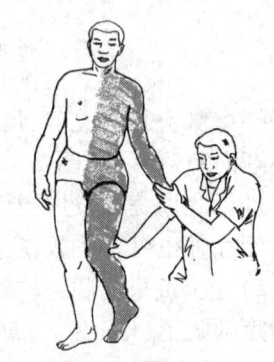

图4-1-59　髋膝屈曲动作训练

4）迈步前训练（图4-1-61）：患侧下肢向前迈步异常的主要原因是由于下肢伸肌痉挛导致不能屈膝和背屈踝，因此，在步行训练前应先进行迈步前的准备。由治疗师托住患足足趾使其伸展，并将踝关节控制在背屈、外翻位，然后指示患者将足部抬离地面，抬起的高度应与正常迈步时相同。抬腿时，注意控制患者骨盆不出现上提动作，足跟应在控制下缓慢轻柔着地。

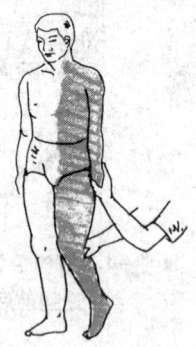

图4-1-60　髋内收、膝屈曲动作训练

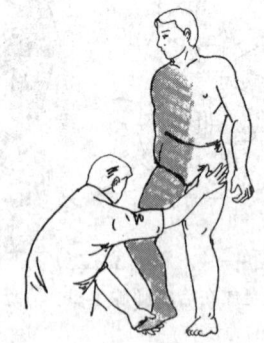

图4-1-61　患肢迈步前的训练

5）迈低步训练：由于患侧下肢高抬会引起下肢伸肌痉挛，导致骨盆上提、躯干代偿，故应让膝关节轻度屈曲，来引导下肢向前方迈低步，落地时慢慢放下。

6）足跟着地训练：患足着地时掌握足跟的控制是十分重要的。指示患者屈曲膝关节、背屈踝关节，并向前移动下肢，再慢慢放下足跟。治疗师可通过保持患足足趾伸展、踝关节背屈，帮助患者足跟着地。训练时，可用手指体验患足足趾有无屈曲的动作，即向下压的感觉，若有,在患足落地前,指示患者再次抬高足部,放松足趾后足跟着地。此方法可抑制患侧下肢的伸肌痉挛。

4. 上肢运动控制训练

(1)上肢的控住训练:将患侧上肢被动抬到空间的某一位置,将腕关节背屈,手指伸展,拇指外展。然后治疗师逐渐将手放开,再指示患者将肢体控制在此位置保持不动(图4-1-62),并练习上肢能在各个方向、各个角度控住,训练时保持上肢处于外旋及肘关节伸展位。

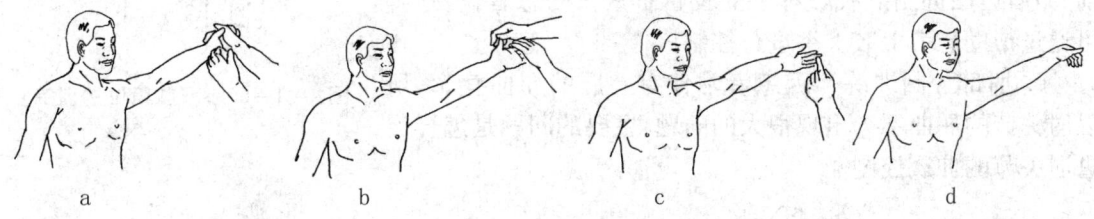

图 4-1-62 上肢的控住训练

a. 腕关节处于背屈伸展位;b. 手指伸展,拇指外展;c. 治疗师用手指辅助患者将上肢控住;d. 将上肢控制在此位置保持不动。

(2)上肢定位放置训练(图4-1-63):当患者上肢具备一定的控住能力时,可指示患者将控住的肢体由此位置向上或向下运动,然后再返回原位。

5. 手膝跪位和双膝跪位的训练 跪位训练对于偏瘫患者的治疗是非常重要的,特别是用于抑制下肢伸肌痉挛模式及上肢支撑、平衡训练。高龄者和体重过重的患者不宜在此体位下进行训练。

(1)手膝跪位训练:使患侧上肢处于抗痉挛体位并能充分负重,若需要,治疗师可从患侧肘部给予支撑来保持肘部的伸展,同时也要注意使手指伸展、拇指外展支撑在床面上,指示患者向前后左右摇动躯干保持平衡。随着患者手膝位平衡的加强,训练难度也应加强,如指示患者抬起健侧上肢或下肢(图4-1-64),使患侧肢体充分负重,并且在此体位下维持身体的平衡。

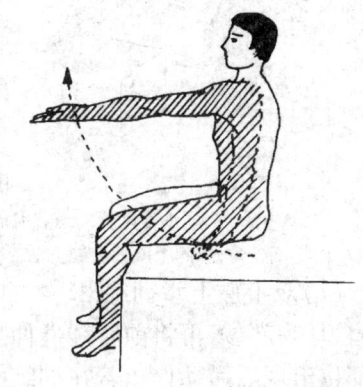

图 4-1-63 上肢的定位放置训练

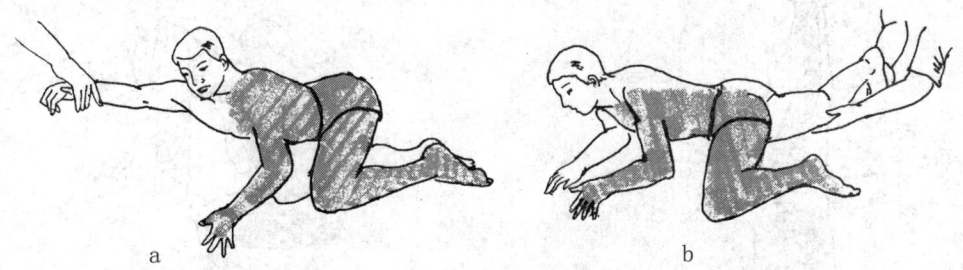

图 4-1-64 手膝跪位的训练

a. 将健侧上肢抬起保持平衡;b. 将健侧下肢抬起保持平衡。

（2）双膝跪位训练（图4-1-65）：治疗师位于患者患侧，保持患侧上肢抗痉挛体位（伸展），引导患者身体进行左右重心的移动。应尽可能向患侧移动身体使之充分负重，但训练时要注意保持髋部伸展，随时防止患侧骨盆出现后撤动作。

（3）单膝跪位训练：治疗师帮助患者将患膝屈曲跪于凳子上（图4-1-66），并充分伸展髋部使其负重，指示患者向前、向后迈出健侧下肢。对于上肢屈肌紧张的患者，治疗师可通过帮助患者上肢上举进行控制。

6. 肘部控制训练　因患者常伴有上肢的屈曲痉挛，所以肘关节的屈曲不会出现很大的问题，主要的问题是怎样促进肘关节的伸展控制能力。

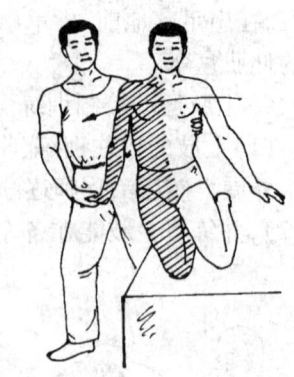

图4-1-65　双膝跪位的训练

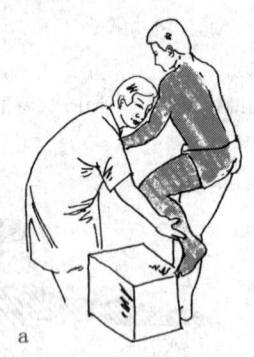 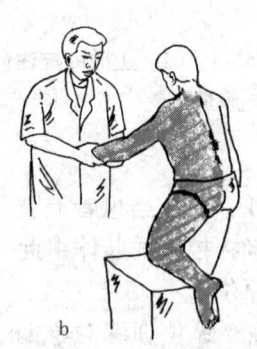 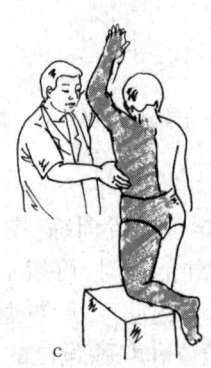

图4-1-66　单膝跪位的训练

a. 治疗师帮助患者完成单膝跪位；b. 患侧膝关节负重，健侧下肢前后迈步；c. 训练时，患侧上肢的控制方法。

（1）双上肢上举训练（图4-1-67）：双上肢屈曲，高过头顶，然后屈曲肘部触摸头顶、对侧肩、耳等部位，再将前臂缓慢伸直，治疗师应随时注意帮助患者肩胛部位向前伸展，防止肩胛部位出现后撤动作。若在训练中，患者不能充分伸展肘部，治疗师可在肱三头肌部位进行拍打，以促进肌肉的收缩。

（2）双上肢屈肘训练（图4-1-68）：患者双上肢前伸，肘部轻度屈曲，双手十指交叉。

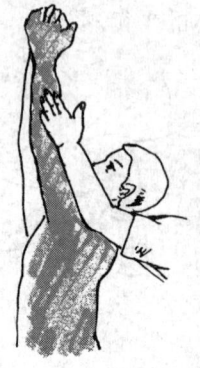 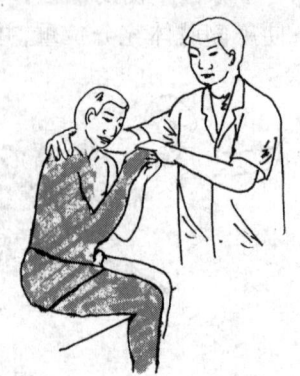

图4-1-67　坐位双上肢上举训练　　　图4-1-68　坐位双上肢肘屈曲训练

指示患者屈肘，用双手触摸口、鼻，然后再返回原位。为防止肩部的后撤，最好将前臂置于桌面上，在肩部充分前伸的情况下进行屈肘运动。

（3）肘关节屈伸训练：患侧上肢不仅要练习上举的方法，而且要练习肘部的屈曲动作，即手掌能接触患者自己的前额部位，当患侧上肢能控制在上举位置时，可进行交替的肘部伸展和屈曲训练（图4-1-69）。也可在上肢抬起的水平位进行肘伸展的动作。当患者在上举上肢的各个角度均具有肘部的控制能力时，可进行肘关节的独立运动。此训练动作对于偏瘫患者的穿衣、吃饭、梳头等日常生活功能的自理是非常重要的（图4-1-70）。将患侧上肢外展、外旋、肘关节伸展时，指示患者屈肘触摸自己嘴部，然后再返回伸肘位。此动作的整个过程要求缓慢地有控制地进行（图4-1-71）。

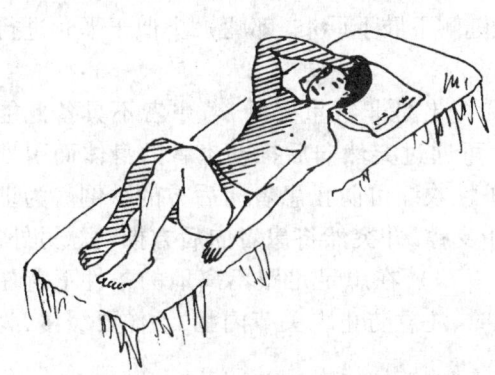

图4-1-69　仰卧位时时屈曲、前臂旋后触摸前额，进行肘关节的交替屈伸动作

注意：保持肩部的前伸、腕关节和手指关节的伸展。

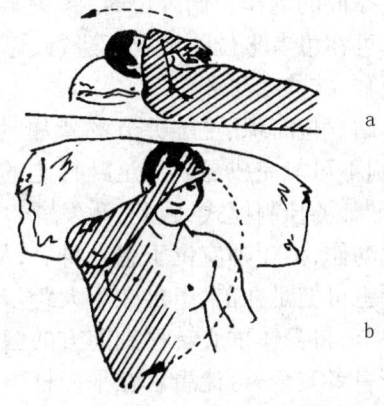

图4-1-70　肩部上举进行肘部的屈伸训练

a. 上臂屈曲触摸对侧肩部。在此训练的过程中，应注意保持肩胛骨尽量向前伸展；b. 患肢接触身体对侧或头部的同时，也可训练患者肩部的控制能力。

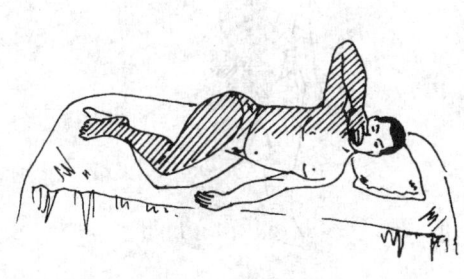

图4-1-71　患侧上肢外展、外旋、肘关节伸展位时，指示患者屈肘触摸自己嘴部，然后再返回伸肘位

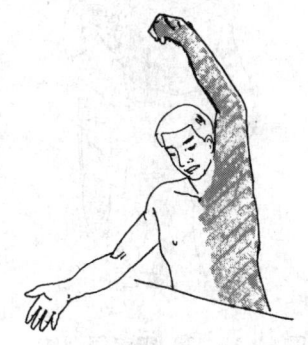

图4-1-72　坐位上肢尺侧触头训练

（4）上肢尺侧触头训练（图4-1-72）：患者上肢前伸，前臂旋后，指示患者将上肢尺侧接触同侧头部，进行肘关节屈伸控制练习。在进行上述动作过程中，治疗师必须帮助保持患侧肩部向前方伸展，必要时治疗师可将肩胛骨内侧缘向外推动，以控制肩胛骨向前伸展。

(三)恢复期的康复训练

进入恢复期,患者的痉挛逐渐减轻,偏瘫肢体出现了分离运动,即关节的独立运动及运动的协调性向正常接近。此期的治疗目的在于改善步态的质量和患侧手的功能,最后进行各种有意义的日常生活动作训练,再逐步向正常运动过渡。改善步态训练的患者必须具备以下方面的条件:膝关节有良好的选择性运动,并具有良好的选择性踝关节背屈和跖屈;有一定的立位平衡能力和协调能力;患侧肢体处于负重位时,踝关节能保持中立位等。

1. 改善步态的初步训练

(1)踝关节控制能力的训练:此阶段,踝关节的跖屈、背屈控制能力是非常重要的。例如,踝关节的控制训练可在仰卧位下进行,患侧下肢屈曲或伸展位下进行踝关节背屈足趾抬离支撑面的动作。俯卧位时,膝关节保持屈曲位,进行踝关节、足趾的伸展训练。此训练动作也可在患者坐位的情况下进行,患侧下肢交叉到健侧下肢上(翘二郎腿),类似于平时进行穿脱鞋、袜的动作姿位。

站立位时踝、足趾关节的背屈动作对于站立和行走是非常重要的,若患者不具备此能力,则不可能完成足底 - 足趾行走的步态。治疗师可通过突然向后推动患者的身体而引发踝、足趾的控制模式,因此,激发踝、足趾的屈肌保护性收缩可防止患者向后方的跌倒。为训练此动作,治疗师应位于患者身后,从患者髋部给予支撑,并突然将患者向后方推动。另外,患者也可健足在前、患足在后大跨步站立(图 4 - 1 - 73),在患足足跟不离地的条件下背屈踝关节,将身体重心转移到前方的健侧下肢。训练时,注意防止踝关节内翻,动作要缓慢,为保证患者安全,可让患者在平衡杠内进行。

(2)准备迈步的训练(图 4 - 1 - 74):姿势同上。指示患者患足足跟离地但足趾着地,再恢复足跟着地。训练时,治疗师一只手控制患者骨盆部位使之放松,另一只手帮助膝部屈曲,足跟抬起。

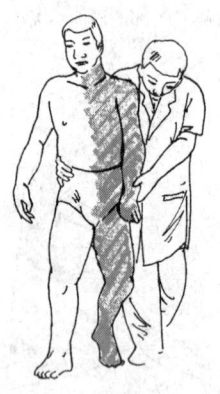

图 4 - 1 - 73　踝背屈训练

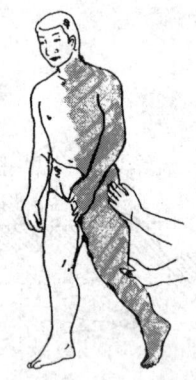

图 4 - 1 - 74　患侧下肢准备迈步前的训练

(3)迈小步训练:健足站立,治疗师一只手控制患侧骨盆,另一只手帮助患者足部保持外翻、背屈位,并指示患者屈髋屈膝向前、向后迈小步(图 4 - 1 - 75)。前后迈步时,注意保持患者躯干、骨盆放松,轻度屈髋屈膝,防止骨盆上提动作而形成画圈步态。

(4)滑板训练(图 4 - 1 - 76):为改善患侧下肢站立的平衡能力,可让健足踏在滑板上进行各方向的滑动,使患足充分负重。再让健足站立,患足放在滑板上向各个方向滑动,可训练患侧下肢的控制能力及灵活性。训练时要注意在安全条件下进行,远离尖锐物体,周围环境清净明亮,防止滑倒。滑动时不要过分用力,控制在小范围内进行。

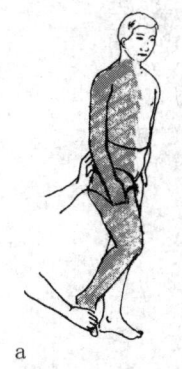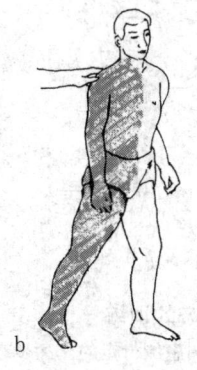
图 4-1-75 患侧下肢前后迈小步的训练
a. 屈髋屈膝前后迈小步;b. 迈步的错误姿势。

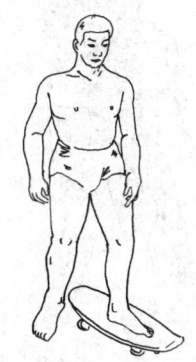
图 4-1-76 滑板训练

2. 改善步态的进一步训练

(1)迈步训练:

1)试探式迈步:健侧下肢站立,指示患侧下肢向前迈步,轻度屈髋屈膝,踝关节背屈,当足跟将要着地时立即抬起,反复数次,加强患侧下肢移动及足跟着地时的控制能力。

2)患侧下肢负重训练(图 4-1-77):站立位,治疗师位于患侧后方,双手扶持在患者的骨盆部位,指示患者将身体重心移向患侧,将健侧下肢外展离地,使患腿充分负重。随着患者稳定性的加强,训练的难度也可增强,如变换健侧下肢的姿势,由膝关节伸展下的外展位变为膝关节屈曲的外展位。或变换为膝关节屈曲的外展外旋位。健侧下肢复杂的体位变换可加强患侧下肢的独立负重能力。治疗师也可将支撑健侧下肢的台子加高,这样患侧下肢支撑体重的力量就变大,更能加强患侧下肢的负重能力。

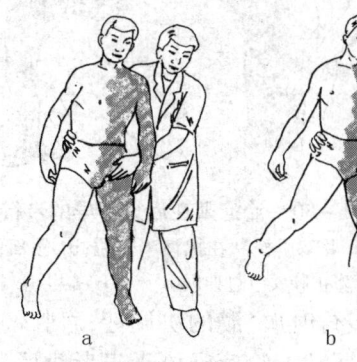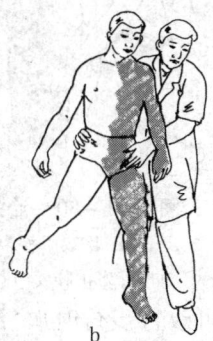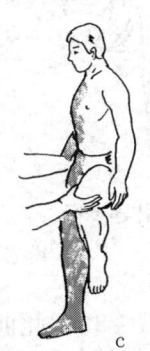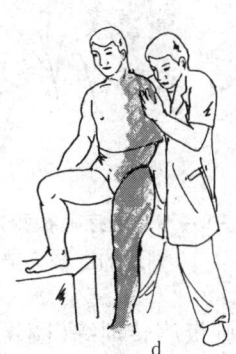
图 4-1-77 患侧下肢的负重训练
a. 健侧下肢外展位;b. 健侧下肢膝部屈曲的外展位;c. 健侧下肢膝部屈曲的外展外旋位;
d. 健侧下肢的高台支撑体位。

3)交叉步态训练(图 4-1-78):此训练是为步行中旋转骨盆做准备的,可改善对髋部的控制,防止出现画圈步态。初时,可先训练患者向健侧方向行走,患者立位,双下肢轻度外旋,健侧腿稍靠前方。治疗师立于患侧后方,一手控制患侧骨盆部位,指示患者旋转骨盆将患侧腿从前方向对侧交叉迈出。随着稳定性的加强,再进行向患侧方向的交叉迈腿训练。

4)前后迈步训练:健侧腿站立,患腿向前迈步,然后屈膝再向后迈步。患者向后迈步时,

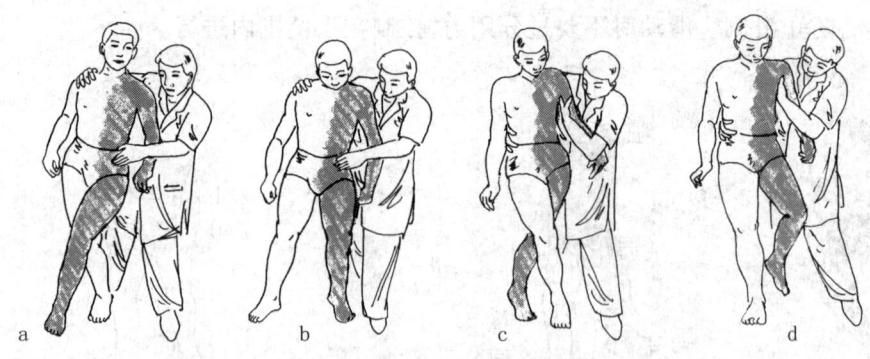

图 4-1-78 交叉步态的训练

a~b. 向健侧行走的交叉步态；c~d. 向患侧行走的交叉步态。

治疗师要注意防止患者出现骨盆上提动作。

（2）行走训练：

1）侧方引导训练（图 4-1-79）：治疗师位于患侧，把持患侧上肢并使之处于抗痉挛体位进行控制，帮助患者移动重心，向前迈步。健肢迈出前，让患者将患侧骨盆及身体重心充分移到患肢的上方，让患肢充分负重；在患腿迈出之前，稍作停顿，让患肢有足够的时间去放松膝关节和下降骨盆。

2）后方引导训练：患者双上肢尽量后伸，治疗师将其双手控制在抗痉挛体位（图 4-1-80）。此训练优点是可使骨盆向前，髋部伸展，防止膝关节过伸展。

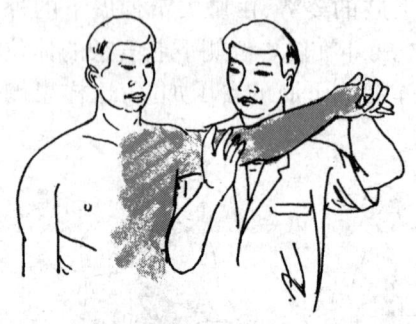

图 4-1-79 治疗师在侧方引导步行训练的上肢姿势

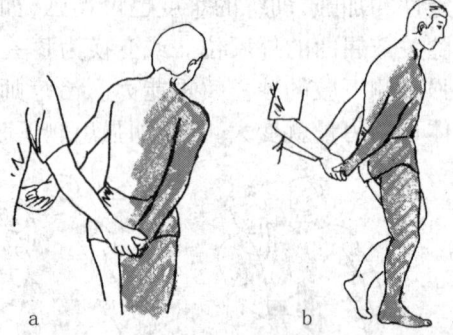

图 4-1-80 治疗师在后方引导的步行训练

a. 将双手控制在抗痉挛体位；b. 髋部保持伸展，防止膝关节过伸展。

3）肩胛带旋转训练（图 4-1-81）：此训练可改善步行时肩、髋的协调性，肩胛带旋转可使双上肢甩动。患者立位，双手分别做触碰对侧大腿的摆动。治疗师位于患者身后，双手控制患者双肩，迈右腿时，左手触右腿，迈左腿时，右手触左腿。此训练可导致躯干旋转，对正常步态的诱发有明显效果。

4）骨盆旋转训练（图 4-1-82）：骨盆旋转可抑制下肢的痉挛。治疗师位于患者身后，双手置于骨盆处，用拇指与掌根处抵住臀部，使髋关节伸展。指示患者步行时，使骨盆旋转。若在训练中，出现了一侧躯干僵硬，应停止迈步，在原地进行数次骨盆旋转动作之后，再进行步行训练。

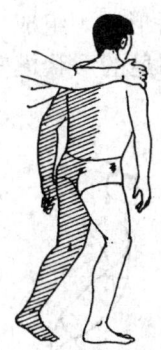
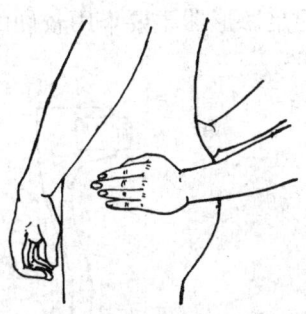

图4-1-81 治疗师利用肩胛带旋转引导步行训练

图4-1-82 治疗师利用骨盆旋转引导步行训练

5)前方引导步行训练:治疗师立于患者前方,将患者患手臂搭在自己肩上(图4-1-83),治疗师一只手放在患侧肩胛骨部位使之充分前伸,另一只手放在骨盆处辅助患者行走时重心转移动作的完成。训练时,应尽量避免患者双侧上肢同时置于治疗师肩部,这将限制患者躯干的旋转动作。此训练的缺点是易使患者产生依赖感,步行中髋关节不易伸展。

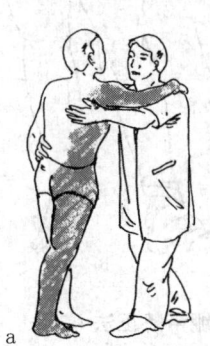
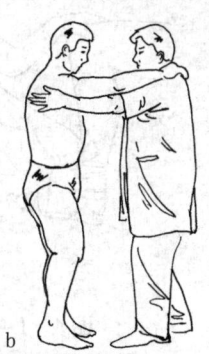
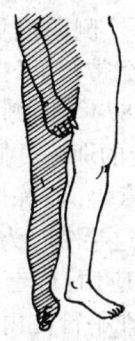

图4-1-83 治疗师在前方引导步行训练
a. 患侧手臂搭于治疗师肩上;b. 患者双侧上肢同时置于治疗师肩部是错误的。

4-1-84 偏瘫患者的足下垂、内翻畸形

6)扶持步行训练:偏瘫引起的足下垂和内翻将导致患者行走时足尖和足外侧先着地(图4-1-84),这影响了患者的站立稳定性,患肢迈步时,会因为足尖拖地导致跌倒。

(3)矫形器具的应用:若经各种牵拉、负重训练仍得不到矫正,需使用辅助器具,将踝关节固定在背屈、外翻位,从而增强患者步行的稳定性。

1)踝足矫形器(ankle foot orthosis, AFO):踝足矫形器是下肢矫形器中使用最普遍的一种,其基本功能是对足和踝关节异常的对线关系及关节运动加以控制,保持踝关节于良好位置。主要包括:在步行的摆动期,能帮助患者抬起足趾,避免出现拖地现象;在偏瘫患者的支撑期,能保持踝关节的稳定性;同时,对足趾蹬地的动作也有所帮助,使步态稳定性加强,减少患者行走时能量的过度消耗。常用的有金属类和塑

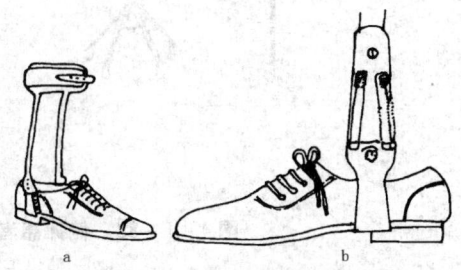

图4-1-85 金属类踝足矫形器
a. 金属支条式;b. 助动式。

料类两种。金属类踝足矫形器由两侧金属支条、踝关节铰链、矫形鞋等组成(图4-1-85)。塑料类踝足矫形器主要采用较硬的热塑性塑料,依患者小腿和足的形状模塑而成(图4-1-86)。

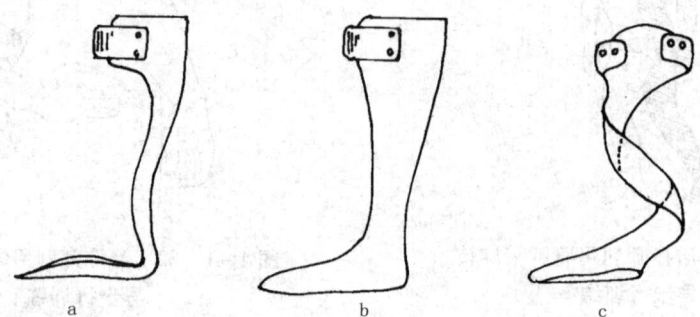

图4-1-86 塑料类踝足矫形器
a. 后簧片式;b. 硬踝式;c. 螺旋式。

2)绷带矫正法(bandage control):患者坐位,治疗师将弹力绷带由脚内侧向外侧进行"8"字形捆绑,当每次由脚外侧向内侧上方围绕踝关节时,应稍稍用力使绷带拉紧,将患足固定在背屈、外翻位(图4-1-87)。经绷带矫正后患者可临时进行站立和行走的训练。捆绑绷带后,需注意防止患足血循环障碍,训练后应及时解开绷带(捆绑时间以不超过半小时为宜)。

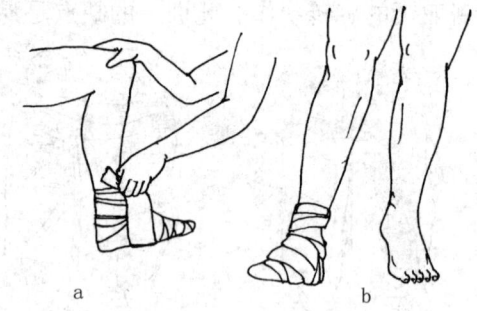

图4-1-87 绷带矫正法
a. 利用绷带将踝关节固定在背屈、外翻位;b. 矫正后可进行站立或行走训练。

(4)助行器的应用:行走能力较差或站立平衡不稳的患者,可在平行杠内练习步行。行走稳定性有进步时,可借助四头、三头、单头手杖行走。行走时,应鼓励患者用患侧肢体负重,患侧

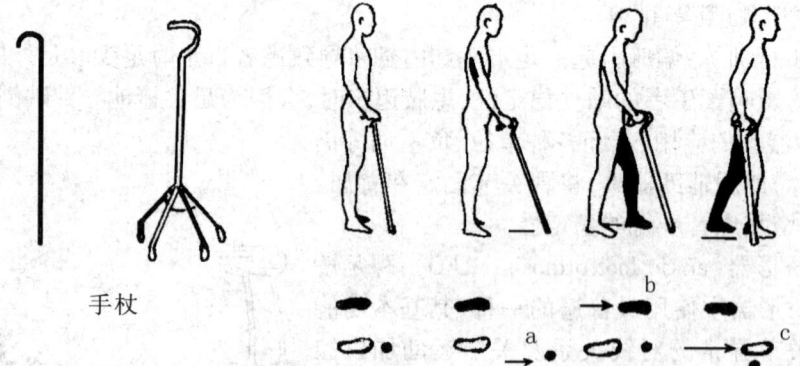

图4-1-88 偏瘫患者常用的步行手杖和利用手杖的行走步态
a. 伸出手杖;b. 伸出患足;c. 伸出健足。

躯干保持伸展,手杖的高度应以扶手部与胯部高度相等为佳。步态方式:偏瘫患者常用三点步态方式行走,即,手杖-患足-健足(图4-1-88)。在偏瘫患者训练的早期,一般不强调

患者过早使用手杖,因患者会将身体的重心过度放置到健侧下肢上,而患侧下肢不能充分负重,长此以往,患者会形成异常的步态和姿势,也会加强下肢的伸肌痉挛模式,也会导致踝关节跖屈、内翻畸形,最终不能行走。但对于康复效果不明显的老年患者,不希望他们长期卧床,可给予拐杖及早进行步行训练。

(5) 上下阶梯的训练:加强上下楼梯的能力也是偏瘫患者全面康复的重要部分之一。因为在日常生活中常常需要上下楼梯。偏瘫患者上下楼梯的训练应遵循"健侧下肢先上,患侧下肢先下"的原则。

1) 上楼梯的训练:治疗师位于患者身后,一只手控制患侧膝关节(图4-1-89),另一只手扶持腰部,将重心转移到患侧,指示健肢上台阶,然后重心前移,治疗师辅助患侧下肢屈髋、屈膝,抬起患足,迈上台阶。初期,患者健手可抓握扶手,随着稳定性的加强,应逐渐减少辅助量。上台阶时,指示患者双手交叉相握伸向前或自由摆动,治疗师可从患者躯干部位给予一定的帮助。

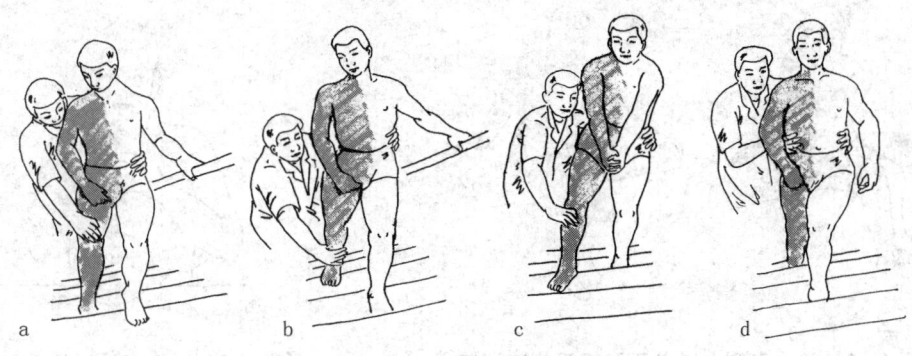

图4-1-89 上楼梯的训练方法

a. 控制患肢膝部,重心到患侧;b. 重心前移,健侧下肢上台阶;c. 双手交叉向前,减少辅助力量;d. 患侧上肢自由摆动。

2) 下楼梯的训练:治疗师位于患者后方,一只手置于患侧膝部上方,辅助膝关节屈曲向下迈步(图4-1-90);另一只手置于健侧腰部帮助向前移动重心,然后再保持膝关节伸展以支撑体重,指示健侧下肢向下迈步。

3. 上肢运动控制训练

(1) 联合反应的抑制:患侧上肢放置在桌面保持不动,指示患者用健侧手摩擦患侧上肢皮肤;或健侧手臂上抬高举过头,然后屈肘触摸头顶、枕部等(图4-1-91),再返回前方;或用工具夹食物、写字和绘画等。当患者进行以上训练时,指示患者抑制患侧上肢不出现任何异常的张力变化和动作。

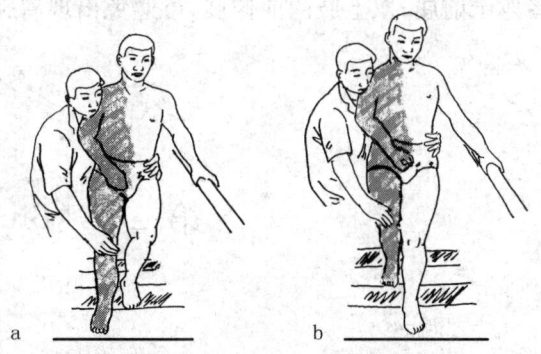

图4-1-90 下楼梯的训练方法

a. 患肢膝关节屈曲向下迈步;b. 膝关节伸展支撑体重。

(2) 患侧上肢负重及躯干旋转训练:患者坐位,患侧上肢在身体侧方保持抗痉挛负重位,指示患者旋转躯干,健手越过中线,将患侧的物体拿起,放到身体健侧(图4-1-92)。此训练在加强患侧上肢负重能力的同时,可加强患者的躯干控制能力,从而增强坐位平衡能力。

(3) 伸肘练习(图4-1-93):坐位,患者双手交叉推动桌上放置的滚枕或实心球,来回拉动。此训练可加强患者肘关节的控制能力,缓解上肢的屈曲痉挛。训练时,要注意保持患

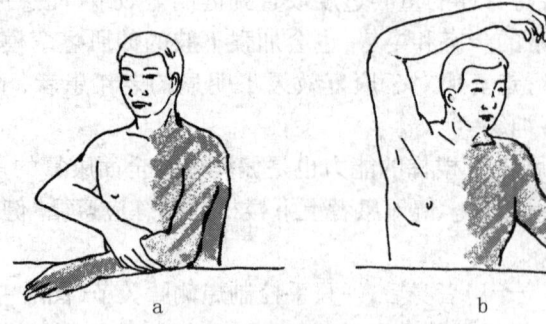

图 4-1-91 联合反应的抑制方法
a. 健手摩擦患侧上肢；b. 健侧上肢举手过头触头顶、枕部等。

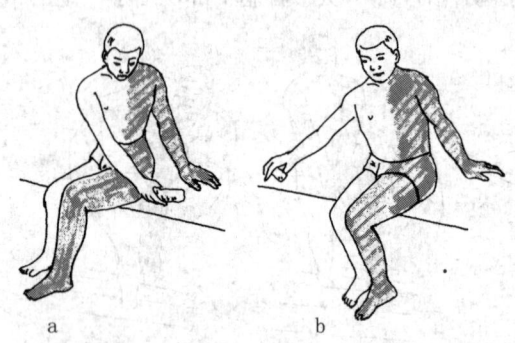

图 4-1-92 患侧上肢负重及躯干旋转训练
a. 患侧上肢支撑负重，旋转躯干，健手取物；b. 旋转躯干，将物体放到身体的另一侧。

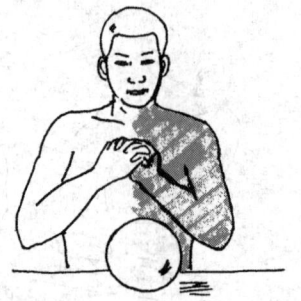

图 4-1-93 坐位时的伸肘训练

者躯干前屈，双上肢向前伸展，可避免出现肩胛带的后撤动作。

（张　琦　纪树荣）

第二节　Brunnstrom 疗法

一、概述

瑞典物理治疗师 Signe Brunnstrom 对脑卒中偏瘫患者的运动功能进行了长时间的临床观察和分析，结合大量文献资料，同时注意避免复杂的评价，提出了脑损伤后恢复的 6 个阶段，并利用这个规律创立了一套治疗脑损伤后运动功能障碍的方法。Brunnstrom 认为，脑损伤后中枢神经系统失去了对正常运动的控制能力，重新出现了在发育初期才具有的运动模式。例如肢体的共同运动、姿势反射以及联合反应，并出现一些原始反射和病理反射，如紧张性颈反射、紧张性迷路反射，而深反射等正常反射则被强化。偏瘫运动障碍不是单纯的运动功能障碍，而是由知觉障碍所致的运动障碍，即所谓知觉运动障碍。偏瘫患者的运动功能恢复过程首先从完全性瘫痪（Brunnstrom Ⅰ级）开始，然后出现运动质的异常，即运动模式异常（Brunnstrom Ⅱ级），继之异常运动模式达到顶点（Brunnstrom Ⅲ级），之后协同运动模式即异常运动模式减弱，开始出现分离运动（Brunnstrom Ⅳ、Ⅴ级），最后几乎恢复正常（Brunnstrom Ⅵ级）。并非所有患者都按照这个过程恢复到最后，多数人可能会停止在某一阶段。Brunnstrom技术的基本点是在脑损伤后恢复过程中的任何时期均使用可利用的运动模式来诱发运动的反应，以便让患者能观察到瘫痪肢体仍然可以运动，刺激患者康复和主动参与治疗的欲望。强调在整个恢复过程中逐渐向正常、复杂的运动模式发展，从而达到中枢神经系统的重新组合。肢体的共同运动和其他异常的运动模式是脑损伤者在恢复正常自主运动之前必须的一个过程，因此主张在恢复早期，利用这些异常的模式来帮助患者控制肢体的共同运动，达到最终能自己进行独立运动的目的。

二、成人偏瘫患者的运动模式

（一）联合反应

联合反应是在某些环境下出现的一种非随意运动或反射性肌张力增高的表现。脑损伤患者在进行健侧肢体抗阻力运动时，可以不同程度地增高患侧肢体的肌张力或患侧出现相应的动作，这种反应称为联合反应。比如在偏瘫初期，尽管患肢不能做任何随意运动，但如果让患者健侧做抗阻运动，检查者对运动给予抵抗，则引起患侧肢体相应的运动，这就是联合反应。它的发生被认为是本来潜在着的被上位中枢抑制的脊髓水平的运动整合，因损伤而解除了上位中枢的抑制后所表现出来的现象。联合反应的出现与健侧运动的强度有关，随着健侧运动强度的不同，患肢可出现部分或全部联合反应。关节可动域的变化可以是部分或全部的，所形成的肌张力增高可持续到刺激解除，在这期间患肢保持在一定位置，刺激解除后肢体肌张力逐渐降低。应该指出，联合反应导致的患肢运动多与健侧运动相似，但不同于健侧，而是原始的运动模式。根据两侧肢体运动是否相同又分为对称性和不对称性两种。上肢联合反应一般为对称性运动，即健侧屈曲患侧也随之屈曲，健侧伸展患侧也随之伸展。例如对健侧上肢进行外展抗阻力，当阻力达到一定强度后，患侧肩可以出现外展动作；如健侧肘关节抗阻力屈曲或伸直时，患侧肘关节可出现类似的动作。下肢内收、外展为对称性的，屈曲、伸展为非对称性的，即健侧屈曲则患侧伸展，健侧伸展则患侧屈曲。在仰卧位，健侧下肢抗阻力外展或内收时，患侧髋关节可出现相同动作，下肢的这种联合反应又称为Raimiste现象。外展现象的引出方法是：仰卧位双手交叉放在胸前，双下肢并拢，患者健侧下肢贴在床上，检查者站在患者健侧，嘱患者健侧下肢外展，检查者在下肢外侧施加阻力（力量大小以能限制其运动为准），即可引出患侧下肢的外展运动。内收现象的引出方法是：仰卧位双手交叉放在胸前，双下肢分开，患者健侧下肢贴在床上，检查者站在患者健侧，嘱患者健侧下肢内收，检查者在下肢内侧施加阻力（力量大小以能限制其运动为准），即可引出患侧下肢的内收运动。

应该注意的是，联合运动和联合反应是完全不同的概念，联合反应是病理性的，联合运动可见于健康人，是两侧肢体完全相同的运动，通常在要加强身体其他部位的运动精确性用力时才出现，例如打羽毛球、乒乓球或网球时非握拍手出现的运动。

（二）共同运动

共同运动是脑损伤常见的一种肢体异常活动表现。当患者活动患侧上肢或下肢的某一个关节时，不能做单关节运动，邻近的关节甚至整个肢体都出现一种不可控制的共同活动，并形成特有的活动模式，这种模式称为共同运动。在用力时共同运动表现特别明显。共同运动在上肢和下肢均可表现为屈曲模式或伸展模式。

1. 上肢共同运动　上肢屈肌占优势，因此，屈曲共同运动出现早，也明显。

(1) 上肢屈曲共同运动：表现为腕和手指屈曲，前臂旋后，肘关节屈曲，肩胛骨内收（回缩）、上提，肩关节后伸、外展、外旋。如同手抓同侧腋窝前的动作。

(2) 上肢伸展共同运动：表现为伸腕、屈指，前臂旋前，肘关节伸展，肩胛骨前伸，肩关节内收、内旋。如同坐位时手伸向两膝之间的动作。

2. 下肢共同运动　下肢由于伸肌占优势，因此主要为伸展的共同运动模式。

(1) 下肢伸展共同运动：表现为脚趾跖屈，踝跖屈、内翻，膝关节伸展，髋关节内收、内旋。

(2) 下肢屈曲共同运动：表现为脚趾背屈，踝背屈、内翻，膝关节约90°屈曲，髋关节屈曲、外展、外旋。

3. 共同运动的表现　伸肌共同运动的关节运动与屈肌共同运动方向相反，这其中不仅是屈肌和伸肌在起作用，有时还有其他要素的影响。肩关节和髋关节外展、外旋伴有屈肌共同运动，内收、内旋伴有伸肌共同运动。踝关节背屈屈肌共同运动是不可缺少的，跖屈伸肌共同运动是不可缺少的。因此，踝内翻显示有屈肌和伸肌两个共同运动。在上肢腕关节伸展的要素是伸肌共同运动，腕关节屈曲的要素是屈肌共同运动，有时也可以发生变异类型。

4. 共同运动各要素的相对强度

(1) 上肢屈肌共同运动：肘屈曲最为常见，屈肌共同运动是最强的要素，在脑血管病后最先出现。肩关节外展、外旋是较弱的，出现在恢复的后期，有的患者停止在这一弱的阶段，它所造成的后果是上臂后伸。上臂运动时肩胛带上举，肩关节轻微外旋，肘关节呈锐角屈曲，前臂旋后，腕关节和手指呈部分屈曲。从神经生理学上讲，肘屈肌和前臂旋后肌关系密切，肘屈曲与前臂旋后易同时出现。但是，偏瘫患者前臂旋前肌长期痉挛，屈肌共同运动期间，前臂也可处于旋前位。

(2) 上肢伸肌共同运动　胸大肌是上肢伸肌共同运动最强的要素，这块肌肉的主要作用是上臂的内旋、内收，弛缓期其作用消失，进入痉挛期后胸大肌的紧张度增强，成为伸肌共同运动的最初要素，是随意运动的基础。

上肢显著痉挛的患者，腕和手常不随意地处于伸腕、屈指位，步行时也可以看到，是偏瘫患者常见的肢位。这一姿势的产生是屈肌共同运动的最强要素（肘屈曲）和伸肌两个最强要素（上臂内旋、肩关节内旋）共同作用的结果。

一般认为，肘伸展是伸肌共同运动较次要的要素，它继上述两个强要素之后出现。

(3) 下肢屈肌共同运动：髋关节屈曲是下肢屈肌共同运动的最强要素，对患者来讲仰卧位屈髋是非常困难的，但预先将髋和膝置于轻微屈曲位时，则髋屈肌群的作用就显示出来。髋屈曲收缩时，进行抵抗试验可显示足背屈肌的较强作用。维持足屈肌共同运动，有利于诱发屈髋肌收缩。屈髋时髋外展、外旋则显得较次要。

(4) 下肢伸肌共同运动：膝关节显示较强的伸肌共同运动，常伴有踝关节跖屈、内翻。重症患者内收肌共同运动要素的作用非常强，患肢常交叉在健肢前，其中包含3个要素：膝伸展、髋内收、踝内翻。

髋内旋和髋伸展是较次要的要素，患肢在负重位时伸肌共同运动的强要素被强化。

(三)原始反射

新生儿出生后具备许多运动反射,随着婴儿神经的发育及不断完善,大部分的原始反射在1岁以后逐渐消失。当脑部受损后,这些反射又会再次出现,成为病理性反射。

1. 同侧伸屈反射 是同侧肢体的单侧性反应。例如:刺激上肢近端伸肌产生的冲动能引起同侧下肢伸肌收缩,或者刺激上肢近端屈肌可以引起同侧下肢的屈曲反射。

2. 交叉伸屈反射 当肢体近端伸肌受刺激时,会发生该肢体伸肌和对侧肢体伸肌同时收缩;反之,刺激屈肌会引起同侧和对侧肢体的屈肌收缩。当屈肌协同抑制不足时,刺激髋或膝的屈肌不仅可以使身体同侧屈肌收缩加强,也可以使对侧髋、膝屈肌收缩加强。

3. 屈曲回缩反射 远端屈肌的协同收缩,又称屈曲回缩反射。表现为刺激伸趾肌可以引起伸趾肌、踝背伸肌、屈膝肌,以及髋的屈肌、外展肌和外旋肌出现协同收缩以逃避刺激。上肢也有这种屈曲回缩反射,例如刺激屈指、屈腕肌时不仅引起屈腕肌和屈指肌的收缩,也可以使屈肘肌和肩后伸肌反射性地收缩。屈肌收缩能牵拉拮抗肌(伸肌),引起对抗性伸肌反射。在病理状态下,正常的抑制作用减弱,这些相互对抗的反射会引起交替性的主动肌、拮抗肌张力亢进。

4. 伤害性屈曲反射 当肢体远端受到伤害性刺激时,肢体出现屈肌收缩和伸肌抑制。其反应的强度与刺激强度成正比。轻微刺激只引起局部反应,例如在仰卧位下肢伸直时如果轻触足底前部,会出现足趾屈曲和轻微的踝跖屈。随着刺激强度增大,反应逐渐向近端关节肌肉扩展,除了足趾和踝屈曲外,可以出现屈膝、屈髋,屈曲的速度也加快,甚至会出现对侧肢体的伸展。

5. 紧张性颈反射(tonic neck reflex,TNR) 紧张性颈反射是由于颈关节和肌肉受到牵拉所引起的一种本体反射,其发生取决于颈的运动和颈的位置,包括对称性和非对称性两种,前者在颈屈曲、伸展时出现,后者由头的旋转或侧屈引起,前者两侧肢体产生同样运动,后者两侧肢体产生相反效果。引起反射的感觉末梢位于枕骨、寰椎、枢椎之间关节周围韧带的下方。感觉纤维经第1、2、3颈髓后根进入中枢神经系统,止于上两个颈节和延髓下部网状结构内的中枢。最后,通过神经元增加刺激肌肉肌梭的兴奋而引起反射活动。

(1)对称性紧张性颈反射(symmetric tonic neck reflex,STNR):表现为当颈后伸时,两上肢伸展,两下肢屈曲;颈前屈时,两上肢屈曲,两下肢伸展。也就是说,颈前屈能使上肢屈肌张力和握力增加,使伸肌张力降低,并能降低骶脊肌的活动;同时,还能使下肢伸肌活动增强,屈肌活动降低。相反,颈后伸增强上肢和躯干伸肌的活动,降低上肢屈肌张力和握力,同时能增强下肢屈肌张力,降低下肢伸肌张力。

在个体正常发育过程中,对称性、紧张性颈反射和紧张性迷路反射是婴儿学会爬行的基础,而在成人则有助于维持身体平衡和保持头的正常位置。对脑损伤所致的偏瘫患者来说,当患者想从卧位转为坐位时,常常抬头导致伸髋肌群张力增高,妨碍这一动作的完成。当患者在床上半卧位时,由于头和躯干屈曲,使患侧下肢伸肌张力增高,上肢屈肌张力增高。当坐在轮椅上时,由于头部屈曲容易产生同样的痉挛模式。

(2)非对称性紧张性颈反射(asymmetric tonic neck reflex,ATNR):是指当身体不动而头部左右转动时,头部转向一侧的伸肌张力增高,肢体容易伸展,另一侧的屈肌张力增高,肢体容易屈曲,如同拉弓射箭姿势一样,故又称为拉弓反射。

在个体发育过程中,这一反射是婴儿学会翻身的必要条件,也是伸手抓物时视觉固定的基础。对脑损伤所致的偏瘫患者来说,由于在卧位和坐位时常常将头转向健侧,使偏瘫侧上肢屈肌张力增高。如果此时患者想伸直患侧上肢,就必须将头转向患侧。而头转向患侧后,由于上肢伸肌张力增高,又常常影响屈曲上肢用手触摸自己的头或面部的动作。

当患者在爬行(手膝四点位)时,紧张性颈反射引起的反应同静态迷路反射引起的反应会相互影响,形成混合反应。爬行时颈前屈使双臂移向躯干两侧,肘、腕、指屈曲,下肢伸肌张力增高,骶脊肌放松;颈后伸则可使肩部前屈90°,肩胛骨前伸,肘伸直,腕、指伸肌张力增高,骶脊肌收缩增强,促进脊柱前凸,髋、膝、踝诸关节屈曲。

6. 紧张性迷路反射　迷路反射又称前庭反射,是由于头部在空间位置的变化所引起。表现为仰卧位时伸肌张力高,四肢容易伸展,俯卧位时屈肌张力高,四肢容易屈曲。又分静态和动态两种。

(1)静态紧张性迷路反射:由重力作用于内耳蜗感受器引起,能增加上肢屈肌张力,使肩外展90°并伴外旋,肘部和手指屈曲,双手能上举至头部两侧。如将人体直立位悬吊起来,则髋、膝不会完全伸直,但如让其双脚紧贴地面,髋、膝就会完全伸直。

静态紧张性迷路反射通过易化下肢、腰背及颈部的伸肌而有助于保持直立位。在伸肌收缩力弱时,让患者保持头部直立而不朝下看,可以加强下肢伸直。反之,过强的静态紧张性迷路反射会使双下肢伸直而影响正常行走。

(2)动态紧张性迷路反射:头部的角加速运动能刺激半规管的加速度运动,引起动态紧张性迷路反射,出现四肢反应,临床上称为保护性伸展反应。例如:当向前方摔倒时,双手举过头顶,伸肘,颈和腰部后伸,下肢屈曲;当向后摔倒时,上肢、颈、腰背屈曲和下肢伸直;当向侧方摔倒时,同侧上下肢伸展,对侧上下肢屈曲。

7. 紧张性腰反射　紧张性腰反射是随着骨盆的变化、躯干位置的改变发生的,躯干的旋转、侧屈、前屈、后伸对四肢肌肉的紧张性有相应的影响。例如:腰向右侧旋转时,右上肢屈曲、右下肢伸展,向左侧旋转时,右上肢伸展、右下肢屈曲。像投球、打网球时,两侧肢体的相反动作姿势即属于此类。

8. 正、负支持反射　正支持反射又称为磁反应,是指在足跖球部(足底前部)加以适当的压力时,如果将施加压力的手缓慢收回,受刺激的下肢在伸肌反应的作用下会随着收回的手产生运动,恰如受到磁铁吸引一样。负支持反射是指牵拉伸趾肌时能有效地引起伸趾、伸踝、屈膝以及髋的屈曲、外展、外旋。在个体的发育过程中,正支持反射是婴儿站立和行走的先决条件,该反射使下肢能承受体重,从而允许另一侧下肢屈曲。屈曲下肢的反应也称为负支持反射。

三、评定方法

(一)偏瘫的恢复阶段

通过对偏瘫患者的长期、细致的观察,结合大量文献,Brunnstrom 揭示了脑损伤后运动功能恢复过程及其规律,并成为对这类患者功能评定的理论基础。该理论认为脑损伤后恢复过程一般分6个阶段:首先是急性期患肢处于持续弛缓状态,无任何运动(Ⅰ期);随着恢复的开始,患肢出现联合反应、共同运动(或其若干要素)、最小的随意运动反应,痉挛出现(Ⅱ期);此后共同运动随意出现,显示有关节运动,痉挛进一步加重,达到高峰(Ⅲ期);之后共同运动模式逐渐减弱,分离运动出现,多种运动组合变得容易,痉挛减少(Ⅳ期);进一步脱离共同运动模式,可较好地完成独立运动及难度更大的组合运动,痉挛继续减少(Ⅴ期);最后,痉挛消失,可完成每个关节的运动,协调性接近正常(Ⅵ期)。

(二)Brunnstrom 偏瘫运动功能评定

偏瘫的运动功能评定是确定康复治疗目标、制定康复治疗计划、评定康复疗效不可缺少的理论依据,Brunnstrom 以脑损伤偏瘫患者上述的疾病发生、发展规律为基础,把患侧上肢、手、下肢功能各分为1~6期,各期的判断标准如表4-2-1。

表4-2-1 Brunnstrom 偏瘫运动功能分期

部位	分期与表现
上肢	
	1期:无随意运动
	2期:开始出现轻微的屈曲共同运动(肩伸展过度,肘屈曲,肩外展、外旋,前臂旋后)
	3期:能充分进行上两项运动,能进行伸展共同运动(肩内收、内旋时伸展,前臂旋前)
	4期:(1)肘屈曲位前臂能部分旋前、旋后
	(2)肘伸展位肩能前屈90°
	(3)将手向腰后旋转
	5期:(1)肘伸展位肩能外展90°(前臂旋前位)
	(2)肘伸展位肩能前屈180°
	(3)肘伸展位前臂能旋前、旋后
	6期:正常动作或稍欠灵巧,快速动作不灵活
手指	
	1期:无随意运动
	2期:稍出现指的联合屈曲
	3期:指能充分联合屈曲,但不能联合伸展
	4期:(1)全部手指稍能伸,总的伸展达不到全关节活动范围
	(2)拇指能侧方捏握
	5期:(1)总的伸展可达全范围,能抓圆柱状物体、球形物、完成第三指对指
	(2)指伸展位外展
	(3)手掌抓握
	6期:指屈曲位外展,能投球、系纽扣,稍欠灵巧,大体上正常
下肢	
	1期:无随意运动
	2期:下肢的轻微随意运动
	3期:坐位、立位时有髋、膝、足的屈曲
	4期:(1)坐位,膝屈曲90°时可将脚向后滑行
	(2)坐位,足跟接地,足能背屈
	5期:(1)立位,髋伸展位能屈膝
	(2)立位,膝伸展位,脚稍向前踏出,足能背屈
	6期:(1)立位,髋能外展并能超过骨盆上提范围
	(2)立位,小腿能内旋、外旋,伴有足内翻及外翻

(三)感觉障碍的粗略检查

1. 肩、肘、前臂、腕的被动运动感觉　检查前让患者完全理解自己所要做的事,然后进行下面检查。患者坐在椅子上,检查者扶住患侧上肢进行各种位置的活动让患者看。运动包括:肩、肘、腕的屈、伸,肩的内收、外展、内旋、外旋,前臂的旋前、旋后等;健侧上肢也做同样运动。检查者从中掌握完成上述动作的辅助方法,了解到活动中有无疼痛,有无痉挛,在什么范围内活动。然后,遮住患者眼睛,重复上述动作,进行正式测试,当被测关节活动到某一位置时让患者回答,判断其对、错。测试时应避免疼痛和诱发痉挛的动作;健侧也做同样的运动以利于比较。

2. 手指的被动运动感觉　取坐位,膝上放一方垫,前臂旋前位将手放在方垫上,手指伸出方垫边缘,先睁目被动活动手指各关节,后闭目做上述动作,让患者回答"向上?""向下?"失语症患者可用健手指示运动方向。

3. 指尖感觉　手的位置同上,闭目,用橡皮尖不规则地轻触各指尖的指腹面,观察患者回答的正确性。

4. 下肢的被动运动感觉　下肢的检查方法与上肢基本相同,患者取仰卧位,屈髋、屈膝、足平放在检查台上,然后被动活动患侧各关节,判断其对错,对肢体位置的变化,可用健侧肢体表示。

5. 足底感觉　足底感觉主要是检查接触物体的感觉,识别这种感觉的能力对步行十分重要。这项检查开始在立位进行,然后在坐位进行。为了避免鞋底影响检查结果,应脱掉鞋子进行并两侧比较。检查可用薄、平物品,如用两枚压舌板重叠分别压足底下部、足底内侧、足底外侧,然后让患者回答有无感觉。检查足前部的内、外侧时可变换踝关节的角度以获得更多信息。

四、治疗技术及临床应用

Brunnstrom 技术最基本的治疗方法是早期充分利用一切方法引出肢体的运动反应,并利用各种运动模式(不论这种运动是正常的还是异常的),如共同运动、联合反应,再从异常模式中引导、分离出正常的运动成分。最终脱离异常的运动模式,逐渐向正常、功能性模式过渡。故其治疗方针为:①经常重视运动感觉。②早期患者在床上肢体摆放位置。③利用共同运动模式。④促进分离运动。⑤最后达到随意地完成各种运动。Brunnstrom 将脑损伤后的异常运动模式分为屈曲模式和伸展模式,将脑损伤后的运动功能恢复过程分为Ⅵ期。下面以脑损伤引起的上肢瘫痪为例介绍该技术的应用原则及具体方法。

(一)心理方面治疗与支持

康复治疗师要注意利用自己的知识、技术、判断力给患者以足够的信心,并及时处理好患者的各种问题,建立良好的医患关系,从而得到患者的信赖,这对整个康复治疗是十分重要的。康复治疗师对患者的感觉运动障碍把握得越清楚,与患者之间越默契,其治疗方案就越容易实施,效果就越好。相反,不了解患者的障碍程度,就不容易与患者之间达成默契,治疗方案就不容易实施,患者容易失去信心,而造成治疗计划落空。

治疗过程中注意不要要求患者做他不能做的事,比如患者处于共同运动比较强的阶段时,让患者做分离运动,这是不合适的。这种要求不但不能成功,反而因为过高的要求,患者无法完成而破坏患者的自信心,使得基本的训练都无法完成,最终导致整个治疗的失败。所以,治疗师应把握好患者疾病的不同阶段,安排好患者的治疗,想办法让患者了解自己疾病的过程,配合治疗,免得患者要求不能满足而导致悲观失望。

整个治疗期间,与患者的接触要有计划地进行。刚与患者接触时应注意站在患者的立场上想问题,给人以温暖的感觉,不要以质问的口气了解病情,要先阅读病历,询问一些与病情有关的问题,多余的事情不要过问,以免引起患者烦恼。治疗师与患者谈话要简练,介绍治疗计划时不要一次说完,要逐渐进行,向患者交代病情时要注意患者的反应和态度,为下次介绍病情时做准备。交代病情的目的是要使患者保持乐观的态度,努力配合治疗,达到自己所能达到康复效果。

治疗人员应努力提高自己的业务能力,增强自己的判断力,这是康复治疗效果的重要保证。

(二)床上姿势和床上训练

1. 床上姿势 在弛缓阶段,要注意采取良好的肢体位置,防止四肢痉挛。初期,当治疗师还没有介入时,这部分工作多由护士完成。因此,护士也应了解有关的康复医学知识,正确指导其治疗。

(1)下肢屈肌姿势:卧床患者在某一期间内会出现患髋外展、外旋、膝屈曲的问题,这种姿势是下肢屈肌姿势。它的形成是由机械和神经学两方面因素所致,前者是指弛缓的下肢受重力作用及被服压迫而出现外展、外旋,后者是指由于屈肌共同运动的各个要素致使出现髋的屈肌、外展肌紧张造成了髋和膝的上述姿势。

(2)下肢伸肌姿势:当下肢伸肌共同运动处于成熟期时,会出现异常的下肢姿势,在这个时期伸肌痉挛占优势,表现为髋伸展、内旋,膝伸展,足跖屈。内旋肌痉挛严重时患肢习惯与健侧肢体交叉,形成所谓的交叉姿势。

(3)下肢良性床上姿势:患者仰卧位时要采取下面姿势:在膝下放一个小枕头,保持髋、膝的轻微屈曲,为防止髋外展、外旋,在膝的外侧放一支撑垫,在足底放一方垫防止足下垂。

采取屈髋、屈膝肢位的理由是偏瘫后下肢伸肌痉挛,过度的伸肌紧张会妨碍步行,轻微屈膝可抵抗伸肌的痉挛,有利于降低肌张力,纠正异常步态。

但当下肢屈肌共同运动比伸肌共同运动占优势时,在床上屈髋、膝肢位就不合适了,必须保持膝伸展位。也就是说采取什么样的床上姿势应因人而异,灵活应用。

(4)上肢良性床上姿势:把枕头垫在上肢下,患者会觉得很舒适,在弛缓期可利用枕头避免肱骨上部过度外展以防止肩关节半脱位。痉挛出现后,肩关节内旋、肘关节屈曲、前臂旋前、腕和手关节屈曲,这时肢体位置的摆放应向其相反方向,以抵抗这种异常模式。

在搬运或辅助患者起床时应避免牵拉患肢,在床上做活动时要指导患者学会用健手带动患手。

2. 床上训练

(1)由被动到主动借助运动:康复治疗师要按康复医师的指示结合自己的判断选择床上训练内容。开始时先进行被动运动,以后逐渐进行主动借助运动。活动范围除四肢外还包括头、颈、躯干,同时注意保护上肢,教会患者侧卧位。活动内容有关节可动域训练、抗痉挛训练、翻身、起坐训练等,翻身时向患侧相对容易,原因是翻向患侧时可利用健侧上、下肢。

(2)由仰卧位到侧卧位的训练:许多患者自觉瘫痪肢体不能动而习惯于向患侧卧位,这种体位如果不引起患肢疼痛也是可以的,但有必要教会患者向健侧卧位,虽然比较困难也应该进行。其方法是,用健手握住患手手腕,举起上肢,患侧下肢微屈曲,瞬间保持这一体位,然后用健手左右摇动患肢,试着将患膝向体干方向交叉,旋转骨盆,最终使身体翻向健侧,熟练后这一动作可一气呵成。

(3)俯卧位训练:有时为抵抗伸肌痉挛,可在俯卧位进行屈膝等训练。这种体位对老年脑血管病患者不适合,因为这种体位不舒适,而且也限制呼吸,但对其他脑血管病及小儿脑瘫患者均可使用。上肢的训练方法是将患者放置于治疗台的边缘,俯卧位,头转向患侧,可做肘屈伸、上臂水平上举、肩关节内旋及类似游泳划水样动作等。

(4)诱发足背屈运动训练:诱发足背屈运动首先要以训练胫前肌为主,同时激发趾长伸肌,然后激发腓骨肌。具体方法如下:

1)早期以诱发共同运动为目的:在仰卧位(也可在坐位进行)让患者做髋、膝屈曲动作时施加阻力以促进等长收缩,引发及强化足背屈运动,以后逐渐减少髋、膝关节屈曲角度,最后在膝关节完全伸展位做足背屈训练。

2)利用 Bechterev 屈曲反射:这是远端屈肌的协同收缩,又称 Marrie – Foix 屈曲反射。表现为刺激伸趾肌可以使伸趾肌、踝背伸肌、屈膝肌以及髋的屈肌、外展肌和外旋肌出现协同收缩。上肢的此种反射表现为刺激屈指、屈腕肌收缩时,屈肘肌和肩后伸肌也发生反射性收缩。临床上可利用此反射训练患者,当患者不能完成髋关节屈曲和踝关节不能背屈时,被动屈曲足趾引起包括踝背屈在内的下肢屈曲反应以激发足背屈肌。下肢屈曲反应被诱发出来后保持这种肢位,随后可通过增强患者的随意性反应进行强化。

3)利用冰刺激激发足背屈肌:用冰刺激足趾背侧及足背外侧诱发足背屈,以后通过增强患者的随意性反应进一步强化。这种方法能同时诱发上肢屈曲运动。

4)刺激3)的部位,然后被动屈曲踝关节诱发足背屈。

5)手指叩击:用手指尖快速刺激足背外侧部,可促进足背屈。

6)缓慢刷擦5)的部位以诱发背屈反应(持续约30秒)。

7)用振动器刺激5)的部位。

(三)坐位躯干、颈、四肢训练

尽早完成由卧位到坐位训练是十分重要的。坐位有利于改善体位平衡、增强躯干控制能力;有利于医患在较为平等的环境下交流;有利于治疗者操作;有利于诱发上肢运动。

1. 坐位躯干平衡训练　许多偏瘫患者发病后都不能保持正确坐位姿势,有倾倒倾向。为了检查和训练躯干平衡,患者应坐在没有扶手的椅子上。

(1)倾斜现象:观察倾斜现象时让患者躯干离开椅背、对称坐位,完成这一动作。开始时可给予帮助,患者坐稳后去除帮助,观察患者有无倾斜现象,有倾斜的患者会出现躯干向患侧偏斜,以至倒下。当躯干发生倾斜时健侧躯干肌群收缩,可部分抵抗进一步倾斜,但这种控制能力往往是有限的,许多患者需健手抓住椅子保持平衡。因此,应整体上提高躯干的控制能力,即在提高躯干患侧肌群的控制能力的同时不要忽略健侧肌群的代偿能力,要提醒患者养成自我调整坐位平衡的习惯,发生倾斜时主动向健侧调整。

(2)诱发平衡反应:此方法是在患者取坐位时,治疗师通过手法前后方向或内外侧方向推动患者,使患者脱离平衡状态后自己重新调整维持平衡。治疗师的用力应从小到大,逐渐进行。需要注意的是,为避免患者恐惧应事先向患者说明动作的目的和方法,为了保护肩关节让患者用健手托住患侧肘部,患侧前臂搭在健侧前臂上,这种姿势可以防止在完成这一动作时健手抓住椅子而影响动作的进行。在这一时期患者尚不能主动完成平衡反应,故可向患者容易倾斜的方向轻轻加力,以诱发平衡反应,这一点十分重要。做这些动作时要注意保护患者的安全。

2. 前方倾斜和躯干向前方屈曲　这一运动被称为躯干屈曲,躯干前倾主要由髋关节完成,为躯干相对于大腿的运动,是很重要的运动及训练。其方法是让患者坐在靠背椅上,用健手托住患侧肘部,患侧前臂搭在健侧前臂上,必要时治疗者可托住患者肘部,诱导躯干和上肢运动。患者躯干平衡能力差时,患侧膝外旋,这时治疗者可用自己的膝部稳定患者的膝部。

当患者躯干向前方倾斜时,治疗师可拉住患者的前臂带动上臂及肩胛骨运动。当患侧前锯肌功能较差时,其拮抗肌作用过强,这时治疗师可辅助患者做肩胛骨外展运动。

在做躯干向左前方和右前方运动时,应特别注意患者的平衡问题,保证安全,但不能因有问题而放弃训练,应采取积极的态度,加强训练。

躯干的前方倾斜一般需要髋关节的伸肌以及膝关节的屈肌参与稳定、平衡。

以上的训练应由患者自己扶助患肢,治疗师与患者面对面相坐诱发运动。

3. 躯干旋转 做躯干旋转时,治疗师需要站在患者的身后进行。开始要缓慢、温柔,以后逐渐增大活动范围。活动中让患者目视前方,这样不仅可以做相对于骨盆的躯干旋转运动,也可以做相对于头、颈部的躯干旋转运动。有时也会产生某种程度的颈部运动,躯干向左侧旋转时,头向右侧做最大旋转,可使颈部旋转;躯干向右侧旋转时,头向左侧做最大旋转,也同样可使颈部旋转。

但当患者躯干向一侧旋转时,向患者发出头部旋转命令容易引起混乱,造成动作的不统一,应避免采取这种方式,而是要采取间接的方式,如让患者看着肩部的同时做躯干旋转的动作,既可以颈旋转又可以躯干旋转。如果在做这些动作过程中出现节奏混乱,让患者注视前方,然后重新调整动作。

做躯干旋转动作的起始体位是坐位,上肢贴在躯干两侧,然后用健手将患手托起并保持住,治疗师可在患者身后轻轻扶助患者躯干,之后做肩外旋(另一侧是内旋)动作,这样产生了躯干—颈—上肢模式。肩部屈肌、伸肌的共同运动交替出现,紧张性颈反射及紧张性腰反射得到强化,共同运动要素增强,对不能随意诱发伸肌共同运动的患者也能诱发出完全伸肌共同运动(包括完全的肘伸展)。这样的结果是逐渐出现躯干旋转,躯干向健侧旋转,颈部向患侧旋转。

4. 头和颈的运动 脑卒中患者常见头和颈的可动域受限。颈椎柔软性的训练,有利于屈曲、伸展、侧屈、旋转等活动范围的增大,训练时可用徒手脊椎牵引法。头颈部运动受神经肌肉控制,控制能力差的患者利用头颈部运动可以诱发肩胛带的运动。

另一训练方法是,把患侧上肢放在治疗台上,在外展位屈肘,支撑前臂和手。治疗师一只手扶患者肩部,另一只手放在患者头的侧方,让患者头倾向肩的方向并保持住,治疗师用手给予抵抗。做这一动作时,治疗师施加阻力,并提示患者注意自己的头部运动,记住这种感觉。之后让患者努力将耳部贴近肩部,接着压在肩上,在对头侧屈给予抵抗时,可增强肩上举肌的紧张度及肩上举的可能性。

5. 肩的可动域 肩痛与肩关节周围的肌痉挛有明显关系,当患者感觉肩痛时肌紧张程度增高,此时不适当的被动活动可增加患者的痛苦,但为缓解过高的肌张力又必须活动肩关节。

治疗师给患者进行相对于躯干的上肢运动时,应在患者无痛情况下进行肩部活动。如躯干向前倾斜时,治疗师应扶助患者肘部,随着躯干倾斜角度的增大,肩关节的可动域也增大。同样,在做躯干内旋、外旋运动的同时,以这种间接的方法获得肩的无痛运动。

首先,患者要自己保持患肢姿势,保护好患肩以产生安全感。第二,患者在做躯干运动时要集中精力。第三,躯干运动时,通过颈反射、腰反射交替地使胸大肌紧张度变化,肌肉紧张度下降后,肌肉的抵抗和疼痛减轻,关节可动域增大。随着肩关节外展范围的扩大,胸大肌的紧张度下降,反过来又可使疼痛减轻,使外展角度进一步增大。当患者疼痛消失时就可以做相对于躯干的上肢主动运动。

6. 髋屈肌群的收缩　患者坐在椅子上,当躯干向后倾斜时髋屈肌发生反应性收缩活动。向健侧做1/4的旋转或弯腰动作来保持身体平衡,可使髋关节活动度增大。在躯干向后方倾斜时,髋屈肌群发生短缩收缩反应,腹肌群同时也收缩,力争姿势还原。许多患者最初会感到不安,应采取适当的安全保护,但几乎所有患者都能完成这一动作。

髋屈肌群参与躯干前后方向的平衡活动,或相对于躯干的大腿屈曲运动,是一种双向的平衡反应,在自主诱发活动时要注意防止跌倒。偏瘫患者一般残存有髋屈曲肌群这种功能。躯干平衡是利用大腿屈曲动作来实现的。

躯干向后方倾斜的即刻或倾斜的过程中,患者相对于躯干努力屈大腿。这是由于在躯干倾斜的过程中,需要屈曲大腿保持平衡。髋屈肌群收缩具有很强的张力,故治疗师在床上训练患者时,应协助患者将足抬离床面,达到一定程度的屈髋,并令其保持住。经过这样的训练,患者在椅子上坐位时能够使大腿与躯干之间形成钝角。

7. 足背屈肌群的活化　Marrie和Foix指出,偏瘫患者足背屈肌群和髋屈肌群有密切联系,这种现象叫协调共同运动。以后Phelps指出这两者之间属于混乱运动,但这种说法并不准确,似乎叫做统合后模式要素更为恰当。

给髋屈肌运动施加阻力,通过诱发下肢全部屈肌共同运动可使足背屈肌群收缩,这种现象在有一定程度痉挛的偏瘫患者都能看到,并可利用此点训练患者足背屈功能。

(四)各部位的训练方法

1. 上肢

(1) Brunnstrom Ⅰ~Ⅲ阶段的训练方法:在这一时期主要是利用联合反应或共同运动达到治疗的目的,注意诱发和易化患者的联合反应和共同运动,并让患者逐渐学会随意控制共同运动。

1)屈肌共同运动的引出:①嘱患者健侧上肢屈肘,治疗师在患者做屈肘动作时施以阻力,由于联合反应患侧上肢也可以出现屈曲动作。如让患者面部转向健侧,则后枕所对的患侧由于非对称性紧张性颈反射而进一步加强屈曲运动。②通过牵拉患者近端引起上肢的屈曲反应,也可以轻叩上、中斜方肌、菱形肌和肱二头肌引起上肢的屈肌共同运动。

2)伸肌共同运动的引出:①患者仰卧,健侧上肢伸直,用力抵抗治疗师施加的阻力,通过联合反应引起上肢伸展动作,如让患者面部转向患侧,则由于非对称性紧张性颈反射而进一步加强伸展运动。②轻叩三角肌,牵拉前臂肌群以引起上肢伸肌的共同运动。

3)屈肌共同运动与伸肌共同运动同时引出:迅速牵拉患侧的肌肉并抚摩其皮肤可引起这样的反应。先出现屈肌反应和共同运动,接着引出伸肌反应和共同运动,通过这种被动的屈、伸共同运动来维持关节的活动范围。

4)利用类似于下肢Raimiste的现象引起患侧胸大肌的联合反应,并可通过后者诱发肱三头肌的反应。

本法适用于患者无伸肘动作时。患者取坐位,治疗师站在其前面,用手将患者双上肢托于前平举位,让患者尽量内旋肩关节,在治疗师用手在患者健侧上臂内侧向外施加阻力时嘱患者用力内收健侧上臂,不久患侧胸大肌收缩,上臂内收。在伸肌的共同运动中,肩和肘的运动紧密相连,当胸大肌收缩时肱三头肌也可收缩,引起伸肘。

引起屈、伸共同运动的另一个方法是:先从屈曲共同运动模式中的肩胛带上提开始,颈向患侧屈曲,当头肩接近时,治疗师对患者的头肩施加分开的阻力,加强屈颈肌群和斜方肌、上提肩胛肌的收缩。

5)利用挤压进一步促进伸肘动作:在肱三头肌有收缩后,指示患者伸肘、前臂旋前至最大程度,用两手的背腕部挤压治疗师的腰。做这一动作时,应嘱患者以最大能力去做,让患者有能夹住治疗师腰的感觉。

6)半随意地伸肘:在完成挤压腰部动作训练后,让患者前屈肩关节30°~45°左右,半随意地伸肘。

7)双侧抗阻的划船样动作训练:它利用了来自健侧肢体和躯干的本体冲动的促进效应,这种效应对患肢的屈伸和脑卒中后患者难于进行的推、拉或往复运动都有良好的促进作用。具体方法是患者与治疗师对面而坐,相互交叉前臂再握手,做划船时推拉双桨把手的动作,让患者推时前臂旋前,拉时前臂旋后,治疗师对患者健侧上肢施加阻力,待患肢也有运动动作后,适当地给予阻力。一般治疗师与患者的握手方式是:如患者无异常的抓握反射(触及掌心时反射性屈指),可用正常的握手方式;如患者有抓握反射,则应采取避开会引起此种反射的拇指握持法。

8)在患者能全范围伸肘时,促进伸肘的方法:①在伸肘前主动或被动地使前臂旋前。②在肱二头肌表面皮肤上有力地来回推摩。③头转向患侧,利用非对称性紧张性颈反射的作用促进伸展。④躯干转向正常侧,利用紧张性腰反射促进伸肘。⑤对患者做推的动作时施加阻力,嘱患者做上臂前平举、前臂旋前做推的动作,治疗师将患者的示指、中指撑开,并在掌面腕根部不引起抓握反射的区域内施加阻力,或对患者推出的拳的腕根部施加阻力,可使肘完全伸展。⑥在动作完成后利用位置控制技术,将患肢引导向充分的协同位置,直到完全伸直为止,令患者保持住,然后治疗师对患者施加一系列小范围、快速度的推回运动,这样引起肱三头肌不断的牵张反射,加强患者的随意伸肘的动作。⑦患肢伸肘负重:患者坐在床上,用患侧上肢伸肘支撑在侧方床面上,然后将身体重心转移在该侧患肢上。⑧利用紧张性迷路反射,当坐位伸肘有困难时,可改为仰卧位,在这种体位下通过紧张性迷路反射易于完成伸肘动作。

9)把共同运动与日常生活相结合应用到功能活动中:当能较随意控制屈伸共同运动时,应及时与日常功能性活动结合起来,在应用中进一步充实和发展。①伸肌共同运动:如健手书写时患手稳住纸及有关物品;穿衣时患手拿衣服让健手穿入健侧衣袖中;将瓶子等固定在患手和前腹壁之间,用健手开启瓶盖。②屈曲共同运动:如让患手屈肘拿外衣、手提包等;患手握住牙刷,健手挤牙膏等。③联合交替应用共同运动:如擦桌子、熨衣服、编织等可交替地利用屈伸肌的共同运动。

(2)Brunnstrom Ⅳ~Ⅴ阶段的训练方法:此阶段的训练重点是纠正共同运动和使运动从共同运动的模式中脱离出来。

1)Brunnstrom Ⅳ阶段的训练:①训练将患手手背接触至腰后部:通过转动躯干,摆动手臂,抚摩手背及后背;在坐位上被动移动患手触摸骶部或试用手背推摩同侧胁腹并逐渐向后移动;也可用患手在患侧取一物体,经背后传递给健手。此动作不仅在沐浴、从后裤袋中取钱、穿衣等日常生活活动中起着重要作用,而且能使胸大肌的运动从共同运动的模式中摆脱出来。②训练肩前屈90°使伸直的上肢前平举:此时,若不能摆脱屈肌的共同运动模式,会出现肘不能伸直、肩外展;若不能摆脱伸肌的共同运动模式,因胸大肌的牵制,训练将达不到90°。具体训练方法是,在患者前、中三角肌上轻轻叩打后,让其前屈肩关节;被动活动上肢到前屈90°并让患者维持住,同时在前、中三角肌上叩打;如能保持住,让患者稍降低上肢后再慢慢一点一点地前屈,直到逐渐接近90°;在接近前屈90°的位置上小幅度继续前屈和大幅度地下降,然后再前屈;前臂举起后,按摩和刷擦肱三头肌表面以帮助充分伸肘。③在伸肘的情况下前臂旋前、旋后:由于旋前是伸肌共同运动模式的成分,旋后是屈肌共同运动模式的成分,所以伸肘旋前可破坏屈肌共同运动,伸肘旋后可破坏伸肌共同运动。

2) Brunnstrom V阶段的训练:①肩外展90°肘伸直:这一动作结合了伸肘、前臂旋前和肩外展的运动成分,对肢体的功能要求比较高,应该在上述各种共同运动模式脱离后才能较好地完成,否则不能表现出伸展的模式。②肩外展90°肘伸直、掌心向上下翻转:这是此阶段最难的动作,在上述动作的基础上加上前臂旋后,此时若仍有共同运动的影响是做不到的。③巩固肩部功能的训练:包括通过上肢外展抗阻来抑制胸大肌和肱三头肌的联合反应;被动肩前屈90°~180°,推动肩胛骨的脊柱缘活动肩胛带;加强前锯肌作用,当肩前屈90°时让患者抗阻向前推,并逐渐增加肩前屈的活动范围。

3) Brunnstrom VI阶段的训练:此阶段肢体的独立运动能力接近正常,治疗方法主要是按照正常的活动方式来完成各种日常生活活动,加强上肢协调性、灵活性及耐力的练习及手的精细动作练习,尽量充分有功能地利用上肢。

2. 手 上面介绍的是上肢的训练方法,其中并没有提到手的训练问题,但这并不等于否定手训练的重要性,相反在肢体恢复的各个阶段中都应该注意手的康复训练,手与整个上肢功能有密切关系,并在其中起着重要作用,应作为中心贯穿于治疗的始终,故单独进行介绍。手训练的最初目标是手指的集团屈曲和集团伸展,在此基础上进一步完善各手指的屈伸功能,增加手的实用性以达到高级目标。

(1)通过近端牵拉反应诱发抓握动作:当患手不能随意进行抓握时靠屈曲共同运动的近端因素来控制。在近端关节运动时适当地给予抵抗可引起手指屈曲肌群的反射性收缩,但往往也引起腕关节的屈曲(这是不希望有的)。这种反应是近端性牵拉反应,在痉挛出现后很容易引出。需要注意的是在做这一诱发反应时,治疗师控制患者腕关节在伸展位,同时用心想着自己的手指在动,通过牵拉反应和随意性冲动的相互作用达到较好的疗效。

(2)固定腕关节以达到良好的抓握:正常情况下腕关节伸展位的固定肌与手指屈曲肌之间有紧密的联系,脑血管病后这种联系遭到破坏,影响了抓握效果,因此必须进行再教育。这里所指的固定腕关节是通过加强腕关节伸展位的固定肌,避免屈腕的异常模式,诱发出抓握动作。其方法是治疗师将患者的肘和腕支托在伸展位,叩击腕关节伸肌近端诱发伸展反射的同时进行手指抓握训练,即一边叩击一边嘱患者"抓握"、"停止抓握",反复进行。当抓握达到较理想程度时,治疗师停止帮助,让患者自己保持住,就是说患者能够完成抓握时一定要保持在伸展位。

(3)固定腕关节完成肘屈曲位的抓握:当能够完成肘伸展位的抓握动作后,可以逐渐训练其进行肘屈曲位抓握,这时可用叩打等手段诱导患者进行肘屈曲训练,使其活动范围不断增大,达到嘴的位置,而腕关节需要固定,防止腕屈曲。在肘屈曲前将双手放在膝上,用健手将腕关节固定在伸展位,然后进行上述动作训练。这一动作实际上与日常生活动作中进食等许多动作的完成有关。

(4)握的解放和伸肌反射:强化随意性抓握是十分必要的,而解放抓握也很重要,这里所指的解放抓握是减轻或解除手指的痉挛,达到伸展的目的。脑血管病后常可导致手部肌肉紧张,严重者呈屈曲挛缩,因此在治疗过程中要注意掌握好改善抓握的同时避免过度的肌紧张以及改善紧张、挛缩状态。具体的训练方法是:

1)第一步操作:治疗师与患者相向而坐,握住拇指根部(大鱼际附近),将拇指从手掌拉出,将前臂旋转至外展位,然后轻柔、交替地做旋内、旋外训练,旋内时拇指的握力减弱,旋外时增强,可在外展位时刺激手腕、手指背侧皮肤,即通过伸肌反射进一步促进伸展动作。对于其他四指的屈曲,治疗师一只手握住患者拇指根部,另一只手打开屈曲的手指。

许多患者可以自己完成这种操作,即利用健手帮助患手完成上述动作。患者用健手握住患手拇指根部,将拇指从手掌内拉出,前臂旋外,健手的其余四指接触、刺激患手的手背部促进拇指伸展。患手的其他四指的伸展方法是:将患手放置于大腿上用健手握住腕部,引起手指伸展动作,或用健手从手掌部开始向手指方向逐段撑开手指,反复进行。

2)第二步操作:在上述手法的基础上进行下面操作可诱发手指的伸展反射引起伸指,有助于增高伸肌紧张度。具体方法是:治疗师与患者相向而坐,将患者拇指从手掌拉出,前臂外旋,治疗师用另一只手快速推患手的近端关节向远端运动,在做这一动作时第二指关节会发生瞬间屈曲,之后又回到伸展位。接着连续击打手指各关节,使其产生由近端向远端的快速运动,这时要求动作快以尽量避免手指屈曲,直到患者手指接近完全伸展,屈肌没有紧张感。

3)第三步操作:这一阶段是手上举训练,诱发手指伸肌紧张性伸肌反射。方法是:当屈肌紧张性减轻后,治疗师站在患者后面,一只手压住患者手指尖,嘱患者前臂前举旋前,治疗师另一只手握住患者拇指周围,轻压腕关节背侧。接着松开握患者拇指的手,沿患者手臂向上滑动至接近肘关节附近停止并且握住,抬高患者前臂,使患手水平上举,然后松开另一只手,这时患者手呈伸展位悬在空中。

(5)向随意性伸展转移:

1)手指的半随意性伸展:让患者手水平上举,努力地做打开握拳手指的动作,同时嘱患者健手也模仿做同样的动作。之后治疗师扶住患者腕和前臂,使前臂完全旋前,这样可促进手的伸展,特别是第4和第5指最明显,然后治疗师握住患者前臂,将患者手举过头部。此时前臂外旋的同时再次出现伸展反应,拇指和示指也可显示较好的伸展。

2)个别的拇指运动:当手指的屈肌张力降低,能达到半随意全指伸展运动后,将手放在膝上,前臂旋前时,患手的拇指有可能与示指分开,这是脑血管病患者进行横向抓握所必需的条件,因此是十分重要的动作。

患者在开始做拇指与示指分离动作时需要一定的力量,患者用力时拇指和其他四指会同样地屈曲,必要时应给予帮助,即治疗师轻柔地叩击拇长展肌和拇短伸肌给予刺激。也可通过患者自己训练提高伸展拇指运动的功能:先用健手压住患侧拇指来回旋转,然后屈腕,两手拇指交替旋转。此时患者精力要集中,同时放松心态。通过有意识的努力,利用双侧的感觉刺激和视觉刺激,产生并提高这种运动能力。

(6)随意性手指伸展:遗憾的是绝大部分偏瘫患者很难达到随意性伸展手指的程度。因此,对出现半随意手指伸展的患者应十分注意保护这一功能,并进一步挖掘其潜力,以期达到随意性手指伸展能力。

(7)功能手动作的完成:

1)横向抓握的出现:通常在完成双手动作时,没必要非得达到良好的手功能状态后才去做抓握训练,因为这时患手只是辅助地完成一个功能性动作,也正是通过这些动作的反复进行才能提高其功能,所以要积极地对待这些问题。比如:利用患手拇指运动洗盘子和协助打开雨伞的动作,就是在横向抓握出现后手功能还不完善的情况下能够完成的动作。这是要达到手的功能状态所必需的过程,对小的物体仅用患手就可以完成,大的物体则需要健手辅助。

2)良好抓握的出现:符合良好抓握应具备以下能力:①随意地打开拳头。②拇指能和其他指对指。③把手和手掌握住的物体放下。也就是说这类患者的手指有一定的灵巧性,可以完成系鞋带、系纽扣、粗的编织及许多家务劳动等,在这一时期要把自己所能掌握的技能勇于应用于实践中,加强精确性、准确性训练。

3. 上肢及手训练小结 以上介绍了一些训练的基本方法,最后归纳一下按 Brunnstrom 不同阶段的训练方法或目的。①Brunnstrom Ⅰ~Ⅲ阶段:利用健侧活动施加阻力诱发联合反应或共同运动的出现,在此基础上做进一步的诱导。可利用近端牵引反应、抓握反射和牵引内侧肩胛肌等,对抗异常的屈腕、屈指,诱发手指的抓握,同时注意利用伸肌共同运动模式促进伸腕。一旦屈、伸共同运动的随意性增强后就应该尽早应用到功能活动中。②Brunnstrom Ⅳ阶段:主要为诱发及进一步促进分离运动。通过各种手段促进手的伸、屈、抓握及放松的能力,进行手的功能活动。③Brunnstrom Ⅴ阶段:进一步促进分离运动,加强随意性,提高手的抓握、释放能力及对指能力,与日常生活动作紧密结合。④Brunnstrom Ⅵ阶段:加强手的协调性、灵活性及耐力的练习及精细动作练习,按照正常的活动方式来完成各种日常生活活动,完成患手的独立运动。

4. 下肢 下肢的训练也是按 Brunnstrom 的不同阶段,采取不同的治疗方式。先是诱发联合反应或共同运动的出现,然后利用这些形式完成肢体运动,进一步促进共同运动、诱发分离运动,接着脱离共同运动模式以分离运动形式出现,最后随意地完成各种功能动作,并应用在日常生活活动中,增强动作的耐力、灵巧性等使所做的动作更加实用。当然,这只是理想的治疗过程,患者病后的个体差异决定了其预后,并非所有人都能完成这一过程。下面介绍几种主要治疗方法。

(1)屈肌共同运动的诱导方法:患者取仰卧位,伸直健侧下肢,嘱患者健侧做足跖屈动作,治疗师从足底对跖屈足施加阻力,即可引起患侧下肢屈肌共同运动。此时如让患者面部转向健侧,则可利用非对称性紧张性颈反射进一步加强这种屈曲运动(图4-2-1)。

(2)伸肌共同运动的诱导方法:患者仰卧位,伸直下肢,嘱患者健侧做足背屈动作,治疗师对背屈的健足施加阻力,通过联合反应可引起患侧下肢的伸肌共同运动。此时如让患者面部转向患侧,则可利用非对称性紧张性颈反射进一步加强这种伸肌的运动(图4-2-2)。

(3)患侧下肢外展的诱发:患者仰卧位,嘱患者用力外展健侧下肢,治疗师对其外展施加阻力,通过 Raimiste 现象(健侧抗阻做某一动作时患侧出现类似动作),患侧下肢也出现外展动作(图4-2-3)。

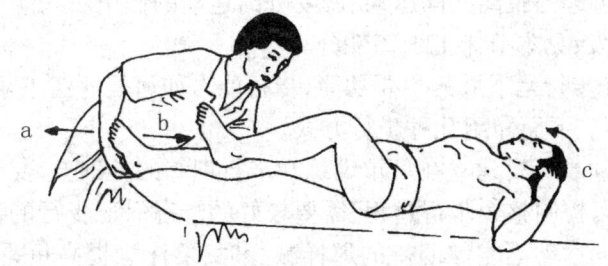

图4-2-1 下肢屈肌共同运动的诱发
a. 健足用力方向；b. 治疗师施加阻力方向；c. 头部运动方向。

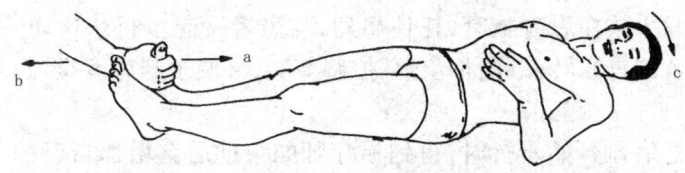

图4-2-2 下肢伸肌共同运动的诱发
a. 健足用力方向；b. 治疗师施加阻力方向；c. 头部运动方向。

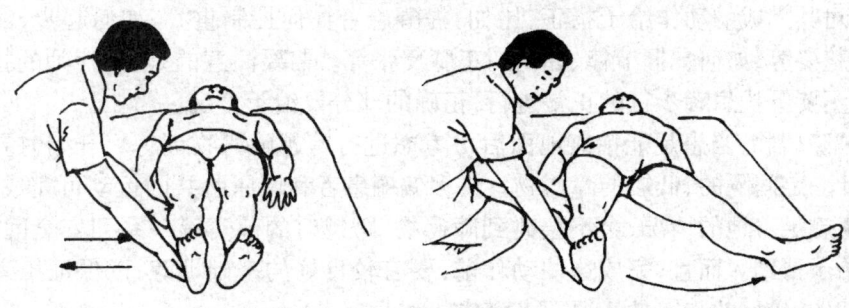

图4-2-3 患侧下肢外展的诱发

(4)患侧下肢内收的诱发：患者取仰卧位，被动或主动活动使患侧下肢处于外展位，健侧下肢也同样取外展位，嘱患者用力内收健侧下肢，治疗师沿相反方向对其施加阻力，通过Raimiste现象，患侧下肢出现内收动作(图4-2-4)。

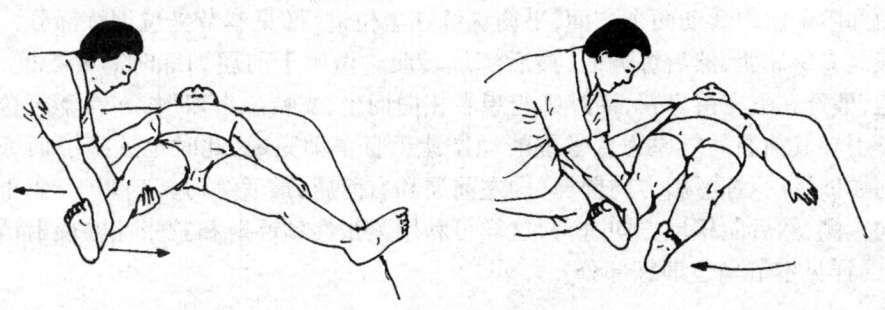

图4-2-4 患侧下肢内收的诱发

(5)下肢脱离共同运动模式的训练：患者仰卧位，治疗师站在患者足端，双手分别握住患者双侧踝部，轻轻将其双足抬离床面30°左右(注意不要牵拉下肢)，轻柔、小范围左右摆动患者双下肢,这样即可起到脱离共同运动、诱发分离运动的作用。

(6)足背屈的诱发:见本节床上训练部分。

(7)步行:负重和步行是下肢的主要功能,步行能力如何是评定康复治疗效果、满足患者需求的一项重要指标。下面介绍几种步行方式。

1)独立步行:独立步行要建立在负重训练和步行训练的基础上,要有比较良好的神经生理学条件作为背景,以控制整个步行过程,需要较好的步态保证步行的稳定性和实用性。但当患者障碍较重,共同运动不能像期待的那样减少时,要注意提高负重能力,确保安全的步行,同时注意尽量避免障碍的影响,采取代偿的方法。

2)借助步行:患者达不到独立步行能力时,可借助于拐杖、平衡杠、楼道或房间内扶手等步行,开始时最安全、最好的方法是在治疗师的指导下步行,方法是治疗师站在患侧,与患者手交叉握住,另一只手放在患者腋窝,托住患肩,与患者一起步行。这样除了辅助支撑作用外,还可以控制患者的重心转移、调整步幅、控制节奏,又便于与患者交流,增强患者的信心,提高步行能力。

3)指导步行:患者刚开始步行时,得到治疗师的帮助后会增加自己的勇气,随着治疗的进展患者就要摆脱治疗师的帮助,逐渐独立步行,但当患者还不能较好完成步行前,需要治疗师的指导,以顺利、安全地行走,这就是我们所要介绍的指导步行。指导步行指患者步行时,治疗师对其完成的动作给予指正,比如:提醒患者如何控制重心、如何起步、如何控制步幅、如何调整姿势、如何掌握节律、如何纠正膝反张等。需要注意的是,治疗师的指导一定要合情合理,不要干扰患者步行的正常进行,正确的部分要给予肯定。

4)跨越障碍物:当患足能抬离地面后可考虑进行跨越障碍物训练。开始时要按照患者的步幅设计一定间隔的、低矮的障碍物。许多偏瘫患者利用屈肌共同运动可完成跨越动作,但需要注意患足着地的情况,会不会碰到障碍物,跨越时的节奏等一系列安全问题,必要时治疗师要给予帮助。而且,完成这一动作前,要有较良好的基础训练,以保证患者在具有较好的肢体功能、较好的步态的情况下来完成。

5)上下台阶:上下台阶也应该在具备一定的肢体功能条件下进行,指导方法和注意事项基本同跨越障碍物。需要记住的是,上台阶时是健足先上,下台阶时患足先下,目的是合理负重,正确的重心转移,安全地上下台阶。

5. 躯干　Brunnstrom 对躯干的训练是在早期开始进行的,其训练内容主要有提高躯干平衡能力和躯干肌肉活动两个方面,平衡训练在坐位进行(见本节坐位训练部分),躯干肌的活动一般是先练屈肌,然后练伸肌,最后练旋转肌。做躯干前屈训练时需要帮助,让患者双前臂合抱,健臂在下支持患臂,治疗师与患者相向而坐,支持患者双肘,并在不牵拉患者肩部的情况下引导其前屈。复原为直坐位的动作让患者主动完成,此时也达到了训练伸肌的目的。正前屈训练后,练习斜方向前屈,即左前屈和右前屈,最后练习转动躯干,躯干转向右时使头转向左侧,然后向相反方向进行,这样可利用紧张性颈反射和紧张性腰反射诱发出肩部的活动。(详见本节坐位训练部分)

(桑德春)

第三节 神经肌肉本体感觉促进疗法

一、概述

(一)神经肌肉本体感觉促进法(PNF)发展简史

PNF(proprioceptive neuromuscular facilitation,PNF)由美国神经生理学家和内科医师 Herman Kabat 博士于20世纪40年代创立,并首先在脊髓灰质炎患者的康复治疗中使用。半个世纪以来,PNF 得到不断的发展和完善,已经成为多种神经肌肉系统疾病的有效康复治疗手段,目前广泛应用于欧美、日本等康复医学发达的国家,成为康复治疗师的基本治疗手段之一。

1936年,澳大利亚学者 Sister Elizabath Kenny 到美国明尼苏达大学讲授和演示治疗脊髓灰质炎的经验,其操作方法使 Herman Kabat 受到了极大的启发。通过对"Kenny 技术"的分析,Kabat 发现它在某些方面有着良好的神经生理学基础,确信按照 Sherrington 的神经生理学原理治疗瘫痪患者会取得良好的效果。从1943~1946年,Kabat 根据 Sherrington 在神经生理学方面的工作,依靠连续诱导、神经交互支配和扩散过程的原理创立了一系列治疗技术,即 PNF 技术。他通过实践不断地对 PNF 加以改进和完善,直到完全可以用神经生理学原理来加以解释。他将与功能有关的运动组合起来,以最大阻力和牵张技术通过近端较强肌肉力量的扩散作用促进远端较弱的肌肉力量,于是发现了以螺旋和对角线为特征的总体运动模式。通过对患者所有可能的运动成分进行不同的组合,明确了具体的螺旋和对角线模式,并列有9种技术:最大阻力、节律稳定、快速逆转、收缩—放松、维持、牵张、缓慢逆转、缓慢逆转—维持和维持—放松—主动运动,可供使用,治疗时康复医师和治疗师按患者的需要进行选择。1945年,Margaret(Maggie)Knott 参与了 Kabat 的工作。作为物理治疗部门的负责人,她为 PNF 的产生和发展做了许多有益的工作。

1950年,Dorothy Voss 首次应用 PNF 治疗疼痛、膝关节疾患术后和其他疾病取得了满意的疗效,扩大了 PNF 的应用范围。1955年,Ayres 发表论文介绍了作业治疗师应用 PNF 治疗患者的情况,1959年 Dorothy Voss 在《PNF 模式和技巧在 OT 中的应用》一文中对此作了进一步的阐述,并于1976年率先在美国西北大学为作业治疗师开设了 PNF 课程。20世纪80年代,言语治疗师和体育教练也开始使用这种方法,后者应用 PNF 成功地加强了运动员的肌肉力量。1956年 Margaret Knott 和 Dorothy Voss 共同出版了第一部关于 PNF 的专著——《PNF 的模式和技术》。促进了 PNF 的推广和普及。

我国于20世纪80年代末、90年代初开始使用 PNF 技术。目前,一些大型的康复医疗机构和康复中心开始把 PNF 技术应用于治疗偏瘫、截瘫和肢体功能训练,但尚未普及,仍缺乏科学而系统的总结和验证,特别是 PNF 技术与中国传统康复治疗手段在治疗过程中如何进行有机的结合,还需要进一步探讨和研究。

(二)PNF 的理论基础

1. PNF 的理论依据　PNF 是通过"刺激本体感受器促进神经肌肉系统反应的方法",强调对本体感受器的刺激。

PNF 不仅仅是一种技术,更重要的是,它具有一种全新的哲学思想,其基础就是所有的人——包括残疾人,都具有无需选择的生存潜力(Kabat,1950)。由此,PNF技术要求以下一些基本原则:①积极主动的精神自始至终贯穿于治疗过程中,要求通过患者自己能做的方法在生理和心理水平上支持自身。②所有治疗的首要目标是帮助患者取得最高水平的功能。③PNF是一种综合的方法,它要求每种治疗都是对人整体功能的指导,而不是仅仅针对某个具体的问题或身体的某一部分。

PNF技术以发育和神经生理学原理为理论基础,强调整体运动而不是单一肌肉的活动,其特征是躯干和肢体的螺旋和对角线助动、主动和抗阻运动,类似于日常生活中的功能活动,并主张通过言语和视觉刺激以及一些特殊的治疗技术来引导运动模式,促进神经肌肉的反应。PNF治疗时所遵循的理论基础概括起来有以下几条:

(1)每个人都有发育和再发育的潜力:治疗时,利用患者较有力的运动模式来增强其无力或较弱的运动模式。例如,偏瘫患者可以利用健侧肢体来帮助患侧肢体活动,截瘫患者可用头、颈和未受损的上肢及上部躯干的活动来促进和增强下肢的运动。

(2)正常的运动是由头向足或由近端向远端发展的:治疗时,首先要发展头和颈的运动,其次是躯干,最后为四肢。在四肢,应先发展近端运动,再逐渐发展远端运动。只有在控制了头、颈和躯干的运动之后,才有可能恢复精细的运动。例如,在发展手的精细运动之前要先发展头、颈、躯干和肩胛带的功能。

(3)早期的运动由反射活动所控制,成熟的运动可由姿势反射增强或维持:在成人,反射活动对维持活动是非常有用的。例如,非对称性紧张性颈反射可以帮助身体的转动,而对称性紧张性颈反射可以帮助手—膝姿势的训练。

(4)运动功能的发育具有周期性倾向,屈肌优势和伸肌优势可以变换,并且二者之间可以相互影响:例如,在坐位姿势的发育方面,第一周期是屈曲,第二周期是伸展。治疗时治疗师可利用这一原理,在屈肌占优势时选择刺激伸肌的方法,在伸肌占优势时选择刺激屈肌的方法。例如,偏瘫患者上肢多以屈肌占优势,应以训练伸肌为主,下肢多以伸肌占优势,则应以训练屈肌为主。

(5)功能活动是由一些方向相反的运动组成的:如吃饭的运动是臂和下颌的反向运动。如果缺乏反向运动,其功能就会受到限制,因此治疗时必须注意反向运动的训练。例如,在训练患者从椅子上起立的同时,也要训练由站立到坐下的动作。

(6)运动取决于主动肌和拮抗肌之间的协同作用:要维持良好的姿势需要二者之间的不断的平衡,若没有拮抗肌的平衡,运动的质量就会下降,因此,取得拮抗肌的平衡是PNF的主要目标之一。例如,对于偏瘫手部的屈肌痉挛,治疗时必须首先考虑抑制屈肌,刺激伸肌。

(7)正常运动功能的发育有一定的顺序:虽然运动功能的发育是按照一定的顺序进行的,但并非每一个过程都必须经过,可以跳跃,也可以重叠。发育顺序为治疗提供了发展方向,患者所能维持的姿势常常是治疗的开始姿势或位置。跳跃或重叠的特性提示,治疗时患者并非必须在熟练地掌握了一种运动技能之后才能开始学习另一种更高级的运动技能,而是要考虑患者正常的整体运动模式是否允许。

(8)在整体运动模式发育过程中,四肢同头、颈、躯干相互影响,并且还包括了肢体的"联合运动":上肢或下肢的运动是以规律的顺序发育的,先是双侧对称性的功能,然后是双侧非对称性的功能、双侧交叉性的功能,最后是单侧运动模式的发育。治疗时可利用这一原理设计治疗方案。例如,利用双侧对称性站立促进头、颈、躯干的屈曲和伸展。

(9) 运动功能的改善取决于运动的学习：提倡在治疗过程中应用多种刺激促进患者运动的学习和掌握，如言语、视觉和适当的环境等，这是 PNF 的特征之一。例如，训练患者伸肘功能时，在手适当接触的同时，可利用听觉、视觉信号的输入来增强治疗的效果。

(10) 像发展肌力和耐力一样，不断的刺激和重复的活动可促进运动的学习和巩固所学的技能：正如学习一种新技能一样，患者也需要频繁的刺激和训练的机会，以便巩固学习过的运动技能。当某一运动的动作被重复到可以自由地使用，并能根据需要加以调整时，运动学习就已实现。

(11) 通过有目的的活动促进自理活动和行走功能的学习：例如，对有屈肌痉挛的患者进行手抓握训练时，可以通过牵拉手指伸肌来促进手的放松；对平衡失调的患者，通过挤压肩关节和骨盆提供稳定性，促使患者能在站立位完成作业。

2. 有关术语解释　以下是 Charles Sherrington 的著作中有关神经生理学原理的最基本术语，熟悉这些术语有助于对 PNF 的理解和掌握。

(1) 后续效应(after discharge)：刺激的效应在刺激停止后仍然继续存在。如果增加刺激的强度和时间，后续效应也增加。在维持静力性收缩之后肌肉力量的增加就是后续效应起作用的结果。

(2) 总和(summation)：一系列的阈下刺激总和在一起可以产生兴奋，引起肌肉收缩。

1) 空间总和(spatial summation)：同时在身体的不同部位应用阈下刺激可以相互增强引起兴奋。

2) 时间总和(temporal summation)：发生在短时间内的一连串的阈下刺激可以引起兴奋。对于较大的运动，时间总和和空间总和可以相互结合。

(3) 扩散(irradiation)：是指当刺激增强或加快时反应或力量的传播。这是神经肌肉系统本身所固有的能力。对较强的运动肌群给予适当的阻力可引起较弱的运动肌群收缩，或者说，在某一运动范围内，较强肌群的活动可以激发较弱肌群的活动。

(4) 连续诱导(successive induction)：在主动肌强烈的兴奋之后可以引起拮抗肌的兴奋。这是逆转技术的理论基础。治疗时可以通过拮抗肌的收缩促进另一个运动模式的展开。

(5) 神经交互支配(reciprocal innervation)：主动肌兴奋的同时伴随着拮抗肌的抑制。当主动肌收缩时，肌梭中的纤维将兴奋信息传送到运动神经元，同时将抑制信息传送到拮抗肌。这是肌肉放松技术所必需的，放松技术正是利用了这一特性。

二、本体感觉促进技术

(一) 基本操作

1. 概述　PNF 的基本操作是易化技术的基本方法之一，它能使治疗师帮助患者获得有效的运动功能，其治疗效果并不依赖于患者自觉的合作。这些操作常被用于：①增加移动或维持稳定的能力。②通过对患者适当的接触和应用恰如其分的阻力引导患者的运动。③通过节律帮助患者获得协调能力。④增加耐力和在治疗过程中避免出现疲劳。

基本操作与手法包括阻力、扩散和增强、徒手接触、体位、言语刺激、视觉引导、牵拉推挤、牵张、节律以及运动模式等。尽管我们能利用这些基本操作治疗每位患者，但是可能个别患者的情况不允许基本操作中某些方法的使用。例如，对于骨折未愈合的肢体，治疗师在治疗过程中为避免引起或增加疼痛，就不能使用挤压手法；对于不稳定的关节则要慎重使用牵张手法等。

2. 具体方法

(1) 阻力(resistance): 大多数 PNF 技术都是从阻力的疗效中发展起来的,虽然 Kabat、Knott 和 Voss 都主张用"最大阻力"一词来描述阻力,但目前大多数 PNF 指导者都认为使用"适宜阻力"或"恰当阻力"可能更为精确。总之,阻力的施加要与患者的状况、动作的目标相吻合。阻力应是患者能接受的、可平稳移动或维持等长收缩的最大阻力,而不是治疗师的最大力量,对某些患者来说,可能仅仅是一轻微的接触。

Loofbourrow 和 Gellhorn 认为,在肌肉收缩时给予阻力,肌肉对大脑皮质的刺激增强。由抗阻产生的主动的肌肉紧张是最有效的本体感觉刺激,刺激的大小直接与阻力的大小有关,而且还可以通过本体反射影响同一关节和相邻关节协同肌的反应。这时相应的拮抗肌常常被抑制,这种对肌肉反应的促进作用可以从近端传到远端,也可以从远端传到近端。在对角线模式中增加适宜的阻力可以诱发出最大的力量,从而帮助患者获得运动的意识和提高对运动的控制能力。对于肌肉的离心性和向心性的收缩,阻力的调整应当使运动可以平衡和协调地完成,而对于肌肉的等长收缩,阻力则需要逐渐增加或减少,以便阻止运动的发生。无论如何,阻力的增加不应当引起疼痛或不必要的疲劳。在治疗过程中,治疗师和患者要注意避免憋气,以免对心脏产生不良的影响。

(2) 扩散和强化(irradiation and reinforcement): 扩散是指四肢反应的传播,这种反应可以从协同肌和运动模式中的肌肉收缩或放松效应得到进一步增强的现象中观察到。当刺激的强度或时间增加时,反应也相应地增强。

强化的意思是指"通过添加力量,使之变得更强"。治疗师通过对较强肌肉增加阻力,把强化效应传送到较弱肌肉。扩散和强化效应均由适宜的阻力而产生,增加阻力可以增加肌肉反应的数量和程度,改变阻力的方向或患者的位置,效应也将发生改变。所以,在治疗过程中,治疗师需要根据患者的情况和治疗的目标及时地调整阻力的大小和肌肉收缩的类型。

(3) 手法接触(manual contact): 治疗师用手接触患者身体的有关部位,刺激皮肤感受器和其他压力感受器。治疗师手的方向与患者肢体的运动方向相反。通过压力的方向来引导动作的进行。施加在患者肌肉上的压力可以诱发肌肉的收缩力,在活动的肢体上施加与运动方向相反的压力可以刺激协同肌收缩,增强运动的效果。手在躯干上的接触,可以间接地通过改善躯干的稳定性来帮助肢体运动。

为控制运动和对抗旋转,通常要求治疗师接触患者的手呈掌指关节屈曲、指间关节伸展的形状,简称"夹状手"(a lumbrical grip)(图 4-3-1)。在这一姿势中,压力来于掌指关节的屈曲,手指伸展的程度要与接触的身体部位相一致。"夹状手"为治疗师控制运动提供了良好的作用,并且不会因挤压而造成患者疼痛。

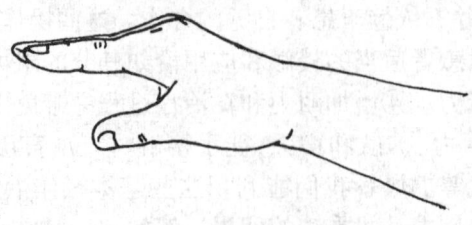

图 4-3-1 "夹状手"

(4)体位及身体力学(body position and body mechanics):1985年,Johnson和Saliba首先发表了有关身体的姿势和位置对治疗产生影响的资料。他们发现,当治疗师体位与运动方向一致时,可以获得对运动的有效控制;当治疗师改变位置时,阻力的方向和患者的运动也随之改变。通过观察,他们总结出以下一些规则:

1)治疗师的身体应当同希望获得的运动或力量的方向一致,为此,治疗师的肩和骨盆必须面对运动的方向,臂和手的排列也要与运动的方向相一致。如果治疗师无法维持一个适当的体位来保持与运动方向一致的话,那么手和臂的排列则必须与运动的方向相一致。

2)当手和臂维持相对放松时,阻力则来自于治疗师身体的重量,这样会节省训练者的体力,通过合理地利用身体的重量,治疗师能够在避免疲劳的情况下延长抗阻的时间。此外,只有在手放松的情况下,治疗师才能够较好地体会出患者的反应情况。

(5)言语(指令)(verbal commands):治疗师通过言语告诉患者做什么、怎样做以及何时开始做。治疗师必须牢记口令是讲给患者的,而不是讲给被治疗的身体部位的。准备和提示部分要清楚、精确,没有累赘的内容。在准备过程中若能配合必要的被动运动,主动运动的完成将有较好的效果。

口令的节律对于牵张手法的使用相当重要。起动口令在牵张反射出现前的一瞬间发出,这样就可以将患者的意识与反射反应协调起来。重复活动口令可以激发更大的力量或再一次引导运动。口令的音量可以影响肌肉的收缩力量(Johnson,1983),例如,在希望获得较强的肌肉收缩时应给予音量较大的口令,在希望放松肌肉或减轻疼痛时口令则常使用较柔软和平静的语调。

概括起来可以将口令的内容分成三部分:①准备部分:目的是要做好活动的准备。②活动部分:告诉患者开始活动以及如何活动。③校正部分:告诉患者如何纠正自己的动作。例如,在教患者做下肢屈膝位的屈曲—内收—外旋模式时,口令应是:①准备部分:告诉即将要做的动作。②活动部分:开始向上、向内拉脚。③校正部分:保持脚趾朝上,同时注意旋转动作。

(6)视觉(vision):眼的转动既可以影响头又可以影响身体其他部位的运动,因此,治疗时应利用视觉刺激来帮助患者控制、校正体位和运动。例如,当向即将运动的方向看时,头将随着眼睛进行运动,随之头的运动又将促进较强大的躯干进行运动。来自于视觉系统的反馈能够激发更有力的肌肉收缩,例如,在运动中当患者看着自己的臂或脚时,训练该部位可获得较有力的肌肉收缩。

在患者和治疗师之间眼神的接触为治疗提供了另一条信息交流的途径,它有利于在治疗过程中加强彼此间的协调性。

(7)牵引和挤压(traction and approximation):牵引是使躯干或四肢拉长。Voss等认为牵引的治疗效果是对关节部位的感受器刺激的结果;牵引也可以通过拉长肌肉作为牵张刺激而起作用。牵引常被用于:①促进运动,尤其是对主动运动和抗重力运动。②需使用牵张手法时,有助于肌肉组织的拉长。③对抗某些运动的成分。此外,治疗关节疼痛时,患部的牵拉有时有助于缓解疼痛。

牵引的力量应当逐渐增加,直到获得满意的结果,在整个运动过程中应予以维持,并要与适当的阻力相结合。

挤压是通过对躯干或四肢关节的推、挤,使得关节面接近,关节间隙变窄。挤压引起的肌肉收缩是关节部位感受器受到刺激的结果,也可能由于挤压导致了患者位置姿势的紊乱,引起肌肉收缩。挤压常被用于:①改善稳定性。②促进负重和在抗重力情况下肌肉收缩。③对抗运动的某些成分。通过逐渐而缓慢的挤压,有利于治疗疼痛和关节的不稳定。

挤压有两种方式:①快速挤压:快速加力以诱发反射反应。②慢速挤压:逐渐加力直到患者不能忍受。无论是快速挤压还是慢速挤压,治疗师都必须维持力量和给予一定的阻力,直到发生肌肉的反应,使用过程中若能与恰当的口令结合起来,则效果会更佳。

(8) 牵张(stretch):当肌肉被拉长时会自动产生牵张刺激,该刺激又反过来促进被拉长的肌肉、同一关节的协同肌和其他有关的肌肉收缩。如果拉长躯干或四肢所有的协同肌,则产生的促进作用会更大。例如,拉长胫前肌不仅可以促进胫前肌本身收缩,还能促进髋的屈曲—内收—外旋肌群收缩,如果拉长髋的屈曲—内收—外旋肌群,那么髋肌和胫前肌将会获得更大的促进作用;如果拉长所有髋部和踝部的肌肉,则该侧肢体肌肉的兴奋性进一步增高,并能扩散到起协同作用的躯干屈肌。

牵张反射既可以从被拉长的肌肉中引出,也可以出自于正在收缩的肌肉。它由两部分组成:第一部分是潜伏期短的脊髓反射,仅产生很小的力量,可能不具有功能性意义;第二部分被称为功能性牵张反射,潜伏期较长,产生有力的功能性收缩。因此,为提高治疗效果,使用牵张手法之后对肌肉必须立即予以抗阻。

要引发牵张反射,治疗师需对处于紧张状态的肌肉予以快速而柔和的"轻叩",若能在牵张操作之前预先给予准备的口令,则会提高引发的效果。例如:现在(准备口令)—拉(活动口令),或者拉(准备口令)—用力(活动口令)。治疗师口令的节律和强度会影响牵张反射的效果。牵张反射需要一个长的潜伏期。为使治疗有效,治疗师必须对收缩的肌肉施加阻力,而且要维持到肌肉收缩获得进一步加强。正如 Kabat 论述的那样,"牵张反射可能是能使微弱的肌肉收缩的唯一方法"。

(9) 节律(timing):节律是运动的顺序。正常的动作需要一个平衡的顺序,协调的动作需要该顺序具有精确的节律,功能性活动在任务完成之前则需要持续、协调的运动,即具有正常节律的运动。

正常节律是产生协调动作的运动顺序或过程。多数协调而有效的运动,其正常节律的运动顺序是从远端到近端,而运动控制和协调能力的进化是从头到尾即从近端到远端。在婴幼儿时期,臂决定手的位置,但在抓握功能成熟之后,手则决定臂的运动方向。对运动功能障碍患者,恢复运动的正常节律是治疗的重要目标之一。

强调节律是改变动作的异常节律,强调重视特定的肌肉、肌群或希望获得的活动。Kabat 认为,防止一个较强的异常节律的协同肌运动出现,可以将收缩的能量引导给较弱的肌肉。这种节律的改变,通过阻力和牵张反射刺激肌肉的本体感受器来实现。如果较强的协同肌的肌力至少为 4 级的话,那么通过强调节律的使用就能取得较好的效果。

为了达到治疗目的,治疗师可以通过两种方式来改变异常节律:①除了被强调的运动以外,阻止模式中的其他所有运动。②在训练较弱的肌肉时维持模式中较强的运动,或者对较强的肌肉进行等长抗阻收缩。

(10) 运动模式(pattern):促进模式也可以被视为 PNF 的基本操作之一。具体内容将在相关的章节予以讨论。

（二）特殊技术

PNF除了基本操作之外，还有一系列特殊技术，常用的有节律启动、等张组合、拮抗肌逆转、重复牵张、收缩—放松、维持—放松等，其作用是通过对肌群的促进、抑制、增强或放松效应改善功能性活动。特殊技术是利用肌肉的离心性收缩、向心性收缩和等长收缩，结合适宜的阻力和恰当的操作来满足患者的需要。它很少单独使用，而是常常在治疗中与基本操作有机地进行结合，也只有这样，才能达到理想的疗效。在多数情况下，特殊技术疗效的获得依赖于患者的合作和主观努力。

1. 具体方法

（1）节律启动：

1）特征：在预期的范围内，通过被动运动先开始活动，逐渐过渡到主动抗阻运动，从而改善启动运动的能力。例如，治疗师利用言语的速度来控制节律，首先进行被动活动，然后要求患者自己按一定的方向进行运动，回返的动作仍由治疗师被动完成，最后治疗师给予抗阻运动，并维持言语的节律。

2）目的：①帮助运动的启动。②改善协调能力和运动的感觉。③使运动的节律正常化。④指导运动。⑤帮助患者放松。

3）适应证：①启动运动困难。②动作太快或太慢。③运动不协调或节律紊乱。④广泛性紧张。

（2）等张组合：

1）特征：主动肌群在不放松的情况下，连续做向心性、离心性和稳定性收缩（稳定性收缩就是稳定性等长收缩，是指当患者试图做运动时被施加的外力所阻止，并不产生关节活动度的改变）。例如，患者做向心性收缩时，治疗师在关节活动范围内对抗患者的运动，当活动到关节活动度的末端时要求维持住（此时即为稳定性收缩）。一旦稳定，就要求在阻力的方向和力量不变的情况下，缓慢地回到活动的起始位，此时肌肉呈离心性收缩。

2）目的：①运动的主动控制。②协调运动。③增大主动关节活动度。④增加力量。⑤在离心性收缩过程中进行功能性训练。

3）适应证：①离心性收缩时控制能力下降。②朝着预定方向运动时缺乏协调能力。③主动关节活动度下降。④在关节活动度的中部缺乏主动运动。

（3）拮抗肌逆转：

1）动态逆转：

A. 特征：在患者主动朝着一个方向运动不停顿且不放松的情况下，再朝着相反的方向运动，此过程即为动态逆转。例如，当朝着一个方向运动时治疗师予以抗阻，在接近关节活动度末端时，治疗师接触患者远端的手变换成为近端抵触，此时要求做相反方向的运动，整个过程无停顿与放松。

B. 目的：①增大主动关节活动度。②增加力量。③发展协调能力。④防止或减轻疲劳。

C. 适应证：①主动肌无力。②改变运动时的方向。③被训练肌肉出现疲劳。

2）稳定逆转：

A. 特征：做等张收缩时，治疗师在相反的两个方向上分别给予足够的阻力以阻止运动的发生，即在相反的方向上交替地做等张收缩。例如，治疗师在某一个方向上给予阻力时要求患者对抗,不允许运动出现,在感到已充分对抗时用另一只手在同一部位的背面接触患者,要求患者继续对抗。需要注意的是,只有在患者感到新的阻力后治疗师才逐渐增加力量。

B. 目的:①增加稳定性和平衡功能。②增加肌肉的力量。

C. 适应证:①稳定性下降。②肌无力。③不能进行等张收缩。

3)节律稳定:

A. 特征:主动肌和拮抗肌交替地做等张收缩,整个过程中并不产生运动。例如,治疗师先对抗患者主动肌的等长收缩,此时维持原位,不产生运动。阻力逐渐增加时患者也相应地增加力量,当患者已充分反应时,治疗师用另一只手在患者同一部位的背面给予阻力。治疗师只有在患者感觉到治疗师另一只手移动后,才缓慢地增加力量。

B. 目的:①增加主动和被动关节活动度。②增加力量。③增加稳定性和平衡能力。④减轻疼痛。

C. 适应证:关节活动度受限;疼痛,尤其是试图运动时因疼痛而关节活动受限;关节不稳定;拮抗肌无力;平衡能力下降。

D. 禁忌证:小脑损害;因年龄、言语障碍、大脑功能不全而不能接受训练。

(4)重复牵张:

1)起始端重复牵张:

A. 特征:牵张反射由拉长呈紧张状态的肌肉中引出。例如,治疗师通过准备口令充分拉长运动模式中的肌肉,尤其是有旋转功能的肌肉,然后快速地"轻叩",进一步拉长肌肉,从而激发出牵张反射。此时治疗师通过口令要求患者收缩被拉长的肌肉,这样做的结果是牵张反射和主观努力共同对抗外界的阻力,增大刺激的效果。

B. 目的:①促进运动的启动。②增大主动关节活动度。③增加力量。④防止或减轻疲劳。⑤在预期的方向上引导运动。

C. 适应证:肌无力;由于肌无力和(或)僵硬而导致的运动启动困难;疲劳;运动感觉下降。

D. 禁忌证:关节不稳定;疼痛;骨折或骨质疏松;肌肉或肌腱有损伤。

2)全范围重复牵张:

A. 特征:牵张反射由收缩而呈紧张状态的肌肉中引出。在牵张期间患者不能改变运动的方向,也不能放松。例如,治疗师对抗患者的运动模式,使模式中所有肌肉收缩而紧张,在运动过程中不断地"轻叩"以激发牵张反射。但需注意的是,在下一次引发牵张反射之前必须允许患者的运动能够继续进行。

B. 目的:①增大主动关节活动度。②增加力量。③防止或减轻疼痛。④在预期的方向上引导运动。

C. 适应证:肌无力;疼痛;运动感觉下降。

D. 禁忌证:关节不稳定;疼痛;骨折或骨质疏松;维持肌肉收缩的力量不足。

(5)收缩—放松:

1)特征:功能受限的肌肉在充分等张抗阻收缩(至少维持5秒以上)之后放松,然后再沿原来的方向进一步运动,此时可见关节活动度得到增大。例如,治疗师或患者用健肢帮助被治疗的关节活动度达最大幅度,接着患者依次做主动运动和抗阻运动,动作的幅度要尽可能大。若被治疗的关节活动度增大,参加收缩的肌肉,尤其是旋转肌越多,其产生的疗效就越大。在抗阻运动维持至少5秒之后,治疗师和患者都放松,然后要求患者做主动运动或由治疗师进行被动运动,可见关节活动度会增大到一个新的范围。此技术可重复使用,直到关节活动度不再增大为止。

2)目的:增大被动关节活动度。

3)适应证:被动关节活动度下降。

(6)维持—放松:

1)特征:肌肉在等长抗阻收缩之后放松。例如,治疗师或患者用健肢帮助被治疗的关节活动到最大范围,接着患者自己做主动运动。若不引起疼痛也可以做抗阻运动,但要缓慢地增加阻力。在此过程中治疗师和患者都不应有动作的产生,再维持抗阻至少5秒之后,治疗师和患者都逐渐地放松,在完全放松之后再主动或被动地活动肢体,此时也可见关节活动度会增大到一个新的范围。

2)目的:①增大被动关节活动度。②减轻疼痛。

3)适应证:①被动关节活动度下降。②等张收缩太强以致难于控制。③疼痛。

4)禁忌证:不能做等长收缩的患者。

2. 临床选择　治疗师可以根据治疗的目的和病情的需要选择不同的技术进行治疗。

(1)启动运动:①节律启动。②起始端重复牵张。

(2)学习运动:①节律启动。②等张组合。③起始端重复牵张。④全范围重复牵张。

(3)改善运动的速度:①节律启动。②动态逆转。③起始端重复牵张。④全范围重复牵张。

(4)增加力量:①等张组合。②动态逆转。③节律稳定。④稳定逆转。⑤起始端重复牵张。⑥全范围重复牵张。

(5)增加稳定性:①等张组合。②稳定逆转。③节律稳定。

(6)增加协调和控制能力:①节律启动。②等张组合。③动态逆转。④稳定逆转。⑤节律稳定。⑥起始端重复牵张。

(7)增加耐力:①动态逆转。②节律稳定。③起始端重复牵张。④全范围重复牵张。

(8)增大关节活动度:①动态逆转。②节律稳定。③起始端重复牵张。④收缩—放松。⑤维持—放松。

(9)放松:①节律启动。②节律稳定。③维持—放松。

(10)减轻疼痛:①节律稳定。②稳定逆转。③维持—放松。

三、运动模式

(一)模式的特征和形式

1. 概念　正常的功能性运动是由肢体的整体运动模式和躯干的协同肌作用所组成的,大脑的运动中枢只能产生和组织这些运动模式,而不能有意识地将某一块肌肉从运动模式中分开,但这并不意味着除了能从整体运动模式中引发出分离运动外,我们就无法使肌肉分别地进行收缩运动。协同肌的有机组合构成了PNF训练的运动模式。这些模式是在神经生理学原理的基础上提炼于日常生活活动中的,因此它与日常生活中的活动具有相似的运动成分,通过这种形式进行训练能够有效地提高患者的功能。

2. 具体特征

（1）PNF 模式在三个平面上组合运动：①矢状面：肢体的屈曲和伸展。②冠状面：肢体的内收和外展，脊柱的侧屈。③四肢或躯干的旋转。

（2）PNF 模式具有螺旋和对角线的特征：从肌肉活动能够得到增强的现象上，可以知道牵张和加强操作能够提高运动模式的训练效果，合理使用协同肌的扩散效应能够增强训练的肌群或加强预期的功能性活动。对肌肉活动的增强效应不仅能通过运动模式的近端或远端传播，还能从一个运动模式传播到相关的运动模式。

（3）PNF 模式是根据肢体近端关节的运动来命名的：头、颈、躯干和四肢均具有两个对角线模式，分别简称为 D1 模式和 D2 模式。每一个对角线又由两个互为拮抗的运动模式所组成，并以近端关节的运动命名，分别称为屈曲模式、伸展模式。这样，对四肢来说，每个肢体总共就有 D1 屈曲、D1 伸展、D2 屈曲、D2 伸展四个运动模式。例如，上肢就有肩屈曲—内收—外旋模式（即上肢的 D1 屈曲）和其拮抗肌模式即肩伸展—外展—内旋模式（即上肢的 D1 伸展）、肩屈曲—外展—外旋模式（即上肢的 D2 屈曲）和其拮抗肌模式即肩伸展—内收—内旋模式（即上肢的 D2 伸展）。

（4）PNF 模式对肢体近端和远端关节的位置是有严格要求的，因为只有这样，肌肉的收缩才能最有效，而对中间的关节则无特别的规定，屈伸均可：例如，指屈曲、腕桡偏屈曲、前臂旋后是肩屈曲—内收—外旋模式中的必要组成部分，而肘关节则既可以伸展或屈曲，也可以任意地维持在某一个位置上。

（5）当躯干和肢体组合在一起运动时就会形成更加完整的协同作用：例如，伴随着肩胛骨前伸的肩屈曲—内收—外旋模式同躯干后伸和向对侧旋转的运动组合在一起就完成了一个整体的运动。只有了解了协同肌的组合之后，才能制定适宜的运动模式；弄清了运动模式，便可以明白运动模式中的协同肌的组成和作用。

（6）PNF 模式的轨迹：在四肢是由四肢运动时远端的手或足形成的。至于头颈模式，则由鼻、下颌和头顶所形成。躯干上部运动模式的轨迹是由肩顶画出；躯干下部运动模式的轨迹则是由髋所绘制的。

（7）PNF 模式的正常运动节律：①远端部分（手、腕和足、踝）首先通过全范围运动并维持相应的位置。②紧连着肢体的其他部分平衡地运动并完成整个活动。③旋转是运动的关键部分，并应始终予以抗阻。

（8）PNF 模式可以通过以下几种方式予以变化：

1）改变肢体运动模式中中间关节的活动：例如，首先做肩屈曲—内收—外旋模式时，肘关节从伸展过渡到屈曲位，此时，好像患者用手摸对侧的耳朵；然后做同样的运动模式，但肘关节是从屈曲位过渡到伸展位，此时好像在伸手取高处的物体一样。

2）为适应双关节肌肉的影响而改变肢体运动模式中中间关节的活动：例如，做髋屈曲—内收—外旋模式时，膝关节由伸展位过渡到屈曲位，此时腘绳肌主动地缩短。然后再在膝关节伸直位做同样的运动模式，此时腘绳肌受到牵拉而拉长。

3）改变患者的体位以改变重力的影响：例如，在侧卧位做伸展—外展—内旋模式，此时髋外展肌做抗重力运动。

4）改变患者的体位，以便更好地利用视觉刺激：例如，在训练足和踝时采取半卧位，使患者能看到被训练的部位，可较好地利用视觉刺激。

5) 改变患者的体位,使其更接近于功能位:例如,在坐位进行功能性活动训练上肢的运动模式,使之更接近于进食功能。

3. 形式　PNF 运动模式通常分为对角线模式和总体模式两大类。治疗时应紧紧围绕促进总体模式的发展来训练患者。利用对角线模式促进运动功能的发育或恢复,使运动的发育顺序逐步进入更高级的阶段。

(1) 对角线模式:对角线模式同正常功能运动的螺旋、对角线特征相一致,是屈曲或伸展、内收或外展、内旋或外旋三对相反运动的组合,并且在运动过程中都出现中线交叉,这种形式可促进身体两侧之间的相互影响。这种模式是日常生活活动中最主要的运动形式,在大脑皮质中最为熟悉和最易巩固,因此,用对角线模式训练对患者的康复最为有效。当配对的肢体同时进行相同运动时,就出现了双侧对称模式;当配对的肢体同时向一侧进行运动时,出现的运动为双侧非对称模式;当配对肢体同时在相反的方向上运动时,就会出现双侧交叉模式。对角线运动模式也可以进行扩大关节活动度的训练,并且比在解剖平面内进行传统的扩大关节活动度的训练更为有效。

对角线模式也可以根据肢体(上肢、下肢或二者组合起来)的运动情况分为单侧模式和双侧模式两种。

1) 单侧模式:是指单纯的头颈、躯干、一侧上肢或者下肢的运动。

2) 双侧模式:是指两侧上肢、两侧下肢或者上、下肢组合的运动。根据组合的情况又可以分为对称模式、不对称模式、对称交叉模式和不对称交叉模式四种。

A. 对称模式:在同一方向以相同的对角线模式运动,例如,左侧肢体屈曲、外展,右侧肢体也同时屈曲、外展(图 4-3-2a)。

B. 不对称模式:在同一方向以相对的对角线模式运动,例如,左侧肢体屈曲、外展,同时右侧肢体屈曲、内收(图 4-3-2b)。

C. 对称交叉模式:在相反方向以相同的对角线模式运动,例如,左侧肢体屈曲、外展,同时右侧肢体伸展、内收(图 4-3-2c)。

D. 不对称交叉模式:在相反的方向上以相对的对角线模式运动,例如,左侧肢体屈曲、外展,同时右侧肢体伸直、外展(图 4-3-2d)。

(2) 总体模式:总体模式是从人体发育过程中的动作和姿势中识别的。常用于治疗的形式可见表 4-3-1。

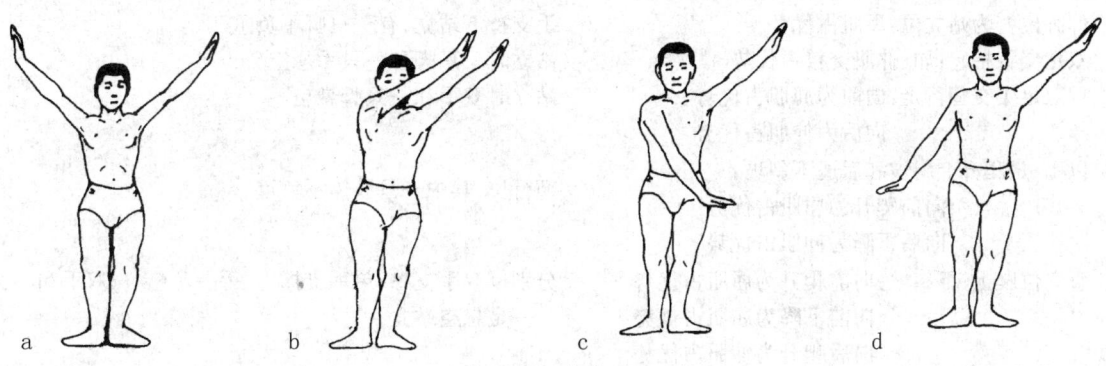

图 4-3-2　PNF 双侧模式

a. 双侧对称模式;b. 双侧不对称模式;c. 对称交叉模式;d. 不对称交叉模式。

表 4-3-1　运动发育与总体运动模式表

总 体 运 动 模 式	平 衡 体 位
仰卧位翻到俯卧位：屈肌占优势	侧卧
俯卧位翻到仰卧位：伸肌占优势	侧卧
俯卧位身体转动：屈、伸肌交替占优势	俯卧时以肘和骨盆着地
俯卧位变为肘膝位：伸肌占优势	肘膝卧位
从仰卧位用手拉成坐位：屈肌占优势	坐时手前伸
过屈位变为坐位：伸肌占优势	坐时手向前支撑
肘、膝爬行：向前为屈肌占优势 　　　　　向后为伸肌占优势	各种位置的肘、膝位
俯卧位变为手膝位：伸肌占优势	各种位置的手膝位
手膝位摇摆：向前为伸肌占优势 　　　　　向后为屈肌占优势	前后摇摆时手膝位
手膝爬位：向前为屈肌占优势 　　　　　向后为伸肌占优势	手、膝、足俯卧位
俯卧位变为坐位：伸肌占优势	坐时手向后支持或无支持
仰卧位变为坐位：屈肌占优势	坐时手向前支持或无支持
俯卧位变为跐行位：伸肌占优势	跐行，同侧手、足交替
跐行：向前为屈肌占优势 　　　向后为伸肌占优势	以对角线交叉的方式跐行，有一只肢体不负重
手膝位拉成站立：屈肌占优势	站立时双手抓，单膝和单足支撑
爬升和下降：爬升时屈肌占优势 　　　　　下降时伸肌占优势	交叉爬升
坐位变为跪位：屈肌占优势	双膝跪行
俯卧位变为跪位：伸肌占优势	半跪（即一膝一足着地）
跪行：向前为屈肌占优势 　　　向后为伸肌占优势	以对角线交叉的方式跪行
蹲位或坐位拉为站立位：屈肌占优势	手、足平行站立
站立位变为扶持下摇摆：向前为伸肌占优势 　　　　　　　　　向后为屈肌占优势	手支持下或无支持下站立
站立位变为蹲位或坐位：屈肌占优势	手支持下或无支持下蹲位或坐位
俯卧位变为站立位：伸肌占优势	手支持下或无支持下站立位
仰卧位变为站立位：屈肌占优势	手支持下站立，有一只脚不负重
双足交替抬起：屈、伸肌交替占优势	站立时一只脚和一只手悬空
用双足尖交替行走：向前为屈肌占优势 　　　　　　　向后为伸肌占优势	站立时双手和一只脚悬空
以手、足爬升上斜坡和后退下斜坡： 　　　向前爬升为屈肌占优势 　　　向后下降为伸肌占优势	跐行位，其中一只肢体不负重
直立位爬上、下斜坡：向前爬升为屈肌占优势 　　　　　　　　向前下降为屈肌占优势 　　　　　　　　向后爬升为伸肌占优势 　　　　　　　　向后下降为伸肌占优势	分别以双手支撑、单手支撑、一手一足悬空、双手和一足悬空站立

总体运动模式	平衡体位
以手足爬上、下楼梯:向前爬升为屈肌占优势 　　　　　　　向后下降为伸肌占优势	分别以同侧和对侧肢体跪行
直立位爬上楼梯:向前爬升为屈肌占优势 　　　　　　向后下降为伸肌占优势	分别以双手和双足支撑、单手悬空、双手悬空站立
直立位爬下楼梯:向前下降为屈肌占优势 　　　　　　向后爬升为伸肌占优势	分别以双手和双足支撑、单手悬空、单足悬空、双手悬空站立

(二)对角线模式

1. 单侧模式

(1)头颈模式:头颈的稳定性是进行日常生活活动的基础,头颈模式可直接治疗颈部和胸部的功能障碍,也可引导躯干的运动,训练躯干肌。头颈模式包括屈或伸、侧屈和旋转三种运动成分。

1)左屈模式:

A. 体位:患者坐位、俯卧位和仰卧位均可,起始位是头颈后伸、右旋伴右侧屈曲,终止位为头颈前屈、左旋伴左侧屈曲。治疗师的位置应便于观察控制头颈的运动,通常在患者头侧的起始位中点和终止位中点的连线上。

B. 治疗师手的接触:左手掌尺侧对着左侧下颌骨下面向上施加阻力,右手掌对着头顶右侧前面额部向下施加阻力以控制旋转(图4-3-3)。

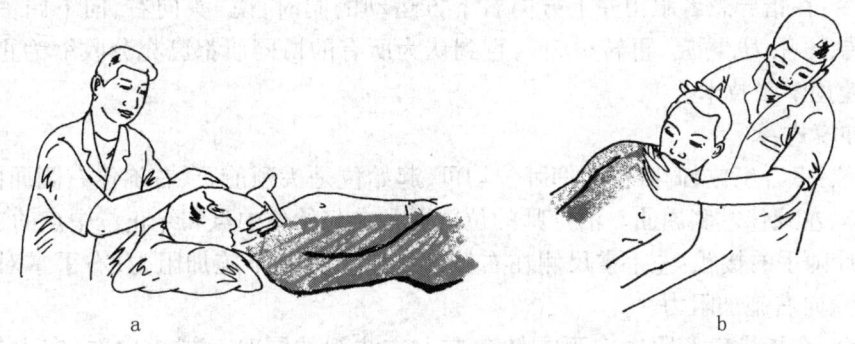

图4-3-3 头颈左屈模式

a.起始位:头后伸、右旋伴右侧屈;b.终止位:头前屈、左旋伴左侧屈。

C. 口令:指导患者由右上方注视转向左下方的同时,说"头向左、向下屈,一、二、三,用力,屈,转,再用力,再屈,再转……",直到认为所有的协同肌都充分收缩为止。说"一、二、三"是让患者有所准备,通常在说"三"时使用牵张技术。

2)右伸模式:

A. 体位:患者坐位、俯卧位和仰卧位均可,起始位是头颈前屈、左旋伴左侧屈曲,终止位为头颈后伸、右旋伴右侧屈曲。治疗师的位置通常在患者头侧的起始位中点和终止位中点的连线上。

B. 治疗师手的接触:左手掌尺侧在左侧下颌骨前面向下加阻力,右手掌在头顶右侧后面向上、向左加阻力(图4-3-4)。

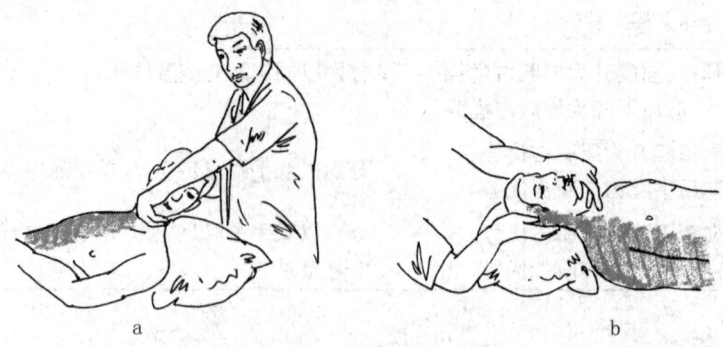

图4-3-4 头颈右伸模式
a.起始位:头前屈、左旋伴左侧屈;b.终止位:头后伸、右旋伴右侧屈。

C. 口令:在指导患者眼由左下方转向右上方运动的同时,说"头向右、向上伸,一、二、三,用力,伸,转,再用力,再伸,再转……",直到认为所有的协同肌都已充分收缩为止。通常在说"三"时使用牵张技术。

3) 右屈模式:

A. 体位:患者坐位、俯卧位和仰卧位均可,起始位是头颈后伸、左旋伴左侧屈曲,终止位为头颈前屈、右旋伴右侧屈曲。治疗师的位置通常在起始位中点和终止位中点的连线上。

B. 治疗师手的接触:左手掌尺侧对着右侧下颌骨下面向上施加阻力,右手掌对着头顶左侧向下加阻力以控制旋转。

C. 口令:在指导患者眼由左上方向右下方运动的同时,说"头向右、向下屈,一、二、三,用力,屈,转,再用力,再屈,再转……",直到认为所有的协同肌都已充分收缩为止。通常在说"三"时使用牵张技术。

4) 左伸模式:

A. 体位:患者坐位、俯卧位和仰卧位均可,起始位是头颈前屈、右旋伴右侧屈曲,终止位为头颈后伸、左旋伴左侧屈曲。治疗师的位置通常在起始位中点和终止位中点的连线上。

B. 治疗师手的接触:左手掌尺侧在右侧下颌骨上面向下施加阻力,右手掌对着头顶左侧后面向上、向右施加阻力。

C. 口令:在指导患者眼由右下方转向左上方注视的同时,说"头向左、向上伸,一、二、三,用力,伸,再用力,再伸……",直到认为所有的协同肌都已充分收缩为止。通常在说"三"时使用牵张技术。

(2)肩胛带模式:肩胛骨虽然不直接与脊柱相连,但与肩胛骨相关的肌肉参与控制和影响颈部和胸部的功能活动,另外上肢功能的行使也需要肩胛骨具有正常的运动和稳定性。因此,肩胛骨的训练对于颈、躯干和上肢的功能康复十分重要。肩胛带模式包括前伸—后缩和前缩—后伸两组对角线运动。

1) 前伸模式:

A. 体位:患者取侧卧位、髋关节和膝关节均屈曲90°,脊柱维持正常位,头颈居中,肩胛骨居中立位,无旋转,运动时肩胛骨尽量朝鼻尖方向向上、向前移动。治疗师站在患者的身后,面部朝着患者肩顶与鼻尖连线的方向。

B. 治疗师手的接触：双手叠加在一起，外形呈"夹状手"，放在肩关节和喙突的前面。也可一只手放在上述位置，另一只手从腋下持握，相互支持。当患者肩胛骨做前伸动作时加阻力。治疗师的上肢应放松，尽可能利用身体的重量充当阻力（图4-3-5）。

C. 口令："肩胛骨向上、向前拉，一、二、三，用力，拉，再用力，再拉……"，直到认为所有的协同肌都已充分收缩为止。通常在说"三"时，沿着运动的反方向即向后、向下使用牵张技术。若患者的上肢有一定的活动能力，结合上肢模式和视觉刺激进行训练，则效果会更好。

2）后缩模式：

A. 体位：同前伸模式。运动时，肩胛骨朝向下段胸椎尽量向后、向下移动。

B. 治疗师手的接触：双手叠加在一起，掌根抵在肩胛骨的脊柱缘上（图4-3-6）。

C. 口令："肩胛骨向后、向下推我的手，一、二、三，用力，推，再用力，再推……"，直到认为所有的协同肌都已充分收缩为止。通常在说"三"时，向前、向上使用牵张技术。

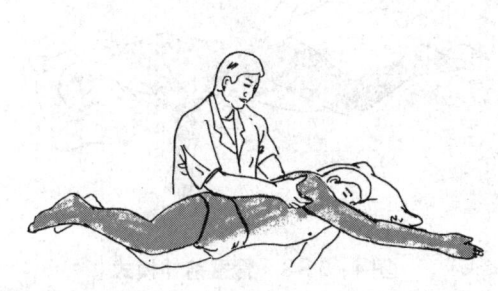

图4-3-5　肩胛带前伸模式

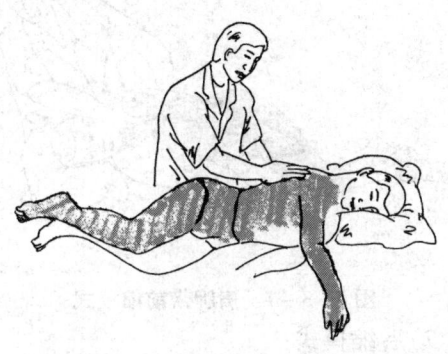

图4-3-6　肩胛带后缩模式

3）前缩模式：

A. 体位：患者体位同前伸模式。治疗师站在患者头的后面，面部朝着髋关节，在肩顶与对侧髂嵴的连线上，患者的肩胛骨朝着对侧的髂嵴做向下、向前的运动。

B. 治疗师手的接触：一只手从后面握住肩胛骨的外侧缘，另一只手从前面握住喙突，但手与前臂的方向要对着对侧的髂嵴（图4-3-7）。

C. 口令："肩胛骨向肚脐推，一、二、三，用力，推，再用力，再推……"，直到认为所有的协同肌都已充分收缩为止。通常在说"三"时，对着对侧髂嵴使用向后、向上的牵张技术。

4）后伸模式：

A. 体位：患者体位同前缩模式。肩胛骨向上、向后做耸肩的动作。

B. 治疗师手的接触：双手叠加在一起放在斜方肌的体表，掌根抵在肩胛骨上缘上，阻力的方向朝着对侧髂嵴。

C. 口令："肩胛骨向上、向后推我的手，一、二、三，用力，推，再用力，再推……"，直到认为所有的协同肌都已充分收缩为止。通常在说"三"时，对着对侧髂嵴使用向前、向下的牵张技术。

（3）骨盆模式：下部躯干和下肢功能的行使需要骨盆具有正常的活动和稳定性，因此，要改善下部躯干和下肢的功能必须首先对骨盆进行训练。此外，对骨盆的训练也可以通过扩散效应间接地治疗颈部和上部躯干的功能障碍。骨盆模式包括前伸—后缩和前缩—后伸两组对角线运动。

1) 前伸模式：

A. 体位：患者坐位、站立位和卧位均可，但常取侧卧位，侧卧位时髋膝屈曲90°，脊柱呈中立位。治疗师站在患者的身后，面部对着对侧肩关节。骨盆向上、向前移动，同侧的躯干缩短。

B. 治疗师手的接触：双手叠加在一起呈"夹状手"，放在髂嵴上，手指在髂嵴的前方，阻力的方向为向后、向下拉（图4-3-8）。

C. 口令："骨盆向上、向前推我的手，一、二、三，用力，推，再用力，再推……"，直到认为所有的协同肌都已充分收缩为止。通常在说"三"时，对着对侧的肩关节使用向后、向下的牵张技术。

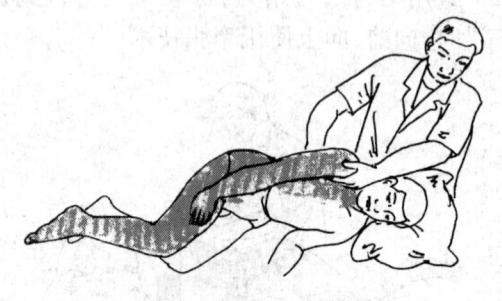

图4-3-7 肩胛带前缩模式

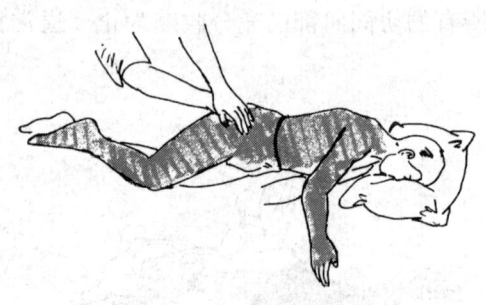

图4-3-8 骨盆前伸模式

2) 后缩模式：

A. 体位：同前伸模式。骨盆向后、向下运动，同侧的躯干伸长。

B. 治疗师手的接触：双手叠加在一起，掌根放在坐骨结节上，手指朝着对侧的肩关节，阻力的方向是向前、向上推（图4-3-9）。

C. 口令："骨盆向后、向下推我的手，一、二、三，用力，推，再用力，再推……"，直到认为所有的协同肌都已充分收缩为止。通常在说"三"时，对着对侧的肩关节使用向前、向上的牵张技术。

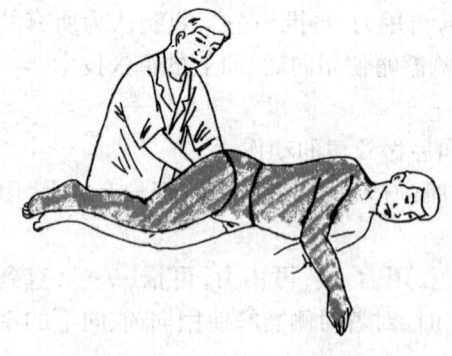

图4-3-9 骨盆后缩模式

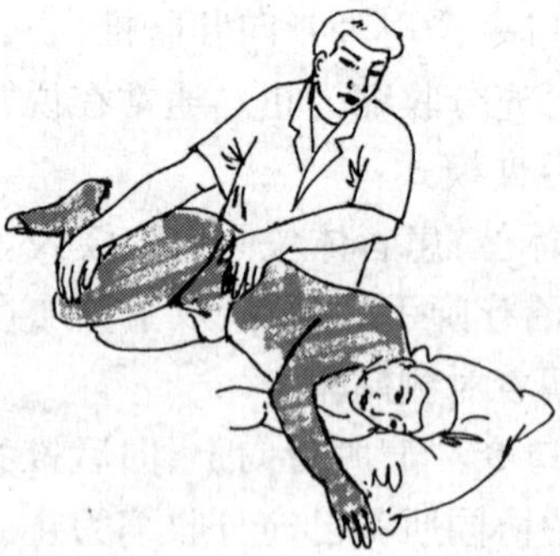

图4-3-10 骨盆前缩模式

3) 前缩模式：

A. 体位：患者取侧卧位，屈膝90°，屈髋20°~30°，治疗师站在患者的身后，方向与股骨的纵轴在一条直线上。骨盆向前、向下运动，同侧的躯干伸长。

B. 治疗师手的接触：一只手放在髂骨上，手指位于髂嵴前，向后向上加阻力；另一只手放在膝前，手指向后加阻力(图4-3-10)。

C. 口令："骨盆向下、向前推我的手，一、二、三，用力，推，再用力，再推……"，直到认为所有的协同肌都已充分收缩为止。通常在说"三"时，沿着股骨的纵轴向后、向上使用牵张技术。

4) 后伸模式：

A. 体位：体位同前伸模式。骨盆向上、向后运动，同侧的躯干缩短。

B. 治疗师手的接触：双手叠加在一起，掌根放在髂嵴上，阻力方向为向下、向前(图4-3-11)。

C. 口令："骨盆向上、向后推我的手，一、二、三，用力，推，再用力，再推……"，直到认为所有的协同肌都已充分收缩为止。通常在说"三"时，沿着运动的方向使用向下、向前的牵张技术。

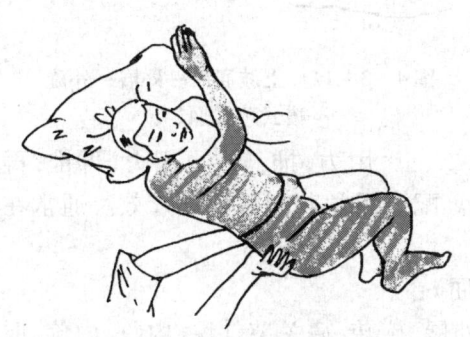

图4-3-11　骨盆后伸模式

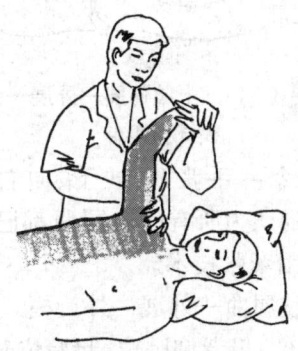

图4-3-12　上肢屈曲—内收—外旋模式(D1屈)

(4) 上肢模式：上肢模式用于治疗肌无力、协调障碍和关节活动受限而引起的功能障碍，也可以通过抗阻对身体其他部位的肌肉产生扩散效应。上肢模式包括屈曲—外展—外旋和伸展—内收—内旋、屈曲—内收—外旋和伸展—外展—内旋两组对角线运动。

1) 上肢屈曲—内收—外旋模式(简称上肢D1屈)：

A. 体位：仰卧位，起始位是肩胛骨下压、内收、旋转，肩关节伸展、外展、内旋，前臂旋前，腕关节伸展并尺偏，手指伸展、外展；终止位是肩胛骨抬高、外展、旋转，肩关节屈曲、内收、外旋，肘关节屈或伸，前臂旋后，腕关节屈曲并桡偏，手指屈曲、内收。治疗师站在患者上肢运动的那一侧，与起始位中点和终止位中点的连线在一条直线上。

B. 治疗师手的接触：以右上肢D1屈模式为例，左手放在患者的右手掌内，这样便于引发抓握和腕关节向桡侧屈曲，右手呈"夹状手"，放在患者前臂上端的前面，主要是为控制旋后和近端的运动(图4-3-12)。

C. 口令："向上、向左拉我的手，一、二、三，用力，拉，转，再用力，再拉，再转……"，直到认为所有的协同肌都已充分收缩为止。通常要配合视觉刺激，并在说"三"时使用牵张技术。

2) 上肢伸展—外展—内旋模式(简称上肢D1伸)：

A. 体位：仰卧位，起始位是肩胛骨抬高、外展、旋转，肩关节屈曲、内收、外旋，肘关节屈或伸，前臂旋后，腕关节屈曲并桡偏，手指屈曲、内收；终止位是肩胛骨下压、内收、旋转，肩关节伸展、外展、内旋,肘关节屈或伸,前臂旋前,腕关节伸展并尺偏,手指伸展、外展。治疗师的体位与上肢 D1 屈模式相同。

B. 治疗师手的接触:以右上肢 D1 伸模式为例,右手放在患者手背的尺侧,这样便于引发患者的伸指和腕关节的尺偏,左手呈"夹状手",放在患者前臂背面上端的尺侧,以控制旋前和近端的运动(图 4-3-13)。

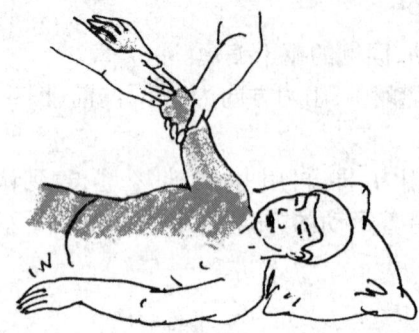

图 4-3-13　上肢伸展—外展—内旋模式(D1 伸)

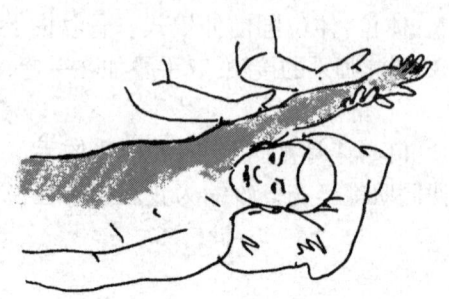

图 4-3-14　上肢屈曲—外展—外旋模式(D2 屈)

C. 口令:"手张开,向下、向右推我的手,一、二、三,用力,推,转,再用力,再推,再转……",直到认为所有的协同肌都已充分收缩为止。配合视觉刺激可增加疗效。通常在说"三"时使用牵张技术。

3)上肢屈曲—外展—外旋模式(简称上肢 D2 屈):

A. 体位:患者仰卧位,起始位时肩胛骨下压、外展、旋转,肩关节伸展、内收、内旋,肘关节屈或伸,前臂旋前,腕关节屈曲并尺偏,手指屈曲、内收;终止位是肩胛骨抬高、内收、旋转,肩关节屈曲、外展、外旋,肘关节屈或伸,前臂旋后,腕关节屈曲并桡偏,手指伸展、外展。治疗师站在患者上肢运动的一侧,起始位中点和终止位中点的连线上。

B. 治疗师手的接触:以右上肢 D2 屈模式为例,左手手指的掌面放在患者右手和腕关节背面的桡侧,以便于引发患者伸指和腕关节的桡偏;右手手掌放在患者前臂上端背面的桡侧,以控制旋后和近端的运动(图 4-3-14)。

C. 口令:"手张开,向上、向右拉我的手,一、二、三,用力,拉,转,再用力,再拉,再转……",直到认为所有的协同肌都已充分收缩为止。配合视觉刺激可增加疗效。通常在说"三"时使用牵张技术。

4)上肢伸展—内收—内旋模式(简称上肢 D2 伸):

A. 体位:患者仰卧位,起始位是肩胛骨抬高、内收、旋转,肩关节屈曲、外展、外旋,肘关节屈或伸,前臂旋后,腕关节屈曲并桡偏,手指伸展、外展;终止位是肩胛骨下压、外展、旋转,肩关节伸展、内收、内旋,肘关节屈或伸,前臂旋前,腕关节屈曲并尺偏,手指屈曲、内收。治疗师的体位与上肢 D2 屈模式相同。

B. 治疗师手的接触:以上肢 D2 伸模式为例,右手放在患者手掌内,以便于引发患者手指的抓握和腕关节的屈曲和尺偏,左手呈"夹状手",放在前臂上端前面的尺侧以控制旋前和近端的运动(图 4-3-15)。

C. 口令:"向下、向左推我的手,一、二、三,用力,推,转,再用力,再推,再转……",直到认为所有的协同肌都已充分收缩为止。配合视觉刺激可增加疗效。通常在说"三"时沿着运动的反方向使用牵张技术。

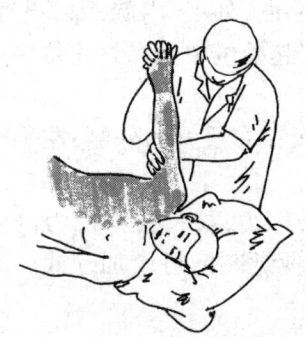

图4-3-15 上肢伸展—内收—内旋模式(D2伸)

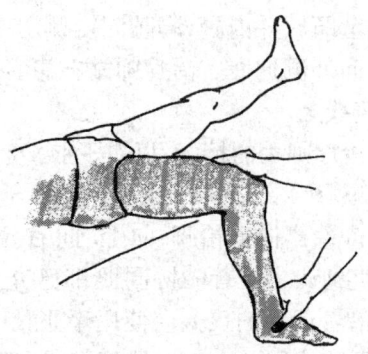

图4-3-16 下肢屈曲—内收—外旋模式起始位(D1屈)

(5)下肢模式:下肢模式用于治疗因肌无力、协调障碍和关节活动受限而引起的下肢运动功能障碍,也可以通过抗阻对身体其他部位的肌肉产生扩散效应。下肢模式包括屈曲—外展—内旋和伸展—内收—外旋、屈曲—内收—外旋和伸展—外展—内旋两组对角线运动。

1)下肢屈曲—内收—外旋模式(简称下肢D1屈):

A. 体位:患者仰卧位,起始位是髋关节伸展、外展、内旋,膝关节屈或伸,踝关节跖屈并外翻,脚趾向外侧屈曲;终止位是髋关节屈曲、内收、外旋,膝关节屈或者伸,踝关节背屈并内翻,脚趾向内侧伸展。治疗师站在患者运动的下肢一侧,与起始位中点和终止位中点的连线在一条直线上。

B. 治疗师手的接触:以右下肢为例,右手掌放在足背内侧,左手压在大腿的前内侧(图4-3-16)。

C. 口令:"向上抬脚,向上、向左拉我的手,一、二、三,用力,拉,转,再用力,再拉,再转……",直到认为所有的协同肌都已充分收缩为止。配合视觉刺激可增加疗效。通常在说"三"时沿着运动的反方向使用牵张技术。

2)下肢伸展—外展—内旋模式(简称下肢D1伸):

A. 体位:患者仰卧位,起始位是髋关节屈曲、内收、外旋,膝关节屈或伸,踝关节背屈并内翻,脚趾向内侧伸展;终止位是髋关节伸展、外展、内旋,膝关节屈或者伸,踝关节跖屈并外翻,脚趾向外侧屈曲。治疗师的位置与下肢D1屈模式相同。

B. 治疗师手的接触:以右下肢D1伸模式为例,右手掌压在右足底的外侧,左手掌压在大腿的后外侧(图4-3-17)。

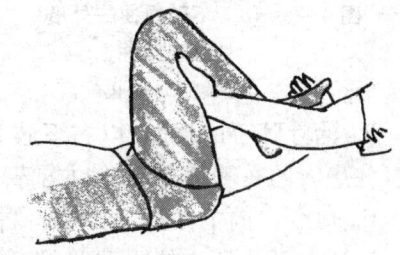

图4-3-17 下肢伸展—外展—内旋模式起始位(D1伸)

C. 口令:"向下伸脚,向下、向右推我的手,一、二、三,用力,推,转,再用力,再推,再转……",直到认为所有的协同肌都已充分收缩为止。配合视觉刺激可增加疗效。通常在说"三"时沿着运动的反方向使用牵张技术。

3) 下肢屈曲—外展—内旋模式（简称下肢 D2 屈）：

A. 体位：患者仰卧位，要稍向对侧倾斜，起始位是髋关节伸展、内收、外旋，膝关节屈或伸，踝关节跖屈并内翻，脚趾向内侧屈曲；终止位是髋关节屈曲、外展、内旋，踝关节背屈并外翻，脚趾向外侧伸展。治疗师站在患者运动的下肢一侧，与起始位中点和终止位中点的连线在一条直线上。

B. 治疗师手的接触：以右下肢 D2 屈模式为例，右手压在右足背的外侧，左手压在大腿的前外侧（图 4-3-18）。

C. 口令："向上抬脚，向上、向右拉我的手，一、二、三，用力，拉，转，再用力，再拉，再转……"，直到认为所有的协同肌都已充分收缩为止。配合视觉刺激可增加疗效。通常在说"三"时沿着运动的反方向使用牵张技术。

4) 下肢伸展—内收—外旋模式（简称 D2 伸）：

A. 体位：患者仰卧位，起始位是髋关节屈曲、外展、内旋，膝关节屈或伸，踝关节背屈并外翻，脚趾向外侧伸展；终止位是髋关节伸展、内收、外旋，膝关节屈或者伸，踝关节跖屈并内翻，脚趾向内侧屈曲。治疗师的位置与下肢 D2 屈模式相同。

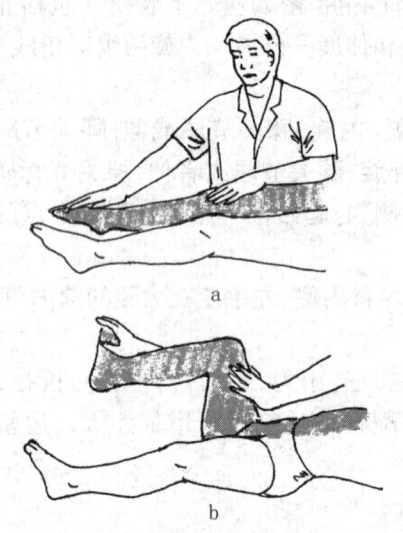

图 4-3-18 下肢屈曲—外展—内旋模式（D2 屈）
a. 起始位；b. 终止位。

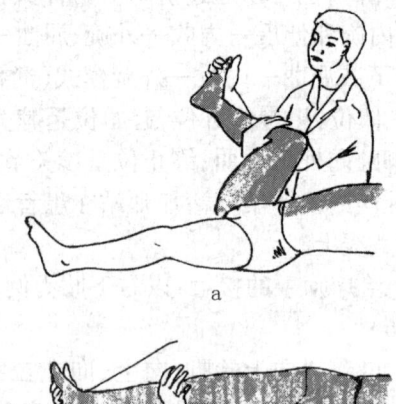

图 4-3-19 下肢伸展—内收—外旋模式（D2 伸）
a. 起始位；b. 终止位。

B. 治疗师手的接触：以右下肢 D2 伸模式为例，右手掌压在右足底的内侧，左肘部从下面托住患者的右侧膝关节，用左前臂前面的外侧对抗患者大腿的后内侧（图 4-3-19）。

C. 口令："向下伸脚，向下、向右推我的手，一、二、三，用力，推，转，再用力，再推，再转……"，直到认为所有的协同肌都已充分收缩为止。配合视觉刺激可增加疗效。通常在说"三"时沿着运动的反方向使用牵张技术。

(6) 躯干模式：强有力的躯干是身体具有良好功能的保证。当躯干能够有效地移动和稳定时，对上肢和下肢的控制将获得明显的改善作用，例如，下部躯干模式所产生的扩散效应可间接地改善头颈和肩胛骨的功能，上部躯干模式也可通过移动骨盆来训练患者的髋部。躯干模式包括屈曲与伸展、侧屈和旋转三种运动成分。

1)上部躯干模式——"下砍":

A. 体位:以右侧偏瘫为例,患者仰卧位和坐位均可,左手握住右手腕部。起始位是左上肢呈 D2 屈模式、右上肢呈 D1 屈模式;终止位是左上肢呈 D2 伸模式、右上肢呈 D1 伸模式。治疗师站在患者患侧,面部朝着左上方,方向与右上肢 D1 对角线一致,运动中身体要随着动作的进行逐渐向右侧旋转。

B. 治疗师手的接触:左手掌压在患者前额的右前外侧,右手呈"夹状手",压在患者右手背面的尺侧(图 4-3-20)。

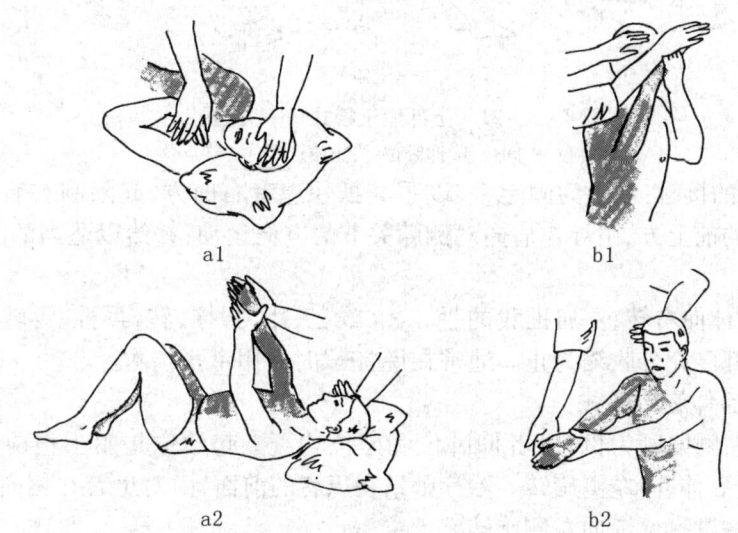

图 4-3-20 上部模式——"下砍"
a.仰卧位:1.起始位,2.终止位;b.坐位:1.起始位,2.终止位。

C. 口令:"双手张开,双手向下、向右推我的手,一、二、三,用力,推,转,再推,再转,……",直到认为所有的协同肌都已充分收缩为止。视觉刺激的使用方法是告诉患者运动时眼睛随着右手转动。通常在说"三"时使用牵张技术。

2)上部躯干模式——"上提":

A. 体位:以右侧偏瘫为例,患者仰卧位和坐位均可,左手握住右手腕部。起始位是左上肢呈 D1 伸模式、右上肢呈 D2 伸模式;终止位是左上肢呈 D1 屈模式、右上肢呈 D2 屈模式。治疗师站在患者右侧,面部朝着左下方,方向与右上肢 D2 对角线一致,运动中身体要随着动作的进行逐渐向右侧旋转。

B. 治疗师手的接触:左手压在患者头部的左后外侧,右手呈"夹状手",压在右手背面的桡侧(图 4-3-21)。

C. 口令:"双手张开,双手向上、向右拉我的手,一、二、三,用力,拉,转,再用力,再拉,再转,……",直到认为所有的协同肌都已充分收缩为止。视觉刺激的使用方法是告诉患者运动时眼睛随着右手转动。通常在说"三"时使用牵张技术。

3)上部躯干前屈旋转模式:

A. 体位:以左侧偏瘫为例,患者仰卧位和坐位均可。起始位是躯干伸展、稍向左侧旋转;终止位是躯干前屈、向右侧旋转。治疗师站在患者的前面,面对患者并偏向左侧,运动中身体要随着动作的进行逐渐向右侧旋转。

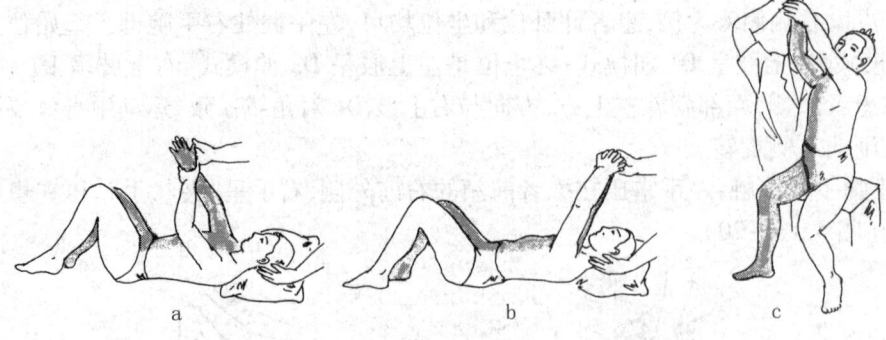

图 4-3-21 上部躯干模式——"上提"
a.仰卧位:中间位;b.仰卧位:终止位;c.坐位:终止位。

B. 治疗师手的接触:左手为固定手,以手掌抵住患者右前方,起限制右肩活动的作用,右手掌放在左肩的前上方,引导左肩向对侧膝关节的方向运动,并给以适当的阻力(图4-3-22)。

C. 口令:"身体向右转,左肩推我的手,一、二、三,用力,推,转,再推,再转……,直到认为所有的协同肌都已充分收缩为止。通常在说"三"时使用牵张技术。

4)上部躯干后伸旋转模式:

A. 体位:以左侧偏瘫为例,患者仰卧位和坐位均可。起始位是躯干稍前屈、向右侧旋转;终止位是躯干后伸、向左侧旋转。治疗师站在患者的前面,面对患者并偏向左侧,运动中身体要随着动作的进行逐渐向左侧旋转。

B. 治疗师手的接触:左手是固定手,以手掌抵住右肩的后方,起限制右肩运动的作用;右手掌放在肩胛骨上,手指抵住肩胛骨的内侧缘,其作用是在运动中纠正肩胛骨的异常模式(图4-3-23)。

C. 口令:"身体向左转、左肩推我的手,一、二、三,用力,推,转,再推,再转……,直到认为所有的协同肌都已充分收缩为止。通常在说"三"时使用牵张技术。

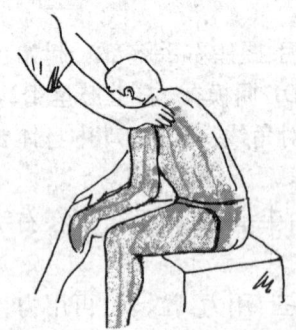

图 4-3-22 上部躯干前屈旋转模式

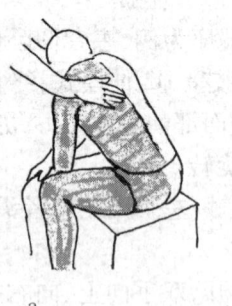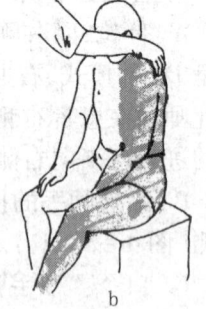

图 4-3-23 上部躯干后伸旋转模式
a.起始位;b.终止位。

5)下部躯干屈曲模式:

A. 体位:以右侧偏瘫为例,患者仰卧位。起始位是左下肢呈 D2 伸模式、右下肢呈 D1 伸模式;终止位是左下肢呈 D2 屈模式、右下肢呈 D1 屈模式。治疗师站在患者的右侧,面部朝着患者左上方,方向与右下肢 D1 对角线一致,运动中身体的重心要随着动作的进行逐渐抬高。

B. 治疗师手的接触:左手和左前臂压在大腿远端的前面,右手掌压在双脚背面(图 4-3-24)。

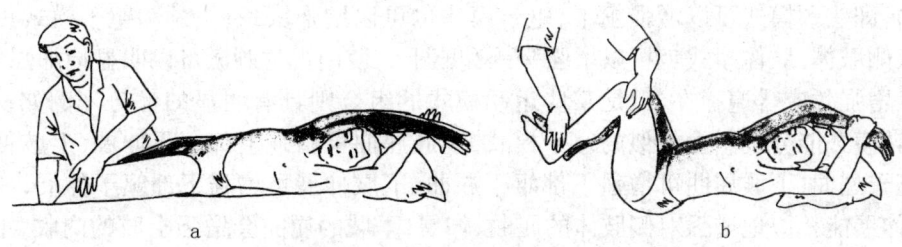

图 4-3-24　下部躯干屈曲模式
a.起始位;b.终止位。

C. 口令:"抬脚、双腿向上推我的手,一、二、三,用力,推,转,再用力,再推,再转,……",直到认为所有的协同肌都已充分收缩为止。通常在说"三"时,使用牵张技术。

6)下部躯干伸展模式:

A. 体位:以右侧偏瘫为例,患者仰卧位。起始位是左下肢呈 D2 屈模式、右下肢呈 D1 屈模式;终止位是左下肢呈 D2 伸模式、右下肢呈 D1 伸模式。治疗师站在患者的右侧,面部朝着患者左上方,方向与右下肢 D1 对角线一致,运动中身体的重心要随着动作的进行逐渐抬高。

B. 治疗师手的接触:左手和左前臂压在大腿远端的前面,右手掌压在双脚背面(图 4-3-25)。

C. 口令:"伸脚、双腿向下推我的手,一、二、三,用力,推,转,再用力,再推,再转,……",直到认为所有的协同肌都已充分收缩为止。通常在说"三"时使用牵张技术。

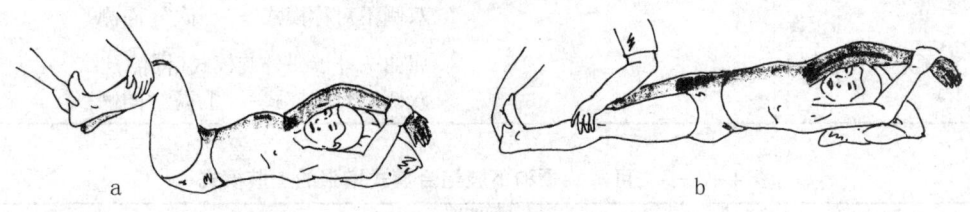

图 4-3-25　下部躯干伸展模式
a.起始位;b.终止位。

2. 双侧模式

(1)概述:

1)原理和目的:PNF 通常应用增强和扩散操作来增加肌肉反应的强度,若使用的阻力恰当,就可以使扩散和增强效应影响到单一的模式之外,而通过运动模式的组合,则可以使这种增强效应更加突出,因此,应鼓励使用组合模式。

人体正常的活动需要无数运动的组合,身体各个部位的有机结合和相互影响使运动得以协调进行,并能按照人的意志去完成一定的功能。实际上机体各个部位良好的协作就是增强,它是运动顺利完成的基础。在某些较强的活动中增强则表现得更为明显,如参加体育运动、手工劳动等。发育成熟的个体，增强是自动发生的，能随时满足人的需要。因此，增强也出现在发育过程和功能性技能的学习中，有的则以反向的形式建立在人体内，如颈紧张反射、迷路反射、原始粗大屈伸反射、姿势反射和调正反射等。

2) 模式组合的原则：正常人体可以完成促进模式所有形成的组合。在组合中，增强效应是双向的，即头颈模式可以增强躯干，躯干模式也可以增强头颈；头颈和躯干模式可以增强单侧或双侧肢体，肢体模式也可以增强头颈和躯干。使用视觉刺激可以明显地加强效应。

虽然增强效应普遍存在，但是某些运动模式的组合则具有明显的优势。例如，颈屈、颈伸、颈旋转模式能分别增强类似的躯干模式，上肢屈曲可增强上部躯干伸展，上肢伸展可增强上部躯干屈曲，下肢屈曲可增强下部躯干屈曲，下肢伸展可增强下部躯干伸展，一侧肢体的屈曲、伸展能相应地增强对侧肢体的屈曲、伸展，下肢的屈曲会增强上肢的内收，下肢的伸展会增强上肢的外展，一侧肢体的伸展—外展—内旋模式能够增强对侧肢体的屈曲—内收—外旋模式。因此，治疗时应根据不同的目的，选择不同的模式组合。

在选择模式组合时还应参考患者的运动发育水平。一个没有达到双侧交叉运动水平的婴儿就不可能完成双侧交叉运动模式，必须要等到颈、躯干和四肢的粗大屈曲、伸展模式，双侧对称性模式、双侧不对称性模式建立后才能进行。对患有神经肌肉系统疾病的成人，训练时也必须经过与婴儿相同的发育模式，如抗阻训练翻身、跪、膝立、爬、起立、抗阻训练坐位平衡、手—膝位平衡、站立位平衡，也可以使用其他的促进技术，如强调节律逆转、节律稳定、重复牵张等。此外，模式组合的选择还要参考是否能够校正或者防止身体的不平衡，不要因为增强操作的使用而加重了身体的不平衡。

3) 模式组合的形式：各种运动模式的组合可见表 4-3-2~4-3-6。

表 4-3-2　可由上肢模式增强的头颈模式

被增强的模式	上肢模式（眼随手走）
头颈左屈、右屈模式	伸展—内收—内旋模式（对侧） 双侧不对称模式—"下砍"（同侧）
头颈左伸、右伸模式	屈曲—外展—外旋模式（同侧） 双侧不对称模式—"上提"（同侧）

表 4-3-3　可由头颈和下肢组合模式增强的上肢模式

被增强的上肢模式	头颈模式（眼随手走）	同侧或对侧下肢模式
屈曲—内收—外旋模式	伸模式（对侧）	屈曲—内收—外旋模式 屈曲—外展—内旋模式
伸展—外展—内旋模式	屈模式（同侧）	伸展—外展—内旋模式 伸展—内收—外旋模式
屈曲—外展—外旋模式	伸模式（同侧）	屈曲—内收—外旋模式 伸展—外展—内旋模式
伸展—内收—内旋模式	屈模式（对侧）	屈曲—内收—外旋模式 屈曲—外展—内旋模式

表4-3-4 可由头颈和上肢模式增强的下肢模式

被增强的下肢模式	头颈模式（眼随手走）	同侧或对侧上肢模式
屈曲—内收—外旋模式	屈模式（同侧）	屈曲—内收—外旋模式
		伸展—内收—内旋模式
伸展—外展—内旋模式	伸模式（同侧）	伸展—外展—内旋模式
		屈曲—外展—外旋模式
屈曲—外展—内旋模式	屈模式（同侧）	屈曲—内收—外旋模式
		伸展—内收—内旋模式
伸展—内收—外旋模式	伸模式（对侧）	伸展—外展—内旋模式
		屈曲—外展—内旋模式

表4-3-5 可由对侧上肢模式增强的上肢模式

被增强模式	双侧对称模式	双侧不对称模式	双侧对称交叉模式	双侧不对称交叉模式
屈曲—内收—外旋	屈曲—内收—外旋	屈曲—外展—外旋	伸展—外展—内旋	伸展—内收—内旋
伸展—外展—内旋	伸展—外展—内旋	伸展—内收—内旋	屈曲—内收—外旋	屈曲—外展—外旋
屈曲—外展—内旋	屈曲—外展—内旋	屈曲—内收—内旋	伸展—内收—外旋	伸展—外展—外旋
伸展—内收—外旋	伸展—内收—外旋	伸展—外展—外旋	屈曲—外展—内旋	屈曲—内收—内旋

表4-3-6 可由对侧下肢模式增强的下肢模式

被增强模式	双侧对称模式	双侧不对称模式	双侧对称交叉模式	双侧不对称交叉模式
屈曲—内收—外旋	屈曲—内收—外旋	屈曲—外展—内旋	伸展—外展—内旋	伸展—内收—外旋
伸展—外展—内旋	伸展—外展—内旋	伸展—内收—外旋	屈曲—内收—外旋	屈曲—外展—内旋
屈曲—外展—内旋	屈曲—外展—内旋	屈曲—内收—外旋	伸展—内收—外旋	伸展—外展—内旋
伸展—内收—外旋	伸展—内收—外旋	伸展—外展—内旋	屈曲—外展—内旋	屈曲—内收—外旋

（2）上肢双侧模式：

1）上肢双侧对称模式（D1屈）：

A. 体位：患者通常取仰卧位，也可站、坐或跪位进行。起始位是双上肢呈D1伸展模式，即伸展—外展—内旋；终止位是双上肢呈D1屈曲模式，即屈曲—内收—外旋。治疗师位于患者的头端，身体偏向患者的健侧，操作过程中身体的姿势由前弓步变为后坐位，身体的重心由前向后转移。

B. 手的接触：治疗师的双手分别以虎口处着力握住患者前臂的远端（图4-3-26a）。

C. 口令："双手分别向上、向对侧推我的手，一、二、三，用力，推，转，再用力，再推，再转……"，直到认为所有的协同肌都已充分收缩为止。在操作的前半程应配合视觉刺激。通常在说"三"时使用牵张技术。

2）上肢双侧对称模式（D1伸）：

A. 体位：患者通常取仰卧位，也可站、坐或跪位进行。起始位是双上肢呈D1屈曲模式，即屈曲—内收—外旋；终止位是双上肢呈D1伸展模式，即伸展—外展—内旋。治疗师位于患者的头端，身体偏向患者的健侧，操作过程中身体的姿势由后坐位变为前弓步，身体的重心由后向前转移。

B. 手的接触：治疗师的双手握住患者前臂的远端（图4-3-26b）。

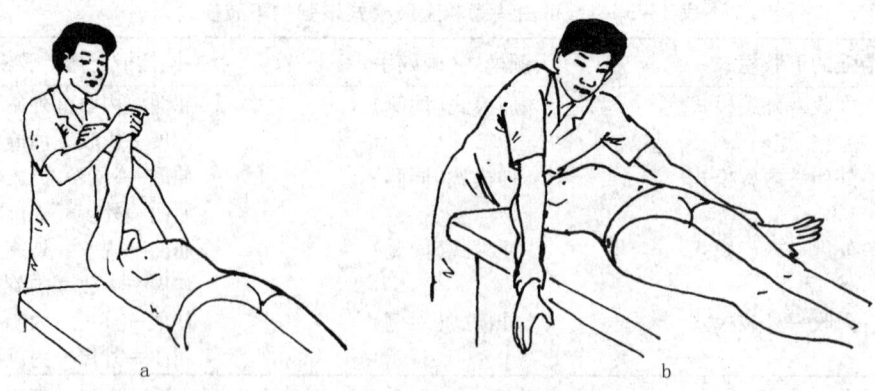

图4-3-26 上肢双侧对称模式
a. D1 屈；b. D1 伸。

C. 口令："双手分别向下、向对侧推我的手，一、二、三，用力，推，转，再用力，再推，再转……"，直到认为所有的协同肌都已充分收缩为止。在操作的前半程应配合视觉刺激。通常在说"三"时使用牵张技术。

3) 上肢双侧对称模式(D2 屈)：

A. 体位：患者常取仰卧位，也可站、坐或跪位进行。起始位是双上肢呈 D2 伸展模式，即伸展—内收—内旋；终止位是双上肢呈 D2 屈曲模式，即屈曲—外展—外旋。治疗师位于患者头端，身体偏向患者的健侧，在操作过程中身体的姿势由前弓步变为后坐位，身体的重心由前向后转移。

B. 手的接触：治疗师的双手分别握住患者前臂的远端(图 4-3-27)。

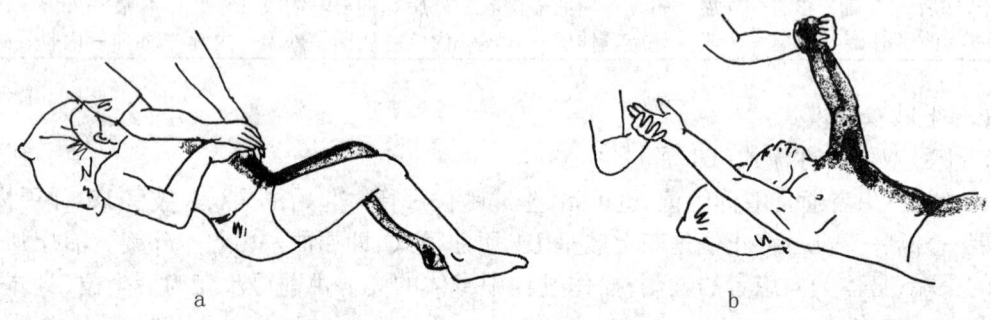

图4-3-27 上肢双侧对称模式(D2 屈)
a. 起始位；b. 终止位。

C. 口令："双手向上、向对侧推我的手，一、二、三，用力，推，转，再用力，再推，再转，……"，直到认为所有的协同肌都已充分收缩为止。在操作的前半程应配合视觉刺激。通常在说"三"时使用牵张技术。

4) 上肢双侧对称模式(D2 伸)：

A. 体位：患者常取仰卧位，也可站、坐或跪位进行。起始位是双上肢呈 D2 屈曲模式，即屈曲—外展—外旋；终止位双上肢呈 D2 伸展模式，即伸展—内收—内旋。治疗师位于患者的头端，身体偏向患者的健侧，在操作过程中身体的姿势由后坐位变为前弓步，身体的重心由后向前转移。

B. 手的接触：治疗师的双手分别握住患者前臂的远端(图4-3-28)。

C. 口令："双手向下、向对侧推我的手，一、二、三，用力，推，转，再用力，再推，再转，……"，直到认为所有的协同肌都已充分收缩为止。在操作的前半程应配合视觉刺激。通常在说"三"时使用牵张技术。

5) 上肢双侧不对称模式(左上肢D1屈，右上肢D2屈)：

A. 体位：患者常取仰卧位，也可站、坐或跪位进行。起始位左上肢呈D1伸展模式，即伸展—外展—内旋，右上肢呈D2伸展模式，即伸展—内收—内旋；终止位是左上肢呈D1屈曲模式，即屈曲—内收—外旋，右上肢呈D2屈曲模式，即屈曲—外展—外旋。治疗师位于患者头端，身体偏向右侧，方向与右肩关节和左髋关节的连线一致，在操作过程中身体的姿势由前弓步变为后坐位，身体的重心由前向后转移。

B. 手的接触：治疗师的双手分别握住患者前臂的远端(图4-3-29)。

C. 口令："双手向右上方拉我的手，一、二、三，用力，拉，转，再用力，再拉，再转，……"，直到认为所有的协同肌都已充分收缩为止。在操作的后半程应配合视觉刺激。通常在说"三"时使用牵张技术。

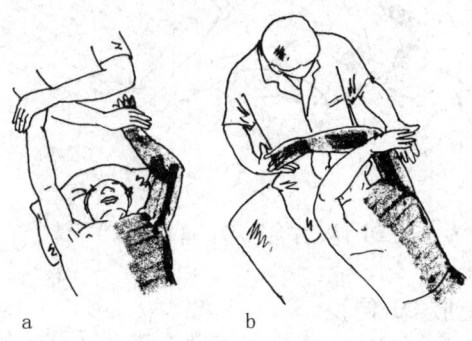

图4-3-28　上肢双侧对称模式(D2伸)
a.起始位；b.终止位。

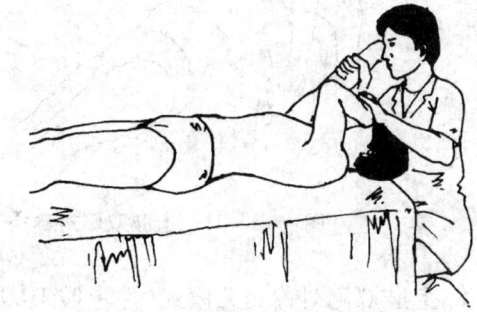

图4-3-29　上肢双侧不对称模式
(左上肢D1屈，右上肢D2屈)

6) 上肢双侧不对称模式(左上肢D1伸，右上肢D2伸)：

A. 体位：患者常取仰卧位，也可站、坐或跪位进行。起始位是左上肢呈D1屈曲模式，即屈曲—内收—外旋，右上肢呈D2屈曲模式，即屈曲—外展—外旋；终止位是左上肢呈D1伸展模式，即伸展—外展—内旋，右上肢呈D2伸展模式，即伸展—内收—内旋。治疗师位于患者头端，身体偏向右侧，方向与右肩关节和左髋关节的连线一致，在操作过程中身体的姿势由后坐位变为前弓步，身体的重心由后向前转移。

B. 手的接触：治疗师的双手分别握住患者前臂的远端(图4-3-30)。

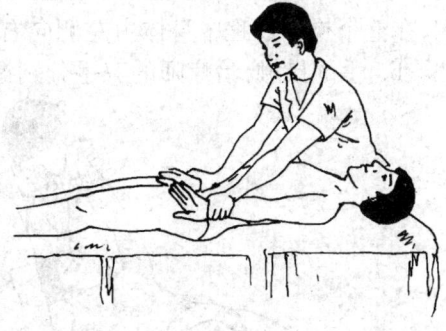

图4-3-30　上肢双侧不对称模式
(左上肢D1伸，右上肢D2伸)

C. 口令："双手向下方推我的手，一、二、三，用力，推，转，再用力，再推，再转，……"，直到认为所有的协同肌都已充分收缩为止。在操作的后半程应配合视觉刺激。通常在说"三"

时使用牵张技术。

7) 上肢双侧对称交叉模式(左上肢 D1 伸,右上肢 D1 屈):

A. 体位:患者常取仰卧位,也可站或坐位进行。起始位是左上肢呈 D1 屈模式,即屈曲—内收—外旋,右上肢呈 D1 伸模式,即伸展—外展—内旋;终止位是左上肢呈 D1 伸模式,即伸展—外展—内旋,右上肢呈 D1 屈模式,即屈曲—内收—外旋。治疗师位于患者的头端,在整个过程中身体由右侧向左侧转移。

B. 手的接触:治疗师的双手分别握住患者前臂的远端(图 4-3-31)。

C. 口令:"左推右拉,一、二、三,用力,左推右拉,注意转,再用力,……",直到认为所有的协同肌都已充分收缩为止。视觉刺激用于被增强模式。通常在说"三"时使用牵张技术。

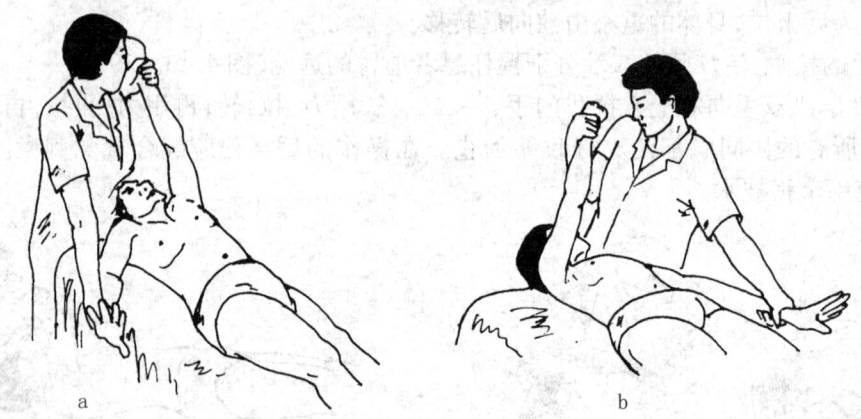

图 4-3-31　上肢双侧对称交叉模式(左上肢 D1 伸,右上肢 D1 屈)
a.起始位;b.终止位。

8) 上肢双侧对称交叉模式(左上肢 D1 屈,右上肢 D1 伸):

A. 体位:患者常取仰卧位,也可站或坐位进行。起始位是左上肢呈 D1 伸模式,即伸展—外展—内旋,右上肢呈 D1 屈模式,即屈曲—内收—外旋;终止位是左上肢呈 D1 屈模式,即屈曲—内收—外旋,右上肢呈 D1 伸模式,即伸展—外展—内旋。治疗师位于患者头端,在整个操作过程中身体由左侧向右侧转移。

B. 手的接触:治疗师的双手分别握住患者前臂的远端(图 4-3-32)。

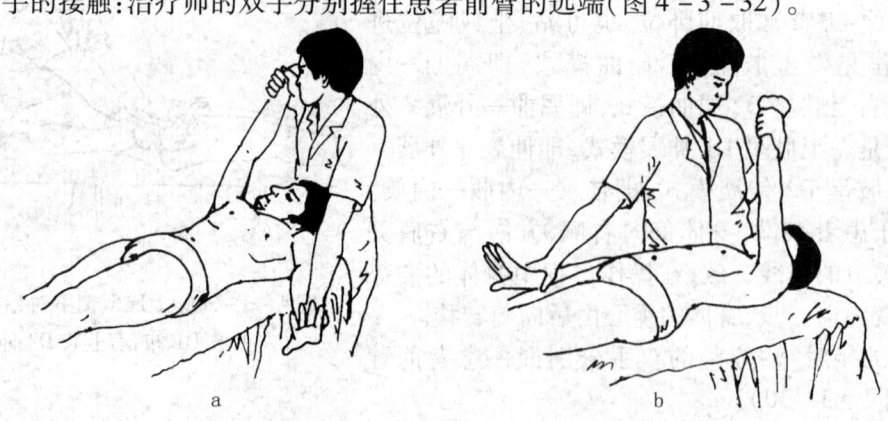

图 4-3-32　上肢双侧对称交叉模式(左上肢 D1 屈,右上肢 D1 伸)
a.起始位;b.终止位。

C. 口令:"左拉右推,一、二、三,用力,左拉右推,注意转,再用力,……",直到认为所有的协同肌都已充分收缩为止。视觉刺激用于被增强模式。通常在说"三"时使用牵张技术。

9)上肢双侧对称交叉模式(左上肢 D2 伸,右上肢 D2 屈):

A. 体位:患者常取仰卧位,也可站或坐位进行。起始位是左上肢呈 D2 屈模式,即屈曲—外展—外旋,右上肢呈 D2 伸模式,即伸展—内收—内旋;终止位是左上肢呈 D2 伸模式,即伸展—内收—内旋,右上肢呈 D2 屈模式,即屈曲—外展—外旋。治疗师位于患者头端,在整个操作过程中身体由右侧向左侧转移。

B. 手的接触:治疗师的双手分别握住患者前臂的远端(图 4-3-33)。

C. 口令:"左推右拉,一、二、三,用力,左推右拉,注意转,再用力,……",直到认为所有的协同肌都已充分收缩为止。视觉刺激用于被增强模式。通常在说"三"时使用牵张技术。

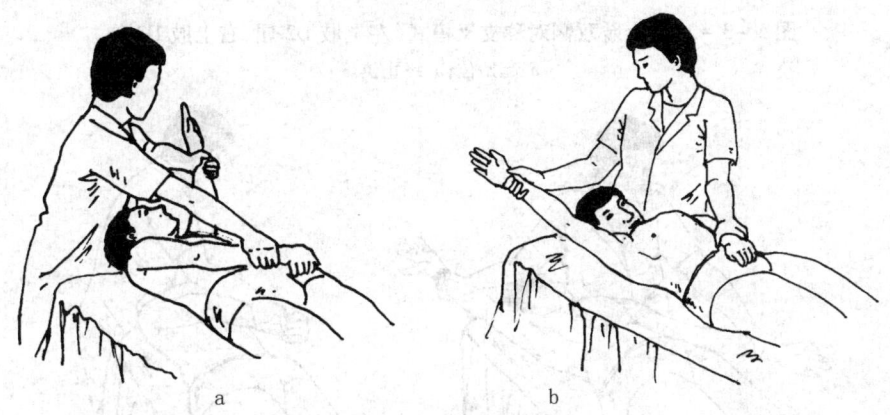

图 4-3-33　上肢双侧对称交叉模式(左上肢 D2 伸,右上肢 D2 屈)
a.起始位;b.终止位.

(10)上肢双侧对称交叉模式(左上肢 D2 屈,右上肢 D2 伸):

A. 体位:患者常取仰卧位,也可站或坐位进行。起始位是左上肢呈 D2 伸模式,即伸展—内收—内旋,右上肢呈 D2 屈模式,即屈曲—外展—外旋;终止位是左上肢呈 D2 屈模式,即屈曲—外展—外旋,右上肢呈 D2 伸模式,即伸展—内收—内旋。治疗师位于患者头端,在整个操作过程中身体由左侧向右侧转移。

B. 手的接触:治疗师的双手分别握住患者前臂的远端(图 4-3-34)。

C. 口令:"左拉右推,一、二、三,用力,左拉右推,注意转,再用力,……",直到认为所有的协同肌都已充分收缩为止。视觉刺激用于被增强模式。通常在说"三"时使用牵张技术。

11)上肢双侧不对称交叉模式(左上肢 D2 伸,右上肢 D1 屈):

A. 体位:患者常取仰卧位,也可站或坐位进行。起始位是左上肢呈 D2 屈模式,即屈曲—外展—外旋,右上肢呈 D1 伸模式,即伸展—外展—内旋;终止位是左上肢呈 D2 伸模式,即伸展—内收—内旋,右上肢呈 D1 屈模式,即屈曲—内收—外旋。治疗师位于患者头端,在整个操作过程中身体由患者右侧向左侧转移。

B. 手的接触:治疗师的双手分别握住患者前臂的远端(图 4-3-35)。

C. 口令:"左推右拉,一、二、三,用力,左推右拉,注意转,再用力,……",直到认为所有的协同肌都已充分收缩为止。视觉刺激用于被增强模式。通常在说"三"时使用牵张技术。

12)上肢双侧不对称交叉模式(左上肢 D2 屈,右上肢 D1 伸):

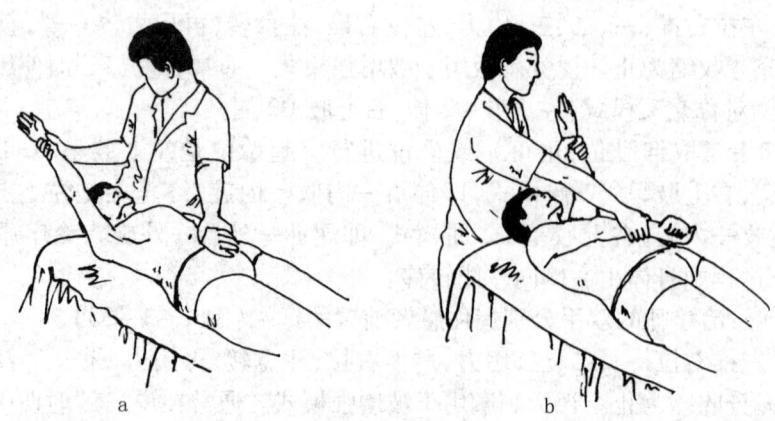

图 4-3-34　上肢双侧对称交叉模式（左上肢 D2 屈，右上肢 D2 伸）
a. 起始位；b. 终止位。

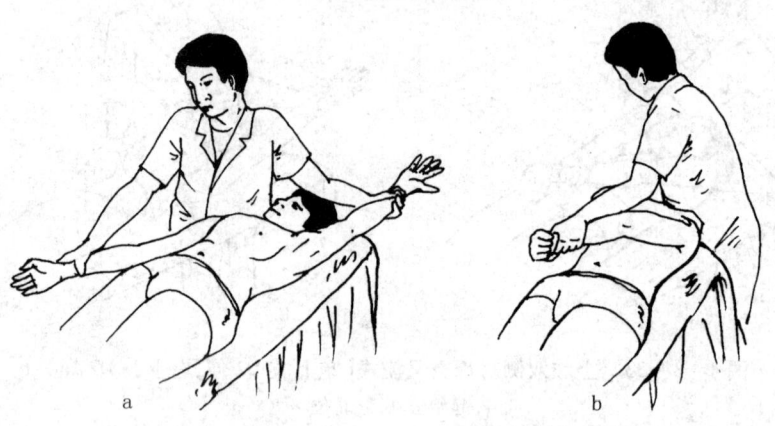

图 4-3-35　上肢双侧不对称交叉模式（左上肢 D2 伸，右上肢 D1 屈）
a. 起始位；b. 终止位。

A. 体位：患者常取仰卧位，也可站或坐位进行。起始位是左上肢呈 D2 伸模式，即伸展—内收—内旋，右上肢呈 D1 屈模式，即屈曲—内收—外旋；终止位是左上肢呈 D2 屈模式，即屈曲—外展—外旋，右上肢呈 D1 伸模式，即伸展—外展—内旋。治疗师位于患者头端，在整个操作过程中身体由患者左侧向右侧转移。

B. 手的接触：治疗师的双手分别握住患者前臂的远端（图 4-3-36）。

C. 口令："左拉右推，一、二、三，用力，左拉右推，注意转，再用力，……"，直到认为所有的协同肌都已充分收缩为止。视觉刺激用于被增强模式。通常在说"三"时使用牵张技术。

（3）下肢双侧模式：

1）下肢双侧对称模式（D1 屈）：

A. 体位：患者常取仰卧位，坐位也可进行。起始位是双下肢呈 D1 伸模式，即伸展—外展—内旋；终止位是双下肢呈 D1 屈模式，即屈曲—内收—外旋。治疗师位于患者的足端，居中，在整个操作过程中身体的重心由低向高转移。

B. 手的接触：治疗师的双手分别按在患者双足背的前半部和足趾上，着力点在内侧（图 4-3-37a）。

C. 口令："足趾上抬、足跟向内转，一、二、三，用力，抬，转，再用力，再抬，再转……"，直

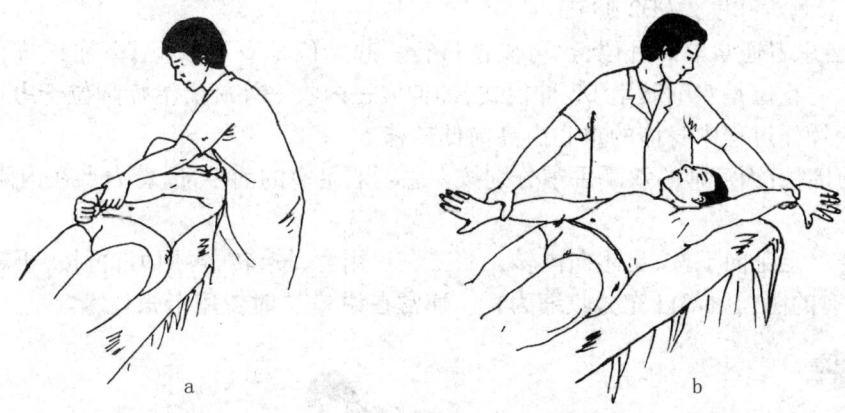

图4-3-36 上肢双侧不对称交叉模式(左上肢D2屈,右上肢D1伸)
a.起始位;b.终止位。

到认为所有的协同肌都已充分收缩为止。通常在说"三"时使用牵张技术。

2)下肢双侧对称模式(D1伸):

A. 体位:患者常取仰卧位,坐位也可进行。起始位是双下肢呈D1屈模式,即屈曲—内收—外旋;终止位是双下肢呈D1伸模式,即伸展—外展—内旋。治疗师位于患者的足端,居中,在整个操作过程中身体的重心由高向低转移。

B. 手的接触:治疗师的双手分别按在患者双足掌的前半部,着力点在外侧(图4-3-37b)。

C. 口令:"足趾向下按、足跟向外转,一、二、三,用力,按,转,再用力,再按,再转……",直到认为所有的协同肌都已充分收缩为止。通常在说"三"时使用牵张技术。

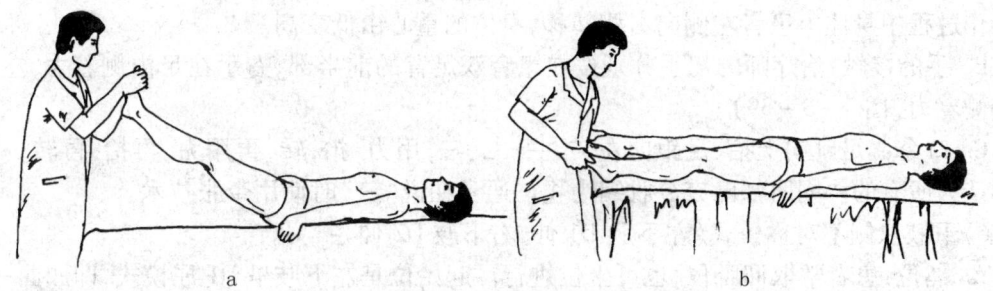

图4-3-37 下肢双侧对称模式
a. D1屈;b. D1伸。

3)下肢双侧对称模式(D2屈):

A. 体位:患者常取仰卧位,也可坐位进行。起始位是双下肢呈D2伸模式,即伸展—内收—外旋;终止位是双下肢呈D2屈模式,即屈曲—外展—内旋。治疗师位于患者的足端,居中,在整个操作过程中身体的重心由低向高转移。

B. 手的接触:治疗师的双手分别按在患者双足背的前半部,着力点在外侧(图4-3-38a)。

C. 口令:"足趾上抬、足跟向外转,一、二、三,用力,抬,转,再用力,再抬,再转……",直到认为所有的协同肌都已充分收缩为止。通常在说"三"时使用牵张技术。

4)下肢双侧对称模式(D2 伸):

A. 体位:患者通常取仰卧位,也可坐位进行。起始位是双下肢呈 D2 屈模式,即屈曲—外展—内旋;终止位是双下肢呈 D2 伸模式,即伸展—内收—外旋。治疗师位于患者的足端,居中,在整个操作过程中身体的重心由高向低转移。

B. 手的接触:治疗师的双手手掌分别按在患者双足掌的前半部,着力点在内侧(图 4-3-38b)。

C. 口令:"足趾向下按、足跟向内转,一、二、三,用力,按,转,再用力,再按,再转,……",直到认为所有的协同肌都已充分收缩为止。通常在说"三"时使用牵张技术。

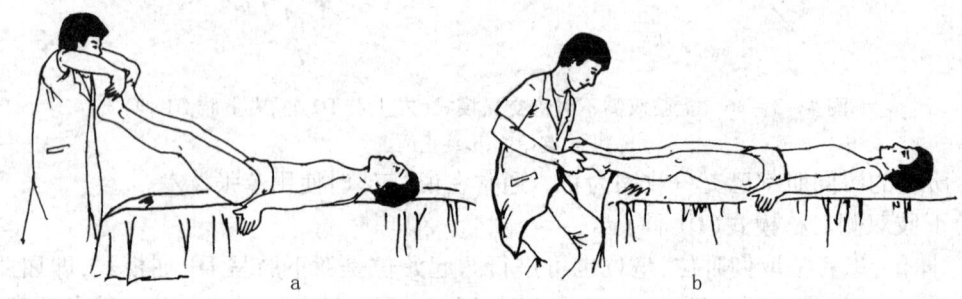

图 4-3-38 下肢双侧对称模式
a. D2 屈;b. D2 伸。

5)下肢双侧不对称模式(左下肢 D1 屈,右下肢 D2 屈):

A. 体位:患者常取仰卧位,也可坐位进行。起始位是左下肢呈 D1 伸模式,即伸展—外展—内旋,右下肢呈 D2 伸模式,即伸展—内收-外旋;终止位是左下肢呈 D1 屈模式,即屈曲—内收—外旋,右下肢呈 D2 屈模式,即屈曲—外展—内旋。治疗师位于患者的足端,在整个操作过程中身体由患者左侧向右侧转移,身体的重心由低变高。

B. 手的接触:治疗师的双手分别按在患者双足背的前半部,右手在足内侧着力,左手在足外侧着力(图 4-3-39)。

C. 口令:"足趾向上抬、足跟向左转,一、二、三,用力,抬,转,再用力,再抬,再转……",直到认为所有的协同肌都已充分收缩为止。通常在说"三"时使用牵张技术。

6)下肢双侧不对称模式(左下肢 D1 伸,右下肢 D2 伸):

A. 体位:患者常取仰卧位,也可坐位进行。起始位是左下肢呈 D1 屈模式,即屈曲—内

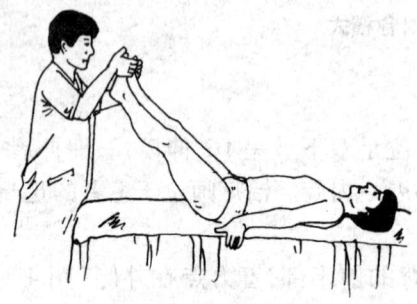

图 4-3-39 下肢双侧不对称模式
(左下肢 D1 屈,右下肢 D2 屈)

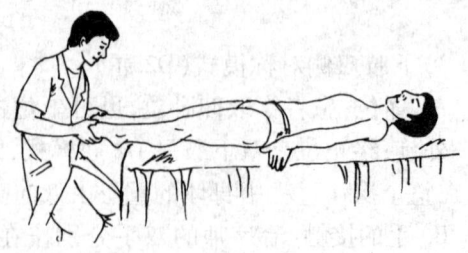

图 4-3-40 下肢双侧不对称模式
(左下肢 D1 伸,右下肢 D2 伸)

收—外旋,右下肢呈 D2 屈模式,即屈曲—外展—内旋;终止位是左下肢呈 D1 伸模式,即伸展—外展—内旋,右下肢呈 D2 伸模式,即伸展—内收—外旋。治疗师位于患者的足端,在整个操作过程中身体由患者右侧向左侧转移,身体的重心由高变低。

B. 手的接触:治疗师的双手分别按在患者双足掌的前半部,右手在足外侧着力,左手在足内侧着力(图 4-3-40)。

C. 口令:"足趾向下按、足跟向右转,一、二、三,用力,按,转,再用力,再按,再转……",直到认为所有的协同肌都已充分收缩为止。通常在说"三"时使用牵张技术。

7) 下肢双侧对称交叉模式(左下肢 D1 屈,右下肢 D1 伸):

A. 体位:患者常取仰卧位或坐位。起始位是左下肢呈 D1 伸模式,即伸展—外展—内旋,右下肢呈 D1 屈模式,即屈曲—内收—外旋;终止位是左下肢呈 D1 屈模式,即屈曲—内收—外旋,右下肢呈 D1 伸模式,即屈曲—外展—内旋。治疗师位于患者的足端,在整个操作过程中身体由患者左侧向右侧转移。

B. 手的接触:治疗师的双手分别握住患者双侧足跟,右手以拇指与其余四指着力,左手手掌着力(图 4-3-41)。

C. 口令:"左抬右按,一、二、三,用力,左抬右按,注意转,再用力,……",直到认为所有的协同肌都已充分收缩为止。通常在说"三"时使用牵张技术。

8) 下肢双侧对称交叉模式(左下肢 D1 伸,右下肢 D1 屈):

A. 体位:患者常取仰卧位或坐位。起始位是左下肢呈 D1 屈模式,即屈曲—内收—外旋,右下肢呈 D1 伸模式,即伸展—外展—内旋;终止位是左下肢呈 D1 伸模式,即伸展—外展—内旋,右下肢呈 D1 屈模式,即屈曲—内收—外旋。治疗师位于患者的足端,在整个操作过程中身体由患者右侧向左侧转移。

B. 手的接触:治疗师的双手分别握住患者双侧足跟,左手以拇指与其余四指着力,右手手掌着力(图 4-3-42)。

C. 口令:"左按右抬,一、二、三,用力,左按右抬,注意转,再用力,……",直到认为所有的协同肌都已充分收缩为止。通常在说"三"时使用牵张技术。

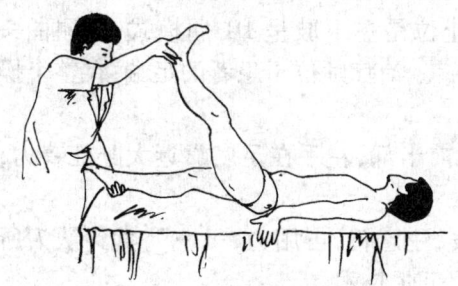

图 4-3-41 下肢双侧对称交叉模式
(左下肢 D1 屈,右下肢 D1 伸)

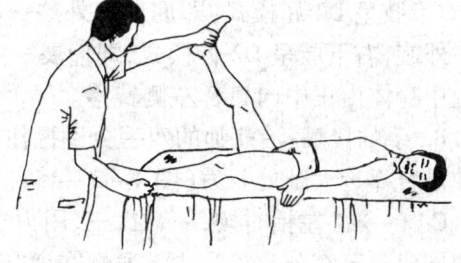

图 4-3-42 下肢双侧对称交叉模式
(左下肢 D1 伸,右下肢 D1 屈)

9) 下肢双侧对称交叉模式(左下肢 D2 屈,右下肢 D2 伸):

A. 体位:患者常取仰卧位或坐位。起始位是左下肢呈 D2 伸模式,即伸展—内收—外旋,右下肢呈 D2 屈模式,即屈曲—外展—内旋;终止位是左下肢呈 D2 屈模式,即屈曲—外展—内旋,右下肢呈 D2 伸模式,即伸展—内收—外旋。治疗师位于患者的足端,在整个操作过程中身体由患者右侧向左侧转移。

B. 手的接触：治疗师的双手分别握住患者双侧足跟，左手手掌着力，右手以拇指与其余四指着力（图4-3-43）。

C. 口令："左抬右按，一、二、三，用力，左抬右按，注意转，再用力，……"，直到认为所有的协同肌都已充分收缩为止。通常在说"三"时使用牵张技术。

10）下肢双侧对称交叉模式（左下肢D2伸，右下肢D2屈）：

A. 体位：患者常取仰卧位或坐位。起始位是左下肢呈D2屈模式，即屈曲—外展—内旋，右下肢呈D2伸模式，即伸展—内收—外旋；终止位是左下肢呈D2伸模式，即伸展—内收—外旋，右下肢呈D2屈模式，即屈曲—外展—内旋。治疗师位于患者的足端，在整个操作过程中身体由患者左侧向右侧转移。

B. 手的接触：治疗师的双手分别握住患者双侧足跟，左手以拇指与其余四指着力，右手手掌着力（图4-3-44）。

C. 口令："左按右抬，一、二、三，用力，左按右抬，注意转，再用力，……"，直到认为所有的协同肌都已充分收缩为止。通常在说"三"时使用牵张技术。

11）下肢双侧不对称交叉模式（左下肢D1屈，右下肢D2伸）：

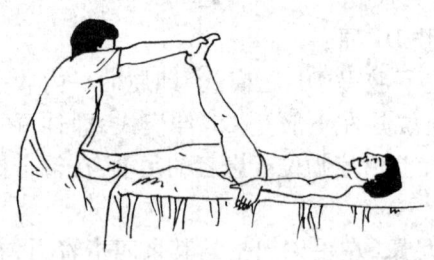 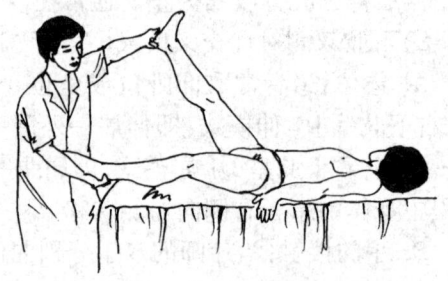

图4-3-43　下肢双侧对称交叉模式
（左下肢D2屈，右下肢D2伸）

图4-3-44　下肢双侧对称交叉模式
（左下肢D2伸，右下肢D2屈）

A. 体位：患者常取仰卧位或坐位。起始位是左下肢呈D1伸模式，即伸展—外展—内旋，右下肢呈D2屈模式，即屈曲—外展—内旋；终止位是左下肢呈D1屈模式，即屈曲—内收—外旋，右下肢呈D2伸模式，即伸展—内收—外旋。治疗师位于患者的足端，在整个操作过程中身体由正中向患者左侧转移。

B. 手的接触：治疗师的双手分别握住患者双足前半部，左手在足底靠近大趾处着力，右手在足背靠近大趾处着力（图4-3-45）。

C. 口令："左抬右按，一、二、三，用力，左抬右按，注意转，再用力，……"，直到认为所有的协同肌都已充分收缩为止。通常在说"三"时使用牵张技术。

12）下肢双侧不对称交叉模式（左下肢D1伸，右下肢D2屈）：

A. 体位：患者常取仰卧位或坐位进行。起始位是左下肢呈D1屈模式，即屈曲—内收—外旋，右下肢呈D2伸模式，即伸展—内收—外旋；终止位是左下肢呈D1伸模式，即伸展—外展—内旋，右下肢呈D2屈模式，即屈曲—外展—内旋。治疗师位于患者的足端，在整个操作过程中身体由患者左侧向正中转移。

B. 手的接触：治疗师的双手分别握住患者双足的前半部，左手在足背外侧着力，右手在

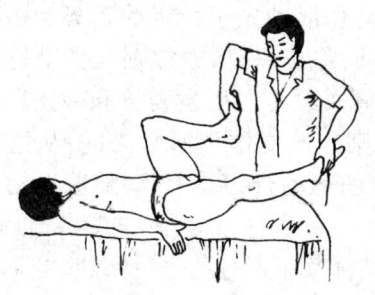

图4-3-45 下肢双侧不对称交叉模式
（左下肢D1屈，右下肢D2伸）

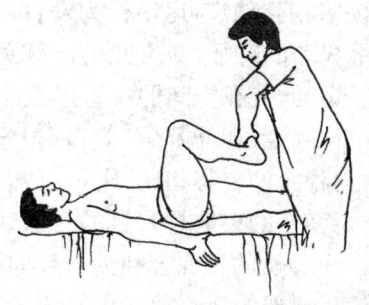

图4-3-46 下肢双侧不对称交叉模式
（左下肢D1伸，右下肢D2屈）

足底外侧着力(图4-3-46)。

C. 口令："左按右抬，一、二、三，用力，左按右抬，注意转，再用力，……"，直到认为所有的协同肌都已充分收缩为止。通常在说"三"时使用牵张技术。

(三) 总体模式

1. 概要 所谓总体模式是指人体在发育过程中的动作和姿势，PNF借助于这些动作和姿势帮助患者运动功能的发展，促进患者的康复。

(1) 运动功能的发育规律：运动行为的发育通常以动作模式来表达，在正常个体的发育过程中表现出一定的动作顺序，具有某种规律。如感觉运动的发育是从头到尾、从近端到远端，而协调运动则是从远端到近端，原始的、反射性的动作则随着发育过程而变化，最终成为自动的和有意识的活动。一旦发育成熟，其协调而具有功能性的活动就具有自动性和有意识性两个方面的特性。动作先于姿势控制，动作是改变位置或者姿势所必需的，而姿势则是进行有目的的运动所必需的。在发育过程中，动作和姿势相互作用，互相促进。此外，感觉和运动的发育也是同时进行的，不可分割。

1) 由整体到个别：运动功能的发育可以通过一定的要素和特征而加以鉴别。Hooker通过对早期胎儿的研究发现，对口腔周围的刺激可以引起胎儿的全身运动，先是头、颈侧屈，然后是躯干侧屈，同时伴随着手背的伸展。随着进一步的发育，这种整体的反应则不再出现，而是出现独特性反应，表现为仅有身体的某些部分出现反应。胎儿活动是反射性的，被认为是人类的原始活动，又是有意识的活动的前驱。

2) 由近端到远端过渡到从远端到近端：胎儿运动功能的发育具有方向性，即从头到脚或者是从上到下，也表现为从近端到远端，如颈、肩的活动先于手的活动。Gesell认为这种方向性早在出生前就形成了，即从头到脚、从近端到远端，嘴唇、舌率先，接下来是眼部肌肉，然后是颈、肩、手、指、躯干、腿、足。感觉发育的方向也是从头到尾的，但是当感觉达到手和足时，肢体刺激所产生的运动方向则是从远端到近端，例如，刺激手掌时先是手指屈，然后是腕部屈曲。

3) 由反射性到有意识性：Gesell观察到胎儿出生后其发育的过程继续按照从头到脚、从近端到远端的方向进行。新生儿头的转动、眼的运动、手指的抓握和下肢的快速伸屈动作都是反射性的反应，它为将来转变为功能性活动做准备。随着发育的持续和活动范围的增大，动作的自主性质量不断提高，婴儿开始实践一些新的有功能的动作，如翻身、转移成坐位等。在整个发育的过程中，原始的反射逐渐被有控制的运动姿势所代替。

4) 由多动到稳定：运动行为发育的另一个特征是动作活动先于稳定的姿势。多动性是新生儿最显著的特征，新生儿的四肢总是在不停地活动，除非哭时，通常则很少维持在某一个位置。运动、头在空间的位置以及与躯干、四肢的位置关系可以引发姿势和翻正反射。对于某种体位来说，如仰卧位、侧卧位或者俯卧位，运动则是改变体位所必需的，从这一点来说，运动与稳定的姿势相比，则可以被认为是比较原始的运动行为。因此，随着运动发育的成熟，维持稳定的姿势是有目的的活动所必需的。

5) 由重叠性的到综合性的：运动功能的发育是以某种顺序进行的，并且那些较早出现的活动与随后出现的活动相互重叠或者互相作用，这种特性可在正常儿童的发育过程中观察到。在多种动作和姿势中有相互交织的成分，一个活动成为另一个活动的准备动作，例如，翻身是翻正反射的成分，翻身能力诱导坐位姿势的产生，坐的能力诱导站立姿势的产生，翻身能力为爬行作准备，翻身和爬行能力为行走作准备。整个发育过程是连续的，运动行为逐步完整，动作逐渐变得协调、有功能、可选择和多种多样。

6) 由粗大的到有选择的：开始时，动作趋向于全范围，如全范围屈曲、全范围伸展。随着综合性活动的出现，动作的方向和范围则朝着有助于总体活动或总体运动模式的方向发育，如运动的方向从垂直到水平、再到环形、再到倾斜；当运动功能发育成熟时，头、颈、躯干、四肢无数动作的组合就形成了，这就是有选择的动作模式的组合。

7) 由不协调到协调：当婴儿运动神经功能发育时，其各种感觉功能也在逐渐成熟。视觉和动作相互作用，如手眼协调功能在婴幼儿抓握物体时的作用。听觉反应在运动发育过程中同样也起着十分重要的作用，当婴儿可以分辨声音的位置时就可以准确地转动头颈。

(2) 总体模式的使用原理和原则：在发育顺序中基本的动作是相互联系的，并且具有普遍性。每一个有正常运动和平衡功能的人都能够学习从仰卧位翻到俯卧位、从俯卧位翻到仰卧位、在俯卧位运动或者向前移动、维持坐位、起立、走、跑、跳、跃等功能。当儿童运动功能发育成熟时，就会以协调的形式完成所有的活动，原始的活动则随着发育的进展而改变，继之由具有目的性的成熟活动占优势，但是仍然保持自动反射的能力，并且可以在需要的时候起作用。正常成人在紧张的情况下能够恢复原始的反应，例如人躺在椅子上，当感觉到危险时能够自动地通过翻身避开危险，并且可以根据需要转变成必要的体位，如：俯卧位、坐位、爬、走或跑等。发育过程中的所有特征，如形成正常动作的运动成分、分离于总体模式的个别具体的运动模式、隐藏于被控制的运动和姿势下的原始的反射性运动、从近端到远端的发育顺序、从远端到近端的协调功能顺序、从粗大运动到部分或具体的精细动作，为缺乏运动或姿势维持能力患者的运动功能的发育或恢复提供了基础条件。这类患者发育顺序的再现将帮助他们重新获得活动能力，从而帮助他们生活自理，获得工作和参与社会活动的能力。

人体发育规律对任何年龄阶段患者的治疗都是有用的，但是必须要考虑个人的年龄和发育水平。运动功能的发育或恢复是与运动学习紧密相连的，通过提供适当的"感觉提示"，应用PNF模式和技术能够加强运动学习。康复医师和治疗师的任务就是为患者选择适当的"感觉提示"。

1) 反复使用协调的动作增加肌力和耐力，以及调整运动的速度。在操作过程中应使用阻力，但是必须要根据患者的能力和需要有区别地施加。

2) 在发育过程中，动作的发育是从近端到远端、从总体运动模式到个别的具体运动模式。在使用发育顺序时首先要强调头、颈、躯干模式的训练,同时也应注意从近端到远端、从总体运动模式到个别具体的运动模式。

3) 从远端到近端方式的协调运动被认为是运动功能发育或改善的关键,因此,在应用 PNF 模式和技术时要使用从远端到近端的有规律的运动顺序。

4) 人体发育规律是动作和姿势的总体模式。PNF 模式和技术实质上就是精确地应用这些总体模式进行治疗,例如,将总体模式中的运动成分转变为螺旋和对角线模式以诱发最大反应,以肌肉的等张收缩为基础的技术刺激运动,以肌肉的等长收缩为基础的技术促进稳定和维持姿势。

5) 为最有效地促进患者运动功能的康复,必须帮助他们尽可能地恢复发育顺序。发育顺序中的每一个阶段都为更高级的活动发育打下基础。如果忽略了某一个阶段,则功能就可能出现不利的变化,甚至会遗留下某些缺陷。

6) 利用总体模式中较强的运动成分来增强较弱的成分。通过利用现有的功能来减轻功能损失,这样,患者就能较容易地学习发育顺序中的运动。

7) 通过适当完成发育顺序中的活动来促进发育进步,而不是应用不适当的其他活动形式。患者目前根本无法完成的动作不应使用,在试图进行较复杂的动作之前应尽可能指导患者先完成较原始的活动。

8) 物理治疗是患者整个治疗过程中的一部分,治疗师必须以对双方均有利的方式处理患者。当动作模式有对角线时,治疗师必须随着运动而以对角线的方式活动,这一原则必须贯彻于治疗的任何地方,如在运动垫、床、治疗台上训练或在治疗室中训练步态时。

9) 选择的活动项目要与患者的需要和潜力相符,治疗要制订长期目标和短期目标,所有的活动都要求是综合性的,且有利于治疗目标的完成。

(3) 发育顺序的利用:从 McGraw 和 Gesell 的人体发育理论可以看出,发育顺序是从原始动作和姿势逐步发展到复杂、高级的动作和姿势的。与姿势或者位置有关的总体运动模式顺序可以简单地概括为从仰卧位翻到俯卧位、从俯卧位翻到仰卧位;俯卧位向前移动,如俯卧位旋转、爬行、跪行;起坐;起跪;跪行;起立;以双足尖交替行走;上、下楼梯和斜坡;跑;跳跃等(表 4-3-1)。在发育过程中,动作被用来改变体位和姿势,手和视觉的协调配合反过来又可以增强动作,二者紧密联系。当动作因体位而改变时,平衡和姿势功能就会得到发展,并且身体可以维持在变化了的位置上。发育顺序提供了总体模式,在总体模式中,头、颈、躯干和四肢以各种方式进行组合,如同侧肢体在相同的方向上运动、双上肢或者双下肢在同一方向上以相同的对角线模式运动、双上肢或者双下肢在同一方向上以相对的对角线模式运动、双上肢或者双下肢在相对的方向上以相同的对角线模式运动、双上肢或者双下肢在相对的方向上以相对的对角线模式运动等。

总之,使用发育顺序训练有利于患者的步态和日常生活活动。例如,翻身动作与床上转体(翻身)、床沿起坐、仰卧位穿衣等活动就紧密相关;当进一步考虑上肢动作时,就与进食和其他有关的功能有联系了;俯卧位的运动和起立为双手和单足着地行走作准备。尽管患者完成动作的潜力受限于疾病的病理改变,但是按照发育顺序即总体运动模式训练可以最大限度地改善功能活动。

2. 垫上运动

(1) 垫上运动的优点:垫上运动可以使运动和稳定很好地结合起来,既可以做单一动作,如单侧肩胛骨的运动,也可以做同时要求稳定性和运动复杂性的组合运动,如爬行或膝行。为了功能需要或改变重力和反射对运动的影响,垫上运动可以在不同的体位进行,这样,治疗师就可以方便地选择有利于控制异常运动的体位对患者进行训练。活动时患者不会有像在治疗床上那样担心跌倒的感觉,有很好的安全感。此外,在开阔的地方进行垫上运动时众多患者之间还可以相互观察、互相学习、鼓励,治疗师可以通过比赛等形式诱发训练的积极性,增加训练的趣味,也有利于消除疲劳。

(2)垫上运动的设备:应用人体发育规律训练需要有适当的设备。治疗垫应当牢固、光滑、柔韧而舒适,既能避免擦伤,又可防止因不能维持平衡而造成过度紧张,最好是一个连续的平面,中间无缝或隆起,这样也便于清洁卫生。面积的大小应能容纳治疗师和患者重复做几个爬行和行走动作而无需改变方向。对于成人,治疗垫的大小可为2m×3m,对儿童1.5m×2m就可以了。若治疗垫放在平台上,平台的高度应与标准轮椅坐垫高度相一致,以便患者能方便地从轮椅转移到治疗垫和从治疗垫转移到轮椅。若治疗垫直接放在地板上,应有一个带扶手的斜坡,以允许某些患者在较少的指导和保护下能够从轮椅转移到垫上或者从垫上转移到轮椅上。如果是对单个患者进行训练,有一块大小合适的治疗垫就足够了,为便于监督一组可以独立进行活动的患者的训练,治疗垫覆盖的面积应至少8m×8m。

(3)开展垫上运动的原则:为了使患者能够有效地进行活动,并且引起的疲劳程度最轻,治疗师应该使用PNF的基本操作来提高他们的功能。推挤手法能促进稳定和平衡,牵拉和牵张手法可增加活动能力,手的正确接触和合适的体位能够引导运动,阻力可增强对运动的感觉和认识,适宜的阻力能够刺激较弱肌肉的运动;对较强的运动施加阻力,通过扩散效应能够激发较弱的运动或肌肉。强调节律能够利用较强的运动训练较弱的运动,应尽可能使用各种不同的运动模式来改善患者的功能活动。PNF的所有技术都可以在垫上运动中使用。治疗师所处的位置及其在操作过程中的变化和接近患者的方式应与患者的运动方向一致。

总体模式中的每一个动作都可以从多个方向进行,如向前、向后、向侧方或旋转。当方向改变时,其运动也随之发生变化。当由向前运动变为向后运动时,屈肌优势将变为伸肌优势;当运动方向改为向对侧时,外侧(外展)运动将变为内侧运动;正、反两个方向的旋转运动为对侧肢体提供了外展、内收运动;对角线运动将内收、外展和屈曲、伸展结合起来;这比单纯的垂直向前、垂直向后对运动能力的要求更高。

垫上运动经常开展的项目有从仰卧位翻身到俯卧位(图4-3-47)、从俯卧位翻身到仰卧位(图4-3-48)、下部躯干运动(图4-3-49)、上部躯干运动(图4-3-50)、爬行、肘膝位、手膝位(图4-3-51~4-3-54)、手足位、坐位、跪行、起立、行走、爬升(图4-3-55)和

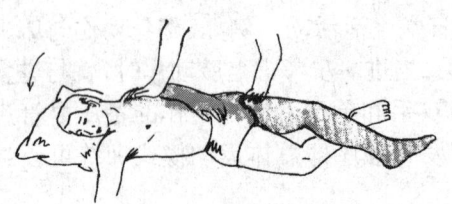

图4-3-47 从仰卧位翻身到俯卧位

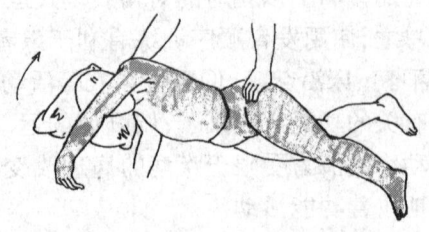

图4-3-48 从俯卧位翻身到仰卧位

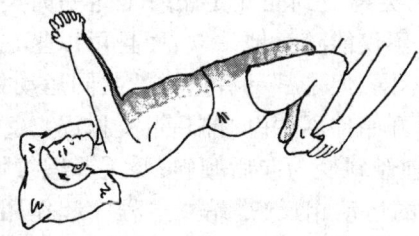
图4-3-49 下部躯干运动(桥式运动)

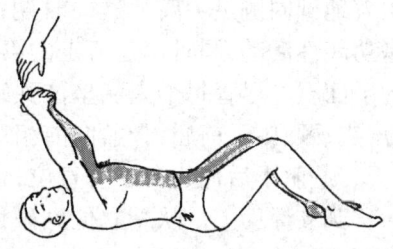
图4-3-50 上部躯干运动(双手叉握上举)

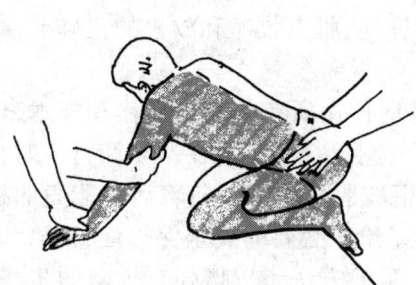
图4-3-51 手膝位向前运动

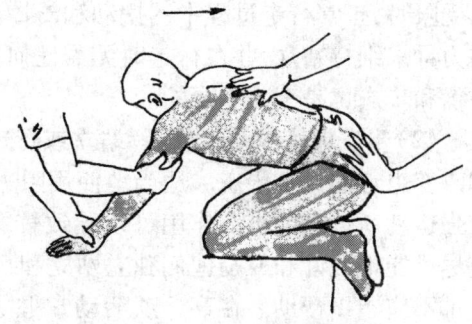
图4-3-52 手膝位向后运动

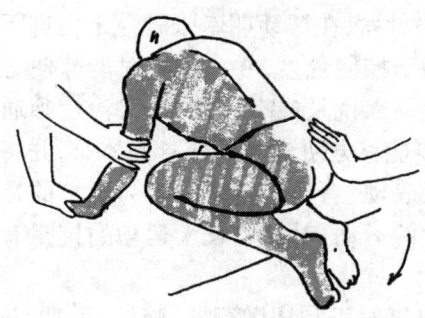
图4-3-53 手膝位旋转运动

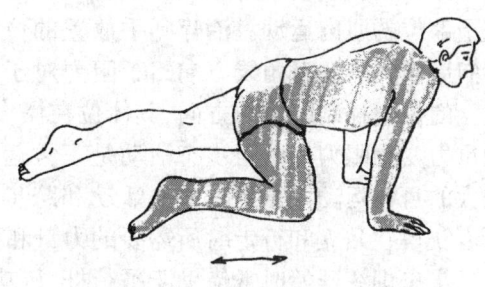
图4-3-54 手膝位重心转移(前后)

下降等。

3. 步态训练

(1)步行周期:行走是大多数患者的主要目标。有效的行走应具有改变行走方向的能力,如向前、向后及向侧方转变方向,要能爬坡和上下楼梯,在转移注意力时能够保持身体平衡,如开门、关门时能维持行走状态。此外,还需要有一定的耐力和速度,只有这样,才能满足日常生活的需要,使行走具有功能性价值。

行走时,治疗师将双手放在患者的骨盆上感觉骨盆的运动,是评定患者步态的简单方法。通常用步行周期来描述步态。步行周期分为支撑期和摆动期,支撑期是

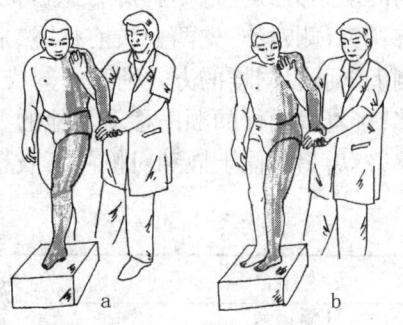
图4-3-55 爬升
a.起始位;b.终止位。

指足跟着地到同侧足尖离地这一时期；摆动期是指足尖离地到同侧足跟着地这一时期。站立既是功能性活动，同时也是行走的第一步。正常人不仅能随意地站立，而且可以坐在不同高度的平面上。尽管每个人从坐位到站立位的方式不同，但是都具有这样的共同运动：①第一部分：头、颈、躯干前屈；骨盆向前相对倾斜；膝关节开始伸展，并向前超过支撑面。②第二部分：头、颈、躯干后伸趋向于垂直位；骨盆由相对向前倾斜变为向后倾斜；膝关节继续伸展，并向后移到支撑面上。从站立位到坐位正好与上面的运动相反，是站立过程中起作用的肌肉进行离心性收缩的结果。

要维持正常的行走功能，髋关节、膝关节、踝关节应有足够的活动度。当这些关节的活动受限时，正常行走过程中的摆动和支撑就会受到影响。此外，上述部位的肌肉还应有充分的力量来维持站立，并在行走时无需任何其他外界的辅助，肌肉收缩和放松的正确节律对于平衡和步态也是至关重要的。

（2）步态训练原则：当患者站立或行走时，治疗师应使用所有的基本操作和技术来促进和改变患者的异常步态。适当地使用阻力可以提高平衡和活动能力，在站立和行走时，对抗较强运动所产生的扩散作用可以导致较弱的躯干和下肢肌肉收缩。随着活动能力的提高，应尽可能地允许和鼓励他们独立站立和行走，此时除了给予必要的安全保护外，言语和身体上都不应予以帮助。在某一项活动掌握之后，再用抗阻的方法予以增强。抗阻的步态活动可以治疗具体的关节和肌肉的功能障碍。例如：通过对抗侧方的踏步，可以训练踝关节的内、外侧肌肉；当手握平行杆时，也可以通过抗阻训练肩、肘、腕和手等部位。

步态训练早期的重点是躯干，通过在支撑期推挤骨盆、在摆动期牵张骨盆来促进下肢和躯干部位的肌肉运动。治疗师手放置的位置应有利于控制骨盆，并在需要时能够使之向前或向后倾斜。在对角线方向给予阻力对于平衡和运动来说是最有效的方法，治疗师通过所站立的位置控制阻力的方向，其体位在操作过程中要能够方便地利用自身的体重，并将自身的重力变为阻力。抗阻步态活动是正常运动的夸张表现，当重心转变时阻力对抗的是幅度较大的身体运动。行走时骨盆活动和跨步属于较大的运动，对这些较大运动的抗阻有助于患者获得在站立和行走时所需要的力量和技巧。

步态训练开始时常借助于平行杆，待功能逐步发展时可利用助行器、腋杖、手杖，乃至于完全独立行走。也可以一开始就选择杖、拐或无支持下行走训练，但要注意安全保护。杖、拐的使用方式应根据病情和患者的步态，选择适宜的步态模式进行训练，步态组合的方式有：①双侧对称：先两上肢前移，然后两下肢前移。②同侧交替：先同侧上下肢前移，然后对侧上下肢以同样的方式前移。③交替交叉：先一侧上肢前移，然后对侧下肢以同样的方式前移，接着以同样的顺序移动其他的上下肢。④对角线交叉：先一侧上肢和对侧的下肢同时前移，然后另一侧上肢和对侧的下肢也以同样的方式前移。具体情况见表4-3-7。

表4-3-7 扶拐行走时的步态组合（从低级到高级）

步态组合	疾病	步态名称	稳定性
对侧交替	截瘫	摆过步	差
同侧交替	关节炎伴髋关节强直	2点步	良
交替交叉	膝关节术后、髋关节骨折后	3点步	好
对角线交叉	轻瘫、关节炎	4点步	最稳

步态训练常开展的项目有平行杠内坐位到站立位的平衡、站立、行走、扶拐时躯干上部平衡、躯干下部平衡,向前行走,上楼、下楼等。

四、临床应用

PNF 治疗的目的是为了使患者能获得尽可能高的功能,而有效的治疗则必定依赖于全面而准确的评定。只有在评定的基础上,我们才有可能制定正确的长期目标和短期目标,安排和实施治疗计划,并在治疗过程中对治疗计划进行不断的评定和修改。

(一)评定

无论治疗过程中使用何种技术,都应进行全面的康复评定。根据评定,对患者的功能和障碍情况进行详细的评定和记录,如关节活动度、肌张力、肌力和耐力、感觉、平衡、协调性、运动控制、发育顺序、转移、日常生活活动、认知功能等。

1. 原则 掌握以下原则是非常重要的。

(1)评定的顺序应从近端到远端:近端通常所具有的功能都与人体重要活动有关,应该首先予以评定。常用的方法是先观察生命体征及其相关的功能,同时寻找残缺、无力和不对称的地方,如呼吸、舌肌运动、软腭反射、吞咽、发音、听力、视力和眼的控制以及对触觉的反应等。因为颈部运动模式是上肢运动模式的基础,所以接下来就应评定颈部,然后再考虑躯干上部、上肢、躯干下部、下肢等部位。

(2)按照从头到尾的方向评定:观察头、颈和脊柱,着重了解以下内容:①运动范围是否受限。②稳定性如何。③是屈肌占优势还是伸肌占优势。④活动受限的原因,如肌无力、不协调、痉挛等。⑤是否能做某个姿势,并能维持。⑥主要问题是在近端还是在远端。⑦何种技术或体位能提高患者的反应。

(3)观察肢体的运动:在评定时治疗师应和患者一起做动作,通过检查肢体的被动、主动和抗阻运动了解以下内容:①运动的质量,如肌张力和运动的控制等。②拮抗肌是否平衡。③头、颈和脊柱是否有支撑能力。

(4)观察功能性活动:在合适的体位下,如站立位、坐位、手膝位等,让患者做单一的或者组合的运动模式,注意:①有无运动丧失。②在进行某一功能性活动时与正常人的区别。③与正常人相比所处的发育阶段。④患者治疗的目的和期望,以及他(她)想做并能做的动作。

2. 方法 以 PNF 理论为指导,首先明确目前患者所具有的功能,最后识别具体的功能障碍。

(1)具备的功能:应通过以下几个方面进行判断:①无痛。②有较强的肌力。③能够移动并有一定的稳定性。④有协调并可控制的运动。

举例说明:右侧偏瘫的患者,按上述要求评定其所具有的功能:①左侧肢体是否有力而无痛,可通过训练左侧肢体,利用扩散和增强操作治疗右侧肢体。②能利用左侧上、下肢从仰卧位翻身到俯卧位、从俯卧位翻到仰卧位、独立地在床上改变体位,这样,可以利用翻身来增强躯干和右侧肢体功能。③能在一分钟内从仰卧位坐起和躺下,这样,通过对这一活动的抗阻就可以增强躯干和右侧肢体。④具有良好的坐位平衡,这样,可以在坐位对患者进行训练。⑤能独立地从椅子上起来,这样,可能通过对抗这个活动来增强右侧肢体的肌力。⑥具有良好的站立位平衡,这样,可以在站立位对患者进行训练。⑦在手杖和右下肢踝足矫形器的帮助下能够行走,这样,可能利用行走过程中的抗阻来增强躯干和下肢的肌力。⑧能利用右下肢跨步和负重,这说明他的右下肢有一定的力量和控制能力,也就可以在行走时利用抗阻手段进行训练。⑨右髋和右膝有正常的皮肤感觉和位置觉,这样训练时就可以无需通过视觉来控制右髋或者右膝的运动。

(2) 功能障碍:

1) 综合功能丧失:静态不能维持某个位置;不能运动或控制运动。

举例说明:某患者综合问题有:①右上肢无随意运动。②当右上肢前屈超过120°时,右肩出现疼痛。③行走时在支撑期右髋关节不能后伸。④行走时右踝关节痉挛增强。⑤发音不清。⑥进食后有食物滞留在牙齿和右颊之间。⑦坐位和站立位时,右侧躯干缩短、左侧肢体负重。

2) 具体功能丧失:①疼痛。②活动度下降:肌肉紧张、缩短或关节受限。③无力。④感觉丧失。⑤视觉、听觉缺陷。⑥运动控制不足。⑦缺乏耐力。

举例说明:某患者具体问题有:①因疼痛导致肩关节活动度下降,肩关节末端感觉是空的。②除疼痛时有感觉外,通常对右上肢无意识。③右下肢肌力广泛减退。④由于髋屈肌紧张和骨盆的灵活性下降,导致仰卧位右髋关节不能主动伸直。⑤由于肌肉控制能力下降,患者右下肢不能在屈膝时伸髋和在伸膝时屈髋。⑥由于肌肉紧张,右踝关节被动背屈小于5°,并且无随意运动。⑦面部右下侧有明显的肌无力。⑧右侧肩胛骨被动活动受限,主动运动也较差。

3. 治疗目标和计划制定

(1) 治疗目标:在进行详细的评定之后,就需要制定总的和具体的(长期和短期)治疗目标。

1) 总的治疗目标:常常以功能活动来描述总的治疗目标,例如:①使活动困难的患者能够在床上独立地从仰卧位转移到坐位。②使膝关节功能障碍的患者能够在6分钟内在无痛的情况下跑完1.6km的路程。③使脑卒中患者利用拐杖和踝矫形器在20分钟内行走8m的路程。总的治疗目标不是固定不变的,应根据实际情况变化进行相应的调整。

2) 具体的治疗目标:具体的治疗目标是为每一个治疗活动和治疗阶段设立的,通过一个又一个具体的治疗目标的完成最后实现总的治疗目标。例如,就上述总的治疗目标设定具体的治疗目标:①为使患者能从仰卧位转移到坐位,先训练他在15分钟内做10个从仰卧位到侧卧位及返回的动作。②为使右侧膝关节能够负重,先训练在仰卧位左下肢伸直的情况,屈曲右髋右膝,做右下肢的"单桥"(使臀部离开床面)运动,每次维持30秒。③为进行重心转移,先要在稳定的位置进行训练,如在坐位训练患者独立地将重心从右侧坐骨结节转移到左侧坐骨结节。

(2) 治疗计划:制定治疗计划前,治疗师首先要列出患者的需求,例如:①减轻疼痛。②增大关节活动度。③增强肌力、协调性和运动控制能力。④改善平衡能力。⑤增加耐力。然后制定出满足具体需要和功能要求的治疗计划,此时还需要考虑以下因素:①选择直接治疗或间接治疗的方法。②选择适宜的活动,此时要注意其动作和稳定性及肌肉收缩的类型。③选择适宜的技术和治疗程序。④选择适宜的运动模式及其组合。⑤选择最有利于患者和治疗师的位置,此时要考虑:重力的影响;双关节肌肉的影响;反射促进作用;视觉刺激的利用。PNF利用肌肉不同类型的收缩来影响身体,改善功能。如果患者的情况不适宜进行肌肉收缩或利用该技术不能达到预期的效果,治疗师则应该使用其他的方法。应用PNF技术和模式在治疗过程中若能与热疗、冷疗、被动运动和软组织松动技术等方法进行有机的结合,则会取得更好的疗效。

(二)治疗

治疗师使用 PNF 技术对患者进行治疗,应根据他们的肌肉、关节及其他相关情况,选择使用不同的方法和程序,并且要随着病情的变化随时加以调整。无论如何,其治疗应是深入细致的,有利于调动患者的潜力,不应该引起疼痛或者明显的疲劳。

下面就一些具体问题的治疗步骤(程序)、促进技术和运动模式的组合简单地举例说明,供读者在使用中参考。

1. 疼痛

(1)程序:①间接治疗:训练健侧,通过扩散效应影响患侧。②应用不引起紧张或疼痛的阻力。③双侧运动。④牵拉。⑤舒适的体位。

(2)技术:①节律稳定。②维持—放松。③稳定逆转。

(3)组合:①等张组合之后使用维持—放松。②(缓慢)动态逆转之后使用节律稳定技术。

2. 肌力和主动关节活动度下降

(1)程序:①适宜的阻力。②强调节律。③牵张。④牵拉或推挤。⑤患者的体位。

(2)技术:①起始端重复牵张。②全范围重复牵张。③等张组合。④拮抗肌的(缓慢)动态逆转;通过较强的拮抗肌刺激主动肌;防止或减轻疲劳。

(3)组合:①拮抗肌的动态逆转,结合较弱运动模式的全范围重复牵张。②较弱运动模式的全范围重复牵张以后,在活动较强的位置使用节律稳定技术。

3. 被动关节活动度下降

(1)程序:①强调节律。②牵拉。③适宜的阻力。

(2)技术:①收缩—放松或维持—放松。②拮抗肌的稳定逆转。③节律稳定。

(3)组合:①在新的活动范围内应用等张组合之后进行收缩—放松。②在新的活动范围内应用动态逆转之后进行收缩—放松。③拮抗肌的动态逆转之后进行节律稳定或稳定逆转。

4. 协调和控制能力下降

(1)程序:①运动模式。②徒手接触("夹状手")。③视觉刺激。④适当的语言提示。⑤随着功能的改善逐渐减少促进技术的使用。

(2)技术:①节律启动。②等张组合。③拮抗肌的动态逆转。④稳定逆转。

(3)组合:①节律启动,逐步过渡到等张组合。②节律启动,逐步过渡到拮抗肌逆转。③等张组合结合拮抗肌稳定逆转或动态逆转。

5. 稳定性和平衡能力下降

(1)程序:①推挤。②视觉刺激。③徒手接触("夹状手")。④适当的口令。

(2)技术:①稳定逆转。②等张组合。③节律启动。

(3)组合:①拮抗肌的动态逆转,逐步过渡到稳定逆转。②动态逆转(离心性收缩),逐步过渡到稳定逆转。

6. 耐力下降　所有的治疗都可以增加耐力,变换活动的形式或者调整训练的肌群能够使患者的活动维持的时间更长。此外,在治疗过程中注意呼吸运动或者进行具体的呼吸训练,都有助于耐力的提高。

(1) 程序：牵张反射。
(2) 技术：拮抗肌逆转。

（王玉龙）

第四节　Rood 疗法

一、概述

Rood 疗法由美国物理治疗师和作业治疗师 Margaret Rood 在 20 世纪 50 年代提出，又称多种感觉刺激疗法。本技术的最大特点是强调有控制的感觉刺激，根据个体的发育顺序，利用运动来诱发有目的的反应。任何人体活动都是由先天存在的各种反射，通过不断的应用和发展，并由反复的感觉刺激不断地被修正，直到在大脑皮质意识水平上达到最高级的控制为止。因此，应用正确的感觉刺激，按正常的人体发育过程来刺激相应的感觉感受器，就有可能加速诱发运动反应或引起运动兴奋，并通过反复的感觉刺激而诱导出正确的运动模式。此法在治疗中有四个内容，即皮肤刺激、负重、运动、按人体发育顺序诱导出运动的控制。此方法多应用于脑瘫、成人偏瘫及其他运动控制障碍的脑损伤患者的康复治疗中。

二、基础理论

（一）利用适当的感觉刺激引起正常运动的产生和肌张力的正常化

Rood 认为由于肌纤维的性质不同，每块肌肉的作用也不一样，它们因不同的感觉刺激而产生不同的运动模式，即按照特定的感觉输入获得特定的运动输出的顺序进行。如表 4-4-1 所示的不同神经纤维具有不同的功能，有的为促进作用，也有的为抑制作用。肌肉有主动肌、拮抗肌和协同肌，为完成某一动作需要多块肌肉共同参与，它们有分工、有合作，在大部分情况下是协同收缩，但有些是在轻负荷的运动中发挥主要作用，而另一些则在重负荷的运动中发挥主要作用。

感觉刺激一般是通过两种反射来进行：①与 γ 传出有关的皮肤-肌梭反射：刺激覆盖在肌腹、肌腱附着点上的皮肤，冲动传入脊髓，通过 γ 纤维传出到肌梭，根据刺激的性质和方式的不同对肌肉产生促进或抑制作用。②与 γ 传出无关的皮肤-肌肉反射：刺激皮肤上的毛发，通过毛发感觉传入神经，经脊髓-丘脑束传送大脑皮质运动区，引起锥体束始端的细胞兴奋，再经过皮质脊髓束至脊髓，由 α 纤维传出到肌肉，同样也可产生促进和抑制作用。

在利用这一原理进行治疗时要注意下面问题：

1. **感觉刺激要适当**　神经运动能力的发育是感觉性运动控制的基础，并在此之上逐渐发展、成熟。因此，治疗必须根据患者个体的神经发育水平，逐渐地由低级感觉性运动控制向高级感觉性运动发展。同样，所获得的肌肉反应又可以反馈给中枢神经系统，加强其调节能力。而正确的感觉输入是产生正确运动反应的先决条件，有控制的感觉输入可以反射性地诱发肌肉活动，故感觉刺激的应用要适当，这样才有可能使肌张力正常化，并诱发所需要的运动反应。

表 4-4-1 神经纤维的分类

Erlanger Gasser 分类		传导速度(m/s)		功 能		Lloyd-Hunt 温血动物脊髓后根向心性神经分类
	直径(μ)	冷血动物 18~25℃	温血动物 37~38℃	离心性	向心性	
A	α20~10	40~18	120~60	骨骼肌 梭外肌	肌梭 腱感受器	Ⅰa 20~12μ Ⅰb
	β15~6.5	30~13	90~40	不明触觉	肌梭 帕西尼小体	Ⅱ 12~4.5μ
	γ7.5~4	15~8	45~30	肌梭 梭内肌	压觉 肺、动脉的机械感受器	
	δ4.5~2.5	9~5	25~15	部分颈部交感神经的节前纤维	皮肤黏膜的机械感受器 关节、筋膜的机械感受器 温度觉 内脏感受器 化学感受器 心房感受器 快痛觉	Ⅲ 4~2.5μ
B	3~1	6~1.5?	15~3	自主神经节前纤维		
C	1.5~0.5	0.8~0.3?	2.5~0.5?	自主神经节后纤维 心脏离心性纤维 血管运动神经纤维	慢痛觉 温度、化学、机械感受器	Ⅳ 无髓

2. 有目的地完成动作 治疗过程中患者所要完成的动作要有目的性,通过有目的的感觉运动反应,有利于诱发、建立整个神经-肌肉系统的运动模式,可使主动肌、拮抗肌、协同肌相互之间的作用逐渐形成、更加协调。在日常生活中,当要完成某个动作时,首先是大脑皮质的高级中枢发出指令,然后,与之有关的皮质下中枢按其指令有秩序地发放各种神经冲动,促进或抑制相应的肌肉,使主动肌、拮抗肌、协同肌相互协调地完成这一动作。动作中的感觉是掌握这一动作的基础,虽然大脑皮质不直接支配肌肉,但通过注意自己所要达到的目的,可反射性地诱发出中枢神经系统对运动的控制,反复的刺激或训练会强化这种控制能力,使其不断完善,完成由感觉到运动的全过程。所以,在治疗时要注意提醒患者用心想着自己所要完成的动作,即便是肢体瘫痪较重的患者也应该这样做。

3. 注意感觉运动的反应 要想最终掌握运动动作,需要反复地进行由感觉到运动的训练,但要注意这种感觉运动反应是能够重复的,这样才会达到有效的治疗目的。

(二)利用个体运动发育顺序促进运动的控制能力

Rood 认为人体的肌肉是白肌和红肌的混合肌,它们是人体稳定活动的必需的基础条件,稳定是两者共同作用的结果,不同类型的肌肉产生不同的运动(表4-4-2),通常运动是按照这样的顺序进行并以此为治疗依据。第一是引起运动(白肌运动);第二是保持运动的稳定,维持姿势和肢体位置(红肌运动);第三是在第二的基础上运动(白肌和红肌均运动);第四是获得灵巧性运动。按个体发育的规律来说,从整体上考虑是仰卧位屈曲—转体—俯卧位伸展—颈肌协同收缩—俯卧位屈肘—手膝位支撑—站立—行走这样一个顺序;从局部考虑,运动控制能力的发育一般是先屈曲、后伸展,先内收、后外展,先尺侧偏斜、后桡侧偏斜,最后是旋转。在远近端孰先孰后问题上,应为肢体近端固定—远端活动→远端固定—近端活动→近端固定—远端活动技巧的学习。下面介绍上述的 Rood 根据人体发育规律总结出来的 8 种运动模式(图 4-4-1)。

表 4-4-2 肌肉分类

第一群 厌氧肌	第二群 非厌氧肌
白肌	红肌
高能	低能量
速度快	持续性
随意性强	反射性强
收缩	伸张
几乎是主动的	主动性和紧张性
引起运动	稳定性
屈肌群	伸肌群
内旋肌群	外旋肌群
内收肌群	外展肌群
多关节肌群	单关节肌群

附:a. 保持抗重力姿势的肌肉几乎均是背肌和下肢的低能量性、非厌氧性红肌。b. 灵巧性好、高能量的屈肌群几乎均是上肢的厌氧肌。c. 许多肌肉是厌氧和非厌氧肌的混合肌。d. 身体的维持力需要非厌氧的伸张肌参与。e. 厌氧肌持续伸张时,伸张肌具有促进作用,而其拮抗肌有抑制作用。f. 增加关节自重以上压力时非厌氧肌群被活化。g. 进入下个运动阶段时转成非厌氧形式,其能量消耗变小。h. 屈肌、内收肌、内旋肌和多关节肌由Ⅰa和Ⅱ纤维的伸张感受器兴奋,这些肌肉容易引起痉挛。

1. 仰卧屈曲模式　仰卧位时躯体屈曲,双侧对称,交叉支配(图 4-4-1a)。
2. 转体或滚动模式　同侧上、下肢屈曲,转动或滚动身体(图 4-4-1b)。
3. 俯卧伸展模式　俯卧位时,颈、躯干、肩、髋、膝伸展,身体中心位于胸 10 水平,这种姿势最稳定,但在伸肌张力高的病人应避免应用此模式(图 4-4-1c)。
4. 颈肌协同收缩模式　俯卧位时能抗重力抬头,这是促进头部控制的模式(图 4-4-1d)。
5. 俯卧屈肘模式　俯卧位,肩前屈,屈肘负重,这是伸展脊柱的模式(图 4-4-1e)。
6. 手膝位支撑模式　当颈和上肢已经能保持稳定时,可利用这一体位,以促进下肢与躯干协同收缩的发展。支撑时由静态到动态,支撑点由多到少。例如,先双侧手膝着地,然后抬起一个或两个支撑点(一手或一膝),最后发展到爬行(图 4-4-1f)。
7. 站立　先双下肢站立不动,然后,单腿站立,再重心转移(图 4-4-1g)。
8. 行走　是站立的技巧阶段,包括支撑、抬腿、摆动、足跟着地等(图 4-4-1h)。

(三)利用运动控制发育的 4 个阶段

Rood 将个体运动控制的发育水平划分为以下 4 个阶段:

1. 肌肉的全范围收缩　最初出现的动作常是肌肉的反复屈伸,引起关节的重复运动,是

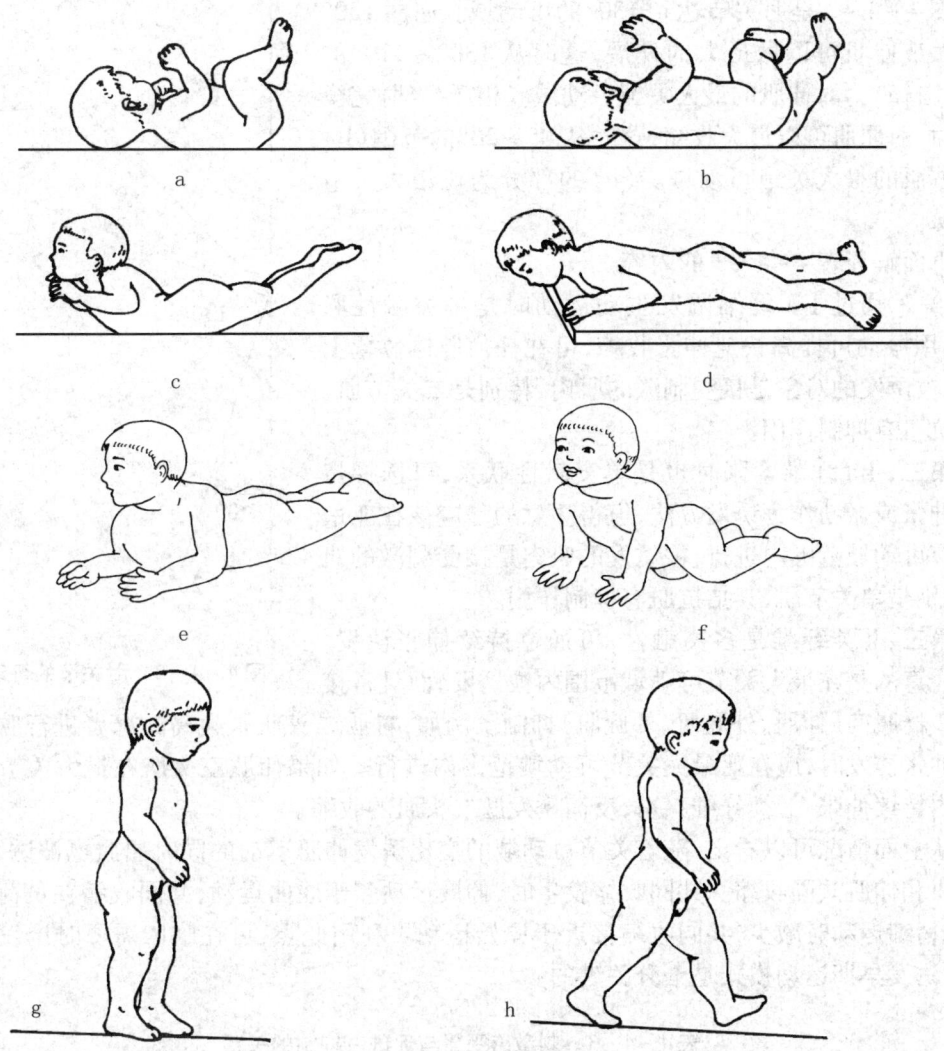

图 4-4-1 个体发育的 8 个运动模式

支撑体重所必须的主动性-拮抗性运动模式,由主动肌收缩与拮抗肌抑制而完成。新生儿自由地舞动上、下肢是这一阶段的典型活动。

2. 关节周围肌群的协同收缩　是指在肌肉的协同收缩下支撑体重,是人类运动发育最初的重要功能,此时表现为肢体近端关节固定,允许远端部分活动,是固定近端关节、改善远端关节功能的基本条件。

3. 远端固定,近端关节活动　即一边支撑体重一边运动。如婴儿在四肢处于手膝位支撑阶段,但还未学会爬行之前,先手脚触地,躯干作前后摆动,颈部肌肉共同收缩的同时头部也活动,上肢近端肌肉亦收缩。

4. 技巧动作　肢体的近端关节起固定作用,远端部位活动,它是运动的高级形式。例如行走、爬行、手的使用等。

(四) 刺激感受器与促进-抑制的关系

表 4-4-3 为刺激感受器与促进-抑制的关系。该表中涉及到的最大关节可动域和亚最大关节可动域的含义需要举例解释一下。

图4-4-2是肘关节达到130°的可动域。屈曲130°时肘关节伸肌可以做最大的伸展,这时从130°~110°的20°范围(a)为肘伸肌的最大关节可动域。相反,当肘完全伸展时,肘屈肌可以最大收缩,这时从0°~20°的范围(b)为肘屈肌的最大关节可动域。(c)的部分为亚最大关节可动域。

下面解释表4-4-3的内容:

第一、通过Ⅰa纤维诱发主动运动时是单突触性联系,运用振动可提高快速伸张收缩,可在任何肢体位置上进行,被诱发的对象是接受刺激的肌肉,特别是二关节肌。其拮抗肌有抑制作用。

第二、Ⅰa纤维紧张时也是单突触性联系,可选择持续性伸张或振动作为诱发方法,值得注意的是应该在亚最大关节可动域范围内进行,被诱发的肌肉是接受刺激的肌肉,特别是单关节肌,其拮抗肌有抑制作用。

第三、Ⅱ类纤维是多突触性,可通过持续伸张诱发。应该注意的是在最大关节可动域范围内被诱发,而且常接受第2群肌肉(伸肌、外展肌、外旋肌)抑制。例如,对肱二头肌张力高的患者进行肱三头肌持续伸张诱发时,应在亚最大关节可动域范围内进行。如果使肱三头肌在最大关节可动域范围内持续伸张,Ⅱ类纤维兴奋,反而诱发肱二头肌的收缩。

从上面情况可以看出,随着关节可动域的变化诱发伸肌运动的同时屈肌也被诱发,就是说屈肌和伸肌共同收缩。共同收缩发生时,伸展运动多于屈曲运动,共同收缩在负荷增加时增强,精细运动时减少,共同收缩接近于原始运动。利用此点,可在临床需要时诱发共同收缩,对诱发早期运动模式是十分关键的。

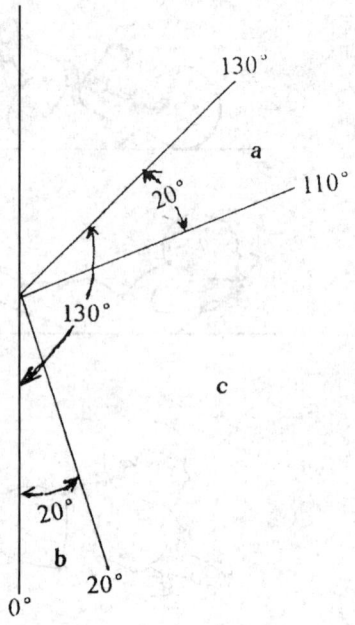

图4-4-2 肘关节的可动域

表4-4-3 刺激感受器与促进-抑制的关系

项目	Ⅰa主动性 (对快速变化感受性强)	Ⅰa紧张性 (对长变化感受性强)	Ⅱ (对长变化感受性强)
经过	单突触	单突触	多突触
诱发方法	快速伸张振动	持续伸张振动	持续伸张
诱发与关节可动域的关系	各种可动域均可	亚最大关节可动域	最大关节可动域
被诱发的对象	接受刺激的肌肉(特别是二关节肌)	接受刺激的肌肉(特别是单关节肌)	屈肌 内收肌 内旋肌
被抑制的对象	拮抗肌	拮抗肌	伸肌 外展肌 外旋肌

三、治疗技术及临床应用

(一)治疗原则(通常的顺序)
1. 由颈部开始尾部结束。
2. 由近端开始向远端进行。
3. 由反射运动开始过渡到随意运动。
4. 先利用外感受器,后利用本体感受器。
5. 先进行两侧运动,后做一侧运动。
6. 颈部和躯干先进行难度较高的运动,后进行难度较低的运动。四肢是先进行难度较低的运动,后做难度较高的运动。
7. 两侧运动之后进行旋转运动。

(二)诱发刺激的手段
1. 快速接触(quick touch)。
2. 刷擦(brushing)。
3. 振动(vibration)。
4. 冰(icing)。
5. 快速伸张(quick stretch)。
6. 轻轻地持续伸张(slow maintained stretch)。
7. 嗅。
8. 痛。
9. 快速摇动(fast rocking)。
10. 关节挤压(joint compression):施加大于体重的压力。

(三)抑制刺激的手段
1. 位置(positioning)
(1)中间肢位。
(2)抑制肢位。
(3)诱发拮抗肌抑制主动肌。
2. 冰(icing),冰袋(icepack)。
3. 温水浴(30~35℃)。
4. 持续伸张(prolonged stretching),轻轻地伴随改变运动方向的伸张(alternate slow stretching)。
5. 挤压(compression)。
6. 骨叩击(bone pounding)。
7. 压迫(pressure)。
8. 轻轻地摇动(slow rocking)。
9. 振动(vibration)。

(四)诱发部位
见图4-4-3~4-4-6。

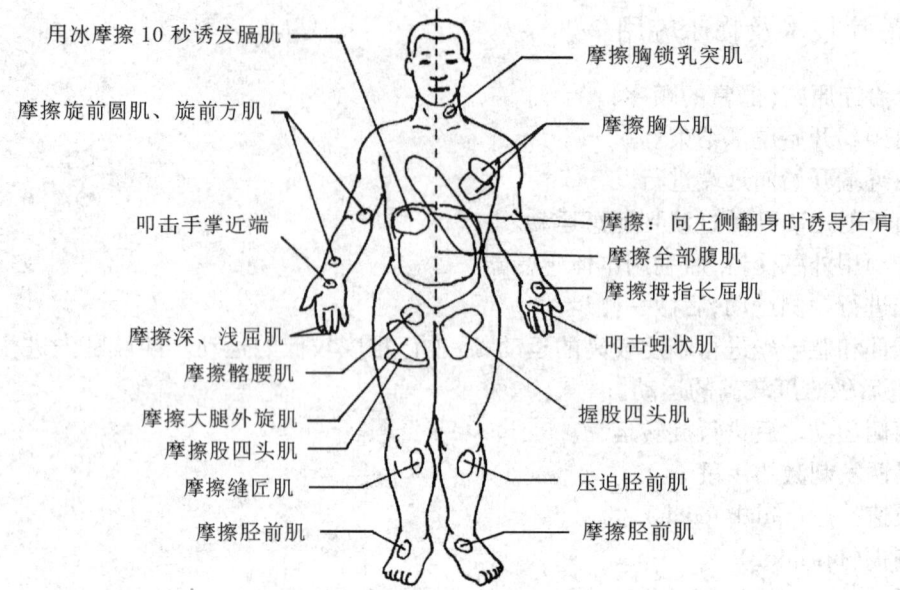

图4-4-3 身体前面诱发刺激部位

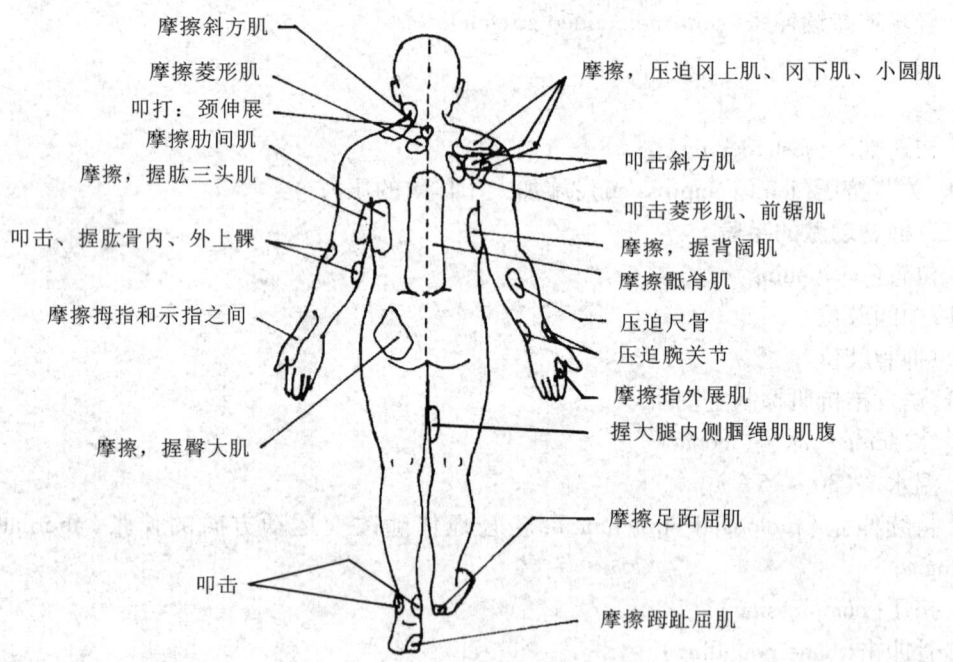

图4-4-4 身体背面诱发刺激部位

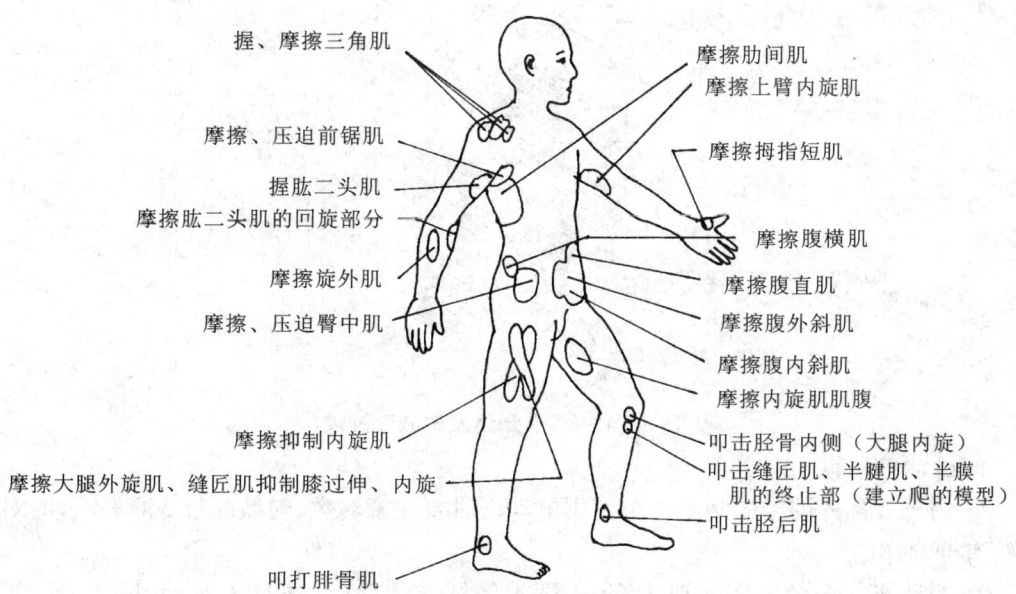

a

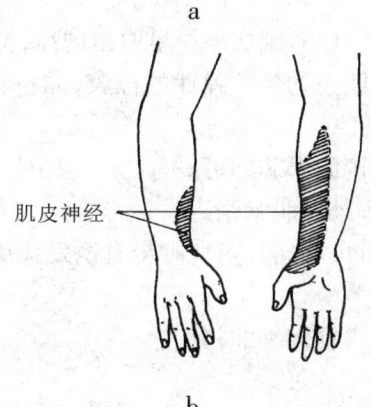

b

图4-4-5 身体侧面诱发刺激部位

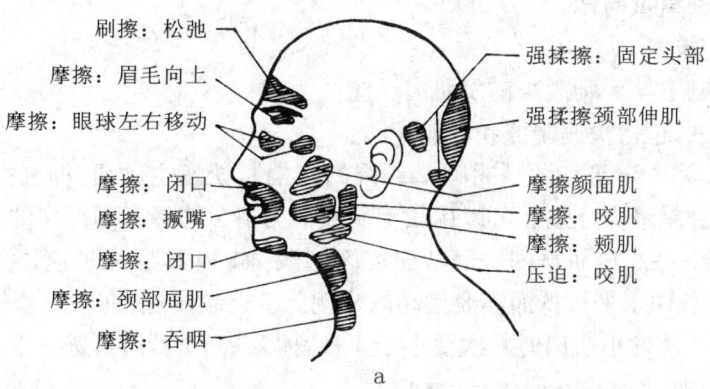

a

图4-4-6 头部诱发刺激部位(1)

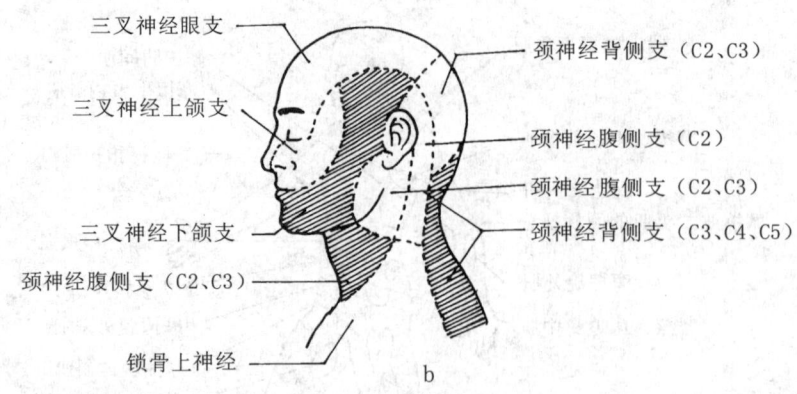

图4-4-6 头部诱发刺激部位(2)

(五)治疗用具

1. 刷子 各种硬度的刷子。单使用电动刷时要注意转数,转数超过360转/秒时对神经系统有抑制作用。

2. 振动器 振动频率不要太高,否则神经纤维无反应(Ⅰa纤维450Hz以下,Ⅱ纤维250Hz以下才有应答)。

3. 冰 诱发时用-12℃~-17℃刚从冰箱里取出的冰,抑制时无特殊限制。

4. 橡胶物品 可使用符合肌力的各种弹性的橡胶,如自行车胎、带状生橡胶、可改变负荷的橡胶等以诱发肌肉的共同收缩。

5. 纺锤体筒 纺织工厂使用的卷芯即可。

6. 圆棒 用于抑制手指、脚趾屈肌紧张。

7. 手膝位支撑器 抓握棒可以倾斜,对肩胛带有诱发作用。

8. 压舌板 抑制舌紧张。

9. 婴儿舔弄的玩具 用于进食训练的初期。

10. 各种诱发嗅觉的物品。

11. 音乐刺激 对音乐的反应各不同。

12. 沙袋 有利于固定体位、诱发动作的引出。

13. 球 各种重量的球。

(六)方法和技术

1. 应用皮肤、本体等刺激来诱发肌肉反应

(1)触觉刺激:包括快速刷擦和轻触摸。

快速刷擦刺激C纤维,活化末梢(γ2纤维的末梢),诱发主动肌,抑制拮抗肌,15~30秒显效,30~40分钟是最大疗效。可以用软毛刷或根据情况选择不同硬度的毛刷,一般有两种方法:①一次刷擦:在相应肌群的脊髓节段皮区刺激,如30秒后无反应,可以重复3~5次,这种方法适用于意识水平较低而需要运动的病例。②连续刷擦:在治疗部位的皮肤上做3~5秒的来回刷动。诱发小肌肉时每次要小于3秒,休息2~3秒后再进行下一次,每块肌肉刺激1分钟,诱发大肌肉时没必要休息3秒。

刷擦一般由远端向近端进行,而挤压刺激是由近端向远端进行,注意两者不能混用。使用电动刷时要注意频率,超过360转/秒对神经系统有抑制作用。改良的电动橡皮擦比较好

用。

轻触摸是指用轻手法触摸手指或脚趾间的背侧皮肤、手掌或足底部,以引出受刺激肢体的回缩反应,对这些部位的反复刺激则可引起交叉性反射性伸肌反应。

(2)温度刺激:常用冰来刺激,因冰具有与快速刷擦和触摸相同的作用。所用的冰是刚从冰箱里取出带白雾的(温度-12℃~-17℃)。具体方法有两个:①一次刺激法,用冰一次快速地擦过皮肤。②连续刺激法:将冰按5次/3~5秒放在局部,然后用毛巾轻轻蘸干,以防止冰化成水,不可用毛巾擦皮肤,直到皮肤变红,一般30~40分钟疗效达到高峰。这种方法可以引起与快速刷擦相同的效应。由于冰可以引起交感神经的保护反应(血管收缩),因此应避免在背部脊神经后支分布区刺激。用冰快速刺激手掌与足底或手指与足趾之间背侧皮肤时,可以引起与轻触摸相同的效应——反射性回缩,当出现回缩反应时应对运动的肢体适当加阻力,以提高刺激效果。

(3)轻叩:轻叩皮肤可刺激低阈值的A纤维,从而引起皮肤表层运动肌的交替收缩,低阈值的纤维易于兴奋,通过易化梭外肌运动系引出快速、短暂的应答。轻叩手背指间或足背趾间皮肤及轻叩掌心、足底均可引起相应肢体的回缩反应。重复刺激这些部位还可引起交叉性伸肌反应。轻叩肌腱或肌腹可以产生与快速牵拉相同的效应(后叙)。

(4)牵拉:快速、轻微地牵拉肌肉,可以立即引起肌肉收缩反应,利用这种反应达到治疗目的。牵拉内收肌群或屈肌群,可以促进该群肌肉而抑制其拮抗肌群。牵拉手或足的内部肌肉可引起邻近固定肌的协同收缩,用力握拳或用力使足底收紧可对手和足的小肌群产生牵拉,可使近端肌群易化,若此时这一动作在负重体位下进行,近端关节肌群成为固定肌,可以促进这些肌群的收缩,进一步得到易化。

(5)挤压:挤压肌腹可引起与牵拉肌梭相同的牵张反应;用力挤压关节可使关节间隙变窄,可刺激高阈值感受器,引起关节周围的肌肉收缩。当患者处于仰卧位屈髋、屈膝的桥式体位,屈肘俯卧位,手膝4点跪位,站立位时,抬起一个或两个肢体而使患侧肢体负重等支撑位时,均可以产生类似的反应。对骨突处加压具有促进与抑制的双向作用,如在跟骨内侧加压,可促进小腿三头肌收缩,产生足跖屈动作;相反在跟骨外侧加压,可促进足背屈肌收缩,抑制小腿三头肌收缩,产生足背屈动作。

(6)特殊感觉刺激:Rood常选用一些特殊的感觉刺激(视、听觉等)来促进或抑制肌肉。视觉和听觉刺激可用来促进或抑制中枢神经系统;光线明亮、色彩鲜艳的环境可以产生促进效应,而光线暗淡、色彩单调的环境则有抑制作用;节奏性强的音乐具有易化作用,轻音乐或催眠曲则具有抑制作用;治疗者说话的音调和语气也可以影响患者的动作、行为。

2. 利用感觉刺激来抑制肌肉反应　适用于痉挛和其他肌张力增高的情况,具体方法有:

(1)轻轻地压缩关节以缓解痉挛:由此法可使偏瘫患者因痉挛引起的肩痛得以缓解,在治疗偏瘫患者肩疼痛时,治疗者可以托起肘部,使上肢外展,然后把上臂向肩胛盂方向轻轻地推,使肱骨头进入关节窝,保持片刻,可以使肌肉放松,缓解疼痛。

(2)在肌腱附着点加压:在痉挛的肌肉肌腱附着点持续加压可使这些肌肉放松。

(3)用有效的、轻的压力:从头部开始沿脊柱直到骶尾部反复对后背脊神经支配区域进行刺激,可反射性抑制全身肌紧张,达到全身放松的目的。

(4)持续的牵张:此法可以是短时间牵拉,也可以将延长的肌肉通过系列夹板或石膏托固定进行持续牵拉,必要时更换新的夹板或石膏托使肌腱保持延长状态。

(5) 翻身：缓慢地将患者从仰卧位或俯卧位翻到侧卧位缓解痉挛。

(6) 温湿刺激：通过中温刺激、不感温局部浴、热湿敷等使痉挛肌松弛。

(7) 远端固定，近端运动：适用于手足徐动症等情况。具体方法是让患者取手膝位，手部和膝部位置不动，躯干做前、后、左、右和对角线式的活动。如果痉挛范围较局限，可缓慢地抚摩或擦拭皮肤表面，同样可达到放松的目的。

（七）常见问题的处理

Rood 技术作为康复基本技术手段被应用于临床工作实践中，应用该技术时要根据患者运动障碍的性质和程度，运动控制能力的不同阶段，由简单到复杂，由低级向高级循序渐进，根据患者的不同情况采取不同的治疗方式，不同的刺激方法，灵活应用。

1. 痉挛性瘫痪　对痉挛性瘫痪要根据其特点以放松的手法为主，故应利用缓慢、较轻的刺激以抑制肌肉的紧张状态，具体的方法如下：

(1) 利用缓慢牵拉降低肌张力：此法应用较广并比较有效，特别对降低颈部和腰部的伸肌、股四头肌等的张力是较好的方法。

(2) 轻刷擦：通过轻刷擦来诱发相关肌肉的反应以抵抗痉挛的状态，轻刷擦的部位一般是痉挛肌群的拮抗肌。

(3) 体位作用：一般认为肢体负重位是缓解痉挛的较理想体位。因此，可以通过负重时对关节的挤压和加压刺激增强姿势的稳定性，而这种稳定性必须以关节的正常位置为基础。在上肢只有肩关节的位置正确，不内收、内旋，才能提高前臂和手部的负重能力，达到缓解上肢痉挛的目的。下肢也是如此，髋关节位置必须正确，没有内收和屈曲，才能达到理想的下肢负重。

(4) 反复运动：利用肌肉的非抵抗性重复收缩缓解肌肉痉挛。如坐位时双手支撑床面，做肩部或臀部上下反复运动可缓解肩部和髋部肌群的痉挛。

(5) 个体运动模式：对患者治疗时应该根据前已述及的个体发育规律，选择适合每个个体的运动模式。如屈肌张力高时不要采取屈曲运动模式，同样伸肌张力增高应避免使用伸展的运动模式。

2. 弛缓性瘫痪　与痉挛性瘫痪相反，对于弛缓性瘫痪，应采取快速、较强的刺激以诱发肌肉的运动，具体方法一般有以下几种。

(1) 整体运动：当某一肌群瘫痪时通过正常肌群带动肢体的整体运动来促进肌肉无力部位的运动。当一侧肢体完全瘫痪时可利用健侧肢体带动患肢运动，同样达到整体运动的目的。

(2) 快速刷擦：通过快速、较强的刷擦刺激促进肌肉收缩，刷擦的部位是主动肌群或关键肌肉的皮肤区域。

(3) 近端加压：固定肢体远端，对肢体近端施加压力或增加阻力以诱发肌肉收缩，提高肌肉的活动能力。

(4) 刺激骨端，加强肌肉收缩：选择适当的手法刺激骨端引起肌肉收缩，其方法有叩击、快速冰刺激和振动刺激。

3. 吞咽和发音障碍　脑血管病患者常常因为球麻痹引起吞咽和发音障碍，局部治疗方法主要是诱发或增强肌肉活动，而增强肌肉活动的方法主要是通过一些刺激达到治疗目的，这种刺激强度要适当，具体如下：

(1) 刷擦法:可用毛刷轻刷上唇、面部、软腭和咽后壁,避免刺激下颌、口腔下部。
(2) 冰刺激:用冰刺激嘴唇、面部、软腭和咽后壁,用冰擦下颌部的前面。
(3) 抗阻吸吮:做吸吮动作时增加适当阻力以加强口周围肌肉的运动。

4. 吸气模式的诱发 用于膈肌运动减弱时,通过吸气模式扩张胸廓下部改善呼吸功能。具体诱发方法如下:

(1) 刷擦的方法:
1) 连续刷擦胸锁乳突肌可以使胸上部获得稳定性。
2) 按图的箭头的方向连续刷擦腹外斜肌、腹内斜肌、腹横肌(图4-4-7),但要注意避免刺激腹直肌。理由是腹直肌收缩后可以引起胸廓下降,而限制其扩张。
3) 由锁骨中线向背部连续刷擦肋间肌。
4) 连续刷擦脊髓神经后侧第一支支配区域(图4-4-8斜线部分)可以使躯干获得稳定性。

(2) 冰刺激的方法:

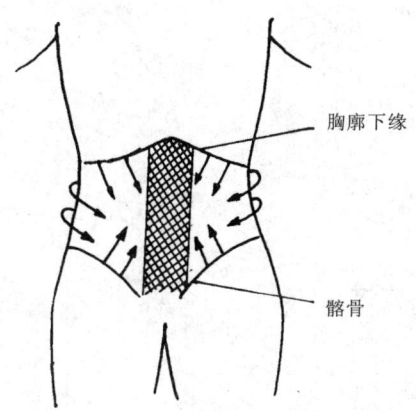

图4-4-7　诱发吸气模式刺激腹肌部位

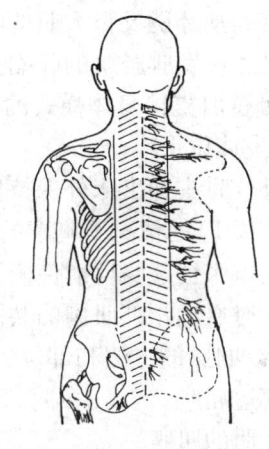

图4-4-8　诱发吸气模式刺激背脊部位

1) 一次冰刺激方法:
A. 按图4-4-9所示刺激,诱发膈肌收缩。
B. 利手侧的冰刺激反应比对侧快。
C. 膈肌的诱发是在T7区域,冰刺激要沿扩张方向进行。
2) 在腹直肌以外的部位连续冰刺激。

(3) 压迫方法:
1) 压迫两侧胸锁乳突肌起始部。
2) 把手指放在肋间,在吸气之前压迫肋间肌。俯卧位时手指持续压在背部各肋间,在吸气之前抬起。
3) 沿胸廓下缘伸张压迫诱发腹外斜肌、沿髂骨边缘伸张压迫诱发腹内斜肌收缩,俯卧位手指从第12肋缘向下持续压迫,吸气前抬手,诱发腹横肌收缩。

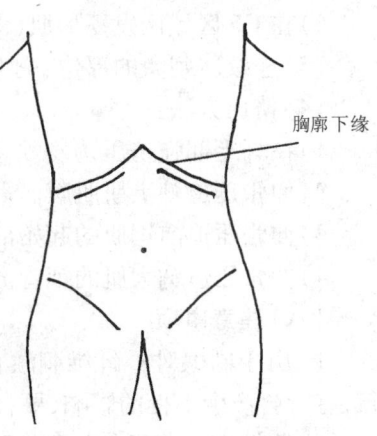

图4-4-9　诱发膈肌收缩冰刺激部位

(4)叩击法:

1)叩击腰椎1、2内缘诱发膈肌收缩。

2)患者膝关节伸展,用足跟沿下肢长轴方向叩击,可诱发肩胛上举肌、胸锁乳突肌锁骨支等脊柱附近肌肉的收缩。

5. 除肩外旋、肘屈曲以外的全伸展模式的诱发。

(1)诱发体位:俯卧位。

(2)刷擦方法(连续刷擦)和部位:

1)在示指和拇指之间脱离桡神经的区域。

2)在手指背侧和掌指部位诱发手指伸展。

3)在前臂背侧诱发腕伸肌和拇长伸肌的收缩。

4)在背阔肌腱处使其达到扩胸目的。

5)在三角肌后部诱发上肢伸展。

6)在颈背部诱发躯干和颈部的伸展。

7)在臀的基部诱发臀大肌的收缩。

8)在足底诱发腓肠肌的收缩。

6. 俯卧位肘支撑身体模式的诱发

(1)诱发体位:

1)俯卧位时头伸出床外保持住。

2)在完成1)的情况下胸廓的一半伸出床外。

3)利用紧张性迷路反射使俯卧位上肢屈曲。

4)必要时通过颈部肌肉的共同收缩维持俯卧位肘支撑。

(2)连续刷擦的方法和部位:

1)颈部短屈肌。

2)胸大肌的肌腹。

3)在腋窝前面诱发前锯肌。2)和3)先在仰卧位进行,后在俯卧位进行。

4)在脊神经后支区域诱发颈部和背部伸肌。

5)在C5区域诱发菱形肌(图4-4-10)。

(3)连续冰刺激的部位:胸大肌的锁骨部。

(4)挤压方法:

1)在耳上部强挤压诱发颈长屈肌和伸肌的收缩。

2)伸张压迫棘上肌肌腹。

3)伸张压迫前锯肌的起始部。

4)伸张压迫胸大肌的锁骨部。

(八)注意事项

1. 由于刷擦对C纤维刺激有蓄积作用,较难柔和进行,有时会产生不良的影响,要合理应用。

2. 刷擦有时可引起紧张性肌纤维退化。

3. 对有可能因刷擦引起不良反应的儿童应避免使用。

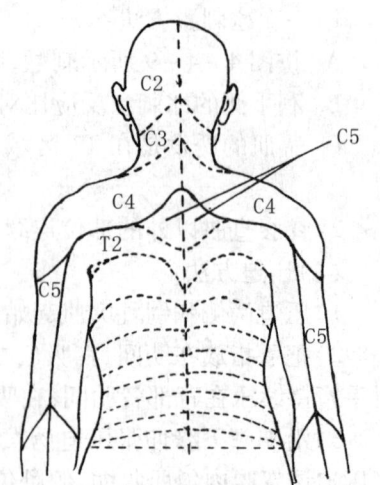

图4-4-10 诱发肘支撑身体刺激部位

4. 有时刷擦可使幼小儿童触觉消失。

5. 在耳部皮肤、前额外 1/3 刷擦时可引起不良反应发生。对体力明显低下的患者有进一步抑制作用,应禁忌进行。脑外伤,特别是脑干损伤的患者会加重意识状态。

6. 在脊神经后侧第一支区域内刷擦可使交感神经作用加强,冰刺激对内脏作用强、恢复慢,应注意。

7. 耳后部刷擦可使血压急剧下降。

8. 诱发觉醒和语言时,要避免用冰刺激痉挛手。

9. 在左肩部周围冰刺激时,要检查心脏功能。

10. 在 C4 支配区冰刺激时有可能引起一过性呼吸停止。

11. 持续头低位可抑制心脏呼吸功能。

12. 感觉的应用　在新生儿首先是触觉和味觉的发育,接着是视觉、听觉,最后为嗅觉的发育。特别是口周围感受性很强,需要进行感觉诱发训练时该部位是最初训练的部位。由于嗅觉的发展需要在生后 6 个月以后完成,所以,嗅觉的诱发需放在最后。

成人的训练顺序首先是视觉和听觉,其次是触觉、味觉、嗅觉。

对帕金森病患者可利用嗅觉刺激激活全身运动。

13. 脑卒中后遗症患者常残留一些动作,如腕关节伸展时向桡侧偏位,腕关节屈曲时向尺侧偏位。调节这些活动需要精细动作,不需要很大的力,注意引导其有利于日常生活的动作是十分必要的。

(桑德春)

第五节　Vojta 疗法

一、概述

Vojta 运动发育治疗法,简称 Vojta 疗法,是德国学者 Vaclav Vojta 博士经过多年研究创立的治疗法。它是让患者取一定的出发姿势,对身体特定部位(诱发带)给予压迫刺激,诱发出反射性俯爬与反射性翻身两个移动运动的促进手法的总称。

这种方法是通过对身体一定部位的压迫刺激,诱导产生全身性的、协调化的反射性移动运动,促进并改善患儿的运动功能,因而又称为诱导疗法。

Vojta 疗法应用范围广,从新生儿到年长儿都可以利用,是早期康复治疗效果较好的方法。该治疗方法手法简单,容易掌握,在治疗中可培训家长,便于开展家庭疗育。肌张力较强的患儿,治疗 1 周后就可以出现效果,特别是早期治疗,效果更好。Vojta 疗法不需要复杂、价格昂贵的设备,只需要一个温暖、光线充足的场所和一张治疗台,经济适用,因地制宜,有条件的患儿可住院由专职训练师进行,没有条件的患儿可培训家长进行家庭疗育,定期到康复医院复诊。

Vojt 博士 1919 年出生在捷克,1954 年任布拉格大学小儿神经科医师。当时,对脑瘫康复治疗在世界上已应用了很多康复手技,有了一些康复医学理论,但都没有系统化。Vojta

博士首先从研究脑性瘫痪的异常反射、异常肌紧张的抑制入手,对脑性瘫痪的诊治进行了多方面的尝试。当时人们治疗脑瘫,主要是在患儿身体的各部位上揉而使头背屈,踝关节跖屈,尖足再现,Vojta 认为这不是局部反应,而是高级中枢抑制作用的结果,由此使他想到,如果在一定的部位例如在头部或躯干上给予压迫刺激,就可以诱导出脊髓以上水平的随意运动,对诱发出的运动再给予抵抗刺激,就可以降低肌紧张,改善异常的运动姿势。在治疗中他观察到,给予的抵抗刺激越强,四肢的运动反应也就越强,但保持这种效果的时间很短暂,必须经过长时间的反复治疗后,才能保持下去,重度脑瘫患者出现的反应更慢,必须坚持一定时间的治疗。

Vojta 在同一个患儿身上,取同样的体位,向同一个方向,反复多次压迫刺激颜面侧股骨内侧髁,每次都引起对侧下肢向前移动,上肢向后用力,头向另一侧回旋的相同运动。Vojta 把肱骨内上髁、股骨内侧髁、桡骨茎突等部位互相组合,在相同的姿势下,也给予压迫刺激,也诱发出同样的运动,所以 Vojta 认为这是一种复合运动,是一种复合的俯爬移动运动,这就是 Vojta 博士创立反射性俯爬移动运动的起源。

因为脑瘫患者咀嚼功能及吞咽功能差,又常年卧床,营养差,经常患肺炎,影响治疗,对这些患者必须首先改善呼吸功能,为此他利用 Kobat 手法,使患者仰卧,做呼吸功能训练,当压迫刺激患儿胸廓中部时,看到患儿下肢上举,头向对侧回旋,有向对侧翻身的动作,Vojta 发现了反射性翻身胸部诱发带的刺激部位。

Vojta 在长期的临床治疗实践中研究创立了 Vojta 疗法,反射性俯爬与反射性翻身就是 Vojta 疗法的核心。

1966 年 Vojta 的专著《小儿脑性运动障碍》一书问世,该书对小儿脑瘫康复的主要贡献有下列三点:

第一、提出 Vojta 七种姿势反射:Vojta 利用七种姿势反射,衡量小儿的发育是否正常,早期发现异常,可早期诊断脑性瘫痪及脑损伤性疾病,方法简单、诊断准确、无损伤,是一种很好的检查方法,已被许多国家采用。

第二、提出中枢性协调障碍概念(zenetrale koordination storung,德文简称 ZKS):这是 Vojta 用于早期诊断脑性瘫痪的代名词,指那些具有姿势反应性异常的脑瘫危险儿,利用 Vojta 七种姿势反射,可以早期诊断,开始早期治疗。

第三、提出 Vojta 疗法:主要的治疗手法有反射性俯爬与反射性翻身移动运动,当治疗人员使患者采取一定出发姿势,在一定部位进行压迫刺激时,可引起患儿局部肢体活动以及远隔部位的应答反应,由于反复刺激,可激活正常协调的移动运动,适用于早期或超早期脑瘫治疗。Vojta 疗法已被世界学者认可,成为当前早期诊断脑瘫、早期治疗脑瘫的一个代表性学派。

二、理论基础

Vojta 疗法从神经运动生理学的观点出发,促进反射性翻身与反射性俯爬两个移动运动的完成与协调发展,通过移动运动反复规律地出现,促进正常反射通路和运动,抑制异常反射通路和运动,达到治疗目的。

(一)阴性体征和阳性体征

1. 当中枢神经系统受到损伤时会出现以下两种体征

(1) 阴性体征(negative sign)：是指正常情况下应该出现的功能因素即正常因素的减弱或消失，具有代表意义的有翻正(立直)反应和平衡反应。

(2) 阳性体征(positive sign)：是指在患儿身上出现了正常情况下并不出现的因素即异常因素。具有代表意义的是病理反射如 Babinski 征。另外还有与运动有关的紧张性反射群，如对称性紧张性颈反射、非对称性紧张性颈反射、紧张性迷路反射、Moro 反射等等。如果这些因素残存并在患儿身上占主导地位，将影响患儿的运动发育。

2. 异常因素可分为如下两种类型

(1) 原始反射：这些反射在新生儿及乳幼儿期一过性出现，在生后 3～6 个月消失，是脊髓、脑干水平的反射。当神经系统的上位中枢受损不能发挥正常功能时，则下位中枢占主导地位，因而下位中枢所支配的反射群出现了消失延迟或残存。

(2) 正常发育过程中不出现的因素，如不随意运动、震颤等。

3. 中枢神经具有两种功能 即促进功能与抑制功能。脑瘫的症状是正常功能减弱或消失即阴性体征消失、异常功能出现即阳性体征出现的疾病，所以治疗脑瘫的原则是：抑制异常运动和姿势，即抑制阳性体征的出现，同时促进正常运动功能的恢复，即促进阴性体征的恢复，抑制异常恢复正常运动功能是 Vojta 治疗脑瘫的主要原则。

因为这两种功能互相影响，当异常功能占优势时，就会阻止正常功能的发育，如果异常功能固定下来，就形成脑瘫，所以 Vojta 疗法就是通过一定手法，诱发移动运动，使患儿反复学习体会正常的移动运动，加深记忆形成正常运动的反射通路，恢复正常运动功能，即促进阴性体征再现。

4. 综合上述总结出治疗脑性瘫痪的基本方针 ①促进正常因素。②抑制异常因素。③同时应用前二者。正常因素与异常因素间有竞争关系，当一方占优势时，另一方会成为劣势。异常因素长期存在并固定化会妨碍正常因素的出现，因此要根据患儿的实际情况决定治疗方针。

(二) 神经系统的层次性和可塑性

神经系统的构造是有一定层次的，按照脊髓、延脑、桥脑、中脑、间脑、皮质下、皮质的顺序，下位中枢受上位中枢统一控制，有高级中枢参与调节才能形成高级的姿势与运动。脑损伤、上位中枢发生器质性异常时，运动由下位中枢控制，由于失去上位中枢的抑制作用，而出现下位中枢的释放现象，出现异常的姿势与运动。脑瘫病儿残存的非对称性紧张性颈反射(ATNR)、紧张性迷路反射(TLR)、原始反射等就说明了这个问题。由于这种原始的紧张反射群的存在，影响了正常姿势与运动的发育，正常的姿势与运动不能出现，因而表现为异常的姿势与运动。因此，Vojta 疗法通过促进移动运动的促进手法促进正常运动功能形成，从而抑制异常姿势、异常运动的出现，阻断恶性循环，防止关节挛缩变形，达到治疗脑瘫的目的。

脑的可塑性(plasticity)，指脑的适应能力，即脑可在结构与功能上修改自身，适应改变了的客观现实，使脑损伤有恢复的可能。它包括神经发生(neurogenesis)和突触发生(synaptogenesis)。年龄越小，脑的可塑性越大。它是脑损伤后运动功能恢复的解剖学基础，主要是指从一个神经细胞的胞体、树突及轴突长出树突芽或轴突芽，这些芽向空白区生长。神经细胞的出芽有两种，一个是再生性出芽，一个是侧支性出芽，且以侧支性出芽为主，即从未受损伤的神经轴突上长出新的轴突芽，向病变部位轴突变性的空缺内生长，在中枢神经系统失去神经支配作用的部位出现侧支芽,当新的轴突芽长到原来失去神经支配的部位时,就可以建立起新的突触联系,恢复兴奋传递,发挥代偿作用。

Vojta疗法,通过诱导刺激,不断强化突触的传递功能,促进递质释放,增加突触电位,激活或建立新的突触联络,恢复正常的移动运动功能。

神经系统的反馈调节种类很多,主要是反射活动的反馈调节,Vojta诱导疗法正是利用反馈的调节作用治疗脑瘫。Vojta利用患儿身体上的诱发带,不断地给予压迫性刺激,一个刺激发动一次反射,效应器的兴奋必然又刺激本身的感受器发出冲动进入中枢,这个继发性的传入冲动对维持与纠正反射活动的进行有重要作用。每个反射都是链锁反射,在诱发带上的一个刺激发动一个反射,反射的效应又成为新的刺激,再次引起新反射活动,使反射链锁状进行下去。Vojta疗法反复诱导出的反射性移动运动,在中枢建立新的投射区,不断地促进皮质内运动代表区及神经核团的形成和完善。由于反复强化刺激使诱导出的移动运动模式得到记忆和加强,从而通过反馈调节达到治疗目的。

(三)对移动运动的认识

康复医学中物理疗法的一个重要目的,是获得双足步行的功能。获得这一功能的前提是要从系统发育阶段向个体发育阶段过渡,即必须经过翻身、俯爬、四肢爬(四爬)等发育过程,最后双足站立步行。在这一过程中必须将手从上述运动中的支持与推进功能中解放出来,获得双手使用工具的能力。

Vojta博士认为鱼在水中游、鸟在天上飞、人与动物在陆地上的活动,都是各自为了适应生活环境的移动方式。人类所有的移动运动都是以系统发育期的协调性复合运动为基础的,我们必须充分认识这种移动运动。

1. 移动运动的特点

(1)移动运动是开始于一定的出发肢位,运动后又恢复到出发肢位的一种反复性的、协调的自动功能。这种运动可分为一定的相(期),如走路运动分为摆动期与支撑期。

(2)全身骨骼肌都参与到移动运动的某种规律性的经过之中。

(3)每种骨骼肌各自的作用能在时间上与空间上发生相互作用。具体地说,每一个运动都有主动肌、拮抗肌、固定肌、中和肌,只有这些肌肉的共同作用,才能保证运动的正常进行。

(4)移动运动本身未必是目的,它往往是要达到一定目的的一种手段。

2. 构成移动运动的三因素

(1)姿势调节能:姿势调节能是人类对于自己身体在空间体位发生变化时,头部、躯干、四肢的反应性适应能力,分为两种。一种称为静态反应(static reaction),是指当外力使身体姿势发生改变时,经自身调节后恢复到原来的姿势的反应,如竖颈、坐位稳定、立位平衡反应等。另一种称为动态反应(dynamic or kinetic reaction),是指当外力强度过大或持续长时间时,身体姿势的改变难以恢复到原来姿势,而用一种新的、稳定的姿势来代替的一种能动的反应,如保护性伸展反应等。

(2)相位运动能:是一种活动身体某一部分或使身体的位置发生移动变化的能力。人类这一运动发育遵循以下顺序:活动眼球追视某一物体—手伸向眼前的物体—爬行移动到远处的物体,独步到达目的物或目的地。

必须有姿势调节能的保证,才能使相运动顺利完成。在神经生理学上习惯将姿势调节能称为紧张性活动,将相运动能称为相活动。M. Rood将两者归纳为感觉运动机构的发育,姿势调节能是决定身体稳定性的能力,相位运动能是决定移动性的能力。

(3)抬起结构与支持性:Vojta博士认为,在移动运动因素中还存在着抬起机构与支持机构。小儿正常发育过程中可明显看出这一结构的发育过程。新生儿俯卧位时可瞬间抬头;3个月时可用肘支撑抬起身体至胸部;5~6个月时可以用手支撑,肘伸展抬起身体至腹部;继而向四肢爬位、坐位、立位发展过程中都需要抬起结构及支持机构起作用。可见由水平位逐渐抬起而最后成为垂直位,由全身支持逐渐缩小基底面而最后成为双足支持。

以四肢爬运动为例,看三种因素在移动运动中的作用。当一小儿四肢爬时,如首先向前伸出的是右上肢,用右手支撑,则其次向前迈出的就是左下肢,用左膝支撑,然后是伸出左上肢,最后迈出右下肢。如此进行反复交替的四肢爬运动。在这一运动中向前伸(迈)出的上、下肢是进行相运动,其他三个肢体就成为躯干的抬起与支持机构。此期间进行相运动的一个肢体可以阻止前进运动中发生的不稳定姿势,并调整身体回到原来的稳定的四肢爬位姿势上。同时,对于时刻变化的身体的姿势,头、躯干及四肢的肌肉,即全身骨骼肌,可通过肌紧张,保持身体空间的平衡关系。这时自动调节全身骨骼肌的功能就是对姿势的反应能。

3. 支持点与三维运动 移动运动除了靠上述三因素来调节外,还须随时确立支持点与进行相运动之时的三维运动。移动之时,首先要确立支持点,然后全身肌肉向支持点方向收缩,身体重心向支持点进行垂直方向、前方及侧方的三维运动。下面以俯爬用肘支撑为例说明移动运动时确定支持点的方式。俯爬时全身向前方移动,用肘关节支撑身体,肘关节是支点(PF)。肩关节以及与肘关节有关的肌肉都向着支点的肘关节、躯干借助肩胛骨以肩关节(PM)为动点也向着支点肘关节,由PM-PF到PN-PF移动。也就是支点在肘关节,以肩部、躯干为身体重心,向前方(X)、侧方(Z)、垂直方向(Y)的三维运动(图4-5-1),向前方的因素就是移动运动,人类所有的移动,都是身体重心向支点呈三个方向的移动。脑瘫就是因为确定支点、身体重心三维方向运动障碍而不能进行正常的爬行、走路等移动运动。

正常人做移动运动时把身体重心通过支点向前方、侧方、垂直三个方向移动,躯干与肢体的角度发生改变,肌肉收缩的方向也在改变。例如爬行时,由双肘支撑到一侧上肢向前的单肘支撑,肱二头肌向肘关节支持点的方向收缩,肩胛被牵向肘部,肩关节、躯干身体重心向前方、侧方、垂直方向移动,使躯干与上肢的角度发生约90°的改变。如果肌肉收缩的方向不能向支点方向变换,躯干与上肢的角度就不能改变,移动运动则不能发生。

确立支持点与三维运动和移动运动三因素是顺利进行移动运动的基本保证。移动运动的三因素是不可分割的,有着相辅

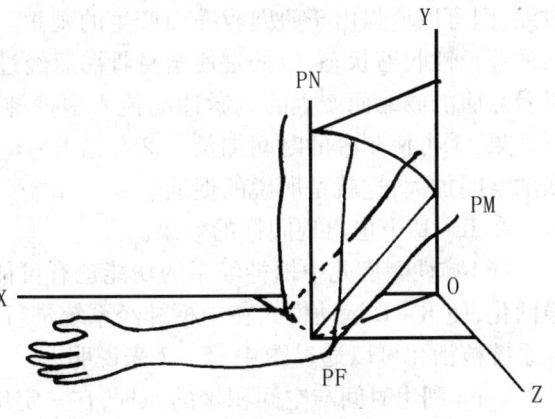

图4-5-1 支持点与三维运动示意
PM:动点肩关节;X:前方移动;PF:支点肘关节;Y:垂直移动;Z:侧方移动。

相成的作用。姿势调节能是基础,一旦它发生障碍,则不能保证正常的支持能力与抬起机构发挥作用,因而也不能完成相运动。

脑性瘫痪患儿中尽管一些孩子可以肘支持、膝立位及站立,但不能进行俯爬、四肢爬、膝

位前行及双足步行,这是因为这些患儿的移动运动三因素及确立支持点和三维运动的发育受到了障碍。治疗时要注意通过一定的手技诱发这些因素的发育。

(四)反射性移动运动(reflex - lokomotion,R - L)

1. 反射性移动运动的特点

(1)反射性移动运动包括两种,即反射性俯爬(reflex - kriechen,R - K)与反射性翻身(reflex - umdrechen,R - U)。R - K与R - U是在系统发生和个体发生的进化过程中形成的,在正常的新生儿也可以诱发出来。

(2)在R - L之中没有目的性,不必考虑"是否促进"这样的问题。而且诱发R - L的刺激是对固有感受器的刺激,对刺激的顺应性小。基于上述两点,Vojta认为在诱发R - L时,可以给予长时间大量的刺激。

(3)从运动学角度来看,R - L中也存在着移动运动三因素,即对姿势变化的全身的反应性适应能力,抬起机构与支持性及相运动能。如前所述,三者间有相辅相成的关系,当我们通过手技诱发出其中一因素时,可以促通另两种因素的能力。脑性瘫痪患儿的临床症状若从运动学观点来分析,可以认为是这三种因素的缺失或障碍。通过诱发R - L,可以激活与改善这三种因素,恢复运动学的构成,从而促进与改善患儿的运动发育与姿势发育。

(4)通过诱发R - L可以激活四肢的正常运动模式,如前臂外旋,腕关节的桡背屈,下肢外旋、外展及踝关节的背屈等,由此可纠正脑性瘫痪患儿的异常运动模式,如前臂内旋、手握拳、下肢内收、内旋、交叉步态及尖足等。

(5)诱发R - K时,可以见到颜面侧的肘、膝起支持机构的作用,后头侧上、下肢作为推进器官进行相运动,头回旋,又回到原来的出发姿势。于是形成了从出发肢位到中间肢位到终了肢位的过程,这一过程可以反复进行。这时我们在出发肢位上给某诱发带以刺激,可诱发全身性的R - K运动,此时如果给该运动以抵抗,使肌肉的收缩由等张性收缩变为等长性收缩,则可以增强由于肌肉收缩而产生的刺激。这样持续保持出发肢位,继续维持全身骨骼肌的等长性收缩状态,恰如是使全身骨骼肌经过了从中间肢位到终了肢位的过程,并将由全身骨骼肌的收缩而产生的刺激冲动传入中枢神经系统。这种等长性收缩的持续,可出现以下效果:①可使刺激的时间加长。②在给R - K运动以抵抗的同时刺激全身的诱发带,使刺激的空间加大,这就是所说的促通。

在R - U中也出现同样的效果。

(6)脑性瘫痪儿中枢神经系的功能也有可能诱发R - L运动模式,并可通过R - L的促通活化,使R - L运动模式在中枢神经系统进行组织系统化。R - L运动模式如何在中枢神经系统被活化可以通过图4 - 5 - 2来说明。

Vojta利用时间与空间积聚的原理,在一定出发姿势的基础上,在诱发带上给予刺激,出现的反应有两种,一种是在诱发带的肢体上表现出单个的局部反应,一种是在远离诱发带的其他肢体上出现远隔反应。当给予单个的刺激,刺激诱发带A时,通过中枢神经系统,只能引起R反应;当刺激诱发带B时,由于某些原因,不引起反应或反应不充分;如果同时刺激诱发带A与B,出现的反应则比单独刺激A或B的反应强烈和迅速。这是由于刺激时间与空间积聚易化机理、刺激协同作用,使兴奋性突触后电位总和起来,形成较强的电流,引起阈上兴奋,而出现相应的反应。再单独刺激诱发带B,可以引起同样的反应。

所以采用Vojta疗法治疗脑瘫时,开始时可能由于时间短,刺激的诱发带少,达不到阈上刺激而不出现反应或反应不明显；随着治疗时间的延长和多个诱发带的刺激，由于刺激时间与空间的积聚，即可引起阈上兴奋，出现相应反应，诱导出移动运动。开始可能 RL 的反应运动模式并不完全，但随着刺激时间的加长，参与 RL 的全身的运动反应增强，可使 RL 运动模式的诱发更为容易，形式更为完全。

2. R-L 在脑性瘫痪运动疗法中的意义

（1）R-L 的出发肢位：Votja 认为，脑性瘫痪的基本障碍表现在姿势的未熟性与姿势发育的异常

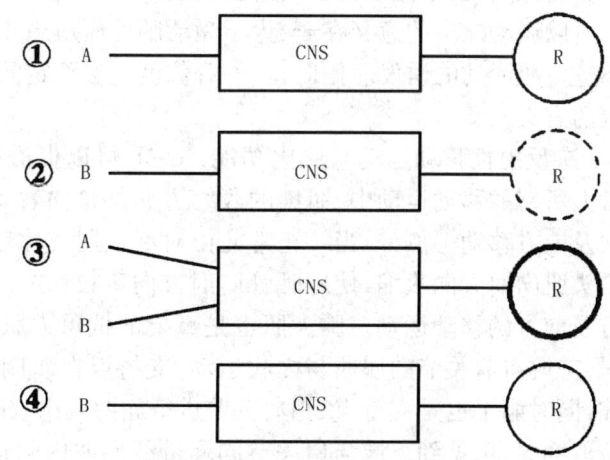

图 4-5-2 中枢神经系统的活化
A,B:诱发带；CNS:中枢神经系统；R:运动反应。

性。Vojta 方法就是通过促进脑性瘫痪患儿姿势发育的成熟与抑制异常姿势发展的原则来进行治疗的。

正常儿童与脑性瘫痪患儿的姿势发育都是循序渐进的，无论正常儿童还是脑性瘫痪儿在运动时所应用的姿势都必须与他已经获得的姿势阶段相适应。尤其是脑性瘫痪患儿，如果让他应用高于他的实际水平的姿势去进行多目的的相运动时，就会出现异常的运动模式，或者加重原有的异常运动模式。

如何从实际中确认小儿的发育阶段，可以四肢爬为例说明。一个正常小儿，当他能用一手和两膝支持身体，伸出另一手去取前面玩具时，即认为他已发育到了四点支持阶段，四点支持是四肢爬的前提。但是当一小儿可取四点支持肢位，这时让他伸出一手拿取前面玩具时，他不是用三点支持（两膝和一手支持），而是伸开两下肢，以两大腿支持下半身去取玩具，我们就认为他还没有确立四点支持。

脑性瘫痪患儿的运动发育过程中也可以进行同样的观察。如果一个脑性瘫痪患儿已经会手支撑，这时让他屈曲下肢，取四点支持肢位，然后让他去取放于远处难以够到的玩具，这时他若不用四肢爬方式而是以俯爬方式向前移动，我们可以判定他不会四肢爬或四肢爬不实用，应用俯爬的方式效率更高些，认为此患儿的姿势发育阶段在四点支持或者以下。另外，已经会四点支持的脑性瘫痪患儿，也常以不正常的姿势取此肢位，可能会出现髋关节内旋、踝关节背屈、躯干不同程度的侧屈，这时若让他四肢爬，会出现髋关节内旋、躯干侧屈的加重，而且肩关节因用力也会出现内旋，或者不能以膝支撑，代之以躯干向一侧倾斜的俯爬，或者兔跳样等等各种异常运动模式。更应该注意的是，智能发育好的脑性瘫痪患儿，常常想做与自己年龄相应而实际又未发育到的移动运动，也就是说他尚未获得他想做的移动运动中所必需的稳定的姿势，如果他仍然用高于他实际发育的、较难的、不稳定的姿势去做移动运动或者某种多目的的运动，就会出现新的异常运动模式，加重他原有的异常运动模式。

反射性移动运动中，反射性俯爬的出发肢位是俯卧位，反射性翻身的出发肢位是仰卧位。这两种姿势是生活在存在着重力的地球上的人类的最稳定的姿势。如果不能获得这两

种姿势的稳定,就不能获得以后的正常运动;即使获得了,运动也是异常的。

所以运动疗法的意义在于,为了激活脑性瘫痪患儿的正常的肌活动,必须在最稳定的姿势下进行肌活动的诱发。俯卧位、仰卧位就是最稳定的肢位,这就是反射性移动运动的出发肢位的意义。

(2)反射性移动运动与肌肉功能:R-L可以促进脑性瘫痪患儿肌肉收缩方向的转换。正常人所有的移动运动中,肌肉的收缩方向都是向着支持点,并由此推进重心向侧方、垂直方向及前方移动。例如,当一正常儿由对称性肘支撑肢位,改为一肘支撑肢位时,支持侧的肱二头肌向肘方向收缩,使肩胛骨向肘方向牵拉,并进行着肩胛带及身体重心向垂直方向、侧方及前方的移动运动。胸大肌也是重要的抗重力肌,收缩方向也向肘。当小儿仰卧位取物时,需要有肩关节的屈曲与内收运动,支持点在双侧肩胛带,这时肱二头肌向肩胛带方向收缩,同时躯干也是支持点,当肩关节进行屈曲位内收时,内收肌向躯干收缩。4个月小儿仰卧位取物时,可见到下肢与肩关节同样进行屈曲内收运动。这时髋关节的内收肌向躯干方向收缩,保持髋关节的屈曲、内收位。5~6个月的正常儿从上述肢位翻身成俯卧位时,即可形成对称性的肘支撑,且髋关节伸展、外展,取两大腿及膝着地的稳定肢位。8~9个月俯卧位可以手支撑与四肢爬,再从仰卧位翻身,就可取手支撑与膝支撑的四肢爬的肢位,为此在翻身时,通过内收肌向作为支持点的膝的方向收缩,而使抗重力功能发挥作用,抬起骨盆。

脑性瘫痪患儿具有肩胛带的胸大肌及髋关节的内收肌群在屈曲位上的内收运动障碍,肩胛带及骨盆带抬起功能的障碍,所以患儿常表现为髋关节在伸展位上内收,屈曲位上伸展,与正常儿相反(正常儿仰卧位抓握时可见髋关节屈曲位内收)。这是由于脑性瘫痪患儿在肢位改变时,不能正常进行肌肉收缩方向的转换,以及所有运动都受紧张性反射的限制所致。反射性移动运动的诱发,可以促进脑性瘫痪患儿肌肉收缩方向的转换,纠正异常运动模式。

(3)反射性移动运动与正常运动发育的运动模式:反射性俯爬与反射性翻身绝不是促进俯爬与翻身运动的本身。反射性俯爬这样的运动模式在小儿运动的发育过程中是不存在的。但是从运动学的观点来分析被诱发的全身的运动模式,可以看到它们是存在于躯干和四肢的、从出生到立位乃至步行的必需的运动模式。

反射性俯爬的颜面侧上肢的肘支持、掌骨外展及腕关节的桡背屈分别出现在正常儿生后3个月与6个月左右。后头侧上肢腕关节的桡背屈,手指从尺侧张开,拇指外展手指张开是在生后6个月左右。肘关节屈曲位的肩关节外旋屈曲、前臂外旋在3岁左右出现。这些动作也见于步行中上、下肢的交互运动中,是两上肢在伸展位上进行多目的运动时所必需的。颜面侧下肢在膝的屈曲运动结束后出现膝支持,在正常运动发育的7个月左右出现,该动作见于正常儿从手掌支持发展到用膝、手支持体重的四点支持之时。后头侧下肢踝关节处于背屈与跖屈中间位,距跟关节在前后胫骨肌保持协调的同时外旋,足趾屈曲。这些运动在步行时接触地面的下肢上可以见到,相当于足跟着地—足放平—足尖离地的一连串运动,在正常发育中在步行开始后3个月左右出现。颜面侧的背阔肌与腰方肌,通过脊柱,在上臂与骨盆间弓弦样的收缩,使躯干侧屈。这种腰方肌的功能,在步行过程中的摆动期时将骨盆抬向躯干的动作中是必需的,与支撑期的外展肌共同在步行中起重要作用。

反射性翻身可诱发颈椎与上部胸椎的伸展、肩胛骨内收肌的收缩、肩胛带固定于脊柱及胸廓以及诱发上半身的支持性等运动。上述运动出现于正常运动发育的2个月左右,这时小儿可将头固定于正中线凝视一物体。R-U还可诱发骨盆后倾、下肢屈曲抬向躯干、身体重心向一侧移动等运动，在正常儿都出现于4个半月左右。另外下肢在踝关节中间位上的屈曲运动出现于3个月左右。在上肢可诱发肩关节外展位上的屈曲与内收运动,该运动可以在正常发育的2个月左右的手与手的协调运动以及3~4个月的手-口-眼协调运动中见到。

脑性瘫痪患儿有髋关节屈曲位的内收运动障碍,肩关节也在屈曲位上有作为肩关节内收肌的胸大肌的内收运动障碍。因为手与手的协调运动、肘支撑、四点支撑等运动都需要肩关节屈曲位的内收功能,所以也会陆续出现障碍。

从上述的反射性俯爬与反射性翻身运动可以诱发出的各种反射性运动中,可以看出反射性移动运动在治疗小儿脑性瘫痪中的作用。

(4) 运动模式的再现性:有人也许会问,R-L的刺激冲动真正能传入中枢神经系统吗?可以通过以下的临床事实来证实这一点。生后2个月的正常儿可清楚地诱发出Galant反射(也称为侧弯反射),产生脊柱侧屈的反应。而被认为将来会成为痉挛性综合征患者的婴儿,Galant反射却消失。对该婴儿进行R-K促通时,可见Galant反射一过性阳性。诱发R-K所出现的脊柱的侧屈运动,是R-K全身运动模式的一部分,其诱发的刺激源是来源于固有感受器的刺激。而Galant反射的刺激源是皮肤刺激。虽然刺激种类不同,却出现同样的脊柱侧屈反应。所以在R-K的促通之后,马上可见到原来阴性的Galant反应出现一过性阳性。这是因为R-K诱发的全身运动模式是经过中枢神经系统以后产生的,虽然不同于Galant反射的刺激源,但仍可产生与其同样的反应。说明了R-L的固有感受器刺激冲动可传入中枢,中枢神经系统可将其组织化后,使运动模式再现。

在临床实践中可见到R-L促通之后的即时效果与其后的持续效果,且在每个患儿的治疗实践中都能见到。

(5) 反射性移动运动的促通:Vojta博士指出,在临床实践中使用促通技术时,必须具备以下几种前提条件:①某种原因阻碍了正常的运动过程。②除去这种原因,可以去除阻碍及纠正异常的运动模式。③通过促通,可以出现希望的运动模式。④这种希望的运动模式要存在于中枢神经系统。⑤在日常生活中能够利用这些运动模式。

治疗脑性瘫痪时必须考虑的是:治疗时要促通什么?达到什么目的?在此基础上再在各种促通技术中选择最有效的、最适当的手技。这里所说的"目的",就是要诱发出日常生活中所需要的运动模式;"促通什么?"就是为了达到目的而促通希望的运动模式,并且这种运动模式必须存在于中枢神经系统,必须选择促通技术将其诱发出来。

Vojta博士认为,在诊断与治疗脑性瘫痪时,必须正确分析与掌握正常的运动模式;充分了解脑性瘫痪患儿的异常运动模式与正常的、生理的运动模式的差别,才能诱导出希望的运动模式。例如正常的四肢爬运动应该具有如下运动模式,即四肢交替同等程度负荷体重,用手掌与膝支持体重、手指伸展、躯干安定不摇晃,在下肢迈向前方之时,小腿不出现内旋,踝关节弛缓地跖屈。因此,如果四肢爬时出现以下运动模式,就是异常的,如拇指内收、手指屈曲及握拳用手根部支持、肘过度伸展、前臂内旋、大腿内旋、小腿外展于大腿轴线之外等,这些异常运动模式在脑性瘫痪患儿身上都能见到。

Vojta的诊断与治疗中重要的是正确地分析运动,但不是单纯地分析是否会翻身、是否会四肢爬,而是要具体分析是什么样的运动模式,如何给运动模式以运动学的定义。实际促通时也不是单纯地利用运动模式,而是选择什么样的运动模式。最理想的是,利用促通手技确实诱发出存在于正常运动发育过程中的、能在日常生活中被利用的运动模式。训练师必须清楚地知道,在治疗脑性瘫痪时对一个患儿应用什么促通手技,要能正确地分析和掌握被诱发的运动模式的运动形态与过程,否则就不能得到应有的效果。

3. 正反馈回路机制　诱发带分为主诱发带与辅助诱发带两种。从神经生理学观点来分析,认为对主诱发带的刺激是对骨膜及肌肉伸张的固有感受器的刺激,对辅助诱发带的刺激是直接诱发肌肉的伸张。两种刺激通过传入神经传入中枢神经系统,经过组织及程序设计产生反射性移动运动。在此运动中所发生的肌肉收缩、支持性、相运动、抬起动作等又作为一种刺激,再度引起冲动传入中枢神经系统,经过再组织,再度出现运动反应。如此循环往复形成正反馈回路。在此过程中使被诱发的运动模式得到记忆和加强,也可称为运动的再教育,使诱发出的运动模式强化、巩固,最终获得之。

(五) 小结

总之,Vojta 法的基本原理是,通过诱发反射性移动运动,促进正常反射通路与运动模式,抑制异常反射通路与运动模式来达到治疗的目的。越早期治疗效果越好。因为患病早期尤其是 3 个月以内,异常姿势尚未固定化,脑损伤的结果只是引起运动协调化的障碍。6 个月以后脑损伤会产生继发性变性,使器质性损害更加明显。如果在继发病变出现前进行治疗,可以使功能障碍逆转、功能改善。这种功能改善又可防止脑的继发变性,因而可以得到良好的治疗效果。

三、Vojta 姿势反射

Vojta 用于早期诊断脑性瘫痪与脑损伤性疾病的 7 种姿势反射,统称 Vojta 姿势反射。Vojta 姿势反射是指婴儿身体的位置在空间发生变化时,婴儿本身所采取的应答反应及自动动作,是 Vojta 博士用于早期诊断的手段。

Vojta 姿势反射的中枢在中脑的红核、黑质及其周围的网状结构。大脑皮质、锥体外系及小脑也参与该反射,起相互协调与抑制的作用。正常小儿的姿势反射应答反应有一定的规律性,通过 Vojta 姿势反射检查可判断正常与异常,判断小儿发育水平。

这种反应性随着月龄的增长表现出一定的规律与特点,所以检查 Vojta 姿势反射,可以早期发现异常,早期诊断脑瘫。Vojta 姿势反射,检查方法简单,可准确反映神经系统的功能,是一种较理想的检查方法。

(一) Vojta 7 种姿势反射

1. 拉起反射(traction reflex)

(1) 诱发方法:患儿取仰卧位,头正中,检查者面对患儿,把两手拇指从小儿手掌尺侧伸入小儿的手掌中,用其余四指固定小儿腕部,注意勿触碰小儿手背。当检查者确定小儿发生手握持反射后紧紧地握住检查者的拇指时,将小儿用力从床上拉起,使躯干与床面成 45°时,观察小儿头部与下肢的变化。

(2) 正常反应分五相(图 4-5-3):

Ⅰ相:小儿头背屈,两下肢轻度外展屈曲。出现时期:0~6 周。

Ⅱa 相:拉起时,躯干屈曲,头颈在上部躯干延长线上,双下肢稍向腹部屈曲。出现时期:7 周~3 个月。

Ⅱb相:拉起时躯干进一步屈曲,头颈前屈,下颌抵胸,双下肢屈曲,大腿可抵腹部。标志着第二屈曲期发育成熟。出现时期:4～6个月。

Ⅲ相:躯干伸展,用坐骨结节支撑体重,肩外展,被拉起时,上肢屈曲有用力的表现,头抬高,下肢半屈曲半伸展,并略抬高。出现时期:7～8个月。

Ⅳ相:躯干伸展充分,以骶椎为轴,上肢用力主动拉起,下肢轻度外展,伸展不动,足背屈,足跟贴床。出现时期:9～12个月。

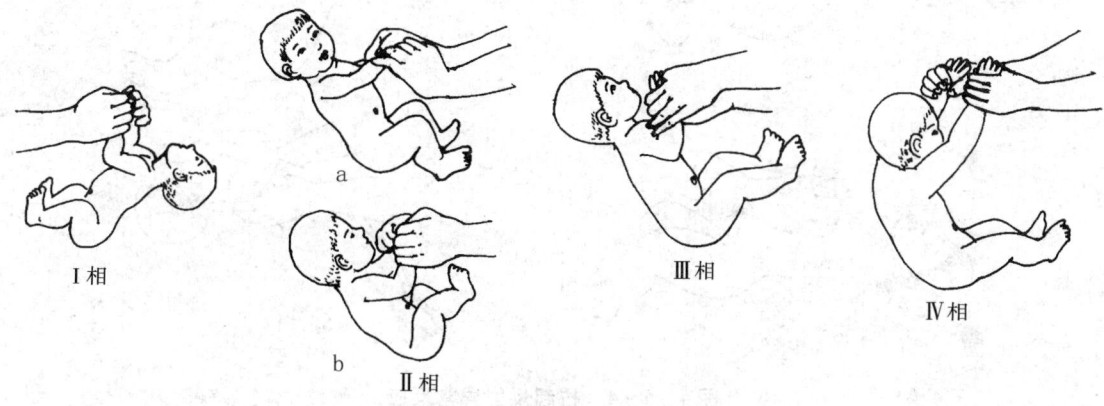

图4-5-3 拉起反射正常反应

(3)异常反应:

1)拉起时,头向后方呈极度背屈状态,多为肌张力低下型脑瘫(图4-5-4a)。

2)头极度背屈,下肢硬性伸展,拉起时呈角弓反张状态,似拱形桥,所以又称桥状拉起(图4-5-4b)。

3)脊柱与四肢硬性伸展,拉起时全身似木棒,无髋关节的分离动作,又称棒状拉起(图4-5-4c)。

4)头背屈、上肢极度屈曲(图4-5-4d)。

5)各相指标较同龄儿延迟。

2. 立位悬垂反射(axillar suspension reflex)

(1)诱发方法:小儿取俯卧位,检查者双手扶持小儿腋下,将小儿垂直提起,注意不要触碰小儿背部,注意观察两下肢动作反应。

(2)正常反应分三相(图4-5-5):

Ⅰa相:两下肢呈弛缓性半伸展,半屈曲状态。出现时期:0～3个月。

Ⅰb相:两下肢主动屈曲向腹部。出现时期:4～7个月。

Ⅱ相:两下肢主动地自由伸展。出现时期:7～12个月。

(3)异常反应:

1)双下肢内收、内旋、硬性伸展,交叉尖足,多见于痉挛型脑瘫(图4-5-6a)。

2)两侧下肢一侧伸展,一侧屈曲,这是受非对称性紧张性颈反射的影响所致(图4-5-6b)。

3)上肢伸展,下肢屈曲,或上下肢全呈屈曲状态(图4-5-6c)。

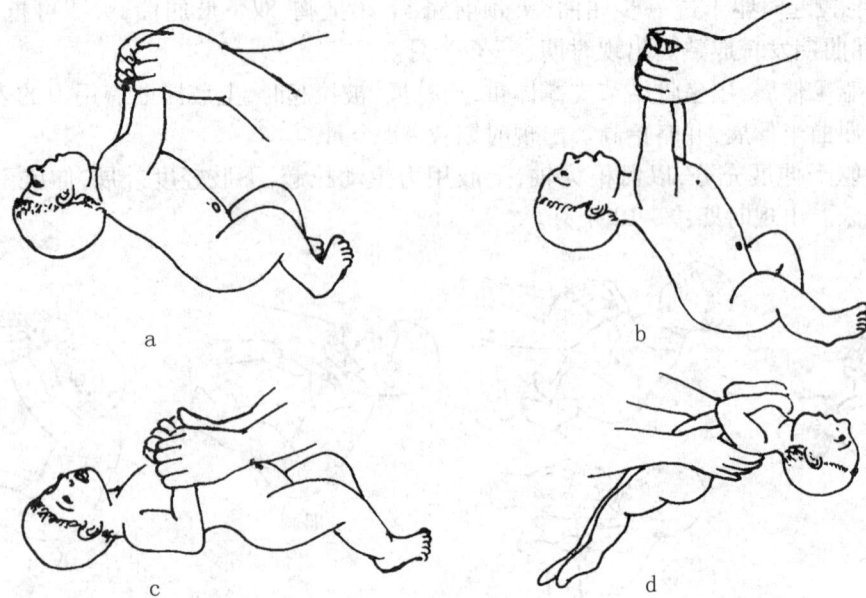

图4-5-4 拉起反射异常反应

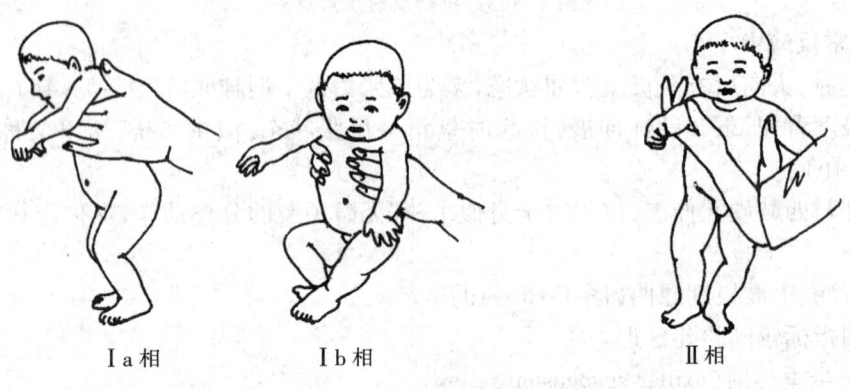

图4-5-5 立位悬垂反射正常反应

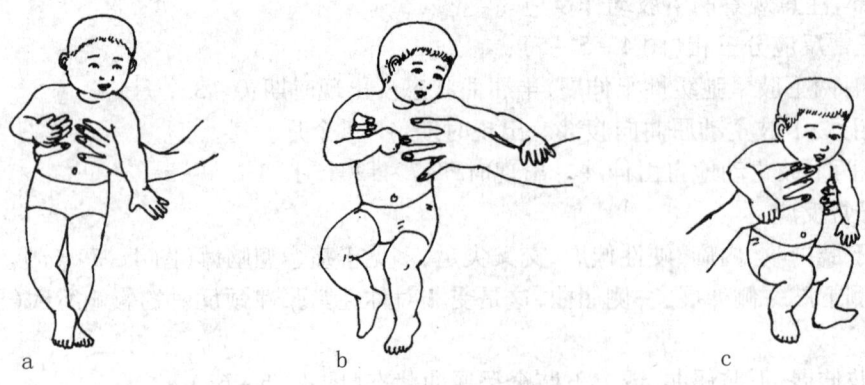

图4-5-6 立位悬垂反射异常反应

3. 俯卧位悬垂反射(landau reflex)

(1)诱发方法:小儿取俯卧位姿势,检查者用双手掌扶持小儿腋下并呈水平状提起,观察头部、躯干及四肢的变化。

(2)正常反应分三相(图4-5-7):

Ⅰ相:头、躯干、四肢依重力呈自然下垂及轻度屈曲状态。出现时期:0~6周。

Ⅱ相:头颈伸展达躯干延长线上,脊柱略伸展,四肢呈轻度屈曲状态。出现时期:7周~4个月。

Ⅲ相:头颈、躯干对称性伸展,6个月时伸展能到尾部。上肢自由伸展,下肢轻度屈曲或伸展。出现时期:4~12个月。

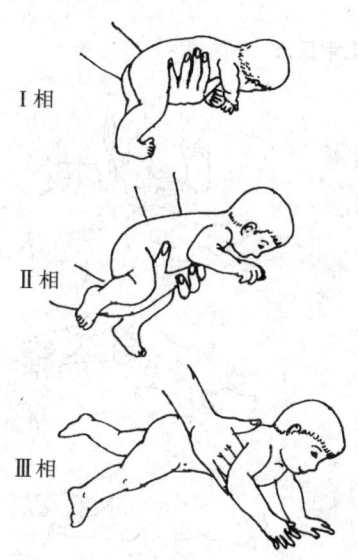

图4-5-7 俯卧位悬垂反射正常反应

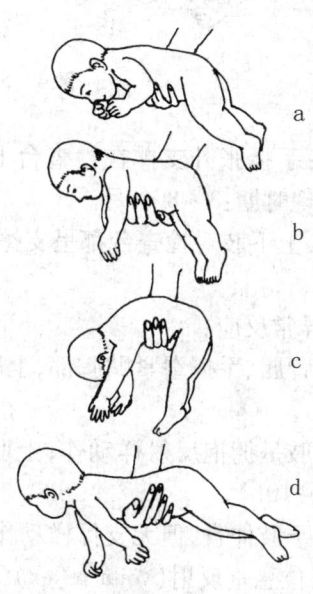

图4-5-8 俯卧位悬垂反射异常反应

(3)异常反应:

1)手握拳吃手,上肢屈曲紧贴胸部,下肢硬性伸展(图4-5-8a)。

2)上下肢均呈伸展状态,这是由于受紧张性颈反射的影响所致(图4-5-8b)。

3)头与四肢下垂,脊柱上凸,呈倒"U"字形,多为肌张力低下型脑瘫,或者脊髓性肌营养不良疾病的特点(图4-5-8c)。

4)头背屈、脊柱与下肢呈硬性伸展、下肢交叉、尖足、角弓反张(图4-5-8d)。

4. Collis水平反射(Collis horizontal reflex)

(1)诱发方法:使小儿仰卧位或者侧卧位,手指伸开,检查者位于小儿身后或一侧,一手握住一侧上臂,另一手握住小儿下肢大腿根部,从检查台上向上水平提起,观察另一侧上下肢的姿势变化。

(2)正常反应分四相(图4-5-9):

Ⅰa相:上肢突然伸展,手指张开呈拥抱反射样,头部下垂,下肢呈屈曲状态。出现时期:0~6周。

Ⅰb相:手指张开但不呈拥抱反射样,上肢轻度屈曲或伸展,头颈伸展与躯干平行。出现时期:7周~3个月。

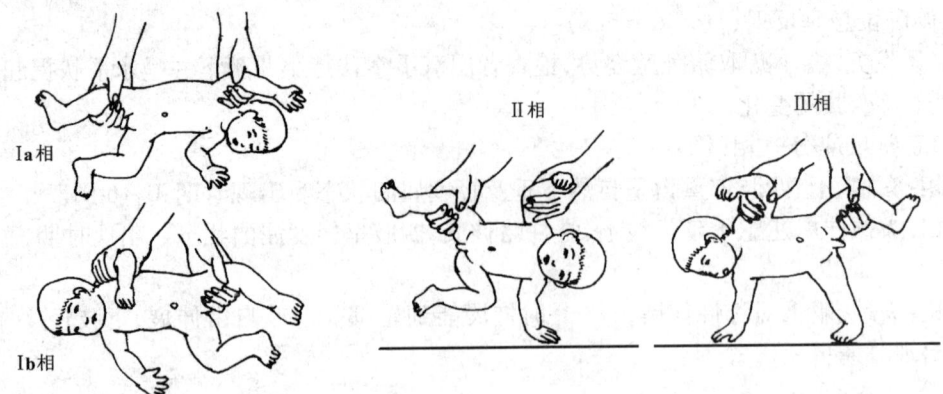

图 4-5-9 Collis 水平反射正常反应

Ⅱ相：手指张开支撑在检查台上，下肢稍弯曲或略伸展。出现时期：3～8 个月。

Ⅲ相：上下肢对检查台都呈支撑动作。出现时期：6～12 个月。

(3) 异常反应：

1) 头背屈、手握拳紧贴胸部，上肢呈屈曲状态（图 4-5-10a）。

2) 上肢呈拥抱反射样动作，上肢伸展、下肢也伸展（图 4-5-10b）。

3) 上下肢伸直，但无支撑样动作（图 4-5-10c）。

5. 斜位悬垂反射 (vojta reflex)

(1) 诱发方法：小儿取俯卧位，检查者用双手握住小儿胸腹部垂直上提，然后迅速向一侧倾斜，观察上侧上下肢和头部及躯干的变化。

(2) 正常反应分五相（图 4-5-11）：

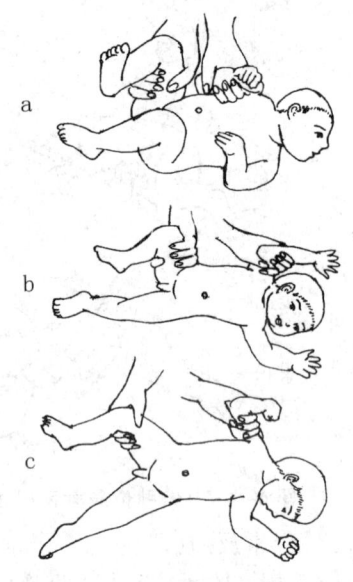

图 4-5-10 Collis 水平反射异常反应

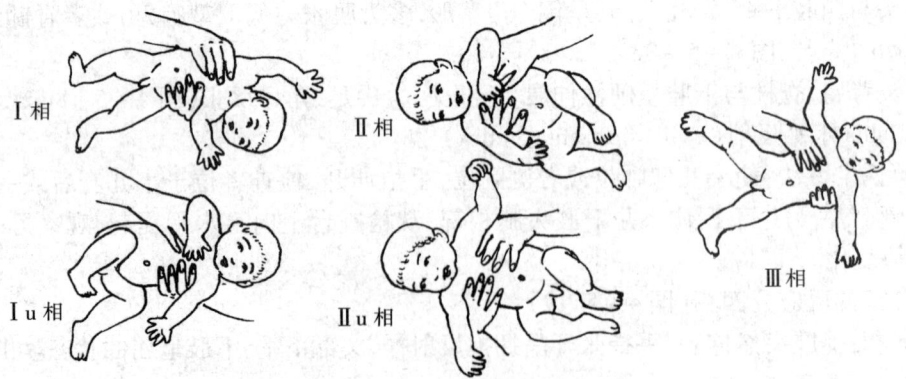

图 4-5-11 斜位悬垂反射正常反应

Ⅰ相:上肢呈拥抱反射样动作,上侧下肢屈曲,足背屈、内旋、趾张开;下侧下肢伸展,足背屈、外旋、趾屈曲;脊柱侧弯上凸。出现时期:0~10周。

Ⅰ$_U$相:这是Ⅰ相与Ⅱ相的过渡期,表现为上肢呈拥抱反射样,下肢屈曲,头颈部较Ⅰ相略伸展。出现时期:2.5~5个月。

Ⅱ相:四肢对称屈曲,手指伸展,下肢屈曲略外展,足呈中间位,略外展。出现时期:4/5~6/7个月。

Ⅱ$_U$相:为Ⅱ相与Ⅲ相的过渡相,上肢稍外展,下肢缓慢地屈曲或伸展。出现时期:7/8~9个月。

Ⅲ相:头部立直,上侧上下肢充分伸展、外展,下侧上下肢轻度屈曲。出现时期:8/9~12个月。

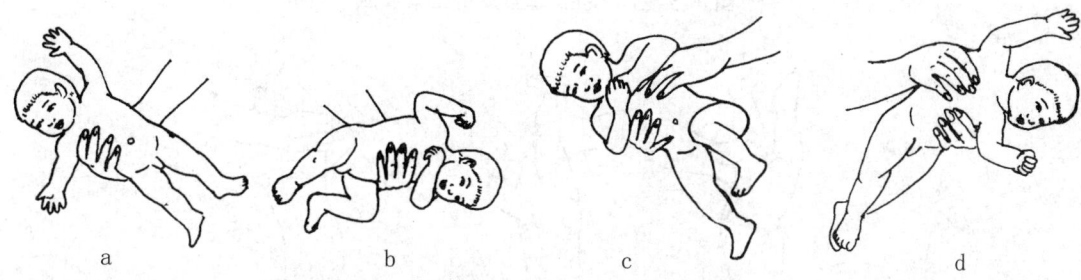

图4-5-12 斜位悬垂反射异常反应

(3)异常反应:

1)上肢呈拥抱反射样姿势,下肢呈硬性伸展状态(图4-5-12a)。

2)手紧握拳、紧贴胸部,下肢伸展(图4-5-12b)。

3)上肢屈曲,吃手,下肢硬性伸展(图4-5-12c)。

4)头背屈,肩后伸,上肢伸展。下肢内收、内旋、交叉、尖足(图4-5-12d)。

5)头下垂,脊柱上凸,上下肢呈弛缓性伸展状态。

6. Collis垂直反射(Collis vertical reflex)

(1)诱发方法:小儿取仰卧位,检查者位于小儿头上方,用手握住小儿一侧大腿,待肌紧张发生后,向上迅速提起,使小儿呈垂直倒立姿势,观察另一侧下肢的反应。然后再检查另一侧。

(2)正常反应分两相(图4-5-13):

Ⅰ相:自由侧下肢屈髋、屈膝呈90°的姿势。出现时期:0~3个月。

Ⅱ相:髋关节屈曲、膝关节伸展,上肢呈保护性伸展反射样,出现双手支撑动作。出现时期:6/7~12个月。

(3)异常反应:

1)自由侧下肢呈硬性伸展姿势,尖足,上肢屈曲或伸展,这种异常反应最多见,多为痉挛型脑瘫的特点(图4-5-14a)。

2)自由侧下肢呈屈曲状态(图4-5-14b)。

3)肌张力低下患儿呈倒垂状时,无头、颈、躯干的伸展。无双手的保护性伸展动作,自由侧下肢呈弛缓性伸展或屈曲状态(图4-5-14c)。

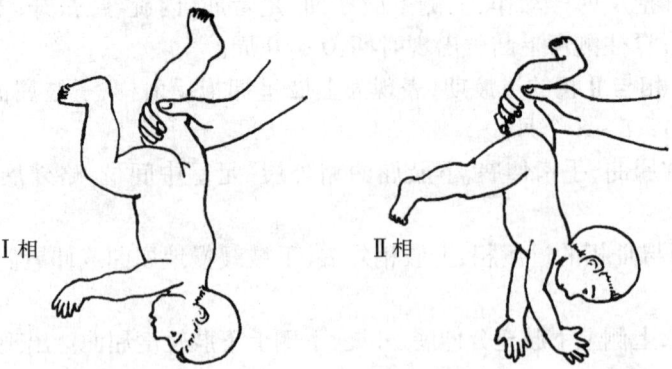

图 4-5-13 Collis 垂直反射正常反应

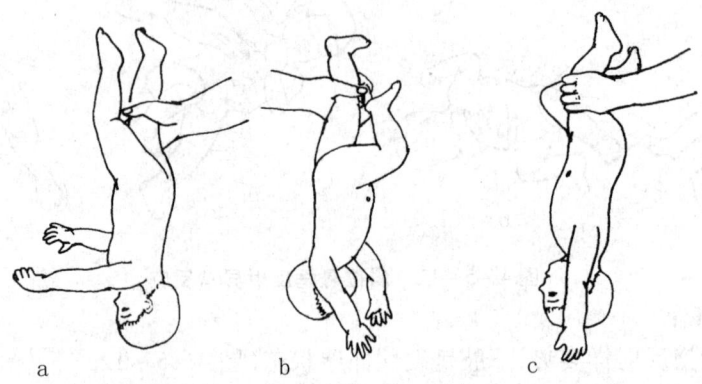

图 4-5-14 Collis 垂直反射异常反应

7. 倒位悬垂反射

(1) 诱发方法：小于 5 个月的小儿取仰卧位，大于 5 个月的小儿取俯卧位，足底向着检查者，躯干与检查者垂直，检查者双手分别握住小儿的两侧大腿，迅速上提呈倒位悬垂状，观察小儿头、颈、躯干的伸展状态以及上肢与躯干的夹角。

(2) 正常反应分五相（图 4-5-15）：

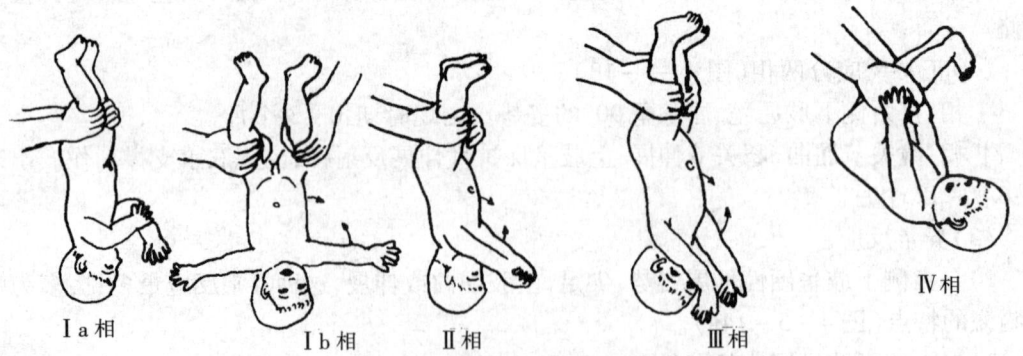

图 4-5-15 倒位悬垂反射正常反应

Ⅰa 相：小儿头朝下呈倒位悬垂后，上肢出现拥抱反射样，头颈部无伸展动作。出现时期：0~1.5 个月。

Ⅰb相:两上肢呈拥抱反射伸展相动作,上臂与躯干成90°角,头正中略有伸展,髋关节稍屈曲。出现时期:1.5~3个月。

Ⅱ相:头、颈、躯干伸展,直到胸腰部,髋关节伸展,上臂与躯干成135°角。出现时期:4/5~6个月。

Ⅲ相:头、颈、躯干伸展,直到骶尾部,上肢伸展有保护性伸展反射样动作,上臂与躯干成170°角。出现时期:6/7~12个月。

Ⅵ相:自发的随意运动,当小儿呈倒位悬垂后,躯干屈曲,有主动抓住检查者的抓人动作。出现时期:9~12个月。

(3)异常反应:

1)手紧握拳,上肢屈曲紧贴胸部,头、颈、躯干无伸展动作(图4-5-16a)。

2)双手伸展,肩后退,上肢向后呈非对称性姿势(图4-5-16b)。

3)上肢屈曲于胸前呈吃手样动作(图4-5-16c)。

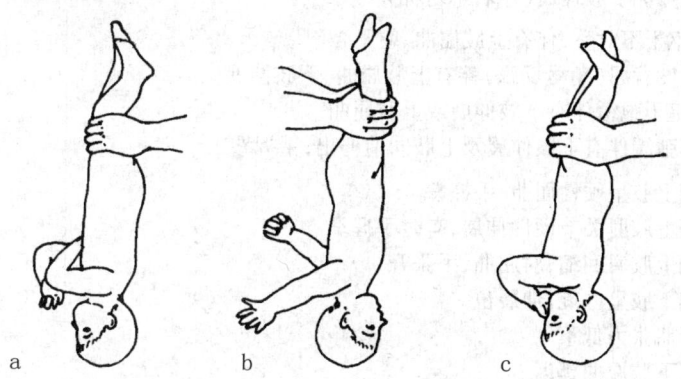

图4-5-16 倒位悬垂反射异常反应

(二)意义

Vojta根据发育规律,将婴儿姿势发育分4期。第1屈曲期:0~6周;第1伸展期:6周~4个月。第2屈曲期:5~8个月;第2伸展期:9~12个月。Vojta反射实际上也是一种婴儿反射,随着神经系统的不断发育及年龄增长,有明显的消长规律。该反射出生时存在,但尚不完善,随着中脑及大脑皮质的不断发育成熟及立直反应与平衡反应的出现而不断完善。

0~3个月的婴儿主要受原始反射的支配,在姿势反射的反应中除了Moro与紧张性颈反射样应答反应之外,多数是依重力下垂无明确反应。4~6个月的婴儿由于有了立直反射及第2屈曲期的到来,姿势反射才明确出现,以屈曲的应答反应为主。7个月以后的婴儿,由于平衡反射的出现及第2伸展期的到来,姿势反射更加完善,主要以伸展的应答反应为主。

通过Vojta姿势反射的检查,可以综合判定小儿姿势反应龄,从中判断发育迟滞及异常反应者,从而查出中枢性协调障碍或脑性瘫痪患儿。

需要提出的是,Vojta姿势反射与其他各种筛查量表一样,存在着地区的差异,本文介绍的是Vojta本人总结的姿势反射反应平均月龄。康复医师应根据本地区婴幼儿姿势反射的实际发育水平来判断。

检查7种姿势可以衡量小儿发育是否正常或者超常,更便于早期发现异常,是医师必备的检查手段。异常Vojta姿势反射的种类很多,为便于临床应用,Vojta博士于1972年将其总结为 Vojta 异常姿势反射判定表(表 4-5-1)。

表 4-5-1　异常 Vojta 姿势反射判定表(Vojta,1972)

反射名称	异　常　反　射	肌张力	正常反应	判定
Tr	1. 下肢内收、伸展、尖足并内旋,两下肢过度交叉 2. 颈部和头部反应项的分离 3. 躯干角弓反张 4. 8~9 个月以后,伸展、外展的下肢过度抬高,同时躯干震颤(小脑性共济失调) 5. Ⅰ相(3 个月)以后的婴儿,拉起时手紧握、握力有异常变化者(手足徐动) 6. 1 相以上的延迟			
Ax	1. 两下肢平行内收、尖足交叉、硬性伸展 2. 常见一侧下肢伸展(左右不对称)			
L	1. 头、躯干不对称,伴有上肢屈曲、躯干歪斜 2. 头过度背屈(角弓反张)伴有上肢屈曲、下肢伸展 3. 头、躯干弛缓伴有下肢伸展或上肢屈曲 4. 颈部弛缓伴有下肢伸展及上肢向前伸出,手握拳			
Vo	1. 上侧上肢呈硬性屈曲,手握拳 2. 上侧上肢肘关节硬性伸展,有时手握拳 3. 上侧上肢肩回缩,肘屈曲,手张开 4. 上侧下肢呈内旋、伸展位 5. 躯干肌张力低下 6. 上侧下肢屈曲延迟 7. 1 相以上的延迟			
Ch	1. 自由侧下肢呈硬性伸展位伴有尖足 2. 自由侧上肢硬性伸展,手握拳 3. 5~6 个月以后自由侧上下肢末端出现不规则运动——手及手指运动,足内旋、外旋回转运动,足趾挠动(手足徐动) 4. 自由侧下肢缓慢和延迟的伸展屈曲运动,伸展时内旋、足趾分开。4 个月以后伸展倾向有意 5. 自由侧上肢肩回缩、肘硬性屈曲,手握拳			
Cv	1. 自由侧下肢与握持下肢平行,硬性伸展,伴有尖足 2. 自由侧下肢的伸展倾向(提起时伸展、屈曲延迟)			
P	1. 上肢向前硬性伸展,手多握拳 2. 上肢硬直,手握拳向头上伸展 3. 躯干角弓反张 4. 头颈不伸展 5. 上肢常屈曲,手握拳 6. 头及躯干不对称 7. 1 相以上的延迟			

Tr:拉起反射;Ax:立位垂直反射;L:俯卧位悬垂反射;Vo:斜位悬垂反射;Ch:ColliS 水平反射;Cv:ColliS 垂直反射;P:倒位悬垂反射。

四、中枢性协调障碍

中枢性协调障碍(ZKS)是 Vojta 为早期诊断脑性瘫痪提出的概念,是一种症候学的辅助诊断手段。

正常婴儿对姿势的变化都具有反应的能力,称为姿势反应性,这种反应性在新生儿时期就已经形成。它是通过中枢神经协调作用实现的,如果中枢神经损伤,这种协调作用就会发生障碍,导致姿势反应性异常,出现异常的姿势及异常的运动,形成脑性瘫痪。所以,中枢性协调作用对各种外界刺激产生正常反应起关键作用。因此,中枢性协调障碍被 Vojta 博士作为早期或超早期诊断脑性瘫痪的新概念提出,目前已被各国专家学者认可和采用,已将中枢性协调障碍作为一个新的诊断名称应用在脑损伤性疾病中。实际上中枢性协调障碍是指具有姿势反应性异常的脑瘫危险儿或脑损伤危险儿。

中枢性协调障碍新概念的提出,利于脑性瘫痪等脑损伤性疾病的早期诊断,做到早期治疗,对减少伤残、提高治愈率十分有利。所以,Vojta 提出的中枢性协调障碍为广大脑损伤儿开辟了一条早期康复的途径。

(一)中枢性协调障碍的诊断依据

主要根据 Vojta 7 种姿势反射进行诊断:
1. 有 1~3 种反射异常,可诊断为极轻度中枢性协调障碍。
2. 有 4~5 种反射异常,可诊断为轻度中枢性协调障碍。
3. 有 6~7 种反射异常,可诊断为中度中枢性协调障碍。
4. 有 7 种反射异常并有肌张力异常为重度中枢性协调障碍。

(二)意义

如果有以上情况放置不去治疗,将来可能形成脑性瘫痪。日本学者家森百合子有过报告,存在以上四种不同程度的中枢性协调障碍的儿童,成为脑性瘫痪的比率分别为 7%、22%、80%、100%。所以,对中枢性协调障碍根据不同的轻重程度要适当地进行治疗。对中度以上的患者,要按脑性瘫痪进行系统治疗。需要强调的是,中枢性协调障碍并不等同于脑性瘫痪,不可混淆。

Vojta 姿势反射可用于中枢协调性障碍的早期诊断,用于早期发现运动发育迟滞,也可用于判定脑性瘫痪患儿的轻、重度及治疗前后对比以确定疗效。

五、治疗技术

Vojta 治疗手法包括反射性俯爬与反射性翻身两种移动运动。这两种移动运动是人类系统发生中最原始、最基本的全身移动形式。在治疗时为了激活这种功能,Vojta 利用一定的出发姿势、一定的诱发方法,在患儿身体上一定部位的诱发带上给予刺激,诱导出移动运动,以下分别介绍这两种移动运动。

(一)反射性俯爬(Relex Kriechen,R-K)

反射性俯爬,是在俯卧位姿势下,促进头部回旋上抬、肘支撑、手支撑、膝支撑等功能,以及促进爬行移动的刺激手法。

1. 出发姿势　小儿取俯卧位,头、颈、躯干在一条直线上,颜面向一侧旋转 30°,头略前屈,前额抵床。颈部伸展,肩胛部、髋部与床面平行。

颜面侧上肢:肩关节外旋上举110°~135°。
肘关节屈曲40°,手在肩的延长线上,手指半张开。
后头侧上肢:肩关节内收内旋,位于躯干一侧。肘关节伸展,前臂内旋。手指呈自然地半伸展状态。
颜面侧下肢与后头侧下肢:髋关节外展、外旋30°,膝关节屈曲40°,踝关节取中间位,足跟在坐骨结节的延长线上(图4-5-17a)。

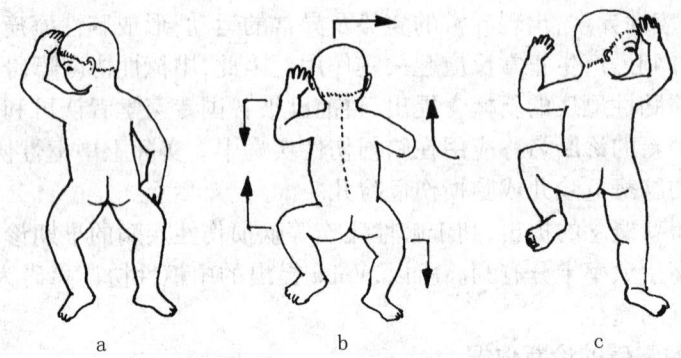

图4-5-17 反射性俯爬的运动过程

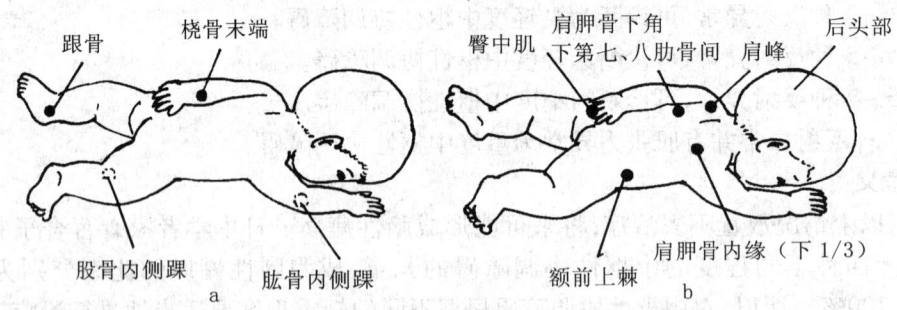

图4-5-18 反射性俯爬的诱发带
a. 主诱发带;b. 辅助诱发带。

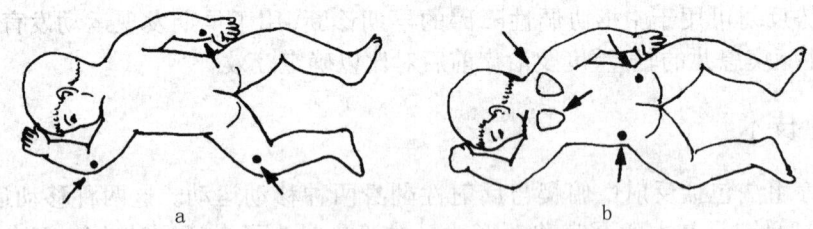

图4-5-19 反射性俯爬各诱发带的刺激方向
a. 主诱发带;b. 辅助诱发带。

2. 诱发带与刺激方向
(1)主诱发带分布在四肢远端(图4-5-18a、4-5-19a):
颜面侧上肢肱骨内上髁:向肩胛骨的内侧、背侧、尾侧3个方向给予刺激。
颜面侧下肢股骨内侧髁:向股骨方向的内侧、背侧进行压迫刺激。
后头侧上肢前臂桡骨茎突上1cm处:向外侧、背侧、头侧3个方向给予刺激,与上肢外展、前臂移动相对抗。

后头侧下肢跟骨：向膝关节方向的内侧、腹侧、头侧3个方向给予刺激。

（2）辅助诱发带分布在躯干伸肌群部位（图4-5-18b、4-5-19b），共有5处，使用辅助诱发带的目的有二：一为促进肌肉收缩活动；二为对移动运动给予抵抗，调节运动方向，加强肌肉持续性收缩。在利用主诱发带刺激后出现反应时，才可以使用辅助诱发带。详述如下：

肩胛骨内缘下1/3处：向颜面侧肘关节方向的头侧、外侧、腹侧3个方向给予刺激，使内收肌放松，肩胛骨内收。

颜面侧髂前上棘：向内侧、背侧、尾侧3个方向给予刺激，使腹斜肌收缩，下肢屈曲。

后头侧臀中肌处：向颜面侧膝关节内侧、腹侧、尾侧3个方向给予压迫刺激，利于臀中肌收缩，髋关节内收、外展。

后头侧肩峰：向内侧、背侧、尾侧给予抵抗，使胸大肌伸展。

后头侧肩胛骨下角下7～8肋间：向颜面侧肘关节内侧、腹侧、头侧给予压迫刺激，使肋间肌与横膈伸展。

3. 诱发反应

（1）颜面侧上肢的反应：

• 肩关节：可使肩胛骨内收固定。由于斜方肌下部及前锯肌、菱形肌收缩，使肩胛固定，肩关节上抬、内收、外展或呈中间位，肩关节向后移位。由于三角肌后头、肱二头肌、大圆肌、背阔肌收缩，使肩关节向后移动。由于胸大肌、喙肱肌、肩胛下肌等肩胛带内收肌的收缩，使肩胛提高、肩关节抬高。使肩胛内旋、外旋动作协调，由于冈上肌与冈下肌收缩，使肩关节内旋、外旋的动作保持协调状态。三角肌、肱二头肌收缩，使肩关节稳定。

• 肘关节：由于肘肌（肱二头肌、肱桡肌、肱肌）收缩，使肘关节屈曲，并保持中间位置。

• 前臂内旋：腕关节掌屈、背屈，由于前臂肌肉协调性收缩所致。

• 拇指外展：由于手部肌肉、骨间肌、屈指深肌、屈指浅肌的收缩，使拇指外展。

（2）后头侧上肢的反应：

• 肩胛水平位前举：这是由于斜方肌上部、三角肌肩峰部与前锯肌收缩所致，并产生了固定作用。

• 肩关节外展外旋上举：由于三角肌锁骨部、胸小肌及冈下肌的收缩，使肩关节外展、外旋并上举。

• 肘关节屈曲：由于肘关节屈肌肱二头肌收缩，使肘关节逐渐屈曲，最大可达90°的屈曲状态。

• 腕关节：由于腕部手指关节肌肉的协调作用，出现掌屈、背屈、小指伸展、拇指外展的动作，最大可背屈90°。

总之后头侧上肢的反应是：从出发姿势开始，手背贴床，逐渐改变角度，向头部移动，经过腋下，手掌贴床，拇指外展，手指张开，出现支撑上部躯干的动作，由于诱发了肩关节与肘关节的运动，出现上肢向前方移动的运动。

（3）颜面侧下肢的反应：髋关节外展、外旋、屈曲90°，这是由于刺激股骨内侧髁，使髋关节屈曲运动加强，形成外展、外旋状态。

膝关节屈曲：由于大腿后侧肌群的作用，股二头肌、半腱肌、半膜肌及腓肠肌的作用，使膝关节屈曲,起支撑作用。

骨盆抬高:由于膝关节的支撑作用,大腿内收而使骨盆抬高。

踝关节背屈:由于胫前肌、小腿三头肌、胫后肌互相协调作用,使踝关节背屈。

颜面侧下肢的反应:从出发姿势下肢的半屈曲状态开始,由于刺激与压迫了同侧股骨内侧髁,反射性引起髋关节、膝关节屈曲及外展,以及使髋关节屈曲、外展、外旋,膝关节屈曲,使膝关节向腹部靠近,骨盆抬高,用膝关节支撑,踝关节背屈,为移动运动的起立功能、相运动与调节功能建立了基础,这种移动运动,可由于对跟骨刺激而诱发形成条件反射后,一刺激立刻就出现反应,与逃避反射相似。

(4) 后头侧下肢的反应:后头侧下肢出现的反应在新生儿阶段就是一种踢蹬动作。后头侧下肢的反应是一种局部反应,远隔反应难以引出。其主要反应为:由出发姿势的下肢屈曲开始,受刺激后,髋关节、膝关节出现伸展动作,表现为训练师按压的足跟出现伸展动作,用脚蹬床面向前移动,与颜面侧下肢发生交互运动,形成俯爬移动运动。

(5) 头颈部反应及其他反应:在颈部给予刺激,与四肢的主诱发带刺激,共同引起颈肌反应,从头部向一侧回旋的出发姿势开始,逐渐变成中间位,然后向对侧旋转;由于对这种旋转给予了一定的抵抗刺激,所以头部出现上举动作;如果继续给予抵抗时,头部可保持一定姿势,促进颈部伸肌群持续收缩、头上举。

伴随头部旋转、上举,脊柱也发生旋转动作,出现颜面侧脊柱短缩,这是由于腰方肌、背阔肌收缩的结果;由于腹肌、肛门括约肌的收缩,常常出现排尿与排便。

4. 反射性俯爬移动运动标准反应模式　在主诱发带与辅助诱发带上压迫抵抗刺激,出现的反应是典型爬行动作。由出发姿势开始,颜面侧的上肢,由于肩胛内收、肩关节向后移位,因而肩关节后伸并抬高。后头侧的上肢,因斜方肌上部、三角肌与前锯肌作用,肩胛在水平位出现上举,使后头侧上肢向前;小指伸展,拇指外展,形成向前的移动运动。

后头侧下肢伸展,使头向另一侧旋转,颜面侧下肢屈髋、屈膝90°,骨盆抬高,下肢向前移动。这种颜面侧上肢向后、后头侧上肢向前、头向对侧旋转、颜面侧下肢屈曲、后头侧下肢伸展的移动运动反复规律地出现,就是反射性俯爬移动运动标准的反应模式(图4-5-17、4-5-20)。通过主诱发带与辅助诱发带的反复刺激,最终的目的就是要诱导出这种反应,复活人类在种系发生中早就存在的移动潜能。

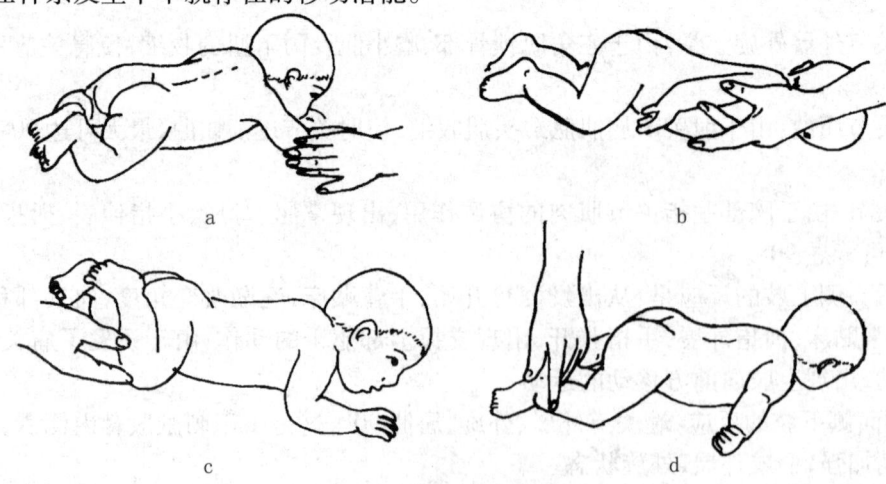

图4-5-20　反射性俯爬反应模式

5. 意义 以上的各种反应,使患儿产生反射性俯爬运动模式,是一个从出发肢位,经过中间肢位到终了肢位的过程(图4-5-17)。是一种作为反射性移动运动的交替性俯爬运动模式,是一种综合的、协调的复合运动。

6. 反射性俯爬移动运动的其他类型 诱发反射性俯爬移动运动的方法很多,除了以上介绍的R-K之外,还有其他的方法,现介绍如下:

(1) R-K₁法:该法的出发姿势与R-K完全相同,不同的是,主诱发带选用颜面侧肱骨内上髁,后头侧跟骨,辅助诱发带选用肩胛骨下角或肩胛骨内侧缘下1/3处等3个以上的诱发带,由2位训练师完成。

注意当肩胛局部呈内收、抬高,颜面侧上肢向后移动时,训练师一定要固定好肱骨内上髁,并以此为支点,促进肱二头肌、肱三头肌收缩由向心性收缩向离心性收缩转变,以促进移动运动的进行,这时颜面侧下肢也出现屈曲伸展反复进行移动运动。

(2) R-K₂法:该法也是在R-K法的基础上为了不同的治疗目的而变化的方法,共有以下两种:

1) R-K₂A法:用于上半身障碍严重的患儿,如上肢不能支撑,头部不能上抬,颈部不能竖直的患儿。

出发姿势:患儿俯卧于治疗台一端,两下肢从髋关节处游离在治疗台下方,头部向一侧旋转30°,前额抵床,颜面侧上肢外旋上举,肘关节屈曲与R-K相同。

主诱发带选用颜面侧肱骨内上髁,辅助诱发带选用后头侧肩胛内侧缘下1/3,或者后头侧髂前上棘处,反应与R-K相同(图4-5-21)。

2) R-K₂B法:本法适用于下半身症状重于上半身症状的患儿,如下肢硬性伸展,交互性屈曲伸展困难的患儿,或者骨盆抬高困难,膝关节支持功能障碍时利用。

出发姿势:除颜面侧下肢屈曲于患儿腹部下方之外,其他与R-K相同。

主诱发带:颜面侧肱骨内上髁,后头侧跟骨。

辅助诱发带:后头侧臀中肌、髂前上棘、诱发下肢屈曲、抬高骨盆。

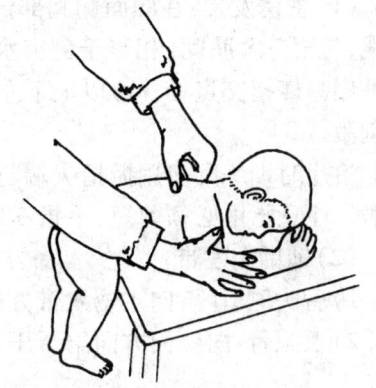

图4-5-21 反射性俯爬R-K₂A法

在治疗时可根据患儿的障碍情况和治疗目的选择主、辅诱发带,如为促进肩胛带与骨盆抬高,可选用肱骨内上髁;为促进肘、膝支撑可选用颜面侧臀中肌;为促进骨盆上抬可选用髂前上棘;为促进下肢交互运动,可选用跟骨、股骨内侧髁(图4-5-22)。

3) R-K变法:R-K变法(Erste position)简称E-Po。R-K变法与R-K法的不同之处是出发姿势的区别,故又称位置变法。

出发姿势:头部、上肢与R-K完全相同,不同之处是双下肢屈曲于腹部下方,俯卧于治疗台上、足背距治疗台一端之外2cm。

主诱发带:颜面侧肱骨内上髁。

辅助诱发带:后头侧肩胛骨内侧缘下1/3或髂前上棘处。

此法适用于较大患儿,躯干调节能力差,骨盆抬高困难,膝支撑障碍,下肢硬性伸展,或

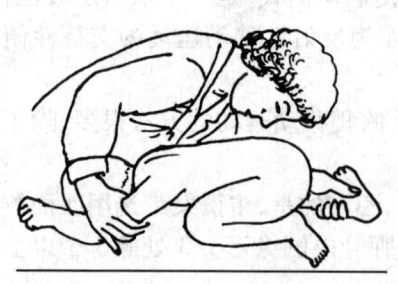
图 4-5-22 反射性俯爬 R-K₂B 法

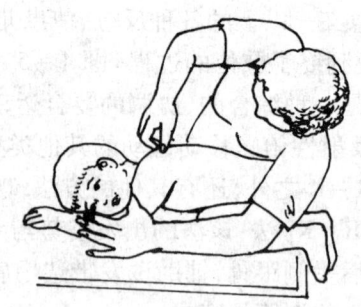
图 4-5-23 反射性俯爬 R-K 变法(E-Po)

交互运动障碍的患儿。此法可促进抗重力伸展,促进下肢的支撑及爬行移动的起立,促进踝关节背屈,纠正尖足及踇趾内收(图 4-5-23)。

(二)反射性翻身(reflex umdrehen,R-U)

1. 出发姿势　患儿仰卧,头部正中或向一侧旋转30°,颈部伸展、头部略前屈,颜面侧上肢伸展、后头侧上肢屈曲,或者两侧上肢呈自由伸展姿势。两侧下肢轻度外展、外旋,髋关节与膝关节呈轻度屈曲状态,头部、颈部、躯干成一条直线。

2. 诱发带

(1)主诱发带:在颜面侧胸部,乳线(锁骨中线)上,膈肌附着处附近,也就是从乳线画一直线,与第7、8 肋间(相当于剑突水平)画一横线的交点,约相当于在小儿乳头下两横指与乳头外侧一横指交点处。可以上下左右移动1cm。向躯干内侧、背侧、头侧三个方向给予压迫性刺激。

治疗时训练师多用拇指尖端与诱发带部位呈近于垂直的方向,持续性地由小到大给予刺激。注意指甲必须剪短,手指不可来回移动,以防止引起疼痛。

(2)辅助诱发带:

1)后头侧肩峰:向主诱发带方向给予刺激。

2)下颌骨:向颜面方向给予压迫刺激(图 4-5-24)。

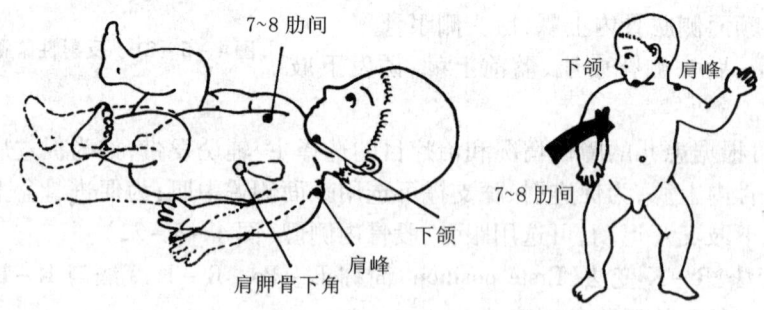
图 4-5-24 反射性翻身出发姿势与诱发带

3. 诱发反应

(1)局部反应:由于直接按压刺激,使7~8 肋间肌伸展,横膈扩张。由于肺部受压,纵隔移动,腰肌、腹肌收缩而使骨盆抬高,身体向对侧旋转。

(2)远隔反应:

1) 颜面侧上肢：肩关节：两侧肩胛骨水平内收，肩关节因小圆肌、冈下肌收缩而外旋，因三角肌收缩而外展。肘关节：由于肱二头肌的作用使肘关节屈曲10°~15°。腕关节：背屈或桡屈，手指呈半伸展状，颜面侧上肢类似拥抱动作，上肢向身体对侧移动。

2) 后头侧上肢：肩关节：轻度外展、外旋，由于前锯肌、三角肌、肩胛下肌、冈上肌的作用，使支点逐渐向后头侧的肩部移动。上臂：受背阔肌、胸小肌作用，呈内旋或中间位置。肘关节：轻度屈曲。腕关节背屈或桡屈，手指伸展。这时支点由肩部移向肘部，用肘支撑，头部可见旋转动作。

3) 下肢反应：髋关节：屈曲约90°，外展约30°；膝关节：屈曲约90°；踝关节出现背屈（胫前肌收缩）或跖屈（趾长屈肌收缩）。由于腹肌收缩，使骨盆上抬，并向后头侧旋转，完成翻身动作。

4. 反射性翻身移动运动标准反应模式　反射性翻身移动的标准反应模式可以概括为一句话，就是典型的翻身动作。

从出发姿势开始，训练师一手将患者头部向右侧旋转30°（以右侧为例），一手在右侧胸部主诱发带上向脊柱方向给予压迫刺激，使脊柱向左侧突出，由此使右肋弓部与左髂前上棘间的距离缩短，左肋弓部与右髂前上棘间的距离加大，使腹肌（左侧腹外斜肌，右侧腹内斜肌）收缩，骨盆向左侧旋转、双下肢屈曲、颜面侧骨盆抬高并向左侧旋转，左下肢伸展、右下肢屈曲。

右上肢伸展、肩关节水平内收，越过胸部翻向左侧。头部与躯干一起向左侧旋转成左侧卧位，完成翻身的移动运动（图4-5-25）。

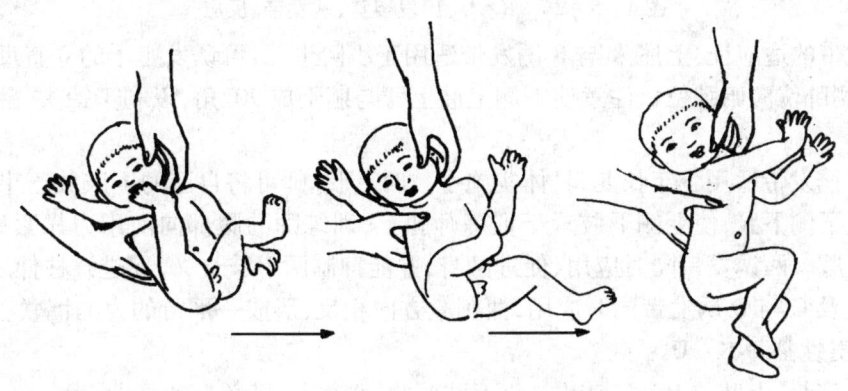

图4-5-25　反射性翻身标准反应模式

5. 反射性翻身移动运动其他类型

(1) 反射性翻身 $R-U_2$：

1) 出发姿势：小儿侧卧位，两下肢伸展，下侧上肢外旋位，肘关节90°屈曲与胸廓平行上举，上臂伸展使肩关节与躯干成90°角。上侧上肢肩伸展内旋，肘伸展状态放于体侧。头颈伸展与脊柱成直线。

2) 诱发带及刺激方向：A. 上侧肩胛带内缘下1/3处，向对侧肘方向压迫。B. 上侧髂前上棘，向后方压迫。C. 上侧股骨内侧髁，向同侧髋臼方向压迫。D. 下侧肱骨内侧髁，向同侧肩胛带方向压迫。

3) 发生反应：

上侧上肢：在肩关节固定的基础上，肩外旋、外展并举向对侧，前臂回旋至外旋位，手出现桡背屈，手指张开。

下侧上肢：以肘为支点的肩胛带抬起机构出现，这时肩胛骨内收，背部位置稳定。肘轻度屈曲，前臂内旋，腕关节桡背屈，手指张开。

上侧下肢：髋关节由于内收与外展、内旋与外旋均协调，所以处于中间位置，髋、膝关节屈曲，足也处于内、外旋的中间位，足趾张开。

下侧下肢：外展、外旋、伸展状态，出现以膝为支点的骨盆带抬起机构。足部出现伴有小腿三头肌收缩的外旋位背屈，足趾屈曲。

颜面、躯干、骨盆的上举回旋与 R–U 相同（图 4–5–26）。

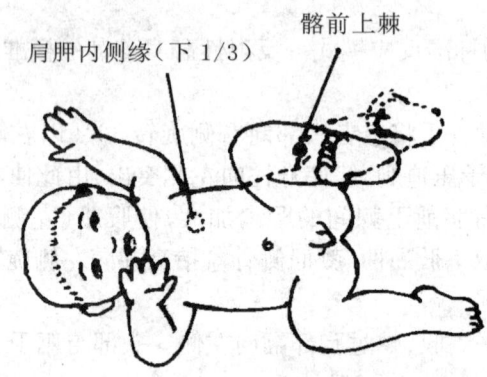

图 4–5–26　$R-U_2$ 出发姿势、诱发带、反应

各诱发带的适应证：上述 A 与 B 诱发带适用于小龄患儿，可诱发躯干的立直反应及进一步翻身，由侧卧位向俯卧位。注意使下侧上肢上臂与躯干成 90°角，以利于抬头、翻身后形成肘支撑。

C 与 D 诱发带适用于年长儿，具体实施手技时，训练师可将自己的下肢放于患儿两腿之间压迫固定下侧下肢，使上侧下肢置于训练师腿上，训练师的腹部向前用力靠紧患儿背部，固定上侧上肢。两诱发带同时应用，促进翻身，并能抑制两下肢交叉，促进脊柱伸展。

A 与 B 及 C 与 D 诱发带同时应用，两刺激方向相反，形成一平行的力的耦联。

(2) 反射性翻身 $R-U_3$：

1) 出发姿势：上肢与 $R-U_2$ 相同，双下肢屈曲，髋关节、膝关节均屈曲。

2) 诱发带及刺激方向：上侧肩胛骨下缘下 1/3 处，刺激方向向着腹部。另一诱发带为下侧下肢股骨外侧髁，刺激方向是向着股骨头呈背侧、头侧、内侧三方向，也就是两诱发带刺激方向相反。

3) 诱发反应：与 $R-U_2$ 相同，只是 $R-U_3$ 更容易促进腹肌活动。

(3) 反射性翻身 $R-U_4$：

1) 出发姿势：侧卧位，上肢与 $R-U_2$ 相同，下肢有区别。上侧下肢髋关节屈曲、膝关节屈曲，下侧下肢伸展、足跟与臀部成一直线。

2) 诱发带及刺激方向：上侧肩胛骨内侧缘下 1/3 处。另一诱发带为股骨内侧髁，两诱发带给予相反方向的刺激。

3) 诱发反应：基本反应与 $R-U_2$ 相同，但 $R-U_4$ 更容易诱发出下肢的交互动作。

六、临床应用

(一)进行 Vojta 手法治疗遵循要点

1. 摆好正确的出发姿势。
2. 给予刺激前要使欲促通的肌肉呈伸张状态。
3. 给诱发带以压迫刺激,诱发全身反射性运动。
4. 给诱发的反射性运动以抵抗,延长反应时间。

(二)Vojta 疗法基本要求

采用 Vojta 疗法治疗脑瘫儿时,必须注意以下要求:

1. 按小儿生长发育规律,设计治疗目标,循序渐进地进行训练治疗。
2. 治疗前必须明确患儿的诊断、分型、瘫痪的部位、疾病的严重程度。
3. 医生与治疗师要精通本法理论与实际操作经验,要有指导、传授家长的能力。Vojta 疗法要求家长参与训练,因为脑瘫患儿,需要治疗的时间较长,患儿不可能全部住院治疗。家长参与后可开展家庭康复,家庭与医院结合效果更好。
4. 治疗人员在治疗训练前,要与患儿多接触,消除其恐惧心理,避免哭闹,再配合玩具,使患儿能愉快地配合治疗。
5. 治疗师要熟练掌握手法,训练时注意观察出现的反应,训练治疗中应不断地调整刺激点与刺激的强度。
6. 训练要在温暖的室内进行,光线充足,没有噪音。治疗前要处理好大小便,垫上尿布。具体实施时患儿应裸体进行,这样有利于正确选用诱发带,清楚观察各部位反应的状态。
7. 饭后不可马上进行训练治疗,治疗后不可马上进食。要求饭后 1 小时开始治疗,治疗后 10 分钟后可进饮料。
8. 治疗后不可马上入浴洗澡。
9. 最早出现的效果是:改善呼吸、食量增大、睡眠安稳,以后才是姿势与运动的改善。
10. 对患儿治疗前后的变化,要有书面记录,定期总结,找出不足,适当调整,以取得最佳的治疗效果。
11. 患重病、高热时应停止治疗。

(三)应用工具

Vojta 疗法主要应用训练师的手,必要时也用胸、腹部及下肢,无须特殊工具,应准备的是床,以便一些应在床上进行的手技得以进行。床的高度要适宜。另外需一些毛巾卷、毛巾等,用于保持出发姿势的体轴水平位及使左右对称时垫于相应部位。还可以准备一些固定膝部的布带、手握的小圆棒等。

(四)治疗时间与次数

原则上一种手技每日 4 次,每次治疗时间为 10~30 分钟,R-U、R-K 每侧 3~5 分钟。治疗次数应依据患儿身体状况,若身体欠佳可适当减少次数。

(五)治疗程序的设定

1. 设定程序的要点　为了设定治疗程序,必须注意以下三点:
(1)充分理解运动三因素的理论。
(2)仔细分析,熟练掌握上述反射性移动运动中的各种诱发反应。

（3）从运动学观点观察分析患儿的运动发育状态，以及与运动三因素的关系。

2. 观察患儿要点

（1）患儿的语言、精神、社会能力的发育情况。

（2）俯卧位时患儿的上、下肢与躯干的支持能力。

（3）仰卧位时患儿的握持能力。

（4）患儿的移动能力与移动模式。

（5）患儿的神经反射情况。

（6）Vojta 姿势反射情况：Vojta 姿势反射不仅用于早期诊断，对于医生与训练师来说，在制定治疗程序、观察治疗的过程、判定疗效方面都是相当有用的。

3. 从运动发育看 Vojta 疗法　在充分理解移动运动三因素的基础之上，要时刻记住运动的发育规律是从头向尾、从中枢向末梢的发育顺序，手的精细运动发育是从尺侧向桡侧，整体运动发育是左右对称的。

治疗时要结合运动发育规律决定手技，同时切不可忘记抬起机构与支持运动。只有复活躯干与上、下肢的抬起机构，才能复活头、手、足的相运动，姿势调节能力才能随着抬起机构与相运动的复活而正常化。另外，头部是一个效应器官，它的功能要在肩胛带抬起机构发育的基础之上才能反应出来。肩胛带、上部躯干、下部躯干、骨盆带、髋关节、头部等都要看作是一个运动发育单位。绝不能把每一个部位单独分割开来，因为手与足的发育是在肩胛带、躯干、骨盆带发育的基础上出现的。

在熟知 R-K、R-U 的出发姿势的重要性及正常反应的前提下，必须清楚地知道诱发出的反应相当于正常发育过程中的几个月的水平，这种反应是否是在正常发育中的重要的运动因素。在正确评价患儿运动发育的基础上，还要依据诱发反应出现的情况来考虑具体的方法、诱发带的选择与组合、给予抵抗的方式等。只有这样才能进行行之有效的治疗。

R-U 与 R-K 是有区别的，在 R-U 中出现的回旋运动，颜面侧上肢的向正中线运动是在 R-K 中见不到的重要的运动因素。

另一方面，在 R-K 中，颜面侧下肢膝的支持功能与正常儿 9 个月水平的四爬支持相同，这时的肌肉活动与股骨头的向心位，对于髋关节的发育来说是相当重要的。还有，后头侧下肢的反应与小儿独立行走时支撑期的活动相同，这些运动模式在 R-U 中见不到。

总之，R-K 与 R-U 是各不相同的、含有重要的运动因素的复合运动。人类运动发育中的基础的运动因素，就是这两种复合运动完美结合的结果。

Vojta 疗法由于在诱发部位上压迫刺激较强，呼吸功能较差或体质较差的患儿不适应，应经过呼吸功能训练待体质增强后再应用。治疗时因较强的刺激，患儿往往哭闹激烈，特别是刚开始训练，常给家长带来严重的心理负担，甚至不能坚持。

（刘建军）

思考题

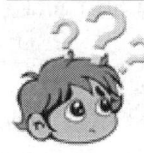

1. 何谓神经生理学疗法。
2. Bobath 疗法概念。
3. Bobath 疗法治疗原则和治疗技术。
4. Bobath 疗法适应证和具体应用。
5. 何谓 Brunnstrom 疗法?
6. 成人偏瘫患者的运动模式。
7. 偏瘫的评定和治疗方法。
8. 神经肌肉本体感觉促进疗法(PNF)概念。
9. PNF 促进技术特点。
10. PNF 运动模式。
11. PNF 具体应用。
12. Rood 疗法概念。
13. Rood 疗法具体应用。
14. Vojta 疗法概念。
15. Vojta 疗法的理论基础。
16. 七种 Vojta 姿势反射的临床意义。
17. Vojta 疗法具体手技有哪几种?
18. Vojta 治疗的实施。

参考文献

1. 纪树荣主编. 康复医学. 北京:高等教育出版社,2004
2. 纪树荣主编. 康复疗法学. 北京:华夏出版社,2004
3. 缪鸿石 主编. 康复医学理论与实践. 上海:上海科技出版社,2000
4. 南登昆主编. 康复医学. 第4版. 北京:人民卫生出版社,2008
5. 乔志恒,范维铭主编. 物理治疗学全书. 北京:科学技术文献出版社,2001
6. 卓大宏主编. 中国康复医学. 第2版. 北京:华夏出版社,2003
7. 周天健主编. 康复技术全书. 北京:北京出版社,1989
8. 刘钦刚主译. 循序渐进 - 偏瘫患者的全面康复治疗. 第2版. 北京:华夏出版社,2007
9. 李树春主编. 小儿脑性瘫痪. 河南:河南科学技术出版社,2000
10. 林庆,李松主编. 小儿脑性瘫痪. 北京:北京医科大学出版社,2000
11. 燕铁斌,窦祖林. 实用瘫痪康复. 北京:人民卫生出版社,1999
12. 陈非. 高危儿 Vojta 姿势反射结果、相关因素分析及探讨. 现代康复,2002;5(8):56 - 57
13. 孙世远,卢庆春等. 1265 例健康婴儿 Vojta 姿势反射凋查. 中华儿科杂志,1984;22(6):332 - 334
14. 周定洪,万海玲,周末芝等. 改良 Vojta 诊断法对脑瘫早期诊断追踪观察. 中国康复理论与实践,1998;4(3):119 - 123
15. 克鲁逊主编. 南登昆等编译:克氏康复医学. 湖南科学技术出版社,1990.
16. Adler SS, Beckers D, Buck M. PNF in practice. Hong Kong:Springer - Verlag, 1993
17. Beckerman HB, Bouter LM, Heijden GJMG Vander, et al. Efficacy of physiotherapy for musculoskeletal disorders:what can we learn from research? British Journal of General Practice, 1993, 43:73 - 77

18. Bobath B. Adult hemiplegia: eveliation and treatment. 3nd ed. London: Heinemann Medical Books, 1990

19. Braddom RL. Physical medicine and rehabilitation. 2nd ed. Philadelphia, W. B. Saunders Co. 2000

20. Carolgn Kisner. Therapeutic exercise foundations and techniques. 3 rd ed. Philadelphia: FA Davis, 1996

21. Delisa JA, Gans BM. Rehabilitation medicine Principles and Practice. 3rd ed. Philadelphia: Lippincott Publishers, 1998

22. Delisa JA, Gans BM. Rehabilitation medicine Principles and Practice. 4rd ed. Philadelphia, New York: Lippincott Raven, 2005

23. Erwin GG, Stanley JM, Joan EE, et al. Physiological basis of rehabilitation medicine. 3 rd ed. Boston: Butterworth-Heinemann, 2001

24. Grabois M, Garrison SJ and Hart KA, et al. Physical medicine and rehabilitation: the complete approach. Cambridge, MA, Blackwell Science, 2000

25. Hall-Craggs ECB. Anatomy as a basis for clinical medicine. Urban & Schwarzenberg, 1985

26. Minor MAD. Proprioceptive neuromuscular facilitation and the approach of Rood. contemporay management of motor control problems: proceedings of the II step conference. Alexandria, VA: ATPA, 1991

27. Murray E, Brandstater John V. Basmajian Stroke rehabilitation. Berlin: Springer, 1979

28. Myers BJ. The proprioceptive neuromuscular facilitation (PNF) approach. in Trombly CA: occupational therapy for physical dysfunction. Baltimore: Williams & Williams, 1983

29. O'Connor, EYu. Moving ahead: a training manual for children with motor disorders. Springer-Verlag Singapore Pte. Ltd. 1998

30. Patricia A. Downie Cash's textbook of neurology for physiotherapists. London, Boston, 1986

31. Pittler MH, Errnst EE. Evidensce-based PM&R? (letter to the editor) Arch Phys Med Rehabil 1997, 78:1281

32. Polyingf JD ed, Grive's modern manual therapy. 2nd ed. London: Churchill Livingstone Medical Division of Longman Grroup Limited,1994

33. Sackett DL. Evidensce-based medicine: what it is and what it isn't. Br Med J 1996, 312:71-72

34. Sady SP, Wortman M, Blanke D et al. Flexibility training: ballistic, static or Proprioceptive neuromuscular facilitation. Arch Phys Med Rehabil 1982, 63:261

35. Sattely C, Approaches to treatment of patients with neuromuscular dysfunction. Iowa: William C. Brown Company, 1972

36. Sawner KA, LaVigne JM. Brunnstrom's Movement therapy in Hemiplegia. A Neurophysiological Approach. 2nd ed. Philadelphia: J. B. Lippincott Company, 1992

37. Suzann K Campbell. Physical therapy for children. 2nd ed. Philadelphia: WB Saunders Company, 2000

38. Voss DE, Inota M, Myers BJ et al. Proprioceptive neuromuscular facilitation: Patterns and Techniques. 3nd ed. New York: Harper & Rom, 1985

39. 奈良勲 监修,吉尾雅春 编集. 运动疗法学总论. 東京: 医学書院, 2001

40. 津山直一:标准リハビリテッヨソ医学,東京: 医学書院,1986

41. 細田多穗 柳澤鍵. 理学療法ハンドブック. 東京: 協同医書出版社, 2000

42. 津本忠治:脳とニューラルネヅト 東京. 朝倉书店, 1994

43. 上田敏等. リハビリテーショソ基礎医学. 日本医学院,1986

44. 日野原重明. リハビリテーーツョン ナーーシング マニュアル. 東京:廣濟堂印刷株式會社, 1997

45. 上田敏等. リハビリテーショソ基礎医学. 日本医学院,1986

第五章 运动再学习疗法

学习目标
1. 熟悉运动再学习疗法的概念、训练技术的步骤、训练内容及方法。
2. 掌握训练技术内容及基本操作方法。

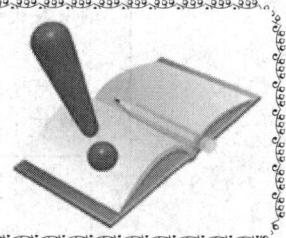

第一节 概 述

20世纪80年代初澳大利亚物理治疗师 J. H. Carr 和 R. B. Shepherd 教授认为,易化技术的主要不足是结合患者的实际需要训练其日常生活的基本功能不够,分析运动问题不够,理论上仍只从神经生理学考虑,忽视了近年来运动科学、生物力学、行为科学、认知心理学等理论成果,同时在疗效上也不够理想。因此,他们提出将侧重点从易化技术转向运动再学习(motor relearning programme,MRP)(或运动控制模式)的观点,从经验主义转向应用运动科学。该方法把中枢神经系统损伤后运动功能的恢复训练视为一种再学习或再训练的过程。它主要以生物力学、运动科学、神经科学、行为科学等为理论基础,以作业或功能为导向,在强调患者主观参与和认知重要性的前提下,按照科学的运动学习方法对患者进行教育以恢复其运动功能。此法主要用于脑卒中患者,也可用于其他运动障碍的患者。重点是特殊运动作业训练、可控制的肌肉活动练习和控制作业中的各个运动成分,认为康复应该是对患者有意义的、现实生活活动的再学习,而不只是易化或练习非特异性的活动。此新模式关于运动控制的主要设想为:①重获运动的能力是一个学习的过程;残疾人和非残疾人具有同样的学习需要。②以预期的和变化的两种形式进行运动控制训练,把姿势调整和患肢运动结合起来。③特殊的运动控制最好通过练习该运动来获得;同时,这样的运动需要在各种环境中练习。④与运动有关的感觉输入有助于动作的调节。

Carr 等制订了运动评定量表(motor assessment scale,MAS),以配合 MRP 的应用。MRP 目前已在许多国家推广应用。MRP 的指导思想是强调早期活动和主动活动(图5-1-1)。治疗、训练及创造环境要在患者发展和学习代偿方法以前开始。

易化模式与运动再学习模式的比较,可从四个方面分析:

第一、正常运动控制:易化模式强调姿势和运动依靠反射,由周围的和运动本身刺激可引出正常反射,阻止或抑制异常的或病理的反射。运动再学习模式(学习模式)认为大多数熟练的运动不是依靠计划好的神经对肌肉输出的模式,而是靠反复学习而在脑中形成的运

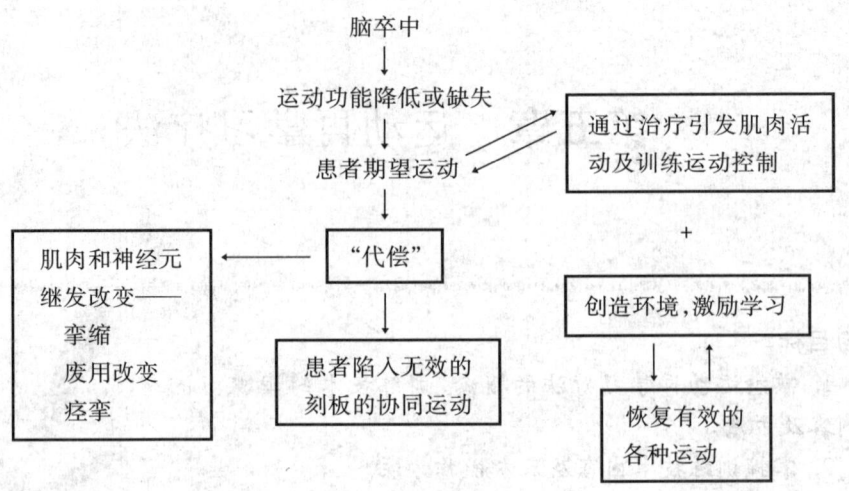

图 5-1-1 脑卒中恢复模式

动程序。必须考虑变化很快的环境,在复杂的环境中完成运动作业要由预先控制的方式来安排,不只是一个反应问题,甚至姿势控制也不能依靠反射,感觉对运动只在规律性和适应性方面发挥作用。

第二、技巧获得:易化模式是用引发正常运动的刺激方式来学习运动,其依据来自传统的行为心理学,认为学习是用以建立特殊刺激和反应的联系。易化模式的学习只能解决功能作业的一半,尽管刺激有时能引出正确的运动,但当除去诱发和强化的刺激时,患者常又回到异常模式。另外,易化模式把学习技巧的先决条件——练习看作是对特殊运动的简单重复。学习模式是根据现代认知心理学,采取主动学习的态度,反复改善技术,不断解决问题。总之,前者把患者看作是被动运动模式的接受者;后者认为患者是运动问题的主动解决者,治疗人员应根据患者的功能情况,通过一系列合适的作业使患者改善病情。

第三、运动失控:运动障碍本质是决定治疗方法的一个重要因素。易化模式用脑的等级结构观点阐述脑损伤后出现的异常运动模式及痉挛等,只用神经生理学来解释运动障碍。近年对痉挛直接引起运动障碍的观点有争论。有人指出,拮抗肌的痉挛不能解释运动缓慢的原因,肌电图表明是由于主动肌激活不充分所致。人们常认为步态障碍与下肢痉挛特别是腓肠肌痉挛有关,但是,踝关节挛缩也可引起步态障碍。因此,对缺损不但要做神经生理学的分析,也要用生物力学来分析。又如脑卒中患者上肢协调差常归因于痉挛的复合作用和异常"协同"的释放,但异常的"协同"也常常是由"学习"得来的,如要求患者做举臂时,他们常用生物力学有利的肌肉收缩模式来进行,使患者逐步学到"协同"完成运动。因此,学习模式认为,神经缺损后的运动障碍是神经组织的缺失及代偿造成的,故早期干预以阻止消极的代偿方法及指导恢复过程,使患者达到最大可能的恢复是很重要的。

第四、功能恢复:易化模式认为脑损伤后的恢复遵循类似婴幼儿神经发育的规律,即近端到远端的顺序。学习模式认为此观点过于刻板。有研究表明,婴幼儿发育的进展,近端和远端的控制是平行的,而不分前后顺序。同时,在考虑运动学习时要分析发生行为的前后关系和进行运动的环境特点。

第二节 基本原理

MRP 的基本原理包括脑损伤后功能恢复的机制和学习运动技巧的几个基本要素。

一、脑损伤后功能恢复

脑损伤后功能恢复主要依靠脑的可塑性和脑的功能重组(functional reorga – nization)。有关学说有剩余学说、替代功能学说、功能重组学说、神经功能联系不能学说、失神经超敏感及再生、侧支发芽、行为方法的改变、无效应突触变为有效应突触等学说。病损前大脑的质量和脑卒中后患者所处环境的质量也对恢复产生深远影响。但重组的主要条件是需要练习特定的活动,练习得越多,重组就越自动和容易进行。早期练习有关的运动对大脑的可塑性有好处,如缺少有关的练习,有可能发生继发性的神经萎缩或形成不正常的神经突触。

当然,运动训练是否促进解剖学和生理学的重组以及是否能使患者从中得到好处是尚待研究的问题。但 Carr 等的临床经验认为,如果患者在脑卒中后头几天内,便应用此特定的运动学习方案,他们会比用传统的物理疗法得到更明显的功能恢复,且反射的过度活动出现较少。这一点可能由于一方面强调对患侧肢体肌肉进行非常早期的、特定的、有序的控制训练和预防肌肉挛缩及相关的长度改变;另一方面强调了减少过度使用健侧肢体和减少患侧肢体不必要的肌肉活动的结果。

二、上运动神经元损害综合征

对上运动神经元损害表现本质的认识是进行康复的重要依据。H. Jackson(1958)认为与上运动神经元损害有关的失控特点表现为阳性特征(positive features)或阴性特征(negative features)。Carr 等根据近年临床研究的进展提出上运动神经元损害还具有一组适应特征(adaptive features)。她们认为神经系统、肌肉和其他软组织的适应性改变和适应性运动行为,很可能是构成一些临床体征的基础,并提出了相应的临床干预措施,即康复不仅要早开始,同时要主动活跃。早期主动活跃的康复,可使肌肉、骨骼和行为适应性的改变及阴性特征减少到最小的程度。缺乏活动或制动会导致软组织的适应减少和习惯性废用。康复方法的目的是针对患者在功能性运动活动中学习运动控制和发展力量及耐力。

上运动神经元损害综合征表现(图 5 – 2 – 1):

1. 阴性特征(negative features) 主要是指急性期的"休克",肌肉无力(随意肌活动力量受损),缺乏运动控制,肌肉激活缓慢,丧失灵巧性等。它们主要是由于对脊髓运动神经元的下行输入减少和运动单位激活的共济能力缺损,不能产生和安排肌肉的力量,这是上运动神经元的主要的基本的缺损。加上由于失神经支配,制动和废用造成的软组织的适应性改变,是功能残疾的主要原因,是重获有效功能的主要障碍。肌肉无力主要发生在肢体,近端躯干肌肉受累较轻,而且不同肌群的力弱程度可能是不同的,例如一般来说,手指的伸展比手腕的伸展力弱,而两者的伸展又比屈曲弱;下肢的屈肌群倾向于比伸肌群力弱。灵巧性是指合理地、精确地、敏捷地和熟练地解决任何运动作业的能力,特别是精细操作的能力。力量(产生足够力量的能力)和灵巧(肌肉激活的协同)是有联系的,如增加肌肉力量与改善站立平衡的技巧是有关系的。

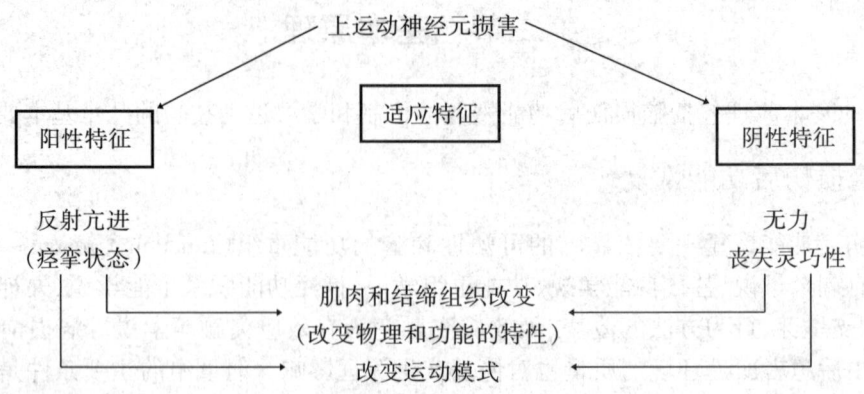

图 5-2-1 上运动神经元综合征的阳性、阴性和适应性特征

2. 阳性特征(positive feafures) 主要指所有夸大的正常现象或释放现象及增强的本体感觉和皮肤的反射(痉挛状态)。过度的本体感觉反射的临床特征是折刀现象、过高的腱反射和阵挛;过度的皮肤反射产生屈肌回缩反射,伸肌和屈肌的痉挛及 Babinski 征。阳性特征出现的原因是来自锥体外系而不是锥体系,并可能与继发的功能紊乱有关。痉挛状态(spasiticity)在临床上常常指肌张力过高(对被动运动有阻力)、异常或"痉挛性"运动模式、反射兴奋性过高(反射亢进)等。对脑卒中后的痉挛状态和异常的运动模式,过去通常只从神经机制方面来解释。但 Carr 等通过综合大量有关的实验和临床研究后指出:痉挛状态和张力过高不只是由于神经机制的原因,也与肌肉和肌腱的物理特性改变有关,即可由非中枢神经系统的因素如制动和废用引起。强制的制动可引起肌肉、肌腱和结缔组织物理特性的改变,包括肌小节的丧失、肌肉横桥(cross bridge)连接的改变、水分丧失、胶原沉积和黏滞性改变等,因而造成肌肉挛缩、僵硬和张力过高。图 5-2-2 表示张力过高的机制。

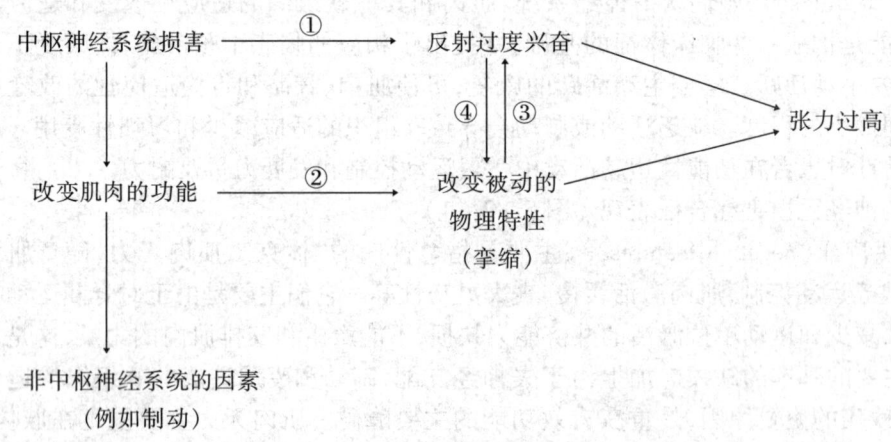

**图 5-2-2 构成张力过高的两个机制(①,②),
另外的机制(③,④)可能与来自反射过度兴奋和改变物理特性之间的作用有关**

此外,异常的运动模式也可能反映对运动行为的功能性适应,它由肌肉力弱/瘫痪和肌力不平衡、肌肉长度改变和僵硬引起,而不单纯是异常运动的释放。痉挛状态常伴有肌肉的挛缩,而预防软组织的挛缩可减轻痉挛。

3. **适应特征**(adaptive features) 主要指身体容易产生适应性变化。它主要指肌肉和其他软组织的生理学、物理学和功能的改变及适应性的运动行为。急性脑损伤后,肌肉和其他软组织的适应是指直接由于脑损伤造成的肌肉无力及随后继发的废用。锻炼可增强肌力和耐力,增加肌肉的体积;不锻炼则肌肉的力量和体积将减少。肌肉废用造成的消瘦是由于蛋白质合成减少。总之,如前面所述,制动可引起肌肉、肌腱、结缔组织特性的改变,因而造成肌肉萎缩、僵硬、张力过高。废用特别影响通常高度活跃的抗重力肌肉,如双下肢和足底的肌肉。

适应性行为是病损后患者根据神经系统的状态来做出反应,它尝试用不同于正常的运动模式或方法来达到目的。病损后运动模式是由以下因素构成的:

(1)病损的作用:病损是构成运动失控特性的基础。由于肌肉无力,患者在努力完成动作时便由较强壮的肌肉产生过度的力量。如在上肢,特别是那些双侧神经支配的肌肉,如肩带升肌。

(2)肌肉骨骼系统的状态:制动会导致肌肉和其他软组织相应长度的改变。肌肉可延展性的丧失,不只会影响肌肉通过的关节,而且将影响有关的身体节段,如足底肌肉挛缩不仅阻碍踝背屈,而且妨碍髋关节的伸展。

(3)完成动作的环境:如患者大部分时间消磨在轮椅上,由于下肢处在屈曲位,会引起腿部相应长度的改变——髋和膝屈肌缩短及跖屈肌缩短。又如患者只用健手而不用患手推动轮椅,那么会完全丧失患肢的能力,而产生"习惯性弃用"。相反,有学者报告,强迫使用患肢,可获得患肢较好的改善功能。

三、限制不必要的肌肉运动

脑卒中后肌肉活动恢复时,可发生几种错误的倾向,并通过用力而加重,即可能活动了不应活动的肌肉;可能肌肉收缩过强以代偿控制不良;可能活动健侧而非患侧,虽活动了应活动的肌肉,但肌肉间的动力学关系紊乱。因此,运动学习包括激活较多的运动单位和抑制不必要的肌肉活动两方面,最好按运动发生的先后顺序对完成动作的肌肉进行训练。运动学习过程中,要保持低水平用力,以免兴奋在中枢神经系统中扩散。

四、反馈对运动控制的重要性

除了外部反馈(眼、耳、皮肤等)、内部反馈(本体感受器和迷路等)外,反馈还包括脑本身信息的发生。中枢神经系统在运动技能的获得与维持中有相当大的自主性与独立性,许多运动程序是遗传赋予的。动机、意志等在动作技巧的形成和改善中起主要作用,并通过意向性运动输出与运动方案的比较,对运动进行监测。有本体感觉和触觉缺陷不一定是脑卒中预后不良的指征,通过明确目标、视听反馈和指导,患者将学到有效的运动。运动训练本身有助于改善患者的感知觉。同时强调在运动学习中利用视觉和语言反馈的重要性。

五、调整重心

人体由形态不同的各部分组成,当身体各部分处在正确对应关系时,仅需极少的肌肉能量就能维持站立姿势的平衡。运动时人体姿势不断变化,其重心也不断改变,因此,需要体位调整才能维持身体的平衡,体位调整既有预备性又有进行性,并与运动种类和环境有密切关系。在运动开始前,预备性的肌肉活动就设定了肌肉的力学参数,从而在干扰发生前就建立了机体的运动学的联系,使干扰的影响减至最小。平衡不仅是一种对刺激的反应,而且是一种与环境间的相互作用。人们为了完成任务,需要选择自己所需要的信息,而不是仅仅对刺激的反应。视觉对平衡很重要,它给我们提供了与周围环境的相对位置的信息,在某些情况下,视觉信息的作用超过了本体感觉信息。

要在完成运动中动态地去掌握平衡并使患者重新具有主动性和信息搜集能力。训练中要注意:在正常支持面上纠正身体各部分的对线,当患者通过体位转变来学习体位调整时,要监测其对线关系。平衡具有特殊性,只有通过某种体位的训练才能恢复该体位下的平衡控制。

六、训练要点

1. 目标明确,难度合理,及时调整难易度,逐步增加复杂性。
2. 练习与日常生活功能相联系的特殊作业,模仿真正的生活条件,练习要有正确的顺序。
3. 开放性技术和闭合性技术相结合。前者指适应环境变化而完成运动;后者指在没有环境变化时来完成运动。为增加患者的灵活性,需要用开放性技术在不同环境条件下进行作业训练。
4. 整体训练和分解训练相结合。
5. 指令明确简练。学习技巧分认知期、联想期和自由期三个阶段,不同阶段要给予不同指令。在学习早期,口头和视觉指令是主要的,而间断应用触觉指令可以加强视觉指令。
6. 避免错误的训练,否则纠正很困难;同时要注意,健侧代偿会导致患侧的废用。
7. 患者要参与,注意力要集中。鼓励患者采取积极态度,了解自己的主要问题以及解决问题的对策。精神练习或复述作业有助于学习,在患者重获肌肉收缩能力以前就可以使用。
8. 训练安排。训练应是持续的,在治疗人员直接训练的其余时间,制定一个训练计划很重要。患者可自我检测执行情况。至于运动类型、时间和次数要依据患者技术水平和目标而定。中等负荷对发展肌力和心肺耐力是必要的。应用录像和照片有助于训练。
9. 患者出现疲劳时,要考虑可能的原因,如服用过量镇静剂或肺活量降低。训练后正常程度的疲劳,可通过适当休息或让其从事另一种动作训练来消除。

七、创造恢复和学习的环境

应为患者提供一个环境,使他们学习如何重获运动控制、自理能力和社交技能。本节所建议的条件是运动学习所必需的,它可以尽量刺激大脑的可塑性和重组,可确保训练从特定的康复环境转移并融入日常生活。过去的治疗对提出一个学习环境的重要性认识不足,一些脑卒中患者康复的失败,可能与其所处环境很差、缺乏挑战性有关。良好的恢复和学习环境因素为:

(一)入院和转诊

脑卒中是急症,要求诊断准确,治疗及时,所以最好尽早住院和及时介入康复治疗。

(二)关于脑卒中单元

一些研究支持脑卒中患者应住脑卒中单元(stroke units)(康复病房),其优点是能正确认识和处理脑卒中患者的特殊情况,将工作人员的技能和兴趣集于一体,保证患者的康复和护理质量。一项对照研究表明,治疗计划相同的两组脑卒中患者,住脑卒中单元的患者尽管有更多的医疗问题和更严重的神经及功能缺损,但治疗后回归家庭的机会和出院后行走的效果比住一般病房者更优。

(三)影响康复质量的因素

1. 及早开始　患者病情稳定(一般48小时后),康复训练应尽早开始,这与前述的大脑功能恢复机制有关;同时,尽早鼓励患者做正确的感兴趣的活动,可以促进精神健康,以免发生继发的精神障碍。脑卒中康复实施过晚是无效的,也会增加康复治疗费用。

2. 制定康复治疗计划　包括一般计划(鼓励参与日常和社交活动)和为解决特殊问题而制定专门计划。一般计划要提供一个合适的环境,患者在其中可最大限度地康复。患者生命指征平稳就应学习起床和穿衣。在第1周内应按接近常规安排患者生活,如早晨起床,集体就餐,下午小睡,晚餐后不要过早睡觉,完成文娱活动后才就寝。特定计划根据患者需要而设计,包括和各种治疗师共同制定的运动训练计划、自我护理计划,以及语言交流、精神功能康复计划等。总之,患者在白天大部分时间应从事体力或脑力活动,使患者感到快活而不是无所事事、消极无聊。应刺激患者的认知能力,限制活动则可导致智力功能障碍。患者应积极参与制定自己的生活计划。工作人员应主动创造一个可加速患者重获正常生活的环境。应鼓励患者的亲友和志愿者参与工作,提供患者所熟悉的解决问题的方法,使医务人员能更好地促进患者掌握正常生活的活动。

3. 坚持练习　运动学习要求有练习的机会。一般说,完成作业技巧取得进步是练习的直接结果。坚持练习是康复中的难点,应在治疗时间之外的其余时间进一步练习。近年来Carr等提出训练要多样化,不要局限于治疗师一对一的训练,还可以采取小组训练、学习班训练、个人独立训练等方式以增加练习的机会。此外,如应用相互矛盾的康复治疗方法,也会阻碍患者重获有效的运动行为。

4. 动力　有证据显示,丰富的环境对脑损伤患者的恢复起着重要作用,必须有计划地激发患者的动力。若患者有恐慌、焦虑、冷漠或抑郁则可能缺乏动力。无动力就学不到东西。患者及其家属应参与制定治疗计划,当患者感到有必要并愿意去学习有关的特殊运动时,训练才能奏效。医务人员要不断激励患者,运动完成后要予以表扬或反馈,这将起到正面的强化作用,刺激患者的动力。治疗师对患者的操作要进行评定或录像,以便让患者看到自己的进步。若患者表现消沉,应找出原因。大脑损害会导致身体反应障碍、感知和思维过程紊乱、近期记忆力衰退、语言表达困难并伴有情感紊乱。患者可能难以掌握作业和问题的关键,治疗师应采取必要的措施。患者的性格、干劲、智能和愿望,都是决定疗效的主要因素,它们都会影响患者的动力。我们要调动患者的长处,而不是强调或增强其弱点。

5. 智力的刺激　脑卒中后最初几周内,很多患者常感到反应迟钝和难于集中注意力。有些患者有记忆障碍和与记忆有关的认知功能障碍。"孤独的"环境、疾病和某些药物能对智力和反应性有较深的影响,加重上述困难。有人认为,大脑反应迟钝是由于两侧大脑半球不能同步活动的结果。MRP强调认知的重要性,要求患者参与,使之得到认知的刺激。早期的直立位(坐或站)可以激发智力。老龄不应被认为是康复的障碍。年龄与康复疗效的关系,似乎主要取决于自我估价、家庭支持和社交活动。但是,很多患者仍需心理治疗,以帮助其组织思维活动和治疗认知感知能力障碍。不要轻易认为抑郁、情绪不稳和思维混乱是永久性的认知障碍。

6. 教育计划　包括对患者及其家属和工作人员的教育。对患者及其家属的教育计划应包括讲课和讨论。内容是脑卒中的病理、生理、症状,脑卒中对身体和精神的影响,脑的适应能力,康复方法,出院计划和家庭及社区对康复的参与等。研究表明,为保持康复治疗效果,既要对家庭进行教育,也要利用社区康复服务。目前大多数患者的亲属仍是尚未调动的力量源泉。治疗师若能在康复治疗开始时让亲属参与,使其了解患者的问题所在,这将促使他们执行治疗建议,在治疗时间之外给患者以练习的机会。而当患者感到亲属对他满怀信心,不视为负担时,就会受到鼓舞。为康复小组成员和工作人员举办在职的教育课程,使他们了解脑卒中患者所表现的各种各样行为的原因,理解治疗师如何教患者做运动,从而学会如何最好地帮助患者练习,创造促使其恢复的最佳环境。例如,如何更好地帮助患者进行起立、行走等运动功能练习,如何控制患者突然哭泣和失禁等。

7. 出院计划　出院准备包括治疗师进行家访,决定住房是否有改建的必要,安排患者离开康复机构回家度周末等。有些患者不能独立生活,需要有组织的家庭服务,如在轮椅上用餐、雇女佣或家访护士。介绍患者去脑卒中俱乐部,有助于患者增强个人和社交信心。俱乐部也可安排一些咨询活动。康复治疗组成员在患者出院后应进行家访,了解患者是否保持作业的水平,解决一些新问题,以保证患者生活愉快并不断进步。关于患者的体能问题,脑卒中患者不宜从事需要消耗较大能量的活动,因为它会引起疲乏、呼吸困难和虚弱等,这会使患者抑郁、焦虑和进一步迟钝。有研究表明,为脑卒中患者设计的为期12周的固定自行车训练计划后,体质和功能水平都有进步。

(四) 康复的主要环境因素

人类生态学研究环境中躯体、社会、心理因素间相互的关系。康复机构的主要目标是帮助患者恢复功能和独立生活。患者希望学习如何去应付外界环境的变化,但我们的服务方式常常使患者练习独立能力的机会受到限制。因此,要建立运动学习、社会接触和情感刺激的环境,以促进达到康复的总目标。脑卒中患者的正确环境因素如下:

1. 患者在脑卒中后欲获得最好的恢复,就应尽早把他安置在可以得到有效的诊断和治疗、减少可能发生并发症并受到诱导和鼓励的环境之中。一旦生命指征平稳,应将患者移至另一环境,此环境不以医疗或疾病为导向,而是以健康和学习为导向。它是按患者学习运动的需要而设计的。这个病房的家具和活动以及所选择的工作人员都是为了最大限度地进行日常生活必需的各种作业。这种特殊的脑卒中单元,可以训练全体工作人员营造这种氛围。

2. 发病后最初数日即应开始康复治疗,以防止患者习惯性地弃用患肢,防止废用的影响,如软组织长度的变化、肌肉力弱、丧失耐力、精神和认知衰退。此外,尚可提高患者在运动和认知功能方面的学习能力。

3. 康复治疗应有针对每个患者具体问题的特别计划,不仅包括运动计划,还应包括为了克服患者特殊的视力、认知和语言方面障碍而设计的计划。患者一天的生活安排,应使他有机会练习如何过"正常"而忙碌的生活,学习如何担负责任和重获时间概念等。

4. 需要激发患者重获正常生活的能力,这种激发应当是有计划的,而且不能由个别治疗师决断。

5. 一天中在治疗师指导下的作业训练,应和其他工作人员帮助下所实施的这些作业保持一致。这有助于患者学习。

第三节 治疗技术及临床应用

Carr 等认为脑卒中患者大多存在运动问题,需要基本的运动。故围绕这些基本的运动设计一个训练计划,将对患者有益,并可做疗效分析。运动再学习方法由 7 部分组成,包括日常生活中的基本运动功能:即上肢功能、口面部功能、从仰卧到床边坐起、坐位平衡、站起与坐下、站立平衡、步行等。治疗人员根据患者的具体情况,选择最适合于患者的任何一部分开始治疗。每一部分一般分 4 个步骤进行(表 5-3-1)。

一、上肢功能训练

(一)正常功能及基本成分

大多数的日常活动都包括复杂的上肢活动,在日常生活中,臂的运动常常服从于手的活动要求。

1. 上肢功能　正常人的上肢需要能做到:
(1)手臂在身体不同位置上(即靠近身体、离开身体)抓住和放开各种物体。
(2)将物体从一处移到另一处。
(3)在手内转动物体。
(4)伸到各个不同方向(如前、后、头上方等)。
(5)双手同时操作,例如,双手做同样的运动(如搓揉糕点),双手做不同的活动(如弹钢琴)。

表 5-3-1　运动再学习方案的 4 个步骤

步骤 1	分析运动的组成 　　观察 　　比较 　　分析
步骤 2	练习丧失的成分 　　解释——认清目的 　　指示 　　练习 + 语言和视觉反馈 + 手法指导
步骤 3	练习 　　解释——认清目的 　　指示 　　练习 + 语言和视觉反馈 + 手法指导 　　再评定 　　鼓励灵活性
步骤 4	训练的转移 　　衔接性练习的机会 　　坚持练习 　　安排自我监测的练习 　　创造学习的环境 　　亲属和工作人员的参与

以上动作是很复杂的,因为牵涉到需要控制上肢的许多关节和肌肉,以及与上肢相连的身体其他部分,它们形成一个多连接的生物力学链。而且,它们是根据一个人在功能活动时的前后相互关系以不同方式来运用的。如图5-3-1所示,在某一特定体位放下上肢的这样一个相对简单的动作中,肌肉的活动取决于肢体的重力关系和运动速度,即取决于该动作的意图或目的及完成的环境。

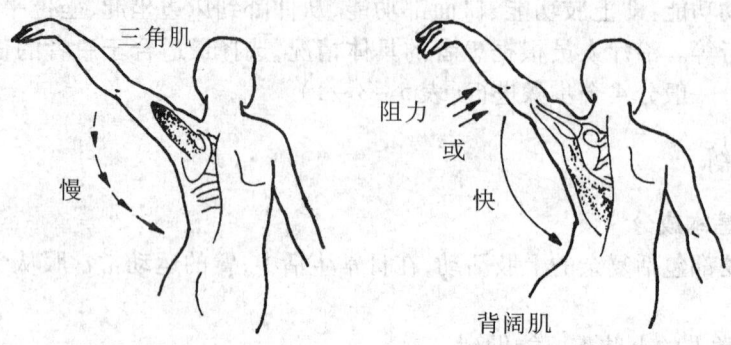

图5-3-1　肌肉依据具体情况起作用,在不同条件下,由不同肌肉完成同一动作

要有效地使用上肢,需要具备一定的条件,即:①能看到自己正在做什么。②上臂活动时调整姿势及使双手自由操作的能力。③有感觉的信息。

尽管上肢的功能是复杂的,它有基本的运动成分。当然,这些成分单独活动是不能完成复杂的运动作业的,患者首先要激活这些基本成分,然后在具体作业所需的特定协同运动中和其他肌肉关节活动进行组合。

2. 臂的基本成分　臂的主要功能是使手在操作时放在适当的位置(图5-3-2)。因此,在伸手操作时臂的基本成分包括:①肩关节外展。②肩关节前屈。③肩关节后伸。④肘关节屈曲和伸展。

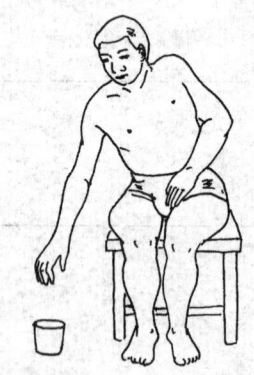
图5-3-2　向前下方拾起杯子时,手臂和身体的运动

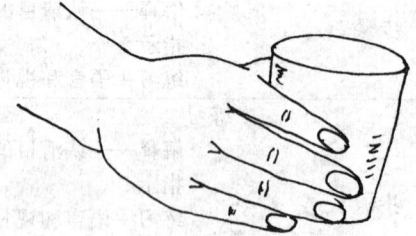
图5-3-3　桡侧偏移,伸腕及屈指是抓握物体的理想姿势

这些成分经常伴随着适当的肩带运动和盂肱关节的旋转。要注意当臂外展30°后,盂肱关节与肩胛胸关节运动的比例是5:4,而在30°以前其比例大约为6:1。

3. 手的基本成分　手的主要功能是抓握、放开及操作物体。因此,其基本成分为:①桡侧偏移伴伸腕(图5-3-3)。②握住物体,伸腕和屈腕。③拇指腕掌关节的掌外展和旋转

（对掌）。④各指向拇指的屈曲结合旋转（对指）（图5-3-4）。⑤在指间关节微屈时各掌指关节屈曲和伸展。⑥手握物体，前臂旋后和旋前。

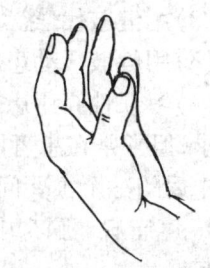

图5-3-4 拇指和小指接触是小指及拇指屈曲并结合旋转的动作

（二）步骤1——分析上肢功能

脑卒中后不久，许多患者不容易被观察到上肢的运动活动。然而，如果治疗师熟悉肌肉的功能，能在患者肌肉活动发生时，主动寻找和察觉到小量的肌肉活动的话，那么，尽管患者的上臂明显软弱，也可发现其恢复着的运动活动。换言之，一块可能表现为没有功能的肌肉，如果条件合适的话，也可能发生收缩。例如，治疗师可用改变目的或使肌肉达到必须收缩的长度而引发患者的肌肉活动。治疗师必须建立激活肌肉所需的条件。在早期，应用肌电图监测肌肉活动，并反馈给患者和治疗师，这一点是重要的。在患者坐位能控制其肩部活动，而不出现过多的代偿动作之前，可让患者取仰卧位以分析其肩周的肌肉活动。至于手的肌肉活动，可让患者坐在桌旁用相似的方法进行分析。

脑卒中常见问题及代偿方法：

1. 臂

（1）肩胛运动差（特别是外旋和前伸）及持续的肩带压低。

（2）盂肱关节肌肉控制差，即肩关节外展和前屈差或者不能维持这些动作。患者可能用过度提高肩带及躯干侧屈来代偿（图5-3-5）。

（3）过度的肘关节屈曲、肩关节内旋及前臂旋前。

2. 手

（1）伸腕抓握困难。由于屈腕肌活动差，指长屈肌群收缩时，除屈指外也起屈腕作用。

（2）在指间关节微屈下，屈/伸掌指关节，使手指抓住和放开物体有困难。

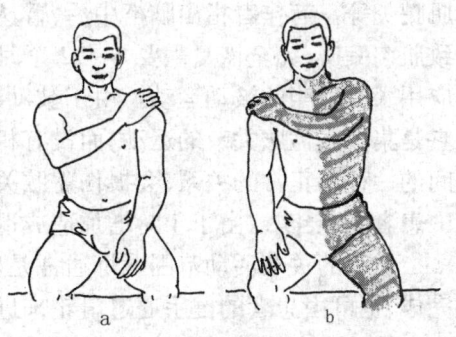

图5-3-5 a. 显示健侧功能正常；b. 可见患肢过度提高肩带，表明肩带升肌群和肩关节屈肌群的关系控制不好。

（3）外展和旋转拇指以抓握和放开物体有困难。

（4）不屈腕不能放开物体。

（5）放开物体时过度伸展拇指及其他手指（通常带有一些屈腕）。

（6）当抓住或拾起一个物体时，前臂有过度旋前的倾向（图5-3-6）。

（7）移动上臂时不能抓握不同的物体。

（8）对指困难。

3. 其他 脑卒中后还有常见的其他几个问题，但有可能预防，如：

（1）肢体的习惯性姿势导致肩关节、腕关节、拇指和其他手指软组织相应长度的改变。

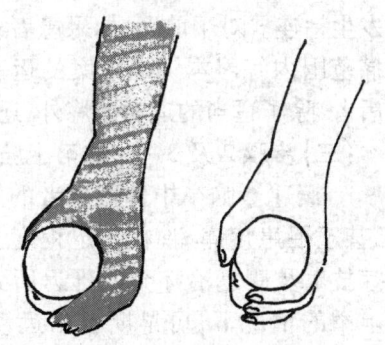

图5-3-6 左侧患手姿势与正常人的健手比较，患肢前臂旋前，4、5指抓不到杯子，腕关节处屈曲状态

(2) 用健肢代偿。

(3) 用健肢活动患肢。

(4) 习惯性弃用患肢：脑卒中后初期患者的需要相对比较简单，可使用一侧肢体来满足其要求，但常常在患者回到家里后，才认识到只使用一侧肢体对功能带来的巨大影响。这是脑卒中后的一个主要问题。

4. 疼痛肩　脑卒中后肩关节软组织损伤伴发的疼痛、僵硬和半脱位通常由4个力学因素引起：

(1) 紧靠肩峰的软组织受挤压。

(2) 靠近肱骨头的软组织受摩擦。

(3) 软组织受牵拉。

(4) 软组织挛缩。

前三者可由以下原因引起：①被动关节活动范围的锻炼。②用力外展肩关节而无外旋的锻炼。③软瘫臂重力的作用。④拉患者上肢去摆弄患者的姿势。⑤患侧卧位压在轻瘫的肩关节上。⑥用不适当的方法引发肩关节的肌肉活动和训练运动控制。

造成疼痛肩的病理情况包括肩锁关节的退行性改变、二头肌腱炎、滑囊炎、喙突炎、冈上肌腱炎等。有作者指出脑卒中后，臂丛神经损伤是由于牵拉无保护的肩关节而引起，它可导致肌肉瘫痪，完全恢复需要8～12个月或更长的时间。引起疼痛、僵硬肩的主要原因之一是应用了不适当的被动运动。由于被动运动范围的锻炼不能受瘫痪的肩周肌肉来控制，以及它是集中在盂肱关节的运动，而没有相应的和必需的肩带的运动，从而形成肱骨与肩胛骨之间的一种不正常的关系，会损伤盂肱关节周围的软组织，引起疼痛、僵硬肩。此外，大多脑卒中患者是老年人，由于年龄增加造成退行性改变使肩关节易于在被动运动中受到损伤。

被动的关节活动范围锻炼通常是为了预防僵硬和软组织的挛缩，可由治疗师或护士来完成，也可由患者的健手通过滑轮来进行。如果能够避免软组织损伤，以及在脑卒中早期治疗师辅助患者仰卧垂直臂位训练肌肉活动，患者就不会患僵硬肩。

对疼痛肩进行分析，找出原因，才能提出需要的治疗方法。如疼痛是主要问题，可用关节松动术、干扰电或经皮神经电刺激来处理；如是慢性炎症，可用热疗或超声波治疗。关节僵硬可能有两方面的原因，一是继发于废用的适应性的组织挛缩，二是正常的自由滑动的结构发生粘连。对于前者，如果患者在一个逐渐增加的无痛范围内练习本训练方案的运动，僵硬会改善；对于后者，除了适当的运动锻炼外，还可用关节松动术。

(三) 步骤2及3——练习上肢功能

1. 概述　脑卒中偏瘫患者的上肢功能康复不成功，甚至罹患疼痛肩，在一定程度上是由于不适当的治疗技术及康复治疗介入延迟所致。在患者仰卧位臂上举的情况下，可早期引出运动活动（图5-3-7）。肌肉常常容易在特定长度下用离心收缩而不是用向心收缩的方式开始被激活。无论坐位或卧位，患者很难在其上肢放在身体侧位的情况下激活肩周的肌肉，因为举起上肢所需的肌肉处于不利的力学位

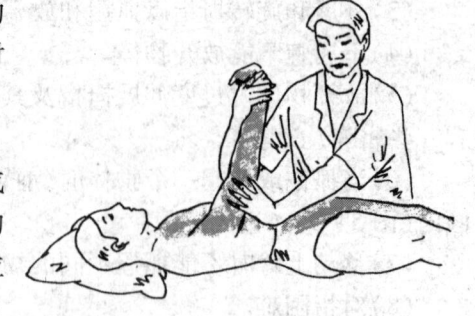

图5-3-7　患肢上举练习

治疗师帮助患者上肢处于屈曲位，并握住上肢以防内旋，治疗师应提示患者要伸直肘关节。

置。另一个要考虑的重要因素是肌肉正常发挥功能的方法。单个肌肉或部分肌肉是依据其正在进行的作业而和其他肌肉起协同作用的。如果一块肌肉不能按它原动肌的功能来收缩,它可能作为协同肌而收缩。此节的第一部分是针对脑卒中早期上肢很少或没有运动活动的患者设计的。以下各点在本节的训练中应始终牢记:

(1)臂的运动包括手的运动必须在脑卒中早期进行训练。手的运动不能等到肩关节有一些功能恢复时才开始进行。功能恢复不是必须按从近端到远端的顺序发生的,不要试图在重获手的控制前必须先控制肩关节。

(2)牵涉到上肢功能的运动作业是由十分复杂的肌肉活动组合的。一旦有分离的肌肉活动,就必须对它进行训练及扩展到有意义的作业上。

(3)患者必须有意识地消除所有与正在进行的运动无关的肌肉活动,包括健侧的运动及患臂那些对正在练习的特定运动或活动所不需要的肌肉活动。消除不需要的肌肉活动是建立运动控制的组成部分,而就患臂不需要的活动来说,是尽量减少患者所形成的屈肌的过度活动。

(4)应该避免粗大的运动模式,因为那样会妨碍治疗师或患者察觉到肌肉活动的出现;其次,粗大的运动模式倾向于只鼓励那些更为主动的肌肉去收缩(通常是那些趋向于缩短的肌肉);另外,粗大的运动模式会引起肩关节周围的外伤(如二头肌腱炎)。

(5)引发肌肉活动应首先在对肌肉最有利的位置进行。例如,对三角肌来说,是采取卧位屈臂 90°。

(6)治疗师不要将肢体抓得太牢,因为这样会直接阻碍患者肌肉的活动。此外,当肢体一旦得到充分训练时,就不应再给予扶持。

(7)如果一块肌肉在特定的条件下不能收缩,可以改变其条件,例如改变运动的速度、与重力的关系或活动的目的。

(8)一定不要鼓励患者做不适当的肌肉收缩。例如,不应让患者练习紧握橡皮球,因为这样会强化屈肌活动,通常合并屈腕和旋前,因而会促进固定的屈肌姿势的形成。

(9)患者应清楚地认识训练的目的和知道他是否已达到目的。不应鼓励患者练习那些没有功能意义的动作。

(10)一旦刻板的肌肉过度活动和肌肉缩短干扰上肢运动训练而患者不能由意识控制来克服,那么,这些肌肉的过度活动和错误用力需用其他方法来解决。应用一系列的支具合并练习向前伸和向前指,常常可使患者能控制一些看来不可能的上肢作业。肌电图反馈也能帮助患者坚持去掉不需要的肌肉活动。

(11)治疗师不应该用通常增强肌力的观念来考虑训练。正确的目标是帮助患者引发肌肉活动及训练患者控制这些活动去做特定的作业(按特定的前后关系)。当他练习各种作业到轻度肌肉疲乏时,他就会比较容易地获得相应的肌力和耐久力。患者应每日增加一定作业的次数,而作业应该是变化的,以使他通过类似的作业增强力量。例如,指向的作业可改为将不断增加的较重的物体举过头的作业。

(12)应尽快将应用两个上肢的作业介绍给患者。在这些作业中两个上肢作为协同动作的组成部分来工作。由于这些作业的操作过程具有明显的特定前后关系的性质,它需要具体地进行练习才能掌握。

(13)为了给患者以运动的启示,进行特定的被动运动虽然是有用的(为解释其目的),

但持续用被动运动会干扰患者的主动尝试,而阻碍他引发出任何的肌肉活动。此外,被动运动使治疗师难于辨认可能发生的任何肌肉活动及将这个对学习过程很主要的信息反馈给患者。被动运动在促进运动学习中可能起很小的作用,因为来自被动运动的信息与来自主动运动的信息是不同的。当然,肢体可能需要由治疗师进行被动摆放。

2. 引发上肢前伸的肌肉活动(即屈曲肩关节)和运动控制

(1)患者仰卧位,治疗师举起其上肢并支持在前屈位,让患者尝试朝上向天花板伸(图5-3-7)。此动作也可在侧卧位进行。

[指令]

"向上朝天花板伸。"

"想着用你的肩关节。"

"现在让你的肩关节回到床上。"

[检查]

保证肩胛骨移动,在头几次尝试中,可能要被动移动肩胛骨到位。

不允许前臂旋前或盂肱关节内旋。

不允许患者主动很快回缩肩关节,回缩运动应利用肌肉的离心收缩。

(2)患者仰卧位,治疗师举起患者上肢并予支持使之处于前屈位,然后要求患者尝试练习各种作业以帮助患者引发肌肉活动。例如:①将手向头部移动(图5-3-8)。②将手经头上移触到枕头(图5-3-9)。这是一个探索过程,患者试图在某些主要肌肉中引出肌肉活动,特别是三角肌和肱三头肌。

[注意]

当肩关节周围出现很小的肌肉活动,而其上肢被动地上举到90°时,患者可能诉说肩痛,这可能由于肩峰与肱骨头间的软组织受挤压所致。如果治疗师稍微分离一下关节表面,疼痛通常就会缓解。

[指令(1)]

"看看你能否将你的手下落到前额→慢一些→不要让你的手掉下来,现在将手提起一点。"

[检查]

不要让患者的前臂旋前。

手掌应触前额。

[指令(2)]

"看看你能否将手越过头触到枕头。"

"让你的上肢靠近你的头。"

"现在试着让你的上肢越过你的头。"

[检查]

不允许患者前臂旋前。

不允许肩关节外展。

检查肩胛骨是否产生运动。

一旦患者能控制一些肌肉活动,如三角肌、胸肌和肱三头肌时,应进一步做一些活动(图5-3-8,5-3-9)。

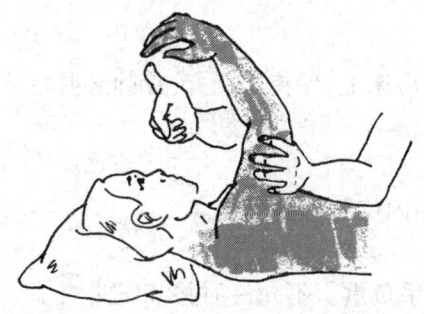

图 5-3-8　手向头部移动练习

　　控制三角肌的离心收缩,治疗师帮助负担患者上肢的一些重量并支持盂肱关节。

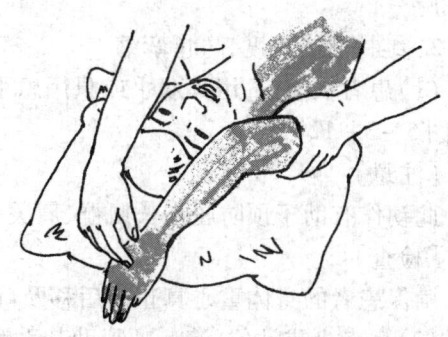

图 5-3-9　手移向枕头

　　牵伸患者的手越过头,在此位置练习提起手离开枕头,伸展肘关节。

　　(3)患者练习保持上肢于前屈位,并控制在所有方向和不断增加的范围内活动(图 5-3-10)。治疗师指引患者需要活动的轨迹。

[指令]

"向上伸手,肘关节保持伸展。"

"看你能否随我的手活动。"

[检查]

不允许前臂旋前、肘关节屈曲或肩关节过度内旋。

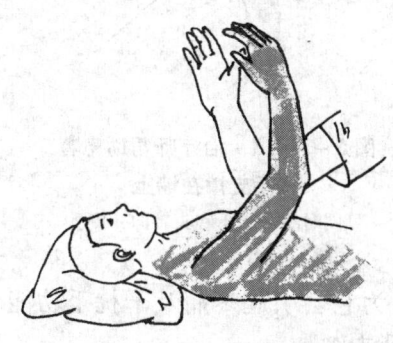

图 5-3-10　患肢上举及控制

　　控制患肢在前屈位的外展和内收,练习从肩关节屈肌群的向心性收缩到伸肌群的离心性收缩。

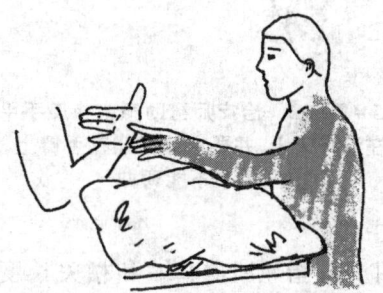

图 5-3-11　患肢练习前伸及运动控制

　　治疗师保证患者手和肘部活动的轨迹是合适的,并提示不要提高肩带。

　　(4)患者靠桌子坐,练习患肢向前伸及向上伸(图 5-3-11)。患者应在所能控制的范围内活动,并逐渐增加活动范围。当患者能控制其肩关节大于 90°时,应于 90°以下在较小的运动范围内练习前伸,直至能在坐位和站位将臂从侧位屈曲前伸和外展前伸。

[指令]

"向前伸触及这个(物体),不能让你的手臂落下来。"

[检查]

不能提高肩带以代替肩外展或前屈。

不允许肘关节屈曲。因患肢前伸时有肩内旋的倾向,因此应注意确保患肢前伸时肩关节外旋。

3. 维持肌肉长度,防止挛缩

(1)患者取坐位,用其双手或只用患手平放在身后床上,保持平衡,治疗师必要时予以协助(图5-3-12)。

[注意]

此动作有助于预防屈指长肌群、肩关节屈肌群和内旋肌群的挛缩。

[检查]

确保患者的身体重心真正向后移及确实通过患手负重。不允许肘关节屈曲。

(2)患者坐或站位,治疗师帮助其手臂外展/前屈,在90°下维持其手压在墙上。通过其手臂施以一些水平压力,防止手从墙上滑落。开始时,治疗师需要让其肘关节伸展。在这个姿势下,患者练习屈曲和伸直肘关节以改善对肘伸肌群的控制;当重新获得对肩关节和肘关节的一些控制后,让其练习转动躯干和头(图5-3-13)。

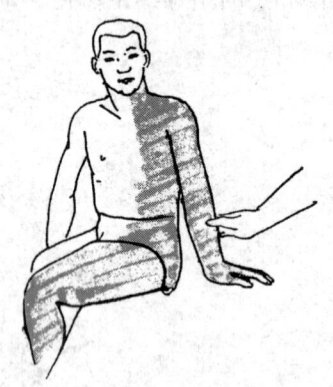

图5-3-12 治疗师帮助患者将患手平放在治疗床上,并要求他倚靠在手臂上,肘关节不能弯曲

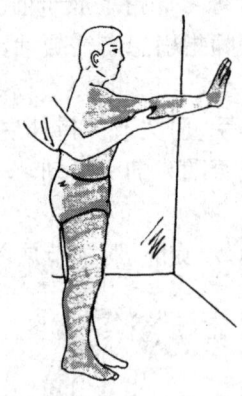

图5-3-13 治疗师帮助患者将手支撑在墙上

可同时练习躯干和头转向一侧。

[注意]

预防腕、指屈肌群挛缩和相关长度改变很重要,因为它会引起疼痛及干扰手功能的训练。以上动作亦用于训练肩和肘关节周围的肌肉控制能力。

[指令]

"让你的肘关节稍稍弯曲,然后用你的手掌轻轻向墙上推以伸直肘关节。"

"保持你的手在墙上并转动你的身体面向前方/侧方,保证你的手不下滑。"

[检查]

不允许手从墙上滑下来。让患者注意自己的手,保证身体重心放在双脚上,双肩水平位。

4. 引发手操作的肌肉活动和训练运动控制

(1)训练伸腕:

1)用腕关节桡侧偏移引发腕伸肌的活动通常是较为有效的。患者取坐位,手臂放在桌上,前臂处于中立位,手握一个玻璃杯,试着将杯子抬起(图5-3-14)。

[指令]

"将玻璃杯拿起来。"

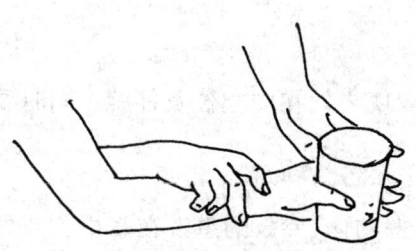 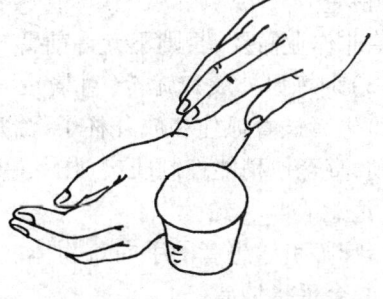

图 5-3-14 患者用腕关节控制将玻璃杯抬起和放低

治疗师握住患者前臂使其处于中立位,并协助他抓住杯子,以使他能集中精力激发腕关节肌肉群收缩。

5-3-15 患肢在前臂中立位下伸腕以沿着桌面推动玻璃杯

"把它慢慢放低。"

一旦患者已引发一些伸肌活动,就做下一动作。

2)前臂处于中立位,患者练习拿起物体、伸腕、放下、屈腕、再放下。患者应始终抓住物体。

[指令]

"移动瓶子到桌上这个点。"

3)患者也可练习向后移动手以触碰一个物体,并尽可能快地增加其移动的距离。也可以让他沿着桌面用手背推动物体(图5-3-15)。这其中包括腕和臂的运动。

[检查]

不鼓励任何前臂旋前的倾向。

(2)训练前臂旋后:患者手握圆筒状物体,试着前臂旋后以使该物体的顶部接触桌面(图5-3-16)。

[注意]

作业可改为让患者用手背压胶泥;也可改为让患者手掌向上接住落下的小物体,如米粒。

[指令]

"让瓶顶接触桌面。"

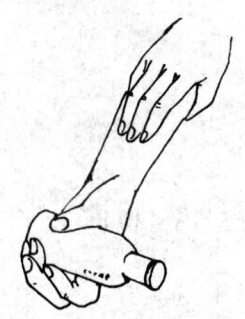 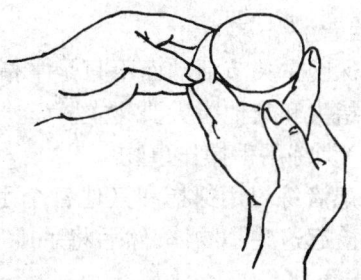

图 5-3-16 前臂旋后用瓶子顶部触碰桌面

图 5-3-17 使患者拇指、手指和腕关节处于抓握物体的姿势

[检查]

除非作业需要,否则不允许前臂抬起离开桌面。

(3)训练拇外展和旋转(对掌):

1)患者试着抓住和放开杯子,治疗师要握其前臂使之处在中立位及伸腕。同时要指导其活动,直至他稍能控制肌肉(图5-3-17)。

[注意]

治疗师引导患者的手向着物体。其目的是去抓握物体,要鼓励患者在掌指关节处拇指外展,其余手指伸展。

[指令]

"张开你的手去拿这个东西。我会帮你的。"

"现在放开手。"

[检查]

不能屈腕或前臂旋前。

当其拇指稍能活动时,要求他在放开物体时确保拇指外展,而不是伸展腕掌关节使拇指向物体上方滑动。

确保拇指姿势正确,即用拇指的指腹去抓握物体而不是用拇指内侧缘去抓物体。

2)让患者尝试外展拇指腕掌关节去推开一个轻的物体。

[注意]

另一相似的作业是向侧方移动拇指去触碰物体。

[指令]

"试一试,你能不能用拇指轻轻推开这个东西。"

"试一试,你能不能推得远一点,推到桌面的这条线上。"

[检查]

不鼓励屈腕以代偿拇指外展。

(4)训练手的桡侧和尺侧相对(对指):患者前臂旋后,练习拇指和其他手指相碰,特别是第四、五指(图5-3-18)。治疗师示范如何将手掌握成杯状。

[指令]

"用你的小指尖碰拇指,确保你的拇指和小指都在动。"

"让你的手成为环状。"

[检查]

确保腕掌关节活动而不只是掌指关节活动。

拇指尖和其他指尖要碰上。

(5)训练用手操作事物:

1)患者练习用拇指和其他各个手指捡起各种小物体(图5-3-19)。他可不断地从一个碗中捡起这些小物体,然后将手旋后放入另一碗中。

[指令]

"捡起这个东西,把它放在这里。"

[检查]

确保患者用拇指指腹抓握物体,而不是用拇指内侧缘去抓握。

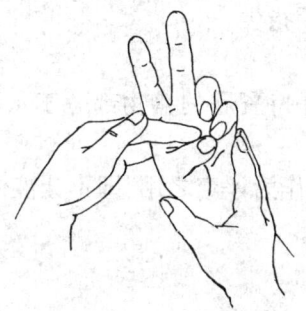 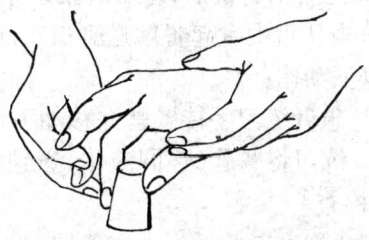

图5-3-18 练习拇指和小指对指,指导做环状活动　　图5-3-19 患者用拇指及手指捡起物体,协助患者控制手的正确姿势

2)患者练习环握抓杯:拿起塑料杯而不让其变形。应练习拿起杯子并移动手臂及放下杯子。还练习拿起杯子,使杯子靠近身体、离开身体,并和另一手协同操作(例如,将一个杯子的水倒到另一个杯子里)。

[注意]

此作业训练运动控制和动态感觉。

[指令]

"拿起这个杯子,不要让它变形。"

[检查]

患者要抓握适当,握得太紧杯子会变形,握得太松,杯子会掉下来。

3)患者练习从他的对侧肩上捡起一块小纸片。

[检查]

指出协同关系的错误。

为了有效地使用手,需要精细地控制肩、肘、腕关节,因为这样才能使手达到目标。

4)向前伸手去捡起或接触一个物体。

5)手伸向侧方从桌子上捡起一个物体并将其转移到桌子的前方。

6)向后伸展上肢以抓握和放下一个物体。

7)使用双手完成各种作业。

[检查]

纠正不适当的运动。

患者不应总是练习他已经能做的作业,而应不断地向更困难的作业进展。如他完成一个特定的运动成分有困难时,应尽可能用许多相似的方法和不同作业来练习。例如,如果他使手旋后让掌向上有困难,可以练习各种需要最后几度旋后的作业。

要训练患者两手操作的功能活动(如使用刀和叉),当他使用健手去做作业的有关部分时,患者可能更有效地使用患手。

患者学习操作一个特定的工具(牙刷、梳子等)时,治疗师应知道哪些是使用那个工具的基本成分,进行具体分析以决定其在协同动作中丧失的成分。

(6)改善使用餐具:以使用餐匙为例。

1)当患者拿起餐匙时,难于将它移动到手中适当的位置。可练习以下动作:

A. 患者前臂旋后，尽可能快地用拇指逐个触碰其他手指尖。

B. 患者前臂旋后，练习转动手中一个小物体。

2）当从盘中拿起餐匙送到口边时，难于调整抓握以保持餐匙的盛物部分于水平位。可练习以下动作：

A. 患者练习手持餐匙并移动手臂，餐匙中盛有液体，作为评定之用，即不让液体流出。

B. 练习将餐匙（连同液体）送到口中。

[检查]

不允许患者低下头去迎餐匙。

（四）步骤4——将训练转移到日常生活中

如果患者想要达到其上肢功能的潜在恢复能力，必须考虑以下4点：

1. 患者必须避免继发性的软组织损伤。患者的肩关节有可能由工作人员、亲属及患者本人造成损伤。护士、治疗师、转送者及医生一定不要强拉患者的手臂来移动他。检查关节活动范围的极限或目的在于维持或增加关节活动范围的被动运动，可能会损伤瘫痪的肩关节周围的软组织。不应鼓励患者被动地活动患侧上肢，也不应让其做滑轮的运动。以上两种活动都没有考虑到正常盂肱关节的节律性，因此增加了肩关节区软组织损伤的可能性。

2. 不允许或不鼓励患者用健肢来运动患肢活动或仅用健肢作业，这容易发展成习惯性弃用患肢。在做这些活动时，患者往往只用能动的上肢参与而根本不是用患肢。几项使用破坏传入神经和损伤脑的猴子所进行的研究表明，无限制地使用健侧肢体可能是患肢功能恢复不好的一个主要因素。如果限制动物健肢的使用而训练使用患肢，患肢能重获有效的功能。治疗师、护士和亲属应该用语言的约束和解释劝阻健肢任何不需要或代偿患肢的活动。患者应懂得这种约束的道理，并应在必要时才使用健侧上肢。

3. 患者应在白天练习治疗师认为应集中精力练习的特定成分或运动。一些难于自己进行练习的运动可以从思想上进行练习。但是，只要可能的话，治疗师应教患者的家属或朋友怎样去帮助患者练习运动或运动成分。患者应有一个记录本，详细记录应练习的内容，可能的话，最好附有照片、图解。

4. 在脑卒中早期，肢体的固定姿势是个重要的问题。软瘫的或不活动的肢体在体侧处于内旋和屈曲位可能会相当快地引起适应性的长度改变而发生挛缩（图5-3-20），并使盂

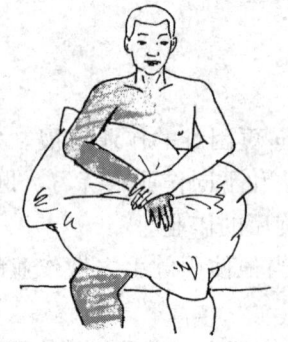

图5-3-20 患肢长时间处在一个姿势上，会很快发生肌肉长度的改变（挛缩）

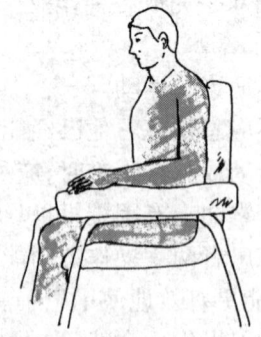

图5-3-21 坐位时将上肢处于良好姿势，以预防肩关节脱位及肌肉挛缩

肱关节向下半脱位。改变肢体姿势的每日计划和前面所阐述的每日训练的运动,可预防挛缩的发生,但是在重新获得对肢体的控制以前,这种危险仍然存在。此外,在长久站立时戴上一个支持物,有可能避免肩关节半脱位的倾向。在坐位时,上肢应支撑在桌子上,交替处于前屈和外展位(图5-3-21)。这样将有助于避免肩带下塌而改变关节盂窝的角度以及造成肩关节半脱位。必须防止肩部受伤,预防忽略或习惯性弃用患肢,并确保最好的姿势,以重新获得运动控制之间的平衡。

关于使用手夹板的问题:如果必须考虑使用的话,所使用的夹板必须把关节放在一个有利于再学习某种运动成分或作业的位置,以实现使肌肉重获功能的目标。例如,在早期患者能重新控制其拇指之前,用胶手托(moulded plastic)使拇指处于轻度掌外展位,同时这个夹板很小,不至于影响手的运动,可帮助患者重新控制拇指外展、抓握和放开物体。拇指指蹼的挛缩是一个常见问题,而且脑卒中后出现很早,应注意预防。

二、口面部功能训练

(一)正常功能及基本成分

口面部功能包括吞咽、面部表情、通气和形成语言的发声运动。脑卒中后这些活动受到影响,妨碍吃饭、交流和社交。流口水使患者窘迫、自卑,把注意力集中在擦嘴上,影响患者治疗和练习,如早期治疗会很快好转。脑卒中期间的吞咽困难是口面部主要的功能障碍,它导致营养状况差,并靠鼻饲提供营养。鼻饲可引起黏膜不适,缺乏咀嚼刺激或舌的运动,并易引起食道逆流。因此,应尽快地训练正常的吞咽功能,避免鼻饲。一旦患者的颌及唇能闭合,有更多的舌的运动和吞咽东西的刺激,就会发生正常的吞咽。

吞咽是高度复杂的综合性神经肌肉活动。它的最初阶段即食团的准备是随意控制的,食团一旦进入咽部就开始第二阶段或吞咽的非随意阶段。食物由唇带入口腔并被前牙咬碎,然后舌将食物移到磨牙并将食物与唾液混合。由颊肌组成的面颊也帮助控制在口腔里的食物,当咀嚼活动将食物推到一边时,颊部将其再推到磨牙处。舌前部抬起顶住前牙后面的硬腭,同时软腭向下紧靠舌后部,食团便在舌上形成,并借舌贴向硬腭的运动将食团挤向口腔后部,舌后1/3部向后上抬高,食团便通过舌腭弓被送到口咽部。在吞咽液体时,舌内肌与硬腭形成隧道并将液体通过口向后方喷流。

在准备吞咽时通过舌的运动将舌骨带向前并适当抬高,唇和颌闭合并使软腭和悬雍垂紧张以封闭鼻咽部。喉朝舌骨后向上拉,使喉腔变窄,会厌呈水平状以保护呼吸道。当食团到达会厌,一部分食团挤向两侧下降到喉的一侧或两侧进入食道。然后食团通过食道的蠕动继续下降。在吞咽期间呼吸瞬间被阻。因此,吞咽的基本成分是:①闭颌。②闭唇。③抬高舌后1/3以关闭口腔后部。④抬高舌的侧缘。

有效吞咽的前提包括:坐位,控制与吞咽有关的呼吸,正常的反射活动。

(二)步骤1——口面部功能分析

口面部功能分析包括:观察唇、颌和舌的序列及运动;舌和双侧面颊的口内指检(检查触摸阈值及舌的抗阻);观察吃饭和喝水。

脑卒中偏瘫患者的常见问题:

1. 吞咽困难

(1)口面部肌肉控制不良,特别是张颌、闭唇差,舌固定不动。这些会导致流口水,食物存留在面颊与牙床之间(颊部肌和舌缺乏活动引起)。

(2)刺激阈改变,这会导致觉察力降低,特别是对口中食物及唾液的觉察低;或过度敏感,如过度的张口反射、舌回缩等。

2. 面部运动和表情不协调　这是患侧面下部缺乏运动控制以及健侧面部肌肉过度的和无对抗活动的结果。面部上 1/3 肌肉接受双侧神经支配,因此脑卒中后通常不受影响。

3. 缺乏感情控制　此问题本质上不是口面部的问题,脑卒中早期经常看到患者缺乏感情表露的控制,表现为爆发性的、无法控制的哭泣,很难由患者调整或停止。如果不解决这一问题,很可能持续存在并妨碍训练计划。影响重新获得自尊及他的人际关系。

4. 呼吸控制差　这可由多种因素联合引起,包括软腭控制差,或运动不持续,表现为深呼吸、屏气和控制延长呼气困难,因此使言语交流困难。

(三)步骤 2 和 3——练习口面部功能

吞咽和吃饭最有效的体位是坐位,应让患者双髋充分向后坐在椅子里及保持头和躯干垂直。应帮助戴假牙的患者正确放置假牙以改善其外貌及防止牙床变化。双唇及口内区域对温度变化敏感,可用冰刺激口部功能,但它有麻木的作用。吮吸冰块可促使患者吸气,因为液体较固体更易使人吸气。应用口内技术时,时间不要过长,以便让患者做闭上唇与颌的吞咽动作。唾液的存在和唇及颌的闭合与改善舌的肌肉活动相结合以引起吞咽。

1. 吞咽训练

(1)闭颌训练:治疗师帮助患者闭颌并使其在中立位。当患者颌部张开时或需要吞咽时要帮助或提醒患者保持闭颌。

[指令]

"闭上你的嘴和颌骨。"

"将牙轻轻合上。"

"现在张开嘴,再合上。"

"放松你健侧的嘴。"

[检查]

帮助患者保持牙齿咬𬌗。

确保嘴对称地张开。

(2)训练唇闭合:治疗师让患者闭颌,并用手指指出其缺乏活动功能的唇的区域,让其轻轻闭唇。

[指令]

"把嘴唇轻轻闭上。"

"放松你健侧的面部。"

[检查]

不要让患者吮下唇,因为这会妨碍吞咽时舌部的活动。

不鼓励患者噘嘴。

颌必须闭上。

保证鼻子通畅。

(3)训练舌运动:治疗师用食指压舌前 1/3 并作水平震颤。震颤运动的幅度应小,并且治疗师的手指在口中不应超过 5 秒钟。然后治疗师帮助患者闭颌(图 5 - 3 - 22)。

[指令]

"张开你的嘴,我要告诉你,当你吞咽时,你的舌头应放在哪儿。"

"现在闭上嘴。"

[检查]

当患者已经完成吞咽时要告诉他——他或许不知道。

不要将手指放在舌的后部。

保证向下推舌头。

不要让患者重复吞咽——在缺乏唾液的情况下吞咽很费力。

(4)抬高舌后 1/3:治疗师示指用力下压舌前 1/3 以关闭口腔后部(图 5-3-23)。紧接着像前面讲的那样闭唇和颌。

[指令]

"张开你的嘴,我要向下推你的舌头来帮助你吞咽。"

"现在闭上嘴。"

"当你吞咽时你能感到嗓子后面关闭了吗?"

[检查]

同(3)。

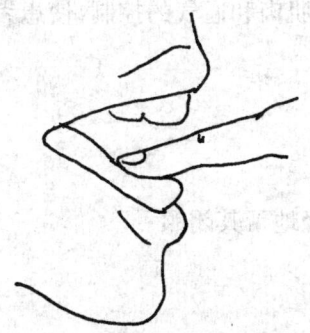   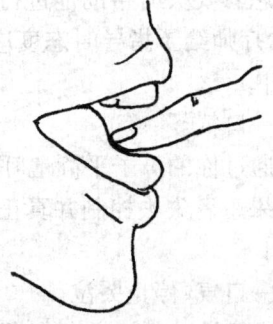

图 5-3-22　用力下压并水平　　　　　图 5-3-23　用力下压引出舌
　　方向震颤刺激舌部　　　　　　　　　后 1/3 抬高以关闭口腔后部

2. 训练吃和喝　食物应可口,由多种成分组成,起初可用黏稠的土豆泥。黏稠的食物通常使用起来相对安全。流质的食物不能提供所需的刺激,并且容易被误吸。应给患者不同结构的食物和可咀嚼的食物。如果咀嚼困难,治疗师可将他的颌轻轻合上,可促进咀嚼。

3. 训练面部运动　患者在张口和闭口时,练习降低健侧面部的过度活动。治疗师用手指指出哪部分应该放松和哪部分应该运动。

[指令]

"张开你的嘴。"

"放松面部的这一侧。"

"现在再闭上嘴。"

[注意]

不要练习双侧面部,因为会增加健侧面部过度活动的倾向。一旦患者降低了健侧面部的过度活动,许多患者就能够活动患侧面部肌肉了。

4. 改善呼吸控制

[注意]

脑卒中后一些患者呼吸控制困难,如呼吸太浅,或不能屏住呼吸。浅呼吸易引起呼吸道感染且不能有效地吸氧。屏息不良会影响发声。下面的训练技术对这两种情况都有所帮助。

患者躯干前倾,上肢放在桌子上练习深呼吸,重点在于呼气上。治疗师在患者呼气时,于其胸廓的下 1/3 给以重压和震颤(图 5-3-24),这可与患者在呼气时发声相结合。患者也可试验用变化的声音,这样可提供有用的听觉反馈。这项技术对言语治疗也有效。

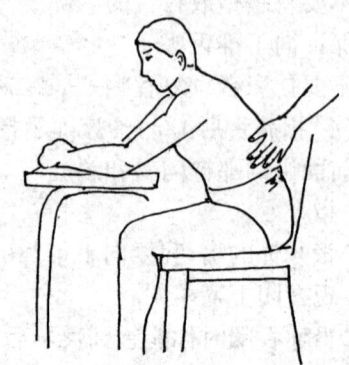

图 5-3-24　练习深呼吸,并持续发声

[指令]

"深吸气,马上呼出。"

"呼气尽量时间长一些。我来数数。"

"现在当你呼气时,说'啊','母'。"

5. 改善情感的控制

(1) 当患者要哭时帮助他进行控制。通过练习口部肌肉和通气的控制,使患者学会调整其行为。治疗师给予指导时态度应冷静。

[指令]

"深吸一口气。"

"现在通过你的鼻子平静地呼吸。"

(2) 如果患者失去控制并真正哭起来时,治疗师轻轻地帮其闭颌。

[指令]

"深吸一口气、停止哭泣。"

当患者可以控制时,说:"好。"

(四) 将训练转移到日常生活中去

1. 治疗师要运用上述训练吞咽的技术来帮助患者吃饭。一天里至少在一顿饭之前这样做。患者应坐到桌子旁吃饭并且安排好吃饭时间,以便他们处在高兴和社交的场合。

2. 患者进行各种作业训练时,治疗师应监测患者的面部表现,当患者张嘴时,应向他指出并提醒他闭嘴。

3. 由于患者感知力降低,对保持假牙在正确位置有困难,应教他如何轻快地摩擦其牙床,并应在放假牙之前自己做好。

4. 应向护士和患者亲属解释控制情感爆发的方法(如前所述),以便必要时他们能够应用这个方法。坚持这样做,使得阻止情感爆发变为习惯。

5. 改善的口面部控制和外观会帮助患者重新树立自尊和与工作人员、亲属及其他人交往的信心,并改善他的营养状况。如果在发病的最初几天开始治疗,上述的口面部问题会很快得到克服。

三、从仰卧到床边坐起的训练

（一）正常功能及基本成分

从仰卧到坐位时，大多数人用手臂作杠杆并将两腿摆过床边。老年人常常首先转到一侧，用手推自己起来，然后将双腿摆过床边。对脑卒中后早期的患者，有效的方法是先转向健侧，然后坐起，这样可避免患者从仰卧位坐起时对健臂的过度使用；同时这也是他人利用患者的肩和骨盆作杠杆，用最少的帮助使患者坐起的方法。治疗师不应拉起患者的身体以达到坐位，而应让患者再学习此动作的基本成分，参与坐起，避免过度使用健侧。

在转向一侧时，以左侧为例，头应屈曲及转向左侧，右臂屈曲，肩带前伸，左髋与膝屈曲，脚蹬床使身体翻过去。在下面的腿通常屈髋及膝，同时双髋后移以提供更稳定的支持基础。从侧卧位坐到床边时，患者的颈和躯干要侧屈，下面的手臂撑床以起杠杆作用，同时举起双腿并摆过床边（图5-3-25）。

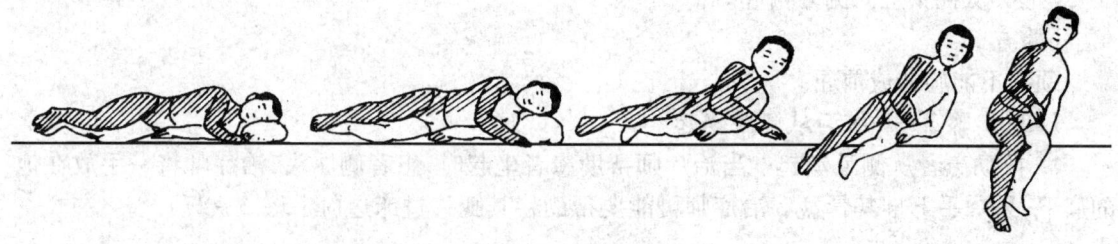

图5-3-25 从床边侧卧坐起，颈和躯干侧屈

1. 转向侧位
(1) 颈的旋转和屈曲。
(2) 髋和膝屈曲。
(3) 肩关节屈曲和肩带前伸。
(4) 躯干旋转。

2. 侧卧坐起（图5-3-25）
(1) 颈侧屈。
(2) 躯干侧屈（当进行上两动作时，外展下面的臂）。
(3) 提起双腿并向床边放下。

（二）步骤1——坐起的分析

1. 在转向健侧时，患者可能在以下的方面特别困难：
(1) 患侧屈髋和屈膝。
(2) 肩屈曲及肩带前伸。

这些问题将造成健侧不适当地代偿，例如：患者可能通过使用健手试着移动或拉自己起来。如果患者不能尝试被动地移动其患臂越过身体，可能提示患者患侧忽略。

2. 从侧卧坐起时，可能发生以下问题以代偿肌肉活动低下：
(1) 患者旋转并前屈颈部以代偿侧屈，通常这是由于躯干侧屈运动差所致。
(2) 患者用健手拉自己（拉床单或床边），以代替颈和躯干的侧屈。
(3) 患者将健腿呈钩状置于患腿下以移动双腿至床边。这样，当他坐起时，重心会后移。

(三)步骤2——训练丧失的成分

训练颈侧屈 治疗师帮助患者从枕头上向侧方抬头,当患者让其头部降回枕头上时,注意离心收缩其侧屈的肌群。然后,患者不用帮助练习侧抬头(图5-3-26)。

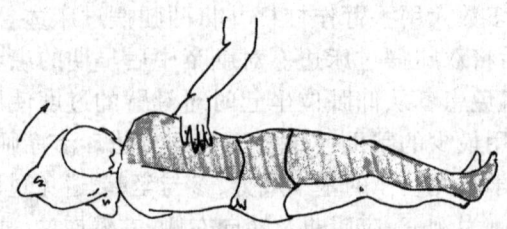

图5-3-26 练习从枕头上抬起头,
如果需要,治疗师帮助承担一些重量

[指令]
"把头从枕头上向侧方抬起。"

[检查]
颈部不能旋转或前屈。

(四)步骤3——练习从侧卧坐起

1. 帮助患者从侧卧坐起 当治疗师帮助患者坐起时,患者侧屈头,治疗师将一手放在他的肩下,另一手下推其骨盆。治疗师可能要帮助将其腿移过床边(图5-3-27)。

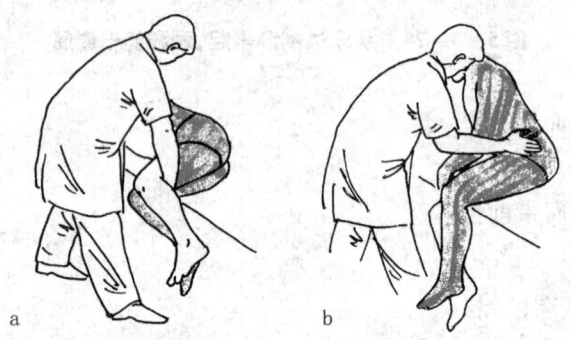

图5-3-27 治疗师帮助患者坐起
a. 双腿移过床边;b. 向下压骨盆作为一个支点,以便帮助患者容易转到坐位。

[指令]
"向侧方抬起你的头。"
"现在坐起来,我会帮助你的。"

[检查]
不要拉患者的手臂。
提醒患者侧抬头。
在开始做这个动作以前,可能需要先将患者双腿移过床边。
不要让患者重心后移。
患者用健臂作为杠杆。

2. 帮助患者躺下　患者从坐位侧移身体重心到其健侧前臂上,当患者提起双腿放在床上时,治疗师提醒他向反方向侧移其头,然后患者自己低下身体呈侧卧。

[指令]

"将你的身体向你的手臂处下移。"

"慢慢放下你的头。"

[检查]

不要拉患者的手臂。

提醒患者控制头的位置。

不要让患者身体重心后移。

(五)步骤4——将训练转移到日常生活中去

患者除了医疗、睡眠或治疗外,不要过多卧床。卧位会强化瞌睡、思维混乱和孤独感以及引发废用的症状。早期采取直立位(即坐和站),对中枢神经系统有刺激作用,可消除抑郁症,使患者能重新控制膀胱和口的功能,提供有关的视觉输入,以及鼓励进行交流。一个在仰卧位显得孤独的人,通常会在一次坐位治疗中得到一些改善。因此,帮助患者尽快坐起来是很重要的。

如果患者必须卧床的话,护士可屈起其患侧髋和膝部,握住其脚使之牢牢踩在床上,并且要求他屈起健侧髋及膝部、脚跟向下压,同时提起其臀部,做桥式运动,可伸展髋关节,也便于床上使用便盆。但在做此动作时患者不要使用高枕头,因为头和躯干的屈曲位对伸展双髋将造成困难。

在帮助患者早上起床和离开治疗床时,护士、治疗师及亲属均应按上述方法去做。患者不应在床上悬吊一个"猴环"(monkeyring),因为拉环下床会增加患肢的废用而强化了健上肢的过度活动。

四、坐位平衡训练

(一)正常功能及基本成分

主动的坐位平衡要求身体对线,在每项作业时配合身体重心的转移,而做出正确的准备和不断进行姿势的调整。坐位平衡是指一种坐的能力,它包括坐时没有过度的肌肉活动、坐位移动、进行各种运动作业(图5-3-28),以及在坐位时的移出移入。当身体某一部分移动时,重心的位置发生改变,这就需要身体的其他部分运动以平衡身体。重心的轻微移动

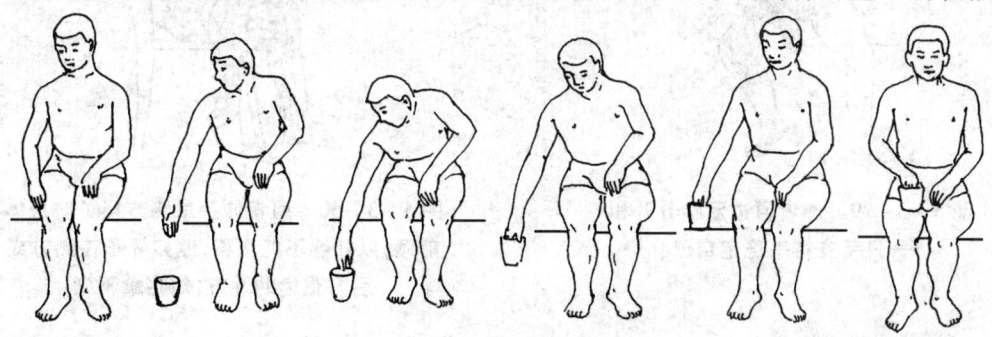

图5-3-28　伸手拿地上的杯子,进行复杂的姿势调整是此作业的要点

（甚至头、躯干和肢体轻微的活动）也包含一些准备性的和不断进行的肌肉活动。一般来说，只有当重心移动得太远以至失去平衡时才用臂或手作为保护性的支持。

1. 直立坐位时坐位对线基本点或坐位平衡基本成分

（1）双脚和双膝靠拢或略分开。

（2）体重平均分配。

（3）屈双膝的同时伸展躯干（双肩在双髋的正上方）。

（4）头平衡在水平的双肩之上。

2. 要达到的能力

（1）准备姿势的调整。

（2）针对具体的运动或正在进行的运动作业进行不断的姿势调整。

（二）步骤1——坐位平衡分析及脑卒中后常见问题

1. 坐位分析包括的内容

（1）观察患者静坐时的对线。

（2）当患者进行各种等级的运动作业时，分析他调整自身做出肢体、躯干和头部运动的能力。例如：让患者看天花板、转身向后看、向前看、向侧方和后方伸手去触摸或抓物体，将健脚抬离地面，从地板上拿起物体。

（3）治疗师要注意患者的行为，包括多余的运动和代偿的方法，以及分析问题的原因。

2. 不能保持坐位平衡的患者常见的一些代偿方法

（1）支持面宽，即双脚和/或双膝分开（图5-3-29）。

（2）随意运动受限，即患者发僵和屏住呼吸。

（3）患者双脚在地上滑动以代替调整相应的身体部分。

（4）用手或臂进行保护性支持或抓握而进行最小的运动。这种患者可能因轻微地运动甚至深呼吸便失去平衡。他用双手增加稳定性。

（5）当作业需要重心侧移时，患者向前或向后靠。这意味着患者躯干的侧屈控制差（图5-3-30）。

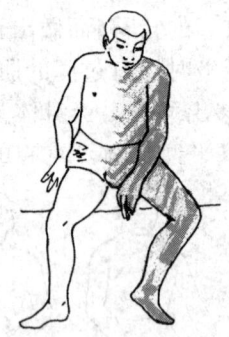

图5-3-29 患者通过双腿分开和一只手支持来稳定自己

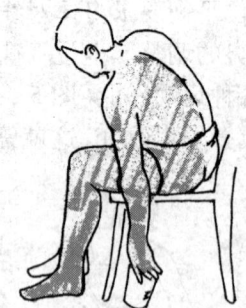

图5-3-30 患者伸手拿侧方杯子时身体前倾，以补偿不能侧移，但如杯子在侧方或后方更远的地方，他将拿不到

(三)步骤 2 和 3——练习坐位平衡

在头几次训练中,如果患者的坐位平衡差,他应坐在一个坚固的矮床上,双脚着地,当患者进展到有能力来回移动时,他应坐在不同类型的座位上练习不同的作业。这项练习可与练习站起和坐下结合起来。当患者练习来回移动时,治疗师应保证他做必要的调整而不是滑动双脚、扩大支持面或扭动。

1. 训练重心转移的姿势调整　开始的作业对那种早期害怕移动的患者有用。这些作业通过将患者的努力集中于达到不同的目标而分散其对维持平衡的注意力。

(1)坐位,双手放在大腿上,患者转头和躯干向肩上方及向后看,回到中立位,再做另一侧。

[注意]

此活动是练习小的调整,它让患者感觉到能独立地移动并能重新获得平衡。

[指令]

"转头向后看。"

"转动你的身体和头。"

"不要向后靠。"

[检查]

不要让患者不必要地向一侧移动双腿。确保双手放在大腿上,健侧肩放松。

(2)坐位,治疗师帮助患者向侧方用患侧前臂支撑在一或两个枕头上练习从这个位置坐直。

[注意]

此练习使患者了解如何在坐位控制躯干和头的运动,并增强其坐起来的信心。

[指令]

"将身体向枕头方向降低。"

"现在,坐直。"

[检查]

不要让他向后靠。

确保他的肩在肘的正上方,并且头侧屈。

(3)坐位,患肢向前伸去触碰一个物体,然后向下朝地板方向和向两侧伸手够物,每次都回到直坐位。必要时,治疗师支持患者的患臂(图 5-3-31)。

[指令]

"向前伸手及触摸……"

"看这个物体。"

"现在,再坐直……"

"让我们再做一次……来吧……看你能否再伸得远一些。"

"停在那儿多呆一会儿……现在,慢慢回来。"

[检查]

指出要进行的必要调整。

注意头和躯干的运动。

指导患者双眼朝向目标。

使患者注意其患侧,适当时用患侧负重。
[注意]
如果患者不断地跌向患侧,治疗师经常会倾向于让他移向健侧以获得平衡。然而,通常更有效的方法是鼓励患者向患侧伸(图5-3-31)。解决的有效性是给患者一个控制患侧运动的方法,而不是代偿倒向患侧的方法。同样,如果患者有向后倒的倾向,可鼓励他控制这个方向的运动,并让他练习向前和向后移动。

2. 增加复杂性　患者的平衡能力必须通过增加复杂的活动来不断加强,如:

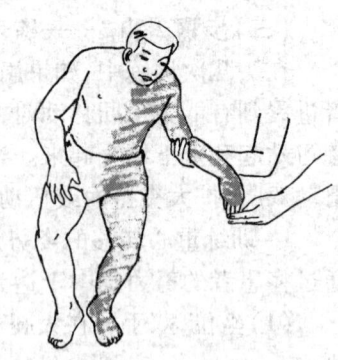

图5-3-31　患手前伸触碰治疗师的手,治疗师支持其患臂

(1)坐位,患肢伸向侧方和下方,从地板上拿起一个物体。
[注意]
将物体放在侧方或后方更远一些的地方,就会变得难一些。
[检查]
患者必须移向侧方而不是向前。
(2)坐位,用双手从地板上拿起一个轻盒子。坐位,双手向前伸,从桌子上拿起一个物体。
(3)坐位,手向后伸并拿起一个物体。

(四)将训练转移到日常生活中
大多数患者通过本章方法的训练,几天便可达到坐位平衡。
1. 患者应坐易于站起的椅子(必要时予以帮助)。经常将重心从臀部一侧移到另一侧。
2. 可给患者列出白天练习要点的清单。
3. 如患者上肢软瘫,应将上肢支持在桌子上。

五、站起与坐下训练

(一)正常功能及基本成分

站起和坐下都是用最小的能量消耗,使身体从一个支撑面转移到另一个支撑面。

站起时,单脚或双脚向后移,给重心前移提供一个支持基础。伸直的躯干在髋部向前倾斜,随着双膝前移带动重心越过双脚而使身体的重量向前、向上移动(图5-3-32)。如果椅子妨碍双足后移足够距离的话,躯干就不得不进一步前倾或患者必须坐在靠近椅子的前缘。

仔细观察膝与肩的运动轨迹是很重要的,因为这些观察对于治疗师分析功能障碍和训练对作业的控制是有帮助的。

坐下时,髋和膝屈曲,躯干前倾使重心后移。通过伸肌群的离心收缩使身体重心下降到椅子上,这是通过屈曲髋部使躯干前倾和前移膝部使骨盆向后、向下移向椅子的过程。

基本成分:
1. 站起
(1)足向后放置。

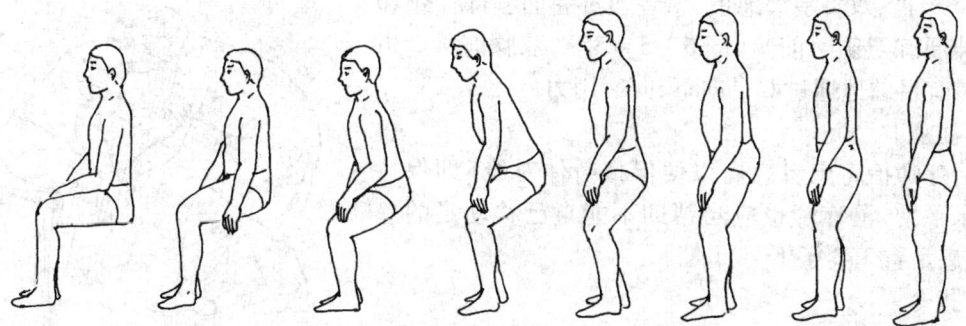

图5-3-32　站起成分及其发生的顺序

（2）通过髋部屈曲伴颈和脊柱的伸展使躯干前倾。

（3）双膝向前运动。

（4）伸展髋部和膝部,完成最后站姿。

2. 坐下

（1）通过髋部屈曲伴随颈部和脊柱伸展使躯干前倾。

（2）双膝向前运动。

（3）膝屈曲。

（二）步骤1——站起和坐下分析

脑卒中患者由于患腿缺乏力量,当他站起和坐下时不得不将其身体重心转移到健腿上以代偿。

常见问题如下：

1. 主要通过健侧负重（图5-3-33）。

2. 不能使重心充分前移（图5-3-34）,即不能前移双肩过足和前移膝关节。

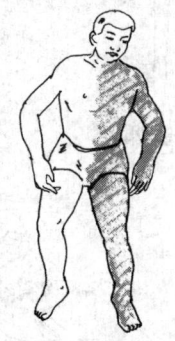

图5-3-33　患者重心在健侧（右足）,支持面宽,左足未后置

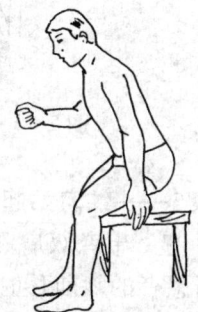

图5-3-34　没有帮助患者不能站起,不能前移重心,双膝和双肩前移不充分,站起时试图过快地伸直髋和膝

3. 患者试图通过屈曲躯干及头部来代偿屈曲髋部,或通过向前挪动到椅子的边缘而使重心前移。

4. 不能后移患脚使得已倾向于健脚负重的患者,通过健脚负起所有重量来站起和坐下。

（三）步骤2——练习丧失的成分

训练躯干在髋部前倾（伴随膝向前运动）。

1. 坐位,双脚平放地板,患者通过屈曲髋部伴颈和躯干伸展练习躯干前倾(图5-3-35),双膝前移。患者应该有目的地通过双足向下、向后用力。

[注意]

治疗师抬高患者患肩以便保持身体对线(即保持双肩水平)。治疗师也应当帮助不能自己移动足的患者,将患足置于凳子下。

[指令]

"将双肩移到脚前并通过双脚向下和向后蹬。"

"通过患脚用力向下蹬。"

"向前看。"

[检查]

治疗师不要站得太靠近患者,否则会妨碍其肩和膝的运动路线和重心的前移。

不要站在妨碍患者患侧负重的位置。

2. 患者可利用桌子练习躯干前倾和足跟向下推。教给患者使大腿抬高离开椅子的概念(图5-3-36)。

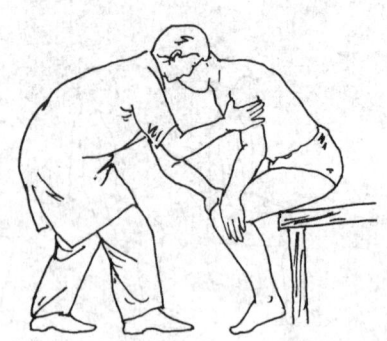

图5-3-35 练习大腿离开椅子站起,治疗师让患者左膝向前并推膝部向下,使患足固定在地面上,并让患者知道怎样运动

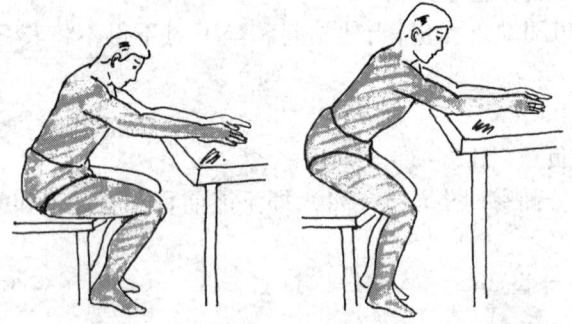

图5-3-36 教患者站立的第一步(大腿抬离椅子),指出在桌子上他的双肩应前移多远

(四)步骤3——练习站起和坐下

1. 练习站起 患者双肩和双膝向前,练习站起(图5-3-37)。当患者的膝前移时,治疗师通过从膝部沿着胫骨下推,给患者一个通过患脚向下推的概念。

[注意]

(1)如果患者很弱、身体过重或无足够力量站起,则需要他人帮助站起。

(2)用较高椅子练习站起比较容易,这样可以省力。对站起有困难的患者可发现当他们坐下时较易获得一些肌肉控制,练习坐下(伸肌的离心收缩)会帮助他们改善站起活动的控制困难。

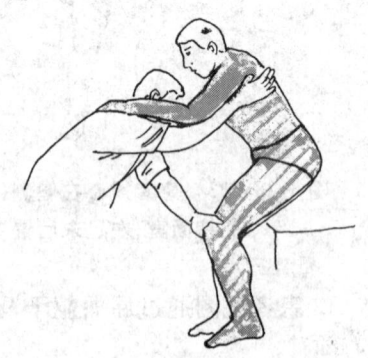

图5-3-37 引导患膝靠前,并使患者双肩前移

(3)治疗师也可在患者肩部用手法引导帮助他。开始,患者可将双上肢放在治疗师的腰部以得到一点支持,然而,患者必须用自己的双脚站起而不是靠拉着治疗师的腰来站起。站立过程中,重心转移到脚时,股四头肌收缩将力量从大腿移到小腿上,足背屈肌收缩将力量从小腿移到脚上。这两组肌群有部分协同作用,以产生向下和向后的力。治疗师应将患者的膝前移使角度对线适当,再在膝部往下后推,以便帮助患者的脚接触地面。如果没有在膝部给向下后推的力,小腿及脚会向前滑动并从地面抬起,便会影响站立。

[指令]

"下压你的患脚站起来。"

当他站起时说:"使你的双髋朝向前或朝向我。"

[检查]

确保患脚承担一些重量。

当患者站起时,不要用你的膝部顶住患者的膝部,因为这样会妨碍患者膝的前移。

确保双肩充分前移。

2. 练习坐下　在运动开始时,治疗师可能需要帮助患者前移双肩和双膝。当患者通过膝部下推坐下时,治疗师使其患腿负重。

[指令]

"向下、向后移动臀部坐下。"

"将你的双膝向前移。"

[检查]

不要站得离患者太近或握其双上肢时太靠近他,以致阻碍其双肩和双膝前移。

确保患脚承担了一定的体重。

3. 增加难度　患者练习站起和坐下的过程中,可停止在其运动范围的不同位置,变化方向和改变速度。治疗师指导这些空间和时间的变化。

站起和坐下是在日常生活中正常进行的动作。为训练患者的灵活性和适应性,应利用各种不同的条件。例如,从不同的平面站起、从一侧站起、握物站起及在交谈中站起。如果他懂得将重心移到变化着的支撑面上的方法并有机会练习,他会很快学会适应变化着的作业和环境的要求。

(五)步骤4——将训练转移到日常生活中去

患者必须能够自己站起和坐下,才能从一个椅子转移到另一个椅子,才能上厕所和练习行走。为有好的效果,他需要有自己练习的机会。这就需要治疗师列一清单说明他该练什么和应达到什么具体目标,包括:一天完成多少次,每次重复的次数或集中练习某个特殊成分。

工作人员和患者亲属需要懂得所涉及的基本的生物力学原则和怎样帮助患者,怎样加强和监测患者的活动。运动训练的一个主要点是训练的连续性。如果患者在治疗中练习的是一种方法,而在其他时间又用另一种方法,这就没有连续性了。

六、站立平衡训练

(一)正常功能及基本成分

主动灵活的站立能力要求人在静态站立时具有合适的身体对线,并适合进行各项活动;

同时,当重心发生偏移时能做出正确的预备姿势和不断地调整姿势。站立平衡的能力包括:无明显肌力活动的相对静态的站立,在站立位进行各种作业,以及移入、移出和迈步的能力。站立并不是一个静态的体位,它包括不断的轻微移动,即使很小的重心偏移(如头、胸或肢体的轻微活动)也会涉及到一些预备的和不断进行的肌肉活动。

站立位由于支撑面很小,身体的对线要求比坐位更高。良好对线的姿势比对线差的姿势耗能少。最好的平衡站立姿势是双足分开十余厘米,使双下肢垂直于地面。在矢状面,双肩应位于双髋的正上方,而双髋应刚好在双踝关节前方。这种身体各部分的对线关系,使人能进行有效的移动和工作。因此,站立位对线的基本要素和站立平衡的基本成分如下:

1. 双足分开十余厘米。
2. 双髋位于双踝前方。
3. 双肩位于双髋正上方。
4. 头平衡于水平的双肩上。

应具备预备姿势和不断进行的姿势调整能力。

(二)步骤1——站立平衡的分析

要观察患者静态站立时的身体对线(图5-3-38),分析患者进行不同程度的运动作业时,肢体、躯干和头主动活动的调整能力。例如:让患者看天花板,向后看,向前方、向侧方和后方伸手触摸或抓握物体,单足站立,从地上捡起物品。

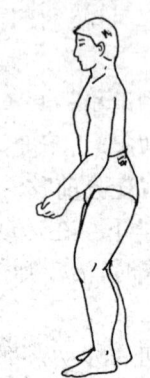

图5-3-38 患者髋、膝伸展不充分,即身体节段对线异常

脑卒中偏瘫患者站立平衡差的常见代偿方式为:

1. 扩大支撑面,如双足分开太大或单侧或双侧髋关节外旋(图5-3-39)。
2. 随意运动受限,即患者活动时姿势僵硬和屏气。
3. 患者双足在原地胡乱踏步,而不是调整身体的相应部位。
4. 患者过早地跨步,即当重心稍有偏差时便马上跨步。这意味着平衡功能差。
5. 患侧下肢向前伸时,屈髋而不是背屈踝关节;在向侧方伸时,移动躯干而不是髋关节和踝关节(图5-3-40)。

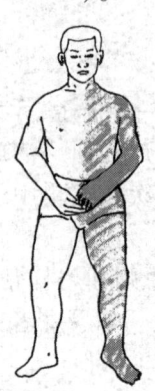

图5-3-39 患者站立时,扩大支持面

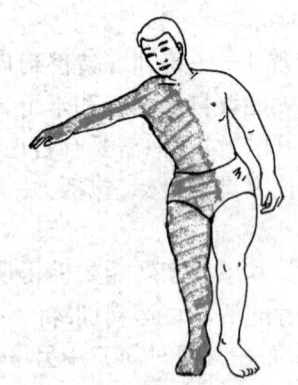

图5-3-40 患肢侧伸时,没有将重心充分转移到患腿上,因此必须弯腰以达到目的

6. 使用双上肢,即在重心轻微偏移时,用手抓物支持,或向前、向侧方伸手以维持平衡。

(三)步骤2和3——站立平衡练习

脑卒中患者病情稳定后早期用双腿负重站立是很重要的,这有助于开始平衡及行走技巧的训练。快速地重获站立平衡可增强两侧和空间位置意识及身体各部位的感知能力,这对有单侧空间忽略或运动觉减低的患者尤为重要。站立可以预防挛缩(特别是腓肠肌和屈髋肌),并随着平衡的改善,患者可增强动力、勇气和自信心。在早期,站立还可提高警觉水平,并能影响到对膀胱的控制。患肢正确对线的负重站立是减少腿部痉挛形成的一个重要因素。

患者在第一次试图站立时都是失去平衡的,他们当中很多人倾向于偏向一侧或向后倒。很多患者表现为将大部分重心移到健侧。从训练开始时,患者就必须懂得错在哪里,以及如何纠正;他还必须知道解决的方法不是用手来抓扶,而是在于控制其骨盆、双脚及躯干。治疗师为患者提供解决问题的方法,例如"将你的双髋移到踝关节前方"(用语言反馈及手法指导),患者将很快做出有效的自我调整。有些患者有单侧空间忽略或不能收缩其腿部肌肉,如果用白布夹板(calico splint)控制其膝关节,会让他较容易站立。"肢体负重监视器"(limb load monitor)可以帮助患者更容易理解患肢负重的意图。

在康复治疗中不同体位平衡的重要性常常被误解。尚无证据表明成年人的平衡活动有"顺序性",此点并不支持神经发育理论。最近的研究表明,姿势的调整(及因此产生的肌肉活动)是有一定作业特异性的(即姿势特异性),不同训练促进不同功能,故训练各种不同体位下的平衡功能均是重要的。因此,不应期望将坐位平衡的训练转移到站立平衡训练中。一个脑卒中患者,如果没有站立的特殊训练,他将不可能通过必要的姿势调整来主动重获站立位移动的能力。

1. 髋关节对线训练

(1)站立位,足跟踩地,髋伸直。仰卧位,患腿放在床边,患者练习小范围的髋关节伸展运动(图5-3-41a、b)。

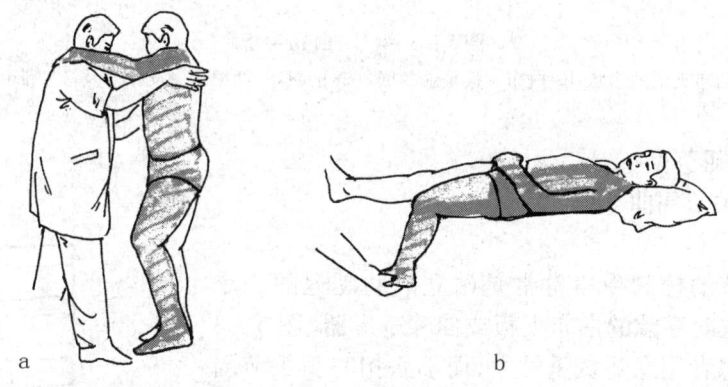

图5-3-41 髋关节对线训练

a. 患者不能伸髋和伸膝,因此不能用患腿负重;b. 训练患者伸髋关节肌群。

[指令]

"足跟慢慢踩地,同时将髋关节稍稍抬起。"

"不要将髋关节抬得太高。"

[检查]

确保下肢对线正确,即髋关节没有过分外展或内旋,膝关节应该呈直角或略小于直角。

防止足跖屈。

确保健侧不动或不要绷紧。

通过膝部向下压,让他了解运动的意图。

(2)练习双足负重站立并伸展髋关节(图5-3-42)。

[注意]

治疗师帮助患者双足负重站立,通过上述的腿部训练,使骨盆姿势得以改善,患者对膝关节的控制也能得到改善。如果仍存在膝关节屈曲倾向,应使用白布夹板(图5-3-43)。

[指令]

"双脚向下踩,同时站起来。"

"将你的两个髋关节移向我,或向前移到你的双脚前。"

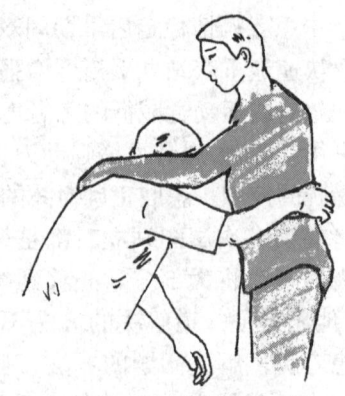

图5-3-42 通过引发髋关节伸肌的练习,患者能以正常的姿势用患腿负重站立

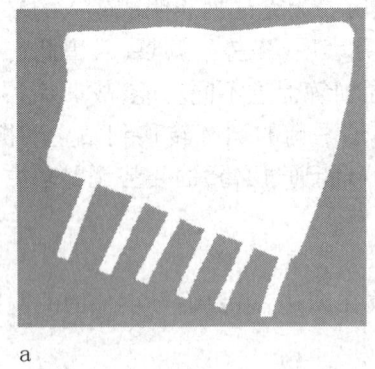

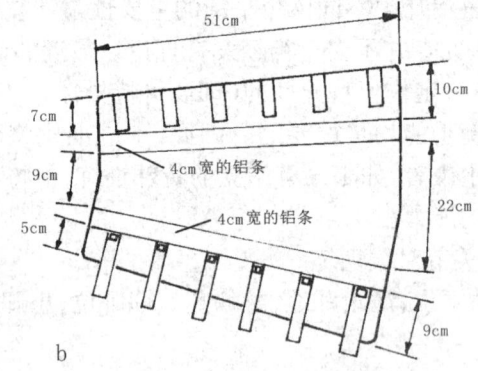

图5-3-43 白布夹板

a. 白布夹板的形状;b. 白布夹板是由两层80%的帆布、两根铝制支撑条及搭扣带制成。

"让你的患腿负重。"

2. 预防膝关节屈曲

[注意]

早期膝关节的控制障碍常常是站立活动延迟的一个主要原因。站立时穿戴的白布夹板或伸膝矫形器(图5-3-44),可以使患者用患腿负重站立,而不必担心膝关节因无力而弯曲。当患者进行简单的活动时,它有助于患者站立和学习必要的姿势调整,并且患者将能用健腿练习向前迈步、侧行及做许多运动作业。使用白布夹板进行站立,能使患者获得一些伸膝的肌肉控制。治疗时间戴此夹板可能只需要几次。夹板的另一个优点是使治疗师能开始训练那些对站立活动感到十分困难的患者,或有单侧空间忽略的患者,他主观上的身体重心已移向健侧,如果没有白布夹板的帮助,可能会感到不可能用患腿负重。

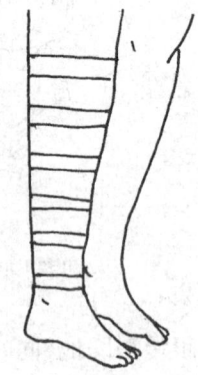

图5-3-44 患者穿戴白布夹板进行患腿负重训练,同时控制髋关节的位置

3. 诱发股四头肌的收缩训练方法

(1)患者取长坐位,膝关节伸直用力,练习"活动膝盖骨",尽可能长时间地坚持股四头肌收缩(图5-3-45)。

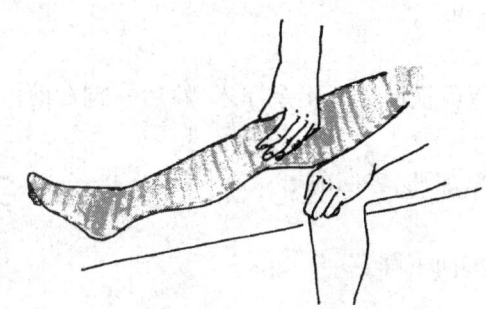

图5-3-45 患者在股四头肌短缩的位置练习收缩,并用计数的方法坚持训练时间

(2)患者取端坐位,治疗师扶住患者伸直的膝关节。患者应尽可能避免足落到地面上,当治疗师说"放下腿"时,应缓慢落下。视觉或听觉显示的肌电生物反馈将提供动力,控制活动。

对于膝关节肌肉特殊控制能力的训练方式亦可见下一节叙述的方法。

4. 训练重心偏移时的姿势调整

[注意]

治疗师注意不要过多扶持患者,但是也不能让患者失去平衡,患者应进行那些刚好在能力范围之内的练习,并不断试图突破此范围。要劝阻患者抓握或伸手支撑,应告诉患者用双脚来平衡而不是用手或上肢。如果患者感到可能会失去平衡时,他们会有僵硬或固定不动的倾向,此时治疗师可以用下述训练来增强患者的自信心。这些作业向患者提示,他仅用很小的帮助或引导,就能平衡地进行活动。

(1)患者双脚分开十余厘米站立并看天花板。

[指令]

"请看天花板,不要只移动眼睛,你不会跌倒的。"

"将你的髋关节向前移。"

"当你向上看时,踝关节向前移。"

[检查]

通过提醒患者移动髋关节来纠正他向后倒的倾向。

劝阻患者抓扶治疗师。

劝阻患者移动双脚。

(2)患者双脚分开十余厘米站立,转动头和躯干,向后看,再回到起始位,然后再从另一侧向后看。如果患者可以做到以上动作,就应改用前后脚站立位再做此动作。

[指令]

"转身向后看,转动你的身体和头部。"

"不要移动双脚。"

[检查]

确保站立时保持对线正确。

不能让患者移动双脚,必要时治疗师可将脚放在患者脚旁。

(3) 站立位,向前方、侧方、后方伸手从桌子上拿取物件及做各种不同程度的伸手够物及指向控制的作业(图 5 – 3 – 46)。

[注意]

做伸手够物练习时先双脚横向分开十余厘米,然后一脚在前做。

[指令]

"看你是否能摸到这个,加油,再向前一点。"

"不要移动你的脚。"

"当你向右伸手时,左脚向下踩。"

[检查]

避免患者在正常距离伸手时,也要跨出一步。

鼓励患者放松,不要僵硬。

确保作业需要时患者能在踝关节水平移动身体。

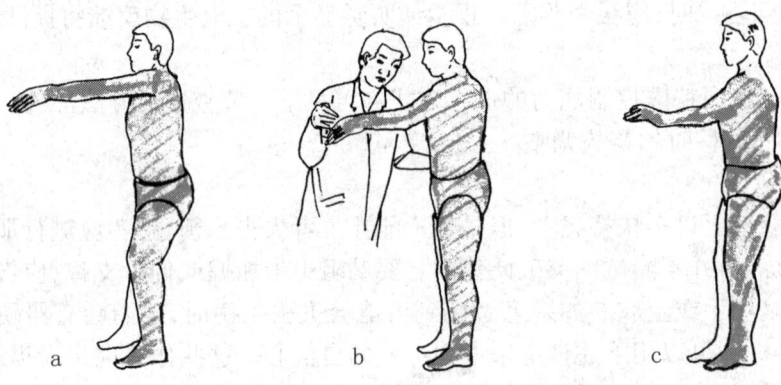

图 5 – 3 – 46 伸手够物及指向控制训练

a. 患者不靠移动双脚向前伸手,而是用屈髋、增加肩带前伸及转动躯干来代偿,他在站立位活动时有后倒倾向,且双脚缺乏稳定性;b. 治疗师指导怎样向前移动躯干,使髋关节在踝关节之前;c. 现在患者得到要领并能控制身体。

(4) 患者用健腿向前迈一步,然后向后迈一步。

[指令]

"保持重心在患腿上。"

"用你的另一只脚向前迈一步。"

"你的髋关节应移到脚前。"

"现在向后迈步。"

[检查]

不要让患侧髋关节屈曲,当健腿向前迈时,髋关节一定要伸展。

不要让患者的骨盆过分侧移。

当患者向前迈步时,确保其不要向侧方迈得太大。

[注意]

必要时,患者可以将双上肢放在治疗师的双肩或腰上,以得到一点支持。治疗师应鼓励他保持双肩水平位。

许多患者有一个特殊问题,即不能用足背屈来控制重心后移,而通常以髋关节的过度前倾来代偿。问题的存在可能有几个原因,包括小腿肌肉紧张,或不能使髋关节移至脚前。治疗师必须注意干预这些特殊原因。不过,如果原因来自缺乏主动的足背屈的话,下面的训练方法可以帮助患者掌握此运动。

(5)患者背靠墙而立,双足离墙十余厘米,双手相握并向前伸,治疗师抓住他的双手;患者将髋关节移开墙,治疗师给予轻度阻力或助力来指导运动,并确保其重心持续在后。在前后运动的过程中,治疗师应寻找激发足背屈的那个位置,然后在此位置诱发患者足背屈的主动活动(图5-3-47)。

[指令]

"将你的臀部离开墙。"

"看,你的脚趾正在抬起,再尽可能抬高一点。"

[检查]

患者应该用伸肘关节和腿来离开墙。

确保其用双足负重。

确保其双膝无屈曲。

髋关节应始终在踝关节后面。

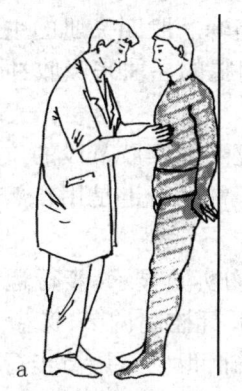 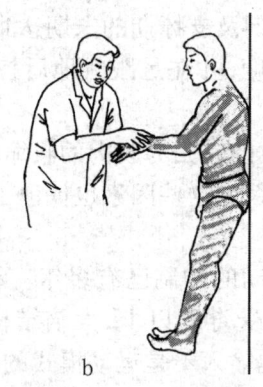 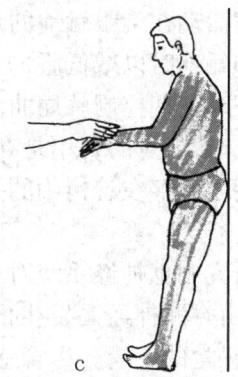

图5-3-47 靠墙训练

a. 患者向后靠墙时,左脚没有背屈;b. 和 c. 治疗师正在训练患者前后运动,并将注意力集中在使足背屈上。

5. 增加复杂性 患者站立位的活动能力,必须用更为复杂的训练促进其不断提高。方法可以是从窄小支持面站立位与治疗师交谈,到站立位双手进行各种活动。例如:

(1)患者向前方、侧方、下方及跨步接球。

(2)用单手/双手从地上捡起不同大小的物件。

(3)利用步行训练来增加平衡能力,通过让患者站住、改变方向、跨越物体等增加训练的复杂性。

(四)步骤4——将训练转移到日常生活中

1. 如果患者的临床状况较好,从第一次治疗开始治疗师就应帮助患者站起并开始在站立位训练。

2. 在训练之余,患者在有机会时要以正确的身体对线及患侧负重进行站立练习,并应有书面指导,以使他能监督自己的练习。

3. 患者为了练习站立和行走,必须能够站起和坐下,治疗师可能需要安排一个适当高度和稳固的椅子以使他能站起。

4. 患者在白天应有短时间靠桌子站立的练习。可以用一个肢体负重监测器以确保患腿部分负重。缺乏髋关节前移训练会导致小腿肌肉缩短,这将会妨碍他用患腿负重站立,也会明显地影响其行走训练。

七、行走训练

(一) 正常功能及基本成分

正常成人的行走是用尽可能少的能量消耗使重心在空间移动。这种运动需要很少的肌肉活动,并且呈节奏性和对称性。正常成人每分钟约行走100步。

双足水平行走是一种很不稳定的运动。当身体由一侧下肢支撑时,较大的重力和前冲力可引起身体不稳。这种身体内在的不稳定性需要复杂的控制。

肌电图研究表明,在步行周期中,肌肉活动只是在很短的时间内起作用。肢体向前大范围地运动是靠自身的冲量。肌肉活动更多地是参与减速运动而不是参与主动向前的运动。例如,胫前伸肌的主要活动不是发生在足抬高的时候,而是在足跟触地后的瞬间以减低脚的速度。臀大肌的主要作用是在足跟触地后的短时间内,并在支撑期的末期再次发生作用。腘绳肌的收缩活动在足跟触地的片刻及支撑期的末期达到高峰。股四头肌的主要活动是在足跟触地前和触地时以减低脚的速度,并在足跟触地后控制腿的屈曲来吸收冲量。股直肌的作用是在摆动前期控制膝屈曲。

正常行走时,能量的利用是高效的。因为肌肉的收缩、躯干和四肢节段的位移以及短暂的肌肉活跃期之间存在着精确的关系。这些因素也保证了正常的行走是用自然的频率有节奏地进行的。

学术界研究中枢神经系统对运动的控制已有多年。动物实验显示,步行运动的根源不是反射,它是由脊髓神经元发生的,受脊髓以上、大脑结构下行控制调节,产生节奏性的输出,而不需要感觉的反馈。尽管感觉输入不是运动模式的基础,但它对调节步行以适应环境的变化是重要的,它可以根据环境变化提出的要求来调节运动方案。

步行时有一个短暂的双足支撑阶段,但为描述方便,步行可分为主要的站立期(支撑期)和摆动期(图5-3-48)。

站立期始于足跟触地。它的特征是踝关节先跖屈后背屈;膝关节先屈曲后伸展,到此期末又屈曲;整个站立期,髋关节保持伸展。这些运动成分使重心前移,站立末期髋关节的伸展是该下肢摆动期启动的基础,从而能由一个时相转到下一个时相。膝关节的屈曲—伸展—屈曲使得步行更顺畅协调。当重心前移和侧移时,支撑腿髋外展肌收缩和对侧躯干侧屈肌收缩,来防止同侧骨盆异常下坠或向对侧倾斜。站立腿髋关节外展肌的收缩也可控制骨盆的侧方移动,而使对侧腿摆动过程中重心侧移最小。

摆动期开始时,膝关节的早期屈曲减低了下肢的转动惯量。在髋屈曲时,实际上膝已完成了屈曲动作。这样髋屈曲和膝屈曲相结合,使下肢缩短,并使摆动足在足趾离地后紧接着摆过去。因此,摆动期早期的特点是髋屈曲、膝屈曲和踝背屈。最后阶段包括足跟触地前伸膝和踝背屈,而在足跟触地后,随即终止踝背屈。

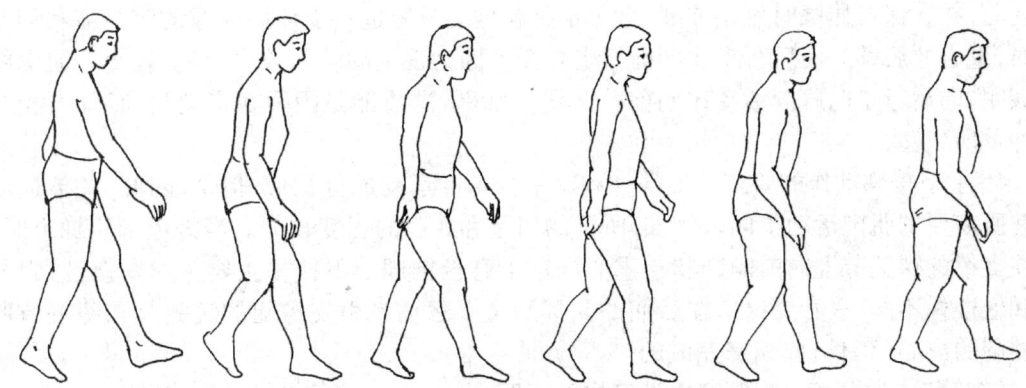

图 5-3-48 步行的正常顺序

身体重心的前移是通过踝和髋的运动使整个重心前移来完成的。在步行中,身体的稳定性与支撑面的宽度有关。在站立时,双脚相距十余厘米是正常的,但在步行中,双足处于这种位置就会引起骨盆过度的水平侧方移动。因此,双脚应以互相紧靠的方式直接前移,这使得侧方摆动限制到最小程度,而同时保持稳定。为了保持平衡,重心移动需要躯干和颈部代偿调节。当正常行走时,这种需要是最小的,但当速度减慢时这种需要加大。过慢地行走,不仅需要更多的平衡,而且使人的习惯行走形式发生变化。快速行走时需要的姿势调节较少。

在正常步行时,骨盆在水平面上旋转,但旋转量很小(在中轴向侧方偏4°),在足跟触地时,偏移最大。骨盆的这种旋转与胸椎旋转的方向相反。由于骨盆是一个坚硬的结构,它的旋转是由髋关节和脊柱关节引起的。在摆动期,髋关节内旋一直到支撑期完全负重,之后髋关节便会外旋。骨盆在矢状面上的旋转(骨盆前后倾斜),大约平均偏离3°。最大的前倾发生在足跟触地前的瞬间,最大的后倾发生在站立早期。

行走时,臂放松摆动的方向与躯干从支撑腿反方向旋转的趋势相反。例如,当右腿向前摆动时,骨盆有转向左侧的趋势,这时左肩会带动左臂向前摆动来抵消它。因此,步行的基本成分为:

1. 站立期
(1)髋关节保持伸展(髋和踝发生角度位移)。
(2)躯干和骨盆在水平面侧移(大约4~5cm)。
(3)在足跟触地时,开始屈膝(大约15°),紧接着伸膝,然后在趾离地前屈膝。

2. 摆动期
(1)屈膝伴髋关节伸展。
(2)趾离地时,骨盆在水平面上向下倾斜(大约5°)。
(3)屈髋。
(4)摆动腿,骨盆前转(依据跨步长,向中心轴两侧偏3°~4°)。
(5)足跟触地前瞬间伸膝,同时踝背屈。

以上成分是行走的主要决定因素,或生物力学的要求。

3. 向后行走的要点　它与向前行走时重心转移的形式不同,摆动期重心不向后移动。因为由于此运动本身的不稳定性,在重心转移之前要有一个新的支撑面。它的摆动期,髋和膝屈曲，并在保持屈膝时髋稍伸展，直至足趾触地。只有进一步伸展支撑的髋关节和伸膝关节时，重心才后移。向后行走比向前行走要慢。因为视觉的暗示较少，步长较短。肌电图研究表明，向后行走时肌肉活动比向前行走更为活跃，这可能是因为在带动腿向后时，相对缺少冲量所致。

4. 上下楼梯动作的要点　上楼梯和水平行走的运动成分相似，但牵涉到的关节运动范围和所需要的肌肉活动不同。例如，所需的屈髋和屈膝的程度较大。当脚迈到阶梯上时，身体在支撑的踝关节上向前倾，同时，重心向前上移至前腿。下楼梯主要考虑安全性，它与行走和上楼梯不同，重心要保持在后面的支撑腿上。运动是由支撑腿的髋关节和膝关节伸肌群控制的离心（延长）收缩来完成的。

（二）行走的分析——脑卒中偏瘫主要问题

1. 患腿站立期

(1) 髋关节伸展和踝背屈不够（图 5-3-49）。

(2) 膝关节屈曲—伸展在 0°～15°范围内控制不够（图 5-3-49）。

(3) 骨盆过度水平侧移。

(4) 骨盆过度朝健侧向下倾斜，同时向患腿过度侧移。

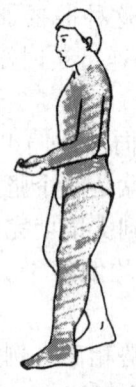

图 5-3-49　患者支撑期膝关节完全伸直位，这是由于股四头肌在 0°～15°之间缺乏控制所致，且患者缺乏髋伸展和踝背屈

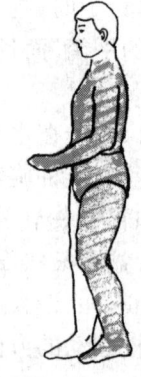

图 5-3-50　患腿摆动期，足趾离地时屈膝不够，足离地困难

2. 患腿摆动期

(1) 脚趾离地时，屈膝不够（图 5-3-50，图 5-3-51）。

(2) 屈髋不够。

(3) 足跟着地时，伸膝不够及踝背屈不够（图 5-3-52）。

此外，患者缺乏各成分之间的顺序意识及行走的节奏性和时间分配。

3. 行走是特别复杂的运动，对行走中存在问题的分析也是困难的。脑卒中患者头几天不能行走的原因是由于缺乏肌肉活动，使之不能完成基本的运动成分。此时，治疗师正确分析患者存在的问题，并正确地决定应集中训练的运动成分是很重要的，特别是在早期训练中，治疗师应遵循以下一些原则：

(1) 步行分析和训练经常是从患腿站立期开始：患者用患腿正常对线负重的能力是很重要的。它要求伸髋、控制膝伸展，并将重心向患侧移动约 3cm 左右。然后患者练习向前迈健腿，这将使患腿处于站立期。如患者能用患腿控制负重的话，他就比较容易再训练此期的基

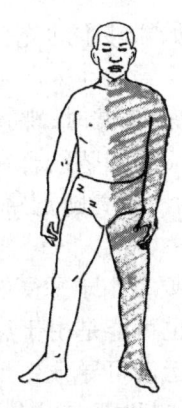 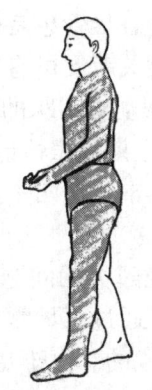

图 5-3-51　患者骨盆升高、后倾和髋外展，以代偿摆动期开始时屈膝不足，同时支撑面变大　　图 5-3-52　患者足跟触地时，踝背屈不够，同时因摆动期屈膝不够，膝过快伸展

本成分，这可能有以下原因：①因为骨盆是负重腿和身体其他部分的连接部，所以控制骨盆对于承受和维持好的对线姿势是很重要的。②一旦在站立期获得一些运动控制能力，则摆动期所涉及的肌肉就处于"准备就绪"的状态。

（2）侧移重心困难：为了健腿自由向前摆动，大多数患者的骨盆过度向患侧移动，引起骨盆代偿性向健侧下倾。这种过度的侧移常常是由于同时收缩同侧髋外展肌群和对侧躯干侧屈肌群困难所致，这可能部分由于缺乏对 0°～15°内的伸膝控制，因为膝的"锁后位"影响到正常的胫股角，继而影响骨盆侧移的程度。过度地侧移通常也与伸髋不足有关，它干扰了站立期身体正常的对线，并且破坏了控制侧移的正常机制。

（3）不能伸展患侧髋关节以使重心前移：大多数患者在开始站立时，患侧髋关节不能处于正常的伸展位。如果不训练伸髋，则当健腿迈步时，重心不能正常前移，而是用两个错误的动作来代偿：①健脚落地后，身体才前移。②向前移动不是由患腿的伸展，而是由健腿的伸展，且患侧髋关节处于屈曲位。当患腿向前跨步时，发生另一种代偿性错误。患者在患髋处躯干前屈，同时健腿向前迈一小步，以代偿伸髋将重心前移至患腿。

伸髋不够影响到正常的对线，也可使在站立期时不能在 0°～15°内控制膝关节，而且引起患者重量过度侧移。伸髋不够可能由于腓肠肌缩短所影响，它阻止身体向前移（踝和髋都需要角度位移）。

（4）整个站立期对膝关节控制不够：当患者开始用患腿负重时，膝关节通常由于伸膝肌群控制不够而不得不屈。这时他很快学习一种代偿方法，即将患膝被动置于完全伸展位，并一直保持至站立末期，这就影响了由屈膝而产生的正常、平滑、流畅的行走，并阻碍了患者在摆动期开始前屈膝。这个问题的产生是由于不能收缩股四头肌及不能在 0°～15°范围内控制膝的屈伸所致；它也与不能伸髋有关。很多患者发生腓肠肌变短而阻碍了伸髋和在踝关节处将重心前移，膝关节保持在僵硬的伸展位。一些患者在站立期时，用轻度屈膝来学习步行，这表明患者的肌肉活动可以使膝关节处于轻度屈曲位，但对膝关节最后几度运动的控制不够。

（5）足趾离地时屈膝不够：由于这一缺陷而干扰了摆动期的整个顺序。正常时，在站立末期，膝屈曲而髋处于伸展位，此动作减低了下肢的转动惯量。若此时不能屈膝，则代偿性地发生患腿的异常前摆，拉住骨盆，使髋外展和骨盆向后倾。在分析此期时，髋屈曲不够似乎是主要问题,而且尽管患者确实存在轻度髋关节屈曲不够,但如能够主动充分屈膝以使足跨越地面时,则髋关节便可有相当充分的屈曲以利行走。

(6)不要把摆动末期踝的主动背屈不够作为问题而单独训练:正常时,踝背屈肌群的主要活动发生在站立期足跟恰好触地时。足跟触地时踝背屈不够应和伸膝结合在一起进行特别的训练,因为正常时这两个动作是伴随发生的。如果患者摆动期拖着腿走路,应注意训练屈膝动作。

(7)解决步宽过大的问题:向前迈步或行走时的步宽较大主要是由于平衡能力差和害怕跌倒所致,因此可通过双足靠近的平衡训练来克服。但在早期,也可能是由于患者在摆动期不能控制患腿造成的。由于足趾离地时不能屈膝而发生的代偿运动可导致患足置于一相对外展的位置。另外,在站立期,由于伸髋不够和向患侧过度水平侧移而造成对线不良,也可引起健足向外侧迈步。

[注意]

要使本章介绍的行走运动方案行之有效,最基本的是要准确分析患者的问题及正确决定训练的最主要的运动成分(指其他许多运动成分所依赖的成分)和它们的训练顺序。例如,患者在站立时患侧骨盆向前旋转不够,这可能是髋关节伸展协同运动的一部分,所以需要训练这个运动成分。如果用抗阻步行促进骨盆旋转,反而会干扰或妨碍伸髋而影响正常的步行活动。所以,运用抗阻训练行走不适用于脑卒中患者,因为它干扰时间和空间两方面的功能协调,鼓励异常的肌肉活动和干扰复杂的学习过程。

为再学习步行,脑卒中患者必须有患侧的肌肉活动及练习行走的机会。治疗师只有在观察患者行走时,才能分析在行走过程中出现的肌肉-关节成分、行走所需肌肉活动的有或无,而不可能从类似的手法肌力测定或牵拉反应的临床检查来推测。

(三)步骤2——练习丧失的成分

【站立期】

1. 整个站立期训练伸髋

(1)见站立平衡一章中引出髋伸肌群活动的方法。

(2)站立,髋对线正确,用健腿向前迈步,然后向后迈步。向前迈步时要确保伸展患侧髋关节。

[注意]

此练习不要做得太慢或迈步迈得太大,要使患者知道当移动他的健腿时要用患腿站立。随之转移身体重心于健腿以便他能开始行走。

[指令]

"将你的身体重心放在患腿上。"

"用你的健腿向前迈步,你要在你的患侧踝关节处向前移。"

[检查]

确保患者没有向侧方迈步,指出他应向何处迈步。

确保在整个过程中髋关节是伸展的。

确保站立腿的髋关节向侧方移动不超过2cm。

2. 训练站立期的膝控制

(1)坐位(如腘绳肌发紧则仰卧位训练),伸直膝关节,当患者通过15°范围练习控制股四头肌离心和向心收缩(图5-3-53)并试图保持膝关节伸直(等长收缩)时,治疗师从患者跟部向其膝部给以强有力的压力。通过跟部的压力要尽可能大以使股四头肌必须收缩来防止屈膝。

[注意]

对患者来说,首先让其膝关节处于15°或20°屈曲可能较易激活其膝部伸肌群(防止其膝关节进一步弯曲),然后伸直几度,再次弯曲直至在所要求的0°~15°范围内练习。激活股四头肌是关键性问题(参见前面所述其他引出和训练这些肌肉活动的方法)。

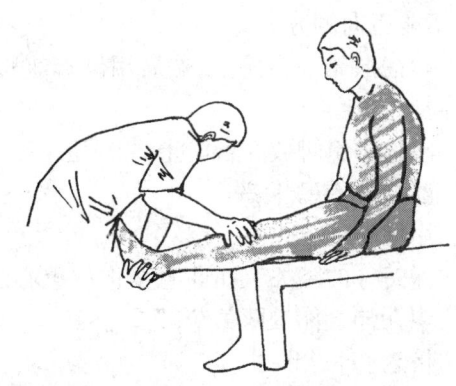

图5-3-53 患者通过0°~15°范围练习屈伸膝关节以改进此范围内股四头肌的控制,从足跟施加压力以保证屈膝时股四头肌的离心收缩

[指令]

"将你的膝关节屈一点,不要屈得太多,现在伸直。"

"保持你的膝关节伸直。"

[检查]

确保患者的腿在适当的位置,不会阻碍膝关节完全伸展并允许髋关节和膝关节运动。要用大腿带动移动小腿,非小腿带动移动大腿。避免膝关节运动不稳定或没有控制。

患者应在恰好能够控制的范围内练习,并尽可能进展到0°~15°范围活动。

一旦患者有些控制能力,要练习保持膝关节在0°~15°间的不同位置上。膝关节一定不要锁在伸展位上。不允许足跖屈。

(2)练习:①患肢站立并如前述练习用健腿向前迈步及向后迈步。②两腿交互站立。健腿立在患腿前,交替练习将重心移到健腿上及患腿上。迈步要小否则将不适合保持膝关节的伸展。③练习稍屈患膝几度然后伸展,可能获得控制膝关节的较好意识。当患者练习这个动作时,重心必须前移到健腿上,这样,通过患腿承受较小的体重来练习控制膝关节。

[指令]

"将你的髋关节向前移到你的健腿上。"

"保持你的膝关节伸直。"

"练习屈曲及伸直你的患侧膝关节,当你这样做时保持髋关节前移。"

[检查]

确保患膝伸直——因患髋前移时患膝可能屈曲。

(3)患者用健腿迈上及迈下一个8cm高的台阶。

[指令]

"将你的健脚放在台阶上。"

"保持你的患侧髋关节伸直。"

"将你的健脚放下来。"

[检查]

当患者将健脚放在台阶上时,保证其重心不后移,即患髋始终伸展。

不允许患膝屈曲或过伸。

不能迈向侧方。

(4)患脚踏在台阶上,然后用健脚前移重心并迈上台阶,再迈下来。进步到能迈过去。

[指令]

"将你的患脚放在台阶上。"

"前移你的患膝。"

"用健腿迈上去。"

"保持你的膝关节屈曲直至你的重心前移。"

"现在伸直你的膝关节。"

[检查]

膝关节不要过早伸展,即膝关节已很好地位于踝关节前才能伸展。

确保患者不是用健腿推自己上去,而是用患腿提起体重。

当用健腿迈上台阶时,患者必须完全伸展其患膝于中立站位。

确保患者不要过快地将健脚放在地面而是慢慢落到地面。

[注意]

上述是一个有用的加强股四头肌力量的方法,但要重复做。台阶的高度可变化。此法亦可用于训练上楼梯。

3. 训练骨盆水平位侧移

(1)患者站立位,髋在踝前,练习将重心从一脚移动到另一脚。治疗师用手指指示其骨盆移动的距离,即2.5cm。

[指令]

"移动你的重心到你的右脚上。"

"现在移回左脚上。"

"为了移至右边,轻轻向下蹬你的左脚(用力)。"

[检查]

确保髋和膝关节伸展。

患者骨盆不能侧移过远。

(2)患者站立位,双髋于双足上,练习用健腿向前迈。

(3)练习侧行。

[注意]

如果患者不能外展患腿去迈步,治疗师可帮助他。当其将重心移到健腿时,治疗师用自己的腿引导患腿迈步。如果需要,患者可将手臂置于治疗师肩上,可得到一些支持。患者肘关节应伸展,同时不能环绕在治疗师颈部。

[指令]

"让我们向侧方行走,用右腿站立,用左腿向侧方迈步。"

"用你的左腿站立,现在双脚靠拢。"

[检查]

确保肩部水平。

髋必须保持在踝前——患者必须向侧移而不是斜移。应沿着一条直线走。

患者的骨盆一定不要侧移过远。

【摆动期】

重点是训练摆动期开始时屈膝。

1. 患者俯卧以引出膝屈肌群的活动。治疗师屈其膝在90°以下。患者练习：

(1) 通过小范围的运动(离心的和向心的)控制膝屈肌群。

(2) 维持膝在不同范围处的位置,用数数来维持肌肉活动(图5-3-54)。

[注意]

患者通常较易在膝关节处于直角位时收缩其膝屈肌群。当患者在此角度获得控制时,治疗师便鼓励他增加运动范围。他必须通过中间范围来获得对腘绳肌的控制。治疗师应保证当患者试图激活膝关节屈肌群时不屈曲髋关节。如果患者只能在髋关节屈曲情况下激活膝屈肌群,这是和正常功能不一致的。

[指令]

"把你的膝关节放在这→屈一点→现在让它慢慢低一点。"

"再屈起来,不要太快→要慢慢地、圆滑地运动。"

"保持你的髋关节在下面。"

"保持你的脚在这,现在计数……。"

"这次坚持时间长一些。"

[检查]

避免出现不平稳的控制差的运动。治疗师可帮助患者承担腿的一些重量。

不要屈髋。

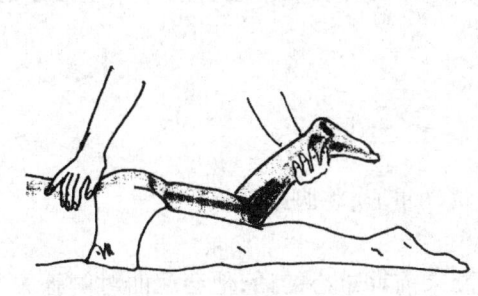 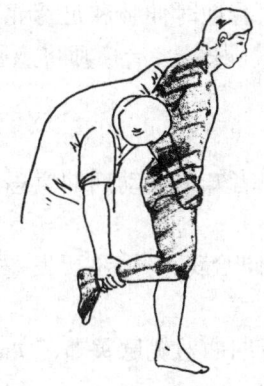

图5-3-54　患者练习控制膝屈肌群　　图5-3-55　患者站立位练习控制膝关节屈曲

2. 患者站立,治疗师帮患者小范围屈膝,练习控制离心和向心的膝关节屈曲(图5-3-55)。

[注意]

患者通常较易先让足趾落到地面(膝屈肌群的离心收缩),然后从地面提起(向心收缩)。

[指令]

"屈膝,不要屈髋关节。"

"让你的足趾向下碰地面。"

"现在提起你的足趾离开地面。"

[检查]

不要屈膝太多,这会使患者失去平衡,而绷紧的股直肌会引起屈髋以及使膝屈肌群收缩困难。

屈髋在几度范围以内。

不要推患者而使其失去平衡——可扶住患者对侧上肢,确保其重心通过支撑足保持平衡。

3. 患者用患脚向前迈,治疗师帮助他控制开始部分的屈膝。

[指令]

"把你的膝屈起来"。

"向前迈,足跟先着地。"

[检查]

当患者向前迈步时确保伸展其支撑腿的髋关节。

4. 患者练习向后走,治疗师指导其屈膝及足背屈。

[指令]

"向后走。"

"屈膝,向后迈步,将你的足趾放在地上。"

[检查]

患者不能在髋部将躯干斜向前以代替伸髋。

患者应两腿交互有节奏地向后走。

训练在足跟着地时伸膝和足背屈。

5. 患者用健腿站立,治疗师将患腿移动置于伸膝和足背屈位。患者前移其重心于患肢足跟部。

[注意]

此技巧使患者知道摆动期的意思。

[指令]

"把你的脚伸给我,身体不要发僵。现在向前移动重心,将脚跟放下。"

[检查]

不允许患者屈曲对侧膝关节。如果不通过伸髋来前移重心的话,他会屈曲对侧膝关节。

步长应均匀。

(四)训练行走

练习行走的个别成分后,应接着练习整体行走,使患者将这些成分按适当顺序结合起来。

1. 行走练习 患者首先用健腿练习。治疗师站在他后面,在双上臂处稳定之。当患者在行走时感到失去平衡及不能纠正时,应停步并重新调整自己的对线(图5-3-56)。

[注意]

患者头几步行走的目的在于体会行走的节奏,改善对行走的控制和进行成分的循序安排。开始步行时,患

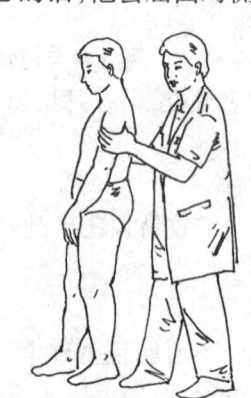

图 5-3-56 行走练习

者用患脚向前迈步可能有困难,因而治疗师可能需要用自己的腿来指导患者的腿前移。治疗师不应该将患者抓得太紧,因为这样可能会对其身体前移产生阻力,或干扰其身体对线而影响患者的练习,从而使其失去平衡。说"右→左"或"跨步→跨步"会帮助患者掌握运动的时间节奏。患者应以均匀速度行走,行走得太慢需要更多的肌肉活动。

在患者向前走时观察和分析患者的对线,治疗师要为患者找出明确的目标以改善其行走的成分。例如,在站立期,其目的可能是维持髋关节前移以使他感觉到身体重心通过他的脚掌,而在摆动期开始时,其目的可能是屈膝并使腿向前伸直。

[指令]

"现在你准备行走。如果你开始走得不很好,没关系,重要的是领会走路的要点。"

"首先用健脚迈步。"

[检查]

不要扶持患者太多。

当患者用右脚向前走时,治疗师也同样用右腿,以免不协调。

2. 增加复杂性　患者只能通过实际练习来改善其行走技巧,在训练室坚硬而平坦的地面上练习行走是一个封闭的环境,应该给患者提供多样化的训练条件,例如需要在一个有人群和物体移动的公共环境进行练习,以不断提高行走能力。

(1)练习跨过不同高度的物体。

(2)行走的同时做其他活动,如和别人说话,拿着东西走。

(3)改变行走的速度或在行走的空间范围内有其他人行走。

(4)沿着人多的走廊行走,开始时治疗师应伴随患者以帮助他认知重要的环境标志,如十字路口、门口、交通标识等。

(5)出入电梯。此时患者的动作必须适应关门的时间限制。

(6)跑台练习行走是另一种练习行走节奏和顺序的方法。它也是一种增强心肺功能和耐力,以及作为评测的有用方法。跑台训练必须调整到对患者最合适的速度。

(五)将训练转到日常生活中去

1. 为了患者尽快单独行走,应有单独或和其他工作人员及亲属一起进行练习。要给患者以指导,如提出练习的目标,如何逐渐延长行走的距离或运动的时间,可用图表及时显示其进步情况,并提出练习中的注意点等。亦可利用录像辅助指导练习。

2. 关于辅助工具的利用　在平行杠内练习行走可对平衡差的患者提供安全的保障,但平行杠或三点手杖只适合短暂减轻患者的平衡问题,继续使用会使问题恶化,因控制机制很快会适应附加的反馈和所提供的支持。有些患者脑卒中前就用手杖,则应向其解释如何用手杖稳定自己而不是依靠它,用比平常长一点的手杖可达到此目的。另外,不鼓励患者用支具(夹板、短腿支具)使踝关节处于背屈,因为它使脚在整个行走周期中均处于背屈位而阻碍了在周期的一定阶段所需的跖屈,这样患者会因此而用髋和膝关节的角度变化来代偿。

(黄永禧)

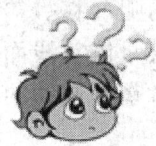

思考题

1. 运动再学习疗法(MRP)概念。
2. MRP 基本原理。
3. MRP 训练技术步骤。
4. 训练内容及方法。

参考文献

1. 缪鸿石,主编. 康复医学理论与实践. 上海:上海科技出版社,2000
2. 南登昆,主编. 康复医学. 第 4 版. 北京:人民卫生出版社,2008
3. 乔志恒,范维铭,主编. 物理治疗学全书. 北京:科学技术文献出版社,2001
4. 卓大宏,主编. 中国康复医学. 第 2 版. 北京:华夏出版社,2003
5. 周天健,主编. 康复技术全书. 北京:北京出版社,1989
6. 克鲁逊,主编. 南登昆等编译. 克氏康复医学. 长沙:湖南科学技术出版社,1990.
7. Braddom RL. Physical medicine and rehabilitation. 2nd ed. Philadelphia, W. B. Saunders Co. 2000
8. Bogardh E, Pichards CI. Gait analyisis and relearning of Gait control in hemiplegic patients. Can J Physiother, 1981,33:223 - 227
9. Carr JH, Shepherd RB. A motor relearning programme for stroke. 2nd ed. Rockville:Aspen Publishers, INC. 1987
10. Carolgn Kisner. Therapeutic exercise foundations and techniques. 3 rd ed. Philadelphia:FA Davis, 1996
11. Delisa JA, Gans BM. Rehabilitation medicine Principles and Practice. 3rd ed. Philadelphia:Lippincott Publishers, 1998
12. Erwin GG, Stanley JM, Joan EE, et al. Physiological basis of rehabilitation medicine. 3 rd ed. Boston:Butterworth - Heinemann, 2001
13. Grabois M, Garrison SJ and Hart KA, et al. Physical medicine and rehabilitation:the complete approach. Cambridge, MA, Blackwell Science, 2000
14. Patricia A. Downie Cash's textbook of neurology for physiotherapists. London, Boston, 1986
15. Pittler MH, Errnst EE. Evidensce - based PM&R? (letter to the editor) Arch Phys Med Rehabil 1997, 78:1281
16. Polyingf JD ed, Grive's modern manual therapy. 2nd ed. London:Churchill Livingstone Medical Division of Longman Grroup Limited,1994

第六章 引导式教育

> **学习目标**
> 1. 熟悉引导式教育的概念、基本理念、教育目标、学习理论及应用、动作学习理论。
> 2. 了解引导式教育的实践方法。
> 3. 熟悉引导式教育的构成成分、作用和应用方法。
> 4. 了解引导式教育的发展。
> 5. 掌握引导式教育的实践应用。

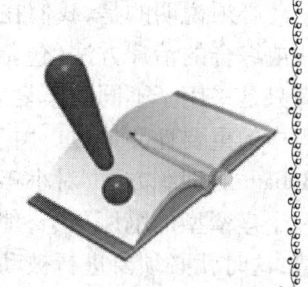

第一节 概　　述

引导式教育是由匈牙利人 Andrew Peto 创立。通过对运动障碍儿童的观察,他认为运动障碍不只是影响儿童身体的发育,还导致儿童心理的混乱、依赖和自尊心的降低。经过了许多年的辛苦工作,基于脑损伤儿童仍有相当大的潜力的观点(即脑可塑性原理),他将神经生理学和神经心理学结合在一起,设计了能够发展儿童人格和促进他们获得适应环境能力的方法,创立了这一新的运动治疗系统,并逐渐被医学专业人士所接受。

1950 年,第一所引导式教育机构在布达佩斯成立。

Maria Hari 在 1968 年成立了引导员培训学院。

20 世纪 60 年代爱丝德·葛顿(Ester Cotton)把引导式教育方法引进英国,到 80 年代初期传入香港。此后又传入我国大陆,目前国内外不少机构采用了这一种方法来治疗脑性瘫痪儿童和患有其他运动障碍疾病的成人。

引导式教育(conductive education)通过创造能使他们尽可能获得成功的学习环境(learning environment)(引导员、小组、节律性意向等诱发技巧、习作程序及每日活动课程、普通或特殊的引导式教育材料、家具、设备等),鼓励他们在学习过程中主动参与,激励儿童和成人掌握他们应学会的技巧以解决日常生活中的实际问题,获得融入社会所要达到的适应水平,使他们更主动和独立地生活。

香港明爱医院对引导式教育下的定义是:引导式教育是一种综合及交流性的教育方法,旨在促进患有多种残疾的儿童的性格发展,透过一些仔细策划的活动及有关引导员、小组、节律性意向、习作程序及每日活动课程之辅助,刺激儿童有系统地建立在运动功能、言语、智能、社交及情绪等各方面之发展,并得以紧密联系,让孩子能主动去学习日常生活所需之功能,以克服身体之运动功能障碍。

传统的康复模式采用多元化专业队伍制度,由不同的专业人员负责照顾弱能儿童不同方面的康复;至于能否成功地照顾儿童的整体发展,就视各专业人员的合作程度了。但由于时间和地方的限制,以及不同专业人员观点上的分歧,有效沟通是很难达到的。

引导式教育这种神经心理学方法得以发展的原因在于它实践上的有效性和理论上的合理性,最重要的则是弥补了神经生理学方法的不足之处,并在它的基础上进行了发展和提高,使得脑瘫儿童作为一个人,能够得到全方位的发展,并且在较愉快而轻松的环境下接受训练和学习。

必须说明的是,我们在讲引导式教育的时候,不应该也不能够去否定另一种治疗训练方法或综合的治疗方法(包括 PT、OT、ST、药物、手术、中医治疗、矫形器、理疗等)。引导式教育只是采用了不同的康复途经。其他治疗方法也不会因引进引导式教育而失去其在康复过程中的重要性和地位。由于一些原因,并不是所有有运动残疾的儿童都适合引导式教育。Bobath 的训练方法,对小年龄的孩子和程度较重的脑瘫儿童,仍然是较好的治疗手段。如果一个痉挛型的脑瘫孩子,他的痉挛程度非常严重,通过成人的辅助都无法改变他的异常姿势,这时就必须要进行被动的或借助某种器械来达到目的。并且,当引导式教育在儿童康复过程中达到某一点而不能继续从引导式教育获得益处时,其他治疗仍可继续进行以维持所获得的功能,提供一个及时的帮助。事实上,在许多情况下,在进行引导式教育的同时,也会选择其他治疗方法。

第二节　基本理念

一、功能失效、功能生效及引导式教育的目标

(一)功能失效

引导式教育中的功能失效是指儿童心理、生理、解剖结构或功能的异常,使儿童不能以正常方式或不能在正常范围内进行活动,并使他的行为与他自己或其所处环境的期望之间不协调。引导式教育并不认为功能失效是运动功能失调儿童的特征,而是孩子与他的环境之间相互作用的产物。一个脑部受损的儿童,即使运动功能失调,仍然会不断地积极去尝试在其处境中要达成某任务时所涉及的种种问题。但当儿童不能成功地将需求转化为需要的满足时,儿童就丧失了继续解决有关日常所面对的动作难题的动机,所以儿童便学会依靠他人。从此可见,其损害的结果并不只限于儿童的体格层次上,而是会延伸到其心理层次上去,以致妨碍儿童整体的发展。

(二)功能生效(orthofunction)

Peto 提出的功能生效并不是基于一套个体需要达到的特定标准,或与其他人的表现的比较,而是基于达到个体潜能概念的学习过程。功能生效是指个体能够学习并完成一项任务,是指最大程度的独立。由于人类潜能基于以往的经验、情景和已掌握的技巧而不断变化,功能生效也不断地改变。如果恰当地利用高度结构化的教学方法和环境,脑瘫患者就可能达到最大的潜能即功能生效。

(三) 康复目标

对于运动功能正常的人来说,要达到生理的、社会的要求也并非都是轻而易举的事,对患者来说就更加困难。具有运动功能障碍的人要达到这些要求虽有一定的困难,但经过努力及辅助是可以做到的。如果给予有力的干预与控制,就会阻止功能障碍的加重,促进功能的改善。

引导式教育的目标是通过教育和治疗的过程,以有效功能来代替功能失效。它打破必须时常跟随正常儿童发展的概念,取而代之的是针对必须的功能来进行康复训练。即以发展正常功能的人格和预防身体畸形来使脑瘫患儿达到社会文化整合,发挥自己的能力去处理生活上的问题。训练目标是使他们有资格参与普通教育,而那些达不到此目标的儿童将进入到特殊学校去。

二、性格

(一) 性格的概念

性格(personality)是指人们对现实稳定的态度和与之相适应的、习惯了的行为方式,是决定一个人独特行为和思想的启动性结构。性格包含着各个侧面,主要表现为:对自己自尊或自卑;对工作和学习认真细致或马虎粗心,创新或墨守成规;对社会、集体和他人的态度,善于交际或行为孤僻;富有同情心或冷酷无情等等。另外,性格也表现在对自己行为的自觉调节方式和水平上:①行为目的的明确程度,如目的性或盲目性,独立性或易受暗示性。②行为的自觉控制水平,如主动性或被动性、自制力或缺乏自制力等。

(二) 性格的发展

人的性格并不是一朝一夕形成的,性格是在实践活动中,在人与客观世界相互作用的过程中形成和发展起来的。既已形成就比较稳定,并且贯穿在他的全部行动之中。客观事物的各种影响通过主体的认识、情感和意志活动在个体的反映机构中保存下来、固定下来,构成一定的态度体系,并以一定的形式表现在个体的行为之中,构成个体所特有的行为方式。

环境对儿童的影响:儿童遭受挫折越多及被视为需要帮助,便越会向照顾他的人寻求帮助;而另一方面,儿童若被视为不用靠他人扶助而能达到自己的目标,并且在进行每项活动时得到更多鼓励,他便越不会去寻找帮助。集体对儿童性格形成具有很大的影响,集体生活和学习使儿童习惯于系统地和有目的地学习,得到克服困难的锻炼,并且品尝到集体生活的乐趣。集体生活有利于培养学生的合群、组织性、纪律性、自制、利他、勇敢和顽强等优良的性格特征,也有利于克服孤僻、自私等不良的性格特征。教师对儿童的性格发展具有重要的作用。心理学的研究证明,学生学习成功的时候,教师对学生的学习成绩给予正确的评价,及时表扬、鼓励,就能增强学生的意志并提高他们的学习兴趣。实践证明,教师对学生学习成绩的承认,深刻地影响着学生继续学习的信心和志趣。国外有一种承认理论认为:"承认"导致动力,动力导致更高的成绩。苏联心理学家弗·弗·沙塔洛夫认为,从心理学上讲,只有使学生感到自己在前进,在成长,在往前发展,才能使之产生克服困难的动力。有的研究表明,对学生的学习、赞扬优于责备,而责备又比没有评价好。教师要注意为儿童创造成功的环境,随时做出必要的信息反馈。

个体已有的心理发展水平对性格形成的作用,随着年龄增大而日益增强,个体已有的理想、信念和世界观等对接受社会影响有决定性的作用。外部的社会要求都需要让儿童接受与领会,逐渐将这一要求转变为对自己的内部要求,才能形成自己的性格。儿童的自我概念影响着他性格的发展,而自我是由他过往的经验累积而成的。以前的经验帮助儿童形成自我的概念。这个自我发展的过程是延续不断的。每个经验都是由个体及他所处的社会和文化环境之间相互影响而形成的。儿童正面的自我概念被视为刺激他继续发展的要素。

环境和个体相互影响。儿童能否学会独立取决于他2岁以前对独立的渴望能得到多大的满足。如果他对独立的渴望遇上的反是父母过分的呵护,他便会变得过分依赖。然而,如果他得到鼓励,享有他能力范围内的独立,他便会变得独立和有主见。

儿童要在一个得到信任和鼓励的环境中生活,才会变得积极;相反,对儿童怜悯、溺爱和过分保护,反而容易令他们建立消极的自我形象。因此,要鼓励儿童靠自己的努力达到目标,使儿童的每一分成就都获得赞扬。

(三)发展良好性格的意义

引导式教育的中心思想是如何使有行动障碍的儿童的性格得以发展。运动功能失调和其他的感知障碍,只是中枢神经系统受损后的表征。整体的功能紊乱,引致消极、被动的性格,才是其最坏的后果。试想,如果一个人的性格坚强、开朗,能够积极地对待生活、处理一切,那么假使他遇到了意外的伤残,失去了某些功能,他也可能会恢复或战胜伤残,使失效的功能重新生效,有可能还会出现奇迹。相反,如果一个人具有自卑、被动消极的性格,那么,即使伤残的程度很轻,他也不能够完全康复或康复所用时间会很长久。

所以,引导式教育强调鼓励儿童由被动变得主动,每个成功的努力,不管是大是小,都应得到承认和称赞。环境很重要,所确立的目标必须是现实的,是学习者有意愿去达到的,引导员要尽量创造学习者能成功地达到其目标的所有条件,要诱发儿童寻求解决自己问题的个别方法,要让儿童感觉自己是成功的,当孩子在某方面取得成功时,他就会有一种个人的价值感。懂得了相信自己的能力后,孩子会更主动地探索周围的环境。孩子变得主动后,会觉察到自己是个积极的人,这有助于发展他的自信心。这样他会对自己和自己的行为有责任感,成为一个目标明确的孩子。虽然这些孩子仍会有运动功能失调的情况,但他会充分利用已拥有的技能来面对社会环境的需要。这就是引导式教育强调需要发展儿童性格的意义。

三、学习理论及其应用

学习理论(learning theory)认为,儿童的运动功能失调,并不是指缺乏适应能力的动作模式本身,而是学习适应环境的过程受到阻挠的结果。

引导式教育认为,有行动障碍的孩子和正常的孩子都是通过同样的方法去学习的,但我们要给他适当的指引或引导。引导式教育以儿童、学习和教育为中心,主张运动功能失调儿童的康复途径,只能依靠教育体系,通过教育的方式来达到。运动功能失调儿童康复的主要目标,是在协助下重建其被阻挠的学习过程。重建过程的成功与否,取决于我们能否恰当地建立目标,广泛地建造学习方式,以使功能失效的脑部能找到满足需求的途径,从而引发新的动机去学习。

在以下条件下,学习容易取得成功:①如果学习是有意义的,它能带来积极的改变,并能在学习者的一生继续发生积极的变化。②如果学习以动机引发,能导致成就,又进一步引起动机。③如果学习可用多种方法来巩固学习成果。

（一）儿童学习的内容：整体性和不可分割性

通常，人们使用各种各样的评定表来评定儿童各方面的问题，儿童发育的评定常包括体能、智能、言语、社交等。用这种方法来研究儿童的发展，儿童会被看成是一个多种能力独立发展的合成体，而不是一个多方面发展都息息相关的整体。

儿童的认知（感知、注意、记忆、思维、语言）、情感、意志和其他方面如需要、兴趣、动机，与儿童的性格发展有关，影响儿童的所有行为包括运动行为。要克服自己的功能障碍，单是运动和认知方面的教育是不够的。

儿童是需要全面的教育和发展的。整体不等于部分的总和。单是有各部分并不足以使事物发挥整体的功能，最重要的是部分和部分之间的关系，因为每一个部分必须有关系才能联合成为一个整体。

引导式教育的教育理念是追求个人全面性发展。要达成这种理念，就需要把教育和治疗相结合，以一个整合性的教学模式去实施。

引导式教育教导的是整个人，而不只是改善不正常的神经性功能问题，应使体能、语言和智力活动同步发展，而不是将它们分割或逐一发展。Peto 认为，教育不应只限于知识的传授，还应同时包括儿童成长过程的所有层面，即社交、生理、情绪及认知。这些都相互影响着儿童的个性发展，以及各方面的学习。故他强调不要错误地把中枢神经受损患者简单视为有一系列无关联的功能和能力障碍，而以分割性的补救方法来处理他们的问题。他提出只有通过教育的过程，针对各功能互相影响的关键因素，让他们学习建立协调的整体功能，发展积极、主动的性格，才是帮助他们康复的根本方法。

实际上，日常生活提供了大部分的学习机会，而且幼儿可同时发展多项能力。如进食，幼儿在同一时间里学习几类不同的技巧和行为，最明显的当然是小肌肉的控制。除了需要准确的手眼协调外，还要懂得把几个动作组织成复杂的次序。除此之外，进食和智能有十分密切的关系，其中要求幼儿对时间、空间、因果关系和实物概念等的了解。同时也是一个语言交流的学习机会。引导式教育正是基于这套整合的概念，以孩子的特殊需要和学习为中心，以生活为基础，在日常生活中实施教育及治疗。在同一个学习活动中，注意儿童的多个方面。例如，当孩子在把玩一套组合杯时，他在学习怎样坐好，同时也在学习和练习手部的运用技巧。

（二）学习的连贯性和重复性

当一种能力刚刚出现，而幼儿还不能掌握得很好的时候，幼儿会重复所需的动作直到他感到自己能够充分掌握这动作。儿童不只是需要学会许多技能，更需要学会在不同场合都能运用这些技能。为此，幼儿会积极寻找有关的物品、情况或经验来练习该功能。重复练习是孩子学习的重要途径之一，利用日常生活的活动和游戏，可使儿童有更多练习的机会。

引导式教育认为，帮一个动作有障碍的儿童建立新的动作模式需要不断巩固，间歇地在治疗室进行半小时的治疗并不能收效。每一个照顾儿童的职员对儿童都有整体的认识，学习的目标已融合在全日的程序内，对儿童的要求也是全日一致的。这些都是通过引导员的制度、全日制的程序以及家长的参与而达到的。

学习并非局限于特定的时间、环境或情况。儿童每日的每一个时刻，所参与的每一件工作和所处的每一个地方，都能提供给他学习的机会。学校的走廊跟教室一样，都是学习的好地方。需要儿童、家长、教师及治疗师四方面的共同参与和合作，避免由不同人物和在不同地方的教导而产生学习上的分歧,因这些分歧会严重阻碍儿童的学习。

(三)学习的动力

1. 目的性　孩子的兴趣既在于实践的过程,随着儿童的发育,也会注意最后的结果。对于儿童来说,如果学得的知识和技能可以满足生活上各方面的需要,增加个人的自主能力,学习就会变得主动和具有明确的目标。

要获得任何技能,必须先确定目标。在运动功能学习中,很强调必须使学习者清楚其学习的目的。研究显示,只有个人明白他进行的动作能达到什么目的时,才能通过预先编好的动作程序提高运动功能。

2. 反应性　一般来说,孩子拥有极强的感官能力,任何的气味、声音、质地、颜色及味道等,都是新鲜及使他兴奋的。孩子在特定的敏感时期,对某种事物或知识会特别容易吸收或学习。

在脑瘫儿童中,这些感官能力可能是降低的,但部分原因是由于成人没有给他提供适度的刺激机会。引导式教育就是利用儿童这种倾向来引导儿童尽量发挥自己的潜能,激发起儿童自己的意愿去完成某种习作,儿童一旦对某种习作发生兴趣,完成该习作的动机便会产生。

激起兴趣是重要的,环境应是有刺激性的。在进行引导式教育的时候,引导员应寻找唤起活动、参与和具有情感的情景。他要运用好的才能、幽默感和感召力来营造一种充满活力和趣味的气氛。引导式教育的习作会以歌曲、童谣、戏剧、故事、图画书、道具及游戏等方式进行,以增加其趣味性,来吸引儿童的参与。

3. 主动性　引导式教育非常重视动机在运动功能学习中所发挥的作用,强调要改变意愿而不是当时的操作表现。认为只有足够的动机才有可能进行学习。主动学习,这点也是引导式教育与其他方法不同的地方。只有主动尝试,主动地用他的言语或内在语言来控制活动,他才能学习怎样控制自己所用的力并更主动地去做,表现才有所改善,进而能做适当的调节,最后达到运动功能学习的成果。学习者被动置于各种姿势或动作,而没有随后的主动跟进,这样的学习是没有实用价值的。被动动作,即成年人替小孩做的动作是不能教导儿童学到任何主动动作的。

因此,儿童即使只有少许的进步也应被注意、被赞赏,这种做法令该儿童及其他成员都得到鼓舞,因而愿意付出更大的努力。引导员与儿童之间的关系并非建立于支配或恐惧上,而是建立在尊重及爱护上。

在引导式教育中,儿童不是被动的而是自主地去活动。要建立儿童的自信和独立,引导员应尽量在不直接帮助学习者的情况下让他达到他的目的,如尽少地在进行小组活动时触及小孩的身体,只是提供合适的问题和有助于解决问题的环境,经常由孩子们自己找出答案。引导员应在小孩做出任何细微的正确动作或意向时,都立即给予适当的和及时的回应及赞赏。对孩子的行为最好采取肯定的态度,不要经常将"不要这样"、"那样不能"挂在口边。比方说,"我抓紧了桌子。"儿童不断地用言语来描述所进行的动作,能逐渐树立责任感和尊严。

四、动作学习理论

(一)意向和言语对动作学习的调节作用

现今的运动功能学习理论越来越强调有意义的、目标导向的完整运动行动的重要性,而取代了研究孤立的、简单的动作。

Gentle 指出,要获得任何技能必须先确定目标。在运动功能的学习中必须使学习者清楚其学习目的。只有个体明白他进行的活动能达到什么目标时,才能通过预定的动作程序提高他的技能。

引导式教育认为意向(intention)有启发行动的作用。意向即做某件事情的愿望和动机。每执行一项自主动作之前,大脑皮质功能活动加强。因此,动作学习的关键是在于能意识到、渴望到,并认清这种意向。引导式教育否定了单独重复练习动作的概念,强调学习(包括运动学习以外的学习)应当在有意义的环境中进行,强调要进行由目标导向的行动,而不是孤立的动作,即不主张以孤立的模式训练脑瘫患儿。

意向是通过言语(speech)来表现的,而言语本身也具有调节作用。言语的协调作用,通常是指以运用言语的成分来帮助、控制、调和或协调另一种行为的过程,如运动功能活动或记忆力,每当我们要学习一项复杂而崭新的技能时便可观察得到。如学习驾驶,开始时教练的指令和示范是驾驶的主要指南;逐渐地动作技能变得较为协调,学车者便多用自己的说话或默语来指导行动;最后驾驶员练习成熟,行动变得自如,利用言语来指引行动的需要便越来越少。

从儿童的发展中也可见到言语调节行动的作用。幼小时在呀呀学语的阶段,成人说话的声调常常促进孩子的行动。接着,成人的语令、说话的语义内容便取代声调来诱发儿童的意向。进展下去,儿童使用自己的说话来指导自己的行动,便从依赖节律进展到利用语义内容来指导其意向性活动。

Vygotskii 和 Luria 提出了四个阶段的协调作用,其中主要分成两大方面:"由他人协调"或"自我协调"方面的应用,和利用运动功能或语意作协调方面的应用。所谓"由他人协调"是指一个儿童的行为协调,出于另一人而非那儿童本身。

在言语协调作用的预备阶段,儿童学习到与成年人紧密合作,儿童可能会听从一些简单的指令,但主要是靠节律和视觉上的信息,会自动伸手去抓握,父母可以利用这个倾向来使他伸手或抓握。儿童在这里主要的协调方式是引用言语运动功能的部分作用作为"由他人协调"的方式。

在言语协调作用的第一阶段,儿童能够遵从成人的指令,同时他们自己言语的节律可能对他们亦有帮助。然而,要儿童边说话、边做动作,实在是很困难,有时甚至是不可能的。儿童会感到要结合两种运动功能活动是很困难的,因此,当他被迫说话时,他有可能会停止该做的动作。由他人协调及言语中的语意部分是第一阶段的重要协调方式。

在第二阶段儿童能运用自己言语的节律帮助其动作,因此运动功能上的自我协调成为这个阶段的主要特征。

到达第三阶段时,儿童可运用语意自我协调,并可运用内在言语,来计划和协调运动功能活动。话语有了语意的价值,儿童便能遵循规则,订立自己的规则或重组规则。当儿童面对困难时,他大多数会返回先前的阶段,而第三阶段的儿童,当面对困难的习作时,有时会采用外在语言。

Peto认为儿童必须不断地说话,或以另一种方式如嘴唇或手指的移动来代替说话。重要的是儿童必须表达活动的意向。引导式教育使用各种形式来创造这种意向作用。例如有趣的学习程序、具体的习作、引导员适时的鼓励和具刺激性的小组气氛等。然而,最重要的诱发意向方式,要算是利用言语来调节动作行为。

言语治疗不是一个独立的任务。动作是复杂的活动的一部分,当它和意念、概念及经验结合起来(通过音乐、语言)时,就会相互强化,而后者亦可以反过来引出适当的动作反应。我们可以借助语言把这些细小的步骤串成习作程序。起初,引导员利用语言引导孩子走向正确的方向,孩子逐渐将语言融入自己的思想中,用作自我调整的工具。引导员的外部言语指令逐渐由儿童的内在言语所取代,内部言语比引导员连续用词表达意向更有效。

（二）习作或任务分析

习作是由有目的的活动组成的,如进食、如厕、更衣、梳洗,也包括习作程序。脑瘫儿童因为体能障碍而无法达到某一功能技巧,如进食,引导员就得使用习作分析(task analysis)。习作分析也称任务分析或工作分析,就是将某一复杂的功能活动,如步行、进食、穿衣等习作拆分成许多简单的步骤,并利用特定的诱发技巧(如木条床、固定点),使儿童能主动地进行每一步的学习,最终把这些步骤组合成一连串的次序,加以重复练习,就能完成某一习作,学会自己主动解决问题。事实上,如果任务过于复杂,出现的失败将给学习带来不利的影响。而将一件工作分成一连串的步骤,不但使儿童明白他所要学习及练习的每一个动作,能令他完成那份工作,更能激发他的学习动机。

任一习作可分析及分解成不同组成部分,称为习作部分,它们互相联系并构成整个习作,如用手进食活动可分解为以下各部分:①看着食物。②伸手去够食物。③抓住并持续抓着食物。④送到口。⑤咬下食物。⑥咬下最后一片食物。用勺进食可分解为以下各部分:①伸展手臂接触羹匙。②抓紧匙柄。③把食物从碗中捞起。④把食物送进嘴里。⑤把食物从羹匙里移离。⑥把羹匙放回碗中。

为了巩固疗效,应在有趣的学习环境和情形下做分解步骤和整套步骤的练习。习作分析法跟"节律性意向"的配合是一个十分有用的诱发技巧。获得成功是一种促进因素,每一步获得成功对下一步都是一个促进因素。因此,要善于发现每次的成功,哪怕是很小的成功,也要给予鼓励。

（三）基本动作模式

基本动作模式是由 Dorothy Seglow 和 Ester Cotton 共同提出的。他们认为所有的工作都有一个基本要求,即基本动作模式。这些基本动作模式包括:① 抓握及放开手:抓握是学习固定、中线发展及活动的工具。首先要学习用双手去抓握及在任何情况或姿势下保持抓握这一动作,例如在转动头部或突然受声音的干扰时双手保持抓握。当儿童学会了用双手抓握后,他可用手抓握着物件来增强自己的活动能力,如从卧位拉自己坐起来、从坐到站、推着椅子走、扶着家具走动。抓握不过是放手的准备,放手是迈向独立生活的先决条件。我们应教导孩子如何在地面、椅子、床上或台上首先放一只手,然后放开双手,直到他能安全地自行平衡自己的身体。②伸直手肘:伸直手肘和手的抓放同样重要,也是许多功能活动的要求,如手指向目标进行操作和保护性上肢伸展反应等。儿童在双手抓握和手肘伸直的情况下,可稳定肩关节及保持头部在中线位置。③在中线内活动:包括头部控制及对称(身体左右两边的均衡发展）。保持头部在中线位置,可促进视力发育并集中注视前面的物件,这有助于专注力的发展,也是抑制非对称性颈紧张反射的要求。④固定身体的能力:用身体或四肢的某一部分作为固定点。固定是活动的基础。在任何一个协调的动作里,需要固定身体某一部分来活动另一部分。脑瘫儿童经常存在联合运动,缺乏分离活动,即身体一个部位的活动引起另一个部位同时的活动。因此,必须学习固定自己的能力,而不是依赖受绑缚或治疗师的协助来固定。⑤髋关节的活动。⑥重心控制:保持正中后,身体向前、后、左、右活动。⑦转动:在体位变换和移动过程中都要求有髋关节的活动和重心控制。如从坐到站、任何方式的走动（扶或推着家具或独立行走）。在静态姿势下,需要有重心的控制才能保持稳定,如有些脑瘫儿童不能充分地屈曲髋关节,不能控制身体重心,也就不能端正地坐在椅子上。在许多情况下,还需要转动躯干如翻身或进行身体侧边的活动。

在各种活动中都包含这些基本动作模式。如儿童在不同姿势下脱袜子,就需要有抓握及放手、固定、中线发展、伸直手肘、髋关节活动这几种基本动作模式。脑瘫儿童在基本动作模式上大多存在不同程度的缺陷。因此,我们需要在所有的功能性活动中,注意这些基本动作的训练。

第三节 引导式教育实践

一、评定

康复评定是康复治疗的基础,是用客观的方法有效地和准确地评定残疾者目前的功能和功能障碍的情况,并制定相应的治疗计划。如果对儿童功能障碍缺乏正确的评定,将无法制定出正确的康复治疗计划,也就无法使儿童得到理想的功能恢复。引导式教育评定目的是要明确儿童目前在各发展范畴功能活动的能力与存在的问题；根据发育和预测的方法,设定要达到的目标；分析儿童达成这些活动的方法；找出合适的诱发技巧以促进儿童进一步学习。

（一）儿童功能障碍评定

1. 评定原则　引导式教育特别强调全人的观点,因此评定的基本原则之一是全人的评定,即综合观察儿童在每个活动中认知（知,概念及意识）、技巧（行,功能条件及技巧）、态度（意,行动意欲、解难意欲、学习意欲）三方面的表现。其次是要采取正面的评定,与儿童建立亲密信任的关系,利用外在的环境及诱发技巧去发掘儿童现有的能力及兴趣。

2. 评定方法　儿童的评定一般需多次进行才能完成,并在实施过程中不断地进行,一般可采取两种方式,即特定个别评定和自然环境观察。

（1）特定个别评定:儿童在有或无家长或熟人陪同下,通过游戏方式,诱发儿童表现在运动功能、智能、社交、沟通、情绪表达等方面的能力,或按特定的专业测量方法,确定儿童某方面的能力及障碍,然后做综合性的分析。

（2）自然情境观察:观察儿童在课堂及日常活动中的能力表现及对不同诱发技巧的反应。

3. 评定内容　引导式教育的评定是整体、全面的评定,一般从上述知、行、意三个方面对多个领域按可评分的方式进行测量。香港痉挛协会现已开发出第三版的脑瘫儿童实用技能记录表,包括以下内容:①粗大运动活动。②精细活动。③自理活动。④沟通能力。⑤社交能力。⑥认知学习。

(二)目标制定

目标是工作的方向和目的,常分为"短期目标"和"长期目标"。按照三个原则(即日常生活所需的技能、儿童的发展、可量度),为儿童制定在某一个阶段内要达到的目标。一旦制定,每个和患儿有关的人员都应该知道患儿的目标是什么,实现目标的最佳途径是什么,并坚持不懈地朝着目标协同工作,以达到目标。目标不是静止不变的,一旦患儿完成了目前的目标,要尽快进入到下一阶段。有些儿童,变化可能很少或没有什么变化,对这些儿童要分析其原因,动作是否需要分解成更小的步骤,或目标应制定在更合适的方面。

1. 目标制定的内容 目标要依以上六大范围(粗大运动功能、精细活动、自理、认知、沟通、社交),从三个方面(知、行、意)的评估来制定。

2. 目标的可测量性 根据评估患儿已经能做什么,可以测量的下一个进步的级别就可被定为患儿的目标。目标必须是可测量的,也就是说,必须详细、具体、客观、连续、可靠,这意味着不同的人测量某一目标是否达到时,可以得到同样的结果。

3. 制定可测量性目标的方法

(1)动作分析:将一个动作分解成许多小的步骤,患儿不能完成的每一个小步骤就可作为目标。如用手进食可分解为以下动作:①看着食物。②伸手去够食物。③抓住并持续抓住食物。④送到口。⑤咬下食物。⑥咬下最后一片食物。目标可顺可逆,直到完成整个动作。

另外,身体或语言提示也可作为目标的测量指标,患儿的进步可表现为由需要提示才能完成某一个动作发展到不再需要提示。

(2)级别:将一个活动分为0~4级。如按评分标准,对穿鞋的动作可评为:0分:完全要帮忙;1分:部分主动,需要大量帮助;2分:主动做,需要少量帮助;3分:监督或语言提示下可完成;4分:完全独立完成。那么,对那些得2分的患儿,下一个目标就是得到3分,即在监督或语言提示下完成穿鞋的动作。

(3)时间:完成一个动作的时间、保持目光接触的时间、集中注意力在某种认知活动的时间。

(4)重复的次数:如10次中有5次能抓住球。

(5)距离:如能独自从教室走到厕所这段距离。

(6)质量:如从坐到站时,能保持双脚放平,双手中线位。

(三)计划制定

目标确定后,要制定相应的治疗计划,既要以小组的形式制定每日活动常规,也可有个别的训练。

二、应用的器具

Peto 曾说:"与其问我怎样帮助脑瘫儿童,不如问他们怎样才能帮助自己。"若要脑瘫儿童学习自己帮助自己,首先要给他们一套合适的器具(furniture)——一套能够帮助这些儿童抓握、紧握和放手的器具。当患儿能够紧握住器具时,他们便能学习自己坐直、站立和踏步。

引导式教育很着重儿童的学习过程,一套特别设计的器具及附件可提供以下的帮助:固定自己,控制关连反应,控制不正常的反射活动,增加安全感,建立信心及提高学习动机,自己如厕,增加在宿舍自立的能力,促进手部功能,学习自己进食和玩耍,参与课室活动,学习和其他儿童交往,增加他们体能上的耐力。总之,儿童将学会自己去做事。

引导式教育采用的器具包括木条台、梯背椅和矮凳、平放的梯和斜板等。由于每位儿童有不同的问题,可采用以下不同的附件:横放或竖直的圆棒(可随意在木条台上安装或拆除)、胶圈、活动的台面、台脚、放在台上的薄台垫、写字用的板、沙包、木棒(长、短、粗、细等)、扶手、便盆等。

(一)木条台(图6-3-1)

木条台提供儿童学习抓握和松手的机会,可促使他们能坐直、站起、踏步和自理等活动。常用的木条台长150cm,宽65cm。其他规格见图6-3-1。要有适度的重量(30磅),红木最好,这样可令儿童在使用时足够稳定,同时也便于成人移动。

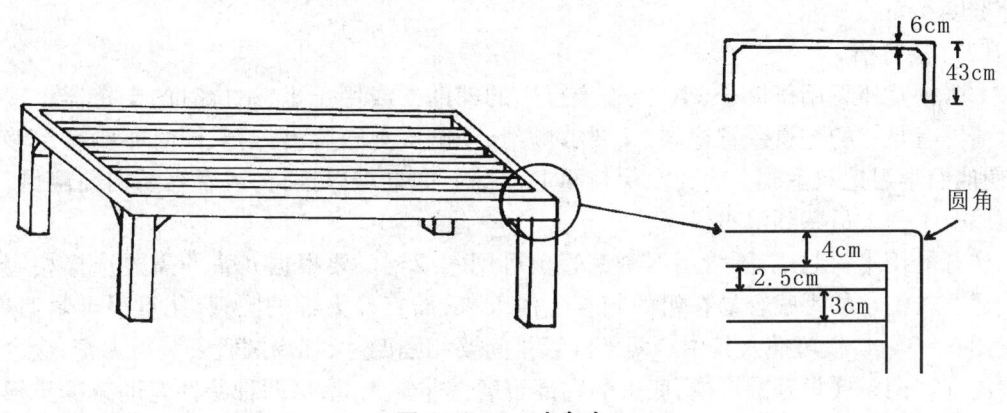

图6-3-1 木条台

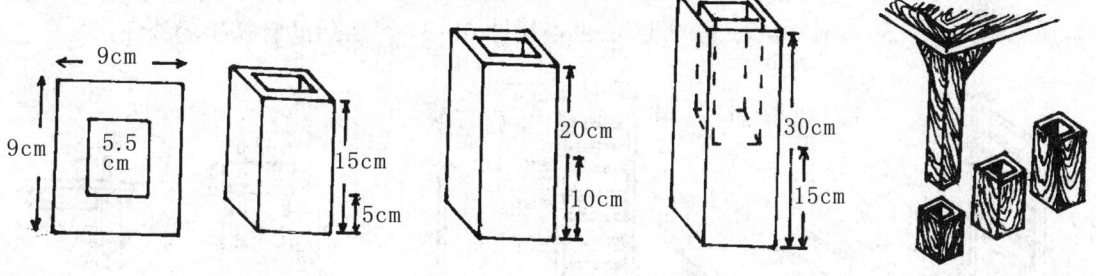

图6-3-2 台脚

木条台可用台脚(图6-3-2)调节高度以配合儿童在坐位、站位及横行时所需的不同高度。如果给较大的儿童使用或利用木条台来站立时,便需要较高的台面。

木条台面的木条以刨至平滑为准,这样儿童便容易紧握木条。否则锐利的木条边缘会致手和脚受伤。两条木条中间的空隙约一寸,以仅可容纳一个胶圈穿过为准,这胶圈是帮助儿童更容易学习紧握用的。一张活动的台面可以加放在木条台上,使它变成一张普通台,让能力较好的患儿用来上课、游戏或吃饭等。有一些儿童,他们只会抓紧较细的和圆的横棒,图6-3-3中所示的横棒是用来训练儿童在日后能抓紧木条台上的木条,这种横棒在木条

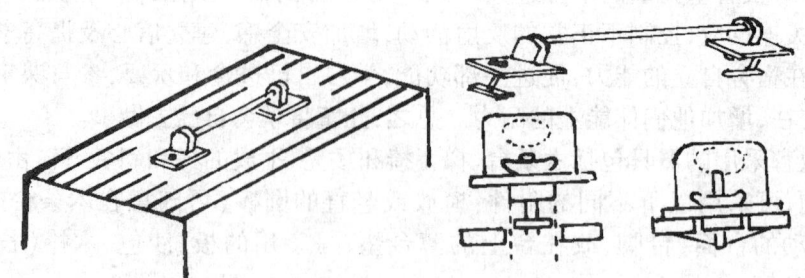

图 6-3-3 横棒

台上安装及拆除都十分方便。

病情严重的患儿,由于手部严重关节变形,而不能紧握一般的木条长台。这时,较为适合的设计是增加木条与木条之间的空隙,使它较木条宽,理想的尺寸如下:木条宽度3.5cm;空隙宽度4cm。

(二)梯背椅

一张梯背椅可用作椅子、小桌子、步行用的辅助器或用于坐、站位时的支持器。理想的梯背椅要有足够的重量令它稳固,又要够顺滑,使脑瘫儿童容易推行,同时亦要有足够的阻力,使他们学习把双手放在前面及保持重心向前。如果难以推行,或者容易向前翻倒,会使儿童以及工作人员感到沮丧。

梯背椅用木料制成,圆管用不锈钢管也可用木或铝。要根据儿童的需要选择相应尺寸的横栏。较细小的手很容易在粗的圆管上滑下来,而直径太细的圆管,儿童很难紧握着它。参见图 6-3-4,板可插入其中。两条圆管之间要相隔四寸,如果圆管安装得太密,会令儿童觉得混乱。两条底板是圆头的,底板的底部要磨得非常光滑,这两种特性有助减少垫板和地面的摩擦力,在推动梯背椅时会较为顺畅,同时要留意底板的底不宜上蜡,以免粘上尘埃,令底部摩擦力增加,妨碍推行。有人曾经尝试采用垂直的圆管,以为有助于儿童的中线抓握能力,但效果并不理想。对功能较差的儿童,也可用图 6-3-5 所示的有扶手的椅子。

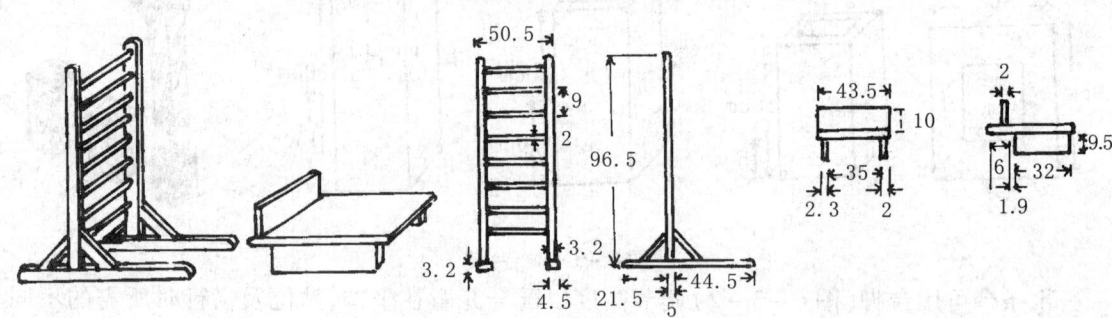

图 6-3-4 梯背椅(单位:cm)

(三)矮凳

矮凳的表面面积要大而且防滑,大的表面是为提供足够的空间给予儿童在自己坐时双手能平放在凳上,以固定身躯坐好。在矮凳的四周有沟,帮助儿童在需要时抓紧凳边,或加用绑带固定,以增加固定能力(图 6-3-6,图 6-3-8)。也可用木条床式的木条凳(图 6-3-7)。

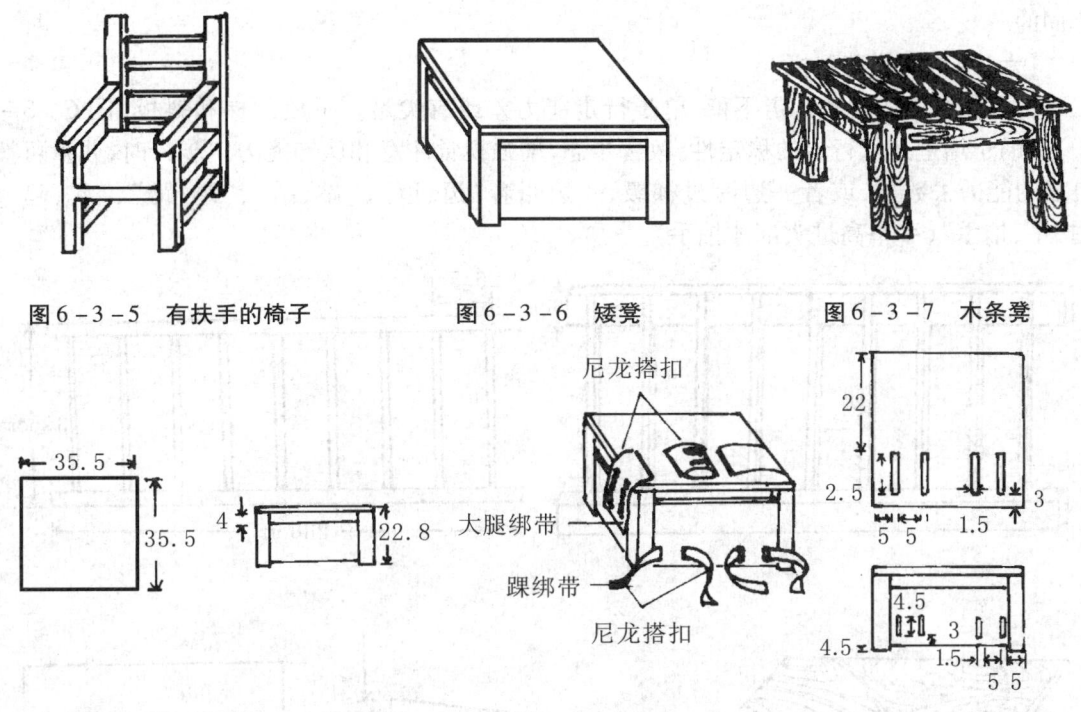

图6-3-5 有扶手的椅子　　图6-3-6 矮凳　　图6-3-7 木条凳

图6-3-8 矮凳的规格(单位:cm)

(四)木棒

紧握木棒动作跟紧握固定在木条台上的木棍、紧握梯背椅、围栏、羹匙、牙刷、铅笔、袜……都是互相联系的。

可以使用不同长度及粗细的木棒,通过一些动作,如双手对称地抓紧木棒、举高双手在头上、然后放下或学习行走,来改善儿童的功能表现。在手部活动程序中使用的木棒,直径约2~2.5cm。木棒击在地上所发出的声音,有时引发学生的惊吓反射,令四肢反射性地抽缩,使他们失去平衡及感觉不安和紧张。为了避免发生这个问题,可在木棒的两端套上胶箍,这些胶箍一般是用来套在木棒尾端的。

(五)长板凳

4~7岁痉挛儿童的课室内经常放置着一些长板凳(图6-3-9)。这些长板凳对于他们学习分开双腿尤为重要(儿童骑在板凳上向前或向后来回滑动),长板凳对于手及臂的训练也同样重要。儿童由分开双脚坐在便盆上至分开双脚而行走的过程中,使用长板凳是其中一个重要的过渡。而且,坚持分开双脚的练习,可以避免儿童的髋关节内收等变形,以免导

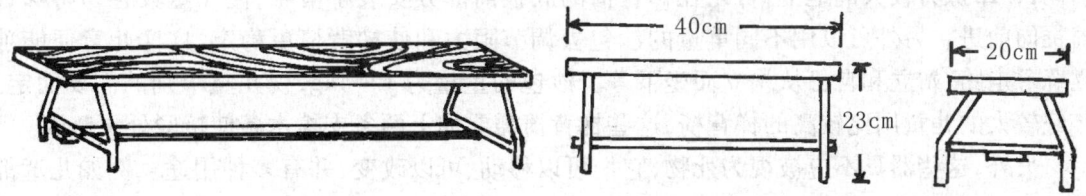

图6-3-9 长板凳

致不良后果;同时增加儿童坐姿的稳定力,发展站立及行路的平衡。长板凳亦可以用于各类不同的游戏。

(六)平放的梯和斜板

许多能行走的儿童行走不稳,单步行走能力差或有尖足。平放的梯和斜板(图6-3-10)有助于增进儿童行走的稳定性,改善步态,增强视觉注意和认知能力。步行时,儿童可按自己的能力去数数,或者一边跨过梯级,一边叫着"迈、迈"、"站、站"、"蹲、蹲"、"起、起"、"拍手、拍手"(手举高过头部才拍手)。

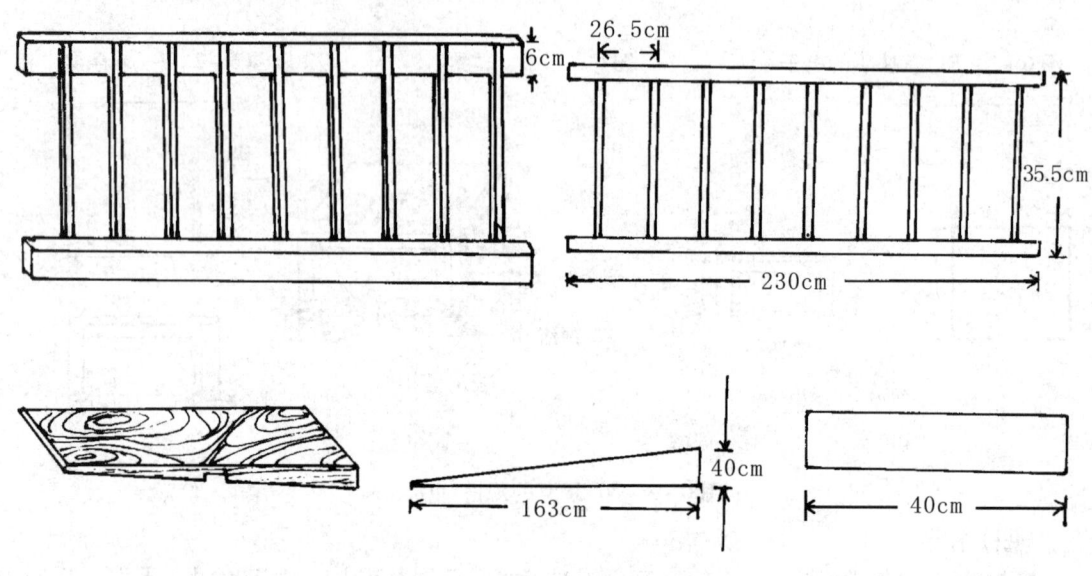

图6-3-10 平放的梯和斜板

(七)可收叠的台阶

可收叠的台阶(图6-3-11)可用于儿童上下楼梯的控制训练。他们可收叠在一起,便于节省空间。

(八)应用引导式教育器具应注意的问题

器具适中的重量、间隔、尺码和质地,及如何应付那些阻力较大的地板非常重要。器具的尺寸应因使用者的身材、不同的房间和用途做出调整。

各种器具不应都放在一间房里,因为儿童需要将在引导式教育课程中学会的技能广泛地应用出来。这些器具有多方面的特性,也可适当改装,这样能适合用于不同的情况和各类日常生活,例如:吃饭、穿衣、如厕、玩耍及其他活动之中。如为了使如厕的训练与其他训练有连贯性,在厕所内为患儿安装木棒排;课室里专用的木条台;反转的台面,可进行一些游戏活动;在摩擦力较大的地上,可以在梯背椅的底板前部分安装小滑轮,使儿童较容易将梯背椅推向前进。另外可以用不同重量的沙包去调节阻力和使梯背椅更稳定,这样儿童便能独立练习走路、站立和自己从站立而坐下等。沙包的重量为1~4kg,视儿童个别的需要而定。年纪较大的儿童用比较高的梯背椅,这些梯背椅需要加上两条支撑木条使接驳处更坚固。

另外,这些器具不应被视为死物,它们可以移动、可以改变,并有多种用途。例如儿童都喜欢游戏,可让儿童分开手握着两边横放的梯背椅玩足球游戏;又或把木条台的一端用凳垫高,让儿童背着背囊爬上去,从另一边滑下,玩模仿爬山的游戏。

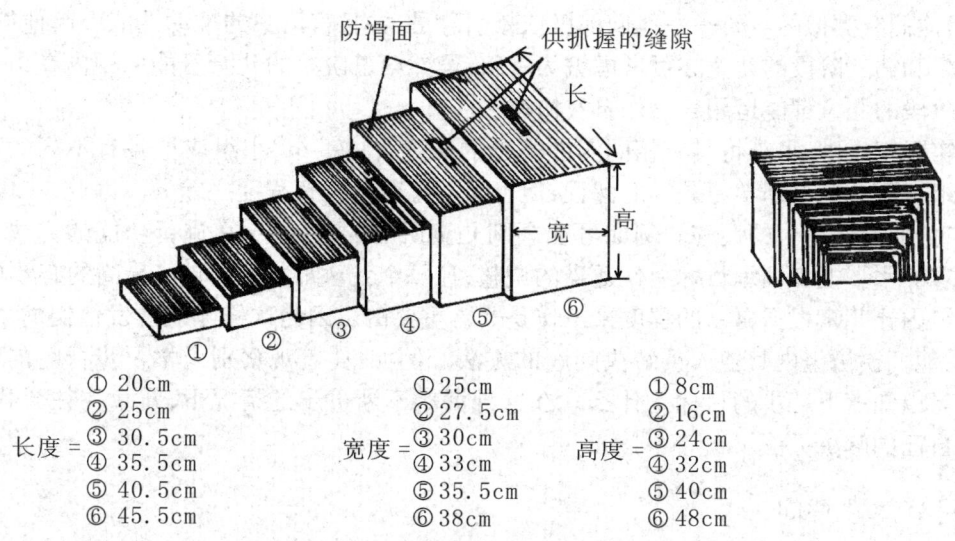

图 6-3-11 可收叠的台阶

所有引导式教育的器具及附件都应该被视为过渡时期的工具。在觉得不需要时,应逐步由普通器具取代,越早越好。例如:儿童坐得较稳时,就可以把普通台面加盖在木条台上;儿童把双手在前面互握以代替扶梯架的动作;当儿童可以控制双脚准确地放好时,便不再用脚印来帮助他们。引导式教育的目标,绝对不是希望儿童长期依靠特别器具,而是让他们在日常生活中循序渐进地掌握活动的控制能力。这个积极进取的方针可以调动儿童的学习动机。

三、教育小组

引导式教育用小组(group)形式来进行学习,完成每日(或周)的活动。小组提供儿童与同伴、与成人交往的机会,有利于发展语言。

儿童在小组中开始关注彼此,学习模仿,因为组内其他人都是这样做。儿童会接受克服困难的挑战,另外由于小组内已有人成功,这会刺激功能较差的儿童模仿他们,希望能跟上其他组员,自然形成竞争的气氛。小组丰富的活动项目使儿童不断得到各种经验,因而小组有利于增加学习的动力,促进集中力和专注力。

小组帮助儿童建立个人与群体的意识,体会归属感和安全感,认识自己的行为是否正确,减少对成人的依赖,共享欢乐,学习等待自己的轮次、自己的机会的到来,帮助儿童发展良好的性格和养成良好的习惯。

小组形式消除了把全部注意力放在个体上的弊端,避免让患儿过分依赖别人,同时兼顾了儿童的个别需要,尽力使每个儿童都会成功。因此,以小组进行的引导式教育是一种节省人力的方法。

可按年龄、表现水平、障碍的类别、学习程度、学习的目标、动作的节拍等进行分组。组别的大小须足够产生群体推动力,又能促进成功的经验。小组的气氛须助长教师与学生之间、学生与学生之间的良好交流。

从 Vygotskii 和 Luria 提出的言语协调作用的四个阶段模式来看,把所有儿童合为一组来学习是不合适的。实际上,在建立习作程序的模式时,预备阶段和第一阶段的儿童可归为一组,因为他们有类似的需要——他们都极依赖引导员,并且言语中的推动性能引起他们的反应。第二和第三阶段的儿童亦可考虑编为一组,虽然第三阶段的儿童可能采用内在语言,但这两个阶段的儿童都能运用言语作自我协调。

在实际工作中,很难将具有相同弱能类别的儿童合成一组,小组成员各有不同的需要,虽然小组里每个成员都学习同样的课程,但也需考虑个别儿童程度之差异。因此,在设计习作程序时,便需作适当的调整。例如可在个别儿童所需的时间上、在进行功能的方法上、在动作要求的水平上和训练目标上作适当的调整,让每个儿童都能达到自己最高的有效功能。

在组内让儿童根据自己的程度来工作是非常重要的。因为这样才能诱发他们的学习动机,激发他们模仿组内其他成员解决问题的方法。例如:凭着观察别人学习步行时的步骤,儿童便可以知道下一步的目标是什么。在这种渴望不断进步的情况下,儿童往往会找到适合他们自己的解决方法。

四、节律性意向

节律性意向(rhythmical intention)是引导式教育采用的一种利用言语来调节行动的诱发技巧之一。它有两个元素:节律和意向。节律就是指动作的节拍。节拍会诱发动作,这一点对那些年幼、语言尚未成熟的患儿是特别重要的;节拍会调节动作或活动的时间,如在一个特定的习作中应用节拍,患儿就能够发展对时间的概念。患儿不单是做动作,同时也是学习完成动作的速度。例如他能否在一首歌唱完之前脱掉袜子。意向是指一个人想要达到某一个目标,当我们把这个意向用话语讲出来时,就建立了语言和动作之间的连贯性,从而促进了学习动作的过程。如在习作程序中,首先由成人向儿童传达意向,再由儿童重复那意向,并计划和组织动作。因此,意向亦包含了指令。然后,是一些节律性的数数如"一、二、三",或是"上、上、上"的节律,这样通过言语活动的部分,帮助另一个活动行为(即动作)有节律地进行。因此,节律性意向通过言语来表达意向能帮助推进内部言语的形成,从而协助组织动作行为。

引导式教育相信,使用节律性意向活动能协助受损的脑部再发展。节律性意向活动会增强儿童对声响的感觉,同时,当我们用说话把一个意向讲出来时,会有神经信号反馈到大脑的神经中枢,使它知道计划中的意向和预备去执行这一个任务。这样,大脑便会有充足的时间发出信号去指挥动作神经细胞,即便它发出这些信号时速度比较慢,或者有延迟,它仍然可以调节将要进行的活动。用说话把意向讲出来,就是把将要进行的习作化为口令,这样会促进内在语言的形成,帮助建立这些语言和动作概念的联系。其次,节律性意向可以促进儿童对活动的专注,并主动做出努力。例如引导员说:"我紧握木条。"然后带领儿童由1数至5(或在幼儿的小组里唱一首短的歌),在数数(或唱歌)的时候,儿童会一直保持用手紧握木条。另外,节律性意向帮助调和整个小组及统筹小组的活动,群体性节律性言语能吸引患儿们对活动的注意。唱歌和念儿歌都会使小组的气氛更愉快。当听到一些熟悉的歌或儿歌时,那些新加入小组的儿童和母亲会感到很舒畅,他们很快就会安顿下来,融入小组里。

节律性意向活动在不同年龄及不同病症的组别中,有不同的应用方法,应该把它适当地运用,以免小组活动时过于沉闷。一般较难组成均一的小组,Peto 学院内的儿童小组现在通常是混合的。即使有痉挛型、徐动型和震颤型的患儿在同一组里,引导员也需要在这些混合的组内找出合适的节拍,以便对痉挛型的患儿来说不会太快,对徐动型及震颤型的患儿来说又不会太慢。音乐和儿歌对儿童发展有积极的影响,它们在节律性意向活动中的应用也是非常重要的。

很多时候,引导员可以只讲出很少的指引,例如:上/下、屈/伸或数数,较少讲意向性口令。习作程序通常采用唱歌及念儿歌的方式,常用录音带播放音乐做背景,跟着音乐的节拍做动作。音乐以轻快、爽朗的节奏和缓慢、温柔的节奏相间,动作随之变化,常使用两拍子的节拍。若只运用一种方式,使整个习作程序以同一节律从始至终贯穿起来,效果会较佳。三拍子的节律是最常用的,但也有例外。在练习"双脚放下"时,用两拍子的节律,而进行手指游戏时,则用五拍子的节律。

3岁以下的患儿,多是不能把意向用整句话讲出来的,所以要用唱歌或说儿歌带出节拍,节拍大多数是两拍子,略去数数的做法。不需强迫由患儿讲口令,可由母亲说出来。动作的进行通常带有丰富的想象力。唱的歌曲或念的儿歌内容有时会与动作配合,例如儿童站着踏步时唱一首有关跳舞的歌。有时唱歌或念儿歌只是用来带出节拍,内容与动作没有关联。对3~6岁的儿童,仍然利用唱歌和念儿歌来带出节拍,主要是两拍子。儿童通常会和引导员一起出声数数,但未必一起讲意向性口令。例如引导员说:"现在请你们转身俯卧,我转身1,2,3,4,5。"患儿在转身时就跟她一齐数1~5。

节律性意向口令还有其他的使用方法,重复用动词或空间概念代替了数数,或用数目代替了习作程序中用口令讲出的步骤。例如"一、二"或"上、上"是互通的,并同样地产生两拍子的节律。"上、上、上"及"一、二、三"则产生三拍子的节律。另可利用声音引导出一个动作的方向、姿势、大小以及流畅性;使患儿保持一个位置,缩短一个活动/动作,或带出不同的节拍,例如:轻声表示细小的动作,柔和的声音表示顺畅的动作,而大声则表示大的动作,如此类推。

五、引导员

在布达佩斯学院,一个具备认可资格的引导员(conductor)必须接受4年严格的训练。训练的内容包括幼儿护理知识、教育理论、游戏理论、人体结构学、动作理论、病理学等。这样引导员能将医学、教育、物理疗法和言语疗法及心理学的作用综合起来提供给儿童。引导员训练儿童的身体、智能、社会、情感和心理发展的各个方面。每个儿童被看成是一个整体的人,并不断地评定其进展情况。引导员的工作总体是:评价,制订目标,实施,再评价。

引导员需要细心观察,要非常了解组内的每个儿童,要知道每个儿童能做什么及应学什么,要通过不断的观察和评价,了解每个儿童在智能、体能、沟通、自理、喜好、赞赏等方面的情况。借此,引导员就能订立最恰当的目标。此外,引导员也要经常留意儿童的学习进度,继而订立进一步的目标。要懂得欣赏,要细心观察儿童所付出的每一份努力,并加以鼓励及支持。要随时察觉儿童在生理上、心理上及情绪上的变化,并作出适当的回应,使学习能顺利进行。

引导员需要周详策划,他要依据小组的特性来设计每日和每周的程序。环境也需要预先设计,在整日的活动程序中,他要考虑安排自由活动的时间,因为在这段时间,儿童最能发展其社交技能,同时这也是一个随意学习的好机会。了解每一个儿童的需要和目标,然后通过巧妙的安排,将一种习作应用于不同的活动之中。此外,引导员还可以借着一些主题把不同的活动融汇起来。要善于总结,不断检查目标的方向是否正确。

引导员需要有激情和耐心，处事客观，有弹性，并且对儿童有积极的期望。他能主动地根据儿童的喜好提供各种刺激去诱发儿童进行活动。引导式教育非常强调小组的作用，全组的学习气氛高涨，就能直接刺激组员的学习动机，而且小组也能营造一种压力，使组员努力达到一个整体的要求。因此，营造小组的气氛便成为引导员的首要任务，他需要控制整个习作程序的气氛。他要有乐于尝试的态度，因为儿童必定有个体的差异，没有哪一套方法完全适合某一种儿童。引导员也必须有耐心，因为儿童所要学习的目标可能需要很长的时间才能达到，要坚决把目标贯彻执行。

六、诱发技巧

最能清楚地界定引导式教育的重点就是：它教导我们如何使用所有的诱发技巧（facilitation skills）来达到有意识的学习。诱发的目的在于引起脑瘫儿童的活动，并通过帮助儿童进行主动及有目标的活动，以刺激儿童性格的逐渐成长。

Peto 认为脑瘫症不单是引致身体上的功能失效，更影响整个人的性格。因此，他所采用的诱发并不只是产生动作和行动，而且也是建立儿童的性格及其渴望自行活动的能力。活动的概念是 Peto 系统的主要元素，"活动"是指儿童自发地要求有行动。正如 Luria 所说："人类不单会对输入的资料作出被动的反应，更会为其行动制造动机、设定计划及程序，并观察其行动表现而作出对自身行为上的修订，以期达到原定计划及程序。最后，他将行动带来的后果与原来的动机进行比较，从而改正他所犯的错误，借此来验证他那有意识的活动。"

所以在使用诱发时，必须要让儿童觉得他是主动的，是他自己建立这些动作，而任何的进展，也是他的成就。这样，才能引起儿童寻找解决自己问题的动机和坚持进行这些习作。

这与神经发育学疗法（neuro-developmental treatment approach）所提及的诱发是截然不同的。诱发在此是指通过物理治疗师处理患儿的特别技巧，采用了所谓"我为你而做"的方法，以刺激脑瘫儿童的动作反应，使动作对儿童来说变得较为容易及可做到。虽然，在短期看似有所裨益，但长期结果则往往令人失望。儿童变成依赖家长，他未能寻找到解决问题的方法和表达自己的途径，而形成被动的态度。

在引导式教育中，诱发可分为环境性、教育性、心理性及徒手四方面。所有的诱发都互相关联，而且互相加强其影响。语言带给行动一个时间上的结构，器具带给行动一个空间上的概念，而音乐则令行动流畅及加上韵律，教育性的活动刺激儿童的思考，亦令活动可在一个高创意的新范围下重复其动作。所有这些直接影响他的体能发育。引导员并不是机械式使用诱发或刻意将它与每日的生活分割。引导员要从儿童尝试的动作和她所使用的各种诱发技巧中找出平衡。她应该等待儿童有移动的动机，然后才协助他。她不应从儿童的身上"拿走"一个动作。她时刻要留意儿童的主动性和自行解决问题的方法，并加以赞赏。诱发建立在日常生活中对儿童的观察，并融于儿童的每日生活中，或是在协助儿童进行其习作程序中进行。因此，诱发的重点是在于功能，而不是在每个独立不正常的运动功能症状上。这帮助解决了一个令其他治疗方法非常苦恼的问题，就是怎样将治疗效果普及到日常生活中。在每日的活动中，儿童有意识地去争取成就能令他们充满动力。

如能准确地使用诱发，儿童的自主行动便会逐渐进步。所有技巧都能从实习中得以改进。动作在最初会很粗糙，但在儿童更为明白其中的原理及在多次重复练习下，动作将会变得精细。另外，诱发应该被视为过渡阶段，并且要尽快将它逐渐减少。引导员一定要有勇气去减少诱发,不然,儿童的进展便会不必要地拖慢。

(一)口头诱发

口头诱发的优点之一是它给训练员提供了一个方便而灵活的方法来向对象传达广泛的信息。给予口头指示是令儿童不必胡乱尝试的途径之一。从口述得知的结果有较持久的效力。诱发语言可以用较标准或富感性的词汇来表达,最终的结果是引起动机。

如前所述,节律性意向是引导式教育给予儿童的一个重要诱发技巧。它是儿童有力的内在诱发者,它帮助他去计划,进行和控制高难度的动作,使儿童能了解自己的身体和在长时间内专注于习作程序上。节律性意向包含内在语言和联系语言与动作之复杂的思维活动。

(二)视觉诱发

儿童早期的大部分技能都是由外在提示来控制的,特别是视觉的提示。眼睛有预测的能力,因而使脑部得以发展。每个课程都要有丰富的视觉内容来提供广泛的机会使儿童去学习视觉技能。引导员用以下的诱发方法:①通过精心准备的材料和策划的活动。②儿童与他的同伴的视觉接触。③引导员自己与儿童的视觉接触,对儿童的全情投入:她注意着她的"乐队"的每一个成员,亦期望他们注意她。引导员本身也可产生有趣的视觉刺激,如特意打扮的外表。她要留意儿童注意力的分散和适当地掌握时间来吸引儿童的注意力。

(三)触体诱发

用接触身体的方法去固定儿童身体的某一部分,能给正在活动的另一部分提供支持,使它能够自由地运用。由于要儿童主动学习是我们的目标,因此引导员只应协助固定邻近的位置,而让运动功能失调的部分自行移动,从而使儿童练习使用。儿童本身要负责任,不能全部依赖外在的支持。引导员需要有技巧,知道何时和怎样使用触体诱发,在什么时候让儿童开始及控制自己的动作。对痉挛肌肉,可缓慢地伸展髋关节、膝关节、踝关节,这样能让儿童正确地活动。在近端关节如肩、骨盆、头部和远端部位如手肘、膝部、脚踝、手腕给予控制,可使儿童主动地去平衡和活动,引导员应尽可能只用她的手轻轻用力来诱发,以使儿童体验到平衡的姿势,假如儿童双手紧握矮凳后仍未能坐着转身,那么引导员便协助固定儿童不移动的腿,以使他们能更容易地移动另一条腿(图6-3-12a)。如果儿童在仰卧的位置上能用双手紧握木条台来固定身体,但仍未能自行分开左腿,引导员便应协助固定他的右腿。这样,来让他自行移动左腿(图6-3-12b)。

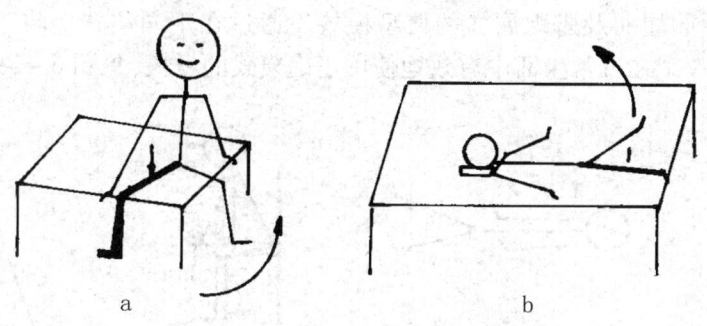

图6-3-12 一条腿固定,另一条腿活动

(四) 社交情感诱发

社交的诱发可通过小组、同伴及正或负面的评语等形式进行。多数脑瘫儿童较为敏感，会受引导员（或母亲）的情绪感染。儿童通过引导员的触摸、言语或表情，会觉察到成人是否受到困扰，是否有不耐烦，或态度是否积极，对自己是否关怀。他的表现也会随着这些感受发生改变。

因此，一个有爱心、了解儿童的感受和鼓励独立性格的环境，是儿童在家居和引导式教育程序里成功地学习的先决条件。引导员知道她与儿童的正面关系是一种激发的力量，她知道何时根据工作和儿童的努力去称赞他，她不批评他的错误，她令他的成绩得到全组的认同，最重要的、最有力的诱发乃是儿童知道他是为自己而努力的。

(五) 其他方法诱发

可采用力学或神经发育治疗方法中的技巧来诱发，如：

1. 儿童的自我固定　正如钟摆要靠着一固定点来摆动一样，我们要有一个稳固的根基才能控制我们的动作，因为活动的部分要依靠固定的部分才能移动。自我固定是指儿童自己稳定身体某部分来让其他部分移动，在引导式教育中这是一种重要的诱发途径。

Ester Cotton 称这种方法为："一手固定——一手移动"。若将这种固定的方法有系统地重复练习，手足徐动型的儿童慢慢便可以主动地控制自己的身体了。同样，痉挛型的儿童也可以使用固定的方法来克服他们强烈的不正常运动。

如一个徐动型的儿童双脚会离开地面、双膝拉近身体；双臂屈曲至肩膀的位置；全身都不对称，尤其是头部。要求他平卧、坐好以及站直都不可能。这些儿童需要重新建立一个新的后天动作组合。他们要在空间中找一些固定点，如 Peto 器具，来把浮动的身体固定在一个功能的位置上。这种使用外界条件来帮助固定的方法是因人而异的，要视儿童的个别需要而定。

当儿童学会了紧握固定的木棒来控制自己不正常的反射活动及关联反应后，这些外界协助的固定便可以慢慢减少了。可以利用活动的木棒来代替固定的木棒，过一段时间之后，活动的木棒也可不用。其后，引导员教导儿童如何使用"内在固定能力"来代替这些外在固定物。例如：伸直手肘握拳，这样儿童不但可学习控制自己的关联反应，同样也帮助固定他们的坐姿以至可以利用另一只手来做一些有效的活动，如进食。

2. 手足平行　Peto 曾简洁地说："训练手亦即是训练脚"。伸直手掌和仰起手腕的动作抵消了脑瘫儿童手腕屈曲及脚踝屈曲的典型模式。通过在不同位置上将手足动作联系起来，儿童便会养成一个在日常生活中有效地使用正确模式的习惯（见图 6-3-13）。

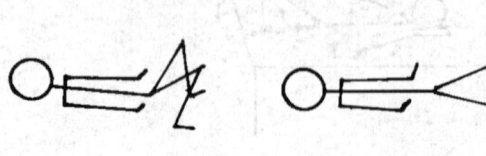
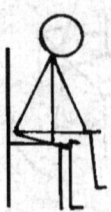
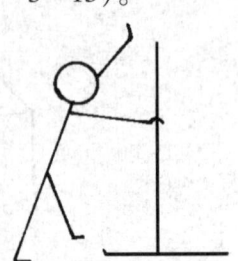

图 6-3-13　手足平行

这与 Phelps 的协同肌肉活动（synergistic motion）或本体神经肌肉促进法（proprioceptive neuromuscular facilitation）中利用运动模式来加强某部分的活动相似。但是在 Peto 系统中，引导员并不会在动作中加以抗衡，反而会通过教育活动、语言和音乐来带领动作。

3. 力学上的诱发　据 Bunned 称，手腕是手部功能最重要的关节。要有一个有力的抓握，手腕要仰起 15°～20°，因为在这位置上，手指会自动形成一个屈曲状，而大拇指也会倾向掌心（图 6-3-14）。

一个脑瘫儿童在推梯背椅时，其阻力可诱发儿童学习这种抓握（见图 6-3-15），而且儿童还可以观察到自己的手部姿势是否正确并加以改正。向前伸直手肘及仰起手腕非常重要，因为它帮助改善儿童的自我控制能力（包括言语），并使他的身体可以站直。如果儿童觉得从梯背椅放开手相当困难的话，从力学的原理上，只需将他的手腕向下屈曲便能把紧握的手松开。

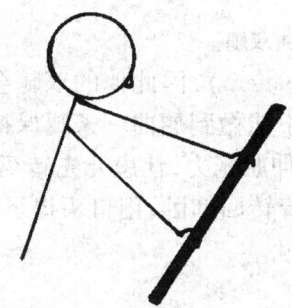

图 6-3-14　手腕仰起 15°～20°最有效的"有力的抓握"

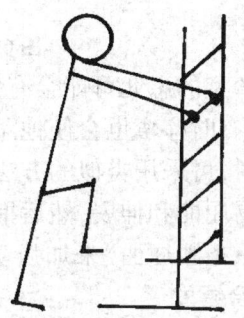

图 6-3-15　推梯背椅帮助儿童伸直手肘及仰起手腕

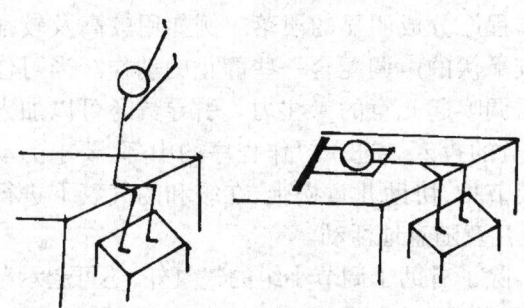

图 6-3-16　坐位难以举高双手，在仰卧时容易做到

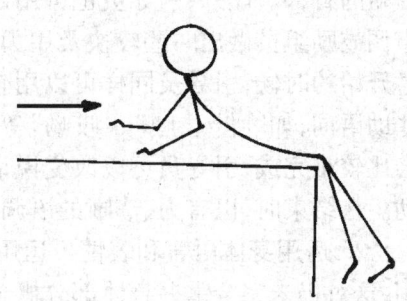

图 6-3-17　地心引力帮助下地

利用地心引力来诱发儿童的动作/活动是另一种激发儿童独立的方法。起初，引导员会引导儿童做一些使用地心引力辅助的动作，儿童会觉得："这是容易的，我差点儿就可以自己做到！"这样不但可以提高儿童的自我价值，也可以使他尝试寻找利用地心引力来解决自己的问题。假如有一儿童根本不会在坐立的位置上举高双手，他可以在躺卧的位置上紧握木棒来主动做到这个动作（图 6-3-16）。因为地心引力会帮助他完成这个动作。

当儿童俯卧在木条台上向后推自己下台至台边时，他的双脚便会被地心引力拉向（坠落）地面（图 6-3-17）。这样不但帮助儿童克服了伸肌痉挛，更诱发了他站立、坐下及蹲在便盆上等活动。

4. **身体的位置安排** 要使儿童主动地移动,引导员需找出一个最适宜的位置。可以从神经发育学疗法中得到不少启迪,但使用的方法有所不同。

假若有一儿童不能在仰卧位屈曲双腿,他可以先向侧转(可能需要利用木条台或梯背椅的协助),然后屈曲双腿,这是较为容易的。跟着儿童保持双膝屈曲,然后转身至仰卧的位置。在这过程中,引导员可能要协助固定儿童的双脚在台上(图6-3-18)。加以练习后,可以在仰卧位主动屈曲双腿,这时向侧转身以帮助屈曲双腿的方法便不再需要了。

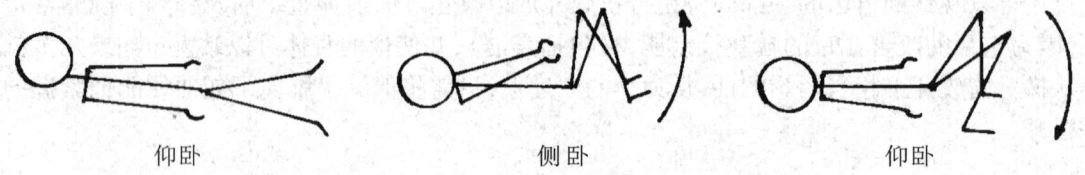

仰卧　　　　　　　侧卧　　　　　　　仰卧

图6-3-18 侧向转身帮助屈曲双腿

一个痉挛型的患儿可能会有整体的动作模式(total pattern),因此他的双腿会不由自主地同时屈曲,有时痉挛也会使他不能移动双腿。当患儿不能做到屈曲一条腿保持另一条腿伸直的动作时,可采用类似的方法:由于仰卧通常会助长伸肌张力,让患儿先转至侧卧,帮助他的腿较容易屈曲和伸展,然后抱着屈起的一条腿。跟着转回仰卧,用口头提示"现在你有一条腿伸直一条腿屈曲"来加强动作的要求。

(六)综合诱发

在实施过程中,引导员要综合应用一些方法,如:

1. **活用声音和语调** 声音的运用在习作程序中可起不同的作用。引导员可以用不同的声音带出一个简单的故事作为引子,例如以纤细的声音假扮弱小的动物,用雄壮的声音代表凶猛的野兽。此外,引导员也可用声调把习作程序分成明显的段落。例如用较高及较强的声调鼓励组员做出一些较快及用力的动作;较平伏的声调配合一些静止的动作。当习作程序开始的时候,引导员同样可以用较明快的语调唤起儿童的专注力。引导员还可以加入一些助语词,如"哗"、"噢"、"哎哟"等以刺激组员的投入。进入习作程序的中部,要求的动作会比较难完成,引导员可以改变说话的声调及节拍,协助儿童松弛,在缓和的气氛下进行活动。在结束时,以有力、清晰的语调作总结,让儿童随意地活动。

2. **运用身体语言和表情** 运用身体语言,除了有助于调节小组的气氛外,还可起示范作用,这对仍未完全掌握身体部分概念的儿童尤为重要。

引导员也可以运用适当的夸张表情,以配合不同的要求,例如引导员伸长脖子做出一个张望的姿势,可以刺激组员注视即将出现的事物;引导员突然的静默,眼睛四处张望,能把组员带入一个等待的情绪;惊讶的表情能加强儿童的好奇。又例如引导员示范吃一粒糖果,做出一个很有滋味的样子,同样能挑起组员希望尝试的动机。当然一些严厉的眼神可以制止一些不适当行为的出现。

3. **变更位置以保持在组员的视线范围** 引导员必须时刻注意自己坐立的位置,以求与每个儿童经常保持视觉接触。有时候,引导员故意改变站立的位置,可以吸引组员的专注,例如把身子从他们的近处慢慢移往远处,或慢慢从左方移往右方。

4. **控制环境配合学习重点** 环境若控制得当,制造出强弱对比,有助于突出学习重点。

如先让组员注视一些光线,再关上灯,把组员带入一个黑暗的环境,然后当光线再出现,便自然成为一个强烈的对比。又如预先营造一个绝对宁静的环境,然后发出声音,组员便容易受到声音的吸引。

当然,声音、光线和语调,身体语言和表情的运用以及环境的控制都需要同时配合使用,如果运用得适当,习作程序将进行得更流畅。

七、每日活动常规

"每日常规(daily programme/routine)由根据患儿生理的和社会的需求而形成的各个生活方面组成"。它考虑儿童各个方面:体能、认知、社交、ADL生活自理等各个方面。内容包括:起床、穿衣、梳洗、如厕、喝水、进餐、步行、互相交往、学习等。每日常规可使患儿每天的活动更连贯,患儿通过完成这些活动而达到为他设计的目标。

Peto教授曾说:"一日之中没有某些时间比其他时间更适合学习",脑瘫儿童学习困难,为患儿提供学习的环境,可以使患儿全天都有最好的机会以实践和复习他所需要学习的技能。这样,患儿有机会将课堂所学用于他的日常活动之中。每日常规正是为脑瘫儿童提供一个适宜的学习环境。例如:一名脑瘫儿童在课堂上学习抓握,那么他在一天活动中将有很多机会在各种情况下练习抓握。如起床时抓住床栏,吃饭时抓住勺子,如厕时抓住把手,走路时抓住梯背椅。所以说,任何时间都是患儿学习的时间,任何活动都是患儿学习的机会。通过把基本动作模式运用于脑瘫儿童的日常活动中,每日常规让脑瘫儿童在一天的活动中都有一种固定的正确模式,没有机会去使用异常运动模式。

为脑瘫儿童制定"每日常规"时应给予儿童充足的时间去完成每一项活动。例如,一个正常儿童可能只需花1~2分钟就可以走到厕所,而学习行走的脑瘫儿童做同样的事情可能要花10分钟。所以在计划每日生活常规时,要给予儿童足够的时间。

八、习作程序

习作程序(task series)是日常活动中简化了的部分。习作程序由手、卧位、坐位、站立及行走功能方面的一些基本训练组成。每一项习作程序大约需0.5~1个小时,可以由几个到几十个分动作组成,目的是通过一系列的习作,教导患儿获得功能性技巧。患儿们从习作程序中所学的每一样动作,也有着特别的生理社会功效,并有助于患儿进行日常活动。如在躺卧习作程序中所做的造桥动作,便有助于患儿学习穿脱裤子。在习作程序中,通常是以节律性的言语来协调动作。儿童以不同的位置及不同的方法,学习习作程序的每个环节,而新的环节则逐渐引入,以扩展儿童能做的动作之领域。整项习作的编排务求令儿童认识所要达到的目标,及能把习作中的环节与目标联系起来。

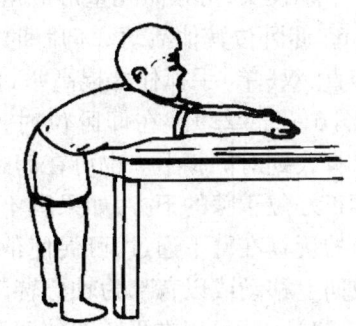

图6-3-19　将身体拉上木条床

(一)躺卧习作程序

躺卧习作程序(lying task series)是引导式教育习作程序中最重要的一个,它包含日常活动所需的动作。经过不断训练,可令儿童掌握一些日常生活技巧。

1. 将身体拉上木条床　要上木条床,患儿必须伸直手臂,拇指微向内屈并用各指紧握木条,抬起头,然后屈曲手肘拉身体上床。可在患儿身体下面垫上小垫子。注意要让患儿向上拉时抬起头(见图6-3-19)。

2. 前臂支撑俯卧　许多儿童不喜欢俯卧位,但此活动对患儿很重要,是一项改善头的控制、伸肘、伸腕、伸髋的有用活动。根据儿童的能力,可帮助他前臂支撑俯卧或前臂伸直俯卧,鼓励抬头,尽量让他维持这一体位,并要保证他双腿分开,对能力高的儿童鼓励他松开一只手玩玩具。或者让他伸直手臂,肩向前,抓紧前面的梯背椅,学习自己抬起头,从前面的镜子望到自己的影像。儿童继而学习以一只手紧握梯背椅作为固定支点,另一只手则往上攀。也可教导儿童保持双手紧握梯背椅的姿势,只移动头部望向四周,这会令他们有良好的动作控制(图6-3-20)。

3. 从俯卧翻身成仰卧　如需要,帮助儿童屈曲上方的腿,最好帮他举高双手过头来促进翻身,要求他在翻身前先转头(图6-3-21)。

4. 在仰卧位,双手抓住一只脚　可做把布偶从脚上拉下来的游戏。这项活动帮助儿童体验伸肘、抓握、伸膝、屈髋和踝背屈,也是坐、站、走训练的准备工作。

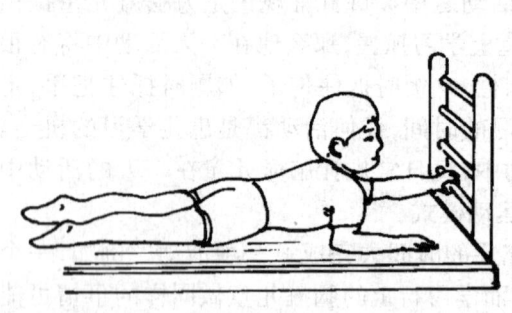

图6-3-20　前臂支撑俯卧

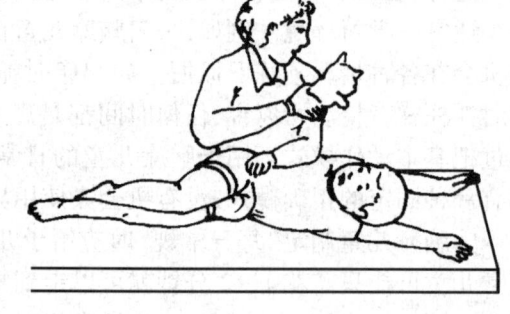

图6-3-21　翻身

5. 仰卧位平躺　儿童必须学会固定自己,保持静止状态,才能做出有目的及有意义的动作。儿童躺在木条台上会觉得十分安全,亦能学会如何对称地活动。让儿童双肘伸直,双手紧握木条,双膝伸直,双腿分开。此项活动帮助儿童学习准备坐直、站直和行走时的躯干挺直。需要时,头下放一个小枕头,可预防儿童形成角弓反张姿势。

6. 仰卧位其他活动　仰卧时,让儿童双(单)肘伸直、双(单)手抓住木棍高举过头,再拿回到腿上(图6-3-22)。在仰卧位时,双腿分别外展、

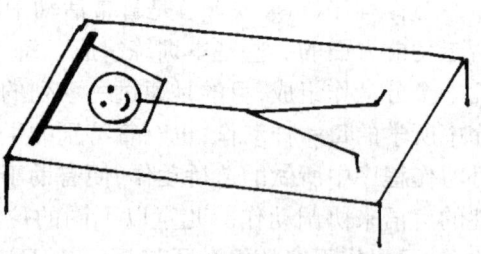

图6-3-22　仰卧位举木棍

一只脚放到对侧膝上。也可在仰卧位做桥式运动。背部不要弓起,可在头下放一个小枕头。双脚正好位于膝的下方,如果脚不停地动,可在脚上给些压力。在膝部稳定轻压,或用一个发声的玩具在臂下通过,可促使他抬高臀部。还可以做单腿桥式运动。也可以在仰卧位向下或向上移动或以背部为轴心转动。这些动作为良好的步行及如厕姿势做好了准备(图6-3-23)。还可以在平躺时使双腿悬垂台边(利用地心引力协助髋关节伸直)及脚分开放在矮凳上,或一条腿放在床上,另一只脚平放在凳上,以促进双腿的分离活动。

7. 仰卧位坐起或躺下　这是日常生活中十分重要的活动,应尽量给儿童机会来练习由左边或右边坐起来。也可练习用双肘支撑直接坐起或躺下,这对增强腹肌肌力有好处。

8. 从仰卧翻身成侧卧或俯卧　可用玩具吸引儿童,注意让他上肢伸直抓住玩具,然后屈肘把玩具带向眼前玩。必要时,可将床向一侧倾斜,促进他向玩具侧翻身。

9. 俯卧位轴心转动　以胸腹作为支撑点,分别分开、合拢上下肢。

10. 在俯卧位推下床　这项活动帮助他体验伸肘,必要时把床向脚方倾斜。在推下台时,儿童屈曲髋关节,足踝背向屈曲,双膝保持伸直。要注意使他分开双腿,双脚平放在地上,手握木条台而站起来。必要时给予帮助。

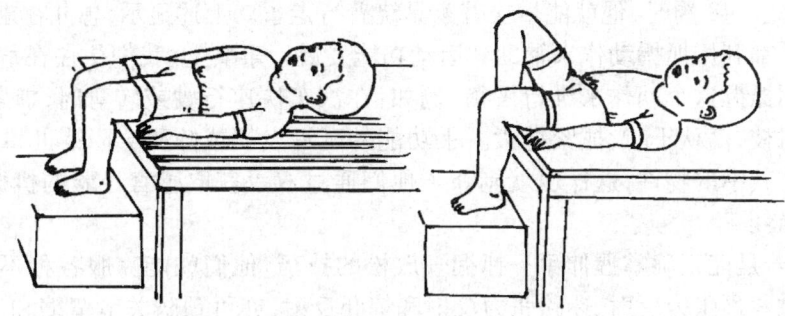

图6-3-23　仰卧位训练

(二) 从坐到站习作程序

坐位是日常生活中的一个基本功能性体位,良好的坐位需要有以下成分:坐位平衡,头的控制,对称性,中线取向,髋的屈曲,躯干伸展,下肢外展,踝位于中间位,对称性负重等。

从坐到站习作程序(sitting to standing task series)包括:可坐在矮凳上指出身体各部位,或挥手应答点名,或举高双手做大树在风中摇动,从坐位弯腰拾地上的物品并举高抛出,在坐位转动躯干(游戏:连续传球直到回到送者手中),坐位轴心转动(游戏:与小朋友打招呼),坐位时把脚放到对侧膝上(游戏:戴上弹性踝带),从坐到站,从站到蹲,从蹲到站,从爬行位到侧坐再到长坐位,从长坐位到侧坐再到爬行位,可扶着梯背椅坐在凳子/椅上进行游戏,如击保龄球,双手交替向上或下爬梯背椅(游戏:推球)。

此外,分开腿长坐在木条台上,然后以身体作为轴心左右转动,或向后或向前移动,有助于儿童练习坐位平衡和双肘支撑。

(三) 站立行走习作

站立是许多日常生活活动所必需的,应该利用每一个机会让儿童练习站。尤其是当儿童已经超过12个月龄,许多痉挛型脑瘫儿童髋关节发育不良或有半脱位,站立负重可促进髋关节的发育,正确姿势的站立对头躯干的控制和异常肌张力的改善也有好处。良好的站立能力需要有以下成分:头部控制,身体对称,躯干髋膝伸展,踝位于中间位,下肢外展,对称性负重,站立平衡等。行走还需要有步行平衡、髋的活动、踝的活动、单侧下肢负重、重心转移的能力。

站立行走习作(walking task series)训练开始时,要让儿童练习从其他体位变成站立位,如从坐到站。站立时,重要的是强调脚放平、分开,膝伸直,避免后仰。不同功能水平的儿童可能需要不同的帮助,首先要使儿童在持续抓握的情况下保持对称性站立,可练习自己握住一根木棒、胶圈或双手互握站立,然后放开一手进行活动,逐渐放开双手(可练习拍掌)。以后可在站立时进行下肢的活动(游戏:脚爬梯背椅横栏或踢球或上台阶)。还要练习从站立变换到其他体位,如从站到坐、从站到跪、从站到爬行位。同样,可双手或单手扶物,逐渐独立地向前、后或侧方行走。

(四)手部习作程序

手功能在人的整体功能中起着非常重要的作用。手的基本动作是在各种体位和上肢位置下,在伸直或屈曲肘部时做抓握和放开。抓握动作能够促进正常儿童的运动功能发展。例如,婴儿在40周时,就懂得抓紧摇篮或母亲的手指,把自己从仰卧拉至坐起的姿势,也能藉此由坐立的姿势转为跪着或站立。44周以后,他就能利用抓紧物件而站立,并且懂得将一脚提起离地站立。48周时,他就能攀扶着家具绕着行走了。上述显示,患儿在未能掌握足够的平衡能力前,都利用抓握动作来辅助其运动功能发展。事实上,我们往往在危险或不稳定的情况下,利用抓握这个动作来维持平衡,例如:在汽车快速行驶或转弯时,抓紧扶手;渡过小溪时,抓紧树枝;荡秋千时,抓紧绳索。手功能的延迟发展或障碍会阻碍儿童主动探索周围的环境,操作其中的物件,这样也就剥夺了他们通过双手获取感官经验的机会,智力发育也因此受到阻碍。

脑瘫儿童若是能正确掌握伸手—抓握—放松的技巧,他们就能克服各种不正常的反射作用,包括不对称颈张力反射、迷路张力反射和惊吓反射,亦可预防关节挛缩和变形,并且发展其功能性能力。对低肌张力和徐动型的儿童来说,学会抓握这个动作就已经为他们控制头部、稳定身体、发展运动功能等各方面奠定了基础。

儿童在手部习作程序(hand task series)的所有位置中都会使用他们的双手,包括在仰卧、俯卧、坐和站立时。也如上述,每一习作程序都可从一些手的准备活动开始,把手的动作和童谣、儿歌和木偶戏具相互联系起来。每节课要包括一些特定的功能活动,例如进食、饮水、书写、翻书、穿衣等。儿童在习作程序中所学的功能应在所有日常活动得到重复应用的机会。如从早晨儿童抓住毛毯或把它推开开始便鼓励他们使用双手,然后儿童翻身至俯卧,并用双手将自己身体推起下床。当儿童坐在便盆上时,脱下睡衣并开始穿上校服。早餐时,儿童自己用手拿着食物吃。他尝试独自用双手做所有活动,引导员只在必要时过来给予指导和帮助。

在进行手部习作程序前,首先要评定儿童在体能、自理、认知、沟通及社交技巧各方面的程度,根据儿童的兴趣和能力,配合这个月内所选定的主题,设计一些可使用手部的活动,准备一些教材,便可开展整个习作程序。手部活动包括对称性活动和非对称性活动。前者如:握住洋娃娃的双手,带着它在桌上跳舞,拍拍手,双手互相摩擦,在躯干两旁轻松地摆动双臂,双手学鸟飞,将双臂伸向前以便引导员能数手指。后者如:写字,进食,锤钉,打电话,将果酱涂在面包上,使用刀叉,双手交替敲桌子,双手握住棍棒交替地倒手向上行,双手放在桌面上前后移动,用一只手摹拟一条桥,另一只手当船在桥下驶过去等。

(陆华宝)

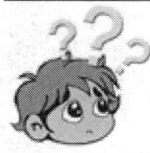

思考题
1. 引导式教育与神经发育疗法有何不同？
2. 引导式教育有哪些构成成分，它们如何有机结合在一起？
3. 引导式教育的基本理念。
4. 引导式教育的目标。
5. 引导式教育的学习理论及其应用。
6. 引导式教育的动作学习理论。
7. 引导式教育的实践应用。

参考文献
1. 郑毓君. 教育－治疗：香港引导式教育中文资料搜集本。香港：香港复康联会出版，1996.
2. 香港痉挛协会. 基本动作模式（翻译本）. 香港：2002.
3. 北京儿童福利院－香港复康会引导式教育培训班讲义。2002.
4. 刘全礼. 智力落后儿童教育学心理学. 青海人民出版社，1995.
5. O'Connor, E. Yu. Moving ahead: a training manual for children with motor disorders. Singapore：Springer－Verlag Singapore Pte. Ltd, 1998.

第七章　按摩疗法

学习目标

1. 掌握按摩疗法的作用、适应证和禁忌证；按摩手法的种类、操作及临床应用。
2. 了解常见病症的按摩治疗方法，如：软组织损伤、颈椎病、落枕、腰背下肢痛、头痛、偏瘫、脊髓损伤、脑瘫、类风湿性关节炎、失眠等。

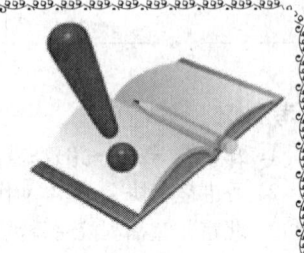

第一节　概　　述

一、按摩疗法简史

按摩，就是用手在人体皮肤、肌肉、穴位上施行各种手法，对软组织进行抚摩、按揉、叩击等机械性刺激，以达到保健、治病的目的。它是人类最古老的医疗方法之一。早期的按摩疗法仅用于少数疾病的治疗，常用的是按和摩两种手法，故称按摩。以后随着治疗范围的扩大，手法也相应有了发展，并逐渐形成了按摩治疗体系。

按摩疗法在世界广大区域内应用，由于国家不同、发展历史不同，其名称术语和技术描述也存在一定差异，但是，总体上技术类似，主要为抚摩、按揉、叩击等。应用按摩防病、治病、健身益寿，在我国有悠久的历史，几千年前就受到中国医学家及养生学家的高度重视。据现存最早的中医理论著作《黄帝内经》上对按摩的产生、按摩治疗的病症和作用，都有了比较系统的阐述。《黄帝内经素问·异法方宜论》中指出"中央者，其地平以湿，天地所以生万物也众。其民食杂而不劳，故其病多痿厥寒热，其治宜导引按跷，故导引按跷者，亦从中央出也。"其中已将导引与按跷（实际上包括了用手按摩和用足踩压的按摩方法）结合起来。由此而知，在战国时期，按摩的理论知识已有了一定的积累。

按摩发展到秦汉时期，内容更为丰富，当时有人将丰富的临床经验编辑成按摩专书。据《汉书·艺文志》记载，就有《黄帝岐伯按摩》十卷，可惜该书早已佚散，现仅能见其书目，许多按摩医方也只能在其他医书中见到一二。汉代著名医学家张仲景的《金匮要略》已经有关于"膏摩"的记载。由此可见，我国在秦汉以前，按摩疗法已被普遍应用。

隋唐时代是我国历史上的强盛时期，也是按摩史上的兴旺时期。著名医学家巢元方、孙思邈，将按摩疗法编进了《诸病源候论》、《千金方》。他们不仅用按摩疗法治病，而且提出用按摩疗法预防疾病的主张。孙思邈认为："小有不好，即按摩按捺，令百节通利，泄其邪气"。

在其他医学著作中,也记载了能增强人体抗病能力的摩目、摩鼻、摩足心等保健按摩方法。巢元方著《诸病源候论》中,就有按摩双目预防眼病、保护视力的记载。由于按摩疗法在医疗实践中的作用,引起了统治者的重视,在唐"太医署"分设的四科中已有按摩科,也就在这时期,我国的按摩医术东传到日本。

宋元时期,按摩也有发展,如宋徽宗时,由政府编辑的《圣济总录》治法中,编进了按摩疗法,认为按摩的主要作用是"开达抑遏"。金元时期,因战争频繁,跌打损伤的疾患甚多,按摩技术向治疗伤科方面发展。

到了明代,在为皇室服务的医疗机构——"太医院"中,也设立了按摩科,成为"太医院"中十三科之一,而且按摩在治疗小儿疾病方面已经积累了丰富的经验,形成了小儿按摩的独特体系。按摩疗法具有"简便、经济、安全、效好"等特点,深受广大群众的欢迎,故在民间广泛地流传。到清代,"太医院"中的按摩科虽被取消,但按摩在民间仍有发展。特别是在创伤按摩方面,政府做了整理工作,所编《医宗金鉴》中,正骨心法要旨一节就有较详细的记载。

20世纪上半叶,由于西方医学的竞争,中医发展受到打击,甚至有一个时期,中医学受到了严重的摧残,按摩更是濒于灭绝。但是,由于按摩确是一门简便有效的医疗学科,具有强大的内在生命力,按摩在民间还是有一定的发展。

解放后,在党的中医政策指引下,中医走向与西医结合发展的道路,中医医疗机构得到政府的扶植,祖国医学中的按摩疗法也得到了重视,有了较大规模的专业按摩队伍,并逐渐建立了中、高等教育体系。

现在,世界上很多国家都有人重视我国这一传统疗法,美国、英国、意大利、法国、德国、朝鲜、日本、菲律宾、新加坡、泰国、马来西亚、印度、瑞典、西班牙、越南、阿根廷等国家都有人来我国学习按摩,还有一些国家聘请我国专家出国开办学习班。这说明中国的按摩手法治疗疾病已受到世界的重视。

二、按摩疗法的作用

(一)按摩对软组织损伤的治疗作用

凡是人体各部位的筋肉(包括皮肤、皮下组织、肌肉、肌腱、筋膜、关节囊、韧带、腱鞘、滑液囊、椎间盘、血管以及神经等)受到外力的作用,如撞击、扭转、牵拉、挤压或者不慎跌扑闪挫,或者劳累及过度活动而引起的劳损,或者长期不正确用力所造成的损伤,而无骨折、脱位或皮肉破损的均称为软组织损伤。它在临床的主要表现为疼痛、肿胀、功能障碍及酸胀、麻木等不适感。目前,临床上对软组织损伤的治疗,按摩疗法有独到之处,是较为理想的方法。其主要治疗作用在于:

1. 解除肌肉痉挛　肌肉痉挛是人体的一种保护机制,但持久的肌肉痉挛可挤压穿行于其间的神经血管,造成局部组织缺血缺氧,形成恶性循环。按摩疗法具有很好的放松肌肉的作用。按摩手法既可通过肌肉牵张反射直接抑制痉挛,又可通过消除疼痛源而间接解除肌肉痉挛。由于消除了肌肉痉挛这一中间病理环节,故可使软组织损伤得以痊愈。通过肌电图的观察,发现30例按摩前急性腰扭伤患者在舒适姿势下均有不同程度的紧张性肌电活动,经按摩后绝大部分患者的紧张性肌电活动和疼痛消失或减轻,这说明按摩的确能松弛痉挛的肌肉。

2. 分离粘连　按摩疗法对分解粘连具有一定的作用。软组织损伤后,瘢痕组织增生,互相粘连,对神经血管束产生卡压,是导致疼痛与运动障碍的重要原因。按、揉、弹拨法则可直接分离粘连,而运动类手法可间接分离粘连。实践证明对关节活动障碍的肩周炎患者选择局部粘连的软组织施以滚法、按法、推法、摇法、抖法,配合适当的被动运动,经过一至数个疗程的治疗后,患者的肩关节活动度均有不同程度的增大,有些患者完全恢复正常,总有效率为86%。

3. 改善肌肉的营养代谢　按摩对肌组织由于运动过度而发生的变性、坏死、结构紊乱等病理改变具有明显的改善作用。有人报道根据"腰背委中求"的循经取穴原则,选择足太阳膀胱经的委中、承山、志室及臀部阿是穴,对腰腿痛患者施以指压按摩(操作时以右手拇指指腹按压上述穴位,并辅以顺时针方向的均匀点揉,以患者有酸胀感且能忍受为度),结果表明,按摩后,通过神经－体液因素,改变了体内生化过程和酶系统的活动,改善了神经根及其神经纤维的微环境和微循环,从而使局部组织的营养代谢得以改善,获得了明显缓解患者腰腿痛症状的效果。

4. 促进组织修复　按摩疗法对损伤组织的修复具有良好的作用。按摩对病变组织的修复建立在加强局部血液循环、改善组织营养以及舒筋通络的基础上。有人曾对随机分组的两组腓肠肌萎缩猴子模型进行实验,结果显示未经按摩组猴子的腓肠肌在4～6周后有明显的结缔组织增生,并形成纤维条索状组织,而按摩组猴子的腓肠肌结缔组织增生较轻,其功能恢复程度较未按摩组好得多。以上研究充分地表明了按摩可以帮助损伤组织的修复。

5. 改变椎间盘突出物与受压组织的位置　按摩手法对改变椎间盘突出物的位置具有一定的作用。大量的临床资料证明,大部分腰椎间盘突出症患者,在接受按摩手法治疗后,可使其突出物移位,改变突出物与神经根的空间关系,从而使疼痛得到消除或减轻。尸体研究也证实按摩手法可以改变突出物与神经根的相对位置,从而为临床治疗腰椎间盘突出症提供了实验证据。

6. 纠正错位　X线摄片证实,对寰枢关节半脱位的患者,施用颈椎拔伸牵引手法后,可以恢复寰枢关节的正常解剖结构。临床资料表明,按摩疗法可以治疗肱二头肌肌腱滑脱、颞颌关节脱位、肩关节脱位、肘关节脱位、小儿桡骨头半脱位、骶髂关节排列紊乱等病症。

7. 促进炎症介质分解、稀释　软组织损伤后,血浆及血小板分解产物形成许多炎症介质,这些炎症介质有强烈的致炎、致痛作用。按摩手法能促进静脉回流,加快物质运动,也促进了炎症介质的分解、稀释,使局部损伤性炎症消退。动物实验表明,按摩后可使软组织损伤家兔血中的组织胺含量降低。临床报道对急性软组织损伤患者进行按摩后,可使血浆中去甲肾上腺素、多巴胺的含量下降,而且儿茶酚胺含量下降的程度与疗效有关,即外周血中儿茶酚胺含量下降得越显著按摩的疗效则越明显。

(二)按摩对内脏病治疗的作用

1. 按摩对循环、呼吸和消化系统的作用　按摩使肌肉放松后,其局部血液流量要比肌肉紧张时提高10多倍。对患者按摩前后的皮肤表面温度进行测定,发现在按摩局部以及未经按摩的远隔部位,皮肤表面温度都有升高;有人还对按摩前后局部深层组织的温度变化进行了研究,发现经按摩后,深层组织的温度也升高。通过对手外伤后患者按摩前后指端微循环5项指标的观察,结果均有明显改善,证明按摩可加快血液循环,改善微循环。

按摩对血压、心率、心功能及呼吸功能也有明显的调节作用。有文献报道,按摩手法刺激健康人和患者的双侧背部膀胱经,结果表明,不论是健康人还是患者,按摩后的心率都较按摩前有所减慢,舒张压和收缩压均较前有明显下降。若增加按摩手法刺激强度和扩大其范围,除有上述改变外,还发现心每搏输出量增加,与按摩前有显著差异。

另外,按摩对胃肠道运动及胃的分泌功能也有影响。有人采用X线透视下连续录像的方法,检查手法按摩前后患者胆囊的舒缩情况,发现按摩能促进胆汁排泄、降低胆囊张力、抑制胆道平滑肌痉挛,从而取得缓解胆绞痛的作用。对慢性胃炎患者进行按摩后,经胃肠钡餐透视检查对比发现:按摩后能使原先胃肠蠕动快的变慢,使排空延长;原先胃肠蠕动慢的变快,排空加速。这提示按摩对胃肠的蠕动有双向调节作用。还有人探讨了捏脊法对疳积患儿血清胃泌素的影响,指出捏脊疗法有助于患儿血清胃泌素水平下降至正常,儿童食欲好转,脾胃功能增强。

2. 按摩对神经系统的影响　按摩的手法刺激作用于人体某些部位或经络穴位上,可调节神经系统的功能。如用强烈而快速的按摩手法,可使神经兴奋性增强,而轻缓柔和的按摩手法,可降低交感神经的兴奋性;轻柔手法操作后,脑血流量显著增加,可使神经抑制过程加强。如在头部用柔和缓慢的手法按摩,可增强大脑皮质的抑制过程,促进入睡。此外,在穴位上用强烈刺激手法,也能增强大脑皮质的抑制过程。

3. 按摩对血液和免疫系统的影响　按摩疗法可以调节免疫功能。有人选用一些免疫指标,观察其按摩前后的变化,结果发现按摩后,红细胞数有少量提高,而白细胞有明显增加,特别是白细胞吞噬细菌的能力增强了34.4%。另外,观察血清补体效价,发现大部分增高,说明按摩的手法刺激,有反射性提高身体某些非特异性免疫功能的作用。所以,按摩对于一些免疫功能低下的患者有治疗和保健作用。

三、适应证和禁忌证

(一)适应证

1. 闭合性的关节及软组织损伤　按摩对各种软组织损伤所致疼痛有特效,这也是按摩治疗的常见病。这包括:腰椎间盘突出症、腰肌扭伤、梨状肌综合征、半月板损伤、膝关节副韧带损伤、腕关节扭伤、指间关节挫伤等;肌肉、韧带的慢性劳损,如颈肌劳损、背肌劳损、腰肌劳损、跟腱炎、网球肘等。

2. 骨质增生性疾病　如颈椎骨质增生、腰椎骨质增生、膝关节骨性关节炎、跟骨骨刺等。

3. 神经系统疾患　如脑卒中或脑外伤后偏瘫、截瘫、三叉神经痛、面神经麻痹、肋间神经痛、坐骨神经痛、腓总神经麻痹等。

4. 内科疾患　如神经官能症、气管炎、肺气肿、胃炎、胃下垂、十二指肠溃疡、高血压、冠心病、糖尿病、胆囊炎、腹胀、头痛。

5. 眼、耳鼻喉科疾患　近视、耳鸣、咽喉炎、鼻窦炎、眼睑下垂。

6. 妇科疾病　功能性子宫出血、月经不调、盆腔炎、痛经、闭经、乳腺炎、产后耻骨联合分离症、子宫脱垂、更年期综合征。

7. 儿科疾患　主要用于小儿发热、肌性斜颈、夜尿症、脑性瘫痪、臂丛神经损伤、小儿消化不良、小儿腹泻、疳积、惊风、斜视等。

8. 皮肤病　黄褐斑、痤疮等。

9. 其他　美容、减肥、小儿增强体质和提高智力。

(二) 禁忌证

1. 开放性软组织损伤　如撞伤、刀伤等有皮肤破损者。
2. 皮肤病变的局部　如溃疡性皮炎、烫伤等。
3. 严重心、脑、肺疾病的患者或癌症患者　出现恶液质等极度衰弱者,不能承受按摩手法的刺激,此时均不适宜按摩。
4. 骨关节病,由结核菌、化脓菌引起的运动器官的病症　如骨结核、化脓性骨髓炎、骨肿瘤、严重的骨质疏松等。
5. 各种类型的骨折处,诊断不明的急性脊柱损伤,或伴有脊髓症状的患者,不宜采用按摩治疗。
6. 传染病　如肺结核、病毒性肝炎等。
7. 有严重出血倾向者　如血友病、血小板减少症等。
8. 妊娠妇女的腹部、腰骶部。
9. 其他　如激烈运动之后,饥饿、过度疲劳及酒后。

四、提高临床疗效的方法

临床疗效是决定一种疗法能否立足于临床的关键,所以提高疗效也就成为按摩疗法在临床应用中的首要问题,这个问题解决的好坏将直接影响按摩在医学领域中的地位,并且关系到按摩疗法的生存和发展。有了正确的方法,才有提高疗效的可能。提高按摩临床疗效的方法是复杂的、多方面的,以下从临床角度来探讨几个与提高按摩疗效密切相关的问题。

(一) 明确诊断

按摩疗法的适应范围广,涉及伤、外、内、妇、儿各科疾病,临床上在检查和治疗过程中应结合现代医学的基本理论,通过必要的物理检查、实验室检查等手段,全面了解患者的全身情况和局部症状,运用中医基础理论,结合解剖、组织胚胎、生理、生化等方面的知识,对疾病进行综合分析,得出正确诊断,并在此基础上,选择相应的治疗部位和手法,以获得较为满意的临床疗效,避免发生医疗事故和意外。有文献报道,17 例患者腰痛缠绵不愈,其中 2 例伴腰骶及下肢发麻,休息后缓解,疼痛时全身不适,临床拟诊为腰椎间盘突出症,经用按摩治疗后,症状反而加重,后经摄片诊断为腰椎结核。另有 4 例患者腰痛,劳累后加重,疼痛为坠痛、钝痛,检查时腰部无明显压痛,手法治疗时感到舒适,停止手法后症状加重,临床拟诊为腰椎间盘突出症,后经妇科检查为附件炎和盆腔炎。由此可见,正确的诊断对疾病的治疗具有决定性的作用。因此,提高按摩疗效的前提就是对疾病的诊断必须正确。

(二) 手法熟练

内科医师治疗疾病是运用药物,按摩医师治疗疾病靠的是一双手,手法的优劣直接关系到治病的效果。按摩手法讲究一定的技术要求和动作规范。要提高按摩的临床效果,熟练的手法是必不可少的。要熟练地掌握手法的技巧,就应该认真地、刻苦地、长期地反复练习,勤于实践,直至娴熟掌握。

(三) 有效的刺激部位

按摩治疗疾病是应用手法作用于人体的一定部位。大部分疾病在一定的穴位或体表部位上出现一定的变化。这些部位有时在经络循行路线上,有时则在特定的体表部位上。由于这些反应点与疾病之间有着某种最直接的联系,因此在这些部位上按摩常常能取得最好的效果,因而这些部位大多数成为治疗相应疾病的有效甚或特效部位,寻找这些有效部位显然对提高按摩疗效有直接的作用。临床上在运用按摩疗法治疗冠心病时,往往发现在患者后背部膀胱经的心俞、膈俞部位可触及皮下结节,且酸胀感特别明显,施用轻揉法或弹拨手法后,患者胸闷心悸症状可立即获得缓解,心电图检查也发现心肌缺血状况明显改善。腰椎间盘突出症患者因腰痛伴一侧活动不利,常在患侧臀部的环跳穴处有明显的酸胀感,在该处治疗后,常可减轻患者的症状。总之,机体患病后,常在一定部位,特别是穴位上出现病理性反应,并随疾病的进退而发生变化,针对这些病理性反应的部位进行治疗,往往能获得较好的疗效。这种病理性反应的形式包括:①感觉过敏:手指轻压穴位,患者即觉痛、胀、酸、麻等。一般患者多表现为压痛。②皮下出现结节状或条索状物,或伴有压痛,多数质硬。结节状物与条索状物一般是不可移动的。

(四)配合功能锻炼

在接受按摩治疗的伤病中,多数疾病如果没有患者积极、主动、正确的功能锻炼相配合,是不会取得理想疗效的,某些情况下疾病还会复发,所以功能锻炼是骨关节伤病及运动功能障碍疾病治疗中十分重要的一环,是任何治疗方法都无法取代的。在临床实践中由于忽视了功能锻炼而影响疗效的情况非常多见。这一方面是医生只重视按摩治疗,而没有重视具体指导患者的功能锻炼;另一方面患者亦往往只依赖医生的治疗,而忽略功能锻炼。离了它不仅恢复减慢,而且可能不够理想,取得的疗效也往往难以维持。因此,按摩医师不仅要学会其他治疗手段,而且要学会一套功能锻炼方法,并且能根据病种的不同、病情轻重的差异灵活运用,这样才能达到全面治疗伤病的目的。对于偏瘫、截瘫、脑瘫等神经运动功能障碍性疾病更应配合现代康复治疗手段,才能获得更好的疗效。

五、学习按摩的态度和要求

1. 按摩治疗前,必须询问病史,书写病历　病历应包括:主诉、现病史、既往史、查体、相关理化检查结果,以及诊断。需要选择相应的方法进行评定,然后根据患者具体情况选择按摩方法和治疗部位并确定疗程,最后是日期和签名。临床诊断要求正确,如有其他疾病或并发症,都需在诊断中写清楚,并把主要疾病和次要病症分清。按摩方法需根据病情设计,辨证施治,中途如有变化,也需记录清楚,以备今后总结参考。评定一项比较重要,治疗前把主要症状、体征、理化检查指标、功能和活动能力等方面作为评定指标,做好检查和记录,治疗中期和治疗结束时再做一次检查,对比治疗前后的效果。这样不但可给患者以信心和安慰,而且可作为临床医疗观察的资料。

2. 按摩治疗前,要注意患者的心理状态　患者得了病,除病痛外,可发生一些心理变化。在按摩治疗前,要给患者交代病情,使其增加对疾病的认识。在治疗中可能发生的反应,也应交代清楚,使患者积极配合治疗。同时,可说明治疗的意义和目的,使其消除顾虑,增强战胜疾病的信心。

3. 按摩医师要有熟练的手法　因按摩疗效主要靠手法取得,所以在给患者治疗前,必须经过一段时间的刻苦锻炼(手法练习见后)。手法熟练后,疗效自然就好,而且手法正确,不会损坏自己的手和肢体,并且操作持久也不易疲劳。

4. 按摩师应有较好的仪表和卫生观念　首先要求医学知识丰富,大方稳重,解答病情清楚,穿着整洁,使患者对医生有敬重感,心理上放心。同时,按摩治疗室要明亮整洁,放一些盆花等,清净优雅。床单要经常换洗,有条件的可用一次性罩单,随用随换,按摩用的工具要注意消毒,按摩巾每天换洗。医生要经常洗手和修剪指甲。

第二节 按摩手法

手法就是用手或肢体的某些部位,按特定的技巧动作作用于患者体表,使产生的力达到防病、治病、保健的目的,我们将这种特定的技巧称为"手法"。之所以称为"手"是因为以手着力。之所以称为"法"是因为:虽然各种手法都来源于日常生活,但又区别于日常生活中的动作,其区别点就在于手法有特定的技巧,是能治病、防病、保健的医疗手段。

以下成人按摩手法部分将手法分为摆动类、摩擦类、按压类、振动类、叩击类和运动关节类等6大类进行论述。

一、手法的种类、操作及临床应用

(一)摆动类手法

以指或掌腕关节做协调的连续摆动动作,称为摆动类手法。本类手法包括一指禅推法、滚法和揉法等。特点是上肢放松、腕和前臂的动作要协调一致。本类手法作用面小,渗透力强,适用于全身各部位或穴位。

1. 一指禅推法

(1)操作:用大拇指指端、罗纹面或偏峰着力于一定的部位或穴位上。挺胸收腹,呼吸自然,腕部放松,沉肩、垂肘、悬腕,肘关节略低于手腕,以肘部为支点,前臂做主要摆动,带动腕部摆动和拇指关节做屈伸活动。腕部摆动时,尺侧要低于桡侧,使产生的"力"持续地作用于治疗部位。压力、频率、摆动幅度要均匀,动作要灵活。手法频率每分钟120~160次(图7-2-1)。

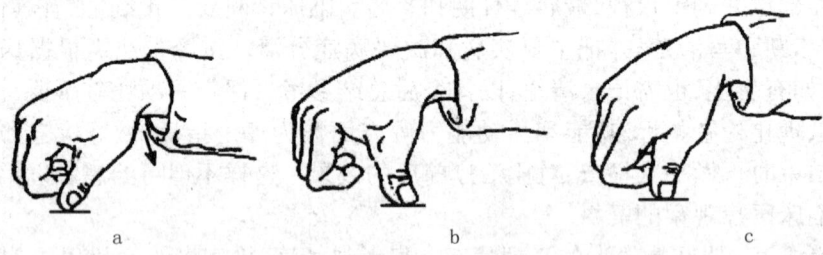

图7-2-1 一指禅推法
a.悬腕,手握空拳,拇指自然着力;b.腕部向外摆动;c.腕部向内摆动。

练习该手法时,要求手握空拳,上肢肌肉放松,拇指端自然着力,不可用蛮力下压,拇指要盖住拳眼。在拇指端或拇指罗纹面能吸定的基础上,再练习在腕部摆动时,拇指端作缓慢直线往返移动,即所谓紧推慢移。

(2)临床应用:本法接触面积较小,但渗透力大,可适用于全身各部穴位和肌肉层,可缓解肌肉痉挛,消除疲劳,是放松肌肉的有效手法,可用于全身各部位的操作,以颈项部、四肢关节部位以及头面部、胸腹部等常用。临床上常用于治疗内科、妇科、儿科等各科疾病,如头痛、失眠、胃痛、腹痛、面瘫、高血压、消化道疾病以及关节酸痛等。

2. 滚法　本法又分直滚法和侧滚法两种。

（1）操作：

1）侧滚法：用手背尺侧或第3、4、5掌指关节部着力于一定部位,以小指掌指关节背侧为支点,肘关节微屈并放松,靠前臂的旋转及腕关节的屈伸而产生的连续运动叫侧滚法（图7－2－2）。

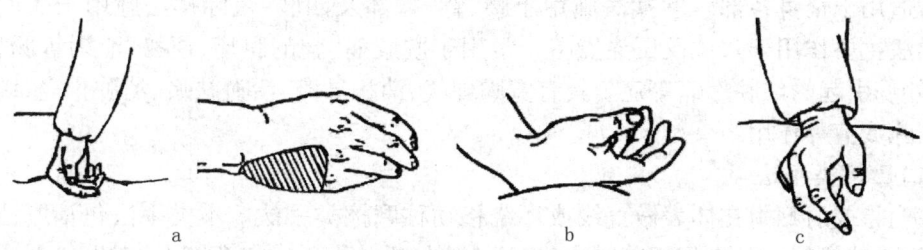

图7－2－2　侧滚法

a.滚法吸定部位和接触部分；b.屈腕和前臂旋后；c.伸腕和前臂旋前。

2）直滚法：医者半握拳,用小指、无名指、中指背侧及其掌指关节着力于患者肌肉较丰厚的部位,以小指掌指关节背侧为支点,肘关节伸直,靠前臂的旋转及腕关节的屈伸,使产生的力持续地作用在治疗部位上（图7－2－3）。

滚法操作时肩、臂不要紧张,腕关节放松。滚动时,着力部分要紧贴皮肤,不要跳动或磨擦皮肤。压力要均匀,动作要协调而有节奏,不可忽快忽慢,或时轻时重,一般速度在每分钟100～140次为宜。

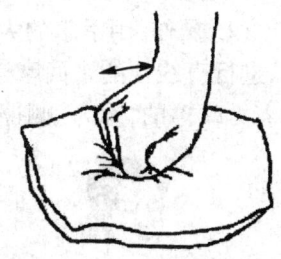

图7－2－3　直滚法

（2）临床应用：滚法刺激面积较大,作用力强,一般可渗透到肌肉层,主要作用是舒筋活血,松解粘连,缓解肌肉痉挛,增强肌肉韧带活动能力,促进血液循环,消除肌肉疲劳。主要用于颈、肩、腰、背及四肢肌肉丰厚处,广泛用于治疗颈椎病、腰椎间盘突出症、运动功能障碍,以及各种急慢性软组织损伤。

3. 揉法

（1）操作：术者用手指指腹或手掌紧贴在体表上,稍用力向下按压,然后带动肌肤做轻柔缓和的回旋转动。用手指揉的,称为"指揉法"；用手掌大鱼际揉的,称为"大鱼际揉法"；用

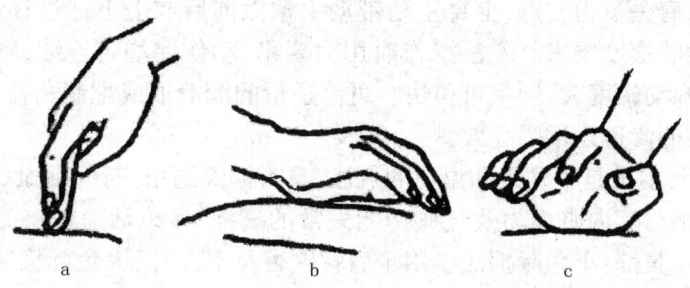

图7－2－4　揉法

a.指揉法；b.大鱼际揉法；c.掌根揉法。

掌根揉的,称为"掌根揉法"(见图7-2-4)。

本法要求手掌、鱼际或手指吸定在操作部位上,腕关节放松,以肢体的近端带动远端,在肩、肘、前臂、腕的协同下做小幅度环旋揉动,以带动深层组织与皮肤、软组织一起回旋,不得在皮肤表面摩擦滑动。压力要均匀,动作要柔和、协调、有节律,用力先轻后重。一般速度每分钟120~160次。

(2)临床应用:本法轻柔缓和,刺激量小,作用力轻柔和缓而深透,可在组织深层产生温热作用,适用于全身各部。掌揉法施用于腰、背、臀部及四肢,鱼际揉法施用于头面及胸腹部,指揉法主要作用于穴位及压痛点上。常用于脘腹痛、胸闷胁痛、便秘、泄泻等肠胃疾患,以及因外伤引起的红肿疼痛等症。具有宽胸理气、消积导滞、活血祛瘀、消肿止痛、缓解肌肉痉挛、消除疲劳等作用。

(二)摩擦类手法

以掌、指或肘贴附在体表做直线或环绕移动称摩擦类手法。本类手法包括摩法、擦法、推法、搓法、抹法等。具有作用范围广,渗透力差,对皮肤有一定摩擦力,产生热度比较高等特点。

1. 擦法

(1)操作:用手掌的大鱼际、掌根或小鱼际紧贴于皮肤表面,在一定部位或循经络的方向,进行直线性的来回摩擦动作,使其局部发热。用全掌着力摩擦的,称为"掌擦法";用小鱼际着力摩擦的,称为"侧擦法";用大鱼际着力摩擦的,称为"鱼际擦法"(图7-2-5)。

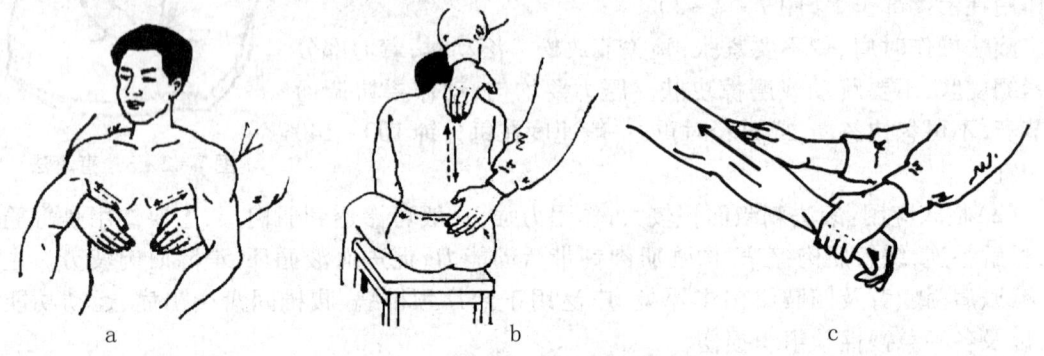

图7-2-5 擦法
a.掌擦法;b.侧擦法;c.鱼际擦法。

擦法操作时腕关节伸直,使前臂与手接近相平。手指自然伸开,整个指掌要紧贴患者体表的治疗部位,以肩关节为支点,上臂主动带动手掌做前后或上下往返移动,向掌下的压力不宜太大,但推动的幅度要大。本法操作时用力要稳,动作要均匀连续,呼吸自然。治疗部位暴露,压力轻,推动幅度大,频率可稍快。可涂适量的润滑油或配制药膏,既可防止擦破皮肤,又可通过药物的渗透以增强疗效。

(2)临床应用:本法是一种柔和温热的刺激,具有温经通络、行气活血、消肿止痛、健脾和胃等作用。常用于治疗内脏虚损及气血功能失常的病症,尤以活血祛瘀的作用为更强。掌擦法多用于胸胁及腹部;小鱼际擦法多用于肩背腰臀及下肢部;大鱼际擦法在胸腹、腰背、四肢等部均可运用。

2. 摩法

(1)操作:术者以手指指腹或手掌面置于体表,做轻缓的盘旋摩动。本法分指摩或掌摩两种。指摩法是用食、中、无名指面附着于一定的部位,以腕关节为中心,连同掌、指做节律性的环旋运动。掌摩法是用掌面附着于一定部位,以腕关节为中心,连同前臂做节律性的环旋运动。古代施行摩法时,常根据病情涂抹各种药膏,称为"膏摩"法(图7-2-6)。

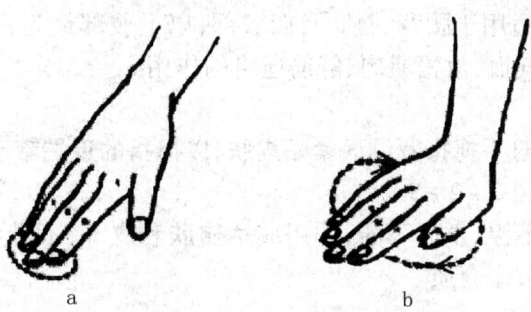

图7-2-6 摩法
a.指摩法;b.掌摩法。

本法操作时肘关节自然微屈曲(120°~145°),腕部放松,指掌自然伸直,动作要缓和而协调。频率每分钟120次左右。

(2)临床应用:本法刺激轻柔缓和,是临床常用手法。掌摩适用于胸腹、胁肋、腰背部等面积较大的部位,顺时针作用于腹部有通腑作用,逆时针作用于腹部有涩肠作用。指摩适用于头面、腹部。指摩颜面、眼周及穴位,可治疗眼部疾病,也可用于美容、保健。脘腹疼痛,食积胀满,气滞胸胁等病症常用本法治疗。具有和中理气、消积导滞、活血祛瘀、调节肠胃蠕动及舒缓皮肤且增强皮肤弹性等作用。

3. 推法 推法有指推法、掌推法和肘推法3种。

(1)操作:用指、掌或肘部着力于一定的部位、穴位或按经络的循行方向进行单方向的直线移动。推法类似擦法,但擦法是用力来回摩擦,要求达到局部发热;推法则是轻快柔和地单向推动,操作时虽连续不断,但在手返回到起点的过程中,不能在体表上摩擦,其意是推动气血行进,不要求局部发热。用指称指推法,用掌称掌推法,用肘称肘推法(图7-2-7)。

操作时指、掌或肘要紧贴体表,用力要稳,速度要缓慢而均匀。

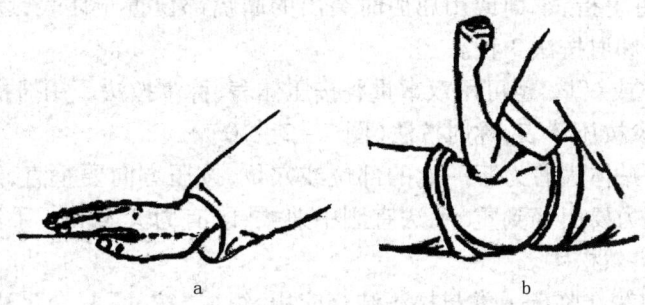

图7-2-7 推法
a.掌推法;b.肘推法。

(2)临床应用:推法能提高肌肉的兴奋性,促进血液循环,并有舒筋活络、疏泄积滞、宣化壅塞的作用。可在人体各部位使用,指推法适用于各科疾病,掌推法适用于四肢、腰背、运动障碍,肘推法适用于腰、臀、股部。

4. 搓法

(1)操作:用双手掌面夹住患者一定的部位,相对用力于原地或自上而下做快速搓动3~5遍叫搓法(图7-2-8)。操作时要求患者肢体放松,术者动作宜轻快柔和,双手用力要对称,搓动幅度大小均匀,搓动要快,移动要慢。

(2)临床应用:搓法适用于腰背、胁肋及四肢部,以上肢部最为常用,一般作为按摩治疗的结束手法。具有调和气血、放松肌肉、舒筋通络的作用。

5. 抹法

(1)操作:用单手或双手拇指罗纹面紧贴皮肤,以拇指的近端带动远端,做上下交替或左右往返移动,称为抹法(图7-2-9)。

操作时用力要轻而不浮,重而不滞,作用应达皮肤和皮下,不带动皮下深层组织。操作时可适当使用滑石粉等按摩介质。

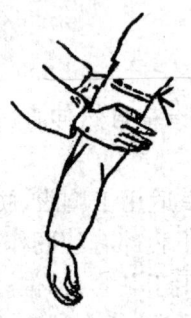
图7-2-8 搓法

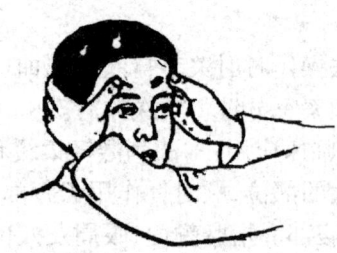
图7-2-9 抹法

(2)临床应用 本法常用于头面及颈项部。头晕、头痛及颈项强痛等症常用本法做配合治疗。抹法有开窍镇静、醒脑明目等作用。

(三)挤压类手法

用指、掌或肢体其他部位按压或对称性挤压体表,称挤压类手法。本类手法包括按、点、捏、拿、捻或踩跷等。手法特点是紧贴皮肤,动作要平稳、柔和,由轻到重逐渐用力,作用面积广泛。

1. 按法 术者将手指、掌面或用屈肘时突出的鹰嘴部位置于体表,逐渐用力下压称按法,有指按法、掌按法和肘按法3种。

(1)操作:用单掌或双掌,也可用双掌重叠按压体表,称掌按法。用拇指端或指腹按压体表,称指按法。用肘尖按压体表,称肘按法(图7-2-10)。

按法操作时要紧贴体表着力于一定的部位或穴位,按压方向要垂直,逐渐向下用力,按而留之,不可移动,用力要由轻到重,手法宜刚中兼柔,既有力又柔和。手法结束时,要逐渐减轻按压力量,不可突然松手。

(2)临床应用:按法在临床上常与揉法结合应用,组成"按揉"复合手法。指按法可用于全身各部位穴位;掌按法、肘按法常用于腰背和腹部、四肢、肩背。本法具有放松肌肉、开通闭塞、通经活络、活血止痛的作用。适用于胃脘痛、头痛、肢体痠痛麻木等病症。

2. 点法

(1)操作:拇指点是用拇指指端点压体表。屈指点有:屈拇指,用拇指指间关节桡侧点压

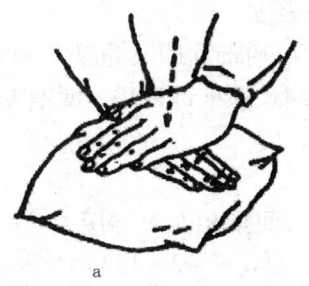 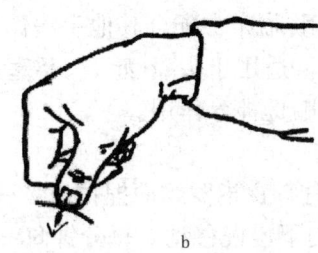

图 7-2-10 按法
a.掌按法；b.指按法。

体表；或屈食指，用食指近侧指间关节点压体表（图 7-2-11）。

点法操作时要点按一定部位或穴位，持续用力，点穴时以得气为度。操作结束时可继以揉法，不宜突然松手。本法与按法的区别是：点法作用面积小，刺激量更大。

（2）临床应用：点法接触面较小，刺激强度大，使用时要根据患者的具体情况和操作部位酌情用力。多用于穴位及压痛点，止痛效果较好，对脘腹挛痛、腰腿痛等病症常用本法治疗。具有开通闭塞、活血止痛、调整脏腑功能的作用。

3. 捏法　捏法是以拇指与其他手指相对用力提起肌肤组织捻捏的手法。有三指捏和五指捏两种。双手从长强穴沿华佗夹脊和膀胱经第一侧线自下而上捏至大椎穴称为"捏脊法"。

（1）操作：三指捏是用大拇指与食、中两指夹住肢体，相对用力做一紧一松挤压。五指捏是用大拇指与其余四指夹住肢体，相对用力做一紧一松挤压。在做相对用力挤压动作时要循序而行，均匀而有节律（见图 7-2-12）。

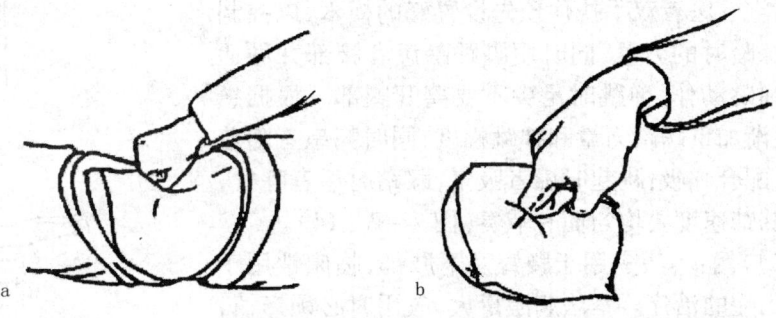

图 7-2-11 点法
a.屈拇指点法；b.屈食指点法。

捏法和拿法有某些类似之处，但是拿法要用手的全力，捏法则着重在手指上。拿法用力要重些，捏法用力要轻些。捏法是按摩中常用的基本手法，它常常与揉法配合进行。

（2）临床应用：本法适用于头部、颈项部、四肢及背脊，具有舒筋通络、行气活血的作用。

4. 拿法　捏而提起谓之拿，是以拇指与其他四指对称用力内收提起并捏揉的手法。

（1）操作：术者用拇指和食指、中指的指腹，或用拇指和其余四指的指腹，对合紧夹治疗部位并相对用力平稳捏挤肌肉片刻，然后放松，如此一紧一松连续不断地在一定的部位和穴位进行节律性的提捏或揉捏。

操作时用力要由轻而重且动作缓稳，在放松肌肉的瞬间，手指不可离开皮肤，使动作有序而且连贯。提拿的组织适中,不能仅挟持或抠掐表皮。

(2)临床应用:临床常配合其他手法作用于颈项、肩部和四肢等部位,作用于肌肉、肌腱,刺激深重而柔和。适用于头痛、感冒、鼻塞、关节酸痛、颈项部疼痛。具有祛风散寒、开窍止痛、舒筋通络、醒脑提神等作用。

5. 捻法

(1)操作:用拇、食指罗纹面捏住患者一定部位,两指相对对称用力,快速来回做搓揉动作;也可边捻边向下慢慢移动。每分钟80~120次(见图7-2-13)。

操作时腕关节放松,动作灵活、快速、连贯。

(2)临床应用:本法一般适用于四肢小关节。具有理筋通络、滑利关节的作用,适用于手指、足趾等小关节及浅表肌肤,常配合其他手法治疗指、趾关节酸痛肿胀或屈伸不利,如类风湿性关节炎、指间关节损伤等。为辅助性手法。

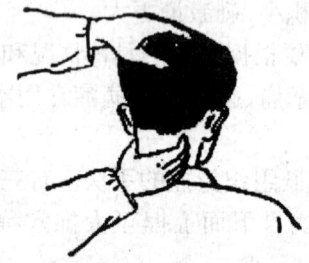

图7-2-12 捏法

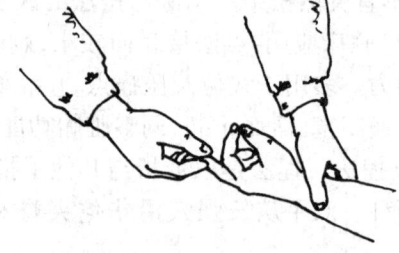

图7-2-13 捻法

6. 踩跷法　用单足或双足踩踏一定部位,称踩跷法。

(1)操作:患者俯卧,在胸部和大腿部各垫3~4个枕头,使腰部腾空。医者双手扶住预先设置好的横木,以控制自身体重和踩踏时的力量,同时用脚踩踏患者腰部并做适当的揉压或弹跳动作,弹跳时足尖不要离开腰部。根据患者体质,可逐渐加重踩踏力量和弹跳幅度,同时嘱患者随着弹跳的起落,配合呼吸:跳起时患者吸气,踩踏时患者呼气,切忌屏气。踩踏速度要均匀而有节奏(图7-2-14)。

(2)临床应用:本法多用于腰臀及下肢部,临床常用于腰椎间盘突出症的治疗。本法刺激量大,应用时必须谨慎,对体质虚弱者或脊椎骨质有病变者均不可使用。

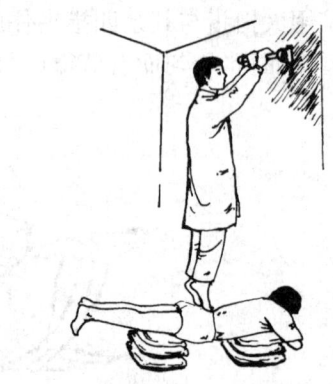

图7-2-14 踩跷法

(四)振动类手法

以较高频率的节律性轻重交替刺激持续作用于人体,称振动类手法。本类手法包括抖法、振法等。特点是强力、静止性用力带动患者肢体做小幅度的颤动动作,多作为辅助性或结束性手法。

1. 抖法

(1)操作:抖法是以双手或单手持握患者上肢或下肢肢体远端,稍用力做小幅度上下连续颤动的手法(图7-2-15)。

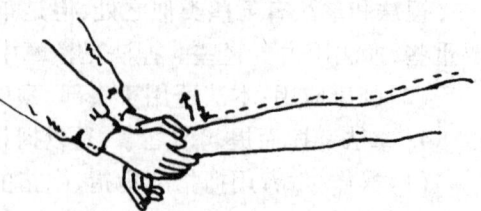

图7-2-15 抖法

操作时颤动幅度由小到大,频率由慢至快。受术者肢体要自然伸直、放松,以免影响抖动力量的发挥。

(2)临床应用:本法可用于四肢部,以上肢为常用。适用于运动障碍、疼痛、肿胀。临床上常与搓法配合,作为治疗的结束手法。治疗作用与搓法相同。有放松肌肉和关节等作用。

2. 振法　振法又称"颤法"、"振颤法",用指端或手掌置于治疗部位,使手臂发出的震颤波传递到躯体。

(1)操作:用手指或手掌着力在体表一定的部位或穴位,前臂和手部的肌肉强力地静止性用力,做小幅度连续性的快速的振颤样动作。用手指着力称指振法,用手掌着力称掌振法(图7-2-16)。

操作时手指和手掌宜紧贴皮肤。力量要集中于指端或手掌。振动的频率要高,着力稍重,压力可大可小。

(2)临床应用:本法一般常用单手操作,也可双手同时操作。可用于全身各部位和穴位,适用于疼痛类疾病。具有镇静安神、疏通脉络、祛瘀消积、和中理气、消食导滞、调节肠胃功能等作用。

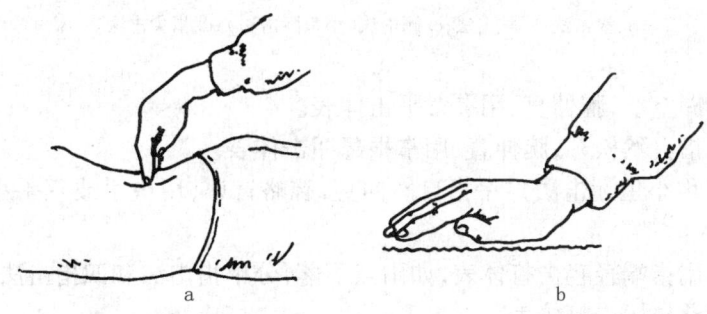

图7-2-16　振法
a.指振法;b.掌振法。

(五)叩击类手法

用手掌、拳背、手指、掌侧面或用桑枝棒叩打体表,称叩击类手法。本类手法包括拍、击、弹等。使用手法时要垂直用力,不要有任何角度,要平稳、柔和,切忌粗暴。

1. 拍法　术者手握空拳,用虚掌拍打身体治疗部位的体表,称拍法(图7-2-17)。

(1)操作:操作时手指自然并拢,掌指关节微屈,指间关节伸直,平稳而有节奏地拍打患部。操作时腕关节放松,手腕发力用巧劲,动作富有弹性,平稳而有节奏,在向下拍打之后随

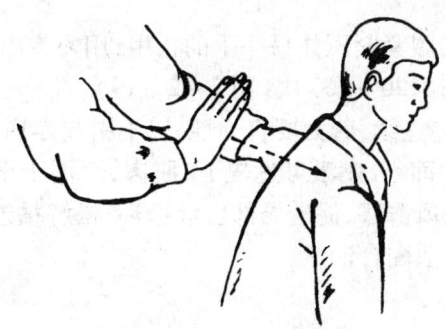

图7-2-17　拍法

即弹起。

(2)临床应用:适用于肩背、腰臀及下肢部。具有舒筋通络、行气活血、消除肌肉痉挛麻木、缓解局部酸胀的作用,常与滚法、拿法等配合运用,治疗急性扭伤、局部感觉迟钝、肌肉痉挛、慢性劳损、风湿痹痛等。

2. 击法　用拳背、掌根、掌侧小鱼际、指尖或用桑枝棒叩击体表,称为击法(图7-2-18)。

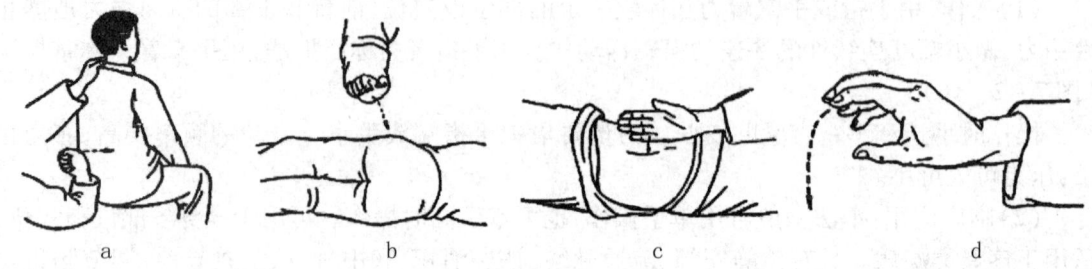

图7-2-18　击法
a.拳击法;b.掌击法;c.侧击法(小鱼际击法);d.指尖击法。

(1)操作:
1)拳击法:手握空拳,腕伸直,用拳背平击体表。
2)掌击法:手指自然松开,腕伸直,用掌根部叩击体表。
3)侧击法(又称小鱼际击法):手指自然伸直,腕略背屈,用单手或双手小鱼际部位击打体表。
4)指尖击法:用指端轻轻击打体表,如雨点下落,分单指击法和四指击法。
5)棒击法:用桑枝棒击打体表。

击法用劲要快速而短暂,垂直叩击体表,在叩击体表时不能有拖抽动作,速度要均匀而有节奏,轻叩3次,重叩1次。

(2)临床应用:拳击法常用于腰背、脊背部;掌击法常用于头顶、腰臀及四肢部;侧击法常用于腰背及四肢部;指尖击法常用于头面、胸腹部;棒击法常用于头顶、腰背及四肢部。本法具有舒筋通络、调和气血的作用,风湿痹痛、局部感觉迟钝、肌肉痉挛或头痛等症常用本法配合治疗。

3. 弹法　即术者将中指屈曲,中指甲置于拇指面成环状,然后将中指迅速弹出,连续击打患处。

(1)操作:用一手指的指腹紧紧压住另一手的指甲,用力弹出,连续弹击治疗部位。操作时弹击力要均匀,每分钟弹击120~160次(图7-2-19)。

弹击动作轻巧灵活,均匀连续,着力要有弹性,以不引起疼痛为宜。

(2)临床应用:弹法作用面小,刺激可达皮下、肌肉,适用于全身各部,尤以头面、颈项部最为常用,具有舒筋通络、祛风散寒、促进局部血液循环、松解粘连、放松肌肉、解除疲劳的作用,颈项强、头痛等症常用本法配合治疗。

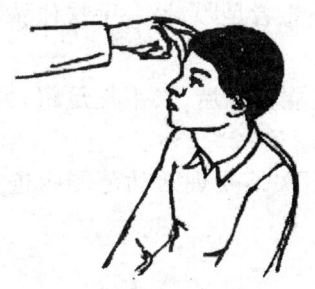
图7-2-19 弹法

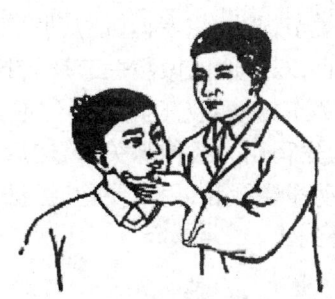
图7-2-20 颈项部摇法

(六)运动关节类手法

运动关节类手法是指对患者的肢体关节进行屈伸、内收、外展、旋转、牵拉等被动活动的一类手法。具体方式可根据关节的结构特点和病症治疗的需要选用。操作时,患者肌肉要尽量放松,活动关节的幅度、力量要恰当,不可突然强力牵拉,以免加重肌肉痉挛或导致损伤。本类手法包括摇法、背法、扳法、拔伸法。

1. 摇法 术者一手固定关节的一端,另一手在关节的另一端对可动关节做被动的环转活动,称摇法。

(1)操作:

1)颈项部摇法:用一手扶住患者头后部,另一手托住下颏,双手于相反方向协同用力,做左右环转摇动,以不引起眩晕为度(图7-2-20)。

2)肩关节摇法:患者肩部放松,术者一手扶其肩部,另一手握其腕部,或令受术者屈肘90°,托其前臂及肘部,上臂外展成水平位,以肩关节为轴心做左右环转摇动(图7-2-21)。

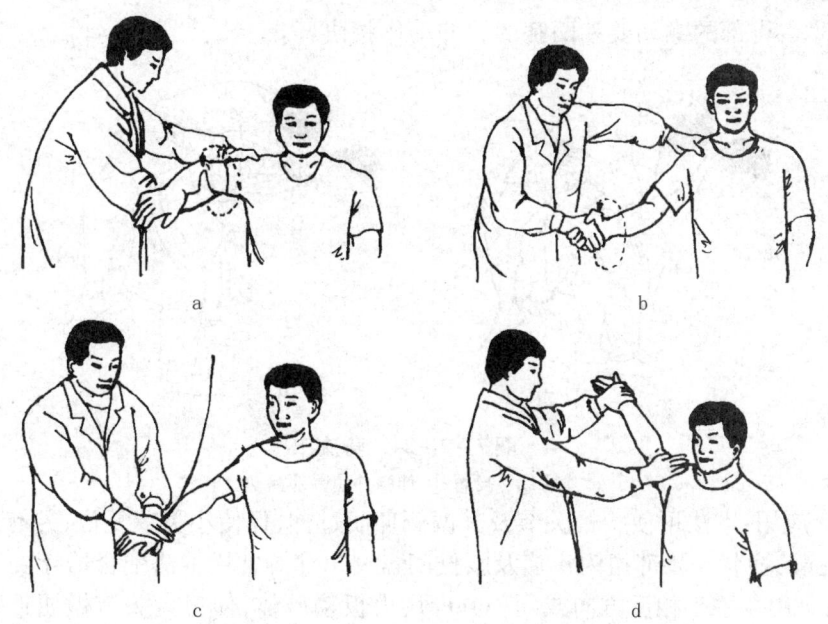

图7-2-21 肩关节摇法
a.托肘摇法;b.握手摇法;c.大幅度摇法(1);d.大幅度摇法(2)。

3）髋关节摇法：患者仰卧位，髋膝屈曲。医者一手托住患者足跟，另一手扶住膝部，以髋关节为轴心，双手协同做髋关节环转摇动（图7-2-22）。

4）踝关节摇法：受术者仰卧位或坐位，下肢伸直，术者立其足后，一手托足跟，另一手握住足趾部，先稍用力拔伸踝关节，然后做踝关节环转摇动（图7-2-23）。

摇法动作要缓和，用力要稳，摇动方向及幅度须在患者关节生理活动范围内进行，由小到大，由慢到快。

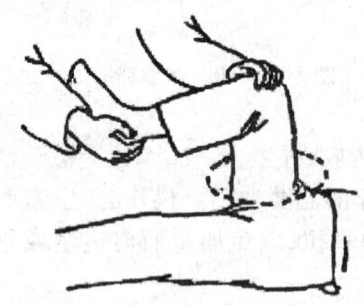
图7-2-22 髋关节摇法

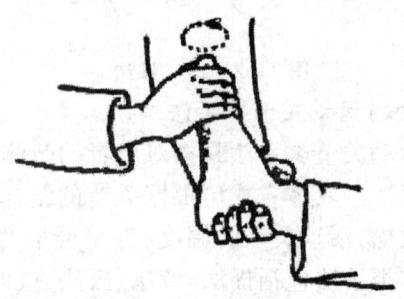
图7-2-23 踝关节摇法

（2）临床应用：本法适用于四肢关节及颈项、腰部等。对关节僵硬、屈伸不利等病症，具有舒筋通络、滑利关节、增强关节活动功能的作用。

2. 背法

（1）操作：医者和患者背靠背站立，医生两肘套住患者肘弯部，然后弯腰、屈膝、挺臀，将患者反背起，使其双脚离地，以牵伸患者脊柱，再做快速伸膝挺臀动作，同时以臀部着力颤动或摇动患者腰部（图7-2-24）。

操作时术者臀部的颤动要和两膝的屈伸动作相协调。

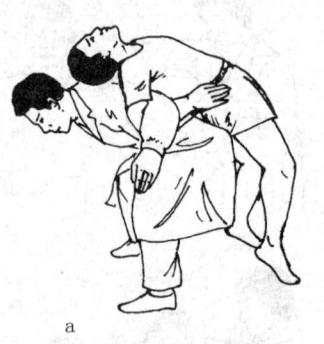
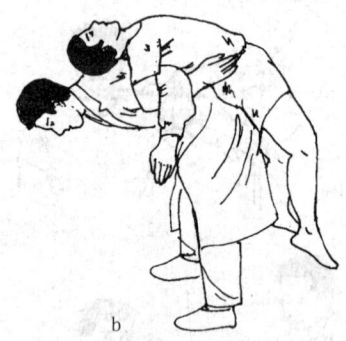

图7-2-24 背法
a.弯腰屈膝挺臀；b.伸膝并使臀部颤动。

（2）临床应用：本法可使腰椎关节及其两侧伸肌过伸，促使小关节复位，并有助于缓解腰椎间盘突出症的症状。腰部扭闪疼痛及腰椎间盘突出症等常用本法配合治疗。

3. 扳法　用双手于相反方向或同一方向用力扳动肢体，使患者关节做屈伸及旋转活动的一种按摩手法，称为扳法。

（1）操作：

1）颈项部扳法：临床常用的是颈项部斜扳法。患者头部略向前屈，医生一手抵住患者头后部,另一手抵住对侧下颏部,使头向一侧旋转至最大程度时,两手同时用力做相反方向的扳动(图7-2-25)。

2)胸背部扳法:操作时有两种方法(见图7-2-26)。

①扩胸牵引扳法:患者坐位,两手交叉扣住,置于项部。医生两手托住患者两肘部,并用一侧膝部顶住患者背部,嘱患者自行俯仰,并配合深呼吸,做扩胸牵引扳动。②胸椎对抗复位法:患者坐位,两手交叉扣住,置于项部。医生在其后面,用两手从患者腋部伸入其上臂之前、前臂之后,并握住其前臂下段,同时用一侧膝部顶住患部脊柱,嘱患者身体略向前倾,医生两手同时向后上方用力扳动。

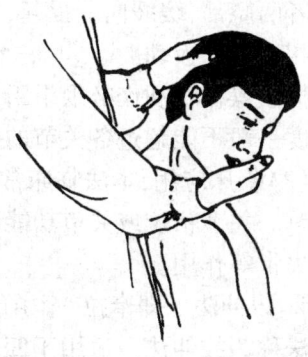

图7-2-25 颈项部斜扳法

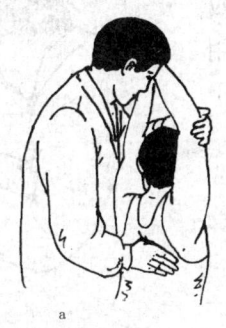 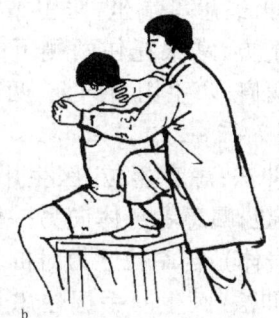

图7-2-26 胸背部扳法
a.扩胸牵引法;b.胸椎对抗复位法。

3)腰部扳法:本法操作时,常用的有斜扳法、旋转扳法、后伸扳法等3种(图7-2-27)。

①腰部斜扳法:患者侧卧位,医生用一手抵住患者肩前部,另一手抵住臀部,或一手抵住患者肩后部,另一手抵住髂前上棘部。把腰被动旋转至最大限度后,两手同时用力做相反方向的扳动。②腰部旋转扳法:有两种操作方法。直腰旋转扳法:患者坐位,医生用腿抵住患者下肢,一手扶住患者近医生侧的肩后部,另一手从患者另一侧腋下伸入抵住肩前部,两手同时用力做相反方向扳动。弯腰旋转扳法:患者坐位,腰前屈到某一需要角度后,一助手帮助固定患者下肢及骨盆。医生用一手拇指按住需扳动的脊椎的棘突(向右旋转时用左手),另一手勾扶住患者项背部(向右旋转时用右手),使其腰部在前屈位时向患侧旋转。旋转至最大程度时,再使其腰部向健侧侧弯方向扳动。③腰部后伸扳法:患者俯卧位。医生一手托

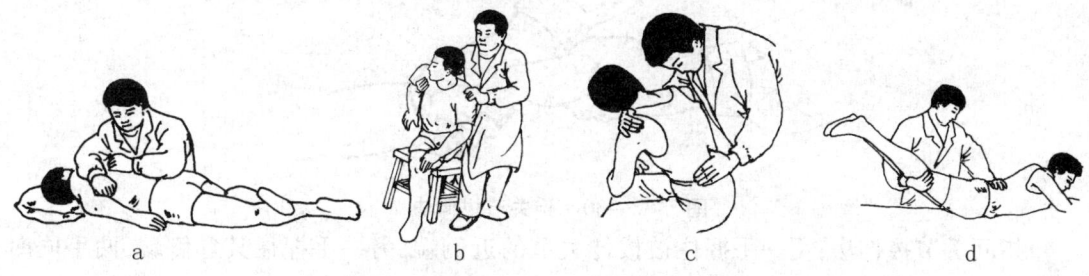

图7-2-27 腰部扳法
a.腰部斜扳法;b.直腰旋转扳法;c.弯腰旋转扳法;d.腰部后伸扳法。

住患者两膝部,缓缓向上提起,另一手紧压在腰部患处,当腰后伸到最大程度时,两手同时用力做相反方向扳动。

扳法操作时动作必须果断而快速,手法需轻巧柔和,用力要稳,两手动作配合要协调,扳动幅度一般不能超过各关节的生理活动范围。

(2)临床应用:本法临床常和其他手法配合使用,起到相辅相成的作用,常用于脊柱及四肢关节。关节错位或关节功能障碍等病症常用本法治疗,有舒筋通络、滑利关节、纠正解剖位置失常等作用。

4. 拔伸法　即牵拉、牵引的意思。术者固定肢体或关节的一端,并持续用力牵拉另一端的方法称为拔伸法。适用于四肢关节及颈、腰部。

(1)操作:

1)头颈部拔伸法:患者端坐,医生站在患者背后,用双手拇指顶在枕骨下方,掌根托住两侧下颌角的下方,并用两前臂压住患者两肩,两手用力向上,两前臂下压,同时于相反方向用力(图7-2-28)。

2)肩关节拔伸法:患者坐位,医生用双手握住其腕或肘部,逐渐用力牵拉,嘱患者身体向另一侧倾斜(或由一助手帮助固定患者身体),与牵拉之力对抗(图7-2-29)。

3)腕关节拔伸法:医生一手握住患者前臂下端,另一手握住其手部,两手同时于相反方向用力,逐渐牵拉(图7-2-30)。

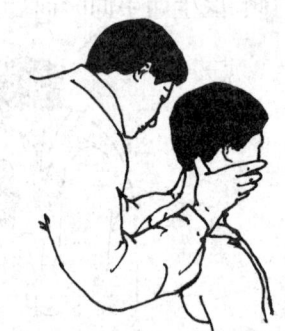

图7-2-28　头颈部拔伸法

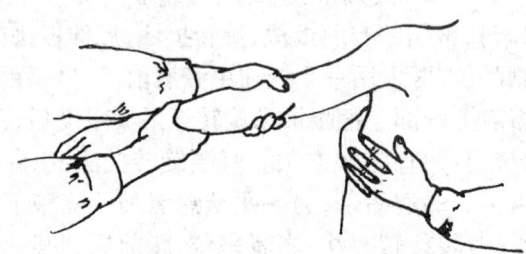

图7-2-29　肩关节拔伸法

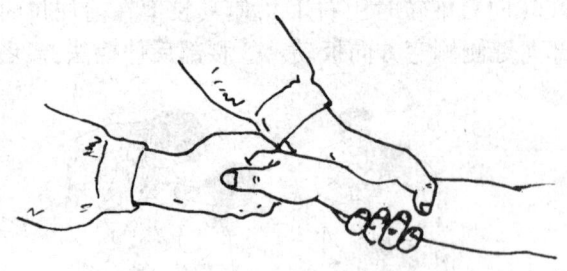

图7-2-30　腕关节拔伸法

4)指间关节拔伸法:用一手握住被拔伸关节的近侧端,另一手捏住其远侧端,两手同时于反方向用力牵引(图7-2-31)。

本法操作时动作要缓和平稳,用力宜均匀而持久,切忌使用暴发力。力量由小到大逐渐

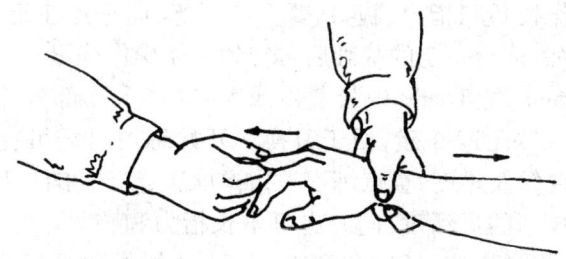

图 7-2-31 指间关节拔伸法

增加,需要维持拔伸 3~5 分钟。

(2)临床应用　本法常用于颈椎、肩关节、腰椎以及四肢关节,治疗关节错位、脱臼、软组织损伤、粘连挛缩、功能障碍以及腰椎关节、腰椎间盘病变等。拔伸法具有整复关节与肌腱错位、解除关节间隙软组织嵌顿、松解软组织粘连与挛缩等功能。

二、按摩手法的要求

所有手法都要求持久、有力、均匀、柔和,从而达到深入渗透的目的。所谓"持久"是指按摩手法要求维持一段时间。所谓"有力"是指手法要有一定的力度,达到一定的层次。在用力时应根据患者的体质、病情选择适当的力量,力量是可大可小的,大时力量可达肌肉、骨骼,小时仅达皮肤和皮下。也就是说力量并不是越大越好。所谓均匀,是指手法的力量、速度及操作幅度要均匀。在操作时力量不可时轻时重,速度不可时快时慢,幅度不可时大时小。在改变力量、速度、幅度时要逐渐、均匀地改变。所谓柔和,是指手法要轻柔缓和,不使用蛮力、暴力,做到"轻而不浮,重而不滞,松而不懈,紧而不僵"。所谓深透入,是指每个手法应用完之后,均能使该部位浅层组织和深层组织得到充分放松。所谓渗透,是指一些手法产生的效果是从浅层组织渗透到深层组织,如应使按摩法产生的热逐渐渗透到深层组织,这称为"透热"。

手法是防病、治病、保健的关键,要达到良好的效果,首先必须熟练掌握每个手法的操作要领、作用及作用层次、手法的特点及手法的注意事项,其次应该细心揣摩练习,达到由生到熟,由熟到巧,并能得心应手地运用。

由于刺激方式、强度、时间和活动肢体方式的不同,形成了许多动作和操作方法均不同的基本手法,并在此基础上由两个以上基本手法组合成复合手法(如按揉法、推摩法等),或由一连串动作组合而成、有其操作常规(或程序)的复式操作法。按摩治疗是以手法操作为主的一种特殊疗法,作为其特色标志之一的学术流派,更以其师承及临证体验的不同而造就各自手法上鲜明的个性。因此,按摩手法竟多达百种以上。其中既不乏可单独应用而成为有其适应证治范围的单一按摩疗法;也有融合变通后形成一套常规操作程序的复式按摩疗法。有些手法经一定的训练后即可掌握,而有的则需有相当程度的功法基础(如内功按摩等)和临证体验之后才能得心应手地运用。

三、按摩手法的练习

要掌握熟练的手法技巧和有持续的力量,必须进行认真的练习和临床实践。尤其对比较复杂、难度较高的手法,如一指禅推法、滚法等,更应经过长期反复的练习,直至娴熟。手法练习的内容主要是动作技巧和指力、腕力、臂力的锻炼,而重点在于动作技巧的熟练。先可在沙袋上进行基本训练,待有一定的基础后再转到人体操作练习。

备布袋一只,长约 26cm,宽 16cm,内装黄沙或大米(掺入一部分碎海绵更佳,使其具有弹性)。将袋口缝合,外套一干净布袋,便于替换。开始练习时袋可扎得紧些,以后逐渐放松。根据各手法的动作要领及难度,重点练习一指禅推法、滚法、揉法和摩法等。通过练习,重点掌握主要手法动作技巧的灵活度,同时亦可增长指力和腕力。练习姿势可采取坐势和站势,坐势练习手法有一指禅推法、揉法和摩法。除一指禅推法可双手同时进行外,揉法和摩法则着重练习右手。站势练习的手法主要是滚法。滚法练习时,要求左右手交替进行,熟练程度等同。经过一段时间的练习,在基本掌握这些手法的动作要领的基础上,才能转到人体进行操作练习。

在人体上练习是为临床应用打好基础,所以尽可能结合临床治疗的一般操作常规,分部位进行。从实践出发,不但要注意单一手法的操作和进行双手协调动作的练习,而且要练习各种手法的配合运用,同时要根据人体的形态、结构、关节活动功能等,在施用手法时结合肢体的被动运动。

四、各种手法的应用

按摩手法的应用要恰到好处。选用何种手法、手法的力量轻重、操作时间的长短等均应因人因部位不同而灵活应用。

(一)根据部位选择手法

1. 头面部　肌肤薄嫩,以轻柔平稳手法为主,常用按、摩、揉、抹、一指禅推法等手法。
2. 胸腹部　内部有重要脏器,施用手法不宜过猛,用力不宜太大,常用点、按、摩、轻推、轻擦、揉等手法。
3. 腰背部　肌肉较为丰厚,面积较大,手法施行应相对较强,常用提、捏、拿、肘推、滚、拍、击等手法。
4. 四肢部　骨骼关节较粗大,下肢肌肉较丰厚,施行手法可较重,常用推、搓、擦、按、拿、拍、摇、抖等手法。
5. 穴位部　多为点状,常选作用面小、有深入渗透作用的手法,如点、按、掐、揉、振等。
6. 肌腱部　常用拿、按、揉法。
7. 关节部　常用摇法及拔伸法。
8. 病变部位浅　选用作用力表浅的手法,如摩、擦、抹、揉等。
9. 病变部位深　常用作用力深透、传导性较强的手法,如按、拍、击、滚、振等。

(二)根据治疗目的选择手法

1. 一般疾病治疗　常选点、按、揉,用于经穴部位;常选摩、推、擦等,用于经脉循行部位。
2. 关节部位病变　常用摇、滚、搓、抖等法。
3. 美容、皮肤健美　常用摩、擦、揉、抹等法。
4. 增强肌肉弹性,消除肌肉疲劳　常用搓、拿法。

(三)操作时间

1. 根据应用目的而定　用于保健、强身者,操作时间相对较短,每日 1~2 次,每次 15~20 分钟;用于治疗疾病者,根据病情深浅、病程长短及体质状况而定,每次操作 20~30 分钟,每日1次或隔日1次。

2. 根据手法而定　轻柔缓和的手法,操作时间可稍长;压力大、刺激强的手法,操作时间可稍短。

五、按摩时的体位

在临床治疗时,无论患者与医生,都应根据不同的疾病与按摩部位,选择使患者舒适,而且医生治疗操作又方便的体位。选择体位时应以患者感到舒适、安全、肢体又尽可能得到放松和医生在施行各种手法时感到发力自如、操作方便为原则。

(一)患者的体位

1. 仰卧位　面部朝上,上肢置于体侧,双下肢自然伸直。根据治疗需要,可随时调整上下肢的位置。按摩头面部、颈部、胸部、腹部、下肢部,可采取仰卧位。

2. 俯卧位　面部朝下,双下肢自然伸直,上肢置于体侧或床侧或头部上方。根据治疗需要,可随时调整上下肢的位置,令一侧上肢或下肢后伸、外展、屈曲等。按摩头颈部、背部、腰部、臀部、下肢部,可采取俯卧位。

3. 侧卧位　身体左右一侧在下,两腿自然屈曲,或下侧腿伸直,上侧腿屈曲,下侧上肢屈肩屈肘约90°,上侧上肢自然伸直置于体侧或撑于体前床面。按摩肩部、上肢部、胁部、腰部、髋部、下肢部,可采取侧卧位。

4. 端坐位　端正而坐,屈膝屈髋约90°,两脚分开与肩等宽,两上肢自然下垂,双手置于膝上。按摩头面部、颈项部、肩部、背部、胁部、腰部、足部,可采取端坐位。

5. 俯坐位　即屈肘前俯坐位。端正而坐,上身略向前俯,屈肘,前臂支撑于膝上或桌上、椅背上,沉肩、直背,肌肉放松,呼吸自然。按摩头颈部、肩背部、腰骶部,可采取俯坐位。

(二)医生体位

1. 站立位　自然站立,含胸拔背收腹,不要挺胸凸肚,也不要塌肩屈背,两脚左右分开或两腿前后呈弓步站立。按摩胸部、腹部、背部、腰部、髋部、四肢部均可取站立位。

2. 端坐位　端正而坐,屈膝屈髋约90°,两脚分开与肩等宽。按摩头面部、颈项部、上肢部、肩背部可取端坐位。另外,对小儿进行按摩操作时,患儿多取仰坐位或卧位,而医生一般均取坐位。

六、按摩介质和热敷

(一)按摩介质

按摩介质是指在按摩过程中,用以起润滑、保护皮肤和增强疗效的物质。按摩介质的应用在我国已有悠久的历史。古代将借助于药物膏剂进行按摩的方法称为"膏摩"。《圣济总录·卷四》载:"若疗伤寒,以白膏摩体,手当千遍,药力乃行,则摩之用药,又不可不知也。"随着按摩学科的发展,按摩介质的种类也越来越多,除膏剂外,还有水剂、油剂、酒剂、粉剂等。

1. 按摩介质的作用

(1)润滑作用:介质可使按摩手法操作时更加灵活自如,增强手法的作用。

(2)保护作用:保护患者皮肤,防止手法操作时造成皮肤破损。

(3)渗透作用:介质在按摩手法作用下,能充分浸透肌肤,促进药物的渗透吸收,使手法和药物相得益彰,提高疗效。

2. 临床常用的按摩介质

(1)冬青膏:将冬青油与凡士林混和称冬青膏。于春、秋、冬季多用。用擦法、按揉法或抹法时用此膏,可加强手法的透热效果。若加少量麝香,更能增强活血化瘀止痛的疗效。

(2)滑石粉:具有润滑肌肤、吸水之效。四季均可使用,但以夏季多用,尤以儿科按摩中应用最广。因夏季易出汗,在出汗部位运用手法时,容易造成皮肤破损,局部敷以滑石粉,可保护患者和医生的皮肤。

(3)按摩乳:四季均可应用。擦法或按摩法操作时使用此药,能增强活血化瘀、通经活络之功效。

(4)麻油:擦法时涂上少许麻油,可加强手法的透热作用。

(5)葱姜薄荷水:即用洗净的新鲜葱白,或生姜,或薄荷,捣碎取汁;或置于75%酒精中浸泡即成。有发汗解表、温通发散的作用。一般秋冬季节多用葱姜水,春夏季节多用薄荷水。

其他如红花油、舒筋活络药水、风湿油膏等均可应用。

(二)热敷

热敷疗法,古称熨法。《厘正按摩要术·熨法》曰:"每遇病者食积痰滞,结于胃脘,宜辛开苦降以治之。设误服攻下大剂,正气已伤,积滞未去,此时邪实正虚,无论攻下不可,即消导破耗之剂并不敢施,惟有用熨法外治。"

热敷可分为湿热敷和干热敷,两者均有温热肌肤、解表散寒、舒筋通络、行气活血、祛瘀止痛、调和脏腑等功效。临床上常于手法操作后辅以湿热敷,以加强手法治疗效果,减轻手法刺激过度所产生的局部不良反应。

1. 常用热敷方

(1)传统按摩热敷方:红花10g,桂枝15g,乳香10g,没药10g,苏木10g,透骨草10g,木瓜10g,紫草15g,伸筋草15g,鸡血藤20g,路路通15g,千年健15g。

(2)简化按摩热敷方:桑枝50g,鸡血藤20g,豨莶草30g,透骨草10g。

2. 临床热敷法 根据不同病情,选用一些具有祛风散寒、温经通络、活血止痛的中草药,置于布袋内,扎紧袋口,放入锅内,再往锅内注入适量清水,煮沸后,改用小火使药液保持较热的温度,将毛巾浸入锅内数秒或十数秒后拧干,敷于患部。若患者感到毛巾过热而难以忍受,医生应将毛巾提起片刻后再敷;若毛巾不太热时则另换一条,如此反复更换2~4次。为了减轻热刺激,加强热量渗透,可在热敷时施以轻拍法。

3. 热敷注意事项

(1)进行热敷的诊室内,需保持温暖无风,以免患者感受风寒外邪。

(2)热敷的温度应以患者能忍受为度,防止发生烫伤和晕厥。对于局部皮肤感觉迟钝或感觉丧失者更应注意。

(3)毛巾必须折叠平整,使热量均匀透入。

(4)热敷时除可隔着毛巾使用拍法外,不可再用其他按摩手法,以免损伤皮肤。

第三节 按摩疗法的临床应用

一、软组织损伤

软组织损伤的范围很广,主要是肌肉拉伤和韧带损伤,都由突然的外力引起,如肱二头肌拉伤、跟腱损伤、骶棘肌起点拉伤、小腿跖肌破裂等。一般都损伤在肌肉和肌腱的交接处。如为二头肌全断裂和跟腱全断裂需要手术修补,其他都可用按摩治疗。肌肉拉伤后,临床表现有因该肌肉的拉力丧失而引起的活动障碍,局部可有出血和肿胀。韧带损伤如腰椎棘上、棘间韧带损伤,膝关节内外侧副韧带损伤等,除损伤较重,造成关节明显不稳,需手术修补外,其他都适用按摩治疗。韧带损伤后,可表现为局部疼痛和解剖部位有压痛点,内出血致皮下瘀斑,活动障碍等。

(一)肩部软组织损伤

1. 肱二头肌长头腱鞘炎　肱二头肌长头腱鞘炎主要因肱二头肌长头肌腱在结节间沟内部分容易磨损,使腱鞘形成急性或慢性炎症病变,导致粘连和肌腱退变,产生症状。亦有因肩部直接外伤、扭伤,或局部外感风寒湿邪而致者。

(1)诊断要点:肱二头肌长头腱鞘炎多见于中老年人,主要表现为结节间沟部位疼痛拒按,疼痛可向上臂和颈部放射,夜间疼痛加重并可影响睡眠,受凉或活动后疼痛加剧,休息后可减轻。体征:肿胀压痛多局限于结节间沟附近,有时有握雪感。肩肱关节常有不同程度的活动受限,尤其是外旋功能受限明显,可触及肩部肌肉紧张或痉挛。

(2)康复评定:①肩关节活动范围的评定。②疼痛评定。

(3)按摩治疗:

1)放松肩部肌肉:患者坐位,在肩部用滚法、按揉法沿三角肌治疗,着重于肩肱二头肌长头腱处,约5分钟左右,同时配合肩部的外展和肩关节的内旋、外旋被动活动,幅度由小到大,手法的力度由轻到重。再在肩部用柔和的拿法沿三角肌向下至上臂治疗,重点在三角肌前部和肱二头肌及肘部桡骨粗隆。

2)松解粘连:患者坐位,患者被动外展肩关节50°,医生一只手扶肩,拇指按住结节间沟,做轻巧而柔和的弹拨法;另一只手托住患肢肘部实施摇法,幅度由小到大。随后滚肩部,搓肩臂,抖上肢。为加强治疗效果,最后沿结节间沟方向用鱼际擦法,透热为度,可配合患处热敷。

3)自我按摩:患者可以用中指指腹按住患肩结节间沟,做肩部外展和摇肩关节的动作,以胀感为度。幅度由小到大,速度由慢到快,中指要按紧,并随着肱二头肌长腱滑动做轻度的弹拨,每日2次。

4)急性期由于局部炎症较甚,疼痛较剧,可配合热敷或局部封闭,忌用上述手法,并用三角巾悬吊固定5~10天,以后逐渐加强肩关节的功能锻炼,多做前屈高举上肢的活动,以防肌腱粘连。

(4)疗效评价:肱二头肌长头腱鞘炎的按摩疗效较好,大部分轻、中症患者一般10~20次治疗可达显效或痊愈。急性期及重症患者配合局部封闭和固定,也可获得一定疗效。

2. 冈上肌损伤　本病常因肩部外展起动时突然用力或用力过度,或因长时间反复做肩外展动作,或局部感受风寒湿邪而致。冈上肌是容易损伤的肌肉,部分患者可发生冈上肌钙化,影响肩关节的功能活动。

(1)诊断要点:本病多发生于中老年男性,多有肩部外伤、劳损或受凉史。临床可见肩部疼痛、酸胀或活动牵拉感,并以肱骨大结节周围为著,疼痛可沿上肢桡侧向下放射。查体可在肱骨大结节处触及条索状变硬变粗的肌腱并有明显压痛,肩外展在60°～120°范围内疼痛。

X线检查少数患者可有冈上肌腱钙化。

(2)康复评定:①肩关节活动范围的评定。②疼痛评定。

(3)按摩治疗:

1)缓解痉挛,放松肌肉:患者取坐位。在患肩冈上及肩外侧用柔和的滚法治疗。可同时配合肩关节外展活动,随后按揉肩井、肩髃、天宗,再拿肩井及三角肌。

2)剥离粘连:患者坐位。患肢被动外展30°,肌肉放松,医生用手托住患肢肘部,另一只手拇指按住肩峰下肱骨大结节部,用弹拨法与按揉法交替治疗;再搓揉、摇肩关节,抖肩及上肢;最后在肩关节周围用擦法治疗,透热为度。可加用热敷。

3)急性疼痛期的患者:待急性期过后,再施以上手法治疗。治疗后应嘱患者主动做肩关节的功能锻炼。

4)自我按摩:用中指指腹按揉肩峰下的痛点,同时配合肩关节外展及旋转活动,每日2次。

(4)疗效评价:冈上肌损伤的按摩疗效较好,大部分患者7～10次治疗可痊愈。

3. 肩周炎　肩周炎多见于50岁以上,女性多于男性,发病率为成人的8%～12%,是发生于肩关节的关节囊和关节周围软组织的一种范围较广的、慢性无菌性炎症。

(1)诊断要点:肩周炎以长期肩痛,肩关节活动范围受限为主要特征。临床可见肩关节周围广泛疼痛、肿胀,疼痛可放射至肘、腕,夜里及受凉后疼痛加重并常影响睡眠,病情较重者往往轻微碰撞或活动就可致剧痛。查体在肩关节周围可触及广泛压痛,压痛点常位于结节间沟、肱骨大结节附近,肩关节前屈、后伸、内旋,尤其是外旋功能明显受限。部分患者可出现肌肉萎缩。

X线检查早期一般无明显改变,少数患者可发现肩肱关节间隙变窄。晚期可出现肱骨头的骨质疏松,为废用性脱钙。

(2)康复评定:①疼痛评定。②肩关节活动范围的评定。③日常生活活动能力评定。

(3)按摩治疗:

1)为撕开粘连做准备的放松手法:患者卧位或坐位,医生用滚法或一指禅推法于患侧肩前部及上臂内侧,往返数次,配合患肢的被动外展、外旋活动,重点在肱二头肌长、短头腱处;接着,患者健侧卧位或坐位,在肩外侧和腋后部用滚法,配合按揉肩髃、肩贞穴处,并做患肢上举、内收等被动活动;然后患者坐位,医生站在患者的患侧稍后方,一只手扶住患肩,另一只手握住腕部或托住肘部,以肩关节为轴心做环转运动,幅度由小到大;最后患者坐位,医生一只手托起患侧前臂,屈肘使患臂内收,令患手搭在健侧肩上,再由健肩绕过头顶移到患肩,反复操作5～7次,在此同时另一只手拿捏患肩。

2)撕开粘连的主要手法:患者坐位,医生站在患者患侧稍前方,一只手握住患侧腕部,并以肩部顶住患侧的肩前部。握腕之手将患臂由前方扳向背后,逐渐用力使之后伸,重复3～5

次;接着,医生站在患者健侧稍后方,用一只手扶健侧肩部,另一只手握住患侧腕部,从背后将患肢向健侧牵拉,逐渐用力加大活动范围,以患者能够忍耐为度,重复2~3次;然后,医生站在患侧肩外侧,双手握住患肢腕部稍上方,将患肢提起,用提抖的方法向斜上方牵拉,牵拉时要求患者先沉肩屈肘,然后突然向斜上方牵拉患肢,活动幅度逐渐增加,手法力量由小到大,须注意用力不宜粗暴或过猛,以防止发生意外;最后,用搓法由肩部到臂反复搓动数次,以此结束操作。

3)在上述治疗的同时配合适当的功能锻炼:锻炼时可根据具体情况,选择下列方法。①弯腰晃肩法:弯腰伸臂,做肩关节环转运动,动作由小到大,由慢到快。②爬墙运动:面对墙壁,用双手或单手沿墙壁缓缓向上爬动,使上肢尽量高举,然后再缓缓向下回到原处,反复进行。③体后拉手:双手向后,由健手拉住患肢腕部,渐渐向上拉动,反复进行。④甩手锻炼:患者站立位,做肩关节前屈、后伸及内收、外展运动,动作幅度由小到大,反复进行。如能持之以恒、循序渐进,对恢复肩关节功能活动有很大帮助。

(4)疗效评价:本病有自愈倾向。一部分患者可自愈,或仅遗留轻度功能障碍,但按摩治疗可缩短病程、减轻痛苦。大部分患者须经有效的治疗方能痊愈。按摩法治疗本病是较为有效的方法。对初期疼痛较甚者,按摩治疗时应注意避开病灶,尤其是局部疼痛、压痛显著时,以免加重损伤,可用较轻柔的手法在局部治疗,以舒筋活血,通络止痛,改善局部血液循环,加速渗出物的吸收,促进病变肌腱及韧带的修复。对晚期患者,可用较重手法如扳、拔伸、摇,并配合肩关节各功能位的被动活动,以松解粘连,滑利关节,促使关节功能逐渐恢复。在上述治疗的同时,必须强调配合适当的功能锻炼。治疗次数10~40次,平均20次左右。

4. 肩峰下滑囊炎 肩峰下滑囊被夹于肩关节肩峰与肱骨头之间,常因长期反复摩擦而损伤,发生滑膜水肿、增厚的无菌性炎症,滑囊内粘连妨碍上肢活动。

(1)诊断要点:临床可见肩外侧疼痛、肿胀,并可向肩胛、颈、手部放射,疼痛多在活动时和夜间加重,患者常将患肩处于内收和内旋位以减轻疼痛。检查可在肩峰下、大结节处发现明显压痛,肩关节外展、外旋功能受限。

X线检查有时可见冈上肌钙化。

(2)康复评定:①肩关节活动范围的评定。②肌力评定。

(3)按摩治疗:

1)急性期宜以消瘀止痛法治之,手法宜轻柔:患者端坐,患肩略外展,柔和而缓慢地按揉肩峰下及三角肌部位,同时在肩部周围三角肌部位配合轻快的捏拿法。再在三角肌及其周围以轻柔的擦法治疗,以透热为度。揉擦时可配合擦冬青油、红花油等。随后配合摇肩关节,手法宜轻柔,幅度由小到大,速度由慢到快,以患者能够忍受为度。最后搓肩臂,抖上肢结束。治疗后宜使上臂外展位制动休息,并配合局部热敷。

2)慢性期以活血化瘀、滑利关节法治疗:患者坐位,在肩关节周围用轻柔的滚法治疗,重点在肩峰下及三角肌部,做到充分舒筋,同时配合上臂的内收、外展及旋转活动。再在肩部实施深沉而缓和的拿、按、揉法,并在肩峰下及三角肌部实施轻柔而深沉的弹拨法。对有粘连而致关节活动功能受限者,再采用肩关节各方向的被动活动,逐渐改善关节的活动。治疗后可配合热敷,并嘱做肩关节主动功能锻炼。

(4)疗效评价:肩峰下滑囊炎的按摩疗效尚可,大部分轻、中症患者10~20次治疗并配合热敷和做肩关节主动功能锻炼可痊愈。重症患者配合局部封闭和固定也可获得一定疗效。

(二) 肘部软组织损伤

1. 肱骨外上髁炎　又名网球肘。本病多由于前臂长时间做反复旋转活动，或一次剧烈过度旋转而引起。也可由于前臂在旋前位时，腕关节的反复背伸活动引起。

(1) 诊断要点：本病多发生于中年，无明显外伤史，但多见于前臂劳动强度较大或强制体位工作者，以右侧多见。临床可见肘关节外侧酸痛伴无力，活动时尤甚，并向前臂和腕部桡侧放射，患者常诉提物、扫地、梳头、刷牙困难，有时甚至持物坠落。

查体可在肱骨外上髁、肱桡关节间隙处触及明显压痛，并常可在肱骨外上髁外侧边缘触及增生的锐利边缘，压痛尤显。抗阻力伸腕试验、抗阻力前臂外旋试验可出现肱骨外上髁或前臂疼痛。

X线检查偶见肱骨外上髁粗糙、钙化、骨膜反应等。

(2) 康复评定：①前臂及腕关节活动范围的评定。②肌力评定。③日常生活能力评定。

(3) 按摩治疗：

1) 患者端坐，医生坐于患者病侧，先沿肱骨外上髁向前臂实施滚法、按法、揉法，广泛舒筋活血。

2) 再用弹拨法治疗。医生可用右手持腕使患者右前臂旋后位，左手用屈曲的拇指端压于肱骨外上髁前方，其余四指放于肘关节内侧。以右手逐渐屈曲患者肘关节至最大程度。左手拇指用力按压患者肱骨外上髁的前方；然后再伸直其肘关节，同时医生左手拇指推至患肢桡骨头之前上面，沿桡骨头前外缘向后弹拨伸腕肌起点。施术后患者有桡侧三指麻木感或疼痛减轻的现象。

3) 弹拨方法很多，亦可将患肢前臂旋后、屈肘，放置桌上，在肘下垫以软物。医生以双手食指、中指与拇指相对，拿住肱桡肌与伸腕肌向外扳，然后嘱患者将患肢前臂旋前，医生用拇指向外方紧推邻近桡侧伸腕短肌。反复数次，弹拨范围可向上、下移动。

4) 最后用擦法擦肘外侧及前臂伸肌群结束手法操作。

(4) 疗效评价：肱骨外上髁炎的按摩疗效尚可，大部分轻、中症患者经过 20 次治疗可明显减轻症状。治疗的前几次局部疼痛还可能加重，此时除手法宜轻柔外，可配合局部热敷或药熨。一般在治疗 5~6 次后症状逐渐减轻。重症患者配合局部封闭，也可获得一定疗效。以上保守疗法无效时，可用小针刀或手术治疗。

2. 肱骨内上髁炎　本病多见于高尔夫球运动员（故又称高尔夫球肘）、长期伏案工作者或经常在匍匐位工作者。其病理变化大致与肱骨外上髁炎相同。

(1) 诊断要点：本病多数有劳损史并多为缓慢发病。急性者以肱骨内上髁周围的疼痛为主并可放射至前臂的前内侧，肘腕指关节屈曲不利，劳累后加重；慢性者可能累及尺神经并出现相应区域无力、麻木症状。

查体可在肱骨内上髁处触及明显压痛，并可触及变硬的肌腱或肌腱粘连结节。伸肘前臂外旋位被动伸腕、抗阻力屈腕或前臂内旋时疼痛加重。刺激尺神经可出现尺神经支配区域麻木、疼痛，尺神经支配肌肉可出现肌力下降。

(2) 康复评定：①前臂及腕关节活动范围的评定。②肌力评定。③日常生活能力评定。

(3) 按摩治疗：按摩操作方法同肱骨外上髁炎，唯部位在肱骨内上髁压痛点处。

1) 患者坐位。先用轻柔的滚法在肱骨内上髁沿尺侧屈腕肌到腕部做治疗，往返 3~5

次,随后重点在肱骨内上髁;再用按揉法从肱骨内上髁沿尺侧屈腕肌到腕部往返3~5次,手法宜轻柔缓和,同时配合腕部伸屈被动活动,使紧张痉挛的屈腕肌群松弛;随后在肱骨内上髁压痛点及周围用弹拨;再沿屈腕肌用轻快的拿法治疗,往返数次;再搓揉肘部及前臂1~2次。

2)在上述治疗基础上,沿前臂屈腕肌到肘部用擦法治疗,以透热为度。最后可以用热敷。

(4)疗效评价:肱内上髁炎的按摩疗效尚可,大部分轻、中症患者10~20次治疗并配合局部的热敷或药熨可愈。重症患者配合局部封闭,也可获得一定疗效。以上保守疗法无效时,可用小针刀或手术治疗。

3. 尺骨鹰嘴滑囊炎　尺骨鹰嘴滑囊位于皮下,较易受到损伤。本病因多发生于矿工,故又有"矿工肘"之称,与"高尔夫球肘"均属创伤性、劳损性病变。

(1)诊断要点:急性滑囊炎者表现为尺骨鹰嘴部肿痛、活动不利,局部可触及压痛及波动感;慢性滑囊炎者尺骨鹰嘴部可形成圆形或椭圆形包块,推之能移并有波动感,可有轻度压痛或无压痛,肘关节活动可有轻度受限。

X线检查可见钙化阴影及肘后部筋肉组织肿大阴影。

(2)康复评定:①前臂及腕关节活动范围的评定。②肌力评定。③日常生活能力评定。

(3)按摩治疗:常选用按、揉、擦等手法于局部施术。

1)患者坐位,在尺骨鹰嘴部的肘、肘尖、曲池等穴用按揉法做轻柔的治疗。同时配合肱三头肌拿法治疗,重点应在肱三头肌近尺骨鹰嘴部的肌腱。再从鹰嘴部沿肱三头肌用擦法治疗,以透热为度。并可加用热敷。

2)在急性期局部肿胀、疼痛剧烈的情况下,亦可外敷消瘀止痛类的药膏,每2~3天换药一次。若伴有感染,应服用清热解毒和消炎镇痛的药物。若有积液,除按摩治疗外,还可配合针灸,用三棱针点刺3~4处,然后挤压,外用消毒敷料加压包扎。亦可采用封闭疗法。

(4)疗效评价:尺骨鹰嘴滑囊炎的按摩疗效较好,大部分患者只需10~20次治疗。急性外伤发病者,先配合上述治疗使局部肿胀消退后,再施行手法治疗。一般保守疗法可愈,不需手术治疗。

(三)腕、手部软组织损伤

1. 腕关节扭伤　腕关节是一个多关节的复合体,结构复杂,加之腕关节运动的方向多、范围大、活动频繁,故易发生损伤。

(1)诊断要点:本病多因运动不慎或用力不当而致。轻者表现为腕部疼痛或无力,无明显肿胀;重者则肿胀疼痛,腕关节活动障碍;亦有不少患者因未经适当治疗,症状迁延转为慢性,可因劳累或天气变化而加重症状。

查体时,将腕关节过伸,如出现腕掌侧疼痛,说明腕掌侧韧带或腕屈肌腱损伤;将腕关节过屈,如背侧出现疼痛,则说明腕背侧韧带与腕伸肌腱损伤;将腕关节过度尺偏,如桡骨茎突部出现疼痛,则可能是桡侧副韧带损伤;过度桡偏,如出现尺骨茎突部疼痛,多说明是尺侧副韧带损伤;如果腕关节各个方向的活动均出现疼痛,而且活动明显受限制,则说明是韧带、肌腱等的复合性损伤。损伤局部有压痛或触及筋肉组织异常改变。

X线检查除外腕关节的骨折。

(2)康复评定:①前臂及腕关节活动范围的评定。②肌力评定。③日常生活能力评定。

(3) 按摩治疗：

1) 患者坐位。先按揉损伤韧带的起止部，同时配合腕部各方向的摇动。再沿损伤组织做垂直方向的轻柔弹拨。

2) 拔伸腕关节。如果损伤在腕背侧，则拔伸时做腕背伸动作；损伤在掌侧，则拔伸时向腕掌侧做屈曲动作；损伤在桡侧，拔伸时向桡侧做屈曲动作；损伤在尺侧，拔伸时应向尺侧做屈曲动作。

3) 在腕关节损伤处用擦法及搓法治疗，以透热为度，再加热敷。

4) 急性损伤后疼痛、肿胀明显时，手法宜轻。急性损伤后期和慢性劳损用以上手法操作时，要相应加重力度，活动幅度逐渐加大，以解除痉挛、松解粘连、改善关节活动功能。

以上腕部按摩手法，对腕关节骨折愈合后的功能恢复也是十分有益的。

(4) 疗效评价：急性腕关节扭伤的按摩疗效好，一般经过3~5次治疗即能明显缓解症状；10~20次治疗并配合热敷可达痊愈。慢性腕关节损伤者，按摩治疗可缓解症状。腕关节损伤后，在按摩治疗前应排除肌腱、韧带的断裂或骨折。

2. 桡骨茎突狭窄性腱鞘炎　由于拇长展肌腱和拇短伸肌腱腱鞘在桡骨茎突部通过部位狭窄，因此持续过度活动及反复轻度外伤时，可使该处腱鞘增生、肥厚，发生纤维性变。当拇指做屈伸、外展、内收各种运动时，该肌腱在肥厚的腱鞘中通行困难，遂发生各种临床症状。

(1) 诊断要点：本病多发于经常用腕部操作的劳动者，女性多于男性（约6:1），起病缓慢，少数因用力过度而突然发病。临床可见桡骨茎突处局限性疼痛，劳动或受凉后疼痛加重，疼痛可向手部及前臂放射，腕关节活动障碍。

查体可见桡骨茎突处肿胀、压痛明显，可触及变粗、变硬的腱鞘，有时在拇指外展时可触到摩擦感，腕关节尺偏受限。

握拳试验（患者拇指置掌心握拳，并使腕关节尺屈，患者如出现桡骨茎突部疼痛即为阳性）阳性。

(2) 康复评定：①前臂及腕关节活动范围的评定。②肌力评定。

(3) 按摩治疗：按摩手法多在桡骨茎突部及其上下方进行。

1) 患者取坐位，患侧腕下垫枕，腕背朝上，沿前臂背侧到第1掌骨背侧用轻柔的按揉手法（或用一指禅推法、滚法），重点在桡骨茎突部。同时配合腕部的尺侧屈曲被动活动，活动幅度要由小渐大，不可骤然猛力活动。再点按手三里、偏历、阳溪、列缺和合谷等局部穴位。

2) 医生一只手握住患腕，另一只手握其手指进行相对牵引，并使患腕向掌屈、背屈，同时缓缓旋转（此为运动按揉法）。

3) 最后用擦法施于桡骨茎突部，以透热为度。可配合热敷及外敷膏药。

(4) 疗效评价：桡骨茎突狭窄性腱鞘炎的按摩有一定疗效，配合针灸和局部封闭治疗疗效更好。晚期病例局部狭窄粘连严重，经保守治疗无效者，可考虑手术治疗。

3. 桡尺关节分离伴韧带损伤　由于下桡尺关节没有环状韧带包绕，在解剖结构上不稳定，在腕关节过度背伸或强力内旋、外旋活动时，可引起下桡尺关节的韧带损伤。前臂长期处于内旋或外旋位劳动，亦可造成前后韧带松弛，引起下桡尺远端关节分离，甚者可伴有三角软骨的破裂伤。

(1) 诊断要点：本病临床可见腕部尺侧疼痛、酸软、无力，手持重物困难，活动腕及前臂时疼痛加重。

检查在下尺桡关节间隙有肿胀压痛,前臂旋转功能障碍,握力下降。前臂旋前时尺骨小头向背侧明显突出,旋后时则尺骨小头向掌侧突出,活动时常伴弹响。可触及下桡尺关节间隙增宽、变平,尺骨小头有浮动、分离、摩擦感。

X线检查部分患者可发现下桡尺关节间隙增加(大于0.2cm)。

(2)康复评定:①前臂及腕关节活动范围的评定。②肌力评定。

(3)按摩治疗:急性期先用手将分离的桡尺骨远端复位。患者端坐,伸臂掌心向下。医生站立于患者对面,先行相对拔伸,并将腕部环转摇晃6~7次,然后再在桡骨远端和尺骨小头的侧面互相挤压以复位,最后痛点按压。用绷带加压包扎5~9层,固定于功能位3~4周起保护作用;然后在无痛的情况下,逐步进行功能活动。

对慢性患者,可戴护腕保护下桡尺关节,避免做前臂过度旋转动作。慢性期症状加重时,也可短期固定制动,或以上法治之。

(4)疗效评价:桡尺关节分离伴韧带损伤的按摩有一定疗效。急性期可用包扎、加压固定,同时内服疗伤药。慢性期可用中药熏洗、局部封闭治疗。对于有三角软骨盘轻度扭挫伤和下尺桡关节松弛者,每次按摩后,均需用护腕固定保护。对于三角软骨盘完全破裂者和下尺桡关节脱位者,需手术治疗。

4. 腕管综合征　因腕关节局部骨折、脱位、韧带增生肥厚,以及腕管内肌腱和周围组织的慢性炎症性水肿、增生等,可导致腕管相对狭窄,挤压正中神经而引起症状。桡神经和尺神经因在腕管之外,所以并无桡、尺神经受压症状。

(1)诊断要点:腕管综合征多见于中年妇女,发病较缓慢。临床可见患侧正中神经支配的桡侧三个半手指感觉过敏、麻木、疼痛,腕关节活动受限,劳累或受凉后症状加重。

查体在大陵穴附近可触及压痛或麻木且向桡侧三个半手指掌面放射,屈腕压迫试验(屈腕90°,以拇指压迫腕管40秒至1分钟,麻痛及放射症状加重)阳性。

X线检查可见骨关节炎影像、桡腕关节狭窄或陈旧性骨折与月骨脱位等。

(2)康复评定:①腕关节活动范围的评定。②肌力评定。③电诊断评定。

(3)按摩治疗:

1)患者端坐,前臂及腕部垫枕,掌心朝上。用轻柔的滚法在前臂沿屈指肌腱方向治疗,同时在治疗部位配合轻快的拿法往返操作,接着用拇指点按曲泽、内关、大陵、鱼际等穴,以使前臂肌肉放松,达到舒筋通络、活血化瘀的目的。

2)在腕管部用按揉手法,手法宜缓慢柔和,同时配合腕部各方位的摇动;再沿通过腕管的肌腱实施垂直方向的轻柔弹拨法;然后从掌侧腕部到臂用擦法治疗,以透热为度;最后搓腕关节。

3)术后外敷温经通络药膏,腕部固定于中立位。亦可加用热敷。

4)局部封闭亦是有效的方法。一般用醋酸氢化可的松12.5mg,加2%普鲁卡因1ml,注于腕管内,5~7天注射1次,约3~4次。

(4)疗效评价:腕管综合征的按摩治疗有一定的疗效,一般经过10~20次治疗并配合局部封闭可以明显缓解症状;保守疗法无效时,病情严重者应考虑手术治疗。

5. 掌指关节扭挫伤　当手受到侧方的突然打击时,或掌指关节因外力呈过度背伸、掌屈或扭转时,均可导致掌指关节的侧副韧带、关节囊或关节软骨的损伤。损伤时,常有关节的暂时性半脱位或撕脱性骨折、关节囊撕裂、关节软骨的挫伤,以及屈、伸指肌腱的损伤。伤后若处理不当,可造成屈、伸指肌腱的挛缩、变性,关节囊及韧带增厚,呈梭形肿大,关节发生永久性功能障碍,最后导致骨关节炎。

(1)诊断要点:本病多因突然、不适当的过度用力造成,其中拇指掌指关节损伤最为多见。临床可见受伤的关节疼痛、肿胀、活动障碍。

检查可在局部触及压痛,被动屈伸时疼痛加重说明有伸屈肌腱的损伤,被动侧向活动疼痛加重说明有侧副韧带损伤,侧副韧带断裂者有侧方成角畸形。骨折者有异常活动和纵向压痛(X线检查可协助诊断)。

(2)康复评定:关节活动范围的评定

(3)按摩治疗:患者端坐,伤手伸出,掌心向下,医生站在伤手外侧,一只手拿住腕部,另一只手拿住受伤手指远端指骨,相对拔伸,牵拉下缓缓完成受伤掌指关节的屈伸功能活动;随后再用捻法,配合轻巧的关节摇法和抹法;术后令患者锻炼手指的屈伸活动,肿胀严重者可外敷活血化瘀药膏。亦可热敷局部。

有撕脱骨折及脱位者,及时复位固定。单纯性指关节扭挫伤,可用上述手法。

(4)疗效评价:单纯掌指关节扭挫伤的按摩疗效较好,一般经过1~2次治疗即能明显缓解症状,3~5次治疗并配合热敷可达痊愈。有撕脱骨折及脱位者,经复位固定2~3周后也可使用上述手法。

(四)膝部软组织损伤

1. 膝关节半月板损伤　内侧半月板后内侧容易受内侧副韧带的强力牵拉而损伤;半月板损伤多因膝关节在半屈位时突然强力旋转或突受来自膝内、外侧的暴力使膝过度内外翻而致;平时缺少锻炼,股四头肌肌力不足,膝关节本身的稳定性差,一旦剧烈活动(如踢足球、负重起立),就容易使半月板受到损伤;长期半蹲或蹲位工作,又常外感寒湿,也容易使半月板受到慢性损伤。

(1)诊断要点:本病一般有典型的外伤史。临床可见膝关节疼痛肿胀,无力,行走、下蹲不能或困难,活动时有脱位样不稳感,可有关节内弹响,有时有突然卡住感,活动后可缓解。病程长者可有股四头肌萎缩,行走后或天气变化可加重疼痛。

查体在膝关节间隙有压痛,回旋挤压试验(麦氏征)、研磨试验、膝关节过屈过伸试验可为阳性。如伴膝关节腔内积液,则浮髌试验阳性。

X线检查一般无明显异常征象。MRI、膝关节造影及膝关节关节镜检查可确诊。

(2)康复评定:①膝关节活动范围的评定。②肌力评定。

(3)按摩治疗:

1)患者仰卧位,下肢伸直,先沿髌骨周缘及损伤的内侧或外侧关节间隙寻找压痛点和酸胀点,抓住重点持续用滚法或按揉法治疗,时间约10分钟;然后患者俯卧位,用滚法在伸直患膝的腘窝部及其两侧进行治疗,同时配合膝关节轻度的伸屈活动。最后用擦法沿腘窝处及双膝眼两侧关节间隙按摩,以透热为度,可以在患膝局部加用热敷。

2)对膝关节绞锁的患者可用膝关节屈伸手法解除绞锁。患者仰卧位,医生的一只手前臂托腘窝,另一只手握小腿,托腘窝的前臂用力上提后拉,握小腿的一只手略做轻度旋转屈曲,动作要协调缓和,幅度由小到大。然后使小腿尽量内外旋及伸直运动即可。最后可用上述1)法进行治疗。

(4)疗效评价:传统的观点认为半月板损伤一经确诊,应尽早手术治疗,以免继发创伤性关节炎。但是近年来,手术的指征严格了,边缘撕裂者可以保守治愈,无需手术治疗。有人对半月板损伤的患者做过统计,手术组和保守组经10~20年随访,发现经过手术治疗半月板损伤的患者,若干年后发生骨性关节炎者同保守组是相同的。因此证明,对于半月板损伤,通过一般对症治疗仍然可以取得较好疗效。对于破裂较严重,关节不稳定者,即应手术治疗。手术后应用按摩治疗,可防止功能下降并促进损伤的修复和功能的恢复。

2. 髌骨软骨软化症　本病的受伤机制主要是膝关节半蹲位一次或反复屈伸扭转,致使髌骨与股骨相应关节面相互错动、撞击、摩擦,使软骨面磨损而致,最常见于慢性磨损性损伤,患者无明显的外伤史。

(1)诊断要点:本病临床表现为膝部酸胀不适或锐痛、无力,行走、下蹲起立、上下楼梯时症状尤为明显,劳累或天气变化时症状加重,休息后可缓解。严重者可表现为膝关节周围肿胀,持续性疼痛酸胀,不能行走,股四头肌因废用而萎缩。

查体一般取仰卧伸膝位,上下、左右推移或按压髌骨有疼痛或酸胀感,甚至有粗糙的摩擦感,膝关节活动范围一般无异常。髌骨研磨试验、抗阻力伸膝试验阳性,如伴有膝关节积液则浮髌试验阳性。

X线检查早期正常,后期可表现为髌骨关节面软骨下骨质致密、不光滑,有时可见囊性变,上下边缘骨质增生等改变。

(2)康复评定:①膝关节活动范围的评定。②肌力评定。

(3)按摩治疗:

1)患者仰卧,伤腿自然伸直,如不能伸直,可在腘窝处垫枕。医生用轻柔缓和的滚法、一指禅推法、按揉法,在股四头肌下部及髌骨周围施术10分钟,以膝内有热感为度。若髌骨周围有条索时,可用拇指弹拨法,垂直于条索弹拨之;若伴有广泛膝关节骨质增生,再令患者俯卧位,医生在膝关节后侧广泛施用滚法、按揉法,以舒筋活血。

2)患者仰卧,患肢伸直,医生拇指与其他四指分开,捏握住髌骨,进行上下位(沿肢体纵轴)滑动。此手法目的是松解关节囊及髌支持韧带,减少髌、股关节面的压力,手法治疗3~5分钟即可。

3)患者仰卧位,屈膝屈髋各90°,一助手拉住股骨下端,医生双手握住小腿下端,与助手相对拔伸牵引。在拔伸牵引的情况下,旋转小腿2~3次后,随即令患膝尽量屈曲,再伸直患肢,反复2遍,再在膝关节前、侧方,施搓法放松局部结束手法。

(4)疗效评价:按摩对本症有较好疗效,除极重的髌骨软骨病,髌骨软骨面已极度粗糙并有剥脱,甚至有关节鼠者必须手术治疗外,轻度和中度的髌骨软骨病,经过10~20次的按摩治疗都可治愈。在治疗本病的同时,必须注意休息、保暖,并嘱患者平时进行适当的股四头肌的等长肌力增强训练,以强化股四头肌的肌力,增强膝关节的稳定性。

3. 髌下脂肪垫损伤　本病急性损伤多因来自膝关节前面的外伤,使髌下脂肪垫遭遇直接损伤;或因膝关节突然猛烈地过伸或旋转时,引起脂肪垫急性嵌顿性损伤,形成炎症,继而与周围软组织发生粘连,不能随关节活动而改变其形状。

本病慢性损伤多因膝关节慢性劳损、外感风寒湿邪或急性损伤迁延等因素,使髌下脂肪垫出现慢性无菌性炎症、变性、粘连,日久甚至出现钙化、股四头肌萎缩。

(1)诊断要点:本病临床表现为膝关节前部疼痛、酸胀不适、僵硬无力,疼痛可向腘窝、小腿及踝部放射,伸膝时疼痛加重,甚者跛行或不能行走,劳累、受凉症状加重,休息后可缓解。

查体在髌腱及其两侧可触及压痛或酸胀,当髌韧带放松时按压尤为明显,髌腱两侧常有明显肿胀隆起,伸膝时尤显著。病程长者可有股四头肌肌力减退、肌肉萎缩。

X线检查一般无异常表现。

(2)康复评定:①膝关节活动范围的评定。②肌力评定。

(3)按摩治疗:

1)患者仰卧位,下肢伸直,患肢腘窝处垫一薄枕,医生先在膝关节周围用轻柔的四指推法治疗10~15分钟,以放松股四头肌及髌韧带。接着将膝关节屈曲90°,医生先点按梁丘、血海、膝眼、阳陵泉、阴陵泉、足三里等穴。

2)若脂肪垫嵌顿者,患者仰卧,屈膝屈髋90°,一助手拿住股骨下端,医生双手握持踝部,二者相对牵引,医生内、外旋转小腿,在维持牵引情况下,使膝关节尽量屈曲,再缓慢伸直。此法对脂肪垫嵌入关节间隙者效果尤著。

3)若脂肪垫与髌腱粘连,在髌骨下方与髌腱两侧做与髌腱垂直方向的弹拨,由轻到重,并配合膝关节的屈伸活动。

(4)疗效评价:本症按摩治疗效果满意,与髌骨软化症一样,本病在按摩治疗的同时,必须注意休息和保暖,并加强股四头肌锻炼,以增强膝关节的稳定性。对疼痛轻、病程短的患者,配合用醋酸氢化可的松加普鲁卡因局部封闭疗效更好;而对疼痛严重,病程超过6个月以上,非手术疗法无效者,可考虑手术治疗。

(五)小腿及踝部软组织损伤

1. 踝关节扭伤　踝关节扭伤多见于跖屈(如下楼梯、往下跳跃)时过度内翻而扭伤。踝内翻扭伤容易使外侧副韧带、腓骨长短肌以及胫前肌群肌腱遭受损伤,甚者出现韧带、肌腱的断裂或骨折。病程较长者,局部可形成慢性炎症,造成粘连。

(1)诊断要点:本病有明确外伤史,伤后踝外侧或前外侧疼痛肿胀,轻者尚能行走、跛行,重者不能行走或站立。

查体可见踝前下方、外侧肿胀、皮下瘀血,局部压痛明显,被动足内翻或跖屈时疼痛加重。韧带断裂、骨折则肿胀疼痛更为显著,可伴有异常活动。

X线检查可排除骨折、脱位。

(2)康复评定:踝关节活动范围的评定。

(3)按摩治疗:

1)患者仰卧,医生用按法、揉法自小腿外侧至踝外侧上下按揉数遍,配合轻巧灵活地按揉解溪、昆仑、丘墟等穴,以疏通经络之气。但在损伤的急性期(24~48小时以内),手法宜轻柔灵巧,以免加重损伤性出血;恢复期手法宜稍重,特别是在血肿机化发生粘连后,踝关节功能受限,则应以较重手法分离粘连,恢复功能。

2)在急性期伴有明显踝关节肿胀者,宜做踝部的向心性按摩,在手法治疗的同时,宜做踝关节主动屈伸,可减轻张力性疼痛。在损伤的局部经过轻柔缓和的按揉法治疗,疼痛稍缓解后即可配合轻柔的踝关节摇法。患者仰卧,医生以右手紧握患者足趾,向上牵引,先外翻扩大踝关节内侧间隙,以左手示指压入间隙内。然后仍在牵引下内翻足部,扩大踝关节外侧间隙,以拇指压入关节间隙内。接着用拇、示指夹持踝关节,右手在牵引下将患者踝关节左右轻轻摇摆、内翻、外翻1~2次,而后在行背伸跖屈被动活动的同时,夹持踝关节的示指、拇指下推上提两踝,背伸时下推、跖屈时上提。

3)在损伤且有肌肉痉挛、关节粘连时,在上述操作的基础上,医生一只手握跟腱,另一只手握足前部,嘱患者放松踝部,予拔伸踝关节,先跖屈然后做突然的背伸动作(手法需适宜,不要用力太猛),最后外翻或内翻足背,以解除肌肉痉挛。往往术后疼痛即减轻,再在局部行轻巧的摩法及擦法而结束手法。

对韧带完全断裂有撕脱骨折或暂时性脱位的患者,均要按踝部骨折处理。必要时可手术治疗。

(4)疗效评价:单纯的纤维损伤或部分纤维断裂,踝关节稳定性良好者,按摩疗法效果满意,一般经过 1~2 次治疗即能明显缓解症状;3~5 次治疗可达痊愈。踝关节损伤后,应排除肌腱、韧带的断裂或骨折。

2. 跗管综合征　跗管又称踝管,位于踝关节内侧。由于跗管是缺乏弹性的骨性纤维管,很容易因局部外伤、腱鞘炎、腱鞘囊肿、骨刺刺激以及外感风寒湿邪等,使管壁或管内发生充血、水肿、渗出,管腔内压力增高,压迫胫后神经而发生一系列症状。

(1)诊断要点:跗管综合征多见于青壮年男性,在体力劳动时发生内踝扭伤。临床症状可见内踝后下方疼痛麻木,足底部麻木,站立行走时加重,休息时缓解。

检查在内踝后下方有压痛或麻感并能向足底放射,背伸或外翻足时症状加重,可伴有足部胫后神经支配区皮肤感觉减退或消失。

X 线有时可见距骨内侧有骨刺形成或其他造成骨性压迫的原因。

(2)康复评定:①胫后神经支配区皮肤感觉评定。②肌力评定。

(3)按摩治疗:

1)患者仰卧位,患肢外旋,足外翻,医生点按阴陵泉、三阴交、太溪、照海、商丘、复溜等穴。继以一指禅推法或按揉法自小腿内后侧,由上而下至踝部,重点在跗管局部采用,与跗管垂直方向治疗 7~10 分钟,以促进炎症的吸收,降低跗管内压力。

2)用轻巧快速的弹拨法从内踝后方沿肌腱行走路线到足弓部治疗。弹拨要与肌腱呈垂直方向进行,同时配合踝关节内翻、外翻及伸屈等被动运动。

3)沿肌腱方向用擦法治疗,以透热为度。可以配合患部热敷或熏洗。

(4)疗效评价:跗管综合征的按摩治疗有一定的疗效,如果配合跗管内药物封闭疗法,疗效更佳。踝管内有骨疣,病情严重经长期保守疗法不愈者,可采取手术疗法。

二、颈椎病

因颈椎退行性变引起颈椎管或椎间孔变形、狭窄,刺激、压迫颈部脊髓、神经根、交感神经造成其结构或功能性损害而引起临床表现者称为颈椎病。此病多见于 40 岁以上患者。根据病理变化,颈椎病可分为 6 型:颈型、神经根型、脊髓型、椎动脉型、交感神经型和混合型。

(一)诊断要点

由于颈椎退行性变常见于中老年人,因此诊断颈椎病必须病史、症状及体征并重,然后再结合 X 线颈椎改变是否与症状、体征一致再做出诊断。

1. 颈型　具有头、颈、肩臂疼痛和相应的压痛点,X 线片上没有椎间隙狭窄等明显的退行性改变,但可以有颈椎生理曲线的改变、椎间不稳和轻度增生等变化。此型临床上极为常见,是最早期的颈椎病。它和神经根型颈椎病的主要区别在于没有手指串麻、肌肉萎缩等神经根刺激和压迫症状,有时二者不易截然分开。应除外颈部其他疾患(落枕、肩周炎、风湿性肌纤维组织炎、神经衰弱及其他非椎间盘退行性变所致的肩颈部疼痛)。由于症状较轻,往往重视不够,以致反复发作病情逐渐加重,不少反复落枕的患者多属于此型。

2. **神经根型** 以神经根受累为主要临床表现。

(1)多数在30岁以上发病。起病缓慢,病程较长,反复发作。

(2)颈、肩部疼痛,可向前臂放射。手指呈神经根性分布的麻木及疼痛,症状多为单侧。可伴有头痛、头晕、视物模糊、耳鸣等症。

(3)颈部僵直,活动受限。棘突、棘突旁或沿肩胛骨内缘有压痛点。压顶试验和(或)臂丛牵拉试验阳性。

(4)影像学检查 X线正位片可见颈椎侧弯,钩椎关节不对称、增生,棘突侧偏,椎间隙狭窄。侧位片可见颈椎生理曲线变直、中断、成角、反张。CT、MRI检查有助于了解椎间盘突出,以骨刺对椎管和椎间孔的侵占情况判断脊髓或神经根受压的程度。具有较典型的根性症状(麻木、疼痛),且范围与颈脊神经所支配的区域一致。除外颈椎外病变(胸廓出口综合征、网球肘、腕管综合征、肘管综合征、肩周炎、肱二头肌腱鞘炎等)所致以上肢疼痛为主的疾患。

3. **脊髓型** 以颈部脊髓受压迫为主要临床表现。

(1)颈肩痛伴有四肢麻木、力量减弱或僵硬。行走笨拙或双脚如踩棉花,甚至不能站立与行走。病程较长,逐渐加重或反复发作。

(2)感觉障碍以痛觉减弱或消失为常见;手部肌肉萎缩;四肢肌张力增高,腱反射亢进,可引出病理反射。

(3)脑脊液常规检查及生化检查正常,少数蛋白稍高。

(4)颈椎 X线平片所见与神经根型颈椎病相同。CT、MRI 检查可以进一步判断脊髓受压的程度及进行部位的确定。X线片上显示椎体后缘骨质增生、椎管狭窄。脊髓造影或者MRI检查证实脊髓压迫。除外肌萎缩性脊髓侧索硬化症、脊髓肿瘤、脊髓损伤、继发性粘连性蛛网膜炎、多发性神经炎。

4. **椎动脉型** 以头颈、上肢交感神经功能异常为主要临床表现。

(1)多数病例有轻微的颈、肩痛等神经根刺激征。头痛、枕部痛、头胀、视物模糊、眼发涩或流泪、双侧瞳孔或睑裂大小不等,眼窝部胀痛等;耳聋、耳鸣;一侧面部无汗或多汗;手麻木、肿、发凉;心律不齐,心动过速或过缓等。

(2)有上述交感神经功能紊乱的临床表现,并有神经根刺激征和颈椎病的 X线征象则可确定诊断。无合并神经根刺激征的病例诊断比较困难,需同耳科、眼科、神经科共同会诊。行椎动脉造影或数字减影椎动脉造影(DSA)可明确诊断。

5. **交感神经型** 临床表现为头晕、眼花、耳鸣、手麻、心动过速、心前区疼痛等一系列交感神经症状,X线片有失稳或退变征象。椎动脉造影阴性。

6. **混合型** 颈椎病的临床表现较为复杂,常见以上各型中两种或两种以上同时发病,称为混合型。

(二)康复评定

①颈部活动范围的评定。②感觉评定。③肌力评定。④二便功能评定。⑤日常生活能力评定。⑥电诊断评定。

(三)按摩治疗

1. 预备手法　包括对头颈项部的滚、揉、拿、捏、弹拨,点按各穴位等手法。其目的为放松颈肩部肌群,解除肌肉痉挛,改善局部血液循环,消除软组织的炎性反应,使肌肉等软组织恢复良好的功能状态,可应用于各型颈椎病的治疗。

(1)患者端坐,医生立于其后侧。患者颈部轻度前屈,医生一只手扶其头部,另一只手拇指自上而下拨揉项韧带3~5次。下颈部痛点处可做点按法,然后点大椎穴及风池穴。

(2)拨揉颈部两侧肌肉,重点拨揉椎旁酸痛点以及条索状硬结。然后拿揉颈项部两侧斜方肌,按揉肩井穴。

(3)多指拨揉第1~5胸椎两侧骶棘肌和菱形肌,点按压痛点,点肩外俞、肩中俞、天宗穴和冈下肌痛点。

(4)拿揉患肢,以肱三头肌和肱二头肌为主,然后医生用多指横拨腋下臂丛神经分支,以使患者手指有串麻感为宜,然后按压、拨揉小海穴和曲池穴。

(5)医生一只手握住患者的腕部,另一只手的示指、中指及无名指夹于患侧手指的末端依次牵拉手指。同时可听到关节的响声,然后揉捻指尖。

(6)医生将患侧伤肢高举,双手握患侧腕部,令患者伤肢放松,做牵拉患肢手法2~3次。最后拍打肩背部和上肢,以使患者有轻快感为宜。

2. 在以上放松治疗的基础上,然后运用各型特定手法如下:

(1)颈型颈椎病:除施以上手法外,可做调整松动手法,根据症状和X线片的病变部位和方向,一只手推住病变节段,如第四颈椎,另一只手扳头部向健侧倾倒,待肌肉放松时,轻巧地一扳,有松动感即可,切不可用暴力。

(2)神经根型颈椎病:除施以上手法外,可采用旋转复位法:患者端坐位,医生一只手扶住后枕部,另一只手或前臂固定下颌部,然后慢慢左右旋转颈部约30°时,迅速加以摆动,此时,常可听到颈椎关节"咯嗒"的响声,手法即可结束。注意行旋转复位手法时,动作要轻巧,旋转幅度及角度要小,使用瞬间爆发力,忌用暴力,以整复椎体和小关节滑脱,解除神经压迫。另外,还可用颈椎牵引法即仰卧位牵引与坐位牵引。牵引法对颈椎病椎间隙狭窄者临床意义较大。

(3)椎动脉型颈椎病:除以上手法外,还需施以下手法:用小鱼际滚揉患者颈项两侧,然后用掌根搓摩患者枕后部,以有温热感为宜;揉点双侧肝俞穴,以有酸痛感为宜;患者仰卧位,医生用拇指或多指按揉百会穴、印堂穴、睛明穴,然后点按内关、公孙穴。最后,用调整松动手法,根据X线颈椎片的病变节段,一只手按住病变节段的下一颈椎,另一只手扳住头部,向一侧倾倒,但不能旋转,然后轻巧一扳,再向另侧倾倒,同样轻巧一扳,有松动舒适感即可。

(4)交感神经型:除选用上述6种手法外,按揉法应重点放松整个头颈部,并对症按摩,如有失眠、烦躁,要多推头部正中的百会穴和颈后正中的风府、风池穴;如有前额痛,用二拇指分推前额和太阳穴;如有眼胀、视力下降,应按揉眼眶四周,并指尖点睛明、攒竹、四白等穴;如有偏头痛,按揉颈后部和推患侧风池穴和风池上1cm左右的敏感区;如有血压不稳,推颈和推背部两侧的穴位。其他症状都如上法做对症穴位按摩。

(5)脊髓型颈椎病:提颈,一臂屈曲,用肘窝部托下颌处,另手扶头颈后枕部,托紧后用力上提,使颈部拔松,上提时,需维持一会再放下,如此2~3次,然后使头向侧后倾倒,轻扳数次。有些患者按摩疗效不理想,可结合其他方法治疗。

(6) 混合型颈椎病：根据患者临床表现，从以上各手法中选用一些对症手法和穴位，灵活合理地运用。另外，颈椎病引起的常见症状如头痛、肩背痛、胸痛胸闷、眩晕恶心等症，可根据病因与病理的不同而使用不同的手法进行对症治疗。

(四) 疗效评价和注意事项

1. 颈椎病的治疗以非手术疗法为主。按摩对颈型颈椎病、神经根型颈椎病、椎动脉型颈椎病、交感型颈椎病的疗效较好。脊髓型颈椎病的早期也可采用非手术治疗，无效时再考虑手术治疗。按摩治疗原则上手法要轻柔和缓，切不可粗暴猛烈，不可急骤过度旋颈和施用各种超越生理范围的强制被动运动。临床上由于手法运用不当而引起医源性损伤者常有报道，因此，必须引起医务工作者的高度重视。疗程以颈型和神经根型最短，平均15次。椎动脉型平均20次，交感型较长，需30次以上。脊髓型颈椎病就诊时已出现脊髓横贯性损害的症状、体征者，或采用上述方法治疗脊髓型颈椎病无效或加重者，应建议另法治疗。

2. 尽管按摩在缓解颈椎病症状方面具有良好的作用，但由于颈椎病病因复杂，病理改变多种多样，颈部又有十分重要的结构如脊髓、神经根、椎动脉等，所以医生对颈椎病患者不仅要有熟练的按摩手法，还要对颈椎疾病有一定认识。强力的粗暴的按摩手法有害。颈椎病患者大多年龄偏大，往往伴有动脉硬化、骨质增生、韧带弹性下降甚至钙化、骨化，故强力的颈部被动活动可能会造成肌肉、韧带、骨质的损伤而加重疼痛，也可能因椎动脉的突然阻断使脑部缺血而出现眩晕甚至昏厥。尤其对脊髓型颈椎病患者，由于椎管容量小，又受到不同程度压迫，如遭受突然冲击可能会发生瘫痪。所以按摩宜采用轻柔和缓的放松手法，来达到舒筋通络、止痛解痉和缓解症状的目的。

三、落枕

多因夜间睡眠时姿势不良，枕头过高或过低，头颈长时间处于过度偏转的位置或过屈、过伸状态，致使颈部一侧肌肉受到牵张，颈椎小关节明显扭转，肌肉痉挛；或者因受寒凉刺激，使颈项部肌肉痉挛，也可引起本病。经常发生颈项疼痛、活动不利者，可因颈部肌肉劳损或颈椎退行性变所致。

(一) 诊断要点

1. 晨起后突感颈后部、上背部疼痛不适，以一侧为重。由于疼痛，使颈项活动受限，尤以旋转受限为重，转头时躯干随之旋转，重者屈伸亦受限，颈项强直，头偏向病侧。

2. 检查时颈部肌肉有压痛，能找到压痛点，多在乳突、肩胛内上角、冈上窝等处。胸锁乳突肌和斜方肌有明显痉挛，触之如"条索"。压头试验及神经根牵拉试验均为阴性。

3. 根据典型的发病经过及疼痛部位、症状，诊断本病比较容易。如病程延缓，治疗后不缓解者，需拍颈椎X线片以确诊。

(二) 康复评定

包括颈关节活动范围的评定和疼痛的评定。

(三) 按摩治疗

1. 患者取坐位，术者站在患者背后患侧方。首先用滚法，施于患侧肩颈、肩胛部和背部，并拿肩颈部，重点在斜方肌和痛点处，上自风池穴起往下至肩井穴，往返5~6次，以放松患侧紧张的肌肉。

2. 接着，对于背部、肩胛部有放射痛的可用拇指推摩法施于患部及其周围，往返5~6

次。然后用摇法,一只手按住患者头顶,另一只手托住下颏,左右摇动,操作时手法要缓和,幅度宜小,用力宜轻,边摇边嘱患者主动放松颈部,待其放松,向患侧骤然扭动,听到关节"咯"的响声即止(也有不响的)。

3. 最后再用滚法,全面施于肩颈部、肩胛部和背部 1 次。随之拿肩井,拍肩结束手法。

(四)疗效评价和注意事项

落枕是生活中常见病,一般轻症可自愈,不需要按摩治疗;中、重症患者经手法治疗 1 次后,症状可以即时缓解,颈部活动度比治疗前有明显的改善,3~5 次即可痊愈。反复落枕或治疗后不缓解者,需拍颈椎 X 线片以除外颈椎病。

四、腰背下肢痛

(一)急性腰扭伤

直接或间接外来暴力突然刺激、撞击、扭闪或过分牵拉腰部,造成腰部的某些软组织损伤,腰部正常的生理功能遭到破坏,出现腰痛、腰部运动不协调等症状。

1. 诊断要点　本病多发病急骤,且病因明确。腰部一侧或两侧疼痛,腰肌紧张、僵硬、活动受限。其疼痛可因活动、咳嗽、深呼吸而加剧。可伴有下肢牵涉痛,甚者不能坐立。除了暴力撞击外,局部肿胀多不明显。

查体可发现脊柱侧凸,一侧或两侧腰肌痉挛,压痛点多位于第 3 腰椎横突、髂骨嵴后部、骶棘肌起点、腰骶关节间隙等部位,压叩痛一般不向下肢放射,腰部功能有不同程度受限。

X 线检查部分患者可有腰椎退行性改变,生理弯曲减小或消失。

2. 康复评定　腰部活动范围的评定。

3. 按摩治疗

(1)患者取俯卧位,先分别点按两侧环跳、委中、承山等远处穴位治疗,可根据患者的耐受程度给予适量刺激。点按穴位后,用滚法从上背部至下腰部广泛施术,逐渐向疼痛部位接近;亦可从健侧竖脊肌处先用轻手法按揉,然后逐渐向患侧疼痛部位接近,以放松腰背部肌肉,缓解痉挛。手法力量应由轻到重,以患者能耐受为度。

(2)接着,医生在压痛点上施以弹拨法、指揉法和掌根按揉法,以弹拨法为主。弹拨时指端与患部肌肉纤维、肌腱呈垂直方向来回拨动。弹拨后可按揉和点按压痛点。并沿竖脊肌纤维方向用擦法,以透热为度。

(3)最后,可辅以侧卧位(患侧在上)的斜扳法和仰卧位的双下肢屈髋屈膝被动运动。这一组手法均有牵伸竖脊肌的作用,有利于痉挛肌肉的松解。有时将(1)、(2)法交替重复应用 1~2 次。

4. 疗效评价和注意事项　急性腰肌扭伤是一种常见病,一般轻症经过休息可自愈,不需要按摩治疗;中、重症患者经手法治疗 3~5 次后,症状可以即时缓解,腰部活动度比治疗前有明显的改善,8~10 次即可痊愈。急性腰扭伤若非极严重者,应鼓励其卧床休息之余,做一些适当的活动。因为曾有调查发现:急性腰扭伤后,做适当活动的患者,恢复速度比单纯卧床者要快得多。

(二)慢性腰肌劳损

本病部分因急性腰扭伤迁延而来;部分因长期慢性损伤造成;还有一部分因外感风寒湿邪所致。另外,腰骶椎的先天变异是形成慢性劳损的内在因素。

1. 诊断要点　本病一般病程较长且反复发作,多表现为一侧或双侧腰部大面积疼痛、酸胀不舒、沉重发紧、乏力,酸痛可沿下肢外侧向下放射,患者常常不能准确地指出疼痛部位,局部喜温怕冷,疼痛每于劳累、受凉、天气变化、情绪紧张时加重。一般不伴有活动功能障碍,但活动时多伴有酸痛不适感。

查体可在第3腰椎横突、腰骶关节间隙、髂后上棘与脊柱之间等部位触及压痛或酸胀,并可在局部触及条索、肿胀,一般不伴有明显的肌肉痉挛。

X线检查可见腰骶椎先天变异或骨质增生。

2. 康复评定　腰部活动范围的评定。

3. 按摩治疗

(1)患者俯卧,医生站其侧,用滚法从上背至骶部反复操作,手法宜稍重,约10~20分钟。再用按揉法梳理脊柱两侧的肌群4~5次。

(2)用拇指或肘尖按压腰椎两侧膀胱经肾俞、大肠俞、关元俞、次髎及阿是穴,以酸痛为度。喜热怕冷者可用手掌摩擦腰骶部,以透热为度。

(3)腰椎两侧有条索或硬结者,可加用拇指重手法揉法或弹拨法以消散之。

4. 疗效评价和注意事项　慢性腰肌劳损是一种常见病,一般轻症经过卧床休息可缓解,不需要按摩治疗;中、重症患者经手法治疗数次后,症状也可以缓解。应嘱患者平时注意积极地锻炼腰背肌,以增强脊柱稳定性,可大大降低复发率。

(三)腰椎间盘突出症

腰椎是人体脊柱上负重最重、活动最频繁的部分。由于腰椎间盘经常承受体重的压力,其受的挤压应力及磨损很大并以下腰部为甚,故腰椎间盘(尤其是腰4、5和腰5、骶1间盘)容易发生退行性改变。再加上某种外因,如外伤、慢性劳损以及受寒湿等因素,使腰椎间盘纤维环发生破裂,髓核向后突出,压迫神经根(日久使神经根粘连变性),导致坐骨神经痛,甚至出现圆锥马尾综合征。

根据其后突的部位,腰椎间盘突出症还可分为单侧型、双侧型和中央型。

1. 诊断要点　本病大部分发生于20~40岁壮年男性,发病部位以腰4、5之间最多,腰5、骶1次之,腰3、4较少见。主要的临床症状是腰痛和下肢放射性疼痛、麻木,可因站立、咳嗽、喷嚏而加剧,少数极严重患者可伴有大小便障碍。腰痛和下肢痛可单独或同时存在。疼痛常因劳累、受凉而加重或诱发,卧床休息可减轻,多反复发作、经年不愈。

查体可见腰椎生理前凸减弱并常伴有侧凸,一侧或两侧腰肌紧张或痉挛,在突出部位棘突两侧可触及深压痛或叩击痛并可向下肢放射。患侧小腿外侧、外踝、足背外侧或足底皮肤浅感觉减弱,下肢肌力尤其是脚趾背伸肌力减弱,甚或有肌肉萎缩。膝、跟腱反射减弱或消失,直腿抬高及其加强试验、挺腹试验、卧位或坐位屈颈试验、颈静脉压迫试验可能出现阳性。

脊髓造影或CT、MRI扫描对明确诊断及准确定位有直接帮助。

2. 康复评定　①腰部活动范围的评定。②下肢感觉评定。③肌力评定。④二便功能评定。⑤日常生活能力评定。

3. 按摩治疗

(1)放松手法:患者取俯卧位,医生立于患侧,用推、揉、按、滚等手法作用于腰、臀部软组织,使其充分放松。按摩手法的推、揉、滚、按等可通过对局部神经末梢感受器的刺激,使局部血管扩张,改善局部血液循环。同时还可解除腰肌痉挛,缓解疼痛。

(2)牵抖法:患者俯卧,双手把住床头,术者立于患者足侧,双手握住患者双踝,在用力牵引的基础上,上下抖动双下肢。骨盆轴位牵引可拉大椎间隙,降低髓核内压,突出的椎间盘可能由于负压作用而回纳或部分回纳,受压迫的神经得以减压,以减轻临床症状。

(3)俯卧扳腿法:术者一只手按住腰部,另一只手托住对侧膝部,使该下肢尽量后伸,双手交替用力,左右各1次。

(4)斜扳法:患者侧卧位,卧侧下肢伸直,术者立于患者背后。一只手扶住患者髂骨后外缘,另一只手扶住患者肩前方。同时拉肩向后,推髂骨向前,使腰部扭转,左右各1次。通过腰椎的旋转扭错,可扩大神经根管,改变突出物与神经根的位置关系,减轻对神经根的压迫。

(5)蹬腿牵引法:患者仰卧位,术者立于患侧,一只手把住患肢踝关节,另一只手扶于膝部,使髋膝处于屈曲位,然后嘱患者配合用力,迅速向上做蹬腿动作,术者顺蹬腿方向用力向上牵引患肢,操作5~10次,必要时依前法治疗另一侧。

4. 疗效评价和注意事项　腰椎间盘突出症是常见病,按摩治疗疗效比较满意。早期患者根性症状明显,活动受限,应尽量减少活动,卧硬板床休息。卧床时间在1周左右。待症状减轻后,可做限制性活动。在症状明显缓解后,患者应有针对性地进行腰背部肌肉锻炼,使腰腿部肌力相对平衡稳定,增强脊柱稳定性,恢复正常的功能并可大大降低复发率,故治疗后期指导腰背肌锻炼十分重要。本症治疗时间与病情有密切关系,急性期平均5次,慢性期平均20次左右,延缓期约需2~3个月,而且难以痊愈。在实施手法过程中禁忌暴力,要使患者在无痛或少痛状态下进行治疗,一般不增加患者的痛苦,同时手法需因人、因病、因突出节段不同而异。

(四)梨状肌综合征

梨状肌损伤多由间接外力所致,使梨状肌拉长、过牵而损伤;部分患者可因劳累或感受风寒而致。当梨状肌损伤后,局部水肿,直接压迫刺激坐骨神经而引起相应症状,梨状肌和坐骨神经的解剖关系变异者往往更易于发生损伤。此外,女性骶髂关节、盆腔卵巢或附件的炎症有时也可波及梨状肌,引起相应症状。

1. 诊断要点　临床可见臀部疼痛并可伴有同侧坐骨神经沿线放射痛,重者伴活动障碍、不能行走,劳累或遇天气变化可加重症状。

查体腰部无压痛、叩击痛等症状,在梨状肌体表投影区(由髂后上棘至尾骨尖连线中点与股骨大转子尖做一连线,此线即梨状肌下缘在体表的投影)可触及压痛、肌肉痉挛或呈条索样肿胀,压痛可向下肢坐骨神经沿线放射。直腿抬高试验阳性,但其加强试验阴性。梨状肌牵拉或抗阻力试验阳性,屈颈试验及颈静脉压迫试验阴性。

2. 康复评定　日常生活活动能力评定。

3. 按摩治疗

(1)患者俯卧,放松患侧臀大肌,用轻柔的滚、按、揉等手法在臀部沿臀大肌肌纤维的方向治疗,配合小幅度的下肢后伸被动活动,使臀大肌的痉挛逐渐缓解。

(2)在臀大肌痉挛缓解的情况下,用按、揉等手法在臀部梨状肌体表投影区沿梨状肌的方向治疗,配合下肢较大幅度的后伸、外展活动,使深层的梨状肌逐渐松弛。然后在压痛点用深沉而又缓慢的弹拨法,与梨状肌呈垂直方向治疗。

(3)最后在臀部梨状肌体表投影区沿梨状肌方向用擦法治疗,以透热为度。最后可加热敷,但温度不宜过高。

4. 疗效评价　梨状肌综合征的按摩有一定的疗效,一般经过10~20次治疗即能明显缓解症状。急性期局部胀肿压痛显著者,切忌进行局部阿是穴的点揉或针刺治疗(封闭除外),并注意卧床休息。

（五）腰3横突综合征

腰椎生理前凸的顶点位于第3腰椎,加之附着的肌肉特别粗大,筋膜纤维束特别多,所以第3腰椎横突承受的应力特别大。其可因一次暴力扭伤附着在横突的软组织,使之损伤;亦可因长期姿势不正确,腰部肌肉长时间被牵拉,日积月累或慢性损伤而致病。

1. 诊断要点　一般好发于瘦弱身材,腰部肌肉薄弱者,女性偏多;或身体不强壮而体力劳动过重,弯腰负重过多者,也易患此症。腰一侧慢性疼痛,晨起时疼痛明显,或长期固定某个位置后,直腰困难,稍加活动后疼痛减轻。腰部功能活动部分受限,剧烈活动后腰部疼痛加重。

检查时,腰3横突处明显压痛,可摸及纤维化的软组织呈大小不等的硬块。甚者有牵掣大腿的放射感。

X线摄片显示腰3横突过长,或横突末端略有密度增高,余无阳性发现。

2. 康复评定　日常生活能力评定。

3. 按摩治疗

(1)患者取俯卧位,用按、揉、滚法按摩两侧骶棘肌和腰骶筋膜,来回数遍,约需10分钟左右。同时按、揉两侧腹斜肌和筋膜,重点在局部施术,使肌肉放松。

(2)第3腰椎横突区若有条索者,医生用拇指弹拨法垂直于条索进行10余次弹拨,要求局部有强烈的酸痛感,以患者能耐受为度。

(3)摇腰,术者一只手滚一侧腰部,另一只手握同侧小腿踝部使屈膝,同时握踝部的手推动小腿向外旋,推动幅度渐渐加大,此时推动的力可影响腰部使有轻微的摇动。推动20~30次后,同样方法推动另一侧下肢。

4. 疗效评价　按摩对本症有较好疗效,但按摩治疗时,必须减轻劳动强度和加强肌肉力量锻炼。按摩对本症可缓解症状,不易根治。按摩治疗时间要长,使横突区的条索软化。改变劳动方式,可预防再发。

（六）骶髂关节损伤

骶髂关节关节腔狭小,只能做有限的上下及前后活动。扭伤多半在体位姿势不正、肌力协调失常的情况下发生,躯干扭转的外力加于骶髂关节之间发生扭错,导致关节间隙相应地加宽,甚至关节滑膜在关节腔负压的作用下吸入关节间隙而且嵌顿,从而引起剧烈疼痛。临床上因扭转剪力作用方式不同,而使骶髂关节发生前脱位与后脱位两种形式。女性发病较多见。

1. 诊断要点　伤后患者立即感觉下腰部一侧疼痛,腰部活动明显受限,患者躯干稍向患侧倾斜,患侧下肢不敢着地,个别患者可有跛行。

查体在患侧骶髂关节和髂后上棘处有明显压痛,有的可触到索条状阳性反应物。下肢量诊:若伤侧腿"长"者,多为前脱位;伤侧腿"短"者多为后脱位。前脱位者多合并因股神经牵拉而引起的大腿根、股内侧及膝关节疼痛。骨盆分离试验、床边试验、"4"字试验、直腿抬高试验均为阳性。

X线正位片两侧髂后上棘不在一条水平线上,髂骨向前旋转移位者则较高,向后旋转移位者则较低;斜位片病侧骶髂关节间隙加宽。

2. 康复评定　①疼痛评定。②腰部活动范围评定。③腰背肌力评定。

3. 按摩治疗

(1)基本治法:患者俯卧位,医生立其患侧,分别沿竖棘肌、股后经臀到骶髂关节处用按揉法或滚法,然后在病变骶髂关节处重点施行按揉法,约10分钟,最后按压八髎、秩边、关元俞等穴。若属骶髂关节软组织损伤,经上述按摩治疗即可见效。若经数次医治无效,应考虑是否伴有骶髂关节半脱位的可能。

(2)骶髂关节半脱位的复位方法:①单人复位法:患者取仰卧位,医生立于患侧,以一手握住患侧踝部,令患者屈髋、屈膝,双手重掌扶膝下前方,强力令患者极度屈曲髋关节,即可使半脱位的骶髂关节复位。一旦复位成功,患者立即可感疼痛消失,行动如常。若一次不能成功,可再行第二次复位,或改用双人复位法。②双人复位法:患者取俯卧位,双手拉住病床,医生立于患侧,双手掌重叠置于骶髂关节做好向下按压的准备;一助手立于患侧的足部,双手握患侧的踝关节,做好单腿纵向牵拉的准备,医生助手共同配合使错位的骶髂关节得到整复。

(3)骶髂关节陈旧性损伤慢性腰痛治法:在基本治法的基础上,医生一手按压在患侧骶髂部,一手做下肢的后伸并外展3~5次,并选用祛瘀止痛膏为介质在损伤局部按揉5分钟左右,以达舒筋通络、解除粘连的效果。

3. 疗效评价和注意事项　本病在急性期应用按摩治疗可达到立竿见影的效果。治疗期间,患者应注意休息,局部保暖;治疗后最好能卧硬床休息一周,有利于损伤组织的修复。平时戴护腰保护,防止过度劳累。

五、头痛

头痛是一种自觉症状,可在许多疾病中出现,单独以头痛为主症的病不多见。

(一)诊断要点

在临床上,引起头痛的病有很多,从中医学角度讲,有外感头痛、内伤头痛及虫蛇咬伤的头痛等。从西医学角度看,有外伤、颅内病变、颅内外血管及神经病变等均可引起头痛。本节仅对按摩治疗效果敏感的一类头痛进行讨论,包括外感头痛和内伤头痛。颅内占位性病变和脑膜炎等引起的头痛,不属于按摩治疗的范畴。

(二)康复评定

疼痛评定。

(三)按摩治疗

1. 一般操作手法　患者仰卧位,医生在一侧,根据辨证选穴,进行头面部按摩操作10分钟,在胸腹部操作10分钟;接着,患者俯卧位,医生在一侧,按摩腰背部10分钟,拿颈项3~5分钟。

2. 根据中医辨证分型加减　外感头痛以疏风解表为主,风寒头痛加风府、肺俞,平擦大椎至腰阳关;湿热头痛加点揉风府、曲池、大椎,拿颈项;热甚者加尺泽放血;风热头痛加刮大椎、拿颈项、肩井,揉肝俞、天柱、内庭。内伤头痛以平肝潜阳为主,肝阳上亢头痛加推角孙、桥弓,拿颈项、肩井,点太冲、外关、足临泣,搓两胁等;痰浊头痛,加摩中脘、脾俞,按足三里、内关、丰隆;气血虚弱头痛,加推按百会、大椎、心俞、膈俞、脾俞、关元、气海、足三里、三阴交等,五指梳理头部;虚甚者加捏脊疗法;肾虚头痛加肾俞、关元、气海,擦腰部两侧及督脉,并擦涌泉穴。

3. 根据头痛部位加减　①前头痛:患者坐位,身体放松,心情平静;首先从印堂穴开始按揉1~2分钟,接着分抹前额及眉弓3~5次,然后点揉太阳穴2分钟,往下点揉风池穴2~3分钟,最后拿肩井穴、捏合谷穴3分钟。②偏头痛:先点揉太阳穴1~2分钟,接着按揉点瞳子髎、头维、下关等穴2~3分钟,然后推揉角孙穴,点翳风穴数分钟,接着拿捏颈项1~2分钟,最后按揉阳陵泉穴数分钟,也可选用绝骨穴。③头顶痛:从印堂、鱼腰穴开始分三线按压到百会穴3~5次,再点揉百会、通天穴2分钟,然后捏合谷、按揉涌泉穴3分钟。④后头痛:从风府穴开始揉至大椎穴5~10次,接着按揉天柱穴,拿捏颈肌2~3分钟,捏合谷1~2分钟,最后推揉背部3~5次。

(四)疗效评价

按摩疗法对外感头痛有一定的疗效,对内伤头痛可以缓解症状。配合中药及针灸则疗效更好。

六、偏瘫

偏瘫即半身不遂,多由脑部疾患所致,如脑出血、脑梗死、脑外伤、脑肿瘤等。当一侧大脑发生病变时,则引起对侧肢体运动、感觉障碍,如大脑优势半球有病变,常伴发失语。如脑血管病或脑外伤经内科治疗或外科开颅术后,患者已渐清醒,体温正常,血压平稳,病情稳定,出现躯体瘫痪者,即可尽早开始按摩治疗。

(一)诊断要点

本病以单侧上下肢瘫痪无力,活动不便为特征,常伴有口眼歪斜,舌强语謇等症状。发病早期肢体软弱无力或强硬,知觉迟钝,活动功能受限,以后逐渐趋于强直挛急,患侧肢体常发生改变和出现畸形等。检查患肢肌肉肌张力减退,常出现病理反射。

(二)康复评定

包括:①关节活动范围的评定。②运动功能评定。③感觉功能评定。④认知功能评定。⑤日常生活自理能力评定。

(三)按摩治疗

1. 头面部手法　患者可取床上半坐位,以后取坐位或仰卧位。先推头,头部垫毛巾,用拇指平推整个头部。然后用拇指侧面推运动区,即从颅顶的百会穴横向推到耳郭上方发际,来回数次,范围要广,强度渐大,以有胀痛感为度。最后用掌根揉头部病侧,并多揉风池穴。如有口眼歪斜,需用拇指侧面推一侧的头维、太阳、听宫、听会、地仓等穴。同时用掌根轻揉痉挛一侧的面颊部。如有失语,按摩治疗的同时,需进行语言训练。

2. 上肢部手法　用五指拿捏患者肩部,并沿三角肌、肱三头肌、肱二头肌向下捏到肘部。再用掐法取曲池、尺泽、手三里等穴,力度要大,但如出现患肢屈肌痉挛,刺激力度需减小。继而捏前臂肌肉,并捻各手指。瘫痪的上肢容易出现屈曲挛缩,所以当捏三角肌时嘱患者尽力做肩外展动作,医生一手给予适当阻力,捏三头肌时嘱患者尽力伸肘,按外关穴时嘱患者尽力伸指等。最后术者将患肢置内收屈曲位,嘱患者尽力外展伸直。

3. 下肢部手法 患者健侧卧位,用拇指推腰部,掐肾俞穴,深推环跳穴,再用双手滚大小腿,上下来回数遍。然后掐委中、承山、太溪、昆仑等穴,力度宜大,但如掐穴引起肌张力亢进痉挛,则应减小力度,以不引起痉挛为好。最后揉捏小腿直至足部和各趾。瘫痪的下肢容易恢复站立和行走,但易形成画圈的病理步态。所以,当推环跳穴时,嘱患者尽力做下肢内旋、内收、屈曲的动作并用力蹬出。最后,医生帮助患侧下肢被动屈髋、屈膝,稍内收、内旋,令患者从腰部发力,尽力蹬出,如患者完成不够好,医生可给适当帮助。如此反复按摩和练习,可练成正确步行能力。

4. 背部手法 患者俯卧位,用双手掌推背部脊柱两侧及下肢,自上而下5~6次。拨揉脊柱两侧,经臀部、股后侧至小腿后部,以腰椎两侧、臀部、腘窝及跟腱为重点。扳腰后伸活动5~6次,并做髋后伸活动。

(四)疗效评价

按摩结合现代康复训练,如对病人较早应用,可取得一定的疗效。偏瘫症状较轻的和由脑血管痉挛引起的疗效较好。偏瘫患者能达到痊愈的较少,大多数病例只能好转。疗效还同治疗的时期有关,越早期应用按摩治疗,临床疗效越好。本症治疗时间较长,约需3个月左右。按摩治疗的同时还可配合针灸疗法。

七、脊髓损伤

脊髓损伤是由于脊柱骨折或错位以及脊髓疾病而引起的瘫痪。多遗留截瘫或四肢瘫以及二便和性功能障碍,并发症也多种多样,是康复医学中的重要病种之一。

(一)诊断要点

1. 外伤引起者有明确外伤史。
2. 损伤水平以下的运动、感觉功能障碍,反射异常。
3. 大、小便功能障碍。
4. X线、CT显示有脊柱骨折、脱位的改变;MRI尚可显示有脊髓出血、变性等改变。

(二)康复评定

①损伤水平及损伤完全性的分级的评定:按美国脊髓损伤学会(American Spinal Cord Injury Association,ASIA)2000年的标准。②脊髓损伤性神经原性膀胱的评定和性功能障碍的评定。③日常生活活动能力的评定:截瘫患者可采用改良的巴氏指数评定法;四肢瘫患者需用四肢瘫功能指数评定法。

(三)按摩治疗

1. 病者取仰卧位的操作法

(1)用滚、揉法自下而上作用于四肢体表,以舒筋活络,反复多次;接着沿淋巴回流方向,施推揉法反复多次。

(2)用揉按法作用于足太阴脾经的三阴交、漏谷、阴陵泉、血海、箕门等穴及足阳明胃经的髀关、伏兔、阴市、足三里、条口、解溪等穴。以上均为下肢采用的穴位。若上肢亦瘫痪则以三阳经为主取穴:合谷、阳溪、手三里、曲池、臂臑、后溪、养老、肩贞、臑会、外关、支沟、四渎、肩髎等。

(3)对上肢瘫痪采取弹法刺激上肢的腋下神经、尺神经沟、桡神经(相当于曲池穴),再做滚、揉法于四肢体表,再做关节功能的被动运动。

2. 病者取俯卧位的操作法

(1) 以滚、揉法自双下肢至背部反复操作多次。

(2) 自下而上用补的捏脊法作用于华佗夹脊反复2~3次,点揉足太阳膀胱经的背部脏腑俞穴并弹按坐骨神经:即取相应的环跳、承扶、委中、承山,最后做滚法结束于背部及双下肢。

3. 最后配以擦法和热敷,有助于提高疗效。

(四)疗效评价及注意事项

脊髓损伤是临床的疑难病,按摩只能作为辅助治疗,可以增大患者关节活动度及部分改善患者的运动、感觉及二便功能。应在脊柱稳定的基础上施行后背部手法,且手法宜轻。此类患者常伴有骨质疏松症及异位骨化,故被动活动关节时,应注意在诸关节生理活动范围内进行,避免暴力,以免发生骨折和肌肉拉伤。

八、脑瘫

脑性瘫痪简称脑瘫,是指由于小儿出生后1个月内因某些原因造成的一种非进行性脑损伤综合征。主要表现为以中枢运动障碍为主的智力、言语、情感等多种障碍。

(一)诊断要点

1. 在出生前至出生后1个月内有致脑损伤的高危因素存在。
2. 在婴儿期出现脑损伤的早期症状。
3. 有脑损伤的神经学异常表现,例如中枢性运动障碍及姿势和反射异常。
4. 常伴有智力低下、言语障碍、惊厥、感知觉障碍及其他异常。
5. 需除外进行性疾病所致的中枢性瘫痪及正常儿的一过性运动发育滞后。

(二)康复评定

①体格发育障碍的评定。②运动功能障碍的评定。③日常生活活动能力的评定。④言语功能障碍的评定。⑤智力障碍的评定。⑥综合评定:脑瘫患儿的综合评定可采用小儿功能独立性评定量表。该量表综合评定运动、认知、言语和社会功能。

(三)按摩治疗

1. 常规手法

(1) 患儿俯卧,首先施滚法于背腰部正中的督脉、两侧膀胱经,以及双侧下肢;接着沿脊椎方向,从上到下点、按大椎至长强的督脉诸穴,重点是大椎、至阳、筋缩、命门、腰俞、长强;按揉脊柱旁开1寸半的足太阳膀胱经诸脏腑俞穴,重点在肺俞、心俞、膈俞、肝俞、胆俞、脾俞、胃俞、肾俞、八髎诸穴。

(2) 患儿背对施术者端坐,按、揉、摩、点风池、哑门、天柱、脑户等枕部脑区,以及百会、络却、后顶、强间等顶枕部位;并刺激皮质运动区、感觉区、语言区在脑部的体表投射区。

(3) 患儿仰卧,按、揉、捏、拿四肢。下肢:在点阳陵泉、阴陵泉的基础上,拿揉腿外侧肌群;或在点委中、承山穴的基础上,拿揉后部肌群直至跟腱;或在点环跳穴的基础上,拿揉内收肌群。上肢:在点中府穴的基础上,拿揉上臂前肌群;或在点肩井、天井穴的基础上,拿揉上臂后肌群;或在点曲池、小海穴的基础上,拿揉前臂的前后肌群。

2. 辨证加减

(1) 肝肾不足:加按揉太溪、太冲穴各50次。

(2) 脾肾两亏：加按揉太溪、三阴交穴各50次，脾俞、胃俞、肝俞等穴各50次，摩中脘穴3分钟，按揉足三里穴100次。

(3) 气血两虚：加按揉心俞、肝俞穴各50次，足三里穴100次，血海穴100次，振关元、中极穴2~3分钟。

3. 根据脑瘫的功能障碍类型不同分别操作

(1) 头面部功能与智力功能障碍为主：表现为斜视、流涎、语言不清，智力低下，抬头乏力，有的头偏向一侧。开天门50次，推坎宫穴50次，揉太阳穴50次，揉百会、迎香、下关、颊车、人中穴各50次，推摩颞部半分钟，推大椎穴50次，拿风池穴、拿五经各5次，按揉合谷穴50次，拿肩井穴5次。

(2) 上肢功能障碍：表现为拇指内收挛缩与其余四指不能对指，持物不紧，腕下垂，上肢不能摆动和抬举。施四指推法于上肢内外侧，从肩部至手腕部，反复3~5次；按揉合谷、外关、内关、曲池、小海、中府、肩髃、天宗穴约5分钟；拿揉上肢、肩背与劳宫、极泉穴3~5次；摇肩、肘、腕关节10次，屈伸肘关节及掌指关节10次；捻5指5次；搓肩及上肢反复3~5次。

(3) 下肢功能障碍：表现为剪刀步、足下垂。施四指推法或滚法于下肢前外侧及后侧，自上而下反复操作3~5次；按揉膝眼、足三里、阳陵泉、悬钟、环跳、承扶、殷门、委阳、委中、阴陵泉、昆仑、太溪、涌泉穴10分钟；拿揉股内收肌、股后肌、腓肠肌、跟腱5分钟；做患侧髋、膝、踝关节被动屈伸运动反复5~10次；擦涌泉穴，透热为度。

(4) 大小便失控：表现为患儿大小便不能自行控制，经常出现大小便失控现象。施四指推法于腰背部膀胱经和督脉，自上而下反复3~5次；推上七节骨50~100次；捏脊，自下而上反复3~5次；擦肾俞、命门、八髎穴，以透热为度；按揉中脘、天枢、关元、气海、中极、足三里、三阴交、期门穴5分钟；摩腹5~10分钟；擦涌泉穴50次。

（四）疗效评价

按摩治疗脑瘫，对6个月以内患儿有一定治疗效果。对症状轻者按摩是首选的治疗方法，疗效满意；症状严重者，辨证加减，并配合针灸、现代康复治疗、矫形手术等其他疗法，有一定的疗效。平时应加强患儿被动和主动运动之功能锻炼，以及语言训练。

九、先天性肌斜颈

先天性肌斜颈是胸锁乳突肌的先天性单侧挛缩，导致头和颈的不对称畸形，头倾向患侧，下颌转向健侧。先天性肌斜颈的病因尚不明确。

（一）诊断要点

1. 刚出生或出生后数月内发现头颈倾斜。一般为单侧发病，病变位置在胸锁乳突肌。在胸锁乳突肌内可摸到一质硬、无痛的梭形纤维肿块。肿块逐渐萎缩，半年左右消失，代之以条索状纤维化肌肉，胸锁乳突肌变短并挛缩。

2. 头颈姿势异常，头顶部向患侧倾斜，脸转向对侧并后仰，下颏向健侧肩部靠拢。

3. 随年龄的增长上述畸形加重，当头颈部主动或被动转向健侧或仰头时，则患侧胸锁乳突肌紧张而突出于皮下如索条状。畸形严重者，患侧肩部耸起。部分患儿病变可出现适应性结构改变：头面五官不对称，如双眼不在同一水平，甚至大小不等；患侧颅骨扁平而小，眉眼与口角之间距离较健侧缩小。年龄较大的患者常伴有代偿性颈胸段脊柱侧弯。若系固定性斜颈，颈部将僵硬。

4. 鉴别诊断主要是排除因颈椎"半椎体"畸形而引起的骨性斜颈,可由颈椎 X 线片进行鉴别诊断。

(二)康复评定

胸锁乳突肌长度测量。其测量方法是测定胸锁关节与乳突间的距离,用健侧的长度减去患侧的长度,其差距即为胸锁乳突肌挛缩的长度。

(三)按摩治疗

1. 患儿取仰卧位,医生坐于患儿头侧,医生在患儿局部涂少量滑石粉,施指揉法于患侧胸锁乳突肌,施捏揉法于肿块或硬结处,并逐一施拿法、按揉法、弹拨法于患侧胸锁乳突肌;接着患儿取坐位,医生位于患儿后方,施按揉法于患儿双侧项部肌肉(以痉挛之斜方肌、冈上肌、肩胛提肌为重点)。以上手法可以改善局部血液供给,促使肿物消散,缓解肌肉痉挛。

2. 患儿取仰卧位,医生一只手托住患儿后枕部,另一只手扶住患儿下颌,稍用力牵引患儿颈部使其颈部逐渐向健侧侧屈,面部向患侧旋转,以纠正斜颈。

3. 在按摩治疗的同时,应教患儿母亲在给新生儿喂奶时,对颈部肿块作按摩,或局部热敷;并经常引逗病儿使其头颈部转向与畸形相反的方向,以牵拉短缩的胸锁乳突肌。也可使用沙袋或脖领来矫正。或常常轻柔地搬动病儿头颈部向畸形相反方向活动。

(四)疗效评价

按摩疗法,治疗愈早效果愈好。婴儿期患者如被早期发现并坚持治疗,大部分可以治愈。如按摩治疗效果不好,可择期手术治疗。

十、类风湿性关节炎

类风湿性关节炎是一种非特异性炎症引起的多发性和对称性的关节炎。它的特征是病程长、关节痛和肿胀反复发作,关节畸形逐渐形成,是一种全身性结缔组织疾病的局部表现。

(一)诊断要点

好发年龄在 15 岁以后,高峰在 35~45 岁之间,以女性为多。临床表现为多关节性疼痛,常见的受累关节依次为手、腕、膝、肘、足、肩和髋。关节病变往往是双侧对称。常见的局部症状为隐痛、关节僵硬,早晨起床时特别明显,自主和被动活动均受限。肌肉保护性痉挛,日久继发挛缩,致成关节畸形。有时可见皮下类风湿结节。后期关节出现病理性半脱位或完全脱位。关节软骨的破坏和软骨下骨被侵蚀,最终使关节发生骨性强直,如髋关节则强直于屈曲外展位,手的掌指关节强直于尺偏畸形位。

X 线早期可见周围软组织阴影肿大,骨质疏松,关节间隙因积液而增宽。以后关节软骨下有囊腔形成,附近骨组织呈磨砂玻璃样改变。关节间隙因软骨面被破坏而变狭窄。至晚期,关节间隙逐渐消失,出现骨性强直。

(二)康复评定

包括:①诸关节活动范围的评定。②日常生活活动能力评定。

(三)按摩治疗

治疗时,若患者以全身症状为主要表现,应以药物治疗为主,适当配合轻手法按摩;当病情稳定后,则转为按摩疗法为主,适当配合药物治疗。应鼓励患者主动做功能锻炼,对保全关节和恢复功能有积极的作用。对晚期已经发生关节畸形、强直、骨质疏松者,严禁粗暴手法治疗。

1. 上肢按摩　患者端坐,医生站于一侧,先点按肩髃、曲池、手三里、合谷、阳池、大陵等穴。然后用滚、揉、拿等手法在手臂内、外侧施治,从肩至腕上下往返数次。对于功能障碍的关节,在施术的同时,适当配合屈伸、旋转等被动活动。再搓摩上肢,摇肩、肘、腕各关节,各4~5次。

2. 患者仰卧或俯卧位。医生点按前侧髀关、伏兔、足三里、阴陵泉、阳陵泉、血海、膝眼及后侧承扶、委中、承山等穴。然后用滚揉法于下肢前、后、内、外侧施术,并配合下肢的外展及内收活动,以及踝关节的背伸、跖屈运动。最后用摇法被动活动髋、膝、踝诸关节,促进其功能的恢复。

3. 最后配以擦法和热敷,有助于提高疗效。

（四）疗效评价

本病是较顽固的慢性疾病,应采取综合的方法治疗。按摩疗法再结合患者正确主动功能锻炼,在防止关节畸形、强直及恢复关节功能方面有一定作用。

（徐基民　纪树荣）

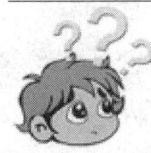

思考题

1. 按摩疗法的作用是什么?
2. 按摩疗法的适应证和禁忌证。
3. 提高按摩临床疗效的方法。
4. 按摩手法的种类。
5. 按摩手法的要求。
6. 按摩疗法手法的应用。
7. 常见病症的按摩治疗,如:颈椎病、腰背下肢痛、偏瘫、脊髓损伤、脑瘫、类风湿性关节炎等。

参考文献

1. 纪树荣,主编. 康复医学.北京:高等教育出版社,2004
2. 纪树荣,主编. 康复疗法学.北京:华夏出版社,2004
3. 缪鸿石,主编.康复医学理论与实践.上海:上海科技出版社,2000
4. 南登昆,主编. 康复医学. 第4版.北京:人民卫生出版社,2008
5. 卓大宏,主编.中国康复医学. 第2版.北京:华夏出版社,2003
6. 周天健,主编. 康复技术全书.北京:北京出版社,1989
7. 邵铭熙. 实用推拿手册. 北京:人民军医出版社,2002
8. 徐平. 家庭保健推拿. 上海:文汇出版社,2001
9. 余大方. 推拿学. 上海:上海科学技术出版社,1985
10. 臧福科. 中国推拿学. 第3版.太原:山西科学技术出版社,2000
11. 赵翱. 按摩技法与医疗练功. 第2版.北京:人民卫生出版社,1996
12. 张文兵,霍则军.肌肉起止点疗法－反阿是穴.北京:人民卫生出版社,2002
13. 张学军. 中外独特按摩技法大全.北京:北京科学技术出版社,1993

14. Braddom RL. Physical Medicine and Rehabilitation. 2nd ed. Philadelphia, W. B. Saunders Co. ,2000

15. Delisa JA, Gans BM. Rehabilitation medicine Principles and Practice. 4rd ed. Philadelphia, New York: Lippincott Raven,2005

16. Erwin GG, Stanley JM, Joan EE, et al. Physiological Basis of Rehabilitation Medicine. 3 rd ed. Boston: Butterworth – Heinemann, 2001

17. Saunders H ed. Evaluation treatment and prevention of musculoskeletal disorders. Minneapolis: Viking, 1985

18. 奈良勳 監修,吉尾雅春 編集. 运动疗法学总论. 東京:医学書院, 2001

19. 津山直一:标准リハビリテッヨソ医学,東京:医学書院,1986

20. 細田多穂 柳澤鍵.理学療法ハンドブック. 東京:協同医書出版社, 2000

第八章 麦肯基力学诊断治疗方法

学习目标
1. 掌握麦肯基力学诊断治疗方法的适应证及禁忌证。
2. 了解疼痛的机制,区分化学性疼痛和机械性疼痛。
3. 掌握脊柱的解剖结构以及运动中的生物力学变化。
4. 掌握麦肯基评测方法。
5. 掌握三大综合征的特点及治疗原则,姿势综合征的治疗方法。
6. 了解颈椎、胸椎和腰椎的麦肯基治疗技术,颈椎的后缩和腰椎的俯卧伸展技术。

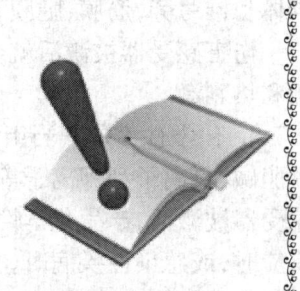

第一节 概 述

一、概念与定义

麦肯基力学诊断治疗方法(Mechanical Diagnosis & Therapy)是由新西兰的物理治疗师麦肯基先生(Robin McKenzie)创立和逐渐完善的,至今已经有50多年的历史。

麦肯基力学诊断治疗方法(本文中简称麦肯基方法)是针对人体脊柱和四肢疼痛和/或活动受限的力学原因进行分析和诊断,并应用恰当的力学方法进行治疗的独特的体系。

由于麦肯基方法在国际上广为认可,其应用日益增多,为了保证医务人员能够恰当地应用麦肯基诊断治疗方法,确保治疗效果,麦肯基先生于1982年在美国成立了麦肯基国际学院,设置了标准化培训课程,每年在世界各地开设数百个培训班进行麦肯基方法的传授。本文对麦肯基方法作简单介绍,但绝不能替代麦肯基方法标准化课程的培训。

二、理论基础

(一)疼痛机制

1. **疼痛的定义** 疼痛是临床最常见的症状,是患者寻求诊治的主要原因。疼痛定义为在人体组织处于损伤,或潜在损伤,或被认为损伤时,人主观的一种不舒适感觉和情感的体验。疼痛是大脑皮质的感觉,它不仅仅是伤害感觉系统本身的生理性反应,也受情感因素、认知因素、遗传、环境和社会多因素的影响。

2. **疼痛感觉的传导途径** 疼痛的感觉经伤害感受系统传导。伤害感受系统是机体的警告系统。伤害感受系统功能正常时能提醒人的某些组织正临近危险,或者某些组织正在或已经损伤。伤害感受系统从外周至中枢的途径包括:伤害感受器、传入神经 Aδ 纤维和 C 纤维、背根神经节、脊髓背角、脑干、丘脑、大脑皮质。伤害感受器由损伤刺激激活,并激发伤害感觉系统,将伤害信号经周围神经和中枢神经传递至大脑皮质,使人能感受到疼痛。在伤害刺激的传递途径中,信息可被调节,即中枢神经系统可以对伤害刺激引起的传入冲动进行抑制或兴奋。

3. **伤害感受器** 伤害感受器存在于机体的多数组织,它们实际上是游离神经末梢。神经末梢存在于皮肤和皮下组织,关节突关节的纤维性关节囊,纵韧带、棘突间韧带、黄韧带、椎体和椎弓旁,筋膜、腱膜、肌腱、硬脊膜、椎间盘的纤维环等。

伤害感受器被激活就会产生疼痛感。伤害感受器被激活有 3 种方式:机械刺激、化学刺激和热刺激。

4. **化学性疼痛** 当组织受损伤或有炎症反应时,组织中的组胺、缓激肽、5-羟色胺、乙酰胆碱、氢离子和钾离子等化学性物质的浓度增高,超过化学性伤害感受器的阈值时,伤害感受器被激活,产生化学性疼痛。化学性疼痛通常发生于创伤后 20~30 天之内,或有炎症反应时,或感染性疾病时,如急性类风湿性关节炎、强直性脊椎炎、结核、其他细菌感染等。引起疼痛的化学物质浓度下降后,疼痛逐渐减轻直至消失。

5. **机械性疼痛** 组织在外力的作用下会产生机械性变形,当变形的程度超过机械性伤害感受器的阈值时,伤害感受器被激活,产生机械性疼痛。外力去除后,组织复形,疼痛消失。间歇性的颈肩腰腿疼痛通常是机械性疼痛。出现机械性疼痛时不一定存在组织损伤。以手指为例:你用右手将自己的左手示指向手背方向用力牵拉,当用力达一定强度和(或)掌指关节伸展达到一定角度时出现局部的疼痛;松开外力,左手示指回复至中立位后,疼痛消失。此过程中左手示指出现了疼痛,但没有组织损伤,只有组织变形引起机械性伤害感受器的激活。

6. **创伤性疼痛** 创伤引起的疼痛是化学性疼痛与机械性疼痛的结合。创伤发生时,外力对软组织造成过度牵拉和损伤,产生机械性疼痛,多为锐痛。损伤后,受损组织局部很快有化学物质堆积。当这些化学物质浓度超过激活化学伤害感受器的阈值时,产生化学性疼痛,多为持续性不适或钝痛。在致痛物质作用下,正常时不能引起疼痛的相对小的机械性应力也可引起疼痛(痛觉倒错 allodynia)。2~3 周以后,化学性疼痛逐渐消失,但愈合过程中产生的瘢痕组织在受牵拉时仍引起间歇性的机械性疼痛。

7. **区分化学性疼痛和机械性疼痛的意义和方法** 根据疼痛产生的机制,可知化学性疼痛的程度与化学物质的浓度有关,缓解疼痛的方法应从避免进一步损伤、减轻炎性反应、减少渗出物着手,应以药物治疗为主,力学治疗方法并不合适。机械性疼痛的治疗则不同,因药物对改变力学关系无直接影响,故药物治疗对缓解机械性疼痛效果不佳,而力学治疗方法能够改变组织变形的程度,使得疼痛减轻直至消失。

8. **小结** 综上所述,确定疼痛的性质对制定止痛治疗方案至关重要。

化学性疼痛的一个重要特点是持续性疼痛。持续性疼痛是指患者从醒来至入睡每时每刻都有疼痛或不适感觉。疼痛可以由于活动或休息而加重或减轻,但从不完全消失。因为物质浓度是逐渐变化的,化学物质的堆积与消散不会瞬间发生,因此,化学性疼痛也不会在一天中时有时无。一般情况,损伤后 5~7 天,损伤产生的化学性疼痛逐渐减轻,至第 3 周消失。如果在修复过程中组织发生再次损伤,则化学性疼痛时间延长。

化学性疼痛的其他重要特征包括:疼痛发生于创伤后急性期,伴有红肿热痛的体征,活动使疼痛加重,没有任何一个方向的活动能减轻疼痛。

机械性疼痛可为持续性,也可为间歇性,由组织变形的特点决定。持续性的组织变形引起持续性的机械性疼痛,间歇性的组织变形引起间歇性的机械性疼痛。

持续性的机械性疼痛常伴有活动范围受限,活动对疼痛有明显影响,某些方向的运动可以减轻或缓解疼痛,相反方向的运动则加重疼痛,在疼痛减轻时,受限的活动范围也随之扩大。

(二)椎间盘模型

1. 动态间盘模型　反复脊柱运动后,许多患者症状的部位和程度很快发生变化。如何解释这些临床现象,麦肯基首先提出了动态间盘模型的理论,即:脊柱进行某一方向的反复运动时,对于运动节段的椎间盘产生了非对称性的挤压力,使得间盘内容物向挤压的反方向移动。间盘的移动改变了纤维环和(或)神经根的张力,从而使疼痛的部位发生变化,也使疼痛的程度加重或减轻。自麦肯基提出了动态间盘模型的理论之后,已有许多研究证实了它的正确性。

2. 椎间盘结构、作用与运动　椎间盘由纤维环、髓核和软骨板组成。纤维环由软骨细胞和纤维组成,纤维成分为主,排列成同心的环层,每层与邻层之间纤维走行方向呈120°交叉。纤维环与椎体牢固地连接,是髓核的保护壁。纤维环前厚后薄,后外侧最弱。髓核是黏胶状,由黏多糖和胶原纤维组成,含大量水分。

椎间盘有压力缓冲作用。年轻时椎间盘含水量高,压力向各方向传递均匀,缓冲作用好。随着年龄增长,椎间盘含水量下降,间盘高度降低。压力向各方向传递不同时,在纤维环内层某点产生相对高的压力,出现由内向外的放射状或环状裂缝,容易引起损伤,髓核由裂缝膨出。当纤维环外层完全断裂时,髓核可脱出。随着年龄进一步增长,髓核的含水量进一步下降,并与纤维环形成一体的同时运动,髓核突出和脱出发生率下降。

髓核突出挤压神经根,发生疼痛等症状。神经受压越重,症状越重,且症状的部位越远离脊柱;当神经受压减轻时,症状减轻,其部位越靠近脊柱附近。

椎间盘是脊柱可弯曲的重要因素。相邻两个椎体加上其间的椎间盘是一个活动节段。椎间关节有万能关节之称,它有4个轴线的活动,即挤压与分离、前屈与后伸、左右侧屈和左右旋转。脊柱不同方向的运动对椎间盘的作用不同。脊柱屈曲时,剪切力增加,纤维环前部放松和膨出,纤维环后部拉紧,髓核向后移动,椎间盘内压力增加;脊柱伸展时,剪切力减低,纤维环后部放松和膨出,纤维环前部拉紧,髓核向前移动,椎间盘压力减低。脊柱侧屈或旋转时,屈向侧纤维环松弛,对侧纤维环紧张,髓核向对侧移动。

只有在纤维环外层保持完整的条件下,脊柱的运动才可产生髓核运动,应用麦肯基力学治疗方法治疗有效。如果纤维环外层破裂,髓核已经脱出,脊柱运动对髓核无影响。此时应用麦肯基力学治疗方法无效。

(三)脊柱的解剖结构与生物力学

1. 颈椎解剖与生物力学　正常的颈椎曲度凸向前,颈椎共7节,从功能角度分为两部分:上颈椎是枕骨~C2,中下颈椎是C2~T1。枕骨~C1和C1~C2节段无椎间盘,C2~T1各节段之间有椎间盘。颈椎间盘小,很早出现裂缝。功能上颈椎间盘是一个鞍状关节,有3

个腔。在退变过程中,3个腔融为1个。

上下关节突关节是节段之间的关节,它们稳定、引导关节运动。颈椎上下关节突关节的方向是前上方—后下方,使得颈椎较脊椎其他节段前后平移的幅度更大。上下关节突关节的退变导致运动不平滑,运动过度或异常运动。

颈椎上下关节突关节的关节面为倾斜的平面,椎间盘较厚,可做各个方向的运动,运动幅度较大。颈椎的旋转主要是寰枢关节的活动,而屈伸与侧屈主要是下颈椎的活动。颈椎活动范围的正常值为:屈曲 0°~60°,伸展 0°~50°,旋转 0°~70°,侧屈 0°~50°。

颈椎各个方向运动时发生的生物力学变化如下:

(1) 屈曲:

1) 上颈椎——枕骨/寰椎/枢椎:

　A. 在寰椎上关节面上,枕骨向前转动同时枕骨粗隆向后滑动。
　B. 寰枢椎之间的上下关节突关节是双凸面,寰椎绕枢椎向前转动。
　C. 枕骨和寰椎后弓之间的空间增大,寰椎后弓与枢椎的大脊突之间的空间增大。
　D. 齿状突和寰椎前弓之间少量分离,该关节上方轻度张开。横韧带限制该分离。
　E. 后方韧带结构紧张,前方韧带结构松弛。
　F. 椎管、脊髓、硬膜、袖和神经根被拉长和牵伸。

2) 下颈椎——C2~T1

　A. 上下关节突关节面分离,上椎体的下关节面在下椎体的上关节面上向上向前滑动。
　B. 椎间盘纤维环前部放松、受挤压。
　C. 椎间盘纤维环后部被牵拉。
　D. 椎间盘髓核向后移动。
　E. 椎间盘内压力增大。
　F. 椎管被拉长,前屈度减小。
　G. 脊髓、硬膜和神经根被牵伸,椎间孔张开。
　H. 上椎体相对于下椎体轻度前移。

(2) 伸展:

1) 上颈椎:

　A. 在寰椎上关节面上,枕骨向后转动同时枕骨粗隆向前滑动。
　B. 寰枢椎之间的双凸面关节面,寰椎绕枢椎向后转动。
　C. 枕骨和寰椎后弓之间空间减小,寰椎后弓与C2脊突靠近。
　D. 齿状突和寰椎前弓之间分离,该关节下方轻度张开。
　E. 前方韧带紧张,后方韧带放松。
　F. 椎管缩短,其间的结构放松。

2) 下颈椎

　A. 上下关节突关节面靠近,上椎体的下关节面在下椎体的上关节面上向下向后滑动。
　B. 椎间盘纤维环后部放松、受挤压。
　C. 椎间盘纤维环前部受牵拉。
　D. 椎间盘髓核向前移动。
　E. 前方韧带等结构受牵伸。

F. 后方韧带等结构松弛。

G. 椎管缩短,其间内容物放松,椎管内轻度折叠。

H. 上椎体相对于下椎体向后移动。

(3)前突:前突是上颈椎伸展和下颈椎屈曲。具体生物力学变化参照屈曲和伸展活动中的描述。与头颈伸展动作比较,前突时上颈椎多伸展10°。

(4)后缩:后缩时上颈椎屈曲,下颈椎伸展。具体生物力学变化参照屈曲和伸展活动中的描述。与头颈屈曲动作比较,后缩时上颈椎多屈曲10°,颈椎前凸增加,在C5~C6和C6~C7最明显。

(5)侧屈:

1)上颈椎:

A. 枕骨向同侧侧屈,向对侧旋转。

B. 寰椎相对枢椎有轻度侧方运动。

C. 齿枕韧带张力增加后,枢椎向同侧旋转。

2)下颈椎:

A. 对侧上下关节突关节分离(前上滑动),同侧上下关节突关节靠近(后下滑动)。

B. 对侧纤维环后侧方受牵伸,同侧放松。

C. 髓核移向对侧。

D. 椎管被拉长。

(6)旋转:

1)上颈椎:

A. 枕骨/寰椎关节轻度向同侧旋转,向对侧侧屈。

B. 寰椎绕齿状突向同侧旋转,大约50%的旋转发生在这个节段。

C. 寰椎旋转时椎管和内容物成角度,减小了椎管的容积。

D. 双侧的椎动脉在椎动脉孔中受牵拉。

E. 对侧椎动脉在穿过枢椎横突孔时扭结。

F. 在转动终点有轻度寰枢椎纵向靠近。

2)下颈椎:与侧屈相同,即同侧侧屈伴旋转,运动平面不是水平面,也不是额状面,是从前上方向后下方。

2. 胸椎的解剖与生物力学 胸椎共12节,12个椎体从上向下逐渐增大,其横断面呈心形,每两节之间有椎间盘、前纵韧带、后纵韧带、黄韧带等结构连接。正常的胸椎曲度凸向后。胸椎与肋骨相连接,椎间盘较薄,上下关节突的关节面呈冠状位,棘突呈叠瓦状,使得胸椎的运动幅度大大受限。正常胸椎活动范围为:屈曲0°~30°,伸展0°~20°,旋转0°~40°。

以下是胸椎各方向运动时的变化:

(1)屈曲:

1)椎体前缘靠近,后缘分开。

2)剪切力增大。

3)后纵韧带、黄韧带等后方韧带和软组织受牵伸。

4)前纵韧带等前方结构放松。

5)上下关节突关节面分离。

6）椎间盘纤维环前壁放松。

7）椎间盘纤维环后壁紧张。

8）椎间盘髓核向后移动。

9）椎间孔增大。

（2）伸展：

1）椎体前缘分开，后缘靠近。

2）剪切力减小。

3）后纵韧带、黄韧带等后方韧带和软组织放松。

4）前纵韧带等前方结构紧张。

5）上下关节突关节面靠近。

6）椎间盘纤维环前壁紧张。

7）椎间盘纤维环后壁放松。

8）椎间盘髓核向前移动。

9）椎间孔减小。

（3）旋转：

1）转向侧上下关节突关节靠近，对侧上下关节突关节分离。

2）同侧纤维环后侧方放松，对侧纤维环后侧方受牵伸。

3）髓核移向对侧。

3. 腰椎的解剖与生物力学　腰椎位于活动度较小的胸椎和骶骨之间，是躯干活动的中枢。腰椎共5节，椎体粗壮，横断面呈肾形，椎孔大，呈三角形。上下关节突关节的关节面呈矢状位。椎体之间的连接结构包括：椎间盘、前纵韧带、后纵韧带、黄韧带、棘上韧带、棘间韧带等。正常的腰曲凸向前。腰椎间盘很厚，可做较灵活的运动，但矢状位的关节突关节面限制了它的旋转运动。正常腰椎活动范围为：屈曲0°~50°，伸展0°~30°，侧屈0°~40°。

腰椎各个方向运动时的生物力学变化如下：

（1）屈曲：

1）椎体前缘靠近，后缘分开。

2）剪切力增大。

3）后纵韧带、黄韧带等后方韧带和软组织受牵拉。

4）前纵韧带等前方结构放松。

5）上下关节突关节面分离。

6）椎间盘纤维环前壁放松。

7）椎间盘纤维环后壁紧张。

8）椎间盘髓核向后移动。

9）椎间孔增大。

（2）伸展：

1）椎体前缘分开，后缘靠近。

2）剪切力减小。

3）后纵韧带、黄韧带等后方韧带和软组织放松。

4）前纵韧带等前方结构紧张。

5）上下关节突关节面靠近。
6）椎间盘纤维环前壁紧张。
7）椎间盘纤维环后壁放松。
8）椎间盘髓核向前移动。
9）椎间孔减小。
（3）侧屈：
1）转向侧上下关节突关节靠近，对侧上下关节突关节分离。
2）转向侧纤维环后侧方放松，对侧纤维环后侧方受牵伸。
3）髓核移向对侧。

第二节 诊断方法

麦肯基力学诊断治疗方法是从对患者的评定开始的。因为麦肯基方法仅适用于治疗机械性疼痛，而不适合治疗化学性疼痛。因此，在开始治疗之前进行恰当的评定，以确定疼痛的性质是非常重要的。麦肯基创立了独特的评测方法，其重点是在病史采集时详细了解疼痛的特点，在体格检查时仔细地评测脊柱的活动与疼痛的关系，从而确定疼痛的性质，决定是否应该应用麦肯基方法进行治疗。

麦肯基根据机械性疼痛产生的病因病理，将其分为三大综合征。通过麦肯基的评测方法，不仅需要确定疼痛是否是机械性的，还要确定是三大综合征的哪一类，才能决定治疗方案。

因此，在应用麦肯基力学诊断治疗方法时，正确的评测是治疗成功的关键。

一、病史采集

（一）一般资料

询问患者姓名、性别、年龄、职业、日常工作姿势、日常娱乐活动项目等，以了解患者日常活动对脊柱可能产生的不利影响，推测可能的诊断。

（二）现病史

重点询问疼痛的特点：疼痛的部位（包括目前的疼痛部位、发病时的疼痛部位、发病后疼痛部位是否变化）、此次发病的病程长短、发病原因、各个部位的疼痛是持续性的还是间歇性的、症状在一天中有无变化，症状变化与时间的关系（早晚变化规律）、症状变化与体位和活动的关系（卧位、坐位、站立位与行走时症状的变化）。根据以上资料，推断患者疼痛的性质是机械性的、化学性的还是创伤性的，初步判断该患者是否适用麦肯基方法，如果适用，应选择哪种治疗原则。

（三）既往史

了解患者既往颈肩臂或腰腿疼痛的发作情况，确定首次发病时间及原因，询问总发作次数，询问既往发病时的治疗方法及其疗效，询问此次发病是否与既往发作有不同。这些问题的了解对治疗方法的选择有一定的参考价值。

重点了解患者服用药物，尤其是止痛药的情况，询问患者近期有无手术创伤，有无不明原因的体重骤减,有无二便的明显变化,这些问题有助于排除麦肯基方法的禁忌证。

二、体格检查

(一) 姿势

在问诊时注意观察患者的坐位姿势,不良的坐姿是颈腰疼痛的重要原因。还应检查患者的站立姿势,并观察有无脊柱畸形存在。

(二) 运动范围

检查受累节段脊柱各个方向活动范围是否正常,在运动过程中是否有偏移。在评测时应充分考虑到正常活动范围存在着明显的个体差异,并询问患者此次发病之前的活动范围。运动范围的检查除了能够了解患者的活动情况,确定下一步运动试验是否进行及进行的程度以外,还能以此为基准,与运动试验之后和治疗后相比较,判定特定方向的运动对患者的作用。

(三) 运动试验

运动试验是麦肯基评定系统中最关键的部分,通过运动试验来确定患者的力学诊断。进行运动试验时,在每一个新的运动开始前,一定要明确患者当时症状的程度和部位,以当时的症状为基准,与运动后相比较,才能准确判定每个运动方向对症状的影响。

1. 术语介绍　用以下术语对运动试验后症状的变化进行描述:

(1)加重:运动中原有症状程度加重。

(2)减轻:运动中原有症状程度减轻。

(3)产生:运动前无症状,运动中出现症状。

(4)消失:运动中症状消失。

(5)向心化:运动中症状的部位向脊柱中心区变化。

(6)外周化:运动中症状的部位向肢体远端变化。

(7)变化:运动中原有症状的程度和部位无变化。

(8)好转维持:运动中发生了减轻、消失、向心化等现象,而且这些变化在运动后能够持续存在。

(9)好转不维持:运动中发生了减轻、消失、向心化等现象,但在运动后又恢复至运动前的基准。

(10)加重维持:运动中发生了加重、产生、外周化等现象,而且这些变化在运动后仍然持续存在。

(11)加重不维持:运动中发生了加重、产生、外周化等现象,但在运动后又恢复至运动前的基准。

2. 颈椎运动试验的顺序

(1)坐位前突。

(2)坐位反复前突。

(3)坐位后缩。

(4)坐位反复后缩。

(5)坐位后缩加伸展。

(6)坐位反复后缩加伸展。

(7)卧位后缩。
(8)卧位反复后缩。
(9)卧位后缩加伸展。
(10)卧位反复后缩加伸展。
(11)坐位侧屈。
(12)坐位反复侧屈。
(13)坐位旋转。
(14)坐位反复旋转。

3. 胸椎运动试验的顺序
(1)坐位屈曲。
(2)坐位反复屈曲。
(3)坐位伸展。
(4)坐位反复伸展。
(5)俯卧位伸展。
(6)俯卧位反复伸展。
(7)仰卧位伸展。
(8)仰卧位反复伸展。
(9)坐位旋转。
(10)坐位反复旋转。

4. 腰椎运动试验的顺序
(1)站立位屈曲。
(2)站立位反复屈曲。
(3)站立位伸展。
(4)站立位反复伸展。
(5)卧位屈曲。
(6)卧位反复屈曲。
(7)卧位伸展。
(8)卧位反复伸展。
(9)站立位侧方滑动。
(10)站立位反复侧方滑动。

(四)静态试验

对于多数患者,在进行运动试验时可以发现某个运动方向对患者的症状有影响,并根据运动试验的结果进行诊断和决定治疗方案。但如果各个方向的运动都不能影响患者的症状,需要进行静态试验。静态试验是让患者维持在受累脊柱节段某个方向的终点位置3分钟,观察患者的症状有无变化。

1. 颈椎静态试验
(1)前突体位。
(2)后缩体位。
(3)屈曲体位。

(4) 伸展体位。
2. 胸椎静态试验
(1) 屈曲位。
(2) 伸展位。
(3) 旋转位。
3. 腰椎静态试验
(1) 弓背坐姿。
(2) 挺直坐姿。
(3) 弓背站立。
(4) 挺直站立。
(5) 俯卧腰椎伸展位。
(6) 直腿坐位。

(五) 其他检查

为了明确诊断，必要时进行感觉、运动、反射等检查。在诊断不明确时，应对邻近关节进行检查，如髋关节、骶髂关节、肩胛、肩关节等，以明确是否存在四肢关节病变。

三、三大综合征

(一) 姿势综合征

患者年龄通常30岁以下，职业多为办公室工作，缺乏体育运动。其症状多局限，疼痛常在脊柱中线附近，不向四肢放射，疼痛为间歇性。患者可分别或同时有颈、胸和腰椎各部位的疼痛。体检无阳性体征，运动试验结果无变化，运动中无疼痛，仅于长时间的静态姿势后出现疼痛，活动后疼痛立即缓解。疼痛的原因是正常组织被长时间过度地牵拉。如果脊柱各节段在其活动范围的终点长时间静态承受负荷，则会引起软组织机械性变形，从而引起疼痛。长时间不良的坐姿和站姿易引起姿势综合征。

(二) 功能不良综合征

患者年龄通常30岁以上（创伤除外），发病原因多为长年不良姿势并缺乏体育运动，使得软组织弹性降低，长度适应性缩短；也有许多患者的发病原因为创伤后组织纤维化愈合过程中形成了短缩的瘢痕。疼痛的原因是短缩的组织受到过度牵拉。当患者试图进行全范围活动时，机械性地牵拉短缩的软组织而引起疼痛。疼痛为间歇性，多局限于脊柱中线附近，疼痛总是在活动范围终点发生，绝不在运动过程中出现。运动试验结果为在进行受限方向全范围活动时产生疼痛，加重不维持。当有神经根粘连时可出现肢体症状。

(三) 移位综合征

患者的年龄通常在20~55岁之间，患者多有不良坐姿，他们经常有突发的疼痛，即在几小时或1~2天内，可由完全正常的情况发展至严重的功能障碍。通常发病时无明显诱因。症状可能局限于脊柱中线附近，可能放射或牵涉至远端，症状为疼痛、感觉异常或麻木等。疼痛可为持续性，也可为间歇性。进行某些运动或维持某些体位时对症状有影响，使症状产生或消失，加重或减轻。疼痛的范围可以变化，疼痛的程度可以加重或减轻，疼痛可能跨越中线，例如从腰右侧发展至腰左侧。运动或体位引起的症状变化的结果是可以持续存在的。即运动试验结果为产生、加重、外周化、加重维持；或减轻、消失、向心化、好转维持。移位综合征中,尤其是严重的病例,可能出现运动功能明显丧失。在严重病例中常可见急性脊柱后凸畸形和侧弯畸形。

四、向心化现象

(一)向心化现象定义

在进行某个方向的脊柱运动后,脊柱单侧方或单侧肢体远端的脊柱源性的疼痛减轻,疼痛部位向脊柱中线方向移动的现象叫向心化现象。在侧方或远端的疼痛减轻时,脊柱中央部位的疼痛可能暂时加重。

(二)向心化现象出现的意义

向心化现象仅出现于移位综合征的病例,反复运动后减轻了移位的程度,症状随之减轻,且出现向心化现象,提示患者预后良好。

第三节 治疗原则

一、姿势综合征的治疗原则

无论颈椎姿势综合征、胸椎姿势综合征,还是腰椎姿势综合征都需要矫正姿势,以避免引起疼痛的应力。由于脊柱是一个整体,在矫正姿势时,不可能只矫正脊柱的某一个局部,而是要考虑整个脊柱。姿势的矫正必须在治疗师的指导下,由患者本人完成。没有患者的积极配合,就根本无法达到姿势矫正的效果。因此,患者对姿势矫正的意义的理解在治疗中至关重要。一定要让患者对不良姿势与疼痛的因果关系有切身的体验,并向患者讲解其疼痛产生的机理,使患者主动配合。用"牵拉手指"产生疼痛的例子给患者作解释,患者比较容易理解。

有必要向患者解释,在矫正坐姿的过程中可能会出现新的疼痛。新的疼痛通常位于腰部,只是调整姿势习惯的结果。当产生疼痛的结构不再受应力的影响时,由这个结构引起的疼痛消失了,但其它结构的张力增加,会暂时出现疼痛。由于对新姿势的不适应而产生的疼痛,一般5~6天可缓解。

(一)坐姿的矫正

在坐姿矫正时,首先让患者知道什么是正确的坐位姿势,然后指导患者如何长时间地保持正确的坐姿。

无论患者的症状在脊柱的哪个节段,在矫正坐姿时都需要从臀部开始,然后是腰部,最后是颈部。

用"弓背-过度伸展"的练习来指导患者学会正确的坐姿。让患者坐在无靠背的板凳上,腰部尽可能地弯曲,头颈部前突。这个位置是最坏的坐姿。然后让患者缓慢地坐高,即挺直腰部达到最大腰前凸度,头颈部尽量后缩,同时头顶向上,使头的位置恰在脊柱的正上方。这个位置是最好的坐姿。这个过程连续地有节律地进行,使患者反复从最坏的体位活动至最好的体位,同时体会身体各部位的相对位置和感觉。"弓背—过度伸展"的练习重复5~15次,每天3次。坚持练习3周,必要时练习更长时间,直至患者能够自动采取正确的坐姿。

最好的坐姿不是正确的坐姿,也不可能维持很久,因为有许多组织结构被完全牵拉,时间长后会出现疼痛。

正确的坐姿是:患者首先采取最好的坐姿,然后腰椎从最大前凸度放松10%,颈椎从最大后缩位放松10%。

当长时间坐位时,保持正确的坐姿很困难。正确坐姿的保持可依靠人的主动意识,但当人的注意力放在工作等其他事项上时,就不容易注意保持正确的坐姿。

在正确的坐姿中,腰椎的前凸度是很重要的,因此在工作时,可以使用有靠背的椅子,并在腰部使用腰椎靠枕来保持腰椎前凸度。这样,在工作中就可以持续保持正确的坐位姿势。腰椎靠枕的作用是保持腰椎处于良好的前凸位,但不是维持在前凸的极限位。腰椎靠枕应置于系皮带位置或略高,大约第3~4腰椎位置。腰椎靠枕不能太大,大的靠垫只是使整个脊柱前移数厘米,而没有维持腰椎前凸的作用。

当患者忽略了坐位姿势,产生了疼痛症状时,可以立即自己采取最好的坐姿并维持数分钟。用这个方法,不良坐姿引起的疼痛多能很快消失。

(二) 站姿矫正

常见站立放松姿势是:头颈部前突,胸部下陷,胸椎后移,屈曲呈字母C形,骨盆前移,腰椎处于过伸位。

指导患者达到正确站位姿势的方法:教患者头颈后缩,胸部尽可能抬高,胸椎前移,腹部肌肉缩紧,骨盆后倾。

(三) 卧姿指导

如果患者夜间无症状,且清晨睡醒时也无症状,则无须矫正卧位姿势。只有当疼痛在夜间反复发生,影响睡眠质量,或者每日睡醒时疼痛症状最重时,才需要关心卧位姿势和卧具。

卧姿的矫正要因人而异。人体的轮廓不是一条直线,而是曲线。颈腰部相对较细形成凹陷。卧姿矫正的原则是颈部和腰部在睡眠时要有良好的支撑。可用颈椎垫枕填充颈部的凹陷,用腰椎靠枕填充腰部的凹陷。

卧具选择提倡使用软硬适度的床垫。太硬的床具只能支撑人体轮廓曲线突出的部位,不能使人完全放松,人也得不到很好的休息。

二、功能不良综合征的治疗原则

(一) 姿势矫正

排除姿势因素引起的症状。

(二) 有效牵伸的原则

对短缩的组织进行牵伸,牵伸要有一定的力度,否则短缩的组织无法重塑牵长。有效牵伸力度的临床标准是:牵伸时一定要出现瞬间疼痛。有效的牵伸还需要一定的频度,建议的牵伸频度是每1~2小时1组,每组5~15次,每天10组。一般患者6~10周后有改善。活动度改善后可将治疗的频度逐渐降低为每天4组,最后降为每天2组并保持终生。当患者自我运动产生的力不足以牵伸短缩的组织时,需要增加治疗师的外力,即应用治疗师的治疗技术。一般需要患者自我治疗1周以后再决定是否增加治疗师的治疗技术。在应用治疗师的治疗技术时,一般每周2~3次,而同时要求患者仍需继续每天反复进行自我运动的治疗。

有规律地重复治疗是有效牵伸的重要因素。

(三)安全牵伸的原则

对短缩的组织进行牵伸,牵伸的力度不能引起微细损伤。安全牵伸的临床标准是,在牵伸中引起的疼痛在牵伸力去除后立即消失,一般要求10~20分钟以内必须消失。

三、移位综合征的治疗原则

(一)复位

根据移位的方向,选择脊柱反复单一方向的运动,反复运动产生复位力,将移位的髓核复位。后方移位时需要应用伸展方向的力复位,前方移位时需要应用屈曲方向的力复位,后侧方移位时需要应用侧方的力复位。

(二)复位的维持

在短时间内,避免与复位相反的脊柱运动,使复位得以维持。如后方移位的病例,通过伸展原则使移位复位,短时间内必须避免屈曲的运动,因为屈曲可能使后方移位复发。

(三)恢复功能

在症状消失后,逐渐尝试与复位时方向相反的脊柱运动,使各方向的脊柱运动范围保持正常,且不出现任何症状,防止功能不良综合征的发生。

(四)预防复发

通过姿势矫正、适度体育锻炼、日常生活活动正确姿势指导来防止复发,教育患者重视复发先兆,在症状初起时进行恰当的自我运动治疗,防止症状加重。

(五)力的升级

为了保证治疗的安全性,在开始选择治疗方向时,需使用较小的力,一旦出现了症状减轻或向心化现象,表明该方向是适合的治疗方向,则在必要时,逐渐增加该运动方向的力。一般情况,力的升级是从静态体位、患者自我运动开始,增加到患者自我过度加压、治疗师过度加压,其后再进行松动术、手法治疗,以确保治疗的安全性和有效性。

第四节 颈椎的治疗技术

一、坐位后缩(治疗技术1)

(一)坐位后缩基本动作

(1)起始位:患者高靠背椅坐位,腰背部有良好支撑使腰椎前凸。
(2)技术类型:患者自我运动。
(3)具体方法:患者头部尽可能地向后运动,达到最大范围,在终点停留瞬间后放松回到起始位。有节律地重复,争取每次重复时运动幅度能进一步增加。注意在运动过程中头部必须保持水平,双眼平视前方,脸朝前,既不低头也不仰头。(图8-4-1)

(二)力的升级

1. 坐位后缩自我加压

(1)起始位:同前。

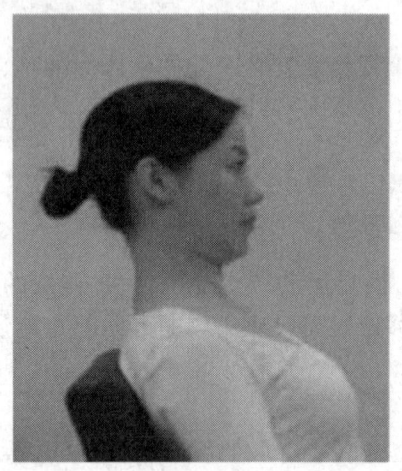

图 8-4-1 坐位后缩基本动作

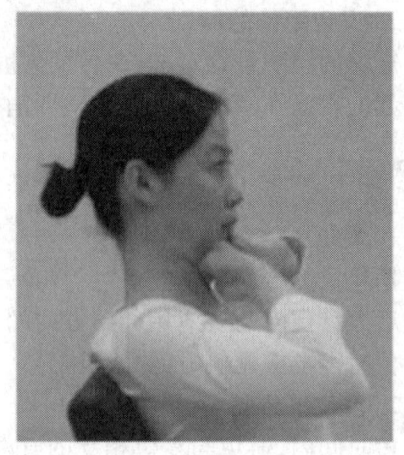

图 8-4-2 坐位后缩自我加压

（2）技术类型：患者自我运动。

（3）具体方法：患者先进行后缩运动，如前所述，在运动范围终点时让患者用单手或双手在颏部加压。（图 8-4-2）

2. 坐位后缩治疗师过度加压

（1）起始位：同前。治疗师站在患者身旁，一只手放在患者 T1~T2 椎体上保持躯干稳定，另一只手从患者的下颏处加压。

（2）技术类型：治疗师治疗技术。

（3）具体方法：患者进行后缩运动，达到运动范围终点时治疗师双手相向用力加压。（图 8-4-3）

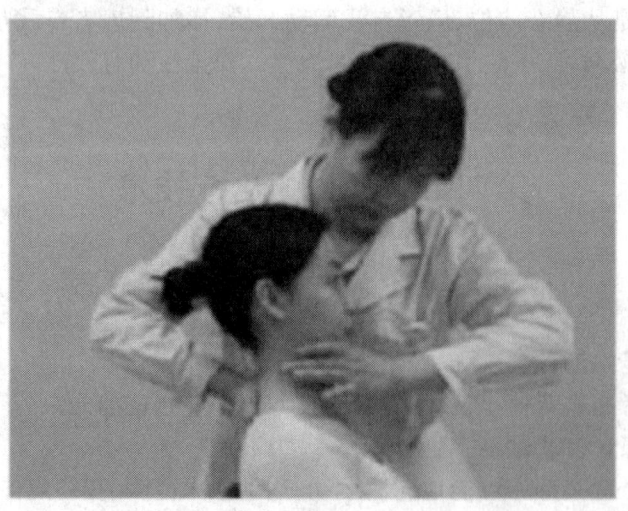

图 8-4-3 坐位后缩治疗师加压

二、坐位后缩加伸展（治疗技术 2）

（一）坐位后缩加伸展基本动作

（1）起始位：同治疗技术 1。

(2)技术类型:患者自我运动。

(3)具体方法:患者先进行后缩运动至最大范围,方法如治疗技术1中所述,从后缩位开始缓慢小心地进行头颈部全范围的伸展。在伸展终点停留1秒钟后,缓慢地回到起始位。有节律地重复。(图8-4-4)

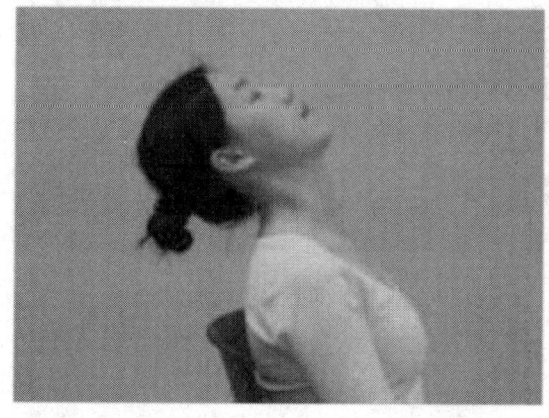

图8-4-4 坐位后缩加伸展

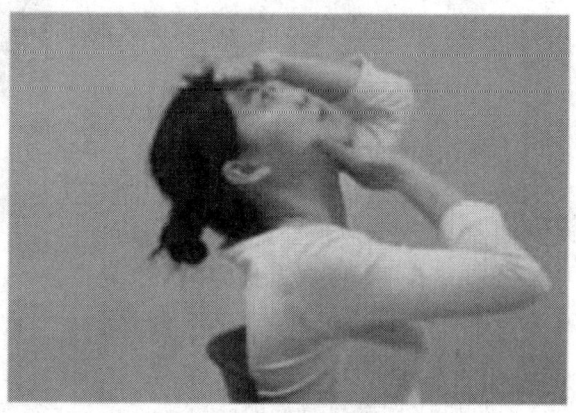

图8-4-5 坐位后缩伸展自我加压

(二)力的升级

坐位后缩伸展自我加压。

(1)起始位:同前。

(2)技术类型:患者自我运动。

(3)具体方法:在后缩加伸展至最大范围后,在伸展终点位进行小幅度的左右旋转4~5次,在旋转的过程中进一步加大头颈伸展幅度。(图8-4-5)

三、卧位后缩加伸展(治疗技术3)

(一)仰卧位后缩基本动作

(1)起始位:患者去枕仰卧位,急性期时可能需要1~2个枕头垫在头颈部。

(2)技术类型:患者自我运动。

(3)具体方法:患者用枕部和下颌部同时尽量下压,达到后缩的效果,至后缩终点位后放松,回到起始位。重复数次后如果症状没有加重或外周化,继续下述运动。(图8-4-6)

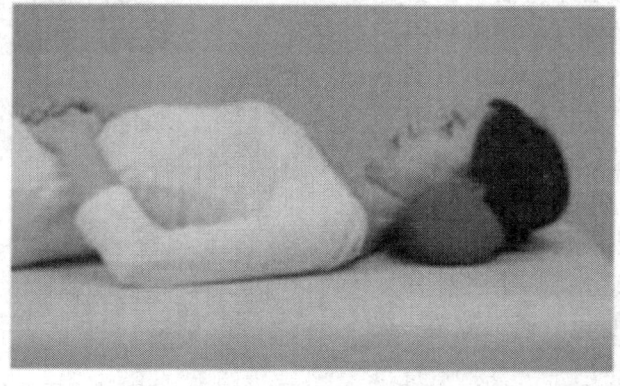

图8-4-6 仰卧位后缩

(二)仰卧位后缩加伸展

(1)起始位:从仰卧位起,让患者将一只手放置枕后,保持仰卧姿势朝头侧移动,使得头颈和肩部移至治疗床以外悬空,治疗床的边缘在患者第3或第4胸椎处。

(2)技术类型:患者自我运动。

(3)具体方法:患者先进行充分后缩运动,在最大后缩位将支撑手放开,进行头后仰,让头尽量放松地悬在床头旁。1秒钟后,患者用手将头被动地回复至起始位。有节律地重复5~6次。(图8-4-7)

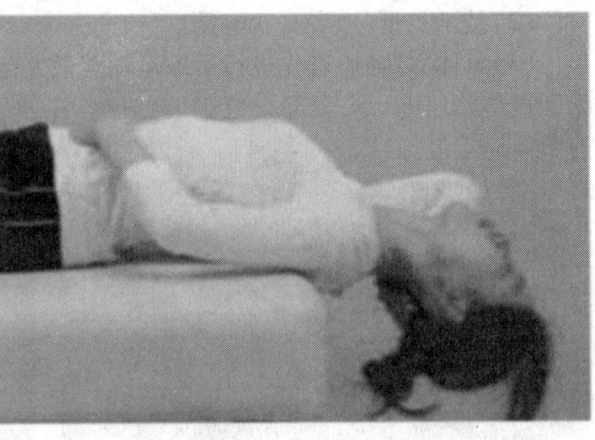

图8-4-7 仰卧位后缩加伸展

(三)力的升级

仰卧位伸展自我加压。

(1)起始位:同上。

(2)技术类型:患者自我运动。

(3)具体方法:后缩和伸展方法同前,在伸展的终点位进行小幅度的左右旋转4~5次,在旋转过程中,鼓励患者尽量增大伸展幅度。动作完成后回复至起始位。后缩加伸展加终点位旋转整个过程重复5~6次。

四、手法牵引下后缩加伸展和旋转(治疗技术4)

应用此治疗技术之前,一定要排除创伤或其他原因造成的骨折、韧带损伤等病理变化,一定要首先进行运动试验,以确保应用此治疗技术的安全性。

(1)起始位:患者仰卧位,头颈部在治疗床之外如仰卧位伸展时的体位。治疗师支托患者的头颈部,一只手托在患者的枕部,拇指和其余4指分开,另一只手置于患者下颌。

(2)技术类型:治疗师治疗技术。

(3)具体方法:治疗师双手在支托患者头颈部的同时,轻柔持续地施加牵引力。在维持牵引力的基础上,让患者进行后缩和伸展运动。在整个过程中患者一定要保持放松。在伸展的终点位,将牵引力缓慢地减小,但不完全松开,然后同治疗技术2和治疗技术3一样增加旋转。治疗师应在保持很小的牵引力的同时,小幅度地旋转患者的头部4~5次,以达到更大的伸展角度。治疗师的操作应该轻柔而缓慢,整个过程密切注意患者症状的变化。通常重复5~6次。(图8-4-8)

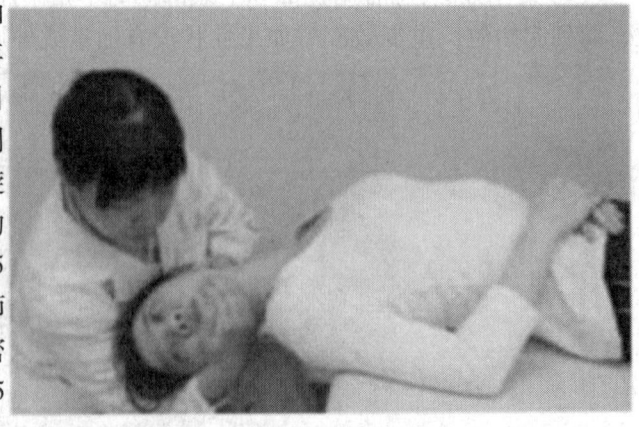

图8-4-8 手法牵引下后缩加伸展和旋转

五、伸展松动术（治疗技术5）

(1) 起始位：患者俯卧位，双上肢置于体侧。上胸部放置一个枕头，枕头尽量向头侧放。治疗师站在患者身旁。

(2) 技术类型：治疗师治疗技术。

(3) 具体方法：治疗师双拇指置于应治疗节段的棘突两旁，有节律地双侧对称地加压和放松。加压时要达到活动范围的终点，在终点维持该压力瞬间后放松，但放松时治疗师的手仍保持与患者皮肤的接触。重复5~15次，力度可逐渐增加，最终达到全范围。（图8-4-9）

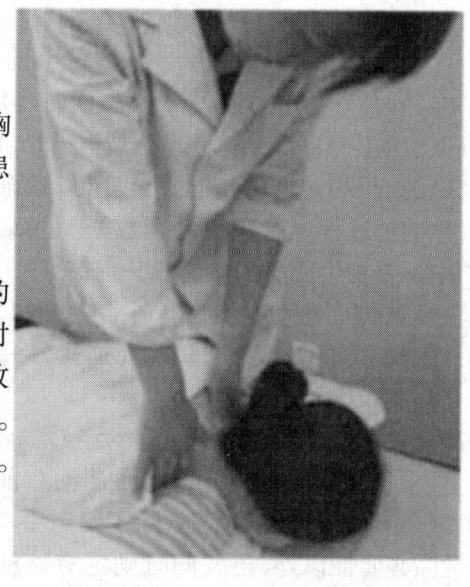

图8-4-9 伸展松动术

六、后缩加侧屈（治疗技术6）

（一）后缩加侧屈基本动作

(1) 起始位：患者高靠背椅坐位，腰背部有良好支撑使腰椎前凸。

(2) 技术类型：患者自我运动。

(3) 具体方法：患者先进行后缩，方法同治疗技术1，在后缩的基础上进行头侧屈运动。在侧屈终点停留1秒钟后回复至起始位。重复5~15次。

（二）力的升级

侧屈自我过度加压。

(1) 起始位：患者高靠背椅坐位，腰背部有良好支撑使腰椎前凸，一只手抓住椅子以固定躯干，另一只手越过头顶置于对侧耳旁。

(2) 技术类型：患者自我运动。

(3) 具体方法：患者先进行后缩加侧屈，在侧屈达终点位用头上的手加压侧屈，尽可能至最大范围并停留1秒钟后回复至起始位。重复5~15次。进行该运动时需注意不要有旋转动作。（图8-4-10）

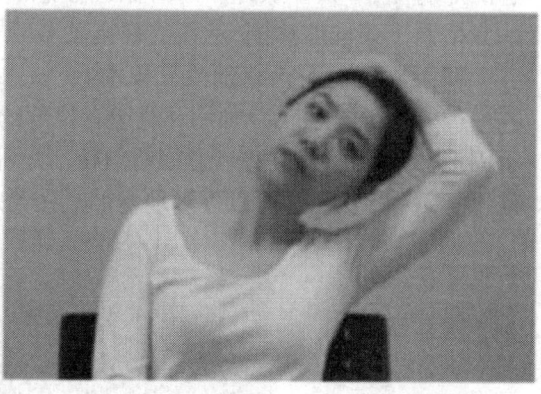

图8-4-10 后缩加侧屈并自我加压

七、侧屈松动术和手法（治疗技术7）

（一）坐位侧屈松动术

1. 坐位侧屈松动术基本动作

(1) 起始位：患者高靠背椅坐位，腰背部有良好支撑使腰椎前凸，双手相握放在大腿上。治疗师站在患者身后，一只手放在疼痛侧颈根部，拇指指尖位于棘突旁用以固定患者的颈椎，另一只手置于疼痛对侧的耳部用于加压。

(2) 技术类型：治疗师治疗技术。

(3) 具体方法：治疗师一只手固定患者的颈椎，另一只手用力使得患者头颈向疼痛侧侧屈，终点位加压，随后回复至起始位。有节律地重复 5～15 次，根据患者的情况，力度可以逐渐增加。在治疗的全过程患者应该完全放松。注意在侧屈过程中不要发生明显的旋转和头前突。1 周左右进行 2～3 次侧屈松动术治疗。(图 8-4-11)

2. 力的升级　坐位侧屈加猛力手法。

(1) 起始位：同松动术。

(2) 技术类型：治疗师治疗技术。

(3) 具体方法：先进行手法治疗前的安全性测试。应用伸展松动术时，除了判定手法治疗的安全性、必要性以外，还要同时确定应该施加手法的节段。在伸展松动术之后，治疗师过度加压的手在患者侧屈的终点位沿侧屈方向施加一次瞬间、小幅度、快速的猛力。在治疗的全过程患者应该完全放松。

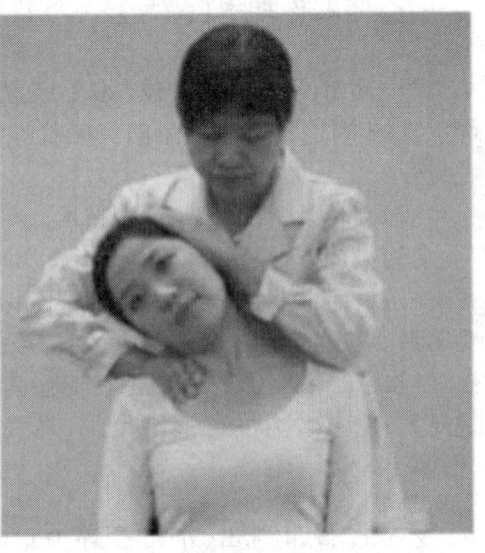

图 8-4-11　坐位侧屈松动术

(二) 仰卧位侧屈松动术

1. 仰卧位侧屈松动术基本动作

(1) 起始位：患者放松平卧在床上，头颈部悬在床头以外，由治疗师支托。治疗师站在患者的疼痛侧，一只手从疼痛的对侧握住患者的下颌，其前臂环绕在患者的枕部用以支托，另一只手置于颈椎疼痛侧，示指的掌指关节顶在应治疗节段棘突的侧方。

(2) 技术类型：治疗师治疗技术。

(3) 具体方法：治疗师用环绕患者枕部的上肢将患者头颈向疼痛侧侧屈，用位于棘突旁的手固定患者的颈椎，在患者侧屈终点位治疗师双手用力加压，随后放松回复至起始位。有节律地重复 5～15 次。力可以逐渐地增加。在治疗的全过程患者应该完全放松。(图 8-4-12)

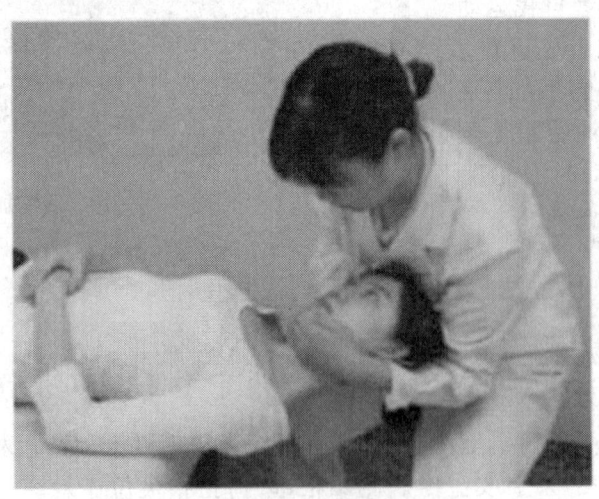

图 8-4-12　仰卧位侧屈松动术

2. 力的升级　仰卧位侧屈加猛力手法。
(1)起始位:同仰卧位侧屈松动术。
(2)技术类型:治疗师治疗技术。
(3)具体方法:先进行仰卧位松动术测试,然后在患者侧屈终点位,治疗师用环绕患者枕部的上肢固定患者头颈部,用棘突旁的示指掌指关节施加一次瞬间、小幅度、快速的猛力。在治疗的全过程患者应该完全放松。

八、后缩加旋转(治疗技术8)

1. 后缩加旋转基本动作
(1)起始位:患者高靠背椅坐位,腰背部有良好支撑使腰椎前凸。
(2)技术类型:患者自我运动。
(3)具体方法:患者先做后缩动作,在后缩的基础上转向疼痛侧,旋转过程中注意保持后缩。在后缩旋转的终点位停留1秒钟后回复至起始位。整个过程重复10~15次。
2. 力的升级　旋转自我加压。
(1)起始位:患者高靠背椅坐位,腰背部有良好支撑使腰椎前凸,非疼痛侧手置于脑后,手指达到疼痛侧耳部,疼痛侧手置于下颏。
(2)技术类型:患者自我运动。
(3)具体方法:患者后缩并旋转,在后缩旋转终点位双手施加旋转力,1秒钟后回复至起始位。重复5~15次。(图8-4-13)

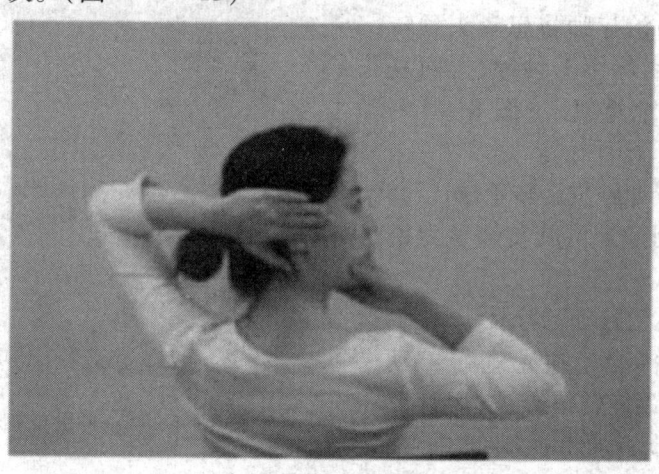

图8-4-13　后缩加旋转自我加压

九、旋转松动术和手法(治疗技术9)

(一)坐位旋转松动术

1. 坐位旋转松动术基本动作
(1)起始位:患者高靠背椅坐位,腰背部有良好支撑使腰椎前凸,双手握持放在大腿上。治疗师站在患者身后,一只手放在患者非疼痛侧的肩上,四指在肩前,拇指在应治疗节段的棘突旁,另一上肢环绕患者头面部,手的小指侧位于患者的枕骨粗隆下。

(2)技术类型:治疗师治疗技术。

(3)具体方法:患者向疼痛侧旋转头部至终点位,治疗师用环绕患者头部的上肢轻轻地施加牵引力,并同时施加旋转力,用棘突旁的拇指固定并施加反作用力,然后回复至起始位。有节律地重复5~15次。(图8-4-14)

2. 力的升级　坐位旋转加猛力手法。

(1)起始位:同坐位旋转松动术。

(2)技术类型:治疗师治疗技术。

(3)具体方法:在旋转松动术确定安全性和治疗节段之后应用。在患者头颈旋转终点位,治疗师用固定患者颈椎的拇指在棘突旁施加一次瞬间、小幅度、快速的猛力。在治疗的全过程患者应该完全放松。

(二)仰卧位旋转松动术

1. 仰卧位旋转松动术基本动作

(1)起始位:患者仰卧在治疗床上,头颈部在床头以外由治疗师支托。治疗师一前臂支托患者的枕部,手握持患者的下颏,另一只手在患者非疼痛侧的颈部,示指的掌指关节位于疼痛侧的棘突旁。

(2)技术类型:治疗师治疗技术。

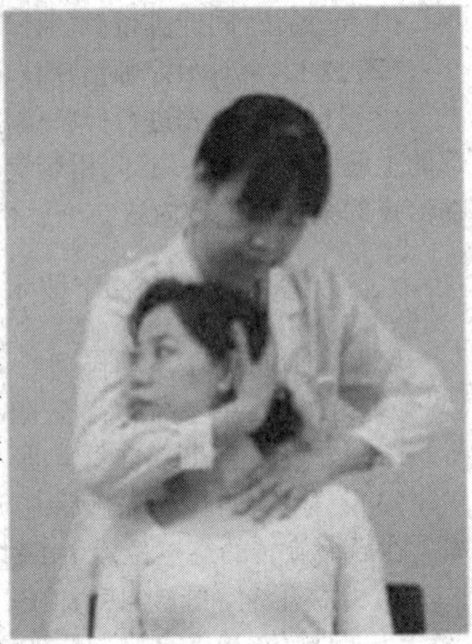

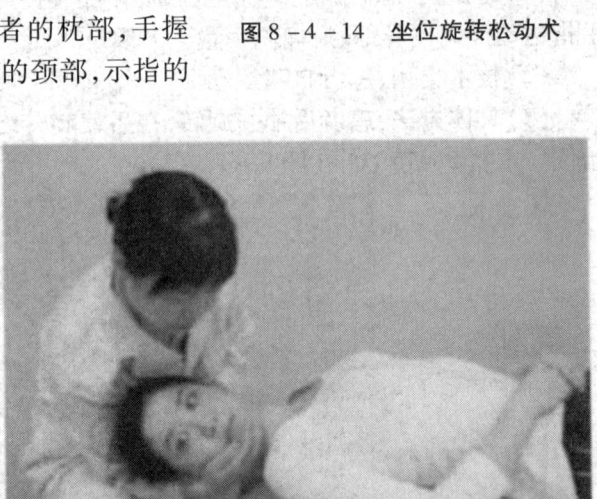

图8-4-14　坐位旋转松动术

(3)具体方法:治疗师将患者头颈转向疼痛侧,至终点后停留1秒钟,再回复至起始位,有节律地重复。(图8-4-15)

2. 力的升级　仰卧位旋转手法。

(1)起始位:同仰卧位旋转加猛力松动术。

(2)技术类型:治疗师治疗技术。

(3)具体方法:治疗师先进行松动术,然后在患者头颈旋转终点位,用棘突旁的示指掌指关节施加1次瞬间、小幅度、快速的猛力。在治疗的全过程患者应该完全放松。

图8-4-15　仰卧位旋转松动术

十、屈曲颈椎(治疗技术10)

1. 屈曲颈椎基本动作

(1)起始位:患者放松坐位。

(2)技术类型:患者自我运动。

(3)具体方法:患者主动低头至下颏接近胸骨,然后回复至起始位,有节律地重复5~15次。

2. 力的升级　屈曲自我过度加压。

(1)起始位:患者放松坐位,双手十指交叉置于颈后。
(2)技术类型:患者自我运动。
(3)具体方法:患者尽量低头至屈曲颈椎终点位后,双手加压1秒钟,然后回复至起始位。重复5~15次。(图8-4-16)

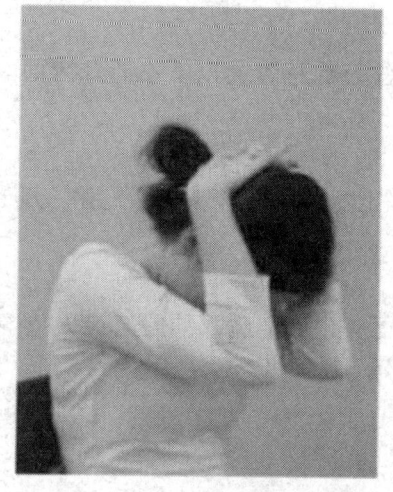

图8-4-16 屈曲自我加压

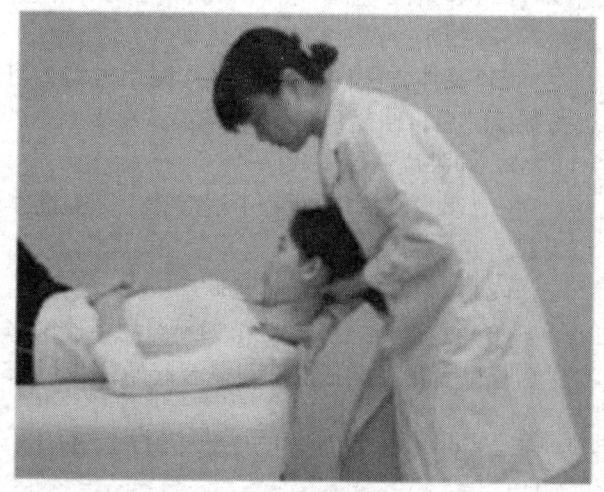

图8-4-17 屈曲松动术

十一、屈曲松动术(治疗技术11)

(1)起始位:患者仰卧,头悬于床头以外,治疗师站在患者头侧,用一只手手掌支托患者枕部,拇指与其余4指分别在寰枢椎两侧,另一只手从支托手的下方穿过,手掌向下固定对侧的肩关节。
(2)技术类型:治疗师治疗技术。
(3)具体方法:治疗师用支托患者枕部的手用力屈曲患者头颈部,同时用固定肩部的手施加相反的对抗力,使得颈椎处于最大屈曲位,然后回复至起始位,有节律地重复5~15次。(图8-4-17)

第五节 胸椎的治疗技术

一、直坐屈曲(治疗技术1)

(1)起始位:患者坐直,双手交叉置于颈后。
(2)技术类型:患者自我运动。
(3)具体方法:患者尽可能地弓背屈曲,同时用交叉的双手加压。在弓背屈曲时,从中颈椎至骶椎,整个脊柱处于屈曲位。一旦达到最大屈曲位,立即回复至直立坐位。重复5~15次。

二、卧位伸展(治疗技术2)

1. 俯卧位伸展

(1)起始位:患者俯卧,双手掌心朝下,置于肩下。

(2)技术类型:患者自我运动。

(3)具体方法:患者双上肢同时用力将上身撑起,注意保持骨盆以下不离开床面。上半身被撑起后再回复到起始位,重复5~15次。

2. 仰卧位伸展

(1)起始位:患者仰卧于治疗床上,T4椎体水平以上身体悬于床头以外,用一只手支托头部。

(2)技术类型:患者自我运动。

(3)具体方法:患者支托头颈部的手逐渐降低,使得头颈和上胸部伸展至最大范围,1秒钟后让患者用手支托枕部回复至起始位,重复5~15次。

三、伸展松动术和手法(治疗技术3)

1. 伸展松动术基本动作

(1)起始位:患者俯卧位,头转向一侧,双上肢置于体侧。治疗师站在患者身旁,双上肢交叉,双手掌根部放置于相应节段的两侧横突位置。

(2)技术类型:治疗师治疗技术。

(3)具体方法:治疗师双上肢均匀对称地用力,然后慢慢地放松,放松时治疗师双手与患者的皮肤仍保持接触。有节律地重复5~15次,每一次较前一次略增加力度,根据患者的耐受性和疼痛的变化调整力度。需要时可以在相邻节段进行松动术。

2. 力的升级 伸展加猛力手法。

(1)起始位:患者与治疗师的体位同前。

(2)技术类型:治疗师治疗技术。

(3)具体方法:必须首先进行松动术并评测其效果。治疗师双手掌根置于应治疗节段的两侧横突上,双上肢伸直,用力将脊柱活动至最大伸展位时,施加一次瞬间、小幅度、快速的猛力,随后立即松开。

四、直坐旋转(治疗技术4)

(1)起始位:患者挺直坐位,双手十指相勾置于颏下,双手和双肘抬至与胸同高。

(2)技术类型:患者自我运动。

(3)具体方法:患者向疼痛侧旋转身体直至最大旋转角度,然后回复至起始位。有节律地重复5~15次,力度逐渐增大,仿佛用肘撞击身后的物体。(图8-5-1)

五、伸展位旋转松动术和手法(治疗技术5)

1. 伸展位旋转松动术

(1)起始位:患者俯卧于治疗床上,头转向一侧,双上肢置于体侧。治疗师站在患者身旁,双上肢交叉,双手掌根置于相应节段的两侧横突。

(2)技术类型:治疗师治疗技术。

(3)具体方法:治疗师通过一只手掌根向受累节段的一侧横突加压,然后缓慢轻轻地松开,在松开压力的同时,治疗师的另一只手向对侧横突加压。重复这个动作,造成交替的旋转。每一次加压都较上一次略强,力度根据患者的耐受性和疼痛的变化来确定。重复10~15次后,根据患者的反应应该能够确定哪一侧加压可使症状减轻和向心化,提示进一步进行松动术或手法治疗的位置。

2. 力的升级　伸展位旋转加猛力手法。

(1)起始位:患者与治疗师的体位同前。

(2)技术类型:治疗师治疗技术。

(3)具体方法:在进行手法治疗前,必须先进行旋转松动术并评测患者的反应。以疼痛的减轻和向心化作为标准,来确定治疗的节段、治疗的方向。治疗师一只手置于相应节段的一侧横突上,另一只手叠加其上,双上肢共同用力使得脊柱向伸展方向活动,直至最大幅度,在这个位置施加一次瞬间、小幅度、快速的猛力,随后立即松开。

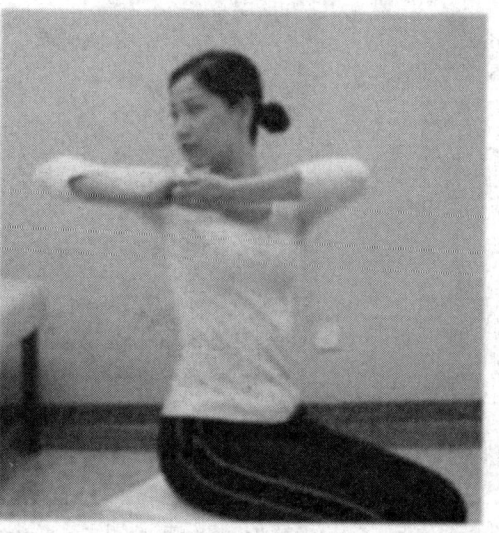

图8-5-1　直坐旋转

第六节　腰椎的治疗技术

一、俯卧位放松(治疗技术1)

(1)起始位:患者俯卧位,头转向一侧,双上肢置于体侧。

(2)技术类型:持续体位。

(3)具体方法:患者全身放松,静止5~10分钟。

二、俯卧位伸展(治疗技术2)

(1)起始位:患者俯卧位,头转向一侧,双上肢置于体侧。

(2)技术类型:持续体位。

(3)具体方法:患者从俯卧位开始,用双肘和前臂支撑将上半身抬起,骨盆和大腿不离开床面,维持5~10分钟。注意让腰部有意下沉。(图8-6-1)

三、俯卧位重复伸展(治疗技术3)

(1)起始位:患者俯卧位,双手掌心朝下置于肩下。

(2)技术类型:患者自我运动。

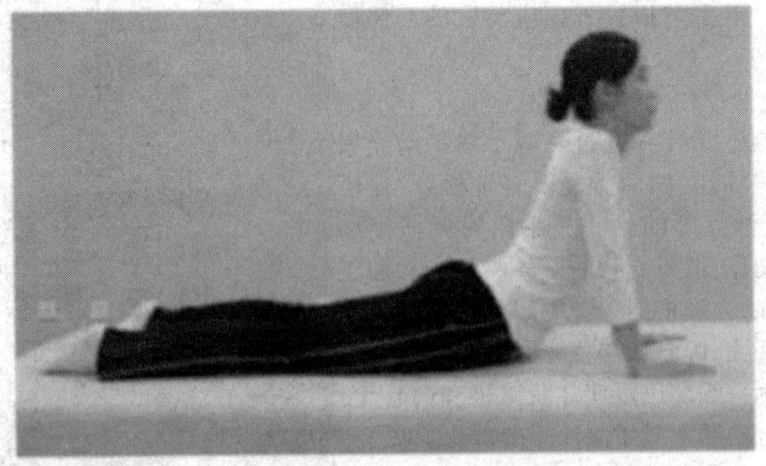

图8-6-1 俯卧伸展位

(3)具体方法:患者用力伸直双上肢将上半身撑起,骨盆以下放松下沉,然后双肘屈曲,上半身降下至起始位,重复10次。第1次和第2次撑起时需非常小心,逐渐增大幅度,直至最后一次达到最大伸展范围。第1组完成后有效,可进行第2组,力度可加大,最后2~3次在终点位维持数秒。

四、俯卧位伸展加压(治疗技术4)

(1)起始位:患者俯卧位,双手掌心朝下置于肩下。用一条安全带固定在需要伸展的腰椎节段之下,用于防止骨盆和腰椎离开床面。

(2)技术类型:患者自我运动。

(3)具体方法:患者的运动方式同治疗技术3,但在伸展时由于安全带固定增加了外力,增大了腰椎伸展角度。也可以用其他外力达到同样的效果,如很小的孩子的体重。

五、俯卧位持续伸展(治疗技术5)

(1)起始位:患者俯卧位,治疗床可调节角度。

(2)技术类型:持续体位。

(3)具体方法:将治疗床的头侧缓慢地抬起,大约5~10分钟抬起3~5cm。一旦达到最大伸展角度,维持在该体位2~10分钟,持续时间根据患者的具体情况调整。治疗结束时,需要缓慢地降低床头,一般需要2~3分钟回复到水平位。

六、站立位伸展(治疗技术6)

(1)起始位:患者站立位,双足分开约30cm,双手支撑腰部,手指朝后。

(2)技术类型:患者自我运动。

(3)具体方法:患者尽量向后弯曲躯干,用双手作为支点,达到最大伸展范围后回复至起始位。动作重复10次。

七、伸展松动术(治疗技术7)

(1)起始位:患者俯卧位,头转向一侧,双上肢置于体侧,全身放松。治疗师站在患者身旁,双上肢交叉,双手掌根置于应治疗的腰椎节段的两侧横突上。

(2)技术类型:治疗师治疗技术。

(3)具体方法:治疗师双上肢同时对称地施加柔和的压力,随后立即松开,松开时治疗师的双手仍保持与患者腰部皮肤的接触。有节律地重复10次,每一次较前一次力度逐渐增加,并注意患者的感觉变化。同样的治疗技术可以应用于相邻的节段。(图8-6-2)

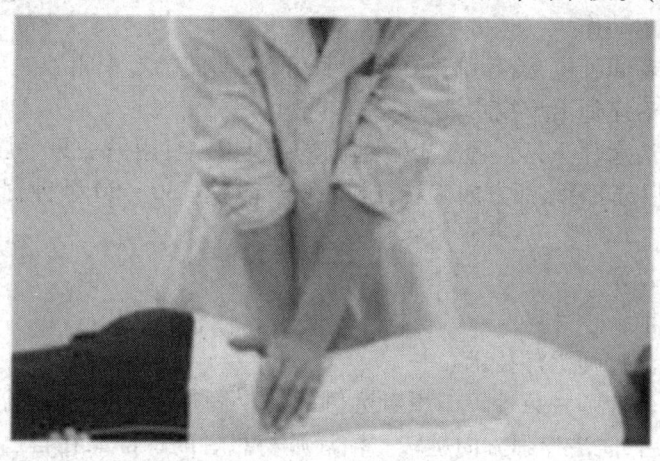

图8-6-2 伸展松动术

八、伸展松动加猛力手法(治疗技术8)

(1)起始位:患者俯卧位,头转向一侧,双上肢置于体侧,全身放松。治疗师站在患者身旁,双上肢交叉,双手掌根置于应治疗腰椎节段的两侧横突上。

(2)技术类型:治疗师治疗技术。

(3)具体方法:在此手法治疗之前,必须先进行伸展松动术,并同时观察患者的反应,以确保手法实施的安全性。治疗师调整双手与患者脊柱之间的角度,上身前倾,双肘伸直,缓慢地加压直至脊柱紧张,在此终点位施加一次瞬间、小幅度、快速的猛力,随后立即松开。

九、伸展位旋转松动术(治疗技术9)

(1)起始位:患者俯卧位,头转向一侧,双上肢置于体侧,全身放松。治疗师站在患者身旁,双上肢交叉,双手掌根置于应治疗腰椎节段的两侧横突上。

(2)技术类型:治疗师治疗技术。

(3)具体方法:治疗师双上肢交替用力加压,产生摇摆的效果,重复10次,必要时在临近节段重复。

十、伸展位旋转松动加猛力手法(治疗技术10)

(1)起始位:患者俯卧位,头转向一侧,双上肢置于体侧,全身放松。治疗师站在患者身旁,一只手掌根置于应治疗腰椎节段的一侧横突上,另一只手叠加于其上。

(2)技术类型:治疗师治疗技术。

(3)具体方法:在应用此手法之前,一定先进行旋转松动术,由此既确保安全性,又能根据患者症状的变化决定治疗的位置。治疗师调整双手与患者脊柱之间的角度,上身前倾,双肘伸直,缓慢地加压直至脊柱紧张,在此终点位施加一次瞬间、小幅度、快速的猛力,随后立即松开。

十一、侧屈旋转手法(治疗技术11)

1. 侧屈旋转基本动作

(1)起始位:患者仰卧位,治疗师站在患者身旁,面朝向患者头侧。

(2)技术类型:治疗师治疗技术。

(3)具体方法:治疗师一只手置于患者远侧的肩上固定,用另一只手屈曲患者的双侧髋膝关节至一定角度后,向治疗师方向旋转,维持在这个体位30~50秒钟,此时患者的腰部处于侧屈加旋转的位置。

2. 侧屈旋转松动术

(1)起始位:同前。

(2)技术类型:治疗师治疗技术。

(3)具体方法:治疗师一只手置于患者远侧的肩上固定,用另一只手屈曲患者的双侧髋膝关节至一定角度后,向治疗师方向旋转。治疗师将患者的踝部靠在自己的大腿上,用力将患者的膝关节下压,立即放松,反复有节律地重复10次。(图8-6-3)

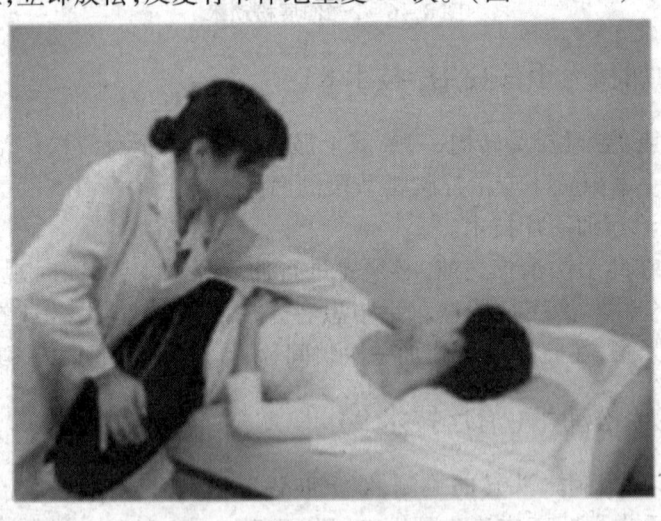

图8-6-3 屈曲位旋转松动术

十二、侧屈旋转加猛力手法(治疗技术12)

(1)起始位:同治疗技术11。

(2)技术类型:治疗师治疗技术。

(3)具体方法:必须首先进行治疗技术11以确保手法治疗的安全性。多数移位的患者选择腰椎旋转向健侧,即双下肢旋转向患侧。功能不良综合征的患者治疗时选择受限的方向。治疗师将患者下肢侧屈并旋转至最大幅度后,在终点位施加一次瞬间、小幅度、快速的猛力,然后立即放松。

十三、卧位屈曲(治疗技术13)

(1)起始位:患者仰卧位,双足底接触床面,双髋膝关节屈曲约45°。
(2)技术类型:患者自我运动。
(3)具体方法:指导患者用双手带动双膝向胸部运动,达到运动终点时,双手用力下压,随后放松,双足回复至起始位。重复10次,前两次需小心进行,最后两次需达到最大屈曲范围。

十四、站立位屈曲(治疗技术14)

(1)起始位:患者站立位,双足分开大约30cm,双膝伸直。
(2)技术类型:患者自我运动。
(3)具体方法:患者向前弯腰,双手沿大腿前方下滑,以提供必要的支撑,并可作为测量的依据。达到最大屈曲范围后回复至起始位。有节律地重复10次,起初要轻柔小心。

十五、抬腿站立位屈曲(治疗技术15)

(1)起始位:患者站立位,一侧下肢站在地面上主要负重,另一侧下肢放在凳子上,使得髋膝关节大约屈曲90°。
(2)技术类型:患者自我运动。
(3)具体方法:保持负重的下肢膝关节伸直,指导患者上身前倾,使得同侧肩部尽量靠近已经抬起的膝部。如果有可能,肩部可以低于膝部。患者可以通过牵拉抬起的踝部进一步加压。达到最大屈曲范围后回复至起始位。重复6~10次。每次屈曲后一定要回复至直立位。

十六、侧方偏移的手法矫正(治疗技术16)

(1)起始位:患者站立位,双足分开大约30cm。
(2)技术类型:治疗师治疗技术。
(3)具体方法:治疗师站在患者偏移侧,将患者该侧的肘关节屈曲靠在胸侧壁上。治疗师用双上肢环绕患者躯干,双手交叉置于患者骨盆边缘,用肩部抵住患者屈曲的肘关节,前推患者的胸壁,同时双手回拉患者的骨盆。作用于患者躯干上下的对抗力使得脊柱侧弯畸形减轻,如果有可能,可以轻度过度矫正。第1次用力时一定要轻柔,并且是瞬间用力。在评测患者对该治疗技术的反应后决定是否应用。有节律地重复10~15次,当过度矫正时患者的疼痛明显减轻并向心化,或对侧出现疼痛。如果没有出现症状减轻,可尝试持续用力。(图8-6-4)

十七、侧方偏移的自我矫正(治疗技术17)

(1)起始位:治疗师与患者面对面站立,治疗师一只手置于患者偏斜侧的肩,另一只手置于对侧的髂嵴。

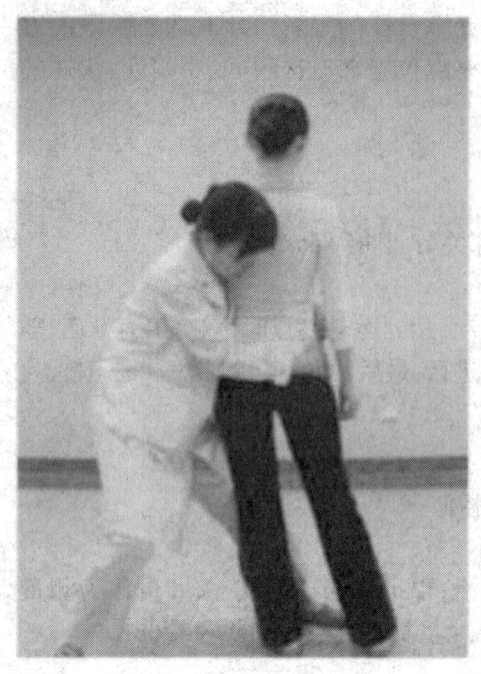

图8-6-4 侧方偏移手法矫正

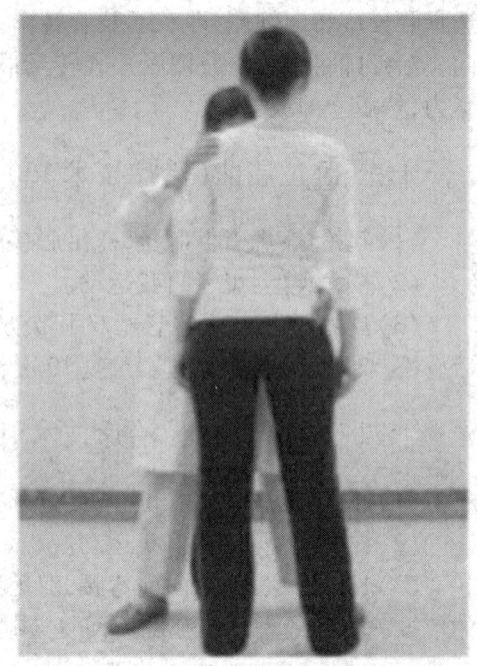

图8-6-5 侧方偏移自我矫正

(2) 技术类型:患者自我运动。

(3) 具体方法:先由治疗师用力矫正侧方偏移。方法为治疗师双手相向用力挤压患者进行侧方偏移的矫正,注意保持患者双肩与地面平行,双足跟不离地,双膝关节伸直。在过度矫正位置停留1~2分钟很有必要。侧方偏移矫正后应立即进行伸展活动。在治疗师的帮助下,患者能学会骨盆的侧方移动来进行自我侧方偏移的矫正。(图8-6-5)

第七节 麦肯基方法的禁忌证

应用麦肯基方法对患者进行治疗的关键是诊断。当患者第一次就诊时,首先要用麦肯基评测方法详细了解患者的现病史、疼痛特点、既往史、手术外伤史等,然后根据患者的耐受情况,对患者进行各个方向的运动试验及其他检查,得出初步诊断。如果初步诊断为三大力学综合征其中之一,可以应用麦肯基方法治疗;如果初步诊断不符合力学综合征,患者临床表现不典型,需要进一步检查以明确诊断。所以在临床应用时,只要正确地使用麦肯基评测方法,就不会错误地应用麦肯基治疗方法,而给患者造成危害。以下列举一些麦肯基方法的绝对禁忌证和相对禁忌证。如果患者为绝对禁忌证其中之一,不应对该患者进行力学评测;如果患者尚未明确诊断出严重的病理变化,在进行力学评测时其症状变化不符合力学特征,可及时进一步检查;如果患者有相对禁忌证其中之一,在评测过程中需格外小心,在试图应用力学治疗方法时,特别需要注意力的大小并格外关注患者的症状在力的作用下的变化。

一、绝对禁忌证

1. 原发或继发恶性肿瘤。

2. 各种感染。
3. 疾病炎症活动期。
4. 中枢神经受累(脊髓受压体征,马尾病灶等)。
5. 严重骨骼疾病。
6. 骨折、脱位和韧带撕裂等骨关节肌肉系统不稳定因素。
7. 血管性疾病。
8. 糖尿病晚期。

二、相对禁忌证

1. 轻至中度骨质疏松,无并发症。
2. 结构性/先天性疾病。
3. 炎症性疾病非活动期。
4. 韧带松弛。
5. 妊娠,尤其最后2个月。
6. 骨关节炎晚期或多节段性。
7. 精神性或行为性疾病。
8. 既往腹部或胸部手术。
9. 服抗凝药或长期口服激素。
10. 近期重大创伤后。
11. 近期手术后。
12. 服用止痛药后在止痛效应期内。
13. 严重疼痛,不能活动。

(顾 新 李玉明)

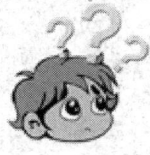

思考题

1. 如何指导患者掌握最好的姿势及保持正确的姿势?
2. 阐述机械性疼痛的特点,用简单的方法向患者演示机械性疼痛的发生过程。
3. 颈椎、胸椎和腰椎向各方向运动时,椎间盘髓核移动的方向。
4. 向心化现象的含义,移位综合征的治疗原则。
5. 麦肯基方法的技术特点。

参考文献

1. McKenzie R, May S. The Lumbar Spine Mechanical Diagnosis & Therapy. Volume One. Waikanae: Spinal Publications New Zealand Ltd.,2003
2. McKeinzie R, May S. The Lumbar Spine Mechanical Diagnosis & Therapy. Volume Two. Waikanae: Spinal Publications New Zealand Ltd.,2003
3. McKenzie RA. The Cervical And Thoracic Spine Mechanical Diagnosis And Therapy. Waikanae: Spinal

Publications New Zealand Ltd. , 1990

4. McKenzie R, May S. The Human Extremities Mechanical Diagnosis & Theerapy. Waikanae: Spinal Publications New Zealand Ltd. ,2000

5. Brennan GP, Fritz JM, Hunter SJ, et al. Identifying subgroups of patients with acute/sub acute non – specific low back pain. Spine, 2006, 31:623 – 631

6. Browder DA, Childs JD, Cleland JA, et al. Effectiveness of an extension – oriented treatment approach in a subgroup of subjects with low back pain: a randomized clinical trial. Phys Ther, 2007, 87:1608 – 1618

7. Fritz JM, Delitto A, Erhard RE. Comparison of classification – based physical therapy with therapy based on clinical practice guidelines for patients with acute low back pain. A RCT. Spine, 2003, 28:1363 – 1372

8. Fritz JM, Lindsay W, Matheson JW et al. Is there a subgroup of patients with low back pain likely to benefit from mechanical traction? Spine, 2007, 32: E793 – E800

9. Aina A, May S, Clare H. The centralization phenomenon of spinal symptoms – a systematic review Man Ther, 2004, 9(3):134 – 143

10. Bybee F, Olsen D, Cantu – Boncser G, et al. Centralization of symptoms and lumbar range of motion in patients with low back pain. Physio Theory Pract, 2009, 25:257 – 267

11. Christiansen D, Larsen K, Jensen OK, et al. Pain Responses in Repeated End – Range Spinal Movements and Psychological Factors in Sick – Listed Patients with Low Back Pain: is there an Association? J Rehabil Med, 2009, 41:545 – 549

12. Laslett M, Oberg B, Aprill CN, McDonald B. Centralization as a predictor of provocation discography results in chronic low back pain, and the influence of disability and distress on diagnostic power. Spine J, 2005, 5: 370 – 380

第九章 运动疗法技术新进展

> **学习目标**
> 1. 扩大视野,拓宽思路,增强创新思维能力。
> 2. 重点了解强制性运动疗法、减重步行运动训练、想象性运动疗法等内容。

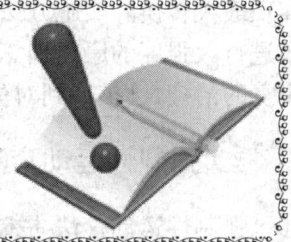

第一节 强制性运动疗法

一、概述

强制性运动疗法(constraint induced movement therapy,CIMT)是20世纪80年代以来康复医学的进展之一,国内外大量研究表明这种方法能明显提高脑卒中患者的上肢运动功能和日常生活能力。强制性运动疗法的基本方法是限制健肢的使用,强制病人使用患侧上肢,并短期集中强化训练患肢,同时注重把训练内容转移到日常生活中去。其机理是克服脑卒中患者患侧肢体由于功能缺陷而逐渐形成的废用现象(习得性废用),恢复被掩盖了的运动功能,并通过大脑皮质功能重组,使这种恢复得以长久保留。该种方法突破了传统运动疗法的观念,在脑卒中后运动功能恢复的平台期(一般6~12个月)后实施强制性治疗,仍能显著提高脑卒中患者上肢的运动功能。强制性运动理论相继应用在治疗下肢运动功能障碍、失调症、局部手肌张力障碍、幻肢痛等方面,取得了成功的经验,给脑卒中患者带来了更多的希望。

强制性运动疗法是由美国阿拉巴马大学的Taub教授等通过对灵长目类动物的实验研究而发展起来的康复治疗方法,主要原理是通过强制性治疗改变患侧上肢的废用性强化过程,重复使用和强化训练引起控制患肢的对侧皮质代表区的扩大和同侧皮质的募集,导致功能依赖性皮质的重组,这是肢体功能恢复的神经病理学基础。对于脑卒中后偏瘫的患者,通常其上肢比下肢难于康复。因为下肢康复到能独立行走时,康复训练即可在行走过程中无处不在;但上肢康复不同,因为有健侧手的原因,生活中的事情很容易就用健侧手完成,忽略了患侧手的使用。强制性运动疗法由于限制了健侧手的使用,迫使患者不得不使用患侧手,从而达到一个更好的治疗效果,并且现代康复理论也肯定了"脑的可塑性理论"。强制性运动疗法的前提就是最大限度地应用"脑的可塑性理论"。患者通过强制性运动疗法逐渐地改"习得性废用"(learned nonuse)为"习得性使用",充分调动脑的学习能力,加快运动能力的恢复。

强制性运动疗法来源于对猴子的实验，通过对猴子一侧肢体的去感觉神经的传入，发现了"习得性废用"现象。在克服"习得性废用"后，可以显著提高动物患侧肢体的功能水平。由此，这种治疗方法扩展到人类脑卒中和脑外伤的康复，并取得了很好的治疗效果。同时，在研究中发现强制性使用治疗中，患者出现了大量的使用性依赖大脑皮质功能重组，这种功能重组是该疗法具有长期疗效的神经学基础。据估计慢性脑卒中患者中有 65%~75% 遗留运动功能障碍，而 CIMT 疗法相对简便易行，并能确实对患者上肢在真实环境中的使用能力实现最大转换。实施方法为在患者清醒时间 90% 限制健侧上肢的活动 2~3 周，同时患侧上肢进行大强度的康复训练（每天 6h）。目前 CIMT 疗法已经不局限于对脑卒中和脑外伤上肢康复的治疗，已扩展到对失语症、儿童脑瘫、患肢痛和局部手指张力障碍的康复治疗。

二、强制性运动疗法技术特点

强制性运动疗法是 20 世纪 80 年代开始兴起的应用于临床的一种神经康复疗法。它鼓励卒中后不同程度肢体瘫痪的患者在生活中大量使用严重瘫痪侧肢体。它由 3 部分组成：①由被称为"塑形"的技术努力进行基于任务式的训练，每天进行数小时，持续 2~3 周。②这种技术产生从实验室/临床到现实生活活动中取得全面化的治疗效果。③在 90% 的觉醒期限制健侧或轻度瘫痪侧肢体。它意味着帮助患者战胜"习得性废用"。其优点是需要人力少、花费少、治疗效果好。后来，因患者的不适应和治疗师担心患者的安全和患者不能够很好地坚持，研究者们提出了进行 10 周的改良 CIMT（modified CIMT，mCIMT）训练。在治疗期（每周 3 次，30min/次），重度瘫痪侧上肢进行有意义的训练，在尽可能使用较重瘫痪侧肢体的同时，给健侧或轻度瘫痪侧肢体使用限制装置（每周 5d，5h/d）。

中枢性偏瘫的恢复过程表现为：肌张力由低逐渐增高→出现联合反应→共同运动→痉挛状态加重→随之出现分离运动→精细运动，直至近于正常。强制性运动疗法的基本概念是在生活环境中限制患者使用健侧肢体，强制反复使用患肢。其理论基础来源于行为心理学和神经科学中"习得性废用"的形成及矫正过程。中枢神经系统受到严重损伤后，出现神经休克而导致运动神经元的抑制，神经休克期间因不能活动失神经支配的肢体，于是条件性地抑制该侧肢体的使用，患者在试图使用患侧肢体时常出现疼痛或异常的运动模式。随着神经休克的缓解，神经功能开始恢复，此时，个体具备了使用受损肢体的潜能。强制性运动疗法可使病人在神经功能恢复过程中建立正常的运动模式，避免习得性废用，反馈性强化大脑的功能重组能力，激发脑细胞的活动，从而改善患侧肢体的运动功能。

CIMT 是由 Taub 教授等经过数年研究，以中枢神经系统可塑性理论为基础而发展起来的一种康复治疗技术，被用于脑卒中、脑外伤、脑瘫、多发性硬化、帕金森病等多种原因所致的运动障碍的康复治疗中。该技术的基本理论是在生活环境中限制脑卒中患者使用健侧肢体，强制性反复使用和训练患肢；并将日常生活中的动作分解，进行强化训练，可克服患肢的"习得性废用"，有利于患者将训练任务转移到日常生活中，提高患者的生活自理能力和生存质量。

在应用强制性运动疗法的时候必须做好患者家属的思想工作，详细介绍该康复技术的方法，只有取得家属的配合与支持。才能使康复护理干预顺利进行。在康复训练过程中，技能的习得和改善取决于患者固有的康复潜力，但心理和精神因素也可影响学习和行为的神经生理过程。由于过去有活动和练习不愉快的经验,或存在依赖心理,或害怕受伤,都会在训练时使神经肌肉的兴奋过程受到抑制,从而不利于技巧的习得和发挥。当处于兴奋状态和具有良好情绪时,大脑皮质觉醒水平提高,运动神经元能充分募集,神经肌肉抑制解除,出现神经易化过程,使神经调节和肌力发挥均达上佳水平,从而在技巧的习得或作业的完成上取得良好的效果。因此,我们特别重视与患者的沟通,体贴关爱患者,及时发现患者在强制性运动治疗过程中出现的不良情绪,不断鼓励支持患者树立信心,帮助其克服疾病带来的暂时困扰。

在脑损伤急性和亚急性期康复后,慢性期康复6个月到1年,康复效果常常达到一个"平台",以后的功能恢复几乎没有变化。对于脑损伤后偏瘫上肢功能障碍的治疗找到一个有效/高效率的治疗方法是目前亟待解决的问题。"强制性使用"是目前国际上对慢性脑损伤患者较为有效的治疗方法,主要针对脑损伤患者"习得性废用"的形成进行强制性的矫正。"强制性使用"运动疗法临床应用的适应证为:①中风后3~7个月或1年以上。②主动运动:受累腕伸展>10°,重复3次/min。拇指及至少另外两个手指掌指关节和指间关节伸展>10°,重复3次/min。③被动关节活动度:肩屈曲外展≥90°、外旋>45°,肘伸展只需30°,前臂旋前、旋后45°,腕伸展于中立位,掌指关节和指间关节的屈曲挛缩<30°。④当健手被固定时,行走应有足够的稳定性。⑤患者18岁以上。⑥具有独立并安全的转移能力,如:到卫生间、坐位—站位。但近来其适应证有扩大趋势。国外80年代后,在临床已多有研究者使用,对慢性脑损伤患者上肢功能障碍的康复取得了满意的疗效。

三、强制性运动疗法应用

到目前为止,有关CIMT治疗效果的试验,主要侧重于对病程>1年的慢性期脑卒中患者的研究,仍缺乏CIMT在亚急性期脑卒中患者康复中效果的研究。有研究结果显示,经过2周的CIMT治疗后,亚急性期组和慢性期组脑卒中患者的上肢运动功能都明显改善,特别是CIMT在亚急性期脑卒中患者上肢运动功能改善方面显现出比在慢性期脑卒中患者更大的康复效力。这一研究的结果在临床实践中更具指导意义,因为在实际工作中遇到处于亚急性期的脑卒中患者远比慢性期的脑卒中患者为多,给予亚急性期脑卒中患者CIMT干预让患者的上肢运动功能能够再次获得显著的改善,从而减缓恢复平台期的出现。另一方面在脑卒中急性期或亚急性期,患者因重复使用患侧上肢的挫败经验,而改用健侧上肢来代偿完成日常生活动作,而且随着时间的推移,患者更加不愿意使用患侧上肢,使得习得性废用现象持续强化,同时也掩盖患侧上肢潜在的恢复能力。Page在亚急性期脑卒中患者中应用改良的CIMT干预后,发现CIMT不但能促进患侧上肢运动功能的恢复,更主要的是矫正患侧上肢的习得性废用,增加了患侧上肢在日常生活中的使用量。因此给予亚急性期脑卒中患者CIMT干预可以尽早地阻断习得性废用的强化过程,增加患侧上肢在日常生活中的使用量,同时也可以促进患侧上肢实用功能的恢复。脑卒中后随着缺血半暗带的代谢性损伤的恢复、局部循环的改善和部分受损缺血性神经元的恢复,可出现迅速的早期功能恢复,这种机制通常可解释为脑卒中后的自发性恢复,自发性恢复一般发生在发病后的3~6个月的亚急性期内,此后的功能恢复则可能基于一套完全不同的机制——脑内结构和功能的重组即脑的可塑性,它既可发生在脑卒中早期也可发生在慢性期。

CIMT治疗适用于从40~81岁的卒中患者,不仅适用于上肢瘫痪的慢性卒中者(卒中后

12～169个月,中位数是31个月)、急性卒中者(卒中后2周内)、亚急性卒中者(卒中后2～16周,1～6个月),还被应用于下肢的康复。有研究表明,下肢的强化大量CIMT治疗可以提高卒中后患者的运动功能、灵活性、力平衡、重量负荷对称性和步行能力。长期的后续研究表明效果持久。脑卒中急性期患者应用CIMT的突出效果在于可以很好地转化为真实环境中的实用能力,患者可以在日常生活中大幅度增加患侧肢体的实际使用,能较快地提高ADL能力、增强康复信心、缩短患者的住院康复训练时间。本组研究结果表明,CIMT在促进急性脑卒中偏瘫患者上肢运动功能恢复及提高日常生活能力等方面显著优于常规康复训练,方法简便易行,对脑卒中急性期肢体瘫痪的治疗是有价值的。CIMT与其他技术包括机器人、虚拟环境、药物控制、皮质刺激等的整合是未来的发展方向。在恢复过程中的早期加强CIMT治疗相关的强度并不加重疼痛、疲乏。mCIMT对老年卒中者的运动功能的提高、日常功能、健康相关的生存质量方面是一种很有前途的干预,即使执行严格的训练计划,那些老年卒中者仍然能耐受。

四、强制性运动疗法研究进展

动物实验研究最早进行有关动物方面基础研究的是1917年Ogden和Franz[1],他们在损伤猴子的锥体束后对其健侧肢体进行限制,发现动物可以逐渐恢复患侧肢体的功能。上世纪60年代后,Taub等进行了一系列动物实验研究,使用外科手术的方法对猴子的一侧肢体去感觉传入神经,猴子术后在自由环境中不会使用患侧肢体,当限制其健侧肢体1周左右,会诱发猴子使用患肢的功能,如果训练患肢也可以达到这个目的,失用的肢体则转换成可以使用的肢体。由实验引起的问题是:为什么限制和训练会引起去神经肢体的使用?由猴子身上得出的结果,科学家们相信会扩展到人类脑损伤的康复中。中枢神经系统损伤后,通常会导致运动和感觉功能的抑制,这种抑制远远大于损伤以后所出现的自然恢复。这种抑制在损伤后早期导致患侧肢体不能运动,目前,中枢神经系统运动的恢复过程并不是很清楚,在神经系统的抑制期,猴子不能使用去神经肢体,而学会使用健侧肢体以补偿失去的功能,出现了阳性强化过程。当神经系统抑制解除及神经系统的功能开始恢复时,猴子开始试图使用患侧肢体,这导致笨拙、无效的运动。这种结果惩罚了使用患侧肢体,因此猴子继续补偿性使用健侧肢体,阳性强化的结果最终导致猴子学会不使用患侧肢体。由于这种不使用患侧肢体的现象是损伤后学习而来的,因而被称为习得性废用。然而,当应用合适的技术时,习得性废用有可能被克服。这种技术之一为限制健侧肢体的使用,限制后需要使用患肢进行正常活动,或者使猴子处于一种实际无助当中,当限制应用几天或更长时间后,就会导致患肢习得性失用的逆转。另外,合适的训练程序也会诱导猴子重新使用患侧肢体。一种训练方法是条件反射式训练,在条件反射的情况下很有效,但是很少会转换成实际环境中的能力。另一种训练方法称为重塑(shaping),重塑技术为循序渐进达到预期的运动目标,在提高难度的同时取得小的进步,不会由于失败而受到责备或惩罚,这种方法使每个使用者在取得小的运动功能进步时得到成功体验和良性反馈。可以发现该训练方法会明显改进在实际环境中的运动能力。与CIMT有关的脑功能重组研究的证据表明,人类成人大脑皮质代表的区域大小依赖于对这部分使用数量的多少,而近年来使用经颅磁刺激(transcranial magnetic stimulation,TMS)、功能性磁共振(functional magnetic resonance imaging,fMRI)及皮质内微刺激技术(ICMS)提示,强制性使用运动疗法的疗效与大脑皮质的功能重组有关。Nudo

等对鼠猴使用外科手术的方法造成控制手部运动区域的大脑皮质缺血性梗死,使用 ICMS 技术发现训练患肢引起梗死灶周围的功能重组,而健侧没有发现类似的变化。Liepert 教授研究组使用 TMS 技术发现在 2 周的治疗后,患侧肢体的相应皮质代表区域明显地扩大了,并且在后续的研究中,发现大脑功能的改变持续了 6 个月,强制性使用运动疗法可以募集更多的支配患侧上肢的神经元来参与活动。又有人对强制性使用运动疗法的患者的稳态脑电图运动电位进行了分析,治疗后的 3 个月发现,在患侧上肢缺乏镜像运动时,出现大脑半球的同侧激活,显示出大脑的可塑性变化与强制性使用运动疗法后,患者的患侧上肢使用增加有关。使用 TMS 和 PET 研究 CIMT 疗法前后脑内功能重组的变化,发现在实施 CIMT 疗法之后,PET 检查在动作任务的模式下,其小脑激活明显降低,而患侧大脑 TMS 兴奋的面积增大。而应用 fMRI 在 CIMT 治疗前,患手运动时可以发现对侧中央前后回、对侧额叶前部、同侧大脑皮质中央前回激活;健手运动时,以对侧中央前后回兴奋为主。经过强制性使用治疗后,患手运动时同侧和对侧大脑皮质广泛被激活,健手运动时,大脑对侧中央前后回的兴奋区域明显变小;在治疗结束 2 周后,患侧上肢运动时,患手运动时其同侧和对侧大脑皮质广泛的激活的现象明显降低,激活区集中在对侧的中央前后回,在健手运动时,又重新恢复对侧中央前后回兴奋区域。大脑皮质功能重组表现出使用性依赖的特点。这些发现都说明 CIMT 方法实施以后发生了患侧肢体的持续使用的现象具有两个既关联又独立的机制:首先,CIMT 限制了健侧肢体的活动,从而逆转了在急性期或亚急性期所形成的习得性废用。其次,持续的反复使用患侧上肢使对侧大脑半球皮质支配上肢的区域扩大,同时同侧皮质出现新的募集。这种使用性依赖的皮质功能重组是患侧上肢使用增加的神经学基础。

但在动物试验中早期过度训练患侧肢体会导致神经损害加重和肢体功能恶化,所以对于急性期患者,应该谨慎应用 CIMT。近年来,CIMT 疗法与其他治疗方法结合开始应用到临床,对达不到入选标准的患者,使用肌电诱发电刺激增加伸腕角度,而使功能低下的患者也能接受这种疗法。Lum 等发明了一种强制性使用的工作台,由计算机控制 8 个训练模块,可以代替治疗师对患者"一对一"的训练,已经开始应用于临床治疗。有些专家认为,由于这种疗法依靠治疗师与患者的相互作用,所以需要多中心、基于循证医学的研究。

五、强制性运动疗法的局限性

CIMT 疗法并不能使患者的运动功能完全恢复正常。当慢性脑卒中患者接受足够强度的治疗后,患者的实际生活能力有很大的提高,但是并不能恢复到患病前的运动状态,尽管患者的残疾在治疗后会明显降低,但还是会遗留某些缺陷。CIMT 的疗效依据患者残损的严重程度而不同。如果脑卒中后遗留有运动功能障碍,而患者在一定的主动运动范围之内还有较高的功能,其恢复程度比其他严重运动功能障碍的患者要高。尽管相比之下两组患者的相对变化相似,但在开始治疗时功能水平较低的患者,其达到绝对的功能水平要低得多。对那些运动功能最低的患者,CIMT 疗法不能够提高上肢的运动功能水平。因为这些患者只有很少或基本没有手指的运动功能,没有足够的运动进行手的运动功能训练。由于大多数的日常活动需要患者的远端肢体来完成,治疗只能很少地诱发远端的运动功能,所以在真实的环境中患侧肢体的使用程度提高不大。具有较高功能的患者,在治疗 2 年后随访发现其功能没有下降;而功能低下的患者在 1 年以后功能下降大约 20%,2 年后下降更多。这些发现提示患者保持疗效时,短期的重新练习有可能是非常重要的。因此,CIMT 疗法并不能完全解决脑卒中后运动功能缺陷的问题。目前所做的工作显示,很大比例的慢性脑卒中患者运动功能障碍有所减轻,而这种减轻是在使用 CIMT 疗法后,反映出大脑可塑性的变化,因此可以增加脑卒中和其他神经损害患者的治疗效果。

虽然 CIMT 疗法无论在基础研究和临床实践中都有大量的研究结论,但对这种疗法也有一些不同的看法。人类脑卒中的习得性废用的假说建立在一些患者脑卒中后,基于上肢功能损害的程度,其患侧上肢比所预期使用少的临床印象。然而,目前没有可信的方法来诊断习得性废用的严重程度。中枢神经系统休克而导致习得性废用的观点缺乏实验的支持。猴子背根切断所出现的现象与人类脑卒中后的情况不能进行简单的"一对一"比较,要考虑到在猴子背根周围损伤与人类脑卒中临床研究之间不同的病理学基础。把猴子去神经后的发现扩展到脑卒中患者身上其可信度是值得怀疑的。人类脑卒中后习得性废用现象仅仅是根据临床的观察,而有可能伴随感觉障碍或半侧忽略。有学者进行了习得性废用行为学方面的研究,主要测试患者在实际环境中患侧上肢的使用情况,对 21 例脑损伤患者分别进行自然状态下的使用量测试(sAAUT)和要求患手使用的使用量测试(fAAUT),结果发现,fAAUT 明显高于 sAAUT,提示在脑损伤后,确实存在习得性废用现象,患者认为他们不能用患手完成的任务,而实际上可以做得很好。由于习得性废用理论起源于对猴子的去神经研究,没有运动功能损害而只有感觉功能障碍,有感觉障碍的应用 CIMT 疗法的患者其去神经效应还需要进一步研究。在早期的 CIMT 疗法研究中,患者没有严重的感觉功能障碍或者没有提供感觉功能障碍方面的信息。如果习得性废用真的存在,应该是缺乏感觉反馈的结果,所以习得性废用的理论普遍应用于所有卒中患者还需要严格的验证。另外,脑卒中后早期实施的康复形式和强度对习得性失用是否形成也有重要的影响。影响习得性废用的另一个因素可能是患者的家庭环境,如果患者的配偶或家庭的其他成员鼓励患者自理生活,会对是否形成习得性废用有关键的影响。目前,还没有一种客观的方法来评估习得性废用的存在和严重程度。治疗结果评价的选择也有一定困难,因为大多数日常生活活动可以由一只手完成,一般的残损水平结果的评估不能足够反映出这类治疗的效果。CIMT 疗法始于动物实验,进而应用到人类脑损伤的康复,并扩大到其他领域的康复,对其大脑功能重组作用也进行了广泛的研究,同时,对这种疗法有一些不同的观点,说明这种治疗方法还有很多未解之谜,需要广大康复工作者继续探索。

(刘惠林)

第二节 减重步行运动训练

一、概述

许多疾患发生后患者会遗留不同程度的步行功能障碍。步行功能受损表现为不能行走或步态异常,患者可能因此而影响日常生活活动能力和工作能力,因而提高步行能力成为多数患者最迫切的要求,也是康复医学面临的重要问题之一。

提高患者步行能力一直是康复治疗中一个较为棘手的难题,目前主要采取综合性的治疗措施。除对严重疼痛和畸形的患者采取药物或手术治疗外，多数患者均以康复治疗为主，包括进行肌肉与关节的功能训练、平衡训练、作业治疗，以及针对性的步态纠正训练等。虽然这些方法取得了不同程度的效果，但治疗中需要治疗师和患者之间一对一的密切配合，并且需付出极大努力，耗用较长的时间，现有用于步行能力康复的治疗设备也较少。寻找能提高患者步行能力的康复治疗方法和设备，是康复医学工作者关注的热点。

近十多年来国外许多学者进行了减重步行训练(body weight support treadmill training, BWSTT)的动物试验及临床随机对照试验研究，发现大部分患者减轻体重10%~45%后经电动跑台步行训练，能逐步迅速恢复地面行走能力。较传统常规康复治疗可更早些重建生理步态，而较快恢复步行功能。

减重(body weight support, BWS)步行训练是以传统实践为依据，利用悬吊装置不同程度地减少上身体重对下肢的负荷，在理论上有利于支撑能力不足的患者早期进行各种步行训练的一种特定任务式训练(task-specific training)。这种训练方法不同于以往传统运动疗法(Physical therapy, PT)中分别改善肌力、肌张力、关节分离运动和平衡能力等的专项训练，而是通过让患者不断重复步行周期的一整套复合动作来学习步行。传统方法取坐位或立位进行训练，直至患者具备步行能力；而减重步行训练则是在患者下肢尚无充分负重能力时即直接开始步行练习，通过悬吊和保护装置负担患者部分甚至全部体重，帮助下肢不能负担全部体重的患者处于直立状态，并且易于在治疗师的辅助下进行步行周期全套动作的练习，这样就使在传统运动疗法中被认为尚不适宜开始步行训练的患者可以早期开展步行训练，也使病程较长、以往认为不大可能再有进步的患者得以继续改善步行动作，提高步行能力。

减重步行训练既可在地面进行，又可在活动平板(Treadmill)上进行。采用后者的称为活动平板上减重步行训练(BWSTT)。

(一) 减重训练的理论基础

1. 步行中枢　步行是一种"简单"活动。一般情况下，步行不需要大脑皮质的参与。一些动物在去大脑后仍然可以爬行，提示脊髓存在爬行或"步行"中枢。但是人类步行又与大脑皮质的功能有密切联系，在复杂情况和特殊任务时，大脑皮质直接参与步行姿态控制。Fukuyama等采用PET研究发现，步行时大脑皮质能量代谢活动增加，提示大脑皮质参与了步行活动。而在大脑功能障碍时，皮质下和脊髓中枢的作用就释放或强化，导致异常的代偿性活动。大脑皮质、脑干、小脑和脊髓功能直接受损或传导通路障碍可导致不同类型的步行功能障碍，其内在的调控机制十分复杂，以致学术界迄今为止仍无法确定人类步行中枢的部位及功能。

2. 脊髓中枢模式激动源理论(central pattern generator, CPG)　CPG指脊髓中枢在某种刺激后产生反复神经激动的机制，这是减重训练的理论基础。Grillner和Debuc等提出哺乳动物脊髓存在CPG，产生步行中屈肌和伸肌交替转换的神经冲动；CPG存在于脊髓的腹侧和中部的两侧，之间有神经信号通讯，以脊髓颈膨大和腰膨大处最多；神经环路与其它神经环路关联，最后在L_2与L_3整合。Shepherd将猫的胸段脊髓切断，然后采用悬吊方式将猫在活动平板上启动"步行"，记录猫后肢的动作以及肌电活动，发现猫可以在活动平板上进行肢体交替式行动，并且记录到规律的肌电活动，提示在脊髓中枢产生了循环发放的神经冲动。这种神经冲动与中间神经元的调控有关。Barbeau等发现猫脊髓横断8天后，鞘内注射氯压定(clonidine)可激活主动运动，提示CPG的活动与脊髓神经介质的活动有关。步行时屈肌和伸肌自发性交替活动的 CPG 理论是，屈肌兴奋性冲动通过中间神经元抑制伸肌活动，屈肌兴奋完成后伸肌的神经兴奋释放，引起伸肌活动，从而在步行动作启动之后，产生自发性屈肌 H 伸肌交替兴奋(图 9-2-1)。

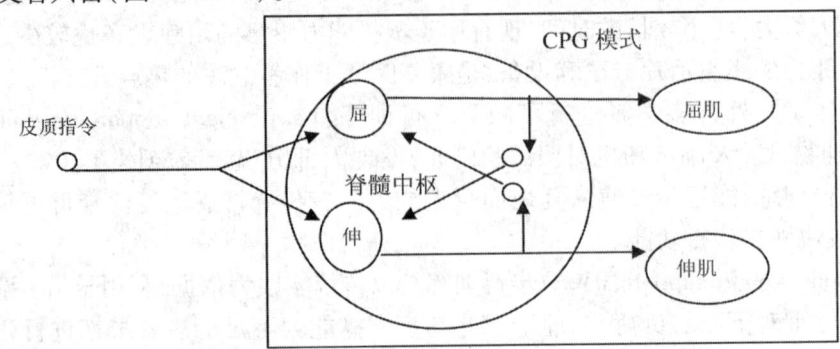

图 9-2-1　屈肌-伸肌交替兴奋的 CPG 模式图

3. **步行控制的主要因素**　影响步行控制的主要因素包括：①髋关节屈肌的牵伸刺激，这是诱导 CPG 的重要因素。限制猫后肢的后伸动作可显著限制后肢肌电活动，因此屈髋肌挛缩的患者一定要加强牵伸训练。②下肢负重的两重性。一方面减重训练通过减轻身体负重以促进步行，另一方面要注意负重本身可以促进下肢伸肌群的活动。下肢负重降低不改变肌电的时相，但是降低肌电振幅。减重的幅度要降低到患者可以启动步行的最小程度。③步态的影响。加快步速不显著改变步行的摆动相，但显著缩短支撑相。④大脑皮质对步行动作有直接的控制作用。⑤适当下肢负重有利于促进感觉反馈对步行动作的调节作用。

4. **神经功能的自然恢复**　失神经支配的过程可以部分甚至全部自然恢复。Barbeau 等发现去皮质的猫可以自发性地恢复运动、避开障碍物、觅食和复杂运动的全部技能。

(二) 减重训练改善步态的作用

1999 年 Hesse 等对 14 名偏瘫患者进行了减重平板步行训练前后的步态分析、动态肌电图检查及综合步行能力评定，提示减重训练作用主要包括：

1. 通过电脑控制减重吊带将人体悬吊，减轻步行时髋部和双下肢的负重，可能使患者步行中身体重心的分布趋于对称，提高患者的步行稳定性。

2. 减少了步行中下肢相关肌群的收缩负荷，使下肢肌力不到 3 级的患者能提早进行步态训练，有利于患者早期下床活动。

3. 下肢关节负荷的减轻可以改善和加大下肢关节的活动范围；偏瘫和髋关节置换术后患者在减重平板训练后患侧髋关节的伸展活动范围增大，步幅相应加大，从而提高了步行速度。

4. 减重状态下可以调节下肢的肌肉张力，避免和缓解由于早期负重行走带来的不必要的下肢伸肌协同运动和由这种异常模式导致的足下垂、内翻等病理性步态，及早输入符合正常人生理的步行模式，促进正常步态恢复，提高步行能力。偏瘫患者在减重平板训练中下肢肌电图发现，患侧腓肠肌、胫前肌、骶棘肌的肌电变化接近于正常步行周期中的肌电变化，支持以上观点。

5. 患者在减重装置的保护下安全性提高，消除患者步行中的紧张和恐惧心理，更好地配合治疗师的治疗，治疗师也可以把精力主要放在对下肢异常步态的矫治上。

二、减重步行训练设备

(一)标准减重步行系统

减重步行训练系统由两部分组成,即减重装置(partial body weight support,PBWS)和电动活动平板(tread mill)。减重装置(电动)主要包括固定支撑架、减重控制台、电动升降杆、减重吊带。减重控制台控制电动升降杆的升降,随着升降杆的升高,患者被逐渐向上吊起,下肢负重减少,减少的重量可以在减重控制台上显示出来。治疗师可以按需要从下肢0%(完全负重)~100%(完全不负重)调整下肢减重量。目前,初始的减重量大多采用减掉患者身体质量的30%左右,也有减重60%的报道。训练前需满足两个条件:患者负重达到可能支撑的最大体重;患者髋关节能够完全伸展。一旦进步,尽快减少减重量,直至达到全负重,但必须保证正确的步态模式及安全性。减重吊带类似于降落伞固定带,使用时需紧紧缚于患者的腰臀部,固定带的两端对称固定在悬吊支撑架上。活动平板(电动)用于减重患者的步行训练,平板运行时间、速度和坡度可以根据需要进行调节,一般初始速度设定为0.1~0.5m/s。每次步行训练30~40min,采取间歇训练法,间歇频率及时间因人而异,主要根据患者的耐受程度和疲劳恢复情况,由治疗师具体掌握。以后根据患者恢复情况逐步减少间歇次数、间歇时间,增加平板运动速度。

(二)简易减重步行训练装置

由铰链和滑轮作为动力系统,悬吊装置是一个过头的钢架,通过减重吊带作用于患者,提供减重和保护。减重吊带是降落伞式,连于患者腰部和双侧大腿,受力部位主要在胸、腰、腋下、大腿。减重架下安装4个小脚轮,由治疗师摇动手柄,通过铰链将患者拉起。减重量可由放置在减重架上的仪表显示(图9-2-2)。由治疗师推行或患者本人行走。刘建宇等研究发现简易减重、正规减重两组患者在训练6个月后,步行功能与速度的恢复作用相似。简易减重步行训练装置可使患者在脱离跑台状态下进行步行训练,便于患者在回归家庭与社会后继续训练。

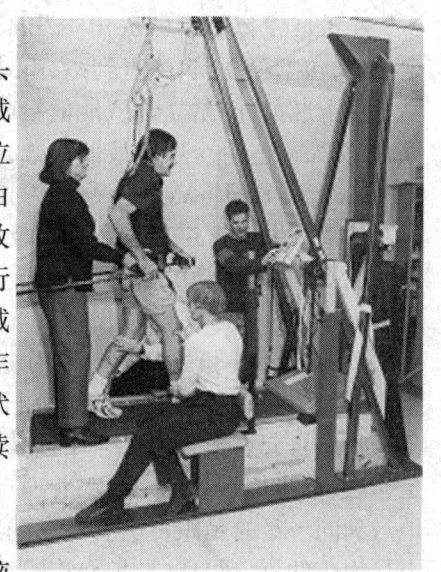

图9-2-2 减重装置和电活动平板

(三)减重步行器的适用范围

1. 神经系统疾病 脑血管意外、脑外伤、脑肿瘤、脑部炎症引起的肢体瘫痪;脑瘫;帕金森综合征;由于各种原因引起的脊髓损伤后截瘫;外周神经损伤引起的下肢肌无力等。

2. 骨关节疾病和运动创伤恢复期 下肢关节置换术后的下肢负重训练,骨关节病变手术后功能恢复训练,骨关节病变缓解疼痛促进功能恢复的训练;肌腱、韧带断裂等运动创伤的早期恢复训练等。

3. 假肢、矫形器穿戴前后的下肢步态训练。

4. 年老、体弱、久病卧床患者早期小运动量安全性有氧步行训练。

5. 体重过重、有严重关节退行性病变患者的有氧步行训练。

(四)减重步行器应用注意事项

1. 减重重量要控制适当,以患者减去重量后正好双下肢能支撑身体为度,避免患者完全依赖减重吊带。

2. 固定减重带时要注意左右平衡,每次减重前均要将减重机"校零"。

3. 由于患者有感觉障碍,固定减重带时要注意松紧合适,易摩擦的部位要加衬垫,以保护皮肤,防止擦伤。

4. 久病卧床的患者在开始接受减重训练之前,先进行床上直立体位训练,防止出现体位性低血压。

5. 进行减重平板有氧训练的患者要注意训练中血压、心率的变化,眩晕、心衰、血压波动过大者训练要慎重,或停止训练。

6. 减重平板训练,平板的速度适当,避免突然加速、减速或停止。

三、评定指标

1. 功能性步行分级(functional ambulation category,FAC) 观察患者行走10m评分。完全不能行走或由两人扶持为0级;需一人扶持为1级;需要间断身体接触的帮助为2级;需要言语指导为3级;在不平地面上或上下楼梯时需要帮助为4级;完全独立行走为5级。

2. Berg平衡量表(The Berg Balance Scale,BBS) 是目前国际上常用的平衡量表,共14个项目,包括独立坐、由坐到站、由站到坐、独立站立、床-椅转换、闭眼站立、双足并拢站立、站立位上肢前伸、站立位从地上拾物、转身向后看、转身1周、双足交替踏台阶、双足前后站立、并腿站立。每个项目最低0分,最高4分,总分56分,分数越高表示平衡功能越好。

3. 简式Fugl-Meyer评分(评定患者下肢运动功能) 用于评定偏瘫患者运动功能障碍。从7个方面评定,包括:有无反射活动、屈肌协同运动、伸肌协同运动、伴有协同运动的活动、脱离协同运动的活动、反射亢进、协调能力和速度。总分为100分,其中下肢运动功能总分为34分。

4. 步速和步长的测量 采用10m步行速度测评方法:用彩色胶布在起点到终点的直线距离为16m的平地上,标记步行测试的起点、3m点、13m点和终点,让患者以最快和最稳定步行状态自起点走到终点。用秒表记录患者从3m点至13m点所需要的时间和步数。采用足印法,单步长是一足的足跟着地点到另一足的足跟着地点的距离;跨步长是一足的足跟着地点到同一足的足跟再次着地点的距离。步行距离:让受试者往复走一段10m长的路,直至力尽为止的累计距离,最长允许距离为320m。步速是每秒钟走的距离(m/s)。

5. Tinetti步态评测表 包括8项内容:步行的启动、步幅摆动、足高度、对称性、连续性、步行路径、躯干晃动情况和支撑相双足水平距离。根据患者实际的步行状况评分,最高12分,分数越高表示步行质量越好。

6. Barthel指数(BI)评定患者ADL能力 BI包括进食、洗澡、修饰、穿衣、控制大便、控制小便、用厕、床椅转移、平地行走、上下楼梯等10项内容,根据是否需要帮助及帮助程度将其分为15分、10分、5分、0分共4个等级,满分100分。60分以上提示被检测者生活基本可以自理,60~40分为生活需要帮助,40~20分为生活需要很大帮助,20分以下为生活完全需要帮助。

7. 生存质量满意度 采用4级标准进行衡量,分别是与出院时比较:明显提高、稍有好转、生存质量改变不明显及生存质量下降。

四、训练方法

(一) 训练内容

减重步行器主要用于步行训练,但它还可以用于患者的平衡训练、体位转换训练及作业治疗中的日常生活能力训练。

1. 减重坐位平衡训练　治疗师扶持患者坐在凳子上,使减重器悬吊架在患者头部正上方,降低悬吊架高度,将固定带缚在患者腰臀部,松紧以患者感到舒适为宜,并保证固定带左右对称,两端向上用力均匀,然后逐渐升高悬吊架至减轻患者部分体重,体重减少的量以患者能保持坐位静态平衡为度,记录减重量(即减去的重量占原身体重量的百分比),让患者维持 5~10min 充分体会这种坐位感觉,治疗师同时要指导患者挺直胸腰,躯干左右对称;经过两三天的重复训练后逐渐降低减重的百分比直至患者能在完全负重下坐稳。然后让患者坐在巴氏球上,重复上面的方法反复练习直至坐稳。患者获得1级平衡后,可以在最小的减重状态下坐位完成重心移动取物、推气球、上肢作业活动等2级平衡训练,最后达到独立完成坐位平衡活动。

2. 减重站立训练　患者应先进行减重坐位平衡训练,在患者躯干控制能力改善、坐位平衡达到2级后再进行此项训练。通过直立床站立训练,患者的下肢已有一定的支撑能力,这时将患者转移到减重步行器上进行站立平衡训练,操作过程基本同上,特别注意固定带在两大腿内侧的平整。开始减去的重量以患者双下肢髋膝伸直位能支撑重量为宜。患者手可以握住扶手,充分体会双下肢站立的感觉,并在治疗师的指导下保持站立姿势的正确性,可以借助镜子进行反馈指导。经过三四次每次15min 的训练,逐渐增加下肢的负重量,直至双下肢能完全负重站稳达到站立静平衡。动态的平衡训练时可以让患者站立位在固定带的保护下进行投球或取物练习。

3. 减重平衡仪上坐、站位训练　为了保证减重坐、站位训练的正确性,可以借助于平衡监测仪将患者坐位与站位身体重心的分布、双下肢的稳定性、负重情况及时反馈给患者,让患者进行自我调整,增强治疗的效果。完成这项练习只需要患者在进行上面的训练的同时坐、站在平衡板上,学会控制平衡反馈调节显示器上的信号,保持训练中臀部及双下肢均匀负重。这种训练可以在达到减去身体重量30%的负重状态下开始进行。

4. 坐-站位减重转换训练　当患者由坐位转换为站位、站位转换为坐位的体位转换训练时,如果下肢力量不足以克服身体重量完成动作或完成该转换困难时,可以借助于减重器帮助,患者取坐位将减重固定带系好后,在患者进行坐转站活动时启动减重控制器,随着悬吊架逐渐上升,患者在减重状态下由坐位转为站位。这过程中强调患者主动控制完成动作,并将减重帮助减小到最低程度,站转坐减重训练按上面的活动逆向进行。

5. 减重平板步行训练　患者在完成了减重站立及站立平衡训练后可以开始进行减重平板步行训练。不少研究认为,在减去身体重量30%的下肢负重下平板步行较为适合,但也可以根据患者具体情况选择减重量,以患者可以迈步为宜,平板以患者能承受的速度开始逐渐由慢到快,一般在0.01~2.25m/s的速度范围内,每次训练的时间逐渐延长,一般在15~30min,之间,每周3次。在开始训练时,需要在治疗师的指导下矫正异常步态,包括指导患者控制骨盆,控制膝关节,防止膝过伸或膝支撑不足,控制踝关节在步行支撑期足着地时的踝背伸和足离地时的踝跖屈。步态的矫正可在 1～2 名治疗师指导下完成。

对于年龄较大,平衡功能比较差的患者,可以在减重装置的帮助下进行踏车训练,提高下肢综合协调控制能力。

(二)开始训练的时间

Vsintin 和 Brbeau 等观察 100 例单纯运动平板训练(TM)和 TM 辅以减重(BWS)训练的患者,开始训练时间为病后(68 ± 26)d。但对大多数患者来说,无特殊情况都应尽早开始实施 BWSTT。BWSTT 允许早期开始部分体重支持迈步,而不必具备很好的稳定姿势及全部体重支持。

(三)减重最适合的比例

减重从最初的 45% 到接近正常的 10% 时就可以较快地过渡到地面行走了。Hesse S 发现 9 例受试者中有 7 例经过 6 个疗程 BWSTT 就不再需要 BWSTT。Visintin M 等人报道 60% 的病人第 4 周就不需要 BWSTT,到第 6 周 90% 的病人不再使用 BWS。既改善了步态又能以较高的 TM 速度行走。

(四)BWSTT 的速度

多数研究人员一直在 BWSTT 中使用恒定的速度。但也有不同,如 Visintin 在脑卒中研究中开始速度为 0.84km/h,6 周后达 1.53km/h。Hesse S 报道可用 0.32～0.80km/h。在 BWSTT 的研究中应确定与 BWS 水平相关的 TM 速度,并在一段治疗时间后逐渐加快速度,间断地促进受试者练习使用接近正常功能的速度如 2.4～4.0km/h。

(五)BWSTT 中运动平板训练的频度及延续时间

Visintin 及其同事提供的步行训练持续 6 周,14min/d。Hesse S 的脑卒中病人训练 15～30min/d,每周 5d,共 2～22 次。Wernig 的 SCI 患者训练 30min/d,每周 5d,共 2～22 周,平均 10 周。实践越多,技能学习的进步越明显。大多数偏瘫或截瘫患者无法在摆动时相有选择地屈髋或屈伸腿,练习 30min,常使他们疲惫不堪,所以治疗师的辅助治疗作用就更显重要。如患者耐受不了某一个治疗时间,可适当减少训练时间,并为每一例病人制定一个个体化训练时间表。根据病人情况 1 次/d 或隔日 1 次。

(六)减重负荷

研究不同减重负荷(0%、20%、40%)对平板运动(1.34m/s,5min/次)时肌肉活动的影响,发现减重 40% 时股四头肌肌电降低,但在减重 20% 时不降低;吸氧量降低分别为 12% 和 6%。Finch 等观察减重 0%、30%、50% 和 70% 步态训练的反应,发现减重 70% 的步态与其它减重条件的步态有别。减重的程度越高(即悬吊的重量越大),单腿和双腿支撑相时间越短、最大髋膝摆动角越小,肌电活动越低,步速受到限制。因此,需要根据患者的实际情况和训练目标选择恰当的减重程度。国际上普遍采用的减重程度为 ≤40% 体重。

五、临床应用

减重训练的临床应用可以追溯到 1958 年,Margaret 等出版了专著《康复治疗中的悬吊疗法》,但是由于方法的局限和认识不足,没有得到发展。将减重训练用于神经瘫痪患者的新热潮始于加拿大学者 Visintin 等 1989 年的报道,他们发现痉挛性瘫痪者进行 40% 减重活动平板训练 6 周后,平衡功能、步行速度和步行耐力均显著高于常规训练组;随访 9 个月时训练组的步行速度和运动恢复得分进一步提高。Pillar 等报道 24 例研究对象(42～84 岁),包括偏瘫、脊髓损伤和膝下截肢,与6名正常人(25～50岁)相对照。减重系统为固定在天花板的滑轨和悬吊带,采用录像分析系统采集支撑相和摆动相的时相,分析步态的对称性和时速,发现受累肢体的支撑相时间减少,对称性改善,步速增加。过去不能步行者现在能够步行。治疗师可以集中精力关注患者受累肢体,促进步态改善。

(一) 脑卒中偏瘫患者的应用

BWSTT用于脑卒中偏瘫患者下肢的康复训练,是国内应用BWSTT最广泛的一个领域。脑损伤的可逆性理论认为,通过特定任务训练,可使大多数脑卒中患者有能力较好地完成运动再学习过程。BWSTT因其早期、安全、疗效显著等特点,在国内脑卒中偏瘫的康复治疗中得到迅速推广和应用,获得满意的近期和远期疗效。杜巨豹等选病程在3个月内、偏瘫肢Brunnstrom分级≥Ⅱ级的稳定性卒中患者128例,随机分为减重步行训练组与对照组,对照组患者采用神经易化技术进行康复训练,减重组在接受与对照组相同的康复训练的基础上进行减重步行训练。经过4周训练后,减重组评分显著高于对照组,患者下肢运动功能、步行能力和步行运动模式明显改善。

研究认为,偏瘫患者因患侧肢体不能足够负重而更多依赖健侧肢体负重,表现为患侧单肢支撑期明显缩短,而双侧肢体支撑期显著延长,影响了步行中动能和位能的转换,使步态间断而不流畅。在BWSTT中,1名治疗师坐在患者的偏瘫侧,训练患腿摆动期,在脚触地时使足跟开始接触地面,在摆动中期防止膝过伸,促进出现对称的步幅和支撑期。另1名治疗师站在患者后面,促进体重转移到支撑腿,髋过伸,骨盆旋转和躯干直立。跑台可以使髋关节被动过伸,手法延长步态支撑期的时间,训练时不能让患者坐在吊带中,这种情况最常出现在患者伸髋不充分和跑台速度过快时,患者不能够带动自己的体重,倾向于用提高步频和缩短步幅来补偿。传送带的强迫性运动使髋关节被动过伸,对支撑末期髋关节屈肌有拉紧作用,而这一牵拉会提高髋部屈肌的收缩,使肢体向前摆动;同样,支撑末期对腓肠肌的牵拉可增加踝关节跖屈,增加地面的推进力,既增加能量补给,又缩短了摆动前期。且髋关节过度伸展也促进CPG从支撑期向摆动期的转换,从而纠正了步态的不对称性。应用BWSTT可早期对脑卒中患者进行以负重、迈步及平衡三要素相结合为主要特点的强化步行训练,从而使患者步行及平衡能力得到最大程度的恢复。BWSTT治疗组训练后步行能力平均由2级提高至3级,由辅助步行提高到独立步行,具有实用性意义。

有学者研究发现30%减重步行训练组改善患者步态和步行能力的效果优于无减重组(减重量为0%)。减重组在较快的速度下,仍能保证正常步态模式,提高步速和增加步长。对卒中偏瘫患者的BWSTT介入时间,国内研究大多选择病程在3个月以内的病例。早期康复治疗的重要性已被临床所认识,康复训练开始得越早,功能恢复的可能性就越大,预后也就越好。

在BWSTT训练中,患者患侧下肢膝踝关节的控制能力对减重步行训练的影响较大,膝关节步行时的交互抑制障碍及足下垂仍是影响步行的关键因素。如果不重视膝踝关节的控制训练,部分患者仍然会诱发下肢的伸肌痉挛模式,导致下肢误用综合征即偏瘫步态。在训练中引入靶向性训练或称目标性的强化重复训练方法,为每个患者制定特定的步行训练内容,缩短膝踝关节的控制不良的时间,可最快地纠正步态、提高步行能力。此外,BWSTT以其安全性、有效性,在老年患者的康复训练中也取得很好的疗效。

脑卒中后抑郁(post stroke depression,PSD)是脑卒中患者常见的并发症之一,有学者对

30例PSD患者给予神经内科药物治疗及常规康复训练外,再辅以减重步行训练。经4周治疗,各项指标如抑郁水平、神经功能缺损程度、运动功能及ADL能力均较对照组有明显改善。由于BWSTT能尽早实现步行训练,满足了患者渴望早日站立及行走的迫切愿望,有效改善了患者的抑郁及悲观心理,促其积极主动地参与日常康复训练,保证了整个治疗过程的顺利进行;同时,良好的疗效又进一步增加训练的积极性,形成良性促进机制,这对预防及减缓脑卒中偏瘫患者PSD的发生发展具有积极作用。

虽然BWSTT在脑卒中康复治疗中得到广泛应用,在其各种类型各个方面都进行了全面深入的观察研究,但多数文献的研究都局限在病程3个月以内的病例,病程在半年、一年甚至更长时间的患者应用BWSTT的疗效观察报道不多,需今后给予关注。

(二)脑外伤患者的应用

严重的脑外伤患者早期临床治疗的重点是保全生命,也因为外伤后脑水肿影响到呼吸、循环等重要生命体征和意识的问题,国内对BWSTT在脑外伤早期康复治疗中的应用不多。有报道BWSTT早期介入脑外伤患者的康复治疗,对患者下肢功能的恢复,在日常生活活动能力、步行能力、平衡能力、下肢运动功能等方面,较对照组都有显著提高。步行时大脑皮质能量代谢活动增加,受累的半球感觉运动皮质血循环中的血红蛋白携氧能力加强,受累半球的运动区激活能力加强,能够促进神经系统的代偿水平;BWSTT可以使脑外伤患者早期开展步行训练,避免和缓解早期负重步行使下肢伸肌张力增加和由于这种异常运动模式导致的足下垂、内翻等病理步态,对改善患者下肢功能和步态有很大帮助。有人对脑外伤术后3个月以上的病例,在常规物理治疗的基础上加BWSTT,观察其平衡能力、转移能力和下肢股四头肌肌力,结果发现BWSTT和传统治疗都能改善脑外伤偏瘫患者中后期下肢肌力、平衡能力和转移能力,但BWSTT对改善其患侧肌力和转移能力效果更显著。

(三)脊髓损伤患者的应用

让脊髓损伤(SCI)患者站在有马达驱动的电动跑台上,其速度可以调节(0.01~2.25M/S),通过上方的滑轮连接可调节的吊带来对患者身体进行减重。吊带可以让下肢和上肢自由运动,并对减重的重量进行调节(10%~45%),两侧设有护栏,提供额外平衡保护。开始治疗时,需2名治疗师提供手法帮助矫正患者的步态偏差。Harkema S等强调SCI患者双下肢的髋伸展及速度控制,同时帮助足的放置位,就能允许完全性SCI的受试者迈步。这种治疗提供了一种动态的有特定任务的训练方法。当患者在平板上行走时可以调整步态的三个基本成分,包括承重、步幅和平衡。患者在有上方支持而承受下肢的重量时,跑台刺激产生重复和有节律的步幅,这种实际步行康复训练效果好于传统的注重于步态孤立成分的训练方法,而且与使用助行器训练强化不对称步态相比,减重训练通过提供双下肢对称的减重创造了一个不鼓励发展代偿训练的策略环境。

因为脊髓神经的再生和修复能力较外周神经低下,其代偿能力远不如大脑,这直接影响了脊髓损伤患者康复治疗的效果。相对于脑卒中患者,脊髓损伤的BWSTT临床报道较少,国内应用不够广泛,多局限在不完全脊髓损伤的康复治疗中。有人将42例不完全脊髓损伤患者随机分为BWSTT组和对照组,采用步长、步速、功能性步行分级对患者的步行能力进行评定,治疗1个月后,两组的步行能力都有所提高,BWSTT组提高更为明显。BWSTT对脊髓损伤患者的康复治疗作用主要通过"中枢模式发生器"、神经系统可塑性、运动控制的"动力系统"学说、强制性自动使用理论来实现。BWSTT对改善膀胱和排便功能,预防下肢深静脉血栓、骨质疏松等并发症也很有益处。还能改善脊髓损伤患者的心血管功能,血脂、血糖调节功能,减轻痛觉过敏症状。BWSTT 的疗效与脊髓损伤水平、损伤时间、合理的减重幅度、运动训练频率和时间有关。

（四）脑瘫患儿的应用

减重步行训练是一种特定任务训练,它通过使用悬吊装置给患儿提供合适的支持,减轻部分体重,从而减轻腿部的负担,以保持正确的直立位,使患儿能在康复早期还不具有足够承重和保持平衡能力的情况下,进行直立位步行训练。它可早期对患儿进行以负重、迈步和平衡三要素相结合的步行训练,让患儿通过不断重复步行周期的一整套复合动作来学习步行;它可以通过减重吊带将人体悬吊,减轻步行时髋部及双下肢的负荷,使患儿步行时重心分布对称而提高步行稳定性;减少步行中下肢相关肌群的收缩负荷和关节负荷,可以改善和加大下肢关节的活动范围,步幅相应加大,从而提高步行速度;减重状态下可以调节下肢肌肉的张力,及早输入符合正常人生理的步态模式,促进正常步态恢复,提高步行能力;同时,患儿在减重装置保护下安全性提高,消除患儿步行中的恐惧和紧张心理,更好地配合治疗,改善步行能力。通过训练,患儿的下肢运动功能提高,步行时步幅加大,站立相延长,步行速度和耐力也有提高。观察表明,对照组患儿在步行训练时,需要双下肢来支撑体重,而早期或体弱的患儿根本无法用下肢负重,导致不能进行步行训练。减重步行训练装置不仅减少了体重对下肢步行的影响,还能帮助下肢负重功能不良的患儿提高行走能力。减重步行训练是一种对脑瘫患儿来说实现步行的良好训练方法,值得推广。

（五）治疗下肢骨不连

有学者报道,BWSTT 用于治疗 15 例下肢骨不连患者,经过平均 4 个月的减重步行训练,1~3 个月时骨折愈合 5 例(33.3%),3~4 个月时愈合 8 例(53.3%),4~6 个月时愈合 1 例(6.7%),终止治疗时愈合 1 例(6.7%)。合适的功能锻炼所产生的应力刺激是促进骨折愈合的可靠途径,科学合理的负重练习,可克服应力遮挡效应,避免骨质疏松及骨质强度减弱。利用减重支持系统的减重功能,给予下肢骨折骨不连患者骨折端以适量的应力刺激。结果多数患者的骨折得到愈合,恢复行走功能。

（六）其他

BWSTT 对于格林-巴利综合征、帕金森综合征等神经系统疾病,下肢关节置换及骨关节病变术后的功能恢复训练,严重关节退行性病变及年老、体弱、久病卧床患者的安全性有氧步行训练都有重要的实用价值。国外有此方面的文献报道,但国内尚未见相关报道,随着对 BWSTT 认识的深入和减重步行康复训练机器人的研究,BWSTT 将会在今后的临床实践中得到广泛的应用和发展。

BWSTT 结合中医疗法,进行脑卒中偏瘫患者的康复训练。通过中药缓解肢体痉挛,降低肌张力,促进血液循环,消除水肿。电针配合 BWSTT 治疗脊髓损伤患者的步行障碍,电针组下肢运动功能,步行功能的改善明显,优于对照组。电针对再生神经靶肌肉的刺激诱导,促进了脊髓运动神经元的可塑性变化,结合减重步行训练,使脊髓损伤患者下肢肌肉获得全面的刺激和运动,提高患者的运动能力和平衡功能。BWSTT 训练中未发现严重不良反应。部分患者最初几次训练时出现血压升高、心慌,均能早期发现,并经过调整减重量和调整平板速度及间歇时间而得到控制。

第三节 运动想象疗法

一、概述

脑卒中导致的偏瘫严重影响患者的运动功能、生活自理和社会参与能力，给患者、家庭和社会带来沉重负担。目前针对脑损伤后运动功能障碍的功能训练方法有多种，但仍在探寻有显著疗效的治疗技术。主动运动训练对患者康复发挥重要作用，但要求患者具有一定的自主运动能力；被动运动训练没有患者的主动参与，收效甚微。近年来，运动想象技术除广泛应用于体育运动训练外，也逐渐应用于脑卒中偏瘫的临床康复治疗，成为触通运动网络新的治疗手段，被认为是近几年脑卒中后瘫痪肢体康复治疗的重要新进展之一，是脑卒中康复的一种新方法。

(一) 运动想象疗法定义

运动想象疗法是指为了提高运动功能而进行的反复运动想象，没有任何运动输出，根据运动记忆在大脑中激活某一活动的特定区域，从而达到提高运动功能的目的。

Hossack 早在 1950 年提出心理意象（mental imagery）的概念，即在中枢神经系统的参与下，在感官没有受到相应的刺激时，产生了一种类似感受器受刺激所产生的反应（体验）。心理意象也称想象或心灵呈像，往往是以往意识经验的一种重塑，而且有一定的可预见性，在记忆、动机中占有重要的位置，在视空间推理及发明创造中，也占有很大的比重。运动想象以后被提出，但没有很明确的定义。Decety 认为运动想象代表特殊的运动功能状态，这种状态在工作记忆中内在再激活而没有任何明显的运动输出，并且遵循中枢运动控制的原则。也有人认为运动想象（motor imagery, mental practice, mental training）指运动活动在内心（cognitively）反复地模拟、排练，而不伴有明显的身体活动。有报道认为"运动想象"和身体锻炼相结合具有改善肌力、耐力和活动的精确性，促进运动或新技巧的学习，提高老年妇女的平衡能力，矫治异常脊柱弯曲患者的姿势，增强活动能力等作用。

20 世纪 80 年代末、90 年代初运动想象技术开始逐渐应用于功能训练中。近年来的研究发现"运动想象"还可改善脑卒中偏瘫患者的运动功能，可作为激活运动网络的一种手段。作为"另辟蹊径"的治疗方法，适用于脑卒中的任何阶段。同时这种疗法不依赖于患者的残存功能，又与患者的主动运动密切相关。

然而脑损伤可影响正常运动想象的进行。对脑卒中患者来说，病变部位会影响运动想象疗法的两个因素，即精确性和及时性。例如，顶叶具有产生和保留运动模式的功能，顶叶损伤的患者实施运动想象疗法的精确性会受到影响；干扰初级运动皮质（the primitive motor cortex）的功能会延长运动想象的反应时间；顶叶或额叶损害也会影响运动想象的精确性和及时性。脑卒中后患者仍具备一定的运动想象能力，但精确性和及时性都受到了影响，即混乱运动想象（chaotic motor imagery），表现为不能够进行精确的运动想象，或者可以进行精确的运动想象却不能在时间上配合。

20 世纪 30 年代，学者发现想象做某一种动作可以提高简单运动的功能水平。以后的研究将运动想象运用到体育心理学领域中。在体育领域，运动想象疗法的主要目的是提高特异的运动技能。研究者常常将研究对象分为 3 组或 4 组：对照组无任何治疗；至少 2 个观察组(一组接受运动想象疗法,一组进行躯体运动);还可以加接受运动想象疗法与躯体运动相结合的一个观察组。Brouzivne 等研究了运动想象加躯体练习对高尔夫新手击球技术的影响。他们将大学体育系的 23 名志愿者(高尔夫新手)分为 3 组,第 1 组为躯体练习(physical practice)加运动想象,第 2 组为单纯躯体练习,第 3 组从事其它体育活动。结果发现,第 1 组学生的击球技术比第 2 组要好,提示运动想象可使初学者获得新技能。由此可以看出,运动想象疗法已经有半个多世纪的历史,但主要是用于体育心理学领域。

(二)运动想象疗法理论研究

尽管一些研究发现实际运动和"运动想象"时出现功能活动区的重叠,但两者有各自的优势功能活动区。目前公认的"运动想象"疗法改善运动学习的最有力的解释依旧是心理神经肌肉理论(psychoneuromuscular theory,PM 理论)。PM 理论是基于个体中枢神经系统已储存了进行运动的运动计划或"流程图"的概念,假定在实际活动时所涉及的运动"流程图",在"运动想象"过程中可被强化和完善,因为想象涉及与实际运动同样的运动"流程图"。想象通过改善运动技巧形成过程中的协调模式,并给予肌肉额外的技能练习机会而有助于学会或完成活动。脑损伤患者尽管存在身体功能障碍,但运动"流程图"可能仍保存完整或部分存在。任何随意运动,总是在脑内先有运动意念,然后才有兴奋冲动传出直至出现运动。脑卒中不全偏瘫肢体在运动时也总是先有运动意念,然后才有肌肉收缩和肢体运动,康复的作用之一是反复强化这一从大脑至肌群的正常运动模式,运动意念更能有效地促进这一正常运动传导通路的强化。早期应用运动想象可以增强感觉信息的输入,促进潜伏通路和休眠突触的活化,加速缺血半暗带的再灌注及脑血流的改善,降低神经功能的损害程度,配合其他治疗,可提高康复治疗效果,降低脑卒中的致残程度。对于完全瘫痪的患者,通过运动想象,可促使受损运动传导路的修复或重建,这也支持中枢神经损伤后有部分休眠状态的突触能苏醒并起到代偿作用的理论。较之被动活动肢体,运动想象可能更符合正常由大脑到肢体的兴奋传导模式,从而更能有效地促进正常运动反射弧的形成。

(三)运动想象疗法临床研究

1. 运动想象疗法在健康人中的应用　近几年神经科学方法的研究表明,运动想象疗法激活的脑部区域与实际进行同一运动所激活的区域类似。Lafleur 等对 19 例健康人进行左侧踝关节背屈和跖屈的运动想象与实际运动的对比研究,通过正电子发射断层扫描观察脑部代谢活动,结果发现进行实际运动早期,主要激活双侧运动前区背侧皮质、小脑及左侧顶下小叶;练习 1 h 后主要激活双侧额叶眶面皮质内侧及纹状体,进行运动想象时激活区域类似。Porro 等采用功能磁共振成像技术(functional magnetic resonance imaging,fMRI)进行的研究发现,想象拇指与手指的对指运动激活初级运动区(M1)的程度较单纯视觉想象要高,但低于实际对指运动。该研究还发现,想象对指运动也可以激活初级感觉皮质(s1),但激活程度低于单纯视觉想象。Gerardin 等采用 fMRI 研究发现,同休息状态相比,想象手指运动与实际手指运动都可以激活双侧运动前区及顶叶、基底核、小脑。与实际手指运动相比,想象手指运动更多激活双侧运动前区、额叶前区、辅助运动区(supplementary motor area)、同侧顶叶后区及尾状核。他们认为,与实际运动相比,运动想象更多激活额叶前部及顶叶后部。运动想象与实际运动一样可以使皮质代表区发生变化。由于二者在激活皮质区域及神经生理的相似性,因此运动想象可以影响实际运动。对健康人群的研究表明,运动想象可以增加肌力及改善执行能力。一项荟萃分析显示,运动想象可以改善运动技巧,其改善程度与作业类型、以前经验及训练时间有关。

2. 运动想象疗法在脑卒中康复中的应用　自20世纪90年代开始,根据神经影像学的研究结果,运动想象疗法开始应用于脑卒中患者,近几年已经成为脑卒中康复治疗的研究热点。

国外方面,Stevens等研究了想象腕部运动及功能活动对2例脑卒中偏瘫恢复期患者的疗效。他们让患者想象腕部伸展、前臂旋前及旋后运动,采用内有镜子的盒子进行及物与操作物体功能活动的想象。每周治疗3次,每次治疗1小时,共治疗4周。结果发现,通过运动想象疗法治疗后患者Fugl-Meyer上肢评分提高、关节活动度改善及作业时间缩短,治疗后3个月随访仍显示有疗效。

Page等采用随机双盲对照方法研究了运动想象疗法的疗效,32例慢性脑卒中伴中度偏瘫患者每周接受2次、每次30 min、共6周的训练,训练内容侧重于日常生活活动(ADL)。将32例患者随机分为观察组和对照组,观察组接受躯体训练后进行30 min的运动想象训练,对照组接受与观察组相同的躯体训练后放松30 min等。采用上肢运动研究试验和Fugl-Meyer上肢部分进行评定。结果发现,接受想象疗法的患者,上肢功能明显改善,获得了新的ADL功能。

Liu等采用随机对照方法研究了运动想象疗法对脑卒中患者的疗效。他们选择46例60岁以上的脑梗死患者,将患者随机分为2组,一组接受15次(1次/d,共3周)的ADL运动想象疗法训练,另一组接受15次(1次/d,共3周)的常规ADL训练。

评定方法包括:15项训练和5项未训练的作业项目,Fugl-Meyer运动功能评分法,颜色跟踪试验(color Trails test)。结果发现,接受运动想象疗法训练的患者获得的训练和未训练的作业项目的能力均高于接受常规ADL训练的患者,而且在训练疗程结束后仍然保持这种能力。运动想象疗法对脑卒中患者下肢功能恢复也有疗效,Malouin等研究了运动想象疗法对脑卒中患者2项移动作业的影响.通过想象站立及坐下2项作业,患者偏瘫侧负重能力明显增加。这种疗效可以持续24 h。

刺激在成人大脑损伤后的神经功能重组中发挥着重要作用,运动想象是一种内部运动刺激。通过事件相关功能fMRI,Johnson-Frey发现,1例脑卒中后严重偏瘫患者在进行运动想象后瘫痪肢体对侧运动前区、顶叶及运动皮质被激活。由于实际运动与运动想象均有疗效,而且二者激活的大脑皮质区域类似,因此脑运动环路受损后,既可导致实际运动损害,也可导致运动想象损害。Sirigu等研究发现,与对照组及初级运动皮质受损的一例患者相比,顶叶受损患者运动想象也受损,提示顶叶有与想象有关的重要环路。Sabate等研究发现,左脑损伤者双手运动想象速度下降,而右脑损伤者只影响左手的运动想象。Schwoebel等的研究发现,额叶和/或顶叶背外侧受损较脑其它部位受损更容易导致运动想象受损。Kimberley等采用fMRI技术观察了严重偏瘫患者想象腕部运动后的皮质激活过程,发现健康对照组的运动想象均受对侧脑控制,而脑卒中患者运动想象主要激活对侧初级感觉区、同侧初级运动区及同侧辅助运动区。在进行运动想象时.脑卒中患者病变同侧脑信号强度变化的百分比大于健康人群。

二、运动想象疗法的实施

运动想象疗法的具体实施方法有3种方式:听录音指令、自我调节及观察后练习。Page

等的研究中所使用的是听录音指令的方法,运动想象训练在 PT 训练后进行,训练场所为单独房间,或患者在家中进行。

运动想象作业项目取自 PT 室训练的作业项目。

运动想象疗法所采取的作业项目有:OT 训练作业中的功能性 ADL 训练,即用偏瘫侧上肢移动木块、拾物及抓住杯子、拿杯子喝水、做饭、购物,增加步行速度及对称性,踝关节运动等。

Jackson 等对 1 例脑卒中患者进行了运动想象疗法训练。患者仰卧位,尽可能快而准确地做踝关节运动,听到高音调(2 000 Hz)声音后做背屈动作,在听到低音调(100 Hz)声音后做跖屈动作。患者需要先将足放在中立位,然后才能促发下一个听觉刺激。熟悉运动动作后,让患者做一个序列(6 个动作)的踝部背屈及跖屈运动(上 – 下 – 下 – 上 – 下 – 上)。每一次治疗做 5 组动作,每一组做 6 个序列的运动,因此每一次治疗包括 30 个序列动作。

他们设计的指令为:①假定一个舒适的坐位或仰卧位;②以第一人称来想象运动,仿佛你实际做这些运动;③避免你的头部及下肢运动或肌肉收缩,保持放松状态;④记住像实际运动那样看到及感觉到运动;⑤在进行一组训练时要一直闭上眼睛;⑥对想象动作进行计数(可以用手指),必须想象每一组做 6 个序列的运动;⑦如果在每一组训练过程中精力分散,应睁开眼睛,放松片刻.然后从头开始;⑧记住尽可能快而且准确地做动作。

运动想象疗法的具体实施办法因想象作业项目的不同而不同。一定要在安静的环境中进行,而且患者应该处于放松状态。

三、运动想象能力的评定

在进行运动想象疗法之前,一般应先对患者的运动想象能力进行评定。评定方法有多种,其中一种为运动觉及视觉想象问卷(kinesthetic and visual imagery questionnaire,KVIQ)。KVIQ 是运动想象问卷(movement imagery questionnaire,MIQ)的修订版,它将 10 个姿势的运动觉及视觉成分分为 5 级。采用的运动姿势包括头部运动(屈曲、伸展)、肩部运动(上抬)、躯干运动(屈曲)、上肢运动(肩关节屈曲、肘屈曲 – 伸展、对指)、下肢运动(膝关节伸展、髋外展、髋内旋、足拍打地面)。受试者需要实际进行这些运动,然后立即想象做同样的运动。受试者根据 2 种方法——一种方法是评定想象后的清晰度(视觉评分),另一种方法是感受到的运动程度(运动觉评分),对自己诱导的运动想象能力进行评分。评分分为 5 级,1 分为低想象力,5 分为高想象力。

另一种评定运动想象能力的方法是运动想象筛选试验(motor imagery screening test,MIST)。让受试者想象迈步运动(即将足迈上高度为 3 cm 的台阶,然后下台阶),在每次上台阶时用口语讲出来,直到评定者叫停为止。每一次试验时间不同(25s、15s、35s,随机进行)。然后让受试者在同样时间内进行实际上的台阶运动。除了记录上台阶的次数外,也要用秒表记录每一次上台阶的时间,以便对想象上台阶运动与实际上台阶运动进行比较。对非瘫痪侧下肢进行试验,想象运动在实际运动前进行。由于脑损伤后运动想象能力也可能受损,因此在进行运动想象疗法前应该进行运动想象能力的评定。

四、临床应用研究

(一)有关上肢运动功能的研究

符俏等探讨了运动想象疗法对脑卒中偏瘫患者上肢运动功能和日常生活活动(ADL)能力的影响。选取了39例脑卒中住院患者,随机分为治疗组和对照组,其中治疗组20例、对照组19例。入选标准如下:①诊断符合1995年全国第四次脑血管病学术会议制定的诊断标准Ⅲ;②经脑CT或MRI证实初次发病;③年龄40~80岁;④全部病例诊断明确,生命体征稳定,疾病症状不再进展持续48h以上;⑤病程<4周;⑥不伴理解困难、痴呆、严重心脑肾功能不全及精神病等;⑦对两组患者进行运动想象评定,用运动想象问卷(kinesthetic and visual imagery ques-tionnaire,KVIQ)评定,入选者评分均>25分。对照组采用常规康复干预治疗。治疗组采用常规康复干预和运动想象疗法同时治疗。两组患者入选后,每天进行常规康复干预:包括在床上良姿位摆放与床边坐位平衡练习、斜床站立、站立平衡、步行训练以及物理因子治疗、运动再学习等康复措施。两组训练时间基本相同,每天训练1h,每周训练6d,总疗程为8周。

运动想象疗法:患者仰卧于床,用2~3min进行全身放松。接着用5~7min提示患者进行间断的"运动想象",想象自己抓木钉、抓网球、捏铁钉。想象的内容集中于此项活动,以改善腕关节的屈伸和手指活动。在想象任务中,强调患者利用全部的感觉。最后2min让患者把注意力集中于自己的身体和周围环境。告诉患者回到了房间,让其体会身体的感觉。然后让其注意听周围的声音,最后解说者从10倒数至1,在数到1时让患者睁开眼。每2周为一时间段,给予不同的指导语。患者入选时和运动想象疗法治疗8周后对治疗组和对照组的病例分别进行Fugl-Meyer运动功能评分(FMA)和改良Barthel指数(MBI)评定。评定后行被动关节活动训练、Bobath训练、翻身、身体转移等,评定由专人负责,不参与治疗工作。结果:治疗前,治疗组与对照组间FMA和MBI的比较差异无显著性;治疗后,治疗组与对照组各自治疗前后的FMA和MBI的比较差异均有显著性,治疗后分值均较治疗前升高,治疗组20例脑卒中患者用运动想象疗法治疗8周后,FMA有很大提高。对照组19例患者采用常规康复治疗方法治疗8周后,FMA有所提高。治疗后两组的FMA比较差异有显著性。治疗后两组的MBI比治疗前各有提高:治疗组提高34.15±4.53分,对照组提高29.16±3.35分,两组比较差异亦有显著性。说明治疗组的上肢运动能力优于对照组,且日常生活活动(ADL)能力亦有提高。

(二)有关下肢运动功能的研究

有人将这一新方法与传统方法结合,用于研究对脑损伤偏瘫患者步行能力的影响。华东选取60例脑损伤偏瘫患者随机分为两组,治疗组30例行BWSTT联合运动想象疗法再加常规康复治疗,对照组30例行BWSTT和常规康复治疗;用Fugll-Meyer(FMA)下肢运动功能评分、BBS平衡功能评分、FAC步行功能分级进行训练前后评定。结果经过4周康复治疗后,两组患者FMA评分、BBS评分、FAC分级较治疗前均有明显改善,而治疗组改善明显优于对照组。得出结论:BWSTT联合运动想象疗法加常规康复治疗对脑损伤偏瘫患者步行功能恢复具有明显促进作用。

具体方法如下:两组患者均接受神经内、外科常规药物治疗,在生命体征稳定后即开始常规康复训练。对照组在常规康复治疗的同时加用减重装置及运动平板训练(BWSTT),减重量从减40%开始,以后随患侧下肢负重功能的改善减重量可逐渐下降,使下肢负荷达到可能支撑的最大重量,调速范围开始时0.09m/s(0.07~0.11m/s),逐步达到0.17m/s(0.12~0.23m/s)直至训练结束,平均坡度为0,开始BWSTT时由1名治疗师坐在患者的偏瘫侧,在摆动期脚触地时训练患侧以足跟接触地面,在摆动中期防止膝过伸,促进对称步幅和支撑期的出现;另外嘱患者家属站在患者身后,促进重心转移至支撑腿、髋过伸、骨盆旋转和躯干直立。随着步态改善,逐渐过渡到治疗师站在患者身后或运动平板旁边给予指导,最终独立完成在运动平板上的行走。时间按照循序渐进,逐步延长的原则从15min/次开始,以后酌情增加至30min/次,每日2次,4周为1疗程。治疗组于常规康复治疗同时,接受运动想象疗法联合减重步态训练,方法为:患者仰卧于床,用5min进行全身放松,接着用10min提示患者进行间断的运动想象,想象自己在平坦的道路上平稳、协调、有节律地两腿交替步行,即支撑相时足跟着地、全足底着地、重心转移到同侧、足跟离地、膝关节屈曲度增大、足尖离地和摆动相时的足上提、膝关节最大程度屈曲、髋关节最大程度屈曲、足跟着地,并与患者一起分析动作特征,帮助其了解和掌握正常的步行模式和感觉,经过在内心反复地模拟、排练,使大脑皮质建立一个正常步态步行的程序。最后5min让患者将注意力集中于自己的身体和周围环境,告知患者已回到房间,让其体会身体的感觉,然后注意听周围的声音,最后解说者从10倒数至1,在数到1时让患者睁开眼。再过3.5min,依照正常步态步行的程序进行同上的BWSTT,每日治疗2次,4周为1疗程,可给予不同指导语。采用Fugl-Meyer评定下肢运动功能(FMA-L,总分34分),Berg平衡量表(BBS)评定平衡功能,评定内容主要包括选择坐位、起立、站立、转身和单脚站立等14个动作对被测试者进行评定;功能性步行量表(FAC)评定步行能力,分为0~5级。康复评定均由专人进行。

　　实验结果讨论:BWSTT和运动想象疗法是近年来受关注的两种新的康复治疗技术。BWSTT主要是利用悬吊装置不同程度地减少上身体重对下肢所加的负荷,在运动平板上,治疗师指导下对支撑能力不足的患者早期进行各种步行训练。通过BWSTT将负重、迈步、平衡三要素有机结合起来,纠正偏瘫步态、步行节律紊乱、站立相缩短、步幅不均,促进正常步态模式的建立。运动想象是指运动活动在内心反复地模拟、排练,而不伴有明显的身体运动。已有研究显示,运动想象可以改善脑梗死偏瘫患者的运动功能,其主要依据是心理神经肌肉理论(PM理论)。PM理论基于个体中枢神经系统已储存了进行运动的运动计划或流程图(schema)这一概念,假定在实际活动时所涉及的运动流程图,在运动想象过程中可被强化和完善。因为想象涉及与实际运动同样的运动流程图,所以通过运动想象使大脑皮质建立一个正常步态步行的流程图,并依照流程图在治疗师正确的指导或帮助下进行BWSTT,不仅大大提高了患者的步行能力,也明显改善了患者的步态,从而改善患者的ADL能力,提高患者的生活质量。本研究两组患者康复治疗4周后,FMA-L评分、BBS评分、FAC分级均有明显变化,但治疗组患者通过BWSTT联合运动想象治疗4周后,FMA-L评分、BBS评分、FAC分级与对照组治疗后相比差异有显著性意义。提示BWSTT联合运动想象治疗比单一BWSTT对患者的步行能力的恢复有更好的效果。

　　综上所述.运动想象疗法在脑卒中患者中的应用已经取得了较好的疗效。运动想象疗法与实际运动所激活的脑部区域类似,它是对大脑的一种内部刺激,可以促进脑损伤后的功能重组。

　　近十年来,一些新的康复治疗技术已经逐渐应用于临床,如强迫性运动疗法(constraint

– induced movement therapy)、机器人辅助治疗、经颅磁刺激技术等，均取得了较好的疗效，但由于接受强迫性运动疗法的患者上肢需要达到一定的功能（常用入选条件是腕背伸至少20°，掌指关节及指间关节至少背伸10°），机器人辅助治疗及经颅磁刺激技术需要特殊设备，因此限制了这些治疗方法的广泛应用；而运动想象疗法不需要特殊设备、特殊场地，入选标准低，可以在临床上广泛应用。虽然已有的研究证明运动想象疗法对脑卒中康复治疗有效，但缺乏大规模双盲对照研究，其长期疗效也尚未证实，治疗方案各不相同。展望未来，运动想象疗法是值得进一步研究的课题。

（刘建华）

思考题

1. 何谓强制性运动疗法？
2. 强制性运动疗法的技术特点。
3. 强制性运动疗法的应用。
4. 减重步行训练概念。
5. 减重步行训练理论基础。
6. 减重步行训练设备组成及应用。
7. 减重步行训练方法。
8. 减重步行训练临床应用。
9. 运动想象疗法的概念。
10. 运动想象疗法的技术特点。
11. 运动想象疗法的实施。
12. 运动想象疗法的研究现状。

参考文献

1. 毕胜，等. 强制性使用运动疗法在慢性脑损伤患者上肢功能恢复中的作用. 中国老年学杂志，2001；16（4）：233 – 235
2. 姜贵云，徐丽丽，王文清，等. 改良强制性运动疗法对老年脑梗死患者的疗效及安全性分析. 中国老年学杂志，2010；30（2）：261 – 263
3. 荣丽华，林永泉. 早期康复治疗对急性脑梗死偏瘫者的疗效观察. 中国临床康复 2002，6（13）：1934 – 1935
4. 毕胜. 强制性使用运动疗法的起源与进展. 中国康复医学杂志，2006；21（8）：739 – 743
5. 翁长水，王军，潘小燕，等. 强制性使用运动疗法在亚急性期和慢性期脑卒中患者中的效力. 中国康复医学杂志，2005；20（11）：806 – 809
6. 王丽亚，赵振彪，黄明威，等. 强制性诱导运动治疗. 中国康复理论与实践，2003；9（5）：296 – 297
7. 王权辉，王彬. 强制性诱导运动治疗脑卒中后上肢运动功能障碍的疗效观察. 中国康复医学杂志，2006，21（3）：276 – 277
8. 赵军，张通. 强制性运动疗法的基础和临床研究进展. 中华神经科杂志，2005；38（3）：198 – 201
9. 陈江，夏小学，杨炳森，等. 强制性运动疗法对脑损伤性偏瘫患者上肢运动功能改善情况的分析. 浙

江创伤外科,2006,11(2):153-154

10. 章粉连,王丽前,陈江.强制性运动疗法对脑损伤性偏瘫患者上肢运动功能康复的疗效.解放军护理杂志,2007;24(3):20-21

11. 郭天龙,秦大伟.强制性运动疗法对脑卒中后上肢运动障碍的影响.中国康复理论与实践,2010;16(4):370-371

12. 林日武,林茂恩,陈建胜,等.强制性运动疗法治疗脑卒中上肢功能障碍临床应用.浙江医学,2007;29(9):962-963

13. 姜贵云,杨晓莲,王文清,等.强制性运动疗法对脑卒中患者步行能力及平衡功能的影响.中国康复医学杂志,2009,24(8):723-726

14. 刘泰 蔡伦 陈炜等.卒中后强制性运动疗法的研究进展 中国康复医学杂志 2009;24(5):475-478

15. 苏珍辉,刘丽君,肖曙光,等.减重步行训练在脑瘫康复中的应用.中国康复理论与实践,2009,15(9):828-829

16. 张彤,毕胜.减重步行训练的临床应用.现代康复,2001,5(8):58-59

17. 王斌,王静.减重步行训练在国内的应用进展.中国康复医学杂志,2010,25(8):815-817

18. 王彤.减重步行训练在康复医学中的应用.现代康复,2001,5(8):26-28

19. 励建安.减重训练的研究进展.中华物理医学与康复杂志,2002,24(12):759-760

20. 李丽,白玉龙.运动想象疗法在脑卒中患者康复治疗临床应用的进展.中国康复医学杂志,2008,23(12):1131-1133

21. 符俏,陈文远,喻锦成等.运动想象疗法对脑卒中偏瘫患者上肢运动功能的影响.中国康复理论与实践,2010,25(1):54-55

22. 华东.减重训练联合运动想象疗法对偏瘫步行的影响.中国中医急症,2008,17(12):1668-1669

23. 王强.运动想象疗法在脑卒中康复中的应用.中华物理医学与康复杂志,2007,29(11):782-783

24. Taub E, Perrella P N, Barro G. Behavioral development following forelimb deafferentation on day of birth in monkeys with and without blinding. Science, 1973,181:959-960

25. Taub E, Perrella P N, Miller E A et al. Diminution of early environmental control through perinatal and prenatal somatosensory deafferentation. Biol Psychiat, 1975,10:609-626

26. Taub E, N, Barro G. Heitman R et al. Effects of forelimb deafferentation during the mid-prenatal period on motor development in monkeys. In Biomechanics V. I. Baltimore: University Park Press, 1977,125-129

27. Liepert J, Bauder H, Sommer M et al. Motor cortex plasticity during constraint-induced movement therapy in chronic stroke patients. Neurosci Lett, 1998,250:5-8

28. Visintin M, Barbeau. The effects of body weight support on the locomotor pattern of spastic paretic patients. Can J Neurol Sci, 1989,16:315-325

29. Hesse S, Bertelt C, Schaffrin A, et al. Restoration of gait in nonambulatory hemiparetic by treadmill training with partial body weight support. Arch Phys Med Rehabil, 1994,75:1087-1093

30. Nisson L. Walking training of patients with hemiparesis at an early stage after stroke: a comparison of walking training on a treadmill with body weight support and walking training on the ground. Clinical Rehabilitation, 2001,15:515-527